ANESTHESIOLOGY® 2019

OCTOBER 19-23 | ORLANDO

第 70 届美国麻醉科医师协会年会

知识更新精粹

Refresher Course Lectures Anesthesiology 2019

编　著　美国麻醉科医师协会（American Society of Anesthesiologists）

主　译　邓小明　范晓华　卞金俊

副主译　刘　毅　许　涛　包　睿

人民卫生出版社

·北　京·

图书在版编目（CIP）数据

第 70 届美国麻醉科医师协会年会知识更新精粹 / 美
国麻醉科医师协会编著；邓小明，范晓华，卞金俊主译
. —北京：人民卫生出版社，2020.9
　ISBN 978-7-117-30458-0

　Ⅰ．①第…　Ⅱ．①美…②邓…③范…④卞…　Ⅲ.
①麻醉学 – 研究进展 – 世界　Ⅳ．①R614-1

　中国版本图书馆 CIP 数据核字（2020）第 175983 号

人卫智网	www.ipmph.com	医学教育、学术、考试、健康，购书智慧智能综合服务平台
人卫官网	www.pmph.com	人卫官方资讯发布平台

第 70 届美国麻醉科医师协会年会知识更新精粹
Di 70 Jie Meiguo Mazuike Yishi Xiehui Nianhui
Zhishi Gengxin Jingcui

主　　译：邓小明　范晓华　卞金俊
出版发行：人民卫生出版社（中继线 010-59780011）
地　　址：北京市朝阳区潘家园南里 19 号
邮　　编：100021
E - mail：pmph @ pmph.com
购书热线：010-59787592　010-59787584　010-65264830
印　　刷：北京顶佳世纪印刷有限公司
经　　销：新华书店
开　　本：889×1194　1/16　　印张：28
字　　数：1097 千字
版　　次：2020 年 9 月第 1 版
印　　次：2020 年 11 月第 1 次印刷
标准书号：ISBN 978-7-117-30458-0
定　　价：258.00 元

打击盗版举报电话：010-59787491　E-mail: WQ @ pmph.com
质量问题联系电话：010-59787234　E-mail: zhiliang @ pmph.com

译 者 名 单

主　译

邓小明　范晓华　卞金俊

副主译

刘　毅　许　涛　包　睿

译　者（以姓氏拼音为序）

包　睿	卞金俊	薄禄龙	卜　岚	陈　芳	陈　玲	陈元杰	邓小明	樊玉花
范晓华	韩　烨	韩文军	侯　炯	吉　栋	蒋政宇	黎　娜	李　博	李斌本
李晓菲	李秀娟	刘　佳	刘　毅	刘　征	陆　军	马　宇	孟　岩	倪　文
倪丽亚	盛　颖	孙　莉	万小健	汪　慧	王　薇	王恒跃	王嘉锋	王天舒
王晓琳	吴　倩	熊源长	许　涛	严晓晴	杨　涛	杨宇光	余喜亚	查艳萍
翟　蓉	张丽君	张伟时	周　懿	朱科明	朱文忠			

参　译（以姓氏拼音为序）

常馨宁	常永青	陈文颖	陈玉荻	成天华	成雨彤	程　芳	代元强	邓　瑜
董　朋	段盼盼	樊玉花	方　亚	费苗苗	封莉莉	耿长振	郭　玉	郭品豪
韩风瑞	黄　成	黄　捷	纪文焘	金培培	兰　杨	李佳霖	李路路	李露茜
李荣岩	李秀娟	李之娥	林省委	刘洪君	刘洪桥	刘珊珊	卢凌宇	卢文斌
陆　军	陆梁梁	马昌盛	潘　科	蒲君涔	钱　爽	沈　镀	沈怡佳	时　鹏
苏　畅	孙国林	汪　婷	王　春	王　翰	王　恒	王　晓	王昌理	王家强
王贤东	王云鹏	文　岑	吴　昱	席　鹏	夏　珺	夏博洋	夏文韬	项　前
谢　芳	谢　滔	解　健	徐业好	徐子清	杨　锴	杨　晴	杨迪迪	杨心月
姚　寒	叶偲敏	尹光敏	尹天泽	游　嘉	袁　炜	翟学花	张克勤	张晓秀
赵　莉	赵晗燊	赵景昕	赵君峰	赵芝佳	朱雅琳			

前　言

古人云:少而好学,如日出之阳;壮而好学,如日中之光;老而好学,如秉烛之明。岁月的年轮不断向前,知识的内涵不断更新,我们只有紧随时间的脚步,才能及时享受最新的知识。社会对人才的评价标准变得日益多元,我们更需牢固树立终身学习理念,祛除浮躁之风,自觉将学习融入生命的全过程。有价值的知识值得分享与传播,分享与传播一直以来是我们翻译美国麻醉科医师协会(American Society of Anesthesiologists,ASA)年会知识更新精粹的初心。

ASA 是集麻醉学教育和研究为一体的学术组织,旨在提高和保持麻醉学领域的医学实践并改善患者的治疗效果,制定标准、指南和声明,为麻醉学科提供改善决策制订和推动有利结果的指导意见,为麻醉科医师和护理团队提供优秀的教育、研究和科学知识。一年一度的 ASA 年会是全球首屈一指的麻醉学盛会,是非常全面的与麻醉学相关的教育活动和展览会,汇集了在麻醉学、疼痛医学和危重症医学领域极具影响力的知名专业人士,每年都有超过 15 000 名来自世界各地麻醉学相关领域的代表出席。秉承学术交流、知识分享与传播的宗旨,我们于 2002 年开始对 ASA 年会知识更新的内容进行翻译推介工作。时至今日,这是我们 18 年来第 11 次坚持翻译 ASA 年会知识更新精粹。

第 70 届 ASA 年会于 2019 年 10 月 19 日—10 月 23 日在美国佛罗里达州奥兰多举行。本次盛会围绕麻醉基础、心胸和大血管手术麻醉、神经外科麻醉、区域麻醉与阻滞、产科麻醉、小儿麻醉、特殊患者麻醉、非住院患者麻醉、重症医学、疼痛医学、围手术期医学、职业相关知识共 12 个议题开展了连续 5 天的会议。虽然本次年会的文章总体数量有所减少,但新增文章内容涉及的范围明显扩大,其中不少知识内容是目前麻醉学研究和探讨的热点问题。

独学而无友,则孤陋而寡闻;勤学而交流,则博学而睿智。希望通过这部著作的翻译出版,让大家足不出户就能加强交流切磋,使广大麻醉学工作者在临床工作中习得更多、更新的基础理论与临床实践知识,拓宽临床与科研思维,更切实地把对患者更有利的医疗行为应用于临床实践中,从而有效地提高麻醉服务质量,减少并发症,改善患者的预后。同时,期望文章内容可以激荡起各位麻醉工作者的科研热情,并为大家提供科研道路上的一些启示与方向。

这是美国麻醉科医师协会年会知识更新精粹的中文版首次通过人民卫生出版社以正式出版物的形式出版发行。在此,对参与此次 ASA 年会知识更新精粹翻译和审校的上海长海医院麻醉学部的各位同仁表示衷心感谢,感谢大家在工作繁忙之余为本书的翻译与审校倾注了大量的心血和无私的奉献!特别感谢范晓华教授全程具体负责了此次 ASA 年会知识更新精粹的翻译和审校组织工作,同时对长期关心、支持与鼓励我们翻译 ASA 年会知识更新精粹的全国同仁表达诚挚的感谢!

尽管我们的翻译与审校经过了层层把关,但为了使此次 ASA 年会知识更新内容能够以最快的速度推出,限于编译和出版时间,难免存在一些纰漏与不足,敬请读者给予批评指正。

二〇二〇年八月

目　录

第一部分

麻醉基础

第 1 章

阿片类药物替代品——医用大麻

Samer Narouze

1.1 引言

数千年来,大麻属植物(cannabis)一直用于从疼痛到癌症等一系列病症的治疗,或用于从消遣娱乐到宗教仪式和心灵慰藉等。

大麻(marijuana)是美国最常用的非法药物。据估计,2017 年有 2 600 万 12 岁以上(含 12 岁,下文均同此表述)的美国人正在使用大麻。上个月大麻使用者的数量相当于美国 12 岁以上人口总数的 9.6%。2017 年 12 岁以上正在吸食大麻的人口百分比要高于 2002—2016 年的比例。12 岁以上人群中大麻使用者比例的增加反映了 18~25 岁年轻人人群和 26 岁或 26 岁以上成年人人群中大麻使用者的比例均有所增加。

公众对医用大麻制剂(medical marijuana 或 medical cannabis)的兴趣与日俱增,其市场也正呈暴发式增长。例如,科罗拉多州在 2001 年建立了医用大麻项目,而自 2009 年以来,该州出售大麻的药房数量成倍增长,已超过了星巴克、麦当劳和 7-Elevens 便利店的总和,而且数量还在不断增加。

1.1.1 对医用大麻的教育需求

目前医用大麻在美国 2/3 的州已合法化。政策制定者的权利已经越过了临床研究,这就造成了各个州大麻已合法化而医师则普遍缺乏相应的知识和培训之间的严重矛盾。

最近一项基层医师的调查显示,一半的医师未准备好或不愿意回答患者有关医用大麻的问题。

医学院校的课程主任们报告说,他们的毕业生中有 2/3 根本没有做好开具医用大麻处方的准备,1/4 的人也根本无法回答有关医用大麻的问题。几乎所有的住院医师和专科培训医师(89.5%)都觉得根本没有做好开具医用大麻处方的准备,35.3% 的人觉得根本没有做好回答相关问题的准备。绝大多数的住院医师和专科培训医师(84.9%)报告说,他们在医学院或住院医师培训期间没有接受过任何有关医用大麻的教育和实习。在美国医学院协会(Association of American Medical Colleges,AAMC)课程目录数据库中只有 9% 的医学院课程中记录了关于医用大麻的内容。

1.2 术语

大麻属植物(cannabis)是大麻科(*Cannabaceae*)家族中开花植物的属名,起源于中亚和南亚北部。

1753 年,Carl Linnaeus 首次对该物种进行了分类。该物种的数量仍有争议。大麻的种植历史由来已久,主要用作工业用纤维和籽油的原料或食物,也用于休闲娱乐、宗教仪式和医药用途等。

已被认知的大麻有多种,并已被按种、亚种或变种进行了不同的分类。已被确认的主要有三种:

C. sativa:总体来说,其四氢大麻酚(THC)的含量较高,并以其脑部作用强而著称。C. sativa 被认为能使人充满活力、精神振奋、更适合白天使用。不同种类的纯种 sativa 植株相对较高(可高达 4.5m),节间和分枝较长,叶片大,呈窄刃状。

C. indica:大麻二酚(CBD)含量较高,以具有镇静作用和夜间适用而著称。各种纯种的 indica 植株较矮小而浓密,叶宽而锯齿深,花簇稠密。它们因植株较小而常常受到室内种植者的青睐。

C. ruderalis:THC 含量极低,很少单独生长,通常用于杂交种。杂交是通过培育不同的物种,以创造出具有选择性和不同 THC 和 CBD 含量的新种系。

hemp 和 **marijuana** 是两个不同种类的大麻属植物。这两个物种不仅在外观上不同,而且 9- 四氢大麻酚(Δ9-THC)和大麻二酚(CBD)的含量也不同。

marijuana 是指 Cannabis sativa 或 Cannabis indica 植物的干燥的叶、花、茎和种子。这种植物含有大量的具有精神活性成分的 THC。

hemp 的 THC 含量很低,但 CBD 含量较高。hemp 主要用于工业(如纤维产品、种子油),而 marijuana 主要用于娱乐目的。但是两者均可用于医疗目的。

大麻的化学类型

商用大麻的品种根据它们的 THC：CBD 不同可分为三大化学类型（即化学成分不同，但外表难以区分）。大麻属植物的三种主要的化学类型是：一种是 THC 含量高，另一种 CBD 含量高，而第三种介于两者之间。还有其他一些不太常见的化学类型，比如有一种化学类型的大麻萜酚（CBG）含量高，还有一种类型几乎不含有大麻素。

1.3　内源性大麻素系统

内源性大麻素系统由大麻素受体、内源性大麻素（配体）及相关代谢酶和转运蛋白组成。

直到 20 世纪 90 年代，研究才发现人体内存在内源性大麻素系统。研究显示，不同的大麻素具有结合和激活特异性 G 蛋白偶联受体和膜结合受体的能力；主要是大麻素 1 型（CB1）和大麻素 2 型（CB2）受体。

内源性大麻素系统在免疫 - 神经 - 心理调节活动中起着重要的自我平衡作用，即可调控"吃、睡、放松、遗忘和保护"。

1.3.1　CB1 受体

CB1 受体主要分布于中枢神经系统（CNS），包括大脑皮层、杏仁核、海马、基底神经节、黑质和小脑。外周 CB1 受体主要沿突触前交感神经末梢分布，并存在于肾上腺、胸腺、心脏、肺、子宫、前列腺、睾丸、胃、内皮和骨骼系统。

由于其 CNS 表达密集，CB1 是与四氢大麻酚（THC）产品的精神作用相关的受体。脑和神经细胞中 CB1 受体的激活可导致腺苷酸环化酶活性呈剂量依赖性和构型选择性地抑制，从而影响记忆和认知。

激活 CB1 受体可通过减少兴奋性突触后神经传递、促进血管平滑肌舒张和减少促炎性细胞因子的释放而产生外周镇痛作用。

1.3.2　CB2 受体

CB2 受体的分布相对较局限，通常主要通过多种免疫细胞（B 细胞、自然杀伤性细胞、中性粒细胞）在外周表达，而这些免疫细胞的表达水平依赖于免疫系统的刺激。CB2 受体也在与疼痛感知和调节有关的外周和 CNS 的某些区域表达，包括背根神经节、脊髓和小胶质细胞。

CB2 受体的激活通过诱导细胞凋亡、抑制细胞增殖、抑制促炎性介质的产生和诱导调节性 T 细胞来调节免疫系统。这些作用的出现并不伴随产生与 CB1 受体激活相关的精神作用。

由于 CB2 受体的激活不会产生负性精神效应，且具有下游神经炎症和免疫调节的相关作用，因而人们对开发主要针对 CB2 受体的产品越来越感兴趣。

1.3.3　大麻素

大麻素类化合物是指一类包含在药理学上能与大麻素受体相互作用的多种多样的化合物，包括：内源性大麻素类（内源性产生）、植物性大麻素类（植物源性）和合成类似物。

1.3.3.1　内源性大麻素：花生四烯乙醇胺（anandamide）和 2- 花生四烯醇（2-AG）

有多种内源性产生的大麻素能与 CB1 和 CB2 受体相互作用。最明确的是 2- 花生四烯醇（2-AG）和 N- 花生四烯乙醇胺（anandamide，AEA）。

2-AG 能同时激活 CB1 和 CB2 受体，而 AEA 则通过 G 蛋白偶联抑制腺苷酸环化酶，在 CB1 受体上表现出与 THC 相似的效应。然而，据报道 AEA 的作用不如 THC，且作用时间比 THC 短。

AEA 也具有非大麻素受体介导的活性。它能调节和阻断瞬时感受器电位香草酸受体 1（TRPV-1）受体通道，该通道在神经组织中与 CB1 和 CB2 受体共存，包括外周感觉传入神经、脊髓、导水管周围灰质（PAG）、扣带回等。在组织损伤和炎症的情况下，TRPV-1 的敏感性增加，这在痛觉调节中起关键作用。

1.3.3.2　植物性大麻素：THC 和 CBD

大麻属植物含有 500 多种化合物，其中大麻素就超过了 100 种。最常用的两种是 9- 四氢大麻酚（Δ9-THC）和大麻二酚（CBD）。

大麻属植物中最丰富的植物大麻素呈酸性，包括四氢大麻酚酸 -A（THCA-A）和大麻二酚酸（CBDA）。它们最常见的是在加热后被利用，如通过吸烟、气化或在糖果糕点中被烘烤而导致脱羧作用，产生更常被使用的大麻素、δ-9- 四氢大麻酚（THC）和大麻二酚（CBD）。

植物大麻素可能通过 CB1 和 CB2 受体偶联途径以外的机制发挥作用。THCA 是一种强效的具有神经保护活性作用的过氧化物酶体增殖物激活受体 γ（PPARγ）激动剂，也是一种具有抗炎和免疫调节特性的肿瘤坏死因子 α（TNF-α）抑制剂。THCA 具有止吐和抗惊厥作用。CBDA 是一种强效的止吐药和抗焦虑药。

1.3.3.2.1　四氢大麻酚（THC）

1964 年，耶路撒冷希伯来大学的 Raphael Mechoulam 团队首次从植物大麻中分离出 THC。

它是大麻的主要精神活性成分，主要作为 CB1 和 CB2 受体的弱部分激动剂发挥作用，通常优先结合 CB1 受体。

THC 通过Ⅰ相和Ⅱ相酶代谢作用分解为 100 多种代谢产物，其中 11-OH-THC（等电位）和 THC-COOH 是最主要的代谢产物。

1.3.3.2.2　大麻二酚（CBD）

CBD 是大麻的另一个主要成分，但它并不具有精神活性。它对 CB1 和 CB2 受体的亲和力较低。相反，它对 CB1 受体具有负性变构抑制作用，从而能减轻 THC 的负性精神作用。

CBD 对其他不同的受体系统包括 TRPV1、腺苷 A2A 等，具有非 CB1 与非 CB2 的药理作用，这些作用位点解释了其镇痛、抗炎和免疫调节作用。

CBD 通过其对 5-HT$_{1A}$ 受体的激动活性而表现出抗焦虑作用。基础研究表明，CBD 可能通过抑制 AEA 再摄取和酶失活来增强 AEA 信号转导而发挥其作用。这可能可以解释 CBD 的抗精神症作用。CBD 的代谢也包括 I 相和 II 相酶作用，共有 30 多种不同的代谢产物，主要代谢产物为（活性的）7-OH-CBD 和（非活性的）7-COOH-CBD。

1.3.3.3 医用大麻素

截至 2019 年 5 月，FDA 批准的作用于内源性大麻素系统的唯一一类产品是合成大麻素化合物，主要包括屈大麻酚（marinol）、纳必龙（cesamet）和大麻酚（epidiolex）。

纳必龙和屈大麻酚是化学制品 THC 的合成制剂。FDA 已批准它们用于化疗引起的恶心呕吐、且对传统止吐治疗无效患者的治疗。此外，屈大麻酚还被批准用于艾滋病伴有体重减轻的厌食症患者。

大麻二酚（epidiolex）是 CBD 的纯化衍生物，2018 年被 FDA 批准用于治疗两种罕见的癫痫：Lennox-Gastaut 综合征和 Dravet 综合征。

Sativex（美国又称 nabiximols）是一种合成的口腔黏膜喷雾剂，含有 1∶1 的大麻植物提取物 THC 和 CBD。此药物目前正在美国进行研究，并寻求 FDA 的批准。约 25 个国家批准其用于治疗多发性硬化（MS）性肌肉痉挛。

1.4 大麻素与疼痛

1.4.1 作用机制

大麻素具有镇痛作用，特别是在痛觉过敏和炎症状态下。

THC 可表现出 CB1 受体介导的抗伤害作用，通过激活脊髓上部位和下行 5- 羟色胺能与去甲肾上腺素能痛觉调控通路，从而通过激活脊髓 5-HT7、5-HT2A 和 α_2 肾上腺素受体而产生抗伤害作用。

大麻素受体在边缘系统前部的分布可以解释 THC 镇痛的中枢机制，因为它优先影响的是疼痛的情感特性。功能性磁共振成像显示，THC 对杏仁核的作用造成了其对皮肤持续性疼痛的感知和对辣椒素诱发的暂时性痛觉过敏之间的分离作用。THC 能减少患者不愉快的主诉，但并不降低持续性疼痛和痛觉过敏的强度。在持续性疼痛状态下，THC 还降低了杏仁核和初级感觉运动区之间的功能连接。作者的结论认为，单凭外周机制不能解释 THC 对所观察到的疼痛分离作用，而对杏仁核的作用是造成大麻素出现镇痛作用个体差异的原因。

大麻素镇痛作用的调控是通过不同于负责精神作用相关的机制介导的。THC 与 κ 阿片受体激动剂具有相加镇痛作用。这种作用能被 κ 阻滞剂阻断，但阿片受体阻滞剂不能改变 THC 的精神作用。

大麻素可能通过与 5-HT3 和 N- 甲基 -D- 天冬氨酸受体的相互作用发挥其他非 CB1/CB2 受体介导的抗伤害作用。

CB2 受体在免疫功能、炎症反应和疼痛调节（特别是在痛觉超敏和过敏状态下）起着重要作用。神经系统小胶质细胞上 CB2 受体的存在或许能解释大麻素通过减少细胞因子介导的神经炎症而在神经病理性疼痛调节中发挥作用。

已经证实 CB2 受体在外周和 CNS 中与痛觉感知和调制相关区域的表达，包括背根神经节、脊髓和小胶质细胞。这解释了 CB2 激动剂的镇痛作用。

CB2 选择性激动剂能通过降低 C- 纤维的活性而抑制背角神经元的活动，并累及宽动态范围（WDR）神经元。

炎症组织和神经病理状态下背根神经节可见外周 CB2 受体蛋白或 mRNA 表达增加。

1.4.2 临床证据

Allen 等在 2018 年对至少 2 项或更多的随机对照试验进行了系统回顾，分析了医用大麻素用于治疗疼痛、痉挛或恶心呕吐的作用。

对 15 个随机对照试验（RCT）的 meta 分析发现，服用大麻素的患者疼痛减轻至少 30%，风险比（RR）为 1.37（95%CI，1.14~1.64），需要治疗的人数（NNT）为 11。敏感度分析发现，研究的规模和持续时间会影响结果（亚组差异，$P \leq 0.03$），较大规模和较长时间的 RCT 没有发现大麻素的益处。

GRADE（证据推荐分级的评估、制定与评价）系统评价的效益等级为低或很低。有关吸入大麻素类药物的 RCT 的偏倚风险最高。

侧重于对减少特定人群疼痛作用研究的系统回顾的结果存在矛盾。在有关纤维肌痛、背痛、骨关节炎和类风湿性关节炎等的镇痛作用研究中没有足够的证据证明其有益。

有关癌痛，两项系统回顾的结果不明确且不一致，meta 分析结果无显著的统计学意义。

Stevens 和 Higgins 报道了 7 项有关急性疼痛的 RCT，仅 1 项研究中发现疼痛减轻，5 项无效果，1 项研究中疼痛加重。他们的结论是，大麻素对急性疼痛无效。

Whiting 等在 2015 年发表了一份全面系统性的综述，囊括了与使用大麻相关的所有益处和不良事件。与安慰剂相比，大麻素可减轻疼痛［37% vs. 31%，OR 1.41（95%CI 0.99~2.00），8 项试验］，对数字化评分量表评估的疼痛等级减轻的平均程度更大［在 0~10 分量表上，加权平均差（WMD）–0.46（95%CI –0.80~–0.11），6 项试验］。作者的结论是，"有中等质量的证据支持在慢性疼痛中使用大麻素。"然而，他们注意到，大多数研究都存在很高的偏倚风险，而且研究的条件主要是神经病理性疼痛和癌性痛，且在美国无法获得相关的产品，或只能获得合成的 THC，而不是能更广泛使用的药房所售大麻。

美国国家科学、工程和医学院（National Academies of Sciences, Engineering and Medicine, NAM）在其 2017 年报告中针对大麻和大麻素对健康影响的医学文献进行了详尽的审查，报告结论是"有确凿的或大量的证据表明，大麻或大麻素对治疗成人慢性疼痛有效"。他们发现了许多问题，特别是存在诸多的研究空白和障碍。NAM 指出，只有数项研究评估了在美国药房医用大麻的益处，但对剂量或副作用却知之甚少。

Cochrane 系统评价数据库在 2018 年发布了其对大

麻类药物用于成人慢性神经病理性疼痛的评价。其中包括 16 项研究，1 750 例患者。他们不确定植物大麻是否能降低平均疼痛强度（证据质量极低）。有关疼痛缓解作用的结果的证据质量较低，反映出研究中排除了有药物滥用史和其他严重合并症的患者，而且研究的样本量较小。

作者的结论是，"基于大麻的药物（包括大麻草药、植物源性或合成的 THC、THC/CBD 口腔黏膜喷雾剂）在慢性神经病理性疼痛中的潜在益处可能被其潜在危害所抵消。"

加拿大家庭医师学院（College of Family Physicians of Canada）于 2018 年发布了一份在社区医疗中开医用大麻素处方的简化指南。学院强烈建议不要使用大麻素治疗急性疼痛、头痛、纤维肌痛、骨关节炎和背痛。该学院还建议，由于数据有限和已知的危害，不要使用医用大麻素作为神经病理性疼痛的一线或二线用药。药物大麻素只应考虑用于多种镇痛药物治疗失败的难治性神经病理性疼痛的治疗。如果考虑使用，学院建议使用医药开发的产品来治疗神经病理性疼痛或癌症疼痛。

1.4.2.1　医用大麻的剂量和滴定

基本规则：

- 医用大麻的剂量必须个体化，因为这取决于患者既往相关药物的接触史和潜在的内源性大麻素水平。
- 低剂量开始，小剂量增加，保持低剂量并周期性间歇停药。
- THC 的副作用具有剂量依赖性和速率限制性。

较低的起始剂量可避免出现大多数 THC 常见的副作用，如头晕、疲劳和心动过速。缓慢滴定给药有助于建立对 THC 负性精神作用的耐受性，特别是对初始使用大麻的患者。

添加 CBD 能减轻 THC 的副作用。最好同时用药，尤其是日间用药。

- 从 CBD 制剂开始使用，然后改用低 THC/ 高 CBD 制剂。其后根据用药反应和指征考虑是否需要切换到含更高浓度 THC 的制剂。
- 以 THC 为主的制剂更适用于睡前使用，以限制不良事件的发生，同时有利于机体产生对精神活性作用的耐受性。
- THC 用药目的是达到控制症状，而不一定要产生 THC 的欣快效应。
- 耐受不会产生有益的疗效。通常并不需要随时间增加剂量。THC 耐受可以通过间断停药 48~72h 或最好 1 周的方法来解决。然后再从较低剂量重新开始。
- 根据既往的接触史、患者的经验、药物剂量和用药指征，每 1~3 个月进行频繁的监测。

需监测疗效和副作用。

根据《精神障碍诊断与统计手册》（第 5 版）（DSM-5）筛查与大麻使用相关的病症。

停药症状罕见且轻微，通常以焦虑和失眠较多见。

- 怀孕和哺乳期一般禁忌使用医用大麻（见下文）。
- 儿童、青少年一般禁忌使用医用大麻（见下文）。

1.4.2.2　不良事件

一般来说，与许多其他药物相比，大麻的治疗指数较宽，目前还没有直接因大麻使用过量而死亡的报告。控制心血管和呼吸功能的脑干较低的中枢缺乏 CB1 受体，这可能就是为什么高剂量 THC 不会致命的原因所在。

THC 引起的副作用具有剂量依赖性和速率限制性。按照"从低剂量开始、小剂量增加"的给药策略可减轻 THC 的大多数不良事件。此外，CBD 与 THC 的联合使用可进一步减少这些副作用。低剂量、慢滴定纳比西莫（nabiximols）可使副作用减少。尽管纯口服 THC 10~15mg 可能导致初始接触或易感个体出现中毒性精神症，但在大剂量纳比西莫（nabiximols）Ⅰ期临床研究中的 260 例患者中，仅有 4 例出现这种反应。该临床研究中，THC 含量为 48.6mg，同时含有 1∶1 的 CBD 和萜类化合物。

患者在数天内可迅速出现对大麻精神作用的选择性耐受性，但对治疗作用并不出现同步耐受，因此可以在数年内维持相同的每日剂量。

正电子发射断层成像（PET）证实，每日吸食大麻的慢性患者大脑中大麻素 CB1 受体会发生可逆性和区域选择性下调。该受体下调与吸食大麻的年数相关，并且呈大脑皮层区域选择性。禁食大麻约 4 周后，CB1 受体密度恢复到正常水平。这种皮层 CB1 受体下调作为一种神经适应性反应，是大麻耐受和依赖的基础。

Allen 等分析了 12 篇有关大麻素与安慰剂不良反应比较的系统综述。大麻组总体不良事件的差异具有统计学意义，产生伤害所需病例数（NNH）为 5~8。多种特定不良事件的发生率具有统计学意义，包括"感觉兴奋"（NNH=2~4）和镇静（NNH=5）到定向障碍与意识混乱（NNH=15）。

因不良事件导致的停药明显增加，NNH 达 8~22。结论是，尽管已经意识到由于许多研究纳入了既往大麻使用者而可能低估了大麻素的不良反应发生率，但仍有证据表明，医用大麻素最一致的影响其不良事件。

Martin Sanchez 等指出，尽管精神病很罕见，但与既往使用大麻素的患者相比，入选 RCT 的未使用过大麻素患者似乎更常发生精神病。

1.5　医用大麻面临的挑战

1.5.1　科罗拉多州的经验

以美国科罗拉多州为例，值得注意的是，丹佛公共卫生部门在过去 3 年里常规召回受污染的大麻产品。此外，大麻的使用并没有遏制该州阿片类药物的泛滥。自大麻的使用合法化以来，因使用阿片类药物过量致死的人数持续增加。2017 年，科罗拉多州报告了创纪录的阿片类药物过量致死的病例数。

事实上，医用大麻的法律似乎助长了非法使用大麻的普及和使用大麻的乱象。在科罗拉多州，10~19 岁之间的自杀事件中，毒理学上发现的最常见物质是大麻。在所有年龄段的自杀事件中，大麻的使用例数正飞速上升。

1.5.2 THC的矛盾作用

THC对焦虑、血管紧张、呕吐和疼痛具有矛盾性作用。

低剂量THC有助于患者放松并减轻焦虑。然而,高浓度能引起惊恐发作、妄想症和精神病。

低剂量THC可引起血管舒张,增加血流量,但是高浓度THC能引起血管收缩,导致心血管病(高血压、冠状动脉痉挛)和脑血管病(缺血性脑卒中和可逆性脑血管收缩综合征)。

大麻素剧吐综合征是THC矛盾作用的另一个例子。低剂量THC可有效地治疗化疗引起的恶心呕吐,而大剂量长期使用THC能导致顽固性呕吐和腹痛。

因吸食大麻而前往急诊室就诊的患者多是由于大麻素剧吐综合征(18% vs. 8.4%),而因食用大麻而就诊者更可能是由于急性精神症状(18% vs. 10.9%),中毒(48% vs. 28%)和心血管症状(8% vs. 3.1%)。2014—2016年,食用大麻就诊的人数占食用大麻的10.7%,但是这些患者大麻的使用量仅占同时期科罗拉多州大麻总销售量的0.32%(以四氢大麻酚公斤计算)。

高剂量THC可能引起痛觉过敏、认知改变,并恶化精神状态。这通常是限制剂量的因素,尤其是初次接触大麻者。

Wallace等的研究显示,吸食大麻具有一定镇痛作用窗口,低剂量可减轻疼痛,较高剂量则可加剧疼痛(矛盾作用)。

1.5.3 大麻的浓度

过去20年中大麻效能发生了很大的变化。美国药品强制管理局(U.S. Drug Enforcement Administration,又称美国禁毒署)对1995—2014年间缉获的大麻制剂分析显示,强效精育无籽大麻(sinsemilla)的样本有所增加。总的来说,非法大麻植物材料的效能随着时间的推移正持续上升,THC含量从1995年的约4%增加至2014年的12%,有些制剂的THC浓度高达50%~60%。另一方面,CBD的平均含量从2001年的0.28%下降到2014年的<0.15%。

最近的一项研究表明,近10年来,Δ9-THC的浓度急剧上升,即从2008年的8.9%上升到2017年的17.1%。Δ9-THC/CBD平均比率也从2008年的23%大幅上升至2017年的104%。从2008年至2017年,含大麻油(hash oil,大麻浓缩物)成分的比例从0.5%明显上升至4.7%,其Δ9-THC平均浓度从6.7%显著上升至55.7%。近10年的这些变化趋势提示,大麻在美国和欧洲正成为一种日益有害的产品,这也意味着从1995年至2017年,THC的浓度增加了300%以上。

一些含大麻浓缩物的产品,如大麻(hash)和大麻油,THC含量高达80%~90%。

1.5.4 大麻的标识

现有的大麻产品常常达不到药品标识准确性的基本标准。有一项研究中分析了来自三个大都市(旧金山、洛杉矶和西雅图)的可食用大麻制品(N=75)。关于THC含量的标注,17%样品的含量标注准确,23%样品的含量被低标,60%被高标。可检测到CBD的产品的THC:CBD的比值中位数为36:1。实际含量显著高于标注含量的THC制品会显著增加患者发生严重不良反应的风险。另一方面,含量低于标签标注的产品可能无法达到预期的治疗效果。

另一份报告对网上购买的84种大麻素提取物进行了分析,发现69%的大麻素含量标注有误。

1.5.5 大麻在特殊人群中的使用

1.5.5.1 大麻与脑发育

长期使用大麻者从童年到中年表现为神经心理功能衰退。从青少年开始且持续大量吸食大麻者在13~38岁间智商(IQ)值平均下降8。成年后戒掉大麻者丧失的心智能力并不能完全恢复。成年后开始吸食大麻者不会出现这种IQ下降。

最近两项纵向双胞胎研究显示,使用大麻的双胞胎在青春期前到成年早期阶段的常识性知识和语言能力(相当于4个IQ点)都显著下降。然而,当孪生子中一人使用大麻,而另一人未使用大麻时,研究未能发现任何可预见的差异。这提示使用大麻者的智商下降可能是由大麻以外的因素所引起,如遗传或家庭环境。

美国国家药物滥用研究所(National Institute on Drug Abuse,NIDA)目前正在进行一项"青少年脑认知发育"(Adolescent Brain Cognitive Development,ABCD)的研究。这是一项大型的纵向研究,调查了从儿童晚期到成年早期的大量美国年轻人,以帮助阐明大麻(单独和合用其他物质)如何以及在多大程度上可能影响青少年的大脑发育。

大学期间使用大麻可能会成为学业成绩的障碍。研究表明,考虑了人口统计学和其他因素后,大麻的使用能直接或通过课堂出勤率较差间接地对其大学学业成绩产生不利影响。

荷兰Maastricht大学进行的另一项有意义的研究显示,当禁止销售大麻后,学生的成绩有所提高。

1.5.5.2 大麻与精神健康风险

最近一项对11项研究涵盖23 317例的系统性回顾与meta分析探讨了青春期使用大麻与青年成年期抑郁、焦虑和自杀风险之间的关系。与没有使用大麻者相比,使用大麻者在青年成年期出现抑郁症的OR值为1.37(95%CI 1.16~1.62,I2=0)。焦虑的合并OR(pooled OR)差异无统计学意义:1.18(95% CI 0.84~1.67,I2=42%)。自杀意念的合并OR为1.50(95%CI 1.11~2.03,I2=0),自杀企图的合并OR为3.46(95%CI 1.53~7.84,I2=61.3%)。15岁以前使用大麻会影响发育中的大脑,且与抑郁症和自杀倾向增加有关。这是一个重要的公共卫生问题,应该通过卫生保健政策给予适当处理,并需要进行更多的研究。

最近的一项对现有研究的回顾性分析发现,青少年使用大麻与许多领域(主要是执行能力和记忆)的认知功能下降有关,也与脑结构和功能的改变有关。开始娱乐性地使用大麻越早,使用的频率越高,剂量越大,则认知功能损害越严重。

易感个体较年青时首次使用大麻,与焦虑、精神分裂症和双相型障碍较早发病以及结局较差相关。高剂量 CBD 以及 THCA 可能有助于降低 THC 的心理健康风险。

1.5.5.3　大麻与妊娠期及妊娠后儿童的发育

一项研究发现,通过毒品检测,女性吸食大麻呈阳性的可能是她们自我报告的约 2 倍。24 岁及 24 岁以下孕妇的大麻检测阳性率约为 20%。

怀孕期间使用大麻与新生儿低体重相关。与未暴露者相比,产前大麻暴露的儿童与注意力、记忆力和解决问题能力的损害风险增加有关。THC 能分泌到哺乳母亲的母乳中。经常使用大麻的产妇母乳中的 THC 含量可能影响婴儿发育中的大脑,但是需要更多的相关研究。

1.6　大麻素作为阿片类药物的替代品

阿片类药物(非法、处方用药、非医疗处方用药)过量致死是美国意外死亡的最主要原因。为解决这一危机,有必要使用替代性镇痛药。公众和专家对大麻可能有助于遏制阿片类药物泛滥的可能性越来越感兴趣。与阿片类药物相比,大麻素类药物的主要明显区别在于:①与阿片类药物相比,大麻安全性更高,目前没有直接因过量服用大麻而致死的报告;②患者可在数天内迅速出现对大麻精神作用的选择性耐受,而不会同时出现对有益作用的耐受,因此可多年维持相同的每日剂量。但是,可靠的临床试验证实,与强效阿片类药物相比,大麻素类药物的镇痛作用较弱。

1.6.1　基础科学证据

解剖学、生物化学和分子研究结果均支持内源性大麻素与阿片类系统之间存在相互作用。中脑边缘系统多巴胺(DA)通路是这两个系统间信息交互作用的主要公共连接,尽管谷氨酸能和 γ- 氨基丁酸能系统也是这种交互作用的重要靶点。

大麻素类与阿片类镇痛药之间存在协同作用。大麻素类药物的抗伤害作用是通过不同于精神作用的机制所介导的。THC 与 κ 阿片受体激动剂具有相加的镇痛作用。这种作用能被 κ 受体阻滞剂阻断,但是阿片受体阻滞剂不能改变 THC 的精神作用。

CB2 受体激动剂能通过刺激角质细胞表达的 CB2 受体而触发 β- 内啡肽的释放,从而产生外周镇痛作用。

大麻素类和阿片类药物的效应共享受体的交互作用以及下游的第二信使效应。从临床角度来看,这可能为治疗的协同作用提供了机会。对于难治性或难以控制的疼痛,小剂量阿片类药物和大麻素受体激动剂联合治疗可能是克服阿片类药物不良副作用和大麻素剂量限制性精神作用的替代方法,这种方法获得的镇痛效果强于大麻素类药物单独用药。

阿片类药物发生睡眠呼吸障碍的风险显著,尤其是与其他 CNS 抑制剂如苯二氮䓬类药物联合使用时。有报道称大麻素药物可抑制睡眠相关性呼吸暂停。

1.6.2　观察性和流行病学证据

虽然依赖患者自我报告结局的临床观察性研究通常都支持使用医用大麻,但是流行病学报告并不一致,甚至存在争议。

97% 的医用大麻使用患者均"强烈同意或同意"他们在同时使用大麻时能够减少阿片类制剂的用量,81% 的患者"强烈同意或同意"仅服用大麻比联合使用大麻与阿片类药物治疗他们的病情更有效。

另一项调查显示,自称用大麻代替处方药的比例很高(63%),特别是药用阿片类药物(30%)、苯二氮䓬类(16%)和抗抑郁药(12%)。但是,42% 的患者自诉是通过非法 / 非管制性渠道获取大麻。

另一方面,一些有争议的调查结果显示,使用大麻可能增加阿片类药物滥用的风险。研究者分析了美国酒精及相关情况流行病学调查的第 1 波段(2001—2002 年)和第 2 波段(2004—2005 年)的数据,以评估 3 年内大麻使用与伴随而来的非医疗处方阿片类药物使用和阿片类药物使用紊乱风险变化之间的关系。Logistic 回归模型显示,第 1 波段内大麻使用与第 2 波段内伴随而来的非医疗处方阿片类药物使用(OR 5.78,95%CI 4.23~7.9)和阿片类药物使用紊乱的风险增加(OR 7.76,95%CI 4.95~12.16)相关。背景特征校正并不影响上述相关性的统计学意义。作者结论认为,即使在中、重度疼痛的成年人使用大麻,在 3 年的随访中,其非医疗处方阿片类药物使用的风险显著增加。

Campbell 等报道了处方用阿片类药物治疗慢性非癌性疼痛患者使用大麻的影响。在 4 年随访中,大麻使用者的疼痛严重程度评分较高(非频繁使用大麻者的风险比为 1.14,95 %CI 1.01~1.29;每日或几乎每日使用大麻者的风险比为 1.17,95 %CI 1.03~1.32)。广泛性焦虑障碍严重程度评分更高(非频繁使用大麻者的风险比为 1.07,95 %CI 1.03~1.12;每日或几乎每日使用大麻者的风险比为 1.10,95 %CI 1.06~1.15)。作者的结论认为,"我们未能发现大麻使用与疼痛严重程度或疼痛干预措施之间存在时间关系的任何证据,也没有任何证据显示大麻使用可减少处方阿片类药物的用量或增加阿片类药物的停药率"。没有任何证据表明大麻使用可降低疼痛的严重程度或具有阿片类药物的节俭作用。

医疗大麻法律降低了医疗保险 D 部分和医疗补助人群中处方药的用量。

1999—2010 年间,与未通过医用大麻法律的州相比,通过医用大麻法律的州的年平均阿片类药物过量致死率降低了 24.8%(95%CI −37.5%~−9.5%,P=0.003)(图 1.1)。

然而,如果将分析的时段延长至 2017 年就会发现,通过医疗大麻法律的州的阿片类药物过量致死率将从下降 21% 逆转为增加 23%,而且,即使考虑到娱乐性大麻法律的影响,该致死率仍呈升高趋势。

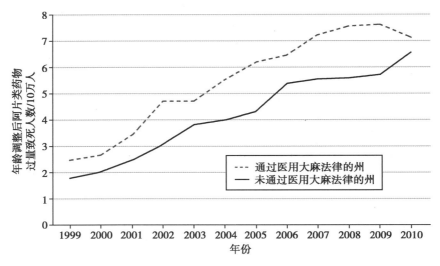

图 1.1   1999—2010 年通过与未通过医用大麻法律的州的阿片类药物过量致死率的变化

1.6.3 临床证据

长期使用阿片类药物能产生药物耐受性和阿片类药物引起的痛觉过敏,因此,联合低剂量 THC 与低剂量阿片类药物似乎是一个具有吸引力的方案,既可以减少阿片类药物增加用量的需求,同时还可增强阿片类药物的效能并减少副作用。

在对经优化阿片类药物治疗无效的癌性疼痛患者的ⅡA 期临床试验中的幸存者进行的有关纳比西莫(nabiximols)长期安全性的研究显示,在随后数个月内,大麻用量的需求并未增加,并且随着疾病持续发展和最终死亡,并未出现预期的阿片类药物需求量逐步增加。结果表明,气化的大麻在不显著改变血浆阿片类药物浓度的情况下,增强了阿片类药物的镇痛作用。

一项随机、双盲、安慰剂对照、分级剂量的研究证实了在阿片类药物难治性癌性疼痛患者中,低剂量和中等剂量的纳比西莫(nabiximols)(THC/CBD 按 1:1 的比例)作为补充镇痛剂的有效性和安全性(见"大麻素与疼痛部分:临床证据")。

1.7 结论

近期有大量的文献表明,公众和医疗专业人员对使用医用大麻治疗慢性疼痛以帮助遏制阿片类药物泛滥的兴趣正在迅速增长。

与任何与大麻有关的问题一样,这个问题具有高度政治性和商业性,而政策制定者的步伐已经超越了科学家和临床研究人员。

尽管关于大麻素的镇痛作用以及阿片类药物与大麻素之间的相互作用和交叉作用方面已有大量的基础科学文献,但是缺乏转化研究。临床研究结果缺乏一致性是由于相关研究的偏倚高风险、样本量小、研究纳入既往有大麻使用者以及盲法研究困难。关于给药剂量和用药途径知之甚少,药房所售大麻的浓度与药用大麻制剂并不一致。值得注意的是,将少数低质量的小样本研究结果纳入大型 meta 分析中并不能增强其结果的可信度。

将大麻列为Ⅰ类物质,给按照美国 FDA 安全性和有效性标准进行严格的高质量试验增加了障碍。至关重要的是,与其他药物一样,大麻必须符合 FDA 质量研究的严格要求。目前,人们应该确切地知道大麻制剂的使用剂量和使用频率,而且,与其他药品级制剂一样,大麻制剂也应该遵循相同的规范和质量保证措施,并且没有任何污染物。

仅经过数小时培训的有执照的"酒保"并不能取代药剂师或临床医师给出临床推荐意见,且不能任由患者选择大麻的品种和强度。

目前仍迫切需要进一步的临床研究。至少在此之前,我们都应该同意劝阻吸食大麻,也不推荐医用大麻用于青少年、青壮年和妊娠期与哺乳期女性。

进一步的阅读资料、表格和参考文献请见:https://www.samernarouze.com/medical-cannabis-as-a-substitute-for-opioids-are-we-building-an-ark-or-a-tower/。

(兰杨 译,倪文、邓小明 校)

第 2 章

麻醉期间的呼吸生理：气体交换与呼吸力学

Luca Bigatello

呼吸系统为机体提供 O_2，并将 CO_2 从机体排出。肺的功能单位是肺泡；上皮细胞和内皮细胞构成薄薄的肺泡壁，是血液和空气之间进行气体交换的界面。气体进出肺脏（通气）的动力来自呼吸肌的运动或者呼吸机的驱动，而呼吸运动的阻力则包括气道阻力及肺和胸壁（"硬度"）的弹性阻力。掌握调节气体交换的基本生理机制，有助于正确解读患者麻醉期间的监护指标，并指导呼吸机的参数设定。ICU 患者呼吸功能不全的治疗经验也可增强麻醉科医师全面管理最复杂患者的能力，如多发伤、胸科麻醉以及头低位的腹腔镜手术。

2.1 动脉血氧分压（PaO_2）

氧气如何从空气转运入血（图 2.1）。吸入的空气中氧气约占 21%。在海平面，大气压为 760mmHg；吸入水蒸气完全饱和状态下（47mmHg）的空气，其中的氧分压（PiO_2）计算公式如下：

$$PIO_2=(760-47)mmHg×0.21≈150mmHg$$

在组织中，每产生一单位（如摩尔）CO_2（CO_2 产生量：VCO_2）需消耗稍多 O_2（O_2 耗量：VO_2），呼吸商（respiratory quotient，RQ）（VCO_2/VO_2）的正常值为 0.8。在肺泡中，1 体积 O_2 与 1.2 体积 CO_2 相交换。所以，当动脉血二氧化碳分压（$PaCO_2$）为正常值 40mmHg 时，肺泡氧分压（PAO_2）为：

$$PAO_2=PIO_2-PACO_2×1.2≈102mmHg$$

动脉血在流经肺泡毛细血管后会混合少量的静脉血，这些静脉血来自最小的肺泡分流（2%~3%，随年龄增加）和肺循环分流（如一些支气管静脉和膈静脉）的血液，故实际 PaO_2 稍低于 102mmHg。

2.1.1 低氧血症的原因

了解氧气如何从空气进入血液（见图 2.1），有利于我们理解低氧血症的病因分类。

2.1.1.1 低 PIO_2

低 PIO_2 最常见的原因是在高海拔下呼吸。据报道，

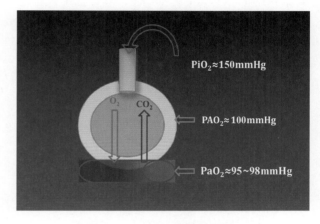

图 2.1 O_2 从空气到动脉血

在位于海拔 1 615m 的美国丹佛呼吸空气，PIO_2 可降至 120mmHg；而在位于海拔 8 848m 的珠穆朗玛峰顶呼吸空气，PIO_2 可降至 40mmHg（相当于正常的静脉血氧分压 PvO_2，图 2.2）。在海平面呼吸时，较少出现低 PIO_2，但也可偶发于吸入低氧性混合气体时。

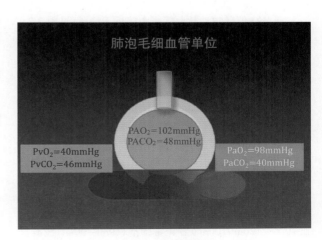

图 2.2 肺泡 - 毛细血管的气体交换

2.1.1.2 低 PAO_2

除了导致高碳酸血症,通气不足也可通过增加 $PACO_2$ 引起低氧血症。当 $PACO_2$ 升高至 80mmHg 时,PAO_2 下降至 54mmHg(150–80×1.2=54)。这说明当患者通气不足时(如在 PACU 或急诊室),立即给予患者吸氧的重要性,因为吸氧使得 PAO_2 快速增加,来抵消 $PACO_2$ 升高的影响。

2.1.1.3 弥散功能障碍

在到达肺毛细血管末端之前,血液中的 O_2 和 CO_2 会与肺泡中的 O_2 和 CO_2 达到平衡。因此,正常情况下,PAO_2 和 $PACO_2$ 几乎等于 PaO_2 和 $PaCO_2$。O_2 和 CO_2 的扩散能力很强,且其扩散路径(上皮细胞、内皮细胞和间质)短,因此,弥散障碍很少导致低氧血症。与弥散障碍相比,通气/灌注(V/Q)失衡更可能是导致低氧血症的原因。一氧化碳弥散量(DLCO)是量化肺功能损伤的灵敏指标。例如,COPD 患者的 DLCO 主要受肺通气/血流(V/Q)失衡的影响,而气体弥散本身对其影响较小。

2.1.1.4 低 PaO_2

低氧血症最常见的原因是肺部本身疾病,该疾病改变了通气和血流比值。通气/血流(V/Q)不匹配包含了从肺组织无通气有血流(分流)到有通气无血流(死腔),以及两者同时存在的各种复杂组合状态。

2.1.1.4.1 分流

分流是指静脉血(正常静脉血氧分压 PvO_2 为 40mmHg,见图 2.2)未经氧和直接进入动脉,因而 PaO_2 的下降程度取决于分流量的大小。未通气肺泡的血流量(Qs)占肺总血流量(Qt)的比例可以通过肺毛细血管血氧含量(CcO_2)与动脉血氧含量(CaO_2)和静脉血氧含量(CvO_2)间的差值来计算:

$$Qs/Qt=(CcO_2–CaO_2)/(CcO_2–CvO_2)$$

计算 CcO_2 时用 PAO_2 代替 PcO_2。氧气含量的计算公式为:

$$O_2 含量 = Hb×1.34×O_2 Sat.+PaO_2×0.003$$

临床上,分流发生于心内畸形及各种肺部疾患,如肺不张、肺炎和急性呼吸窘迫综合征(acute respiratory distress syndrome,ARDS)。存在分流时,增加 FiO_2 只能稍许提高 PaO_2(通过增加 PvO_2);只有复张塌陷的肺泡才能有效地改善低氧症状。

2.1.1.4.2 低 V/Q 值

低 V/Q 值导致动脉血气张力接近于静脉(见图 2.2)。值得注意的是,低 V/Q 值和高 V/Q 值不会相互抵消,因此,在高 V/Q 值与低 V/Q 值并存的各种可能组合情况下,低氧血症依然会出现。这是由氧解离曲线的特点所决定的。低 V/Q 值肺泡区的动脉氧分压近似于静脉氧分压,例如:氧分压为 50mmHg 时,氧饱和度下降到 75%,导致 CaO_2 降低 25%;而高 V/Q 值肺泡区的氧饱和度不可能超过 100%,因此并不能补偿 CaO_2 降低的 25%;如果将动脉血氧分压提高到 100mmHg 以上也只能轻度增加 CaO_2,因为增加的 PaO_2 中仅有 3‰能改善 CaO_2。图 2.3 对此进行了说明:低 V/Q 值的肺泡血氧含量(16ml/100ml)近似于静脉血氧含量(14ml/100ml),而高 V/Q 值的肺泡血氧含量(20ml/100ml)较正常肺泡(19ml/100ml)没有显著增加。

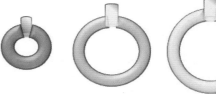

低 V/Q区:16% 正常肺泡:19% 高 V/Q区:20%

静脉:14% 动脉:17%

图 2.3 肺泡血氧含量:氧气量/血流量

2.1.1.5 低 PvO_2

静脉血通过分流的区域流入动脉。低氧血症的程度与肺内分流程度有关;而局部低氧引起的肺血管收缩减少了分流区域的血流量,从而缓解了分流引起的低氧血症。低 PvO_2 在至少以下两种临床情况下会导致低氧血症:寒战时氧耗增加时;心排血量下降时,外周摄氧增加(所以低灌注导致的低血压可引起低氧血症)。

2.1.1.6 低氧血症的致命性

治疗低氧血症必须迅速,对于麻醉期间病情不复杂的患者,仅仅提高 FiO_2 即可!但是对于病情复杂的患者,低氧血症的治疗方法不尽相同,如出现呼吸衰竭的 ICU 患者,或者合并严重呼吸系统疾病的手术患者以及某些特殊手术操作患者如单肺通气、胸外伤和肺出血等。低氧血症的致命原因是细胞氧供不足:当 PaO_2 显著下降时,驱动氧气从血液运送到组织间质($PO_2≈20\sim30$mmHg),再从组织间质运送到细胞($PO_2<20$mmHg)的压力梯度也降低。值得注意的是,该压力梯度变化是 PO_2 决定的,而不是氧含量,因此,低氧血症的有效治疗应以提高 PaO_2 为目标,而不是提高氧含量。

2.1.2 $PaCO_2$

CO_2 和水是有氧代谢的终产物。CO_2 在血浆中与氢离子、碳酸氢盐和碳酸达到平衡状态,并以气体的形式由肺排出体外。目前为止,呼吸调节是人体清除代谢性酸最主要的方式,远超过肾脏清除氢离子的数量。在平稳状态下,$PaCO_2$ 是细胞代谢产生的 CO_2(VCO_2)和通过每分钟通气量(V_E)排出的 CO_2 达到平衡时的数值:

$$PaCO_2=VCO_2/V_E$$

$PaCO_2$ 是通气的强效刺激因素:$PaCO_2$ 每升高 1mmHg 立刻引起 V_E 平均增加 $1\sim2$L/min。这种相互关系的改变是导致高碳酸血症的最常见原因(图 2.4)。

2.1.3 高碳酸血症的原因

2.1.3.1 CO_2 生成增加

CO_2 生成增加见于发热、寒战、过多热量/碳水化合物摄入时,在恶性高热(malignant hyperthermia,MH)和抗精神病药所致恶性综合征(neuroleptic malignant syndrome,NMS)时,可达最大极限。除了 MH 和 NMS,VCO_2 的增加通常呈短暂性,可以通过增加 V_E 来降低。

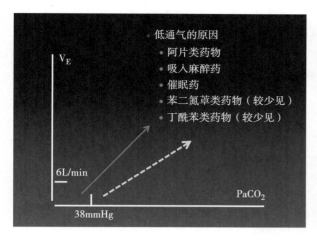

图 2.4　$PaCO_2$ 与 V_E 的关系以及低通气量的原因

但是当机体对 $PaCO_2$ 的通气反应受损时如残余麻醉作用(常见于 PACU)，CO_2 的产生增加可导致危险的高碳酸血症。

2.1.3.2　CO_2 排出减少

高碳酸血症最常见的原因是 CO_2 排出减少。CO_2 排出减少包括两个主要原因：

(1) 通气不足：CO_2 的排出受限使 $PaCO_2$ 升高。通气不足的常见原因有：①呼吸中枢抑制：如应用镇静催眠药及阿片类药物时（见图 2.4）；②呼吸肌乏力：如 Guillain-Barre 综合征及严重的多发性神经病变；③胸肺顺应性下降或通气阻力明显增加（如下）：见于严重哮喘或腹胀时。通气不足的紧急治疗包括通气支持和补充氧气（见低氧血症）。

(2) 死腔样通气和高 V/Q 值：这两者原理相似，类似于上述讨论过的分流和低 V/Q 值。肺泡的灌注下降使静脉血不能到达肺泡，造成 CO_2 的排出减少，呼出气二氧化碳分压(PCO_2)也会下降；当 VCO₂ 不变时，$PaCO_2$ 便会升高。这一过程可由以下生理性死腔分数[无血流的通气死腔量(dead volume, V_D)与潮气量(tidal volume, V_T)的比值]计算：

$$V_D/V_T \ phys=(PaCO_2-PECO_2)/PaCO_2$$

生理性死腔(V_D/V_T phys)包括解剖死腔（近端气道）和肺泡死腔(V_D/V_T alv)。生理性 V_D/V_T 根据平均呼出气 PCO_2(PECO₂)计算。PECO₂ 为几次呼出气 PCO_2 的平均值，可由二氧化碳监测仪测得。通常解剖死腔是固定的（约为每分钟通气量的 25%~30%）。正常肺泡 V_D/V_T 接近于 0；并随着肺疾病(比如 ARDS、COPD 和哮喘)的严重程度增加而增加。肺泡死腔(V_D/V_T)的计算如下：

$$V_D/V_T \ alv=(PaCO_2-PetCO_2)/PaCO_2$$

PetCO₂ 是呼气末 PCO_2。标准的 CO_2 的描记图中，当呼出气中的 CO_2 达到平台峰值时，PetCO₂ 可以很好地代表 $PaCO_2$。PECO₂ 的正常值约是 30mmHg，PetCO₂ 的正常值是 38~40mmHg，基本与 $PaCO_2$ 相等。

因为 $PaCO_2$（自变量）和 V_E（因变量）之间存在线性相关的关系，我们可以根据 V_E 来估计并调整与之相应的

$PaCO_2$，而不需要在每次呼吸机参数改变后都测量 $PaCO_2$。类似地，我们可以根据氧饱和度来估计与之相应的 PaO_2，而无须测量 PaO_2。在调整呼吸机参数前记录 V_E 以及与之对应的 $PaCO_2$，如 V_E 没有明显变化则可认为 $PaCO_2$ 也不会发生明显变化。注意，我们做出这种判断的前提是：①假设 CO_2 产生量无变化；②假设 V_D/V_T 无变化。

高碳酸血症很少致命。与必须及时纠正的低氧血症不同，机体对单纯高碳酸血症耐受性较好，只有极其严重时，$PaCO_2$>100mmHg 才引起呼吸停止。但是，对于某些敏感的患者，高碳酸血症可能带来严重的后果，如高碳酸血症可增加脑水肿情况下的颅内压，并可升高先天性心脏病患儿以及原有右心功能障碍的成年患者的肺动脉高压。另一方面，适度高碳酸血症在某些病理状态下可能有利于机体，如休克下可改善局部血流，ARDS 时可限制具有损伤性的潮气量水平。

2.2　麻醉和低氧血症

全身麻醉期间，许多因素可导致 PaO_2 降低（图 2.5）。

2.2.1　肺容积减少

无论是否使用肌松药物，全麻诱导后数分钟内，患者功能残气量(functional residual capacity，FRC)均下降；当本身合并 FRC 降低的情况如病态肥胖、妊娠，以及合并肺顺应性降低的急性呼吸功能障碍如 ARDS，则会加剧 FRC 下降。麻醉诱导后可能立即就出现显著的氧饱和度下降，如果此时不能实施快速气管插管，氧饱和度就会急速降低。理想情况下，根据 FRC 的氧含量和平均氧耗量计算，机体可以耐受 8min 的缺氧，之后才会发生严重的低氧血症。但患者在合并上述病情时，对缺氧的耐受时间会缩短，需提前作好准备来充分利用这段短暂的时间。如果通气支持不足，在整个麻醉维持期间肺容量可能持续减少，包括 FRC 和潮气量。因为其他原因让患者恢复自主呼吸可能有助于改善低氧血症，但是给予一定水平吸气压力以提供足够潮气量，并应用呼气末正压(positive end expiratory pressure，PEEP)的支持通气方法是优化气体交换的关键所在。

2.2.2　肺不张

麻醉期间由于肺容积减少和 / 或吸入高浓度氧气，可发生肺不张。氮气不参与气体交换，可以使肺泡在呼气末处于开放状态，但是吸入高浓度氧气可降低肺泡内氮气浓度。因此有所谓"吸收性肺不张"之称；除了治疗严重低氧血症外，应避免吸入极高浓度氧气。经计算，肺泡内保留 20% 的氮气就可限制吸入高浓度氧气引起的肺泡塌陷。

2.2.3　围手术期氧中毒

吸入高浓度氧气可产生活性氧簇(reactive oxygen species，ROS)，ROS 能使生物膜发生脂质过氧化反应，损伤细胞核和细胞膜并使 DNA 变性，从而造成局部和系统

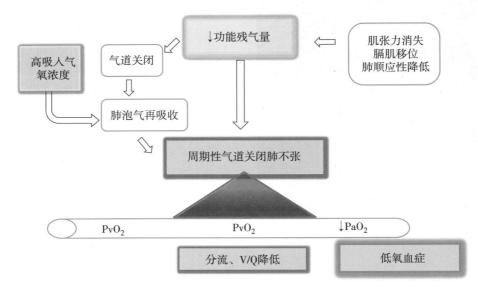

图2.5 气道压力-时间曲线

性损伤。ROS可能作用的临床意义仍不清楚,目前只获取一些确定的数据:①给予24h 100%的FiO_2以后,可造成局部损伤,表现为肺活量(vital capacity,VC)下降;吸入纯氧时间更长可导致广泛性肺损伤;②单肺通气时,100%FiO_2和气压伤可能共同作用而引起围手术期肺损伤;③高FiO_2(≥80%)对于预防手术部位感染、恶心和呕吐的结果尚不明确;④高FiO_2与新生儿视觉、大脑和呼吸系统毒性作用明确相关。

2.3 麻醉期间的肺通气和肺复张

2.3.1 呼气末正压

全麻期间肺容量减少可导致不同程度的肺泡塌陷和通气不足。为预防低氧血症,在呼吸机设置上加用PEEP:PEEP可防止呼气时肺泡单位塌陷,从而改善V/Q比值和提高PaO_2;同时通过复张已萎陷的肺泡,使得在相同吸气压力下肺容量增加,即肺顺应性改善。并且,PEEP还可通过增加平均气道压力(mean airway pressure,MAP)而发挥作用,MAP是指整个呼吸周期中气道所测得的压力。

$$MAP=(吸气压-PEEP)×Tinsp/Ttotal+PEEP$$

因此,设置较高的吸气压力、延长吸气时间(Tinsp)或加用PEEP,均能提高MAP。需要注意的是许多麻醉机上并没有"吸气时间"这个设置选项;一般通过改变I:E来调整吸气时间。还需要注意的是,容量控制通气模式时,改变吸气时间会导致吸气流速和气道压力呈相反的变化,因为呼吸机必需在较短的时间内输送相同的潮气量。

2.3.2 吸气峰压(peak inspiratory pressure,PIP)和平台压(plateau pressure,Pplat)

当气体进入肺的时候,依次产生气道压、肺泡压,从而改变肺容量(潮气量)。因此吸气期间气道所测得的压力由许多因素共同决定的:吸气流速、潮气量、气道阻力(airway resistance,R_{AW})、呼吸系统顺应性(respiratory compliance,C_{RS})即肺顺应性(lung compliance,C_L)与胸壁顺应性(chest wall compliance,C_{CW})。通常认为吸气末压力或者吸气峰压是复张肺或损伤肺的压力,但是这并不正确。部分PIP在其达到肺泡前由于阻力而沿气道消散。理解这一概念的一个有效方法是,用手指简单地扭结气管内导管:结果PIP飞速上升,但潮气量并不增加(实际上减少),也不会导致肺损伤。因此,高R_{AW}时,PIP并不能正确地反映肺泡压力。采用吸气屏持手法能估测肺泡压力(图2.6),因为该手法通过中断气流而区分出PIP中的阻力成分和弹性成分。一旦保持吸气,吸气压力衰减到一个较低的水平[平台压(Pplat)],而此时的平台压只取决于潮气量和C_{RS}的大小。

$$C_{RS}=V_T/(Pplat-PEEP)$$
$$R_{AW}=(PIP-Pplat)/V$$

一般情况下,PIP与Pplat相差不大,但在哮喘,慢性阻塞性肺病(chronic obstructive pulmonary disease,COPD)和支气管痉挛的情况下,该差值变大。

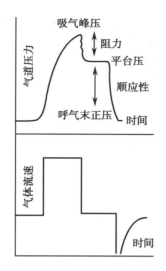

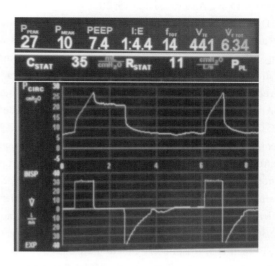

图2.6　机械通气时的 PIP 与 Pplat

2.4　腹腔镜和机器人手术期间的肺塌陷

肺、胸壁和跨肺压(transpulmonary pressure, P_{TP})

腹腔镜手术期间,腹腔内注气可降低肺容量,常需要较高的通气压力来维持足够的气体交换。当伴随病态肥胖、极度头低位以及过紧的胸部束缚带时,可能导致令人不安的气道高压。这种情况下,腹腔镜/机器人手术可能会转改为开腹手术。然而,了解这种特殊情况下的通气力学,就可消除临床医师的担忧并有助于实施恰当的管理策略。这种特殊情况下,关键的生理概念是跨肺压(P_{TP})或跨肺泡压,即肺泡压(alveolar pressure, Palv)和胸膜腔压(pleural pressure, Ppl)之间的压力,这个压力才是真正导致肺组织膨胀或者回缩的压力,有时是造成肺损伤的压力。

$$P_{TP} = Palv - Ppl$$

P_{TP} 必须为正值时才能扩张肺。在自主呼吸期间, Ppl 为负值,所以 P_{TP} 为正值。在正压呼吸期间,正常情况下, Ppl 低于 Palv,因此, P_{TP} 为正值。但是,当病态肥胖和其他因素增加腹压时, Ppl 可能高于 Palv,结果 P_{TP} 变为负值,从而导致肺泡塌陷。应用 PEEP,有时应用手术室不常用的高水平 PEEP 如大于 10cmH$_2$O 能抵消引起负 P_{TP} 的上述压力负荷。可是,常规下并不测定 Ppl,因为只能通过食管中放置食管球囊测压来估计 Ppl。通过这项技术,许多关于呼吸衰竭的研究已经证明了高水平 PEEP 促进肺泡复张的必要性和安全性。一项关于病态肥胖患者开放性和腹腔镜手术(Protective Ventilation with Higher Versus Lower PEEP During General Anesthesia for Surgery in Obese Patients, PROBESE)的研究刚结束,该研究探讨了14cmH$_2$O PEEP 的安全性和有效性,研究结果将有望为麻醉科医师临床决策提供证据和指导。同时,在不考虑肥胖和过度头低位的情况下,腹腔镜手术期间腹内压最小增加值通常为12cmH$_2$O,因此,似乎可以安全地推荐在需要时使用高达 10cmH$_2$O 的 PEEP。

(汪婷　译,黎娜　邓小明　校)

推荐阅读

West, JB. Respiratory Physiology-The Essentials. Ninth edition. Lippincott Williams and Wilkins, 2012.

Lumb, AB. Nunn's Applied Respiratory Physiology. Seventh edition. Elsevier, 2010.

Hall JH. Guyton and Hall Textbook of Medical Physiology. Thirteenth edition. Elsevier, 2016.

Bigatello L, Pesenti A. Respiratory physiology for the anesthesiologist. Anesthesiology 2019; 130: 1064-77.

West, JB. Ventilation-perfusion relationships. Am Rev Respir Dis 1977; 116: 919-943.

Grocott M, Martin DS, Levett DZ, et al. Arterial blood gases and oxygen content in climbers of Mount Everest. N Engl J Med 2009; 360: 140-9.

Cheney F, Colley P: The effect of cardiac output on arterial blood oxygenation. Anesthesiology 1980; 52: 496-503.

Finley TN, Swenson EW, Comroe JH: The cause of arterial hypoxemia at rest in patients with "alveolarcapillary block syndrome". J Clin Invest 1962; 41: 618-22.

Galvin I, Drummond GB, Nirmalan M: Distribution of blood flow and ventilation in the lung: Gravity is not the only factor. Br J Anaesth 2007; 98: 420-8.

Baumgardner EJ, Hedenstierna G. Ventilation-perfusion distributions revisited. Curr Opin Anaesthesiol 2016; 29: 2-7.

Zetterström H: Assessment of the efficiency of pulmonary oxygenation. The choice of oxygenation index. Acta Anaesthesiol Scand 1988; 32: 579-84.

Contreras M, Masterson C, Laffey J: Permissive hypercapnia:

What to remember. Curr Opin Anaesthesiol 2015; 28: 26-37.

Robertson HT: Dead space: The physiology of wasted ventilation. Eur Respir J 2015; 45: 1704-16.

Fletcher R, Jonson B: Deadspace and the single breath test for carbon dioxide during anaesthesia and artificial ventilation: Effects of tidal volume and frequency of respiration. Br J Anaesth 1984; 56: 109-19.

Pepe E, Marini J: Occult positive end-expiratory pressure in mechanically ventilated patients with airflow obstruction: The auto-PEEP effect. Am Rev Respir Dis 1982; 126: 166.

Hess D. Respiratory mechanics in mechanically ventilated patients. Resp Care 2014; 59: 1773-94.

Slutsky AS, Ranieri MV. Ventilator- induced lung injury. N Eng J Med 2013; 369: 2126-36.

Hedenstierna G, Rothen HU. Respiratory function during anesthesia: effects on gas exchange. Compr Physiol 2012; 2: 69-96.

Edmark L, Ostberg E, Sheer H, et al. Preserved ventilation in obese patients receiving protective ventilation during laparoscopic surgery: a randomized controlled study. Acta Anesthesiol Scand 2016; 60: 26-35.

Ostberg E, Thorisson A, Enlund M, et al. Positive end-expiratory pressure alone minimizes atelectasis formation in nonabdominal surgery. Anesthesiology 2018; 128: 1117-24.

Williams EC, Motta-Ribeiro GC, Vidal-Melo MF. Driving pressure and transpulmonary pressure: how do we guide safe mechanical ventilation? Anesthesiology 2019, published ahead of print.

Talmor D, Sarge T, Malhotra A, et al. Mechanical ventilation guided by esophageal pressure in acute lung injury. N Engl J Med 2008; 359: 2095-2104.

Fumagalli J, Santiago RRS, Teggia Droghi M, et al. Lung recruitment in obese patients with acute respiratory distress syndrome. Anesthesiology 2019; 130: 791-803.

Futier E, Constantin J-M, Paugam-Burtz C, et al. A trial of intraoperative low tidal volume ventilation in abdominal surgery. N Eng J Med 2013; 369: 428-437.

Cinella G, Grasso S, Spadaro S, et al. Effects of recruitment maneuvers and positive end-expiratory pressure on respiratory mechanics and transpulmonary pressure during laparoscopic surgery. Anesthesiology 2013; 118: 114-26.

Bluth T, Teichmann R, Kiss T, et al. Protective intraoperative ventilation with higher versus lower levels of positive end-expiratory pressure in obese patients (PROBESE): study protocol for a randomized controlled trial. Trial Registration: http: //clinicaltrials.gov/show/NCT02148692.

第3章

神经肌肉传递：避免残余肌松需了解的知识

Cynthia A. Lien

非去极化神经肌肉阻滞药是全身麻醉药的常见组成。神经肌肉阻滞药的应用促进了现代外科和麻醉实践的发展，但是也增加了患者的风险。非去极化神经肌肉阻滞药的使用一直与残余肌松、术后肺部并发症、PACU延迟离室、患者满意度下降以及患者死亡率增加有关。

从理论上讲，避免残余肌松并不困难。但是，如果这很容易做到，就不会常常引起关注。为了避免残余肌松，需要了解所用神经肌肉阻滞药的药代动力学和药效动力学，了解患者合并症对所用药物药代动力学及药效动力学的影响，正确应用神经肌肉阻滞药及其拮抗剂的用量，在每次重复使用神经肌肉阻滞药或给予其拮抗剂时了解患者的神经肌肉阻滞程度。如果不了解患者神经肌肉阻滞程度，就不能安全地使用神经肌肉阻滞药。

尽管非去极化神经肌肉阻滞药已使用多年，但是外科学和麻醉学文献经常讨论到非去极化神经肌肉阻滞药的用量以及用于逆转其作用的抗胆碱酯酶和选择性结合肌松药的药物的用量。这有多方面的原因，包括提倡深度神经肌肉阻滞以利于腹部和盆腔的微创手术操作、术后残余神经肌肉阻滞的发生率，以及监测肌松深度的必要性。尽管新的神经肌肉阻滞药及其拮抗药可能不断得以开发，但其适当用量始终是根据神经肌肉阻滞深度的监测结果。令人惊讶的是，尽管去极化神经肌肉阻滞药的给药频率很高，但是临床上并不常规监测肌松深度。

20世纪70年代，Ali提出当四个成串刺激（train of four stimulation，TOF）比值为0.60时，表示神经肌肉张力已充分恢复。TOF达到该比值时，患者平均肺活量为55ml/kg，吸气负压力为70cmH$_2$O，呼气峰值流速达到对照的95%。这种恢复程度下患者咳嗽反射应该存在并保持气道通畅。自上世纪70年代以来，多项研究已经证实了不同程度的残余肌松所带来的不良影响，包括低氧时呼吸驱动力降低、吞咽肌群活动失调、上睑下垂、视力模糊和烦躁不安。肌张力恢复到TOF比值≥90%，以上各项指标的功能都恢复到基线水平；多年来，一直将TOF比值≥90%定义为适合气管拔管的神经肌肉阻滞充分恢复的指标。

肌力的临床监测充其量也是不充分的。潮气量是由膈肌产生的，而膈肌对神经肌肉阻滞药敏感性差，即使深度肌松下患者潮气量也可达到300ml。采用临床指标测试肌力的结果能产生误导。能完成抬头或抬腿5s及持久有力握手的患者，其四个成串刺激比值范围较宽，非麻醉志愿者TOF比值低至50%时就能完成这些动作。

神经肌肉阻滞药及其拮抗药的用药剂量是根据拇内收肌对尺神经四个成串刺激的反应来确定的。为什么是拇内收肌？拇内收肌在术中并不总是便于监测，所有神经肌肉阻滞药的效能取决于该神经肌肉单元对刺激的反应，而不同肌群对神经肌肉阻滞药的敏感性是不同的。越是位于躯体中央的肌肉如膈肌和眼轮匝肌对非去极化神经肌肉阻滞药不敏感。虽然在这些肌肉中产生神经肌肉阻滞的起效较快，但是单次剂量的神经肌肉阻滞药引起的神经肌肉阻滞深度不如拇内收肌。另外，拇内收肌的肌张力恢复要慢于眼轮匝肌或膈肌。由于肌肉对神经肌肉阻滞药的反应不同，根据眼轮匝肌反应的给药剂量可导致神经肌肉阻滞药给药剂量过大，并高估肌松恢复的程度，从而增加PACU内术后残余神经肌肉阻滞作用的发生率。

四个成串刺激比值常用于确定神经肌肉功能恢复充分与否。但是，无论专业水平如何，临床医师都无法可靠地检测出四个成串刺激比值<60%的衰减。即使四个成串刺激为40%，尺神经刺激的四个反应在视觉和感觉上似乎都相同。仅当TOF比值<0.4时，第四次反应才会出现明显变弱。尺神经的双短强直刺激可能提高临床医师发现更细微程度的神经肌肉阻滞的能力。该方法可检测出第一反应与第二反应之间40%的减弱（相当于TOF比值0.6），但是患者对其耐受性较TOF差，且其四个成串刺激比值并不能代表神经肌肉功能充分恢复。由于神经肌肉阻滞定性监测缺乏敏感性（临床医师必须评价该监测仪对四个成串刺激中哪个产生反应），其应用并不能排除进入PACU的拔管患者存在残余神经肌肉阻滞作用。

唯一可能确定神经肌肉功能完全恢复的方法是应用神经肌肉功能定量监测。该监测仪刺激尺神经，然后直接解读对四个成串刺激的反应,临床医师无须估算四个成串刺激的比值。有四种定量监测仪,其中三种已用于临床。肌机械图(mechanomyography,MMG)是监测的"金标准",它可测量对刺激的反应强度。但是,其设置烦琐,且所需设备复杂。虽然肌动图(kinemyography,KMG),肌加速图(acceleromyography,AMG)和肌电图(electromyography,EMG)不常规使用或不常用,但是近年来,它们已经用于临床中。

肌动图和肌加速图要求拇指在尺神经刺激反应时能够自由活动,当手臂移动或重新放置手臂时,对刺激的具体反应将发生改变。肌电图对患者手臂的活动不太敏感,且不需要拇指可活动。目前可用的监测仪,无论是EMG、KMG还是AMG,在手术室中设置都面临挑战,且运行不可靠,无法提供有用的信息,更不用说必要的信息。新一代监测仪的开发可能会使其应用更加方便,并提高所获得数据的质量。定量监测肌松确实能降低PACU中残余神经肌肉阻滞作用的发生率以及严重呼吸事件的数量。

检测残余神经肌肉阻滞作用之所以重要,是因为残余神经肌肉阻滞作用与不良事件有关。预箭毒作用可能导致呼吸与吞咽困难,降低吸气用力与呼气峰值流速。尽管预箭毒作用后TOF比值只降低到85%,但是患者感觉全身不适、乏力、上睑下垂和视力模糊。Kopman的研究同样地发现,米库氯铵引起神经肌肉阻滞的志愿者TOF比值恢复到0.7%~0.75%与复视、握力下降、无帮助下不能坐起、面神经明显无力以及吞咽和说话困难有关。即使TOF比值恢复到0.9,志愿者仍有明显视觉障碍如复视和难以追踪物体。

其他在志愿者进行的研究表明,TOF比值达0.6和0.7与食管上段张力降低以及吞咽过程中食管肌群协调性降低有关。对这些志愿者吞咽时进行的荧光检查研究证实,显著咽部功能障碍可误导吞咽,结果可引起误吸风险增加4~5倍。当TOF比值恢复至0.9,食管张力和咽部肌群协调性才能恢复到基线水平。

接下来的问题是:这些改变影响临床预后吗?一项前瞻性、随机、双盲研究表明,给予哌库溴铵后的残余神经阻滞作用与术后肺部并发症发生率增加有关。最近的前瞻性试验显示,术后残余神经阻滞作用与严重呼吸事件、患者不适和PACU转出延迟有关。其他回顾性试验研究也发现,应用神经肌肉阻滞药与主要发病率和死亡率有关。

我们制定的监测标准应反映我们对患者安全的关注,所用肌松监测仪需要提供可靠信息。随着麻醉安全性的提高,残余神经肌肉阻滞作用不应成为增加全身麻醉相关不良事件发生率的原因。

(张晓秀 译,黎娜、邓小明 校)

参考文献

Ali HH, Kitz RL. Evaluation of recovery from nondepolarizing neuromuscular block, using a digital neuromuscular transmission analyzer: Preliminary report. Anesth Analg 1973; 52: 740-745.

Ali HH, Utting T, Gray C. Quantitative assessment of residual antidepolarizing block. Br J Anaesth 1971; 43: 478-485.

Belcher AW, Leung S, Cohen B, Yang D, Mascha EJ, Turan A, et al. Incidence of complications in the postanesthesia care unit and associated healthcare utilization in patients undergoing non-cardiac surgery requiring neuromuscular blockade 2005-2013: A single center study. J Clin Anesth. 2017; 43: 33-8.

Berg H, Viby-Mogensen J, Roed J, Mortensen CR, Engbaek J, Skovgaard LT and Krintel JJ. Residual neuromuscular block is a risk factor for postoperative pulmonary complications. Acta Anaesth Scand 1997; 47: 1095-1103.

Butterly A, Bittner EA, George E, Sandberg WS, Eikermann M, Schmidt U. Postoperative residual curarization from intermediate-acting neuromuscular blocking agents delays recovery room discharge. Br J Anaesth. 2010; 105: 304-9.

Cammu G, De Witte J, De Veylder J, Byttebier G, Vandeput D, Foubert L, et al. Postoperative residual paralysis in outpatients versus inpatients. Anesth Analg. 2006; 102: 426-9.

Connelly NR, Silverman DG, O'Connor TZ, Brull SJ. Subjective responses to train-of-four and double burst stimulation in awake patients. Anesth Analg 1990; 70: 650-653.

Drenk NE, Ueda N, Olsen NV. Manual evaluation of residual curarization using double burst stimulation: A comparison with train-of-four. Anesthesiology 1989; 70: 578-581.

Engbaek J, Östergaard D, Viby-Mogensen J, Skovgaard LT. Clinical recovery and train-of-four ratio measured mechanically and electromyographically following atracurium. Anesthesiology 1989; 71: 391-395.

Engbaek J, Howardy-Hansen P, Örding H, Viby-Mogensen J. Precurarization with vecuronium and pancuronium in awake healthy volunteers: The influence on neuromuscular transmission and pulmonary function. Acta Anaesth Scand 1985; 29: 117-120.

Eriksson LI, Sundman E, Olsson R, Nilsson L, Witt H, Ekberg O, Kuylenstierna R. Functional assessment of the pharynx at rest and during swallowing in partially paralyzed humans. Anesthesiology 1997; 87: 1035-1043.

Fruergaard K, Viby-Mogensen J, Berg H, el-Mahdy AM. Tactile evaluation of the response to double burst stimulation decreases, but does not eliminate, the problem of postoperative paralysis. Acta Anaesth Scand 1998; 42: 1168-1174.

Grosse-Sundrup M, Henneman JP, Sandberg WS, Bateman BT, Uribe J V., Nguyen NT, et al. Intermediate acting non-depolarizing neuromuscular blocking agents and risk of postoperative respiratory complications: prospective propensity score matched cohort study. BMJ 2012; 345: e6329.

Hayes AH, Mirakhur RK, Breslin DS, Reid JE, McCourt KC. Postoperative residual block after intermediate-acting neuromuscular blocking drugs. Anaesthesia. 2001; 56: 312-8.

Howardy Hansen P, Moller J, Hansen B. Pretreatment with atracurium: The influence on neuromuscular transmission and pulmonary function. Acta Anaesth Scand 1987; 31: 642-644.

Kopman AF, Yee PS, Neuman GG. Relationship of the train-of-four fade ratio to clinical signs and symptoms of residual paralysis in awake volunteers. Anesthesiology 1997; 86: 765-771.

Liang SS, Stewart PA, Phillips S. An ipsilateral comparison of acceleromyography and electromyography during recovery from nondepolarizing neuromuscular block under general anesthesia in humans. Anesth Analg 2013; 117: 373-9.

Maybauer DM, Geldner G, Blobner M, Puhringer F, Hofmockel R, Rex C, et al. Incidence and duration of residual paralysis at the end of surgery after multiple administrations of cisatracurium and rocuronium. Anaesthesia. 2007; 62: 12-7.

Mortensen CR, Berg H, el-Mahdy A, Viby-Mogensen J. Perioperative monitoring of neuromuscular transmission using accelerography prevents residual neuromuscular block following pancuronium. Acta Anaesth Scand 1995; 39: 797-801.

Murphy GS, Szokol JW, Avram MJ, Greenberg SB, Shear T, Vender JS, et al. Postoperative residual neuromuscular blockade is associated with impaired clinical recovery. Anesth Analg. 2013; 117: 133-41.

Murphy GS, Szokol JW, Avram MJ, Greenberg SB, Marymont JH, Vender JS, et al. Intraoperative acceleromyography monitoring reduces symptoms of muscle weakness and improves quality of recovery in the early postoperative period. Anesthesiology. 2011; 115: 946-54.

Naguib M, Kopman AF, Lien CA, Hunter JM, Lopez A, Brull SJ. A survey of current management of neuromuscular block in the United States and Europe. Anesth Analg 2010; 111: 110-9.

Pedersen T, Viby-Mogensen J, Bang U, Olsen NV, Jensen E, Engbaek J. Does perioperative tactile evaluation of the train-of-four response influence the frequency of postoperative residual neuromuscular blockade? Anesthesiology 1990; 73: 835-839.

Sundman E, Witt H, Olsson R, Ekberg O, Kuylenstierna R, Eriksson LI. The incidence and mechanisms of pharyngeal and upper esophageal dysfunction in partially paralyzed humans. Anesthesiology 2000; 92: 977-984.

Thilen SR, Hansen BE, Ramaiah R, Kent CD, Treggiari MM, Bhananker SM. Intraoperative Neuromuscular Monitoring Site and Residual Paralysis. Anesthesiology 2012, 117: 964-72.

Todd MM, Hindman BJ, King BJ. The implementation of quantitative electromyographic neuromuscular monitoring in an academic anesthesia department. Anesth Analg. 2014; 119: 323-31.

Viby-Mogensen J, Jensen NH, Engbaek J, Ôrding H, Skovgaard LT, Chraemmer-Jorgensen B. Tactile and visual evaluation of the response to train-of-four nerve stimulation. Anesthesiology 1985; 63: 440-443.

第4章

用药差错与用药安全：手术室中可预防性事件

C. Dean Kurth, John J. Downes

麻醉的实施和围术期医学的实践涉及许多用药。安全用药必需可靠性高，准确做到"五个正确"：正确的药物、正确的患者、正确的剂量、正确的时间以及正确的给药途径。随着用药次数的增多，不满足"五个正确"之一的可能性也增加。因此，围术期医疗与麻醉过程中偶尔出现用药差错（medication errors，ME）和药物不良事件（adverse drug events，ADE）不足为奇。近年来的研究表明，在麻醉期间应用新技术和高度可靠性流程可提高用药准确性，并减少用药差错。

本文将介绍一种医师、科室、医院均可采用的三步法来提高麻醉用药的安全性：①介绍麻醉和医院的给药系统；②明确麻醉与医院的患者药物安全问题；③列举能提高麻醉药物安全性的文化、技术和流程。

4.1　介绍麻醉和医院的给药系统

第一步是了解麻醉和医院的给药系统。用药的实施包括五个按顺序进行的部分：

（1）医嘱/处方：下达药物处方；

（2）配发：有一个存储药物、稀释剂和其他成分的场所；

（3）准备：药品混合（如粉末到溶液）并放入容器中（如

注射器、药袋、药丸等）；

（4）给药：临床医师将药物注射到患者体内，或者将药丸给患者口服；

（5）监管：临床医师检查以确定药物的作用。

给药系统的性能以准确性（药物剂量、给药途径和时间）、安全性与成本来评价。准确性通过"五个正确"来评价。药物的成本暂不讨论。安全性以差错和不良事件来评价：

- 用药差错（ME）：未能在给药系统中完成必要的动作，或使用不正确的计划或动作，以期取得适当的患者医疗效果。

- 药物不良事件（ADE）：无论是否存在差错，患者发生与药物相关的伤害。

失效效应模式分析（failure effect mode analysis，FEMA）是检验一种传送系统质量与安全性能的一种标准方法。将 FEMA 用于麻醉和医院给药系统的研究结果显示，麻醉给药系统与医院给药系统易发生 ME 的环节有所不同（表 4.1）。具体来说，麻醉给药系统并没有采用医院给药系统的诸多高度可靠的流程与技术，因此特别易发生 ME。但是，近年来，麻醉给药系统已经逐步开始应用医院给药系统的流程与技术如药房预混药物、双重检查、条形码管理、计算机化医嘱录入和轨道保护式输液泵。

表 4.1　医院与麻醉给药系统的比较

医嘱	住院患者		麻醉	
	人员	技术	人员	技术
	MD/NP	CPOE	MD/CRNA	
配发	药剂师、技师	电脑、条码双重检查	麻醉工作站	电脑条码、机器人
准备	技师	机器人、条形码、电脑	MD/CRNA	
给药	RN	电脑、条形码、扫描仪、泵保护轨道	MD/CRNA	
监管	RN、MD、NP	床旁监视器、血、触发工具	MD/CRNA	麻醉监测

MD：medical doctor，医师；NP：nursing practioner，护理师；CPOE：computerized physician order entry，电子医嘱；RN：registered nurse，注册护士；CRNA：certificated registered nurse anesthetist，认证注册护理麻醉师

为什么麻醉给药系统不同于医院其他给药系统? 这归结为时效性和成本。在手术期间,必须在数分钟内给药,以应对手术和患者的情况变化;而对于住院患者,由于疾病与患者病情变化缓慢,可在数小时内给药。将住院患者的给药系统应用于手术室会使成本昂贵,以达到必要的时效性。考虑到经济效益和手术与患者的动态变化,用于麻醉的给药系统仍将不同于住院患者。

因此,麻醉的给药系统易发生 ME 与 ADE,而住院患者的给药系统则不然。尽管多年来已认识到麻醉给药系统易发生 ME 与 ADE 的问题,但情况改善依然缓慢。提高麻醉给药系统安全性的第二步是确定和交流问题所在,并对该问题采取行动。

4.2　明确麻醉药物对患者安全性问题

在讨论安全问题之前,回顾一下事件和差错的定义。

事件(event):意外发生。可根据伤害的严重程度将事件进一步划分为:轻微与重大伤害、暂时性与永久性伤害,或分为 1~10 级。

差错(error):实践中意外偏差。差错与伤害可能有关或无关或有因果关系。

美国 FDA 将严重不良事件(serious adverse events,SAE)定义为身体或精神功能永久性或暂时性改变或缺失。在医疗行为中,安全性事件可分类为严重安全事件(serious safety events,SSE),前兆事件(precursor events,PE),临界事件(near miss events,NME)。对 ADE 和 ME 的定义和关系的描述见图 4.1。ADE 可能是 SSE 或 PE,取决于伤害的严重程度。ADE 分为 1~10 级。SSE 为 9~10 级伤害,PE 为 6~8 级伤害。如果几乎无伤害或无可检测出的伤害,ME 即为 PE;如果用药差错未触及患者,则 ME 为 NME。从三角图中可以明显看出,NME 远远多于 PE,PE 多于 SSE。

自 2000 年以来,麻醉服务人员自已报告的 4 项成

人和 4 项小儿在麻醉期间的研究具有 ME、ADE 以及 ME+ADE 特征(表 4.2)。ME+ADE 指对患者造成伤害的用药差错,而这种差错所造成的伤害是可预防的。在这些研究中,ME 和 ME+ADE 的平均发生率分别为 0.6%、0.09%。ME 导致不良事件的平均发生率为 20%。Nanji 观察到,每一次用药差错率为 4.1%,观察者注意到在麻醉期间 55% 的患者可发生用药差错,但是 Merry 指出用药差错率仅为 0.33%。Nanji 还指出,46% 的 ME 会发生不良事件。因此,ME 常可导致严重不良事件。

表 4.2　麻醉期间 ME 与 ME+ADE 的发生率

	ME	ME+ADE	比值
Webster 2001	0.8%	0.2%	0.26
Yamamoto 2008	0.2%	0.02%	0.10
Llewellyn 2009	0.2%	0.02%	0.08
Cooper 2012	0.4%	0.1%	0.37
Gariel 2018(小儿)	2.6%	0.21%	0.08
Lobaugh 2017(小儿)		0.01%	
Feinstein 2018(小儿)	0.1%		
Leahy 2018(小儿)	0.1%	0.04%	0.33
平均	0.6%	0.09%	20%

可以将 ME 分类为:

- 剂量不准确:所给药物单次剂量或输注速率不准确。
- 替代药物:所给的药物不准确,而不是预期的药物。
- 遗漏:未给药或给药延迟。
- 重复:给予预期药物的额外剂量。
- 乱入:在当时或在任何阶段给予了并不想给予的药物。
- 给药途径不准确:应肌内注射药物,但给予静脉注射。

4 项成人及 3 项小儿患者研究显示,大多数 ME 为剂量不准确、不准确药物(替代药物)以及未给药(遗漏)。在小儿患者中剂量不准确较成人更常见(表 4.3)。

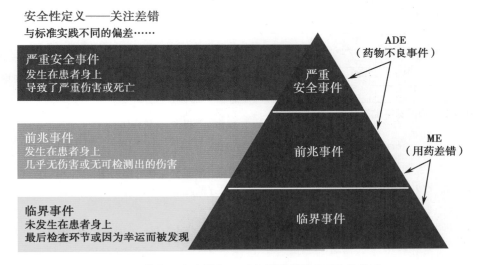

图 4.1　药物不良事件(ADE)与用药差错(ME)的关系

表 4.3　8 项研究中各类用药差错(ME)的比例

差错类型	Leahy (小儿)	Cooper	Yamamoto	Abeysekera	Webster	Lobaugh (小儿)	Gariel (小儿)	平均
剂量不准确	55%	37%	29%	39%	33%	49%	67%	44%
替代药物	28%	25%	23%	34%	28%	32%	10%	27%
遗漏	3%	19%	33%	16%	19%	6%	12%	18%
重复		15%	0%	2%	11%	5%	7%	6%
乱入		2%	0%	7%	10%	5%	2%	3%
给药途径不准确	4%	0%	10%	0%	3%	2%	0%	4%

尽管对 ME 和 ADE 的认识已久,但是一直难以采取行动加以改进,因为人们相信大多数 ME 并不代表严重不良事件(SAE)的重要原因。唤醒安全(wake up safe,WUS)是一个由 35 家小儿麻醉科组成的患者安全组织,其共同通过使用质量改进(quality improvement,QI)和安全性分析来降低严重不良事件(SAE)、严重安全事件(SSE)和 PE 包括 ME。在 WUS 注册表中(Kurth 2014,图 4.2),ME 占安全性事件的 65%,占 SAE 的 13%,与心血管事件类似;ME 是麻醉期间发生 SAE 的第四大常见原因。最常见的 ME 和 SAE 是输液泵程序差错、药物稀释差错和剂量计算差错。

麻醉学科领导层应消除 ME 没有危害的误解,以号召同事们采取行动,提高麻醉用药安全性。这就是第三步。

4.3　提高麻醉药物安全性的文化、技术和流程举措

2017 年,Wahr 等召开专家小组,采用改良德尔菲(Delphi)流程并查阅文献,制定了提高麻醉药物安全性的建议。该小组推荐了 138 项提高药物安全性的干预措施,并根据提高患者安全性的可能性为每项干预措施分配分数。2017 年,欧洲麻醉学委员会批准了该专家小组关于麻醉用药实践的建议。表 4.4 列举了前 12 项建议。

麻醉文化列为提高安全性的第一位,突出表现为透明性(报告 ME)和责任性(遵守安全性流程)。提高药物安全性的关键技术包括麻醉电子病历、CPOE、自动定时提醒重复剂量、条码药物管理伴音频与视觉反馈以及带

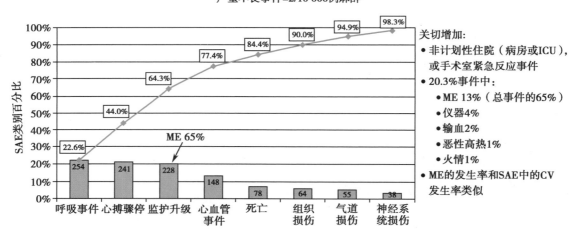

图 4.2　各类严重不良事件(SAE)累积发生率的排列图

SAE 共 740 例。直方图内的数据表示该类 SAE 例数,线图方框内数据表示 SAE 类型自最常发生到最少发生的累积百分比

表 4.4　麻醉用药实践的前 12 项建议

主题	建议	评分
1. 文化	高度可靠性,报告与 QI 系统	190
2. 标签	预印标签,每种药物都必须贴标签	178
3. 给药	识别、口述、核实药物	170
4. 标签	每种药物有颜色编码标签	152
5. 标签	规范药物托盘	136
6. 标签	条形码扫描仪	114
7. 准备	药房:准备所有的注射器	104
8. 给药	自动预警抗生素	96
9. 给药	双人检查——非麻醉车药物	88
10. 给药	双人检查智能输液泵参数库	74
11. 给药	在手术结束前保留所有药瓶和注射器	66
12. 给药	危险药物不放在麻醉推车,使用 CPOE 获得	62

有智能参数库的输液泵。提高药物安全性的关键流程包括:注射器标签、药房准备注射器、推车上标准化药物托盘、推车中不保存非常用的药物、双人核查输液泵设置以及保留所有药瓶和注射器以鉴别差错。

最近研究证实了这些建议对提高麻醉用药安全性的有效性。一项开放标签随机试验中比较了常规麻醉给药系统与采用上述建议 1~7 的麻醉给药新系统发生 ME 的情况(Merry 2017),另一项研究了整个手术室实施该新系统后发生 ME 的情况(Bowdle 2018),结果:应用新系统后 ME 发生率降低了 50%,主要是由于条码扫描和药房准备注射器。波士顿儿童医院采用上述第 1、2、4、5、7、9、10 条建议后,3 年多时间内 ME 发生率降低了 69%(Leahy 2018)。西雅图儿童医院采用了标准化推车药物托盘,1 年多时间内 ME 发生率降低了 50%(Grigg 2017)。辛辛那提儿童医院采用了第 1、2、9 和 10 条建议后 ME 发生率显著降低(Subramanyam 2016,Kanjia 2019)。

总之,我们知道为什么存在该问题,我们迫切需要采取行动,我们有办法提高麻醉给药系统的安全性。你有该意愿吗?

(封莉莉　译,李博、邓小明　校)

第5章

气道管理中的决策

William Rosenblatt

尽管美国麻醉科医师协会(American Society of Anesthesiologists,ASA)的困难气道管理流程为困难面罩或声门上气道(supraglottic airway,SGA)通气和/或困难气管插管提供了指导,但是该流程具有更重要的作用。困难气道学会和皇家麻醉科医师学会进行的第四个国家审计项目(Forth National Audit Project of the Difficult Airway Society and the Royal College of Anaesthetists,NAP4)发现,通过更好的评估和计划,大多数困难气道事件是可以预防的。仔细阅读ASA困难气道实践指南,就是要鼓励对患者进行评估和计划,其目标是从开始就进入该ASA管理流程,从而使进入紧急路径成为"永远不会发生的事件"。当患者存在无法插管/无法给氧的风险时,建议进行清醒插管。通常认为清醒插管(awake intubation,AI)是一种罕见的做法,而数项研究表明,虽然视频喉镜的推广和使用增多,但是所有全身麻醉中清醒插管的比例约为1%。根据NAP4的结果发现,不使用AI导致大量的气道插管失败,最近一直强调要更多地考虑应对困难气道患者的处理方法。

对于许多医师而言(即便大多数不是ASA成员),使用AI技术并不常见。尽管如此,ASA管理流程中几乎25%的"不动产"(最终决策)都用于AI。为什么一种相对少见的做法会引起如此多的关注?简而言之,由于进入紧急路径的后果可能非常可怕,因此操作者必须避免可能导致这种不测事件发生的决策。

然而,进入方框A(清醒插管)的决定并不是"黑或白",这种决定可能因临床医师和时间的不同而异。诸如可利用的气道工具、临床医师使用这些工具的熟练程度、操作者近期和久远的执业经验以及患者状况等因素都将(并且应该)影响判断。

气道管理流程(airway approach algorithm,AAA)是一种渐进方案,ASA困难气道工作小组考虑到在清醒插管与诱导后气道控制之间进行选择的关键因素。重要的是,决策管理方法的终点可能因临床医师不同而异。

读者可能会因为缺乏讨论特定的气道评估指标和气道管理工具而感到沮丧,这种不足客观存在:并非所有工

具在任何时候都可用,并非所有操作者对所有工具都有相同的经验。尽管缺乏具有敏感性和特异性良好的评价指标,但是临床医师根据体格和非体格检查(如音质)结果仍能来检测出气道难以管理的患者。

AAA决策树如图5.1所示。操作者首先询问是否需要气道管理(图5.1,问题1)。控制患者的气道是一项需要反复考虑的操作。患者最基本的生存机制受抑制,麻醉人员需负责控制患者氧合与通气。如果不必要气道控制,麻醉人员应考虑区域麻醉或浸润麻醉的可行性。如ASA实践指南中所述,选择区域麻醉并不应免去气道计划的制订。

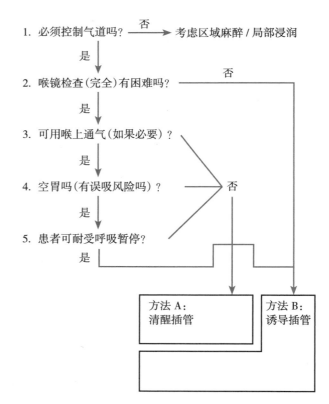

图 5.1 ASA 困难气道管理流程

"使用局麻药浸润或区域神经阻滞进行手术可能提供直接管理困难气道的替代方法，但是这种方法并不代表是存在困难气道患者的最终解决方案，也没有排除对困难气道插管预先制订策略的需求"。

区域阻滞的失败或区域麻醉期间不能维持足够的通气和氧合，可能需要气道支持和全身麻醉。

通常认为确切的气道管理是气管插管，因此我们接下来问："对于任何特定的患者，气管插管将会困难吗？"（图 5.1，问题 2）。三个因素将影响气道管理者对此问题的回答：患者评估（体格检查和既往病史）、可用的工具和操作者使用该工具的经验以及操作者的风险承受能力。这三个因素中，后者的可变性最大。Yentis 指出，如果用于判断喉镜检查和插管是否容易的测试（或指标）敏感性不是 100%，那就总会存在假阴性结果（假阳性结果可能会消耗设备、时间和精力资源，但是影响操作者做出引起伤害的决策可能性较小）。每次操作者根据不完善的指标作出决策时，风险是可以接受的。如果操作者当天面临不利的风险（如可能昨天他／她在气道管理过程中出现不良结果），则他／她更可能出于谨慎而犯错。如果他们具有风险承受能力，则他们更有可能接受一定程度的危险。因此，AAA 建议对"喉镜检查和插管将会有困难吗"问题的回答，即使存在很小程度的不确定性，应回答为"是"。换句话说，为了获得所有可能困难的喉镜检查和插管，应采用最灵敏的测试（或指标）。这种方法将患者保留在决策流程中，但是这并不意味着以困难方式管理气道。只有在特定操作者认为的最敏感测试（或指标）为阴性时，才应回答"否"。在这种情况下，操作者认为喉镜检查和气管插管有保障，ASA 困难气道管理流程进入最后一步——方框 B 即麻醉诱导后尝试插管。这类似于选择快速顺序诱导，也就是说，不考虑面罩通气的问题。如果在麻醉诱导时，（通过操作者选择的工具）患者出现困难插管，那么 ASA 的困难气道管理流程或者其他组织制定的相关流程会提供相反的路径。

如果根据操作者的风险承受能力和经验，以最敏感的测试显示患者存在喉镜检查和气管插管困难的可能性，则需要考虑第三个问题：如果必要时，是否能通过声门上方式保障患者氧合和通气（图 5.1，问题 3）。与喉镜检查和气管插管一样，必须在操作者经验和风险承受能力的范围内考虑这个问题。术前评估时，操作者需要考虑到面罩通气和声门上设备。如果回答是"否"，那么可能出现困难插管（图 5.1，问题 2）和困难通气（图 5.1，问题 3）。因为这确定是 ASA 困难气道管理流程的紧急路径，所以方框 B 不应作为选项，而是要选择清醒气管插管或方框 A 中的另一路径。

如果操作者认为声门上通气不存在困难，则对问题 3 的回答为"是"，然后在问题 4 中考虑误吸风险（图 5.1）。如果认为胃是空的（没有明显的误吸风险），则考虑 AAA 的第 5 个也是最后一个问题。如果操作者考虑患者身体、医疗和经口摄入情况（并考虑到风险承受能力）后认为确实存在胃内容物误吸的危险，那么可能出现困难气管插管并禁忌任何通气，需要再次选择方框 A（清醒插管）。

一般认为喉镜检查和插管时可能失败的患者可以进行通气（面罩或声门上），并且这种通气的误吸风险很小或没有，但是操作者仍必须考虑如果判断发生错误可能会带来的潜在危害。将之认为是"患者差错耐受性"。身体健康且充分预给氧的患者能够耐受中等程度的呼吸暂停，在此期间可尝试使用气管插管和无创通气的替代技术。在极少数的情况下，插管、面罩与声门上设备通气在多次尝试后均告失败，该患者可能维持良好的氧合状态，并允许进行可控性手术气道抢救。插管过程中应用持续供氧的方法可以延长这种呼吸暂停的耐受性。在知道气道管理失败的情况下进入了方框 B，并且进入了 ASA 管理流程的紧急路径，应采用可控性方式施行纠正措施。可能没有健康储备能力的患者（如肺内分流、代谢率增加、肥胖、怀孕）对呼吸暂停的耐受性较差，并在适当时选择方框 A（清醒管理）。在这种情况下，可利用的工具以及实施有创气道抢救必需的人员和技能也会影响选择方框 A 的决定。患者解剖结构以及对紧急气道抢救具有明显的失败和并发症发生率的认识同样会影响决策。

如上所述，气道管理流程是一种决策流程，是确定 ASA 困难气道管理流程中不同路径的决策方法。安全的麻醉管理需要麻醉人员根据患者状况、资源可用性以及麻醉人员近期与累积的经验以及他们操作的技能等因素进行全面和周到的考虑。ASA 困难气道管理流程的两条路径之间选择的培训可能很少。但是，正如实践指南作者所认识到的那样，这应该是一个具体案例的实践。

（徐子清 译，范晓华、邓小明 校）

参考文献

Apfelbaum JL, Hagberg CA, Caplan RA, Blitt CD, Connis RT, Nickinovich DG, Benumof JL, Berry FA, Bode RH, Cheney FW, Guidry O, Ovassapian A; Practice Guidelines for Management of the Difficult Airway: an updated report by the American Society of Anesthesiologist Task Force on management of the Difficult Airway. *Anesthesiology* 2013; 118 (2): 251-70.

Frerk C et al; Difficult Airway Society 2015 guidelines for management of unanticipated difficult intubation in adults. *British Journal of Anaesthesia* 2015; 115 (6): 827-48.

El-Boghdadly K, et al: A prospective cohort study of awake fibreoptic intubation practice at a tertiary centre. 2017; 72 (6): 694-703.

Meitzen S, Benumof JL: Videolaryngoscopy: Positives, Negatives and defining difficult intubation. *Anesthesia and Analgesia* 2019; March; 128 (3): 399-401.

Rosenblatt WH: The Airway Approach Algorithm: A decision tree for organizing preoperative airway information. *Journal of Clinical Anesthesia* 2004; 16: 312.

Roth D et al: Airway evaluation tests for detection of difficult airway management in apparently normal adult patients.

Cochrane database of systemic reviews. 2018; Issue 5.

Norskov AK et al; Prediction of difficult mask ventilation using a systematic assessment of risk factors vs. existing practice-a cluster randomized clinical trial in 94 006 patients. *Anaesthesia* 2017; (72), 296-308.

Pandit JJ, Heidegger T: Putting the 'point' back into the ritual: a binary approach to difficult airway prediction. *Anaesthesia* 2017; 72, 283-295.

Yentis SM: Predicting difficult intubation: worthwhile exercise or pointless ritual? *Anaesthesia*, 2002; 57, pages 105-109.

Tanoubi I, Drolet P, Donati F: Optimizing Preoxygenation in Adults. *Canadian Journal of Anaesthesia* 2009; June; 56 (6): 449-66, April 28.

Toner AJ, Douglas SG, Bailey MA, Avis HJ, Pillai AV, Phillips M, Heard A: Effect of Apneic Oxygenation on Tracheal Oxygen Levels, Tracheal Pressure, and Carbon Dioxide Accumulation: A Randomized, Controlled Trial of Buccal Oxygen Administration. *Anesthesia and Analgesia* 2019; June 128 (6): 1154-1159.

Fennessy P: et al. Emergency cricothyroidotomy: an observational study to estimate optimal incision position and length. *British Journal of Anaesthesia* 2019; 122 (2): 263-268.

第6章

"麻醉工作站"的危害

James B. Eisenkraft

"麻醉工作站"是为患者实施麻醉的系统,是由麻醉气体供应设备、麻醉呼吸机、监测装置和保护装置组成。气体输送系统故障是导致患者出现麻醉相关性损伤或死亡的罕见原因。更常见的情况是气体输送系统被误用、麻醉人员犯错误或气体输送系统故障而使用者并没有发现已发生的故障。本文将对吸入麻醉药输送系统的故障类型和并发症进行综述。

6.1 危机事件

Flanagan 在 1954 年首次提出危机事件(critical incident,CI)管理方法,用于减少军事飞行员和飞机在训练期间的损失。Cooper 等对该方法进行了改良并引入到麻醉。他们对一所大城市教学医院的麻醉工作人员及麻醉住院医师进行了调查访问。Cooper 等收集并分析了麻醉期间 1 089 例次 CI 的描述。CI 明确定义为未及时发现或纠正已经导致或确实导致不良后果的事件,这些事件的不良后果从住院时间延长到死亡或终身残疾。其他 CI 研究纳入标准是:每次事件都包含有麻醉人员的失误或麻醉设备不能正常工作;事件发生在监护患者过程中;可清楚地描述事件;该事件显然可以避免。1 089 例次 CI 中,70 例次是在某种程度上导致了"实质性负面后果"(substantive negative outcome,SNO)的错误或故障,SND 定义为死亡、心搏骤停、手术取消或在 PACU、ICU 及住院时间延长。所有 CI 中 30% 与设备故障有关,包括呼吸回路脱开、误接、呼吸机故障、气流控制错误等,而 SNO 事件中仅 3 次(4.3%)与设备故障相关,提示 CI 的发生中人为错误是主要的问题。尽管设备故障导致死亡罕见,但是常见与设备相关的 CI,由此推动了设备设计、结构、监护和报警方面的改进。

1993 年,澳大利亚麻醉患者安全基金会公布了澳大利亚事件监控研究会(Australian Incident Monitoring Study,AIMS)所收集到的 2 000 例次 CI。其中 177 例(9%)是由于设备故障所致,107 例(60%)与麻醉给药系统有关。

6.2 不良后果

由于没有强制要求给哪个网站进行报告,因此难以准确估计与使用麻醉气体输送系统有关的危机事件和不良后果的数目。潜在的来源包括期刊的案例报告,新闻通讯(APSF,ASA,AQI),FDA 的制造商和用户设备体验(Manufacturer and User Facility Device Experience,MAUDE)的数据库,在媒体刊物报道的产品责任诉讼。美国 ASA 终审索赔项目(Closed Claims Project,CCP)对在美国因设备故障导致的医疗事故诉讼进行了研究。这是从 35 家专业责任保险公司的档案所获得的不良麻醉后果的结构化评估,这些公司保障了美国大约 50% 的麻醉科医师。Caplan 等在 1997 年的一项分析中发现,3 791 例赔偿案中 76% 发生在 1980—1990 年间;所有赔偿案件中,气体输送系统设备故障引起的共有 72 例(2%)。在这 72 例中,39% 与呼吸回路相关,17% 与呼吸机相关,21% 与挥发罐相关,11% 与气体钢瓶或输气管道相关,7% 与麻醉机相关。在这 72 例中,死亡或脑损害者占 76%。人为错误占 75%,设备故障只占 24%。人为错误案例中麻醉人员的责任占 70%,辅助工作人员(如技术员)占 30%。损害的主要机制为低氧血症、气道压过高、麻醉剂用量过大等。78% 的赔偿案如果给予监护或较好监护是可避免的。

2018 年 12 月美国终审索赔项目数据库统计的 11 034 例赔偿案中,有 125 例与麻醉气体输送设备(gas delivery equipment,GDE)相关。最近一例 GDE 索赔发生在 2014 年。但到目前为止,GDE 问题在手术麻醉索赔案中所占比例似乎正在下降。麻醉气体输送方面的索赔案件占手术或产科全身麻醉总索赔案例的比例在 20 世纪 70 年代为 4%,20 世纪 80 年代为 3%,20 世纪 90 年代为 1%,2000—2014 年为 1%。1990—2014 年仅有 49 例麻醉气体输送系统方面的索赔案例,其中 17 例为挥发罐故障,11 例为呼吸回路故障,11 例为氧气罐或输氧管道故障,6 例为呼吸机故障,4 例为麻醉机故障。1990—2014 年期间,麻醉气体输送设备方面的索赔案例的严重程度似乎较于以前的索赔案例低。

1990—2014 年，麻醉气体输送系统的索赔案例中有 43% 导致严重损伤或死亡，而 1970—1989 年该比例为 80%（两者比较 $P<0.001$）。1990—2014 年间的 49 例中，死亡 15 例，术中知晓 11 例，气胸 11 例，永久性脑损伤 5 例。1990—2012 年索赔的赔付中值（按 2017 年美元计算）为 322 000 美元，而较早的气体输送设备索赔的赔付中值为 92.3 万美元（按 2017 年美元计算）。因此赔付反映了伤害的严重程度逐渐减轻。1990 年后的 49 宗索赔中，有 39 宗（80%）得到了赔付。

近 20 年来，由于技术、工程和对人为因素的认识，GDE 系统有了显著的改善。根据 ASA 关于机器淘汰的声明中提出的标准，缺乏现代安全功能的麻醉机已从临床服务中退出。工作站的制造商和监管机构根据以下几个基本原则改进设计，以不断努力地提高患者安全性：

（1）防止错误的设计（如用于医用气体的针指数和直径指数安全系统）。在这个项目中也可以考虑使用前菜单式和自动的检查清单。

（2）纠正使用（者）错误的设计，如 O_2/N_2O 比例调节系统确保在 O_2/N_2O 的混合气体中 $O_2 \geqslant 25\%$。如果在呼吸机上设置过大的潮气量或压力，通气系统中的高压安全泄气阀就可以防止正压导致气压伤。

（3）用户友好的输送系统功能监测（压力、容积、流量以及呼吸气体成分）以及患者生理功能的监测，以检测出与输送系统或患者相关的可能问题。

（4）用户友好的集成优先级警报系统，当未达到或超过参数限制时可提醒麻醉科医师。

（5）教学 / 模拟提供针对警报情景有针对性的反应，以防止不良后果。

6.3　麻醉人员和发现故障

研究表明，麻醉人员排除设备故障的能力差。许多现代工作站采用了计算机辅助的自检功能，可自动地完成了使用前的部分检测。应用这种自动检测功能进一步增加了构建统一的使用前检查清单的复杂性，如 1993 年 FDA 发表的清单。考虑到新型工作站可以执行自动检测，ASA 在 2008 年发表了关于机器麻醉前检测的建议。ASA 指南为各部门和麻醉从业人员提供了一个范本，以设计出针对他们的需求和设备的麻醉前检测流程。各个部门已经制定了特定工作站的样本检测流程，并可在 ASA 网站（http://www.asahq.org）上获取。鼓励读者回顾这些检测指南，并了解每个步骤的基本原理和重要性。

6.4　与麻醉气体输送系统部件相关的风险

6.4.1　气体供应

气体可以由医院管道，大型气瓶和气体钢瓶工作站提供。O_2 的可靠供应必不可少，但是已有管道故障（无

气体）和输送错误气体（低氧）的报道。至关重要的是监测患者 FiO_2 并具有低浓度警报功能的氧气分析仪。还要认识到在墙壁 O_2 出口或钢瓶与工作站之间并没有定性的 O_2 分析仪。分析仪只对在通气系统内的气体进行分析，而没有分析辅助性 O_2 工作站流量计或直接从墙壁出口输送的气体。有 2 例患者因为氧流量计误接于墙壁 N_2O 出口而导致死亡。要知道，如果氧气管道输送低氧性气体，则该气体就会从辅助氧流量计输送到其所连接的鼻导管，并输送到任何辅助性 50psig（译者注：$1psig = 0.070\ 3kg/cm^2 = 68.194\ 8Pa$）的 DISS（diameter index safety system, DISS）（直径指数安全系统）氧气排出连接器（如 Sanders 型紧急喷射呼吸机）。在模拟 O_2/N_2O 管道交叉的实验室研究中，许多参与者认为辅助 O_2 流量计仍然输送的是 O_2。

麻醉工作站必须具有备用的氧气供应，通常来自安装在吊架轭上的氧气钢瓶，备好钢瓶开阀随时可用。必须训练麻醉科医师必要时更换氧气钢瓶。在一项研究中，许多住院医师缺乏这种（理所当然的）简单技巧。在输氧管道有问题的情况下，必须断开输入到工作站的管道软管，以便氧气从备用氧气钢瓶流出。一般认为在美国所有的氧气瓶都是绿色，并且针指数安全系统（pin index safety system, PISS）将确保 O_2 的吊架轭只能安装一个 O_2 钢瓶。事实上，对于钢瓶颜色并没有 FDA 标准，所以阅读瓶体标签很重要。如果卸下轭销或者将多个垫圈（Bodek 密封件）放置在氧气罐和吊架轭之间，则 PISS 就不起作用。

大多数医疗气体软管是通过特定制造商提供的特定气体"快速连接"系统连接到墙壁出口。有个案报道称，一个辅助人员将麻醉机 N_2O 软管连接到墙壁上的 CO_2 出口，导致过度通气和高碳酸血症。这种情况是可能的，因为在该制造商的快速连接系统中，N_2O 和 CO_2 连接器是彼此镜像；通过将 N_2O 连接器旋转 180°，它就可以连接到墙壁上 CO_2 出口。也有报道称，当空气流量控制阀打开时，水通过空气管道进入并充满转子流量计管。这是由于制备压缩空气的干燥系统故障所致。

6.5　麻醉工作站问题

ASA 终审索赔数据库中机器相关性不良结果的案例相对少见。有许多关于当代工作站问题的报道，几乎所有问题都是由于使用（者）错误而非机器故障。通过正确执行使用前检测可避免发生许多问题。为了确保能正确执行使用前检测，工作站制造商已尽可能设计成自动执行该过程，这简化了更频繁的检测，优化了流程，允许其他人执行检测，允许医护人员查看状态，并维护日志。然而，并不是所有的检测程序都能自动化，某些步骤仍必须手动执行。特别重要的是确保通气系统正确组装、连接并确保 CO_2 吸附剂满意。可通过将第二个储气囊连接到 Y 形连接管上作为模拟肺来测试通气系统功能。用回路储气囊人工通气模拟肺，再用呼吸机机械通气模拟肺。应检查呼吸周期期间通气回路单向阀是否存在并正确运行。一些麻醉科医师喜欢通过自己呼吸来检查回路功能，

虽然不是最卫生的方法,但是它对检测部分梗阻可能更敏感。

当代工作站系计算机化,因此依赖于电力供应。工作站应该连接到手术室中的应急电源插座;也就是说,如果主电源中断,备用发电机将给工作站提供电力。工作站也有一个备用电池,通常可维持机器和呼吸机功能30~40min;然而,该备用电池可能并不给生理监测系统供电。应该制订一个在完全电力供应故障情况下如何管理麻醉的计划。所有当代工作站都必须具备在电力供应故障情况下的后备系统。某些工作站(如 Drager Apollo)只要有压缩气体供应,就可实施麻醉,因为它们具有机械针阀、旋转流量计和机械蒸发器(地氟烷除外)。如果电力故障,通气模式只能是自主呼吸或手控模式,而不能使用机械通气模式。

在 Dräger Fabius 工作站中,不同气流由机械针阀控制并以电子方式进行测量。所产生的气体混合物(O_2、N_2O、空气及麻醉剂)经机械转子流量计(玻璃管和筒管)流向通气系统。有个案报道称,设置了气体流量,并经过电子测量后有数字屏显,但总气体的机械转子流量计显示为零。这是由于在总气流转子流量计上游存在泄漏。作者承认,完整的使用前检测应当检测到泄漏。

GE Aisys 工作站使用 O_2、N_2O 和空气的电子气体混合器以及电子蒸发器(Aladin)系统。在完全电力故障的情况下,该工作站不能提供麻醉气体混合物,只有氧气可以从备用机械(替代)流量计输送到通气回路。此时必须使用静脉药物维持麻醉。

6.6 麻醉蒸发器

ASA 2013 CCP 更新发现,在气体输送系统的事故案例中,蒸发器引起的事故位居榜首。蒸发器的问题包括泄漏、误填、剂量过多以及引起患者知晓的剂量不足。使用前正确地检测工作站低压系统应该检测到机械蒸发器的泄漏。麻醉剂量不足可能是由于泄漏、蒸发器无药或蒸发器被关闭(或在再次补填药剂后没有再打开)。麻醉剂量过量可能是由于使用(者)误差(浓度刻度盘设置得太高),或蒸发器倾倒或过度添加(1ml 液体制剂蒸发产生约 200ml 蒸气)引起液体麻醉剂进入旁路中。将麻醉药错误地加入不匹配的蒸发器可能导致麻醉剂量过多或不足,这取决于每种药剂的相对饱和蒸汽浓度和效能(MAC 当量)。特定药剂加药装置(如钥匙加药、快速加药)能避免加错药。在某些情况下(如医疗需求),由于只有一个蒸发器可用,而其设计并不针对所用的药剂,因而可能故意进行错误加药。如果应用药剂分析仪,并设置适当的警报限值,就能检测出意外的低和高蒸气吸入浓度。麻醉药监测目前并不是 ASA 基本麻醉监测标准。

6.7 麻醉通气系统

通气系统经常是危机事件和不良后果的根源所在。问题包括错误连接、断开、梗阻、火灾和有毒产物。错误连接通常是由于使用(者)错误和未能理解通气系统回路的使用原理。使用前始终应先检查通气回路的组装是否正确和功能是否正常。一旦检查完成,除非绝对必要,否则就不应再做改动。在检测前,通气回路应该按照使用计划进行组装;可扩展的回路应该扩展到其实际使用的长度,因为在检测过程中,将通过加压回路以检测泄漏的存在,并测量回路顺应性。必须检查吸收剂,确保吸收剂罐在通气回路中,并确保吸收剂新鲜。许多使用一次性吸收剂盒的工作站都配备了自密封阀,以便在不会造成泄漏的情况下更换吸收剂盒。如果新的吸收剂盒出现裂缝,则在通气回路中就会产生泄漏。新型锂基吸收剂(SpiralithTM,Micropore Inc.,美国)不含染料指示剂,必须依靠对通气系统吸入 CO_2 监测来确定吸收剂是否用完。

一旦完成通气回路检测,除非绝对必要,做任何改变都是不可取的。在手术过程中更换一次性吸收剂盒通常是安全的,但是打开一个吸收剂罐却不能将其关闭会造成通气系统中气体巨大泄漏。最近的一个病例报告描述了这样一个事件,患者的气道不易控制而连接到人工呼吸器皮球。在这个案例中,回路呼出端从麻醉机上分离出来,连接到一个供有氧气的人工呼吸器球囊上。在吸收剂罐泄漏被纠正之前,通过回路呼出端保持通气达6min。患者没有不良后果。报道没有描述肺泡通气的有效性,但是考虑到通气系统的回路呼出端的气体容量形成了装置的额外无效腔,$PaCO_2$、呼气末 CO_2 无疑是高的。

使用通气系统的智能模式,并且理解一些可能不太明显的组件是非常重要的,如 GE 工作站高级通气系统中使用的可选冷凝器(如 Aisys,Avance)。冷凝器有一个弹簧加载的按钮排水阀,用于排出收集到的水。有个案报道,手术期间碱石灰吸收剂容器被打开并重新充填,而冷凝器也在排水。此后,回路系统中出现无法识别的泄漏,因此使用 Bain 回路连接到 Aisys 工作站(可选)辅助共用气体出口完成手术。泄漏最终追溯到冷凝器排水阀。

已有报道使用含强碱(如氢氧化钾)的吸收剂而发生火灾和有毒产物(如 CO 和化合物 A)。当麻醉剂与吸收剂发生反应时,在吸收器中的温度可达到极高。碱石灰和新型吸收剂的碱性较弱,吸收 CO_2 时产热较少。

在 CCP 数据库中,将墙壁氧直接连接到气管导管导致气压伤甚至死亡的病例数量有所增加。将一例气管插管并有自主呼吸的患者转运至 PACU。输氧管被用胶带固定在气管导管接头上,以 6L/min 供 O_2,结果导致气压伤和双侧张力性气胸。将 14 号静脉穿刺套管针插入到锁骨中线的第二肋间内,并没有释放出任何气体。这是因为使用的针(32mm)不够长,不能到达胸膜腔。在锁骨中线第二肋间隙的胸壁厚度成像研究显示,在相当多的患者中,需要一根长度 >5cm(最大 8.2cm)的针,以到达胸膜腔。因此,宜使用专门设计的氧气输送系统(T 形管路),必须避免使用临时输氧系统。

6.8 麻醉呼吸机

呼吸机是现代化工作站不可或缺的组成部分。已有报道呼吸机故障,但罕见。大部分案例是使用(者)错误导致通气故障。例如,在患者体位改变后、胸骨正中切开后和体外循环结束后不能恢复通气。此外,在大部分案例中,呼吸机或其他警报被禁用。一些新型工作站(如 GE Aisys CS^2)包含"暂停气流"功能,允许气流和通气暂停 1min,而不需要在正中胸骨切开术期间关闭呼吸机或断开患者与呼吸回路的连接。使用活塞式呼吸机的工作站(如 Dräger Fabius,Apollo)在呼气期间活塞会收缩以补充气体,此时可能在通气系统中产生负压。如果压力降到阈值以下,例如当没有足够的气体流入或储气囊是空的时候,阀门打开,允许空气进入回路,当空气以这种方式进入回路时,机器就会报警。

6.9　新鲜气体隔离回路

新鲜气体隔离(fresh gas decoupling,FGD)回路的设计,是使在正压通气下进入回路的气体被转移到储气囊中,使患者只接收到预期的潮气量。Dräger Fabius 和 Apollo 工作站使用 FGD 和活塞式呼吸机。目前已经报告了如下几个问题:

(1) 空气在呼气时通过泄漏进入回路。在这种情况下,由于空气没有通过为这个目的而设计的阀门,就没有产生警报。

(2) 如果工作站的低压系统中存在泄漏,允许空气进入,则可以进行机械通气,但不能进行手动通气。活塞式呼吸机将继续以潮气量输送空气。

(3) 如果 FGD 阀门失效或缺失,则不能机械通气,但可以手动通气。

(4) 如果呼气单向阀缺失或失效,则可以行机械通气,但不可以手动通气。

如果执行了完整的使用前检测,均可避免以上所有情况的发生。

6.10　通气系统监测

适当地监测患者呼吸回路可有助于早期发现故障,并且能在患者受伤害前及时干预。患者呼吸回路常规监测的指标有:压力、容量、CO_2 波形、呼吸气体组成成分及气流量。应用这些最佳的监测(如适当监测指标、报警限值设定、报警状态打开并工作)应可以检测出大多数错误或故障。

适当监测患者气道中气体混合物的 O_2、CO_2、N_2O 和吸入麻醉剂将随时注意到大部分气体输送、成分和药物浓度的问题。O_2 分析仪是气体输送系统中最重要的监测仪,因为它既定量,也定性。大多数旁流采样多气体分析仪都采用快反应顺磁性分析仪,它能够随每次呼吸显示出吸入气与呼出气氧浓度。麻醉机只要输送麻醉混合气体就应自动打开其 O_2 分析仪。回路中 O_2 浓度不足的原因包括:通过管道氧气或钢瓶输入低氧气体、使用悬挂式风箱过程中新鲜气流管道脱落、O_2 气流控制活瓣关闭、故障保险系统失效、混合气体匹配系统故障、麻醉机低压系

统 O_2 泄漏,以及紧闭回路内 O_2 流入速率不足等。

当代麻醉工作站在呼吸回路中采用传感器来测量气体流量并计算其容量。这些机器可以显示容量-压力图和容量-流量图,从而可以容易地检测到这些参数的变化。封闭的流量-容量环(即呼出量=吸入量)是喉罩置入位置适当(不漏气)的最好证据。

6.11　报警装置

气体输送系统出现故障、使用错误和设备故障的情况难免会发生,但是恰当的监测应有助于在患者受到伤害前发现大多数上述问题,并采取干预措施。虽然工作站可能已经通过使用前检测,但这并不排除在麻醉期间可能出现问题。监测/报警设备缺陷包括无设备(如无监测器)、无功能(如监测仪受损)、"无法工作"(如监测仪/报警未开或有意关闭),以及报警限值或音量设定不当等。有关通气的 AIMS 研究结论认为,关键区域应实施双重或三重监测,并且设备应自动激活。其他重要参数监测的基本原则亦是一样。重要的是用户友好的报警设置特点,非常可取的是容易设置合适的限制("自动设置限值")、非常适合的足够音量以及视觉提醒。一些监测系统允许用户永久性静音所有的警报。虽然偶尔的假报警令人讨厌,但是禁用/静音警报存在潜在危险。

6.12　设备故障和不良后果的预防

麻醉气体输送系统所致并发症少见,但是其原因一般由于使用(者)失误引起,而不是设备真正故障。安全使用高级设备如新型(计算机化、电子化)麻醉工作站,其关键在于用户培训与设备维护。对医务人员与辅助人员(护理/技术人员)的培训也十分重要,因为他们可能无意间就会造成并发症的发生。麻醉人员必须掌握任何自动检测程序的局限性,并正确地执行必要的手动操作步骤。自动检测后便开始加压,以检测系统顺应性与气体泄漏,但是并不一定是正确的气体流过设备的组件。通气系统组件安装可能不正确,尽管达到气密并通过自检,却仍然不能将气流输送给患者。

每个部门/机构应该制定一项气体输送系统的使用前检测规定,以满足当地的需求,使用前检测规定第一项应该是备用的通气装置[即自动膨胀的手动通气装置(self-inflating manual ventilation device,SIMVD)如人工呼吸球囊]应该时刻处于可使用且功能正常的状态。最近的一项研究发现,在使用前检测中遗漏的步骤里最常见的项目是检查有无 SIMVD 备用。使用前检测过程测试 SIMVD 功能是必不可少的。一个关于如何正确测试 SIMVD 的优秀演示,可以访问佛罗里达大学网站。偶而可发现 SIMVD 故障,表现为挤压时不能产生正压,或较长时间挤压时不能释放正压。如果输送系统发生故障,可应用 SIMVD 利用室内空气或 O_2 对患者肺部进行通气。

最近研究提示，人们越来越认识到使用前检测与麻醉机相关危机事件管理的重要性。一个美国麻醉学委员会甚至将这些内容纳入该委员会麻醉学考核的目标结构化临床评估（objective structured clinical evaluation，OSCE）组成部分。

（常永青　译，包睿、邓小明　校）

参考文献

American Society for Testing and Materials. Standard Specification for Particular Requirements for Anesthesia Workstations and Their Components (ASTM F1850-00, reapproved). Philadelphia, PA: American Society for Testing and Materials West Conshohoken; 2005.(Withdrawn 2014, no replacement).

Flanagan JC: The critical incident technique. Psychol Bull 1954; 51-327-358.

Cooper JB, Newbower RS, Long CD, McPeek B.Preventable anesthesia mishaps. Anesthesiology 1978; 49: 399-406.

Cooper JB, Newbower RS, Kitz RJ. An analysis of major errors and equipment failures in anesthesia management. Anesthesiology 1984; 60: 34-42.

Webb RK, Currie M, Morgan CA, Williamson JA, Mackay P, Russell WJ, Runciman WB.The Australian Incident Monitoring Study: An analysis of 2000 incident reports. Anaesth Int Care 1993; 21: 520-528.

Webb RK, Russell WJ, Klepper I, Runciman WBEquipment failure: An analysis of 2000 incident reports. Anaesth Int Care 1993; 21: 673-677.

Caplan RA, Vistica MF, Posner KL, Cheney FW. Adverse anesthetic outcomes arising from gas delivery equipment: a closed claims analysis. Anesthesiology 1997; 87: 741-8.

Karen Posner, Ph.D.-Personal communication. October 25, 2018.

Mehta SP, Eisenkraft JB, Posner KL, Domino KB. Patient injuries from anesthesia gas delivery equipment. Anesthesiology 2013; 119: 788-95.

American Society of Anesthesiologists. *Manual for Anesthesia Department Organization and Management*; Guidelines for determining anesthesia machine obsolescence. 2004. Available on ASA website (www.asahq.org).

Gaba DM, Fish KJ, Howard SK, Burden A (eds). Crisis Management in Anesthesiology, 2nd edition. New York, Elsevier. 2015.

Larson ER, Nuttall GA, Ogren BD et al. A prospective study on anesthesia machine fault identification. Anesth Analg 2007; 104: 154-6.

Waldrop WB, Murray DJ, Boulet JR, Kras JF. Management of anesthesia equipment failure: a simulation-based resident skill assessment. Anesth Analg 2009; 109: 426-33.

Food and Drug Administration. Anesthesia Apparatus Checkout Recommendations. Rockville, MD: Food and Drug Administration; 1993.

American Society of Anesthesiologists. Guideline for Designing Pre-Anesthesia Checkout Procedures. Schaumberg, IL, 2008. Available on ASA website: www.asahq.org.

Schumacher SD, Brockwell RC, Andrews JJ et al. Bulk liquid oxygen supply failure. Anesthesiology 2004; 100: 186-9.

"Surgery mix-up causes 2 deaths." New Haven Register. January 20, 2002.

Mudumbai SC, Fanning R, Howard SK, et al. Use of medical simulation to explore equipment failures and human-machine interactions in anesthesia machine pipeline supply crossover. Anesth Analg 2010; 110: 1292-1296.

Lorraway PG, Savoldelli GL, Joo HS, et al. Management of simulated oxygen supply failure: is there a gap in the curriculum? Anesth Analg. 2006; 102: 865-7.

Weller J, Merry A, Warman G et al. Anaesthetists' management of oxygen pipeline failure: a room for improvement. Anaesthesia 2007; 62: 122-6.

Rose G, Durbin K, Eichhorn J. Gas Cylinder Colors ARE NOT an FDA Standard! APSF Newsletter 2010; (Spring) 25: 16.

Ellett AE, Shields JC, Ifune C, et al. A near miss: a nitrous oxide-carbon dioxide mix-up despite current safety standards. Anesthesiology. 2009; 110: 1429-1431.

Manjuladevi M, Vasudeva Upadhyaya KS, PS Sathyanarayana PS et al., Critical incident is a possibility with water in flowmeter. Indian J Anaesth. 2014; 58: 760-762.

Anand LK, Kapoor D, Kazal S. Water in the flowmeters: still a possibility in the modern era! Anesth Analg 2013; 117: 281-3.

Dosch MP. Automated checkout routines in anesthesia workstations vary in detection and management of breathing circuit obstruction. Anesth Analg 2014; 118: 1254-7.

Yang KK, Lewis IH. Mask induction despite circuit obstruction: an unrecognized hazard of relying on automated machine check technology. A&A Case Reports 2014 Jun 15; 2(12): 143-6.

Eisenkraft JB. Editorial comment: mask induction despite circuit obstruction: an unrecognized hazard of relying on automated machine check technology. A&A Case Reports 2014 Jun 15; 2(12): 147-8.

Eng TS, Durieux ME. Case report: automated machine checkout leaves an internal gas leak undetected: the need for complete checkout procedures. Anesth Analg 2012; 114: 144-6.

Aisys Anesthesia Machine Technical Reference Manual. Madison, Wisconsin, 2005, Datex-Ohmeda.

Eisenkraft JB. Anesthesia vaporizers. In: Ehrenwerth J, Eisenkraft JB, Berry JM, eds. Anesthesia Equipment Principles and Applications , 2nd edition. New York,

Elsevier, 2013.

Adler AC, Connelly NR, Ankam A, Raghunathan K. Technical communication: inhaled anesthetic agentvaporizer mismatch: management in settings with limited resources: don't try this at home. Anesth Analg. 2013; 116: 1272-5.

American Society of Anesthesiologists. Schaumberg, IL. STANDARDS FOR BASIC ANESTHETIC MONITORING. (Approved by the ASA House of Delegates on October 21, 1986, and last amended on October 20, 2010 with an effective date of July 1, 2011).

Nanji KC, Bittner EA. Dräger Fabius Leak check questioned. APSF Newsletter Winter 2009-2010; 25: 52.

Seif DM, Olympio MA. Expiratory limb ventilation during unique failure of the anesthesia machine breathing circuit. Anesthesiology 2013; 118: 751.

Eisenkraft JB. Expiratory limb ventilation. Anesthesiology 2013; 119: 987.

Kummar P, et al. Unusual cause of leak in Datex Aisys. Anesth Analg 2009; 109: 1350-1.

Laster M et al. Fires from the interaction of anesthetics with desiccated absorbent. Anesth Analg 2004; 99: 769-74.

Holak EJ, Mei DA, Dunning MB III et al. Carbon monoxide production from sevoflurane breakdown. Anesth Analg. 2003; 96: 757-764.

Kharasch ED, Powers KM, Artru AA. Comparison of Amsorb, sodalime, Baralyme® degradation of volatile anesthetics and formation of carbon monoxide and compound A in swine in vivo. Anesthesiology. 2002; 96: 173-182.

Laster MJ, Eger EI 2nd. Temperatures in soda lime during degradation of desflurane, isoflurane, and sevoflurane by desiccated soda lime. Anesthy Analg 2005; 101: 753-7.

Singh S, Loeb RG. Fatal connection: death caused by direct connection of oxygen tubing into a tracheal tube connector. Anesth Analg 2004; 99: 1164-5.

Wax DB, Bhagwan S, Beilin Y. Tension pneumothorax and cardiac arrest from an improvised oxygen delivery system. J Clin Anesth 2007; 19: 546-8.

Britten S, Palmer SH, SnowTM. Needle thoracocentesis in tension pneumothorax: insufficient cannula length and potential failure. Injury 1996; 27 : 321-322.

Givens ML, Ayotte K, , Manifold C. Needle thoracostomy: implications of computed tomography chest wall thickness. Acad Emerg Med, 2004; 11 : 211-213.

Eisenkraft JB. Potential for barotrauma or hypoventilation with the Dräger AV-E ventilator. J Clin Anesth 1989; 1: 452-456.

Aisys CS^2 User's Reference Manual. Software Revision 10X. GE Healthcare, Madison, WI. p.3-27.

Sandberg WS, Kaiser S. Novel breathing circuit architecture: new consequences of old problems. Anesthesiology 2004; 100: 755-6.

Ortega RA, Zambricki ER. Fresh gas decoupling valve failure precludes mechanical ventilation in a Dräger Fabius GS anesthesia machine. Anesth Analg 2007; 104: 1000; discussion 1000-1.

Sims C. Absent expiratory valve missed by automated check in Dräger Primus anaesthesia workstation. Anaesth Int Care 2013; 41: 681-2.

Schreiber P, Schreiber J. Safety Guidelines for Anesthesia System Risk Analysis and Risk Reduction. North American Drager, 1987, p. 29.

Joyal JJ, Vannucci A, Kangrga I. High end-expiratory airway pressure caused by internal obstruction of Drager Apollo scavenging system that is not detected by the workstation self-test and visual inspection. Anesthesiology 2012; 116: 1162-4.

"$16 million settlement. Monitoring devices turned off/down. Patient suffers irreversible brain damage." Anesthesia malpractice prevention.March 1977. Vol. 2, #3.

Olympio MA. Formal training and assessment before using advanced medical devices in the OR. APSF Newsletter 2008; 22: 63.

Blasius K, DeMaria S, Neustein SM. Missed steps in the preanesthetic checkout. Anesth Analg 2011; 113: 84-88.

http: //vam.anest.ufl.edu/simulations/bagvalvemaskventilation.php.

BenMenachem E, Ezri T, Ziv A et al. Identifying and managing technical faults in the anesthesia machine: lessons learned from the Israeli Board of Anesthesiologists. Anesth Analg 2011; 112: 864-6.

第 7 章

心肌兴奋 - 收缩偶联与心律失常机制

Sassan Rafizadeh

生理学是一门研究生命活动的科学,其基础是与麻醉实践紧密联系的电生理学。在 18 世纪后期,意大利博洛尼亚的解剖学家 Luigi Galvani(伽伐尼)解剖青蛙腿部肌肉用以演示肌肉或神经受到电刺激时肌肉会收缩。正是这些早期生理学实验为当前电生理学的尖端发展铺平了道路。

可兴奋细胞是能够产生动作电位的细胞,包括神经元、骨骼肌细胞和心肌细胞。这三类细胞之间有相似也有差异,本文将重点讨论心肌细胞。重要的是要记住,心脏的电活动引发机械活动,且该过程的任何一步分子异常都能导致患者出现异常。兴奋 - 收缩偶联即是电刺激转化为机械活动的过程。为了更充分地理解这个过程,人们需要认识到,正是分子水平的变化导致细胞的改变,进而导致器官整体水平发生变化。因此,我们首先讨论电生理学最基本的要素:离子通道。离子通道是经由分子构象改变仅允许特定离子通过的孔道。离子通道分为配体门控通道和电压门控通道。配体门控通道通过与配体(如神经递质)结合而实现开放或关闭,而电压门控通道是通过膜电位改变来实现开放和关闭。大多数活细胞的等离子膜是电极化的,这表现为存在跨膜电压(也称为膜电位)。从这个意义上说,膜电位作为电池,能以动作电位的形式释放出能量。

理解动作电位的基础是 Nernst 方程(图 7.1),其决定特定离子的平衡电位。以钾离子为例。K^+ 的平衡电位为 –90mV,表示如果钾通道打开,跨细胞膜电压测量值将趋向于 –90mV。另一方面,Ca^{2+} 的平衡电位为 +100mV,这意味着如果钙通道打开,跨细胞膜电压将趋向于 +100mV。这对于研究心肌动作电位具有意义。

$$E = \frac{RT}{zF} \ln \frac{[ion]_o}{[ion]_i}$$

对于37℃下单价阳离子

$$E = 61.5 \log \frac{[ion]_o}{[ion]_i}$$

图 7.1　Nernst 方程式

Nernst 方程式表示单个离子的平衡电位,而 Goldman-Hodgkin-Katz 方程式表示细胞内外各种离子给定浓度时所测得的膜电位(图 7.2)。该膜电位也会因膜对不同离子的电导而异(图 7.3)。例如,在动作电位的第 2 相期间,钙通道开放,膜对钙的电导高,故测得的膜电位将主要受钙平衡电位的影响。在动作电位的不同阶段,离子具有不同的电导。0 相时钠通道打开,钠的电导高,导致钠进入细胞并使细胞膜去极化。

$$V_m = \frac{RT}{F} \ln \left(\frac{p_K \left[K^+ \right]_o + p_{Na} \left[Na^+ \right]_o + p_{Cl} \left[Cl^- \right]_i}{p_K \left[K^+ \right]_i + p_{Na} \left[Na^+ \right]_i + p_{Cl} \left[Cl^- \right]_o} \right)$$

图 7.2　Goldman-Hodgkin-Katz 方程式

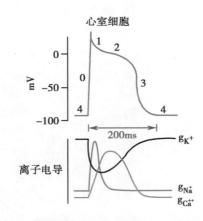

图 7.3　心室肌细胞动作电位时相以及不同时相的离子电导

静息膜电位是如何形成的呢? 心肌细胞静息电位通常为 –70mV。Na^+/K^+-ATP 酶从细胞中泵出 3 个钠离子又将 2 个钾离子泵入细胞,此过程消耗 1 个 ATP,结果形成这种静息电位。这种离子转运特性会形成一个跨膜电位梯度,类似于电池。然而,泵本身只构成跨膜压差 –70mV 中的 –10mV。钾通道的渗漏,即钾通道在静息时具有一定的通透性,是造成此负电位的主要因素。

7.1 心律失常机制

包括折返在内的多种机制可导致心律失常,尤其存在心肌梗死时。任何可导致动作电位持续时间变化的通道性病变,都可能导致心律失常。这源于一个事实,即动作电位持续时间与相对及绝对不应期密切相关。如果离子电流的变化导致动作电位持续时间缩短(如钾电流增加),则绝对及相对不应期提前,并且细胞提早处于兴奋状态。去极化导致的触发活动也特别令人感兴趣,在非心脏起搏组织中如心房或心室肌更令人惊叹。使动作电位持续时间显著延长的因素可导致去极化依赖性触发动。在复极化阶段,因为细胞去极化,I_{Na}仍处于失活状态。另一方面,I_{Ca}有足够的时间从失活状态恢复活性,并且由

于细胞仍处于去极化,触发 V_m 缓慢的正偏转,称为早期后去极化(early afterdepolarization,EAD)(图 7.4A)。最终,I_K 增加且使 V_m 恢复至静止电位。然而,如果 EAD 足够大,可能会触发期前收缩。孤立的心室期前收缩,也称为室性期前收缩(premature ventricular contractions,PVC),可能发生在正常人。这种异常可能导致一串 PVC 或快速性心律失常(图 7.4B)。

矛盾的是,一类用于治疗心律失常的药物通过产生 EAD 而成为致心律失常性药物。例如,奎尼丁会产生这类危险的副作用,可能是通过抑制 Na^+ 通道和某些 K^+ 通道,从而延长心室肌动作电位。

我们已经了解膜电位从何而来,那再来看看电活动是如何通过兴奋-收缩偶联过程转化为机械活动。我们将再次聚焦于单个心肌细胞(图 7.5)。

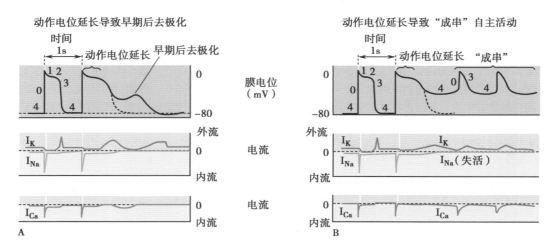

图 7.4 早期后去极化的产生(A)以及"成串"自主活动的产生(B)

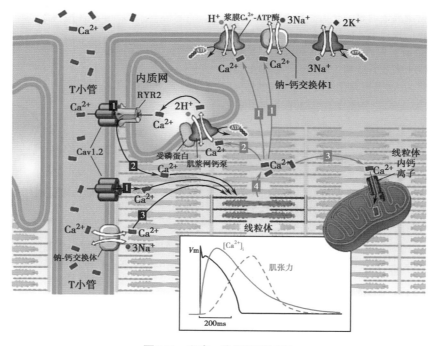

图 7.5 兴奋-收缩偶联过程

首先,其需要去极化,兴奋刺激可源于任何相邻细胞,无论是传导细胞(起搏细胞)还是其他心肌细胞。这种刺激通过缝隙连接以去极化的形式传导至该心肌细胞。一旦心肌发生去极化,将会打开 L 型电压门控钙通道。心肌细胞存在一种 T 小管(膜性管道)网状结构,其中肌质网(sarcoplasmic reticulum,SR)的单个终池与 T 小管形成二联管结构。T 小管与细胞外液相通,其促进 Ca^{2+} 从细胞外液扩散至 T 小管膜上的 L 型 Ca^{2+} 通道。因此,细胞外 Ca^{2+} 可以同时到达肌肉的表层和深层区域。在心肌中,细胞内 Ca^{2+} 浓度增加可导致 SR 膜中雷诺丁受体(ryanodine receptor,RYR)Ca^{2+} 释放通道开放。结果从 SR 中释放 Ca^{2+} 会导致细胞内 Ca^{2+} 浓度进一步升高,此过程被称为 Ca^{2+} 诱发的 Ca^{2+} 释放(calcium-induced calcium release,CICR)。因为 Ca^{2+} 释放通道比 L 型 Ca^{2+} 通道开放时间长,所以 CICR 对 Ca^{2+} 浓度升高的贡献要大于 T 小管的 L 型 Ca^{2+} 通道。总之,这就是为什么心肌动作电位的平台期比骨骼肌长的原因。

无论哪种肌肉类型,Ca^{2+} 都是通过与称为肌钙蛋白和原肌球蛋白的调节蛋白结合来发挥作用,而不是直接与收缩蛋白相互作用(图 7.6)。为了发生收缩,肌球蛋白与肌动蛋白结合,形成横桥。在没有 Ca^{2+} 的情况下,肌钙蛋白和原肌球蛋白协同以抑制肌动蛋白 - 肌球蛋白相互作用,从而抑制收缩过程。当 Ca^{2+} 与一种或多种蛋白结合时,调节复合体构象改变,解除对收缩的抑制。只要周围存在钙和 ATP,横桥将不断形成并使心肌缩短。横桥摆动使粗细肌丝滑行,产生张力。

A　F肌动蛋白、原肌球蛋白与肌钙蛋白

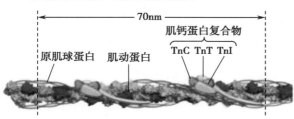

B　肌球蛋白分子

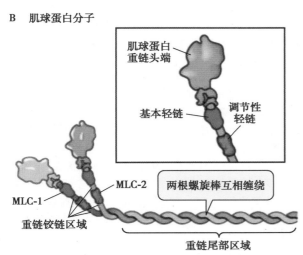

图 7.6　F 肌动蛋白、原肌球蛋白与肌钙蛋白(A)以及肌球蛋白分子的结构(B)

7.2　收缩的终止需要将 Ca^{2+} 重新摄取回 SR

骨骼肌动作电位消退后,必须等到 Ca^{2+} 从肌浆中清除,肌肉收缩才会真正停止继而发生舒张。肌浆中 Ca^{2+} 清除存在两种机制,Ca^{2+} 可被排出细胞质膜或隔离在细胞内腔内。

细胞可以通过钠 - 钙交换体(Na^+-Ca^{2+} exchanger,NCX)或浆膜 Ca^{2+}-ATP 酶(plasma membrane Ca^{2+}-ATPase,PMCA)泵排出 Ca^{2+}(图 7.7)。Ca^{2+} 再摄取进入 SR 是细胞 Ca^{2+} 浓度恢复静息水平的主要机制。SR 再摄取 Ca^{2+} 由肌浆和内质网 Ca^{2+}-ATP 酶(sarcoplasmic and endoplasmic reticulum Ca-ATPase,SERCA)介导。SR 内高水平 Ca^{2+} 可抑制 SERCA 的活性,此抑制作用可被 Ca^{2+} 结合蛋白,即肌集钙蛋白削弱,从而增加 SR 的 Ca^{2+} 储备。注意,图中的钙网蛋白仅存在于平滑肌中。受磷蛋白和肌钙蛋白 I 的磷酸化可加速心肌松弛,并增加肌浆网中钙的储存,从而使心肌收缩能力增强。

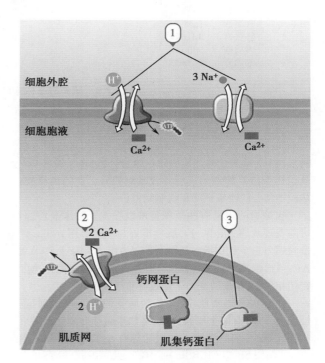

图 7.7　肌浆中 Ca^{2+} 清除的两种机制

收缩蛋白松弛,继而舒张依赖四个过程(图 7.8):①将 Ca^{2+} 排入细胞外液(extracellular fluid,ECF);②从胞浆摄取 Ca^{2+} 进入线粒体;③SR 从胞浆再摄取 Ca^{2+};④将 Ca^{2+} 从肌钙蛋白 C 分离。过程③和④受到高度调节。在心肌中,调节蛋白 - 受磷蛋白可抑制 SERCA 活性(见图 7.8)。当 cAMP 依赖性蛋白激酶 A(proteinkinase A,PKA)使受磷蛋白磷酸化时,其抑制 SERCA 的能力丧失。因此,PKA 的激活剂如神经递质肾上腺素或强心药物可提高心肌细胞松弛的速度。随着细胞内 Ca^{2+} 浓度下降,Ca^{2+} 从肌钙蛋

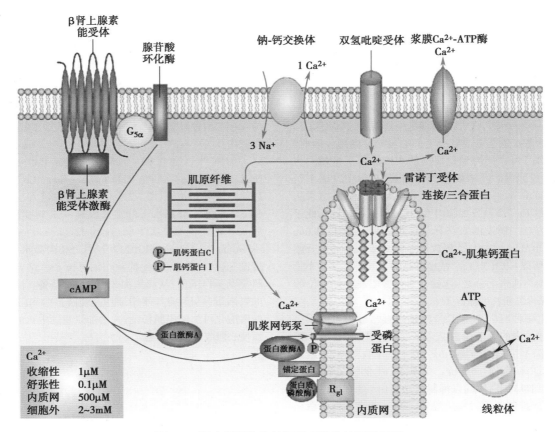

图 7.8　肌肉舒张依赖的钙排出胞浆的四种机制

白 C 分离出来,阻碍肌动蛋白 - 肌球蛋白相互作用,从而使心肌松弛。β_1 肾上腺素能受体激动剂还可通过促进肌钙蛋白 I 的磷酸化来加速心肌松弛,其反过来又促进 Ca^{2+} 从肌钙蛋白 C 解离。这可导致收缩期有更多的钙释放,从而增加心肌收缩强度和收缩能力。

收缩力的定义有些模糊且难以界定。临床上,人们可能发现收缩力是区分心脏性能好与差的有用方法。评价收缩力三个最佳指标是射血过程中压力上升速率($\Delta P/\Delta t$)、射血速率和压力 - 容量环。这三者与心肌缩短速度密切相关,且是反映变力干预效应非常敏感的指标。

在心房和心室肌中,儿茶酚胺使收缩强度增加(正性肌力作用)有四个原因,但最终都是通过升高钙水平来实现。第一,蛋白激酶 A 的激活导致 I_{Ca} 增加(即 Ca^{2+} 内流),从而使 SR 中 CICR 更多。第二,儿茶酚胺增加 SR 中 Ca^{2+} 释放通道对胞浆 Ca^{2+} 的敏感性。第三,如上文所述,儿茶酚胺还通过受磷蛋白刺激 SERCA 钙泵促使 Ca^{2+} 泵入 SR,从而增加 Ca^{2+} 储备用以释放。第四,增加的 I_{Ca} 向 SERCA 提供更多 Ca^{2+},因此 SR 储存的 Ca^{2+} 会随着时间增加。以上四种机制使更多的 Ca^{2+} 供肌钙蛋白 C 使用,从而使收缩更有力。

7.3　恶性高热和中央轴空病——RYR 通道病

恶性高热(malignant hyperthermia,MH)在麻醉中的发

生率,儿童患者为 1/15 000,成人患者为 1/50 000。作为一种遗传性疾病,MH 的一般人群发病率在 1/2 000~1/3 000。在人类和动物中,MH 遗传遵循孟德尔常染色体显性遗传模型。人类 RYR1 中大约 200 个突变与 MH 和中央轴空病(central core disease,CCD)相关(见下文)。突变往往聚集在通道蛋白的三个"热点":N 端、中央和 C 端区域。其中一些突变增加了 RYR1 被氟烷和咖啡因激活的敏感性。它们也可能通过"功能增益"效应发挥作用,促进 SR 的 Ca^{2+} 的大量外漏。治疗 MH 包括静脉注射药物丹曲林、中止麻醉以及积极降温。丹曲林是一种有效的治疗剂,通过阻断 RYR1 发挥作用,从而中断 SR Ca^{2+} 释放失控和肌肉收缩。

RYR1 的突变还与 CCD 相关,也称为中央核心肌病。CCD 是一种先天性常染色体显性遗传疾病,由包括骨骼肌细胞在内的所谓核心区域的组织病理学特征所定义,这些核心区域不含线粒体,氧化代谢不活跃。CCD 的症状包括年轻患者肌无力和骨骼异常。一些 CCD 患者也易患 MH。

Ca^{2+} 释放失控(触发剂和琥珀酰胆碱可触发)导致肌肉过度收缩和 ATP 水解。当肌肉试图补充 ATP 储备时,线粒体氧化代谢增加,$ETCO_2$ 升高。由于这些代谢过程释放热量,导致高热。O_2 需求增加和高热都会导致心率加快和心动过速,从而使心排血量增加。

以上图片摘编自 Boron 和 Boulpaep 主编的《医学生理学》(第 3 版)。

(纪文焘　译,薄禄龙、邓小明　校)

参考文献

C Antzelevitch: Cellular basis and mechanism underlying normal and abnormal myocardial repolarization and arrhythmogenesis. *Ann Med.* 36 (Suppl 1): 5-142004.

DM Bers: Excitation-Contraction Coupling and Cardiac Contractile Force. 2nd ed2001 Kluwer Academic Publishers Boston.

DM Bers: Cardiac excitation-contraction coupling. *Nature.* 415: 198-205 2002.

HM Chernoff: Workbook in Clinical Electrocardiography. 1972 Medcom Press New York.

Cheng H, WJ Lederer, MB Cannell: Calcium sparks: Elementary events underlying excitation-contraction coupling in heart muscle. *Science.* 262: 740-744 1993.

T Kobayashi, RJ Solaro: Calcium, thin filaments, and the integrative biology of cardiac contractility. *Annu Rev Physiol.* 67: 39-46 2005.

HKB Simmerman, LR Jones: Phospholamban: Protein structure, mechanism of action, and role in cardiac function. *Physiol Rev.* 78: 921-947 1998.

EH Sonnenblick: Determinants of active state in heart muscle: Force, velocity, instantaneous muscle length, time. *Fed Proc.* 24: 1396-1409 1965.

WG Wier: Cytoplasmic [Ca2+] in mammalian ventricle: Dynamic control by cellular processes. *Annu Rev Physiol.* 52: 467-485 1990.

CJ Wiggers, LN Katz: The contours of ventricular volume curves under different conditions. *Am J Physiol.* 58: 439-475 1922.

JR Mickelson, CF Louis: Malignant hyperthermia: Excitation-contraction coupling, Ca2+ -release channel, and cell Ca2+ regulation defects. *Physiol Rev.* 76: 537-592 1996.

NA Beard, MG Casarotto, Wei L, et al.: Regulation of ryanodine receptors by calsequestrin: Effect of high luminal Ca2+ and phosphorylation. *Biophys J.* 88: 3444-3454 2005 15731387.

MJ Betzenhauser, AR Marks: Ryandodine receptor channelopathies. *Pflugers Arch.* 460: 467-480 2010.

第8章

医 疗 事 故

Michael F. O'Connor

8.1 历史

自从美国医学研究院(Institute of Medicine,IOM)发表"人非圣贤孰能无过"报告(*To Err is Human*)以来的近20年里,在患者医疗安全方面几乎没有什么惊人的进展。为什么会这样?本文将介绍事故发生的成熟模式,展示其在医疗事故内外的应用,并探讨医疗安全的抵消因素。本文还将(简短地)回顾IOM报告发布以后前15年的成果,这些成果并没有让其支持者认为达到了起初的承诺。该文还将回顾医疗安全的抵消因素:医疗卫生和社会中阻碍患者安全进步的因素。

8.2 事故词典

第一线(the sharp end):在人为因素和事故调查中,"第一线"是一个组织实际工作发生的地方。在航空领域,第一线从业者是机组人员和空中交通管制员;在太空飞行中,是航天员和任务控制人员;在医疗保健领域,是护士、医师和任何其他在时间和空间上与患者密切合作的人。

人为失误(human error):该概念是指第一线工作人员的错误决策是事故和失败的主要原因或重要原因。在*To Err is Human*报告发表时,人们已质疑人为失误是事故的主要原因,但是它仍然是医疗失败最常被引出的解释(Reason 1990)。这些工作人员在安全生产方面发挥的关键作用,直到最近才在医疗卫生领域得到认可(Hollnagel 2014)。近年来的研究方法甚至将这些行动视为复杂系统中成功、恢复力和安全性的来源(Hollnagel 2013)。在事故分析中,许多专家已经放弃使用"失误"一词(或者说其含义与医疗卫生行业已经完全不同了)(Berg,Hollnagel)。

潜在故障模型(latent failure model)(Swiss cheese,瑞士奶酪模型):复杂领域的事故有多种原因。在任何设计良好(甚至是设计糟糕)的系统中,多重故障都是造成灾难发生的必要环境。这些错误不一定在时间和空间上接近所产生问题的事件,并且在大多数情况下也不是这样。

事后偏倚(hindsight bias):事后偏倚是指导致事故发生的一系列事件在事后看来是非常明显的,而涉及的具体当事人通常完全不知道。事后偏倚使得人们容易判定为这些具体当事人的表现为不能胜任、疏忽、分心或漠视。美国国家运输安全委员会(National Transportation Safety Board,NTSB)进行的胜任性事故调查能够减少事后偏倚对事故解释和从事故中吸取教训方面的影响。事后偏倚仍然是医疗事故与故障分析中的一个重要问题(Card,Cook 2010,Caplan,Fischoff)。

根本原因(root cause):这在医疗卫生及其事故分析中持续存在的理念。这一概念起源于制造业;在制造业中,人们通常认为事故或故障有一个"根本原因",而分析的目的是为了确定和改进该原因。在许多医疗机构中,分析事故的人声称事故是系统故障的产物,但仍然常常被单一原因的吸引力所诱导。最常用于图解事故如何发生的工具是为了确定一个单一原因(Card)。到2015年,人们普遍认识到根本原因分析(root cause analysis,RCA)流程有明显的缺陷(Kellogg,Peerally),促使美国国家患者安全基金会(National Patient Safety Foundation,NPSF)发布了针对RCA进行大幅改进的指南,并命名为RCA 2.0(NPSF)。截至2019年6月,在医疗卫生行业几乎没有采用RCA2.0或任何替代方法。

未遂事件(near miss):未遂事件指包含事故的所有要素,但是最终没有导致不利后果。一般认为未遂事件有助于认识系统内事故是如何发生的,并有助于识别可改进的持续性潜在故障,从而降低发生不利后果的风险。

8.3 早期轻松实现的目标

受到IOM报告启发而采取的患者安全措施包括:事故报告、电子病历(electronic medical record,EMR)、电子医嘱(computer order entry,CPOE)、条形码药物管理(bar code medication administration,BCMA)以及模拟培训。曾认为这些措施可以极大地提高患者安全性并减少伤害,但是这些措施无一产生预期的显著效应。应用这些措施的支持者认为,这是因为执行不完善,并且随着时间的推移,所有这些措施都将带来越来越多的益处。尽管该论点必然正确,但是来自医学界以外的安全专家认为,医疗卫生行业没有投入任何资源来认识医疗卫生系统中的安全是如何产生和破坏的,而且缺乏对这种研究的了解,从而就没有机会实施有效的改变。

事故报告:事故报告背后的假设是,一线具体当事者会报告事件和未遂事件,这将促使收到这些报告后的人员进行调查。出于法律考虑,许多事故报告系统无法接收到事件报告。因此,这些系统仅限于接受未遂事件的报告。大多数医疗事故报告系统都是仿照航空安全报告系统(Aviation Safety Reporting System, ASRS),该系统是一种未遂事件分析系统(Billings 1998)。先后建立了大量事故报告系统(除了已经存在的),其中许多具有重叠的司法管辖权。从理论上讲,一位从业人员可以向 6 个报告系统上报未遂事件。这种冗余造成的情况是,许多系统收集了极少数相关事件的报告。令人遗憾的是,绝大多数事故报告系统简单地收集报告,而几乎很少甚至没有资源来分析报告或向从业人员传授得到的经验教训。目前为止,麻醉质量研究所(Anesthesia Quality Institute)的麻醉事故报告系统(Anesthesia Incident Reporting System)是当今医疗卫生行业中最好的事故报告系统。目前,没有任何医疗事故报告系统拥有接近于 ASRS 的分析性资源(Billings 1998)。对事故如实报告可能招致重大的法律和监管问责,这是妨碍报告的主要因素。2019 年的一则新闻报道描述了美国食品与药品管理局(Food and Drug Administration, FDA)如何为制造商与用户机构设备使用(Manufacturer and User Facility Device Experience, MAUDE)数据库创建一个完整的非法定"替代性 / 非公开"报告系统。该项目允许制造商收集设备故障报告,但剥夺了公众、医疗卫生系统和安全性研究人员访问这些数据的权利。在引用的这则新闻报道中,绝大多数设备故障都是通过非公开报告系统报告的。

EMR/CPOE:人们曾信心满满地认为 EMR 和 CPOE 将极大地提高患者的安全性。但事实上大多数从业者的直接经验表明,情况并非如此。EMR 和 CPOE 导入了新的安全隐患,其程度与其减少纸质形式相关的隐患相近。该结果是由具有医学以外经验的专家预测的。目前文献已经充分地描述了第一代 CPOE 药物"警报"频率高及其临床价值低得令人难以置信。这些警报在某些机构中是关闭的,在其他机构中被设置为开展工作时必须点击才能通过的必要障碍(Kane-Gill, Winters)。

BCMA:BCMA 旨在确保患者及时获得正确的药物。在许多或大多数情况下,它可确保及时扫描正确的条形码。最终,这项技术可能使药物管理更安全或更不安全(Patterson 2002)。最近的一项系统回顾并没有记录一个令人信服的案例来说明 BCMA 显著提高了安全性(Shah 2016)。同样,Leapfrog 小组最近的一份报告显示,大多数医院并未实施获得其收益所需的所有流程(Leapfrog 新闻项目 2018)。

模拟培训:模拟培训为医疗卫生行业提供了机会,让从业人员进入安全、高保真的学习环境,并在各种压力和危险情况下练习医疗处置。在大多数情况下,从业人员并不作为一个团队进行培训,也不进行团队部署。这限制了模拟体验的好处。在现代医学的成本压力下,团队线下在模拟器上进行培训非常昂贵,难以实施。

8.4 抵消安全的因素

生产压力:在现代医学中,无处不在的压力是利用较少的资源和时间来产生更好的结果。安全方面取得的进展,如果有的话,很可能已被生产压力所抵消。

风险内稳态:这是经济学家首先描述的现象,但安全研究人员也观察到了该现象。其理念是,操作人员有一个可接受的安全水平,这种水平使他们感到舒适,并会持续关注到它。如果操作变得越来越危险,操作人员将寻求使其更安全的方法。如果操作变得更安全,操作人员或系统通常会增加产量或扩大操作范围,从而抵消了改进的安全边际(Peltzman)。

政策幻想:政策幻想在医学界大行其道。当完成了医疗事故 / 失误的分析后,其结果往往是新的或更新的政策和程序。这种幻想是,从业者在不确定性情况下工作或面对需求 / 优先级冲突的情况下,会从政策手册中寻求如何进行的指导。实际上,这几乎从未发生过。政策幻想是 Hollnagel "想象工作"的化身(Hollnagel 2014, 2015)。

误差周期:政策幻想的后果之一是对事故的反应效果很小或完全无效。庆幸的是,由于事故罕见,因此这种失误几乎没有实际后果。可悲的是,详细指导手册的存在增加了一线从业人员的行为被判为异常且为随后失败原因的机会。大多数机构没有认识到到详细政策和程序的存在对原告的律师是一个福音,原告的律师仅需证明正在做的工作偏离了政策手册中的设想(他们是政策幻想的最大受益者)。

质量 / 安全混淆:事故是真正罕见的事件,其发生率 / 频度只能估计,不能精确计算。不利后果按照可测量频度发生,简单说就是不利后果。这种不良后果虽然不受欢迎,但是更接近于一种可以控制的经营成本,而不是一种事故,且应该按此处理。中心血管血源性感染、褥疮和伤口感染都是不利后果,但是无一是事故。这些能够且应该通过使用常规的质量技术与方法进行管理。更为罕见的结果如化疗过量、意外输注 ABO 血型不匹配的血液或手术左右部位弄错,则是专家和事故调查人员将其归类为事故的事件。漏气的轮胎并不是交通事故。

事故利用:Rahm Emmanuel 说过"永远不要让好的危机付之东流"。重大事故是机构以外的人员推进其议程的机会。政治家、(政府和非政府组织)监管者、相互竞争的医疗机构、设备制造商、游说团体和媒体都会利用事故来推进他们的议程。只要医疗卫生行业发生事故,这种现象就会持续下去。

遗忘:学习安全知识,就像临床医学一样,很大程度上是由经验所驱动。如果没有发生事故,组织机构通常几乎不会去了解事故和安全。因为事故在本质上罕见,所以组织机构容易忘记从事故中学到的东西。在瞬息万变的现代医疗卫生领域，许多详细的"经验教训"已经被实践的进步或组织结构的变化所废弃（Leveson）。

8.5　现代方法

对医学以外的安全问题的思考在不断进步。现代观点最能体现在安全性方法Ⅱ（Hollnagel 2015）和恢复力研究（Hollnagel 2013）中。在医学界，对第一个10年的易实现目标的干预实施结果几乎没有严格的评价，但已发表的报告总体上是不利的。CPOE产生的暴风雪般的警报已催生了一篇围绕警报疲劳的完整文献（Kane-Gill，Winters）。

医学中使用清单频度越来越高。许多清单创建简单，命令强加，没有进行有效性证明的测试，在可测量的结果方面也没有取得任何改善（Bosk，Catchpole，Stahel）。尽管有充分证据表明，在其他领域中高效移交清单并不像广泛代表的结构化，但是不符合Grice准则的移交清单仍继续激增（Patterson 2001，Patterson 2004）。人为因素专家对医疗卫生方面的移交研究表明，其作用非常显著（Nemeth 2006）。2010年，Patterson和Wears就该话题发表了一篇优秀的评论（Patterson 2010）。

对事故本身的分析已经超越了根本原因分析（RCA）。RCA2.0、STAMP和SCAD是较新的、具有前景的事故分析方法（Walker，Leveson）。全面的事故调查如由NTSB进行的分析，仍然超出了医疗资源的范围。例如，请参阅NTSB对Exxon Valdez事故的调查。

（姚寒　译，王晓琳、邓小明　校）

参考文献

Berg M (1997). Rationalizing Medical Work. Cambridge MA: MIT Press. [ISBN 0-262-02417-9].

Billings CE (1997). Aviation Automation: The Search for a Human-Centered Approach. Mahwah, NJ: Lawrence Erlbaum. [ISBN 0-805-82126-0].

Billings, CE Incident Reporting Systems in Medicine and Experience With the Aviation Safety Reporting System Appendix B, A Tale of Two Stories, NPSF 1998 accessed at: http: //s197607105.onlinehome.us/rc/tts/billings.html. Also: http: //s197607105.onlinehome.us/rc/tts/daytwo.html.

Bosk CL, Dixon-Woods M, Goeschel CA, Pronovost PJ:. Reality check for checklists. Lancet 2009; 374: 444-5.

Brennan T. The Institute Of Medicine Report On Medical Errors — Could it do Harm? NEJM 342: 1123-25, 2000.

Caplan RA, Posner KL, Cheney FW (1991). Effect of outcome on physician judgements of the appropriateness of care. JAMA 265: 19571960.

Card AJ: The Problem with "5 Whys" BMJ Qual Saf 2016; 0: 1-7. doi: 10.1136/bmjqs-2016-005849.

Catchpole K, Russ S: The Problem with Checklists. BMJ

Qual Saf 2015; 0: 1-5. doi: 10.1136/bmjqs-2015-004431.

Cook RI, Nemeth CP: "Those found responsible have been sacked": some observations on the usefulness of error Cogn Tech Work 2010 DOI 10.1007/s10111-010-0149-0.

Cook & Woods, Operating at the sharp end: the complexity of human error. Human error in medicine 1994; 13: 225-310.

Cook R, Woods D (1996). Adapting to New Technology in the Operating Room. Human Factors 38: 593-613.

Cook R, Render M, Woods D (2000). Gaps in the continuity of care and progress on patient safety. British Medical J 320: 791-4.

Cook R, Woods D, Miller C (1998). Tale of Two Stories: Contrasting Views of Patient Safety. Chicago, IL: National Patient Safety Foundation.

Cook RI (2001). The End of the Beginning - Complexity and Craftsmanship and the Era of Sustained Work on Patient Safety. Jnt Com J Qual Imprvmnt 27: 507-8.

Cook R, Woods D (1994). Operating at the Sharp End: The Complexity of Human Error. In Bogner MS, ed., Human Error in Medicine. Hillsdale, NJ: L Erlbaum, pp. 255-310. [ISBN 0-8058-1385-3].

Cook R, O'Connor M: Thinking about Accidents and Systems. In Thompson K, Manasse H, eds. Improving Medication Safety Washington DC: ASHP.

Dekker S: (2014) Safety Differently: Human Factors for a New Era, 2nd Edition. CRC Press.

Fischhoff B: Hindsight ≠ foresight: the effect of outcome knowledge on judgment under uncertainty* Qual Saf Health Care 2003; 12: 304-312.

Hollnagel E., Wears R.L. and Braithwaite J. From Safety-I to Safety-II: A White Paper. The Resilient Health Care Net: Published simultaneously by the University of Southern Denmark, University of Florida, USA, and Macquarie University, Australia. 2015.

Hollnagel E: (2009) The ETTO Principle: Efficiency-Thoroughness Trade-Off: Why Things That Go Right Sometimes Go Wrong. CRC Press.

Hollnagel E, Paries J, Woods DD, Wreathall J: (2013) Resilience Engineering in Practice A Guidebook (Ashgate Studies in Resilience Engineering) 1st Edition, CRC Press.

Hollnagel, E (2014). Safety-I and Safety-II: The Past and Future of Safety Management. CRC Press.

IOM (Institute of Medicine). To err is human: Building a safer health system. Washington, DC: National Academy Press; 1999.

Committee on Patient Safety and Health Information Technology; Institute of Medicine. Washington: Health IT and Patient Safety: Building Safer Systems for Better Care. Cook RI: Appendix E Dissenting Statement: Health IT Is a Class III Medical Device, 2012.

Kane-Gill SL, O'Connor MF, Rothschild JM, et al: Technologic Distractions (Part 1): Summary of Approaches to Manage Alert Quantity With Intent to Reduce Alert Fatigue and Suggestions for Alert Fatigue Metrics. Crit Care Med 45: 1481-1488, September 2017.

Kellogg MK, Hettinger Z, Shah M, Wears RL, Sellers CR, Squires M, Fairbanks RJ. Our current approach to root cause analysis: is it contributing to our failure to improve patient safety? BMJ Quality & Safety. 2017; 26: 381-387. doi: 10.1136/bmjqs-2016-005991.

KHN: https: //khn.org/news/fda-to-end-program-that-hid-millions-of-reports-on-faulty-medical-devices/.
And.
https: //khn.org/news/hidden-fda-database-medical-device-injuries-malfunctions/.

Leapfrog News Item: http: //www.leapfroggroup.org/news-events/new-report-bar-code-medication-administration-finds-virtually-all-hospitals-have.

Leveson NG, et al: Modeling, Analyzing, and Engineering NASA's Safety Culture Phase 1 Final Report 2005.

Leveson NG, Daouk M, Dulac N, Marais K: Applying STAMP in Accident Analysis. https: //shemesh.larc.nasa.gov/iria03/p13-leveson.pdf.

Nemeth C, Cook R, Woods D (2004). The Messy Details: Insights From the Study of Technical Work in Healthcare. IEEE Trans Syst Man Cybern, A 34: 689-91.

Nemeth C (2004). Human Factors Methods for Design. NY: CRC Press.

Nemeth C, Cook R, O'Connor M, Wears R, Perry S (2004). Crafting Information Technology Solutions, Not Experiments for the ED. Academic Emergency Medicine 11: 1114-7.

Nemeth C, Nunnally M, O'Connor M, Klock PA, Cook R (2005). Getting to the Point: Developing IT for the Sharp End of Healthcare. Journal of Biomedical Informatics 38: 18-25.

Nemeth CP, Kowalsky J, Brandwijk M, et al: Before I Forget: How Clinicians Cope with Uncertainty through ICU Sign-outs. Human Factors and Ergonomics 2006.

NPSF report RCA2: Improving Root Cause Analyses and Actions to Prevent Harm (2015). Once upon a time, this report was available at: www.npsf.org/rca2.

Nunnally M, et al. (2004). Lost in Menuspace: User Interactions With Complex Medical Devices. IEEE Trans Syst Man Cybern, A 34: 736-42.

NTSB: https://www.ntsb.gov/investigations/AccidentReports/Pages/MAR9004.aspx (Exxon Valdez).

Patterson ES Woods D: Shift Changes, Updates, and the On-Call Architecture in Space Shuttle Mission Control. Computer Supported Cooperative Work 10: 317-346, 2001.

Patterson ES, Cook RI, Render ML (2002). Improving Patient Safety By Identifying Side Effects From Introducing Bar Code Medication Administration. J Am Med Inform Assoc 9: 540-53.

Patterson ES et al: Handoff strategies in settings with high consequences for failure: lessons for health care operations International Journal for Quality in Health Care 2004; 16: 125-132.

Patterson ES, Wears RL: Patient handoffs: standardized and reliable measurement tools remain elusive. Jt Comm J Qual Patient Saf. 2010 Feb; 36(2): 52-61.

Peerally MF, Carr S, Waring J, Dison-Woods M: The problem with root cause analysis. BMJ Qual Saf 2017; 26: 417-422. doi: 10.1136/bmjqs-2016-005511.

Peltzman S: The Effects of Automobile Safety Regulation Journal of Political Economy 1975; Vol. 83pp. 677-726.

Rasmussen J. (1990). The role of error in organizing behavior. Ergonomics, 33: 1185-1199.

Rasmussen J (1997). Risk Management in a Dynamic Society: A Modeling Problem. Safety Science 27: 183-213.

Reason J (1997). Managing the Risks of Organizational Accidents Cambridge, England: Cambridge University Press. [ISBN 1-84014104-2].

Reason J (1990). Human Error. New York: Cambridge University Press. [ISBN 0-521-31419-4].

Schnock KO, et al: The frequency of intravenous medication administration errors related to smart infusion pumps: a multihospital observational study. BMJ Qual Saf 2017; 26: 131-140. doi: 10.1136/bmjqs-2015-004465.

Shah K, et al: Bar Code Medication Administration Technology: A Systematic Review of Impact on Patient Safety When Used with Computerized Prescriber Order Entry and Automated Dispensing Devices. CJHP 69: 394-402, 2016.

Stahel MF, et al: Wrong-Site and Wrong-Patient Procedures in the Universal Protocol Era Arch Surg. 2010; 145(10): 978-984.

Walker K, Woods DD, Rayo M: Multiple Systemic Contributors versus Root Cause: Learning from a NASA Near Miss HFES 2016 (SCAD analysis).

Wears RL, Hunte GS: Seeing patient safety 'Like a State' Safety Science 67 (2014) 50-57.

Winters BD, Cvach MM, Bonafide CP, Hu X, Konkani A, O'Connor, MF, Rothschild JM, Selby NM, Pelter MM, McLean B, Kane-Gill SL: Technologic Distractions (Part 2): A Summary of Approaches to Manage Clinical Alarms With Intent to Reduce Alarm Fatigue Critical Care Medicine: doi: 10.1097/CCM.0000000000002803.

Woods D (1988). Coping with Complexity: The Psychology of Human Behavior in Complex Systems. In Goodstein L, Andersen H, Olsen S, ed.s, Tasks, Errors and Mental Models. New York: Taylor and Francis; pp. 128-148. [ISBN 0-85066-401-2].

Woods DD, Cook RI (2001). From Counting Failures to Anticipating Risks: Possible Futures for Patient Safety. In Zipperer L, ed. Lessons in Patient Safety: A Primer. Chicago: NPSF, pp. 89-97.

Woods DD, Cook RI (2002). Nine Steps to Move Forward from Error. Cognition, Technology & Work 4: 137-44.

Woods DD, Cook RI (2004). Mistaking Error. In Youngberg BJ, Hatlie MJ eds, The Patient Safety Handbook. Sudbury, MA: Jones & Bartlett, pp95-108. [0-7637-3147-1].

Wreathall J, Nemeth C (2004). Assessing Risk: The Role of Probablistic Risk Assessment (PRA) in Patient Safety Improvement. Quality and Safety in Healthcare 13: 206-212.

第9章

麻醉实践中的传统、教条和传说

Virendra K. Arya

　　尽管在过去的50年里,随着先进的监测设备、新型麻醉药物、气道管理设备和电子记录的引入,麻醉方式已经发生了显著的变化,但是麻醉科医师仍然笃信各种各样的基本教条信念,并采取一系列从该专业创始人传承下来的值得信赖的实践,但是这些实践从未经过科学的审查,通常也没有任何经过证实的价值。我们在麻醉专业上的成熟反映在我们以开放的心态去质疑并研究我们一些常规的决定和对医学的理解,而这些并不总是如预期的那样起作用。现在麻醉科医师的作用越来越大,我们不仅关心患者术中安全,还关心术中决策将如何影响术后进程。需要对其中的一些决策进行研究,探讨它们是否遵循各种教条和指南,从而确保了患者的安全。

　　首先,我们明确一下医学上的教条、传说和事实之间的区别。根据定义,"教条"是那些被称为毫无疑问的正确信仰、学说或教义。"传说"更多的是未经证实或没有科学依据的集体信念。另一方面,医学上的"事实"意味着它们被现有的科学证据所证明。为了了解什么构成了我们认为的"真实"或"事实",重要的是在于我们如何通过感官感知周围的世界,以及我们如何对呈现在我们思维面前的信息作出解释。一种感知理论称为"直接现实主义",另一种感知理论称为"间接现实主义"。

　　在精神哲学中,直接现实主义也被称为朴素实在论,它的理念是感官为我们提供了对事物真实面目的直接意识,人们相信它们通常是被正确地感知。直接现实主义有一个问题,就是把幻觉当作现实。间接现实主义主张:除了精神依赖性观念,没有世界存在;我们的意识经验不是真实世界,而是与先前经验相关的对世界的内在表征。间接现实主义的问题与认知的遮蔽有关,它间接地看待事物,而不允许直接理解它们。我们无法跳出我们自己的感知去发现是什么导致了我们的感觉体验,也无法知道是否真的有什么东西影响了我们的感觉体验。这是间接现实主义的另一个严重问题。直接现实主义和间接现实主义都能导致教条和传说的产生;另一方面,如果我们

坚持追求,以开放的心态寻求问题的答案,那么可以帮助我们克服它们。本章内容将试图阐明并研究我们的一些麻醉实践,并希望探寻在缺乏循证医学的情况下继续实施这些实践的问题。

9.1　含有肾上腺素的麻醉液体不应该用于手指和手部阻滞

　　主流教科书中有一根深蒂固的教条,即肾上腺素具有血管收缩作用,不应该用于动脉末端部位,如手指,因为缺血导致坏疽的风险高。文献综述报道,1880—2004年,有48例因注射局麻药后出现手指坏疽,其中42例报道在1950年以前。这些案例分析显示,局麻药中不含有肾上腺素为27例,仅21例含有肾上腺素。21例中有17例患者所用肾上腺素浓度不清楚,并且几乎所有患者都有其他混杂变量如热浸浴、止血带使用或感染等。此外,直至1978年,美国的注射类药物才标明有效期。在这之前,报道了召回的一批普鲁卡因具有毒性作用,因为其保存时间过长,经水解后的对氨基苯甲酸为高酸性溶液,可在身体血供较好部位引发坏死,不论用肾上腺素与否。

　　作为α肾上腺素受体激动剂的肾上腺素注入手指时,可引起血管收缩,导致低血流状态。由于手指在没有血液供应的生理温度下能存活长达42h,所以以低剂量肾上腺素的血管收缩作用可能不会导致坏死或坏疽。市场销售的利多卡因与低剂量肾上腺素混合液(1∶100 000)并没有发现坏死的发生,随后的许多研究表明,该混合液安全地用于足部、前脚和脚趾20万多次注射。Altinyazar等研究证实,注射肾上腺素的手指处于低血流状态,而不是无血流状态。

　　择期手部和手指手术中使用肾上腺素意味着避免使用止血带,并且大多数此类手术可避免镇静与全身麻醉的需求。这将不再占用手术室和麻醉时间,并节省医疗费用,因此对手外科的实践将产生深远的影响。

9.2 在给予肌松药前要证实通气能力

许多教科书和麻醉培训项目强调,在证实面罩通气能力前,不应使用神经肌肉阻滞药。这背后的想法是,如果通气不可行,就唤醒患者。然而,在患者出现严重低氧血症前,这通常是不实际的。在大多数患者,给予肌松药后面罩通气实际上会变得更容易,这提示肌松药对于未预计的困难气道管理可能有益。这就重新评估困难气道管理策略。在一项对 22 660 例患者的研究中,报告了 37 例患者不能面罩通气,其中 36 例在给予肌松药后顺利插管。

另一方面,给予肌松药之前面罩通气能力并不总能保证肌松后就一定易于通气,特别是在肥胖或下颌骨折患者中,当其支持性肌群肌松后,冗余软组织下垂影响气道。值得注意的是,对于需要快速诱导麻醉的患者,为了防止胃胀气和反流,在给肌松药之前禁止面罩通气。过去大多数困难气道管理指南中未提及面罩通气失败的情况。最近困难气道管理方案对所有患者推荐了更合乎逻辑和更安全的方法,即尽早使用神经肌肉阻滞剂,而无须事先证实面罩通气。然而,为了防止不能通气且不能插管的情况发生,术前必须仔细评估患者气道。少数情况下,可以考虑在局麻下使用 C-mac 或可视喉镜进行清醒喉镜检查。如果预计困难通气或困难插管,清醒插管作为替代方案可能是一种更安全的选择。

9.3 氧疗抑制慢性阻塞性肺疾病患者低氧性呼吸驱动

医学院校仍教育医学生,慢性阻塞性肺疾病(chronic obstructive pulmonary disease,COPD)患者给氧(O_2)可能危险,因为它可通过削弱"低氧性驱动"机制而诱发高碳酸血症,也就是说,增加动脉血氧张力将会降低呼吸驱动。这种误解导致临床医师和护士不愿给 COPD 急性加重的低氧血症患者给氧,从而危及患者安全。

"低氧性驱动"学说起源于 1949 年,当时 Davies 和 Mackinnon 描述了肺气肿合并慢性肺心病的发绀患者氧气诱发的神经症状。他们的一项研究探讨了氧气对 4 例 COPD 合并发绀患者腰部穿刺所得颅内脑脊液压的影响。他们发现,氧疗可导致所有这些患者脑脊液压力升高,而当停止氧疗时,脑脊液压力恢复正常。Davies 和 Mackinnon 推测体内 CO_2 蓄积是 O_2 中毒所致。针对这篇文章,Donald 报告了一例肺气肿患者在氧疗期间出现高碳酸血症性昏迷,随后一旦停止氧疗,该患者临床迅速恢复。他随后为这类患者定义了"低氧驱动"学说;该学说指出呼吸活动主要依赖于颈动脉窦 - 主动脉区域的缺氧性刺激;消除这种刺激可引起 COPD 患者出现通气不足,进而 CO_2 蓄积。

Aubier 等于 1980 年以及 Robinson 等于 2000 年均证实,对于极重 COPD 患者急性加重期非控制性氧疗可诱发高碳酸血症,并且这些患者氧疗前的低氧血症水平是发生高碳酸血症的预测因子。Robinson 等研究中的患者被再分为 CO_2 蓄积组和 CO_2 非蓄积组。虽然两组患者肺功能相近,但是在氧疗前 CO_2 蓄积组患者的低氧血症更加明显。因此,重新审视 COPD 患者氧气诱发高碳酸血症和低通气的机制似乎具有重要意义。

Aubier 等报道,非控制性氧疗可导致早期分钟通气量减少,$PaCO_2$ 升高。然而,在持续氧疗 15min 后,分钟通气量从初始的减少开始恢复,且与基线相比仅略有减少。尽管分钟通气量恢复,然而 $PaCO_2$ 继续进一步升高,因此,O_2 诱导的 $PaCO_2$ 升高与分钟通气量减少之间没有显著的相关性。在另一项研究中,使用用力吸气开始后前 100ms($P_{0.1}$)的口腔咬合力评估了 20 例慢性阻塞性肺疾病合并急性呼吸衰竭患者的呼吸驱动力。该研究结果显示,启动氧疗后,尽管 $P_{0.1}$ 在开始时较基线略有下降,但是仍远高于正常水平,结论认为这些患者呈呼吸高驱动,从而不支持"低氧性驱动"学说。这些研究表明,非控制性氧疗对 COPD 患者呼吸驱动和分钟通气量的影响有限,因此,并不能解释 $PaCO_2$ 总量增加。随后,研究明确了 COPD 失代偿期患者氧疗时发生高碳酸血症的原因如下:

(1)通气 - 血流比例失调的影响:生理条件下,肺泡通气与血流匹配良好,并且机体具有通过所谓低氧性肺血管收缩(hypoxic pulmonary vasoconstriction,HPV)机制的保护性机制来优化通气 - 血流(V/Q)比例。HPV 的最强介质是肺泡氧分压(PAO_2)。因此,吸入高浓度 O_2(FiO_2)可升高 PAO_2,并降低通气量,从而抑制 HPV。结果,肺泡通气相对不足而血流良好,增加 V/Q 比例失调。事实上,Aubier 等以及 Robinson 等的研究表明,高浓度氧气吸入(FiO_2)可损害 V/Q 比例,增加死腔通气。由于 HPV 减弱,COPD 患者 CO_2 蓄积组与非蓄积组的 V/Q 比例失调均增加。虽然 CO_2 蓄积组总通气量下降,但是 V/Q 匹配较高的肺单位通气量增加,从而导致 CO_2 蓄积组肺泡死腔通气量增加。较早的一项利用计算机模型模拟肺循环的研究发现,由于 V/Q 受损而增加的生理死腔足以解释氧气诱发的高碳酸血症。

(2)霍尔丹(Haldane)效应:在血液中,还原型血红蛋白中氨基与二氧化碳结合形成碳氨基化合物的能力远高于氧合血红蛋白。因此,氧气可引起 CO_2 解离曲线向右移动,使 $PaCO_2$ 增加,这就是所谓的霍尔丹效应。正常情况下,氧气引起的 $PaCO_2$ 增加可通过增加的分钟通气量排出;然而,严重 COPD 患者不能通过增加分钟通气量,霍尔丹效应将增高 $PaCO_2$。事实上,在 Aubier 等的研究中,霍尔丹效应可解释氧疗引起 $PaCO_2$ 增加总量的约 25%。

COPD 患者的安全氧疗:最易发生氧疗诱发性高碳酸血症的患者是最严重的低氧血症患者。HPV 是改善 COPD 患者 V/Q 比例的最有效方法;HPV 生理机制被氧疗抵消,是氧疗诱发高碳酸血症的最主要原因。COPD 急性加重期患者治疗时,建议采用滴定氧疗法,使其氧饱和度达到 88%~92%,以避免低氧血症,并降低氧疗诱发高碳酸血症的风险。

9.4　对于肥胖患者在插管和拔管前给予 100% O_2 预氧合可延长呼吸暂停时血氧饱和度下降的时间,因此,所有患者均应常规预氧合

如果诱导或拔管后难以维持满意的通气,预氧合可显著延长低氧发生前呼吸暂停时间。预充氧主要通过 O_2 替代功能残气量(functional residual capacity, FRC)中的氮来增加机体的 O_2 储量,这个过程也被称为去氮作用。在 1984 年,当时脉搏血氧监测刚刚被引入临床麻醉实践,一项研究报告:没有进行预氧合的健康人在麻醉诱导后 1min 可迅速出现低氧血症(平均 SaO_2 85.5%);通过预氧合(即使是短暂和不完全的预氧合),所有研究对象的 SaO_2 均 >90%。当呼吸室内空气时,机体氧总储备约 1 450ml,而当呼吸纯氧时,机体氧总储备增至约 3 700ml。增加的氧储备(约 2 250ml)主要是由于 FRC 中 FAO_2 的增加。健康受试者经典预氧合 3min,呼吸暂停时间(直到 SpO_2 下降到 90%)延长至约 10min。基于这些观察,2004 年的一篇评述建议将预氧合作为所有患者麻醉管理的最低标准。

病态肥胖(BMI>40)患者可能存在多种肺部异常;这些患者由于 FRC 减少、O_2 消耗增加和 V/Q 比值不均匀性,其肺泡去氮所需时间和呼吸暂停耐受时间显著降低。研究发现,病态肥胖患者经典预氧合 3min 或自主呼吸期间应用 100% 氧给予高达 7.5cmH$_2$O 的持续气道正压(continuous positive airway pressure, CPAP)并不改善呼吸暂停的持续时间,并且当氧饱和度下降后,需较长时间才能使氧饱和度上升到 96% 以上。此外,研究显示,100% 氧可在数分钟内引起病态肥胖患者吸收性肺不张,从而导致 FRC 降低 25% 以上。各种研究有力地证明,这类特殊患者联合仰卧位头部抬高 20°~25°、CPAP(10cmH$_2$O)和压力支持通气(PSV),并可能的话在预氧合与插管期间经鼻咽给予持续高流量氧气,这样可显著改善呼吸暂停时间以及插管后 PaO_2。由于病态肥胖患者氧合障碍的主要因素是肺容量下降和肺不张,所以提出应用头高位下 CPAP 与 PSV,以可能通过改善肺泡通气量与肺泡复张来提高预氧合的效果。

现在关注的另一个问题是,麻醉期间肺不张的量随着 FiO$_2$ 增加而显著增加,并且在麻醉任何阶段使用 100% 氧与所有患者明显肺萎陷相关。在缺乏膈肌张力的肺下垂区,由于腹部内容物重量的影响而出现压迫性肺不张,这种情况在病态肥胖以及和腹内压升高的患者更易出现。在肺部的其他下垂区域,麻醉期间 100% 氧所致 FRC 减少导致引起肺静息容量低于闭合容量,结果导致气道关闭和吸收性肺不张。降低 FiO$_2$,即使 FiO$_2$ 少许降低至 0.8,结果似乎显著优于单纯用 100% 氧。然而,在某些情况下,麻醉前以及麻醉期间必需使用 100% 氧,例如诱导前已处于低氧状态的患者,有效的预氧合技术应始终遵循适当肺复张手法和 CPAP。对其他患者,应用 100% 氧的说服

力不强,但是较大的氧储备比呼吸室内空气更安全,所以应考虑应用 FiO$_2$ 为 0.8 或 0.6。不幸的是,肺不张可能造成严重伤害的患者类型正是具有应用 100% 氧较强烈适应证的患者。因此,临床医师必须在这两种相互冲突的需求之间取得平衡。

9.5　仰卧位患者椎管内阻滞后低血压由于前负荷降低

一般认为,椎管内阻滞(central neuraxial block, CNB)(腰麻或硬膜外麻醉)后低血压是由于仰卧位下前负荷降低所致。该"前负荷降低"学说源自 1940—1970 年的研究,这些研究证实 CNB 后全身血管阻力(systemic vascular resistance, SVR)降低 5%~20%,每搏量(stroke volume, SV)下降 5%~25%,心率(heart rate, HR)下降 5%~25%,心排血量(cardiac output, CO)下降 10%~30%,动脉血压(blood pressure, BP)降低 15%~30%。有学者提出交感神经阻滞的程度影响血流动力学改变的幅度。BP 是由 CO 和 SVR 决定的,以方程式表示为:BP=CO×SVR。影响 CO 的变量包括前负荷、后负荷、心肌收缩力和心率/心律。较早的研究应用时间不敏感的 CO 检测技术——Fick 原理或染料稀释法,结果显示 CNB 后 CO 和 SV 下降。由于没有证据表明 CNB 可抑制心肌收缩力,且 CO 减少与所观察到的心率下降不呈比例,因此 CO 减少的唯一解释可能是静脉回流(venous return, VR)减少;研究观察到的肺动脉楔压(pulmonary artery wedge pressure, PAWP)或中心静脉压(central venous pressure, CVP)下降支持这种解释。因此,20 世纪 70 年代的研究证实,CNB 后可降低 PCWP 和 CVP,从而产生了"前负荷降低"学说来解释这些血流动力学效应。

"前负荷降低"学说的支持者提出了三种方法来预防与椎管内阻滞相关性低血压:补偿性输液、腿部压迫和孕妇子宫侧移。各种研究人员的研究结果显示,上述这些措施都不能有效地预防这种低血压,因此质疑"前负荷降低"学说的正确性。而且,根据"前负荷降低"学说,出于对循环血容量减少和循环迅速衰竭的担忧,建议在子痫前期患者避免腰麻。然而,事实上,在这种情况下腰麻的血流动力学变化较小。随后,利用时间分辨能力更高(SV 搏动性变化)的 CO 监测技术进行的多项研究发现,CNB 后仰卧位血容量正常患者的低血压主要反映了动脉阻力的降低,而不是前负荷的降低。在大多数患者,VR 和 CO 在 CNB 后保持稳定,或者在阻滞后不久由于 SVR 下降而引起的 SV 增加,结果导致 CO 代偿性增加。因此,学说从"前负荷降低"转变到"后负荷降低"。尽管有这些事实,但是 CNB 后仰卧位下前负荷减少的教条直到今天仍根深蒂固地植在麻醉科医师头脑中。

9.6　胸段硬膜外麻醉不影响心肌收缩力

一般认为 CNB 对左室(left ventricle, LV)与右室

(right ventricle, RV)收缩力无任何影响。这是间接推导的概念上的信念,因为 CNB 发展早期,没有做任何研究来测量反映 LV 与 RV 收缩力负荷的独立性参数。胸段硬膜外麻醉(thoracic epidural anesthesia, TEA)后血流动力学的许多研究应用收缩力负荷依赖性指标来计算心脏效应,这些指标不能区分直接效应和间接效应。通常一直认为TEA 有利于心血管系统稳定,对手术应激具有保护作用。

动物实验表明,TEA 阻断心脏交感神经支配后心肌肌力下降,而腰段硬膜外麻醉(lumbar epidural anesthesia, LEA)后无明显变化。尽管 TEA 后 LV 收缩力下降,但是由于同时后负荷降低,所以左室作功的总体参数无任何变化。在清醒健康志愿者中比较 TEA 与 LEA 对心脏影响的研究也显示,只有 TEA 可降低超声心动图下的左室功能参数。该研究还提示左室功能下降是由于心脏交感神经阻断所致。Goertz 等应用收缩期末压力 - 长度关系的斜率作为 LV 收缩力的负荷非依赖性参数,证实了在全身麻醉下 TEA 可使 LV 收缩力降低 50%。因此,TEA 引起的心脏交感神经阻滞与 LV 收缩力降低有关,其程度可能与交感神经基础张力水平有关。

同样,交感神经系统似乎在 RV 功能的调节中发挥了重要作用;右侧与左侧星状神经节具有相当比例的交感神经支配心脏,该两侧神经节刺激后 RV 收缩力增加了 100% 可以说明该作用。然而,由于负荷状况的变化,无法就 TEA 对 RV 收缩力的影响作出明确的结论。Wink 等最近在肺手术及单肺通气患者中研究了 TEA 对 RV 收缩力的影响。采用固定频率起搏,得到全身麻醉期间 TEA 前后 RV 的压力 - 容积曲线,这是一项负荷非依赖性 RV 固有收缩力指标。结果显示,TEA 可降低 RV 基线收缩力,这是由于收缩末压力与容量关系的斜率和容积截距的变化所致。作者的结论认为,这些效应对心血管功能正常的患者可能没有明显的临床影响,但是对已有或即将发生 RV 功能障碍和肺动脉高压的患者可能具有重要意义。

值得注意的是,研究发现 TEA 是肺切除术患者围手术期主要并发症的重要附加因素。同样,Leslie 等对围手术期缺血评估(PeriOperative ISchemic Evaluation, POISE)研究进行二次分析后发现,接受 CNB 的高危患者心血管并发症增加。虽然目前这些证据还不足以建议改变临床实践,但是对于推动该方向的进一步研究具有重要的意义。

9.7 West 区域是由于肺内血流和通气重力依赖性分布而形成的

目前教科书提到,根据不同 V/Q 比率来描述肺的West 区域,重力是影响肺血流与通气分布的唯一的或主要因素。West JB 等使用放射性标记气体进行的研究发现,肺下垂部分的区域通气与肺血流相对较多,他们解释这主要是重力的影响。在静息状态下,直立时由于肺重量,与肺顶部相比,肺底部胸膜压低于大气压更明显。因此,

肺底部跨肺压力梯度较低,导致肺底部组织伸展程度小于肺顶部。这使得肺基底组织顺应性更大,因此从 FRC 开始吸气时可接受相对更多的气体。同样,重力对肺内血流分布的影响是由于肺动脉系统顶部与底部的静水压力差,结果导致流向肺顶部的血流量少于肺底部。直立位时的肺顶部血管内压力可能低于肺泡压力,导致这些血管塌陷,这些肺泡几乎没有血流。这就造成了一些"无效通气"或生理性死腔。在重力中间区域,肺动脉压可能较高,超过肺泡压;同样地,在肺较低的基底区域,肺静脉压也可能超过肺泡压。JB West 根据其 1960—1970 年对肺血流与通气分布的研究结果,将这些区域描述为 1,2 和 3 区。这个完善的"重力模型"一直是我们理解肺通气与血流匹配的差异以及影响气体交换效率的不同 V/Q 比值的基础。

针对"重力模型"概念的第一个挑战来自基本物理原理;该原理告诉我们,在一个回路循环中,重力不能推动或对抗液体在任何位置的流动,液体也不能在重力作用下从较高的重力势下降到较低的重力势。人体的血液循环本质上是一个不对大气开放的回路。

针对"重力模型"正确性的第二大挑战来自太空零重力或失重条件下的研究;这些研究不支持在零重力或失重条件下的这种预测,应该取消通气和灌注的差异之说。而且,在"重力模型"中,重力影响的含义应该是流向相同垂直高度(等高度)肺区域的血流应该是相等的,垂直血流梯度的结果可能适用于任何姿势。然而,使用放射性微球和高分辨率荧光微球技术的研究证实,即使在等高度肺区的通气与灌注仍存在区域差异,这就质疑"重力模型"正确性。

目前的多项研究提示,在总血流量(心排出量)和灌注压力恒定的条件下,肺血管基本架构和支气管 / 肺血管深层分支所产生的血流差异可能具有分形模式。仰卧位、俯卧位和直立位时分别仅有 7%、5% 和 25% 的灌注异质性变异可归因于重力因素。利用分级离心力来模拟不同重力条件(1G,2G,3G)的研究发现,在相同的重力平面上,三种重力条件下均存在灌注的差异。这种异质性是反对重力导致血流变化的最具说服力的论据。在所有重力条件下,超过 75% 的血流变化可归因于与血管基本结构相关的因素。在人为超重力条件下,离心力较大的等重力平面血流异质性增加是由于更多的外周血管被拉伸,结果血管阻力增加所致。

几十年来,通气 - 灌注分布的"重力模型"一直影响着麻醉 / 重症监护教科书,并广泛应用于我们对肺病理生理学的理解。然而,它违背了基础物理学中回路循环的基本原理,并不能充分解释几个重要观察结果,如等高度的 V/Q 异质性、体位不均以及无重力情况下持续存在的类似异质性。目前认为支气管和肺血管解剖及其非对称性分支的深层结构是健康和疾病状态肺灌注与通气异质性的一个重要因素。因此,至少到我们找到了一个更有说服力的解释之前,我们目前理解肺 V/Q 差异时应该用这种新型的"结构或分形模型"取代早期的"重力模型"。

9.8　腰麻将引起肥厚性梗阻性心肌病患者的血流动力学崩溃

大多数麻醉科医师担心为肥厚性梗阻性心肌病（hypertrophic obstructive cardiomyopathy，HOCM）患者实施 CNB，因为担忧血流动力学迅速崩溃。HOCM 的临床过程和疾病进展取决于病理生理特征的严重程度，包括：①二尖瓣叶收缩前向运动引起的动态 LV 流出道（LV outflow tract，LVOT）梗阻；②继发于肥厚性非顺应性 LV 的舒张功能障碍；③冠状动脉血管扩张性储备受损而导致心肌缺血；④室上性和室性快速心律失常。这些患者前负荷与后负荷下降以及 LV 收缩力增加可加重 LV 流出道梗阻，并增加二尖瓣反流，结果病情迅速失代偿。

一般认为腰麻引起 HOCM 患者血流动力学迅速崩溃的原因是由于前负荷与后负荷下降而加重 LVOT 梗阻所致。这种说话源于较早的几例病例报告，即在未被诊断或无有创血压监测的 HOCM 患者中，CNB 后出现无反应性低血压或心动过缓等不良结局。由于普遍接受 CNB 后"前负荷降低学说"，所以间接地得出这些概念。在这里，与 HOCM 患者 CNB 后通过交感神经阻滞减轻 LV 收缩力与减慢心率，从而缓解 LVOT 梗阻与心律失常的作用相比，我们夸大了前负荷和后负荷减少对 LVOT 梗阻的增强作用。目前，还没有研究评估 HOCM 患者 CNB 后这些相反作用的程度，而后负荷可通过应用选择性血管活性药物如去氧肾上腺素来维持。

一项关于 HOCM 患者妊娠相关并发症的研究结论表明，妊娠耐受总体良好，明显的 LVOT 梯度并不影响孕妇结局。在早期诊断和适当的监护下，HOCM 患者均可成功应用全身麻醉和区域麻醉，而无任何并发症。Haering JM 等分析了 HOCM 患者非心脏手术的心脏风险数据，结果表明接受全身麻醉的 HOCM 患者情况较差，有 45% 的患者出现心律失常、心肌梗死和心力衰竭等不良事件，而区域麻醉患者的该比例为 20%，然而这种差异无统计学意义（$P=0.09$）。HOCM 患者的管理取决于对其病理生理学的充分掌握，并及时采取干预措施。在适当监测并掌握血流动力学目标的情况下，全身麻醉和区域麻醉均能安全地用于这些患者。

9.9　静脉回流与前负荷相同，而前负荷与后负荷是不同的量

静脉回流、前负荷、后负荷和心排出量等概念是我们理解心血管医学以及掌握如何管理心脏病患者的基础。大多数麻醉科医师认为前负荷等同于静脉回流，而前负荷与后负荷的量是不同的。这是因为教科书对前负荷和后负荷的定义存在很大差异。如果我们以一种简单理解的方式来分析"前负荷"和"后负荷"这两个词，显然"负荷"对这两个词来说是共同的，而前缀"前"和"后"表示在心动周期的两个不同时间点测量相同的物理量"负荷"：第一个是在收缩开始前的定量，第二个是在射血期间收缩开始后的定量。从本质上说，"负荷"存在于整个心动周期内，与舒张或收缩无关，并且负荷随心动周期不同阶段而变化，取决于心室压力、容量与厚度。

事实上，描述前负荷与后负荷的基础是拉普拉斯（LaPlace）方程（也被称为 Young-LaPlace 定律），它是这样表述的：对于一个薄壁球面结构，$T=PR/2$，其中 T 是球壁张力，P 是球腔压力，R 是球体半径。对于一个厚壁结构如 LV，更合适的公式为 $\sigma=PR/2w$，此时球壁应力（σ）与 T 和壁厚（w）关系如下：$T=\sigma w$。

一旦我们知道拉普拉斯方程后，LV 前负荷最好定义为舒张充盈末左心室 σ 或 T（舒张峰值时的峰张力或应力），如下：$LV_{PRELOAD}=(LV_{EDP})(LV_{EDR})/2LV_{EDW}$，其中 LV_{EDP} 是 LV 舒张末充盈压，LV_{EDR} 是 LV 舒张末半径，LV_{EDW} 是 LV 舒张末室壁厚度。

同样，再次使用拉普拉斯方程，LV 后负荷最好定义为收缩射血期左心室 σ 或 T（收缩峰值时的峰张力或应力），如下：$LV_{AFTERLOAD}=(LV_{PSP})(LV_{PSR})/2LV_{PSW}$，其中 LV_{PSP} 是 LV 最高收缩压，LV_{PSR} 是最高收缩压时 LV 半径，LV_{PSW} 是在最高收缩压时的 LV 壁厚。实质上，在收缩期间后负荷随着 LV 射血进程而不断变化。右心室的前负荷和后负荷也可以用类似的方法进行数学描述。

因此，用文字表达，前负荷和后负荷代表了舒张末或收缩期间产生被动或主动性室壁应力（或张力）的所有因素。从这个例子中，人们可以理解舒张末充盈压或舒张末容量（在上述公式中表示为半径）决定着前负荷，但不应等同于前负荷。类似地，从上面的描述也可以清楚地了解到，任何增加收缩期 LV 射血阻力从而需要更大心室压力（主动脉狭窄、高血压、外周总阻力的增加及 HOCM 等）的因素都将导致后负荷的增加。人们现在还知道，如果舒张期充盈压增加导致心室半径增大，即充盈压力慢性增加引起前负荷增加或心室重塑，那么后负荷也将自然而然地随着增加，即使动脉压保持正常。上述说明的压力、半径和壁厚之间的相互作用为前负荷和后负荷增加引起的不同类型心室肥厚和重塑提供了明确的生理解释。对物理原理的基本理解使人们非常清楚：静脉回流能改变前负荷，但它并不是前负荷本身。而且，静脉回流和心排出量均代表一定时间内的血流量，实际上是相同的，应该是等量的。临床上，这意味着心室只能泵出回流到心室的量。

图 9.1 和图 9.2 总结了影响前负荷和后负荷的因素。

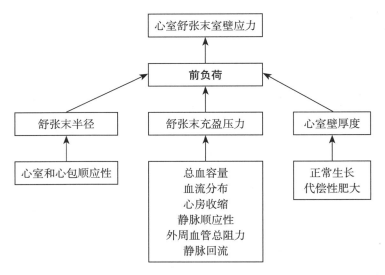

图 9.1　影响前负荷的因素

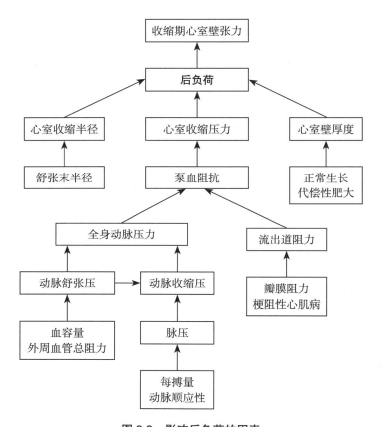

图 9.2　影响后负荷的因素

9.10　结论

即使我们今天所说的循证医学,有时可能也并不能反映真相。根据定义,"真相"是不变的东西。然而,我们所感知的周围一切都在不断变化,我们对真相的感知并不一定会使它成为真实。因此,重要的是我们要不断地改变和更新我们的知识,以保持我们自己与周围不断进化的创造性真理保持一致。我们的感官是有限的,重要的是我们的大脑如何试图感知、理解和创造概念。必要的是保持开放的头脑和质疑的心态,以避免落入教条和传说的陷阱。

（解健　译,余喜亚、邓小明　校）

参考文献

Gordon RJ. Anesthesia Dogmas and Shibboleths: Barriers to Patient Safety? Anesth Analg 2012; 114: 694-99.

Galloway G. Direct realism and the analysis of perceptual error. Theory and Psychology 2000; 10: 605-13.

Brown HI. Direct Realism, Indirect Realism, and Epistemology. Phil & Phenomenolog Res 1992; 52: 341-63.

Krunic, A. L., Wang, L. C., Soltani, K., et al. Digital anesthesia with epinephrine: An old myth revisited. J. Am. Acad. Dermatol. 2004; 51: 755-59.

Food and Drug Administration. Warning-procaine solution. J.A.M.A. 1948; 138: 599.

Altinyazar HC, Ozdemir H, Koca R et al. Epinephrine in digital block: Color Doppler flow imaging. Dermatol. Surg. 2004; 30: 508-11.

Thomson CJ, Lalonde DH, Denkler KA, et al. A Critical Look at the Evidence for and against Elective Epinephrine Use in the Finger. Plast. Reconstr. Surg. 2007; 119: 260-66.

Szabo TA, Reves JG, Spinale FG, et al. Neuromuscular blockade facilitates mask ventilation. Anesthesiology. 2008; 109: A184.

Kheterpal S, Han R, Tremper KK, et al. Incidence and predictors of difficult and impossible mask ventilation. Anesthesiology. 2006; 105: 885-89.

Apfelbaum JA, Hagberg CA, Caplan RA et al., Practice guidelines for management of the difficult airway. Anesthesiology 2013; 118: 251-270.

Frerk C, Mitchell VS, McNarry AF et al. Difficult Airway Society 2015 guidelines for management of unanticipated difficult intubation in adults. Br J Anaesth 2015; 115: 827-48.

Davies CE, Mackinnon J: Neurological effects of oxygen in chronic corpulmonale. Lancet 1949; 2: 883-85.

Donald K: Neurological effects of oxygen. Lancet 1949, 2: 1056-57.

Aubier M, Murciano D, Milic-Emili J, et al. Effects of administration of O2 on ventilation & blood gases in patients with COPD during acute respiratory failure. Am Rev Respir Dis 1980; 122: 747-54.

Robinson TD, Freiberg DB, Regnis JA, et al. The role of hypoventilation and ventilation-perfusion redistribution in O2-induced hypercapnia during acute exacerbations of COPD. Am J Respir Crit Care Med 2000; 161: 1524-29.

Aubier M, Murciano D, Fournier M, et al. Central respiratory drive in acute respiratory failure of patients with chronic obstructive pulmonary disease. Am Rev Respir Dis 1980; 122: 191-99.

Hanson CW III, Marshall BE, Frasch HF, et al. Causes of hypercarbia with oxygen therapy in patients with chronic obstructive pulmonary disease. Crit Care Med 1996; 24: 23-28.

Abdo WF, Heunks LMA: O_2-induced hypercapnia in COPD: myths and facts. Critical Care 2012: 16: 323-27.

Hardman JG, Wills JS, Aitkenhead AR. Factors determining the onset and course of hypoxaemia during apnoea: an investigation using physiological modelling. Anesth Analg 2000; 90: 619-24.

Drummond GB, Park GR. Arterial oxygen saturation before intubation of the trachea—an assessment of techniques. Br J Anaesth 1984; 56: 987-92.

Bouroche G, Bourgain JL. Preoxygenation and general anesthesia: a review. Miner Anestesiol 2015; 81: 910-20.

Bell MDD. Routine pre-oxygenation—a new 'minimum standard' of care? Anaesthesia 2004; 59: 943-45.

Cressey DM, Berthoud MC, Reilly CS. Effectiveness of continuous positive airway pressure to enhance preoxygenation in morbidly obese women. Anaesthesia 2001; 56: 680-84.

Coussa M, Proietti S, Schnyder P, et al. Prevention of atelectasis formation during the induction of general anesthesia in morbidly obese patients. Anesth Analg 2004; 98: 1491-95.

Dixon BJ, Dixon JB, Carden JR, et al. Preoxygenation is more effective in the 25° head-up position than in the supine position in severely obese patients-a randomized controlled study. Anesthesiology 2005; 102: 1110-15.

Futier E, Constantin JM, Pelosi P, et al. Noninvasive ventilation and alveolar recruitment maneuver improve respiratory function during and after intubation of morbidly obese patients: a randomized controlled study. Anesthesiology 2011; 114: 1354-63.

Benoit Z, Wicky S, Fischer J-F, et al. The effect of increased FIO_2 before tracheal extubation on postoperative atelectasis. Anesth Analg 2002; 95: 1777-81.

Lumb AB. Just a little O_2 to breathe as you go off to sleep. Is it always a good idea? Editorial I. Br J Anaesth 2007; 99: 769-71.

Rusca M, Proietti S, Schnyder P, et al. Prevention of atelectasis formation during induction of general anesthesia. Anesth Analg 2003; 97: 1835-39.

Sancetta SM, Lynn RB, Simeone FA, et al. Studies of hemodynamic changes in humans following induction of low and high spinal anesthesia: I. General Considerations of the Problem. The Changes in cardiac output, brachial arterial pressure, peripheral and pulmonary oxygen contents and peripheral blood flows induced by spinal anesthesia in Humans not undergoing surgery. Circulation 1952; 6: 559-71.

Shimosato S, Etsten BE. The role of the venous system in cardio-circulatory dynamics during spinal and epidural anesthesia in man. Anesthesiology 1969; 30: 619-28.

Bonica JJ, Berges PU, Morikawa KI. Circulatory effects of peridural Block: Effects of level of analgesia and dose of lignocaine. Anesthesiology 1970; 33: 619-26.

Mark JB, Steele SM. Cardiovascular effects of spinal anesthesia. Int Anesthesiol Clin 1989; 27: 31-9.

Wollman SB, Marx GF. Acute hydration for prevention of hypotension of spinal anesthesia in parturients. Anesthesiology 1968; 29: 374-80.

Jackson R, Reid JA, Thorburn J. Volume preloading is not essential to prevent spinal induced hypotension at Caesarean section. Br J Anaesth 1995; 75: 262-5.

Buggy D, Higgins P, Moran C, et al. Prevention of spinal anesthesia-induced hypotension in elderly: comparison between preanesthetic administration of crystalloids, colloids, & no prehydration. Anesth Analg 1997; 84: 106-10.

Calvache JA, Munoz MF, Baron FJ. Hemodynamic effects of a right lumbar-pelvic wedge during spinal anesthesia for caesarean section. Int J Obstet Anesth 2011; 20: 307-11.

Smith GS, Drummond GB. Editorial I: Hypotension in obstetric spinal anaesthesia: a lesson from pre-eclampsia. B J Anaesth 2009; 102: 291-94.

Langesaeter E, Rosseland LA, Stubhaug A. Continuous invasive blood pressure and CO monitoring during cesarean delivery: A Randomized, double-blind comparison of low-dose versus high-dose spinal anesthesia with intravenous phenylephrine or placebo infusion. Anesthesiology 2008; 109: 856-63.

Carvalho B, Dyer RA. Norepinephrine for Spinal Hypotension during Cesarean Delivery: Another Paradigm Shift? Anesthesiology 2015; 122: 728-33.

Wink J, Veering BT, Aarts LPHJ et al. Effects of thoracic epidural anesthesia on neuronal cardiac regulation and cardiac Function. Anesthesiology 2019; 130: 472-91.

Freise H, VanAken HK: Risks & benefits of thoracic epidural anaesthesia. Br J Anaesth 2011; 107: 859-68.

Hirabayashi Y, Shimizu R, Fukuda H, et al. Effects of thoracic vs. LEA on systemic haemodynamics and coronary circulation in sevoflurane anaesthetized dogs. Acta Anaesthesiol Scand 1996; 40: 1127-31.

Niimi Y, Ichinose F, Saegusa H, et al. Echocardiographic evaluation of global LV function during high thoracic epidural anesthesia. J Clin Anesth 1997; 9: 118-24.

Goertz AW, Seeling W, Heinrich H, et al. Influence of high thoracic epidural anesthesia on LV contractility assessed using the end-systolic pressure-length relationship. Acta Anaesthesiol Scand 1993; 37: 38-44.

Randall WC, Szentivanyi M, Pace JB, et al. Patterns of sympathetic nerve projections onto the canine heart. Circ Res 1968; 22: 315-23.

Wink J, de Wilde RB, Wouters PF, et al. Thoracic epidural anesthesia reduces right ventricular systolic function with maintained ventricular-pulmonary coupling. Circulation 2016; 134: 1163-75.

Powell ES, Cook D, Pearce AC, et al. UKPOS Investigators: A prospective, multicentre, observational cohort study of analgesia and outcome after pneumonectomy. Br J Anaesth 2011; 106: 364-70.

Leslie K, Myles P, Devereaux P, Williamson E, et al. Neuraxial block, death and serious cardiovascular morbidity in the POISE trial. Br J Anaesth 2013; 111: 382-90.

West JB and Dollery CT. Distribution of blood flow and ventilation perfusion ratio in the lung, measured with radioactive CO_2. J Appl Physiol 1960; 15: 405-410.

West JB, Dollery CT, and Naimark A. Distribution of blood flow in isolated lung; relation to vascular and alveolar pressures. J Appl Physiol 1964; 19: 713-724.

Hicks JW, Badeer HS. Gravity & circulation: "open" vs. "closed" systems. Am J Physiol. 1992; 262: R725-32.

Prisk GK, Guy HJB, Elliott AR, et al. Inhomogeneity of pulmonary perfusion during sustained microgravity on Sls-1. J Appl Physiol 1994; 76: 1730-38.

Robertson HT, Kreck TC, Krueger MA. The spatial and temporal heterogeneity of regional ventilation: comparison of measurements by two high-resolution methods. Respir Physiol Neurobiol 2005; 148: 85-95.

Rohdin M, Petersson J, Mure M, et al. Distributions of lung ventilation and perfusion in prone and supine humans exposed to hypergravity. J Appl Physiol 2004; 97: 675-82.

Glenny RW, Bernard SL, Robertson HT. Pulmonary blood flow remains fractal down to the level of gas exchange. J Appl Physiol 2000; 89: 742-48.

Glenny RW, Lamm WJE, Bernard SL, et al. Selected contribution: redistribution of pulmonary perfusion during weightlessness and increased gravity. J Appl Physiol 2000; 89: 1239-48.

Hlastala MP, Glenny RW. Vascular structure determines pulmonary blood flow distribution. News Physiol Sci 1999; 14: 182-86.

Ibrahim IR, Sharma V. Cardiomyopathy and anaesthesia. BJA Education 2017; 17: 363-69.

Loubser P, Suh K, Cohen S. Adverse effects of spinal anesthesia in a patient with idiopathic hypertrophic subaortic stenosis. Anesthesiology 1984; 60: 228-30.

Baraka A, Jabbour S, Itani I. Severe bradycardia following epidural anesthesia in a patient with idiopathic hypertrophic subaortic stenosis. Anesth Analg 1987; 66: 1337-38.

Thaman R, Varnava A, Hamid MS, et al. Pregnancy related complications in women with hypertrophic cardiomyopathy. Heart 2003; 89: 752-56.

Poliac LC, Barron ME, Maron BJ. Hypertrophic cardiomy-opathy. Anesthesiology 2006; 104: 183-92.

Haering JM, Comunale ME, Parker RA et al. Cardiac risk of non-cardiac surgery in patients with asymmetric septal hypertrophy. Anesthesiology 1996; 85: 254-59.

Norton JM. Toward consistent definitions for preload and afterload. Adv Physiol Educ 2001; 25: 53-61.

第 10 章

术中低血压

Balachundhar Subramaniam

　　随着我们的人口越来越老,越来越多的人患病,目前用于心脏和非心脏手术中的风险模型来预测某例具体患者术后结果的准确性较低。尽管麻醉方面取得诸多进步,但是麻醉科医师仍应用滴定麻醉的方式来维持"正常"的血压和心率。其次,术中低血压没有标准化定义。再次,我们始终在处理患者的血压(120/80mmHg 或 160/80mmHg 或 200/80mmHg)。最后,缺乏有关术中血压最佳管理的指南。最后,在解读关于术中低血压领域的最新文献时,我们必须弄清楚其关联、调节和预测之间的差异。在解读文献的同时,我们必须提出的一些关键性问题:①如何确定患者血压自动调节曲线的下限?②如何对待不同条件下结果不一致的研究?③如果把患者的平均动脉压(mean arterial pressure,MAP)目标定为 65mmHg 以上,患者会好吗?

　　根据术中低血压定义,其发生率为 5%~99%。文献对于术中低血压的定义采用了收缩压和平均压变化的绝对值和 / 或相对基线的减少值。此外,基线血压本身的准确性未知,取决于血压测量的时间与地点。最近通过动态血压监测的研究表明,1/3 的 ASA Ⅰ 级和 Ⅱ 级患者在正常睡眠期间 MAP<65mmHg。Soo 等研究显示,在睡眠和麻醉期间,MAP 和收缩压(systolic blood pressure,SBP)有着相似的变化。正是文献之间的这种异质性,给血压解读提出了挑战。

　　目前尚无关于基础血压监测的指南。ASA 标准声明至少每 5min 应测量一次血压和其他生命体征。作为从业人员,麻醉科医师在选择有创与无创血压监测以及对于血压干预阈值方面存在显著差异。研究不同麻醉科医师之间的这种差异是否会导致患者不同的结果是一个有意义的问题。

　　麻醉科医师经常治疗基线血压不同(120/80mmHg 或 160/80mmHg 或 200/80mmHg)的患者,麻醉诱导后,麻醉科医师通常采用相同的方法治疗。他们通常会以传统血压值 120/80mmHg 为目标。目前尚不清楚这些基线血压与术中相同的目标血压之间的差异是否会导致不同的结果。Fontest 等研究表明,脉压升高超过 40mmHg 会增加术后脑卒中的发生率。而在接受大血管手术的单纯收缩性高血压患者中,这种脑卒中的发生率并没有增加。

　　Monk 等报告了 SBP<70mmHg、MAP<50mmHg 和 DBP<30mmHg 的阈值变化及其与死亡率的关系。结果,术中高血压与死亡率无关联。值得注意的是,加上术前死亡率预测因素时,这种关联并没有增加。因此,重要的是注意关联、调节和预测之间的差异。

　　在解读当前文献时,注意的另一个关键性特征是关注术后结局。虽然我们重视临床可见的总体术后结局,但是亚临床结局正引起研究者越来越多的关注。一个重要例子是肌钙蛋白释放及其与远期死亡率和肾损伤的关系。Walsh 等研究表明,即使持续 1min 或更长时间的 MAP<55mmHg 与术后心肌损伤和肾脏损伤的发生率增高有关。术前基线血压与术中血压 <65mmHg 之间无相互关系。因此他们得出结论,无论患者术前基线血压如何,术中目标 MAP 应达到 65mmHg。在精准医疗时代,该发现具有重要意义,我们必须认识到其重要性在于我们不知道基线血压是多少。在我们掌握基线血压是多少之前,这也许是一个简单的指南。然而,我们还需要考虑到其他可能影响血压的变量,如健康者与患者的心排出量、血流和血管阻力。使用血管加压药物盲目干预可能真正地伤害患者。有些研究存在相矛盾的结果,如脑卒中与术中低血压的关联、手术部位感染与术中低血压无关联、术后谵妄与术中低血压和高血压的关系。Wesselink 等在 meta 分析中将这些关联性分为轻度(比值 1~1.4),中度(1.5~1.9)和重度(2.0 或更大),并对这些关联性作出了图表总结。

　　最后,如果我们以患者术前的血压基线为目标,结果是否会改善?法国一个团队做的唯一——项 RCT 研究中,如果术中使用去甲肾上腺素和液体使患者血压维持在接近基线的水平(10% 以内),意识状态的改变和肾脏损伤的复合情况远远少于标准管理组。相反,在心脏外科手术中,在体外循环期间输注去甲肾上腺素使 MAP 保持在 70~80mmHg 可导致磁共振扩散加权成像检测出的缺血性脑损伤发生率增加,且不能减少急性肾损伤的发生率。

　　纵观所有文献,似乎没有关于心脏手术患者血压目标靶向的研究;对于非心脏手术患者,重要的是在使用去甲肾上腺素等血管升压药之前,应首先采用临床方法治疗低血压,如适当监测血压和脑麻醉状态监测、避免麻醉较深、适当给予补液与强心药,以及血液管理。

　　研究表明,血压在某一特定平均值上下快速变化会对患者产生远期不良后果。在围手术期,Chen JC 等、Levin 等以及 Mascha 等的研究显示出相互矛盾的结果。Subramaniam 等研究表显示,通过变异系数(coefficient of variation,CV)评估的变异性增高与术后死亡率和肾损伤的增加有关。

　　在围手术期的风险预测方面,例如在心脏手术患者中由于多种原因做得很差,这些原因但又不局限于:①总发病率较低;②患病人数不断增加,但数据越来越少;③静态风险预测因子过于简单化。应用(多尺度熵分析)非线性方式能计算出应激反应的动态风险指数,如心率、血压,并且此模式可被量化。Subramaniam 等的前期研究表明,由血压复杂度(blood pressure complexity)定义的动态风险参数与当前通用的风险指数如胸外科学会和欧洲评分(Society of Thoracic Surgery and Euro SCOREs)适度相关。重要的是,这种风险似乎可以通过无创连续血压监测来预测。

　　综上所述,没有一个特定的术中血压阈值对所有人都是安全的;在缺乏准确的基线血压估计值的情况下,似乎合理的是对适当患者采取适当的监测以减少麻醉需求,并进行频繁的血压监测。需要更加关注的是在使用血管升压药之前的最佳围手术期液体、血液和心血管管理。特别是目前尚无足够的证据确定一个特定的平均动脉压适用于心脏手术和非心脏手术患者。

(时鹏　译,吉栋、邓小明　校)

第 11 章

无阿片类药物的麻醉与镇痛：临床与药理学进展

Adrian Sultana

11.1　引言

无阿片类药物麻醉（opioid free anesthesia，OFA）是麻醉期间术中没有通过全身、椎管内或腔内给予任何阿片类药物的一种技术。类似地，无阿片类药物镇痛指围手术期不使用阿片类药物。

麻醉科医师正在通过不用或严格限制使用阿片类药物的技术，迎接一场传统临床模式的转变或科学革命。全球肥胖治疗中心积累的数据表明，无阿片类药物的策略可适用于多种临床情况。

许多人认为门诊患者的"阿片类药物危机"可能是由术中过度使用阿片类药物所致，因此，迫切需要采用全部或至少部分无阿片类药物的麻醉与镇痛技术。

在外科患者中避免使用阿片类药物的目的包括减少或预防以下事件的发生：

- 呼吸抑制；
- 中心肌肉强直；
- 咽肌无力；
- 气道阻塞；
- 负性肌力；
- 恶心、呕吐、肠梗阻及便秘；
- 尿潴留；
- 耐受性及成瘾性；
- 眩晕；
- 过度嗜睡；
- 阿片类药物诱发痛觉过敏（opioid induced hyperalgesia，OIH）；
- 肿瘤不良预后的可能性。

11.2　无阿片类药物的麻醉

无阿片类药物的麻醉仍有争议，大型前瞻性随机对照试验正在招募中，但尚未结束。

时有发表有关避免阿片类药物的多模式镇痛方法，

并讨论 OFA；但是，目前麻醉学团体仍在全力推进从"权威引导"到"循证指导"的转变。

对这项技术感兴趣的认证注册护理麻醉师（certified registered nurse anesthetist，CRNA）已经成立了无阿片类药物麻醉协会（Society for Opioid Free Anesthesia，SOFA）；作为麻醉科医师，我们不希望放弃在这个新方向上的领导地位，也不希望在我们为患者提供的医疗质量上出现过失。

肥胖治疗中心在完全避免术中使用阿片类药物的多模式方法方面已取得临床经验。后续将介绍这个"方法"的实践细节，同时提醒大家并不是所有的技术都适用于所有特定的实践区域或环境。

11.3　无阿片类药物多模式麻醉与镇痛技术的组成部分（图 11.1）

无阿片类药物麻醉

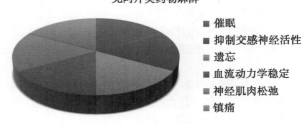

- 催眠
- 抑制交感神经活性
- 遗忘
- 血流动力学稳定
- 神经肌肉松弛
- 镇痛

图 11.1　无阿片类药物麻醉的组成部分

催眠：在经处理的脑电图监护下，混于氧 / 空气中的 0.7~1.0MAC 地氟烷或应用全凭静脉麻醉技术给予丙泊酚可提供催眠。

镇静、镇痛与交感神经抑制作用：静脉输注右美托咪定可达到镇静、镇痛与交感神经抑制作用。右美托咪定是一种可选择性的激动 α_2 受体，具有辅助麻醉的重要特性（表 11.1）。尽管右美托咪定可能导致术后嗜睡，但是可

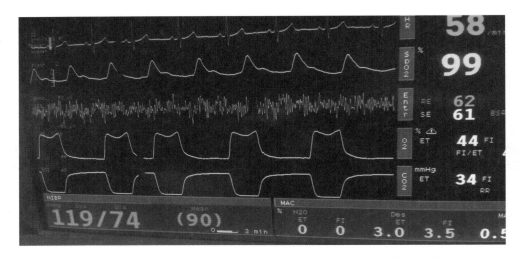

图 11.2 术中气腹达峰值期间显示"交感阻滞的"血流动力学的屏幕截图

麻醉技术:采用本文介绍的多模式静脉复合用药加上低浓度最低肺泡有效浓度(minimum alveolar concentration,MAC)地氟烷

显著地保留上呼吸道的完整性。

表 11.1 可乐定与右美托咪定的比较

可乐定	右美托咪定
$\alpha_2 > \alpha_1$	$\alpha_2 > \alpha_1$
220:1	1 620:1
部分性激动剂	完全性激动剂
亲脂性低	亲脂性高
MAC 降低 50%	MAC 降低 90%
血浆 $T_{1/2}$:9~12h	血浆 $T_{1/2}$:2~2.5h
蛋白结合 50%	蛋白结合 94%
消除半衰期:8h	消除半衰期:2h
分布半衰期:>10min	分布半衰期:5min
使蓝斑核失活,产生"近乎正常睡眠"作用	

镇痛和 N-甲基-D-天冬氨酸(N-Methyl D-Aspartate,NMDA)受体拮抗作用:给予极小剂量氯胺酮(超过 2~4h 的手术使用剂量为 25mg)可达到镇痛和 NMDA 受体拮抗作用。

氯胺酮可降低术后慢性疼痛的发生率,减少阿片类药物的用量以及延长首次镇痛药需求的时间。此外,氯胺酮与镁联合使用的效果尤为显著。

产科麻醉科医师尤其了解镁对神经肌肉阻断剂的增强作用,镁还是一种强效的血管舒张剂。

辅助麻醉及抑制交感神经活性作用:静脉输注利多卡因可进一步增强辅助麻醉及抑制交感神经活性作用。临床试验证实全身性使用利多卡因和其他辅助剂用于急性疼痛管理的效果,但是其在术中使用可能被视为超适应证。然而,如果我们要动用我们一切方法来避免阿片类药物危机,否认无阿片类药物技术给患者带来益处,就显得有些天真。

通过以下方式可达到辅助镇痛作用:
- 静脉注射大剂量地塞米松(>100μg/kg 去脂体重);
- 输注镁剂;
- 静脉应用对乙酰氨基酚和非甾体抗炎药;
- 加巴喷丁类药物。

腹腔镜手术空间:腹腔内手术期间通过应用深度神经肌肉阻滞可为外科医师提供腹腔镜手术空间。神经肌肉阻滞作用需要定量监测,并在手术结束时给予适当拮抗。

血流动力学稳定:不使用阿片类药物的情况下可达到血流动力学稳定,即使受气腹(高血压和心动过速)和头高位(低血压)的影响(图 11.2)。

术后小剂量利多卡因、氯胺酮和右美托咪定的混合液可用于镇痛,或通过患者自控式镇痛装置给药。

11.4 是否需要术中镇痛监测

如果用一种无阿片类药物的多模式技术来替代传统的复合麻醉,可能需要一种针对镇痛的监测;Brown 在最近的一篇综述中阐述了该必要性。Cowen 等对镇痛监测技术进行了评价。未来的临床试验可能会采用镇痛监测。

11.5 无阿片类药物麻醉的不足

- 过度抑制交感神经活性可能需要血管升压药的治疗,代表性药物为麻黄碱。
- 可乐定常规小剂量为 0.5~1.0μg/kg 去脂体重,不能充分抑制交感神经反应。
- 如果经处理的脑电图参数、血流动力学反应或镇痛指数提示麻醉失败,则麻醉深度不足风险就需要使用阿片类药物和/或镇静药来补救。
- 术后过度镇静是右美托咪定药代动力学的一个特点,

并对剂量逐渐减少做出反应。

- 遗憾的是，目前尚无供人类使用的中枢性 α_2 受体拮抗剂，尽管阿替美唑常规用于兽医实践中逆转右美托咪定的作用。

11.6　无阿片类药物麻醉的禁忌证

- 对其中一种药物过敏；
- 心脏阻滞；
- 休克；
- 原有心动过缓；
- 不稳定型缺血性心脏病；
- 自主神经病变综合征伴直立性低血压。

对于难以确定的患者，特别是老年人，可能需要逐渐减少右美托咪定的剂量。相反，对阿片类药物耐受或使用抗精神病药物治疗的患者可能需要增加剂量。

11.7　适合无阿片类药物技术的患者特征与手术类型

- 合并呼吸系统疾病的患者；
- 非肥胖的阻塞性睡眠呼吸暂停（obstructive sleep apnea，OSA）患者；
- 对阿片类药物依赖和某些慢性疼痛综合征的患者；
- 对 ERAS 明显获益的肿瘤患者；
- 乳腺手术、妇科手术和整形外科手术；
- 脊柱手术、心脏手术和颅内手术。

11.8　总结

无阿片类药物麻醉是一种在各种手术管理中替代标准阿片类药物麻醉的技术。

有效地联合基于证据的个别方法包括核心镇痛药（对乙酰氨基酚、非甾体类抗炎药）和辅助药物如镁、氯胺酮、α_2 激动剂以及全身使用利多卡因，可避免应用大剂量阿片类药物。还可避免使用瑞芬太尼及其伴随的阿片类药物诱发痛觉过敏的风险。

即使对于上腹部和下腹部手术气腹期间，无阿片类药物麻醉也能达到催眠、镇痛、遗忘、抗交感兴奋和血流动力学稳定，而在适合的病例中，通过精准的神经肌肉阻滞可维持不动的手术条件。

术后可应用类似的镇痛辅助药物来维持无阿片类药物或阿片类药物节俭的镇痛。

临床医师热情地接受这些概念和技术之时，来自世界各地著名医学中心的大型前瞻性研究正在招募，其试验结果令人翘首以待。这些研究将最终为无阿片类药物的麻醉与镇痛提供充分的循证依据。

（文岑　译，王晓琳、邓小明　校）

参考文献

Ronald N. Giere (ed.), Cognitive Models of Science, Volume 15, University of Minnesota Press, 1992, p. 147.

Ziemann-Gimmel P, Goldfarb A, Koppman J, et al. Opioid-free total intravenous anaesthesia reduces postoperative nausea and vomiting in bariatric surgery beyond triple prophylaxis. Br J Anaesth. 2014.

Mansour MA, Mahmoud AAA, Geddawy M. Nonopioid versus opioid-based general anesthesia technique for bariatric surgery: A randomized double-blind study. Saudi J Anaesth. 2013; 7(4): 387-391.

Hofer RE, Sprung J, Sarr MG, and Wedel DJ. Anesthesia for a patient with morbid obesity using dexmedetomidine without narcotics. Can J Anesth. 2005; 52(2): 176-180.

Mulier J, Wouters R, Dillemans B, Dekock M, et al. A Randomized Controlled, Double-Blind Trial Evaluating the Effect of Opioid-Free Versus Opioid General Anaesthesia on Postoperative Pain and Discomfort Measured by the QoR-40. J Clin Anesth Pain Med Vol 2 : 1 Mar 2018.

Soffin EM, Lee BH, Kumar KK and Wu CL. The prescription opioid crisis: role of the anesthesiologist in reducing opioid use and misuse. British Journal of Anaesthesia, 122 (6): e198ee208 (2019).

Fletcher D, Martinez V: Opioid-induced hyperalgesia in patients after surgery: a systematic review and a metaanalysis Br. J. Anaesth. (2014) 112 (6): 991-1004.

Beloeil H, Laviolle B, Menard C, et al. POFA trial study protocol: a multicentre, double-blind, andomised, controlled clinical trial comparing opioid-free versus opioid anaesthesia on postoperative opioid-related adverse events after major or intermediate non-cardiac surgery. BMJ Open 2018; 8: e020873. doi: 10.1136/bmjopen-2017-020873.

https://clinicaltrials.gov/ct2/results/details?term=OPIOID+FREE+ANESTHESIA.

Veyckemans F. Opioid-free anaesthesia. Still a debate? Eur J Anaesthesiol 2019; 36: 245-246.

https://goopioidfree.com/about-us/.

Sultana A, Torres D, Schumann R. Special indications for Opioid Free Anaesthesia and Analgesia, patient and procedure related: Including obesity, sleep apnoea, chronic obstructive pulmonary disease, complex regional pain syndromes, opioid addiction and cancer surgery. Best Practice & Research Clinical Anaesthesiology 2017; 31(4): 547-560.

Tu W, Zhou D, Li Z, et al Dexmedetomidine Pharmacokinetics in Morbidly Obese Patients, asaabstracts October 2015 A4143.

Capasso, R., et al. (2016). Variable Findings for Drug-Induced Sleep Endoscopy in Obstructive Sleep Apnea with

Propofol versus Dexmedetomidine. Otolaryngology - Head & Neck Surgery 154(4): 765-770.

Laskowski K, Stirling A, McKay WP et al (2011) A systematic review of intravenous ketamine for postoperative analgesia. Can J Anaesth 58(10): 911-23.

Schug SA, Palmer GM, Scott DA, Halliwell R, Trinca J; APM: SE Working Group of the Australian and New Zealand College of Anaesthetists and Faculty of Pain Medicine (2015), Acute Pain Management: Scientific Evidence (4th edition), ANZCA & FPM, Melbourne.

Vigneault L, Turgeon A F, Coté D, et al. Perioperative intravenous lidocaine infusion for postoperative pain control: a meta-analysis of randomized controlled trials. Can J Anesth. 2011; 58: 22-37.

Grassi P, Bregant GM, Crisman M. Systemic intravenous lidocaine for perioperative pain management: a call for changing indications in the package sheet. Heart, Lung and Vessels. 2014; 6(2): 137-138.

De Oliveira GS, Jr., Almeida MD, Benzon HT et al (2011) Perioperative single dose systemic dexamethasone for Postoperative pain: a meta-analysis of randomized controlled trials. Anesthesiology 115(3): 575-88.

Albrecht E, Kirkham KR, Liu SS et al (2013) Peri-operative intravenous administration of magnesium sulphate and postoperative pain: a meta-analysis. Anaesthesia 68(1): 79-90.

Gregoire N, Hovesapian L Gualano V et al. Safety and Pharmacokinetics of Paracetamol Following Intravenous Administration of 5g During the First 24h with a 2g Starting Dose. Clinical Pharmacology & Therapeutics (2007) 81, 401-405.

Schug SA. The role of COX-2 inhibitors in the treatment of postoperative pain. Journal of Cardiovascular Pharmacology 2006; 47(Suppl. 1): S82-S86.

Engelman E, Cateloy F. Efficacy and safety of perioperative pregabalin for post-operative pain: a meta-analysis of randomized-controlled trials. Acta Anaesthesiol Scand 2011; 55: 927-43.

Mulier J, Dillemans B. Deep Neuromuscular Blockade versus Remifentanil or Sevoflurane to Augment Measurable Laparoscopic Workspace during Bariatric Surgery Analysed by a Randomised Controlled Trial J Clin Anesth Pain Med 2018 2 : 1.

Brown EN, Pavone KJ, Naranjo M. Multimodal General Anesthesia Theory and Practice Anesthesia & Analgesia; 2018 127 (5): 1246-1258.

Cowen R, Stasiowska MK, Laycock H, Bantel C. Assessing pain objectively: the use of physiological markers Anaesthesia 2015 70, 828-847.

Hontoir S, Saxena s, Gatto P, et al Opioid-free anesthesia: what about patient comfort? A prospective, randomized controlled trial. Acta anaesthesiologica Belgica 2016; 67(4): 183-190.

Mulier JP Curr Opin Anesthesiol 2019, 32: 257-262.

https: //clinicaltrials.gov/ct2/show/NCT03417193?term=OPIOID+FREE+ANESTHESIA&draw=4&rank=2.

第 12 章

非心脏手术后心肌损伤

Daniel I. Sessler

最近几十年来,虽然我们医疗服务的许多患者病情更重、年龄更高,但是术中死亡率却降低了 10 倍。可预防的与麻醉相关的术中死亡已十分罕见,难以量化。而与此相反的是术后死亡率仍居高不下。在美国,非心脏手术后 30d 的总体死亡率约为 1%,住院患者约为 2%(门诊患者很少死亡)。从死亡率的角度来看,如果将术后阶段视为一种疾病,那么此疾病将是美国的第三大死亡原因。

手术出血和心肌梗死是导致术后死亡的主要原因,占所有死亡的 1/4,远远超过大出血(14%)和脓毒症(9%)。年龄在 45 岁以上的手术住院患者约有 4% 会发生符合美国心脏协会第 4 次全球定义的心肌梗死,其中 4% 的患者在 1 个月内死亡。术后 30d 内的心肌梗死 90% 以上发生在术后 2d 内。

12.1 检测心肌损伤

全球年龄 >45 岁的住院手术患者中,有 8% 是由于缺血原因导致以肌钙蛋白升高为特点的术后心肌损伤,而其中只有 42% 的病例符合全球定义的心肌梗死诊断标准。围手术期发生心肌梗死的患者仅有 14% 出现胸痛,而 65% 的患者临床上完全没有症状,这意味着他们不会常规行肌钙蛋白筛查。

大多数术后心肌梗死无临床症状,只有在行常规肌钙蛋白筛查时才被确诊。90% 以上的肌钙蛋白升高明显是由于心肌缺血而没有任何症状。并且大部分患者也没有心肌缺血的心电图或超声心动图的证据,因此不符合心肌梗死第 4 次全球定义的心肌梗死诊断标准。虽然很容易将无症状的肌钙蛋白升高当作“肌钙蛋白炎”,但是术后肌钙蛋白升高的患者无论有无症状两者死亡率一样高,这表示应该高度重视肌钙蛋白升高。无论有无症状,肌钙蛋白升高都有着相似的预后意义,因此被称为非心脏手术后心肌损伤(myocardial injury after non-cardiac surgery,MINS)。

MINS 定义为术后肌钙蛋白升高,而这种肌钙蛋白显然是来源于心脏。MINS 诊断阈值取决于肌钙蛋白类型。例如第四代肌钙蛋白 T 术后浓度≥0.03ng/ml 可诊断为 MINS。第五代(高敏)肌钙蛋白 T 诊断标准为:①术后浓度≥20ng/L 伴从基础值升高至少 5ng/L;②术后浓度≥65ng/L。术后 2d 监测肌钙蛋白浓度可鉴别诊断出 90% 的 MINS,因此通常监测该时间段即可。与肌钙蛋白 T 作为全球统一通用的品牌产物不同,肌钙蛋白 I 无品牌,且有多种产品,每种产品有其对应的诊断阈值。

肌钙蛋白筛查适用于大多数年龄≥45 岁的手术住院患者,当然适用于只有单个心血管风险因素的患者。患者住院期间术后 1d 和 2d 早晨常规抽血应包括肌钙蛋白检测。对于第五代高敏肌钙蛋白,应检测其前水平。由于约 94% 的术后心肌梗死发生在术后 48h 内,因此该时间后没必要筛查。也就是说,任何患者一旦出现心血管症状如胸痛或呼吸急促,应立即送血进行肌钙蛋白分析。肌钙蛋白升高的非缺血性病因有终末期肾病、脓毒症和肺栓塞,而术前血浆肌钙蛋白测定有助于临床医师解释后续数值的升高。

全球范围内肌钙蛋白检测价廉且应用广泛。与大量低价值围术期检查相比,30d 死亡率为 4% 的条件下,肌钙蛋白的需要检测数值(number-needed-to-test,NTT)<25。因此费用合理显而易见。相反,许多常用于术前风险评估的检查如应激性超声心动图检查昂贵,且几乎无预测价值。

非手术心肌梗死主要是由于冠状动脉斑块破裂。术后心肌梗死的病因尚不清楚,但是心肌氧供需失衡和冠状动脉血栓形成似乎是重要原因,而这些因素导致非手术心肌梗死罕见。与非手术心肌梗死一样,大多数术后心肌梗死不会出现 ST 段抬高。

发生 MINS 的患者应该请心内科医师会诊。需要考虑的问题包括:①告知患者有心肌损伤以及未来心脏病发作的风险;②开始服用阿司匹林;③考虑他汀类和 / 或血管紧张素转换酶抑制剂治疗;④必要时改善高血压控制;⑤通过宣教来鼓励生活方式的改变,包括戒烟、合理饮食及加强锻炼。考虑使用一些特殊的治疗。MANAGE 试验随机选取 1 700 多例患者,使用达比加群或安慰剂进行抗凝治疗,手术后 5~35d 开始用药,持续时间长达 2 年。抗凝治疗可显著降低主要血管性并发症(大多数为再梗死)风险 28%,需要治疗的数值(number-needed-to-treat,NNT)为 24 例。

12.2　预防心肌损伤

由于心肌梗死是术后死亡的主要原因之一,多国已作出大量努力来测试各种预防措施。第一个主要的双盲随机试验是 POISE 研究,该研究比较了美托洛尔缓释剂和安慰剂在 8 000 多例心血管高风险的手术住院患者中的应用。术前给予美托洛尔 100mg 或安慰剂,之后服用 200mg/d 或安慰剂 30d。β 受体阻滞剂使心肌损伤的发生率降低了 30%,具有显著统计学差异,当然具有重要临床意义。然而,使用 β 受体阻滞剂也会导致严重的低血压和脑卒中,从而增加总体死亡率。因此,美托洛尔的急性治疗并不能安全地预防术后心肌梗死。当然,较低剂量或者不同 β 受体阻断剂可能更有效,但只是推测。

第二个主要的随机试验是 ENIGMA-2,该研究检测了避免使用 N_2O 可降低心血管并发症风险的假设。该学说的基础是 N_2O 可损害维生素 B_{12} 和叶酸代谢,进而导致血浆同型半胱氨酸浓度升高以及内皮功能受损。该评估者盲法试验随机选取了 7 000 例高危手术住院患者,随机分为 $70\%N_2O$ 组或 $70\%N_2$ 组。无论在整体人群中还是在任何预先定义的亚群中,N_2O 对影响心血管并发症的主要指标都没有任何影响。除了严重恶心与呕吐发生率少许增加外,没有观察到 N_2O 的任何毒性。因此,N_2O 似乎对任何重要结果并无积极或消极的影响。

预防心肌梗死的最后一个主要试验是 POISE-2,这是一项阿司匹林和可乐定的双盲析因试验。应用阿司匹林是因为其抗血小板活性可减少冠状动脉血栓形成,并且其预防再梗死方面的作用毋庸置疑(阿司匹林对心肌梗死的一级预防是否有效仍存在争议)。应用可乐定是由于以往许多研究表明中枢 α 受体激动剂可控制心率,而且不会引起 β 受体阻滞剂所致的严重低血压。该研究入选了多个国家 10 010 例心血管高风险的非心脏手术住院患者。结果发现阿司匹林不仅不会降低心肌梗死风险和 30d 内死亡率,反而能增加大出血风险。可乐定也不能降低心肌梗死或死亡风险,但可诱发临床明显的低血压和心动过缓。

β 受体阻断剂、避免使用 N_2O、阿司匹林以及可乐定均不能降低术后心肌梗死的风险,且四种药物中有三种可引起严重并发症。因此,目前研究表明尚无安全预防术后心肌梗死的方法。

12.3　术中低血压

全身麻醉大约有 170 年的历史,而维持手术过程中血流动力学稳定是麻醉科医师的主要任务。因此,人们可能会认为,早已确立了控制血压的最佳方法,但事实并非如此。此外,虽然大脑对低血压的敏感性可能不如心

脏和肾脏,但以往的许多研究都集中在脑灌注方面。一个困难是临床医师一直缺乏敏感的心肌损伤生物标志物,直到心肌肌钙蛋白有了相对较新的发展。另一个困难是,精准评估低血压程度和各种相对罕见的预后之间的关系需要精确的实时细节,而这些细节直到电子麻醉记录成为常规时才能从成千上万的病例中获得。血压与预后之间的关系显然取决于血压的特征。然而,简化血压特性如平均值和时间加权平均值,可能不如在发生明显损害的极端情况下量化压力持续时间与严重程度的方法有用。

术中低血压与死亡率有关。当最低平均动脉压低于 70mmHg 持续超过 10min 时,死亡风险大大增加。同样地,低血压与心肌损伤及肾损伤密切相关。心肌损伤的平均动脉压阈值约为 65mmHg。在较低压力时如 55mmHg,即使仅仅数分钟也增加心肌损伤的风险。肾损伤的平均动脉压阈值似乎较高,可能接近 75mmHg。当平均动脉压以临床基线压力的百分比表示时,低血压与心肌和肾脏损伤之间也存在关联。但是基线血压的变化并不比 65mmHg 的绝对阈值更具预测性,而 65mmHg 在临床上更容易使用。

在克利夫兰诊所进行的一项成年人非心脏手术的分析中,定义为平均动脉压 <65mmHg 的低血压有 1/3 的发生在麻醉诱导与手术切皮之间。此外,切皮前与切皮后低血压持续的分钟时长与心肌和肾脏损伤有显著的可比相关性(数据未公布)。除了偶尔有患者体位的影响外,切皮前低血压完全是由麻醉药所致。这种低血压在很大程度上也是可以预防的,或许应该加以预防。一种减轻术中低血压的方法是手术当日停用血管紧张素转换酶抑制剂和血管紧张素受体阻滞剂。相反,心动过速与心肌损伤无关(数据未公布),或仅与心率超过 100 次/min 有关。

观察性分析常规需要调整已知的混杂因素。但是,总是存在未知或量化不足的残留混杂因素,使得很难估计这些混杂因素对明显关联的影响程度。重要的是区分这些混杂因素,因为混淆因素所产生的关联是不受干预的影响。术中低血压很可能既是潜在疾病的表现,也是导致器官损伤的因素。区分每种机制相对作用的唯一可靠方法是进行干预性试验。幸运的是,现在至少有一些这方面的随机研究结果。

Futier 团队比较研究了术中严格血压控制与最低血压控制(n=298)的影响。高危患者被随机分配到最低血压控制组(当收缩压 <80mmHg 或低于基础值 40% 时使用麻黄碱)与严格控制血压组(输注去甲肾上腺素以维持手术期间和术后 4h 收缩压波动在基线水平的 10% 以内)。主要指标是全身炎症反应综合征和/或至少一个器官衰竭,结果严格控制血压组 56/147 例,最低血压控制组 75/145 例患者,相对风险为 0.73(95%CI 0.56~0.94)。研究者还报道严格控制血压组脓毒症发生较少以及住院时间较短。

现有资料提示,即使术中出现短暂性轻度低血压也是有害的。这种有害作用似乎从平均动脉压接近 65mmHg 时开始出现。心肌与肾脏损伤的程度取决于

低血压的持续时间和严重程度;一旦平均动脉压达到 55mmHg,只需数分钟就会出现这种损害作用。当然,低血压引起的有害作用并非随机出现在手术患者当中,而是更倾向于发生在已有危险因素的患者,尤其心血管疾病的患者。

12.4 病房及监护室低血压

术中低血压通常严重,但是由于麻醉科医师干预,这种低血压持续时间短。相反,病房低血压虽然通常不太严重,但是往往持续数小时,因为病房很少测量生命体征。克利夫兰诊所外科病房的一项有关低血压的最新分析发现了这个问题的严重性。记录术后患者持续无创动脉压;持续记录的数据对依赖常规管理生命体征的临床团队单盲。结果 15% 的患者平均动脉压 <70mmHg 持续至少 30min,10% 的患者平均动脉压 <65mmHg 持续至少 15min。而这些低血压的患者中有 70% 的患者其护理记录根本没有发现低血压。

POISE-2 试验的一项亚分析研究评估了术中低血压、术后当日低血压和随后数日低血压的独立影响。结果显示,每个时段的低血压与心肌梗死和 30d 内死亡的综合结局显著相关。例如,术后当日低血压每持续 10min 增加 3% 的风险(95%CI 1%~5%,$P<0.001$)。虽然每 10min 增加 3% 似乎可能不重要,但是术后低血压常常持续数小时,可造成相当大的累积损害。

有研究报道了混合人群中低血压与死亡率的相关性,但没有特别评估心肌损伤的风险。Dunser 等研究结果认为,274 例脓毒症患者,当平均动脉压 <60mmHg 时,其死亡风险增加了 2 倍。Varpula 及其同事在类似的但人数较少的脓毒症患者队列中发现,平均压力 <65mmHg 与 30d 内死亡有关联。

大多数 ICU 脓毒症患者的治疗通常遵循拯救脓毒症指南。基于中等质量的证据,强烈建议在脓毒性休克复苏期间使用血管活性药维持平均动脉压至 65mmHg 作为初始目标。支持这些指南的最大试验是一项将 776 例血管扩张性脓毒症休克的患者随机分为高平均动脉压组(80~85mmHg)和低平均动脉压组(65~70mmHg)的研究。研究者难以获取最佳的目标平均动脉压,但是确实维持了良好的组间血压分离(85~90mmHg vs. 70~75mmHg)。另一个局限是仅观察到 9 例临床心肌梗死,这就排除了将该重要结果作为可靠的评估指标。房颤更常见于高平均动脉压组患者,可能与应用较大量的儿茶酚胺有关。肾损伤总体上没有显著差异,但在一项预先计划的亚组分析中,分配至低平均动脉压组的慢性高血压患者更易发生肾损伤,更常需要肾脏替代疗法。其他较小规模的随机试验也曾报道,与较低血压目标组相比较,较高血压目标组心律失常发生率较高、使用血管加压素较多,但在乳酸水平、局部血流量和死亡率方面相近。

现有数据提示,为防止低血压性器官损伤。危重症患者包括脓毒症患者的平均动脉压需要远远高于 65mmHg,甚至可能高达 90mmHg。相比之下,术中血压达到 65mmHg 或稍高似乎就能满足需求,最可能的原因是全身麻醉降低了约 30% 的代谢率,从而降低了对灌注的需求。此外,重症监护患者同时出现各种损害,包括极度的交感神经兴奋、液体转移以及常伴有已经存在并随后加重的器官系统损伤。外科病房给患者带来损害作用的血压阈值仍不明了,但是很可能介于手术期间所需的血压与危重患者所需的血压之间。

12.5 总结

术后心肌损伤是术后死亡的主要原因,但罕见伴有症状,这意味着如果不进行肌钙蛋白筛查,将会漏诊 90% 以上的病例。术后心肌损伤患者 30d 死亡率是 4%,这表明心肌损伤是患者术后短期死亡的主要原因,无论有无症状其死亡率相似。因此,无症状肌钙蛋白升高具有很高的预测价值且费用低廉。第四代肌钙蛋白 T 浓度 ≥0.03ng/ml 应当请心内科会诊并干预;干预措施可能包括阿司匹林、血管紧张素转换酶抑制剂和他汀类药物;控制血压和心率;改善生活方式包括戒烟、运动和健康饮食。应充分考虑抗凝治疗。如何安全地预防围术期心肌损伤尚不明确,但是似乎宜谨慎避免术中低血压(即平均动脉压 <65mmHg),同样地,应避免术后低血压。

(沈镀 译,查燕萍、邓小明 校)

参考文献

Lienhart A, Auroy Y, Pequignot F, Benhamou D, Warszawski J, Bovet M, Jougla E: Survey of anesthesiarelated mortality in France. Anesthesiology 2006; 105: 1087-97.

Li G, Warner M, Lang BH, Huang L, Sun LS: Epidemiology of anesthesia-related mortality in the United States, 1999-2005. Anesthesiology 2009; 110: 759-65.

Henderson WG, Khuri SF, Mosca C, Fink AS, Hutter MM, Neumayer LA: Comparison of risk-adjusted 30-day postoperative mortality and morbidity in Department of Veterans Affairs hospitals and selected university medical centers: general surgical operations in men. J Am Coll Surg 2007; 204: 1103-14.

Semel ME, Lipsitz SR, Funk LM, Bader AM, Weiser TG, Gawande AA: Rates and patterns of death after surgery in the United States, 1996 and 2006. Surgery 2012; 151: 171-82.

Bartels K, Karhausen J, Clambey ET, Grenz A, Eltzschig HK: Perioperative organ injury. Anesthesiology 2013; 119: 1474-89.

Writing Committee for the Vision Study Investigators, Devereaux PJ, Biccard BM, Sigamani A, Xavier D, Chan MTV, Srinathan SK, Walsh M, Abraham V, Pearse R, Wang CY, Sessler DI, Kurz A, Szczeklik W, Berwanger O, Villar JC, Malaga G, Garg AX, Chow CK, Ackland G, Patel A, Borges FK, Belley-Cote EP, Duceppe E, Spence J, Tandon

V, Williams C, Sapsford RJ, Polanczyk CA, Tiboni M, Alonso-Coello P, Faruqui A, Heels-Ansdell D, Lamy A, Whitlock R, LeManach Y, Roshanov PS, McGillion M, Kavsak P, McQueen MJ, Thabane L, Rodseth RN, Buse GAL, Bhandari M, Garutti I, Jacka MJ, Schunemann HJ, CortesOL, Coriat P, Dvirnik N, Botto F, Pettit S, Jaffe AS, Guyatt GH: Association of postoperative high-sensitivity troponin levels with myocardial injury and 30-day mortality among patients undergoing noncardiac surgery. JAMA 2017; 317: 1642-51.

Thygesen K, Alpert JS, Jaffe AS, Simoons ML, Chaitman BR, White HD: Third Universal Definition of Myocardial Infarction. Circulation 2012; 126: 2020-35.

Devereaux PJ, Sessler DI: Cardiac complications in patients undergoing major noncardiac surgery. N Engl J Med 2015; 373: 2258-69.

Devereaux PJ, Goldman L, Yusuf S, Gilbert K, Leslie K, Guyatt GH: Surveillance and prevention of major perioperative ischemic cardiac events in patients undergoing noncardiac surgery: a review. CMAJ 2005; 173: 779-88.

Devereaux PJ, Xavier D, Pogue J, Guyatt G, Sigamani A, Garutti I, Leslie K, Rao-Melacini P, Chrolavicius S, Yang H, Macdonald C, Avezum A, Lanthier L, Hu W, Yusuf S: Characteristics and short-term prognosis of perioperative myocardial infarction in patients undergoing noncardiac surgery: a cohort study. Ann Intern Med 2011; 154: 523-8.

The Vascular events In noncardiac Surgery patIents cOhort evaluatioN (VISION) Investigators: Myocardial injury after noncardiac surgery: A large, international, prospective cohort study establishing diagnostic criteria, characteristics, predictors, and 30-day outcomes. Anesthesiology 2014; 120: 564-78.

Shi Y, Warner D: Surgery as a teachable moment for smoking cessation. Anesthesiology 2010; 112: 102-7.

Devereaux PJ, Duceppe E, Guyatt G, Tandon V, Rodseth R, Biccard BM, Xavier D, Szczeklik W, Meyhoff CS, Vincent J, Franzosi MG, Srinathan SK, Erb J, Magloire P, Neary J, Rao M, Rahate PV, Chaudhry NK, Mayosi B, de Nadal M, Iglesias PP, Berwanger O, Villar JC, Botto F, Eikelboom JW, Sessler DI, Kearon C, Pettit S, Sharma M, Connolly SJ, Bangdiwala SI, Rao-Melacini P, Hoeft A, Yusuf S, Investigators M: Dabigatran in patients with myocardial injury after non-cardiac surgery (MANAGE): an international, randomised, placebo-controlled trial. Lancet 2018; 391: 2325-34.

Devereaux PJ, Yang H, Yusuf S, Guyatt G, Leslie K, Villar JC, Xavier D, Chrolavicius S, Greenspan L, Pogue J, Pais P, Liu L, Xu S, Malaga G, Avezum A, Chan M, Montori VM, Jacka M, Choi P: Effects of extended-release metoprolol succinate in patients undergoing non-cardiac surgery (POISE trial): a randomised controlled trial. Lancet 2008; 371: 1839-47.

Devereaux PJ on behalf of the POISE-2 Investigators: Rationale and design of the PeriOperative Ischemic Evaluation-2 (POISE-2) trial: an international 2 x 2 factorial randomized controlled trial of acetyl-salicylic acid vs. placebo and clonidine vs. placebo in patients undergoing noncardiac surgery. Am Heart J 2014; 167: 804-9.

Devereaux PJ, Mrkobrada M, Sessler DI, Leslie K, Alonso-Coello P, Kurz A, Villar JC, Sigamani A, Biccard BM, Meyhoff CS, Parlow JL, Guyatt G, Robinson A, Garg AX, Rodseth RN, Botto F, Lurati Buse G, Xavier D, Chan MT, Tiboni M, Cook D, Kumar PA, Forget P, Malaga G, Fleischmann E, Amir M, Eikelboom J, Mizera R, Torres D, Wang CY, VanHelder T, Paniagua P, Berwanger O, Srinathan S, Graham M, Pasin L, Le Manach Y, Gao P, Pogue J, Whitlock R, Lamy A, Kearon C, Baigent C, Chow C, Pettit S, Chrolavicius S, Yusuf S, Poise-2 Investigators: Aspirin in patients undergoing noncardiac surgery. N Engl J Med 2014; 370: 1494-503.

Devereaux PJ, Sessler DI, Leslie K, Kurz A, Mrkobrada M, Alonso-Coello P, Villar JC, Sigamani A, Biccard BM, Meyhoff CS, Parlow JL, Guyatt G, Robinson A, Garg AX, Rodseth RN, Botto F, Lurati Buse G, Xavier D, Chan MT, Tiboni M, Cook D, Kumar PA, Forget P, Malaga G, Fleischmann E, Amir M, Eikelboom J, Mizera R, Torres D, Wang CY, Vanhelder T, Paniagua P, Berwanger O, Srinathan S, Graham M, Pasin L, Le Manach Y, Gao P, Pogue J, Whitlock R, Lamy A, Kearon C, Chow C, Pettit S, Chrolavicius S, Yusuf S, Poise-2 Investigators: Clonidine in patients undergoing noncardiac surgery. N Engl J Med 2014; 370: 1504-13.

Monk TG, Bronsert MR, Henderson WG, Mangione MP, Sum-Ping ST, Bentt DR, Nguyen JD, Richman JS, Meguid RA, Hammermeister KE: Association between intraoperative hypotension and hypertension and 30-day postoperative mortality in noncardiac surgery. Anesthesiology 2015; 123: 307-19.

Mascha EJ, Yang D, Weiss S, Sessler DI: Intraoperative mean arterial pressure variability and 30-day mortality in patients having noncardiac surgery. Anesthesiology 2015; 123: 79-91.

Salmasi V, Maheshwari K, Yang D, Mascha EJ, Singh A, Sessler DI, Kurz A: Relationship between intraoperative hypotension, defined by either reduction from baseline or absolute thresholds, and acute kidney and myocardial injury after noncardiac surgery: A retrospective cohort analysis. Anesthesiology 2017; 126: 47-65.

Roshanov PS, Rochwerg B, Patel A, Salehian O, Duceppe E, Belley-Cote EP, Guyatt GH, Sessler DI, Le Manach Y, Borges FK, Tandon V, Worster A, Thompson A, Koshy M, Devereaux B, Spencer FA, Sanders RD, Sloan EN, Morley EE, Paul J, Raymer KE, Punthakee Z, Devereaux

PJ: Withholding versus continuing angiotensin-converting enzyme inhibitors or angiotensin ii receptor blockers before noncardiac surgery: An analysis of the vascular events in noncardiac surgery patients cohort evaluation prospective cohort. Anesthesiology 2017; 126: 16-27.

Futier E, Lefrant JY, Guinot PG, Godet T, Lorne E, Cuvillon P, Bertran S, Leone M, Pastene B, Piriou V, Molliex S, Albanese J, Julia JM, Tavernier B, Imhoff E, Bazin JE, Constantin JM, Pereira B, Jaber S: Effect of individualized vs standard blood pressure management strategies on postoperative organ dysfunction among high-risk patients undergoing major surgery: A randomized clinical trial. JAMA 2017; 318: 1346-57.

Walsh M, Devereaux PJ, Garg AX, Kurz A, Turan A, Rodseth RN, Cywinski J, Thabane L, Sessler DI: Relationship between intraoperative mean arterial pressure and clinical outcomes after noncardiac surgery: Toward an empirical definition of hypotension. Anesthesiology 2013; 119: 507-15.

Sessler DI, Meyhoff CS, Zimmerman NM, Mao G, Leslie K, Vasquez SM, Balaji P, Alvarez-Garcia J, Cavalcanti AB, Parlow JL, Rahate PV, Seeberger MD, Gossetti B, Walker SA, Premchand RK, Dahl RM, Duceppe E, Rodseth R, Botto F, Devereaux PJ: Period-dependent associations between hypotension during and for four days after noncardiac surgery and a composite of myocardial infarction and death: A substudy of the POISE-2 trial. Anesthesiology 2018; 128: 317-27.

Dunser MW, Takala J, Ulmer H, Mayr VD, Luckner G, Jochberger S, Daudel F, Lepper P, Hasibeder WR, Jakob SM: Arterial blood pressure during early sepsis and outcome. Intensive Care Med 2009; 35: 1225-33.

Varpula M, Tallgren M, Saukkonen K, Voipio-Pulkki LM, Pettila V: Hemodynamic variables related to outcome in septic shock. Intensive Care Med 2005; 31: 1066-71.

Rhodes A, Evans LE, Alhazzani W, Levy MM, Antonelli M, Ferrer R, Kumar A, Sevransky JE, Sprung CL, Nunnally ME, Rochwerg B, Rubenfeld GD, Angus DC, Annane D, Beale RJ, Bellinghan GJ, Bernard GR, Chiche JD, Coopersmith C, De Backer DP, French CJ, Fujishima S, Gerlach H, Hidalgo JL, Hollenberg SM, Jones AE, Karnad DR, Kleinpell RM, Koh Y, Lisboa TC, Machado FR, Marini JJ, Marshall JC, Mazuski JE, McIntyre LA, McLean AS, Mehta S, Moreno RP, Myburgh J, Navalesi P, Nishida O, Osborn TM, Perner A, Plunkett CM, Ranieri M, Schorr CA, Seckel MA, Seymour CW, Shieh L, Shukri KA, Simpson SQ, Singer M, Thompson BT, Townsend SR, Van der Poll T, Vincent JL, Wiersinga WJ, Zimmerman JL, Dellinger RP: Surviving Sepsis Campaign: International Guidelines for Management of Sepsis and Septic Shock: 2016. Intensive Care Med 2017; 43: 304-77.

Asfar P, Meziani F, Hamel JF, Grelon F, Megarbane B, Anguel N, Mira JP, Dequin PF, Gergaud S, Weiss N, Legay F, Le Tulzo Y, Conrad M, Robert R, Gonzalez F, Guitton C, Tamion F, Tonnelier JM, Guezennec P, Van Der Linden T, Vieillard-Baron A, Mariotte E, Pradel G, Lesieur O, Ricard JD, Herve F, du Cheyron D, Guerin C, Mercat A, Teboul JL, Radermacher P, Investigators S: High versus low blood-pressure target in patients with septic shock. N Engl J Med 2014; 370: 1583-93.

Bourgoin A, Leone M, Delmas A, Garnier F, Albanese J, Martin C: Increasing mean arterial pressure in patients with septic shock: effects on oxygen variables and renal function. Crit Care Med 2005; 33: 780-6.

Thooft A, Favory R, Salgado DR, Taccone FS, Donadello K, De Backer D, Creteur J, Vincent JL: Effects of changes in arterial pressure on organ perfusion during septic shock. Crit Care 2011; 15: R222.

Lamontagne F, Meade MO, Hebert PC, Asfar P, Lauzier F, Seely AJE, Day AG, Mehta S, Muscedere J, Bagshaw SM, Ferguson ND, Cook DJ, Kanji S, Turgeon AF, Herridge MS, Subramanian S, Lacroix J, Adhikari NKJ, Scales DC, Fox-Robichaud A, Skrobik Y, Whitlock RP, Green RS, Koo KKY, Tanguay T, Magder S, Heyland DK: Higher versus lower blood pressure targets for vasopressor therapy in shock: a multicentre pilot randomized controlled trial. Intensive Care Med 2016; 42: 542-50.

LeDoux D, Astiz ME, Carpati CM, Rackow EC: Effects of perfusion pressure on tissue perfusion in septic shock. Crit Care Med 2000; 28: 2729-32.

Mascha EJ, Yang D, Weiss S, Sessler DI: Intraoperative Mean Arterial Pressure Variability and 30-day Mortality in Patients Having Noncardiac Surgery. Anesthesiology 2015; 123: 79-91.

Matsukawa T, Sessler DI, Sessler AM, Schroeder M, Ozaki M, Kurz A, Cheng C: Heat flow and distribution during induction of general anesthesia. Anesthesiology 1995; 82: 662-73.

第13章

加速康复外科：原则、实践与实施

Tong J. Gan

加速康复外科（enhanced recovery after surgery，ERAS）是多模式围手术期管理路径，旨在减轻患者手术过程中的应激反应，促进术前身体状态的稳定并优化器官功能，从而实现早期康复。ERAS整合了一系列围手术期干预措施，以维持生理功能并促进术后康复。

ERAS流程中有几个新的特殊要素，汇集成两种最佳实践：管理的组织和临床的管理，同时确保患者接受循证医疗。在21世纪初，结直肠手术的ERAS路径应用于整个欧洲。随后，因为ERAS的原则适用于接受大手术的所有患者，所以ERAS路径被全世界所采用，并发表了其他大手术的ERAS路径和指南。

ERAS路径的成功实施需要手术、麻醉、围手术期管理之间的合作，以提供最佳的围手术期管理并得到医院管理部门的支持。麻醉科医师在促进康复方面起着至关重要的作用，因为他们常规管理ERAS的一些关键要素包括术前评估和患者教育、围手术期液体管理、短效麻醉药、最佳多模式镇痛、术后恶心呕吐（postoperative nausea and vomiting，PONV）和其他阿片类药物相关副作用的预防以及术中严密监测。

13.1 术前营养

未达到最佳营养状况是术后预后不良的一个强烈的独立预测因子。营养不良的外科患者术后死亡率和发病率增高、住院时间（length of stay，LOS）延长、再入院率和住院费用显著增加。据估计，24%~65%的手术患者有营养风险。此外，最近的前瞻性观察性研究显示，营养不良患者或有营养不良风险的患者在择期结直肠手术后30d内再次入院的可能性是其他患者的2倍。根据美国国家手术质量改善计划（National Surgical Quality Improvement Program，NSQIP）的定义，营养不良是手术患者少数可改变的与手术不良结局（包括死亡率）相关的术前危险因素之一。此外，研究证实，适当的围手术期营养治疗可明显改善胃肠道/肿瘤手术患者的围手术期预后，其中术前营养不良的风险最大（约65%）。在所有手术患者中，围手术期营养干预能改善手术预后，并降低感染的发病率和死亡率。

术后营养支持对于维持术后分解代谢期间的营养状况至关重要，并且有证据表明手术后早期和持续营养支持是加速恢复计划（enhanced recovery program，ERP）方案的一部分。事实上，研究明确了口服摄入量的增加是结直肠手术后早期康复的独立决定因素。最近关于围手术期营养作用的研究表明，对于ERP中接受肿瘤手术的患者，术后第1天的营养供应是术后5年生存率的独立预测因素。

不幸的是，最近的证据显示，在美国结直肠和肿瘤手术患者中，营养筛查和干预存在明显的缺陷，目前在5家医院中只有1家采用正规的营养筛查程序。令人惊讶的是，83%的美国外科医师相信现有数据支持术前营养优化能够减少围手术期并发症。然而，只有大约20%的美国胃肠/肿瘤手术患者在术前或术后接受营养支持。近期的围手术期质量倡议（Perioperative Quality Initiative，POQI）共识指南建议使用围手术期营养评分（Perioperative Nutrition Scoring，PONS）系统，该系统根据患者的体重指数（body mass index，BMI），近期体重变化，近期饮食摄入减少和术前白蛋白水平来评估营养风险。此外，PONS包括术前白蛋白水平的评估，因为这是术后并发症包括发病率/死亡率的一个预测因素（图13.1）。有关围手术期

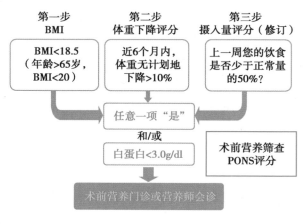

图13.1　围手术期营养评分

POQI六项营养建议

1. 必要的术前/术后营养筛查
2. 蛋白质比卡路里更重要
3. 术前尽量晚禁食术后尽早开始饮食
4. 考虑均口服补充营养
5. 肠内/肠外营养前口服
6. 营养管理是一个团队项目

图 13.2　围手术期营养管理建议

营养的 POQI 共识指南建议见图 13.2。

13.2　术后疼痛管理

13.2.1　多模式镇痛的原理

理想的镇痛方案能够有效缓解疼痛，减少阿片类药物相关的副作用和手术应激反应并改善临床预后，如发病率、死亡率和住院时间。为了达到这些目的，引入了多模式镇痛的概念，将不同的镇痛技术和不同种类的药物相结合，以改善手术的预后。然而，现有数据相互矛盾，并不一定能改善预后并减少阿片类药物的副作用。未能改善临床预后可能是因为镇痛药的配伍与用量不当所致。术后并发症的发生率和住院时间除了依赖充分的镇痛外，还取决于其他因素，如早期营养的开始、活动和综合康复计划。谨慎的做法是在术中尽可能有效地减轻术后疼痛，并在围手术期早期开始有效的镇痛治疗。

通过不同作用机制的两种或两种以上药物产生的相加或协同效应可增强单个镇痛药的有效性。例如，研究证实了 α 肾上腺素能系统和阿片系统之间的协同作用。类似地，联合使用对乙酰氨基酚和非甾体抗炎药对轻度至中度急性疼痛具有相加的镇痛作用。加用环氧合酶 -2（cyclooxygenase-2，COX-2）抑制剂或非甾体抗炎药可减少阿片类药物用量 20%~30%，并减少阿片类药物相关的副作用，且镇痛效果更好。类似地，研究证实多模式硬膜外镇痛中加用氯胺酮可降低疼痛评分，并减少镇痛药的需求。研究表明，将氯胺酮与吗啡、布比卡因、肾上腺素联合应用于患者自控硬膜外镇痛，可增强镇痛效果。Chia 等研究显示，氯胺酮组在运动和咳嗽时的平均视觉模拟评分低于对照组。术后 24h 镇痛药累计总消耗量较对照组减少30%。另一项研究证实，术中氯胺酮与硬膜外镇痛联合使用可能对降低慢性疼痛发生率方面具有远期益处。

13.2.2　外周神经阻滞

根据手术部位的不同，适当的外周神经阻滞（peripheral nerve blocks，PNB）有助于减轻术后短期至中期的疼痛。超声技术使神经组织直接可视化加上电刺激性导管的应用，使留置导管的放置更安全、更准确。在住院患者与日间手术患者中，越来越普遍地应用外周神经导管持续输注局麻药来达到长期镇痛的目的。例如，研究显示连续股神经阻滞可缩短住院时间，并降低严重并发症的发生率。类似地，其他数项研究也证实了 PNB 的益处，包括缩短住院时间和降低费用，降低 PONV 发生率以及降低日间手术后意外住院率。研究发现 PNB 期间联合使用全身性药物如阿片类药物和可乐定可增强术中和术后镇痛效果。对 15 项使用阿片类药物作为辅助剂的研究进行了 2 项系统性评价，其中 6 项研究认为在镇痛方面具有显著的益处。在评价可乐定的 6 项研究中，有 5 项认为镇痛效果改善。

ERAS 疼痛管理的成功策略需要考虑的因素包括了优化患者舒适度，功能恢复最快，副作用最少（图 13.3）。管理流程如图 13.4 所示。

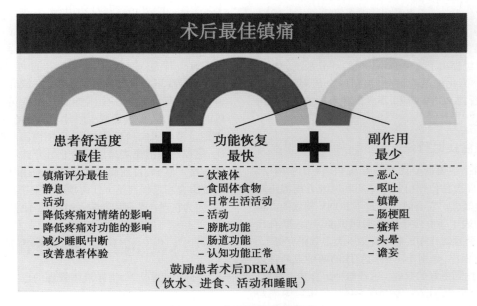

图 13.3　术后最佳镇痛策略

结直肠术后最佳镇痛方案

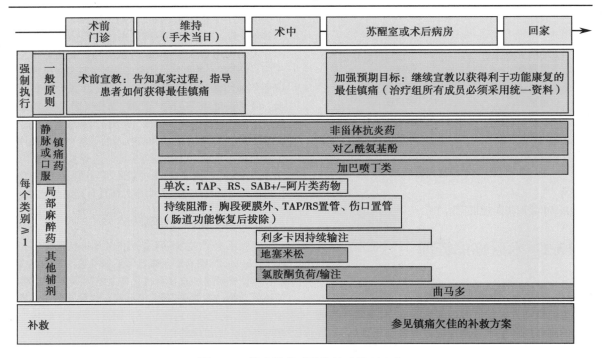

图 13.4　结直肠术后最佳镇痛管理方案

13.3　PONV 的管理

13.3.1　PONV 的危险因素

对 PONV 高危患者的识别可实施针对性预防措施，从而使这些患者从中获益最多。已经确定患者、麻醉和手术相关的危险因素。麻醉相关的危险因素包括：使用挥发性药物、N_2O、阿片类药物和逆转神经肌肉阻滞的大剂量新斯的明（>2.5mg）。患者相关因素包括：女性、PONV 病史或晕动病，以及不吸烟。高度焦虑和术后疼痛，特别是盆腔或内脏来源的术后疼痛，也可能与 PONV 发生率较高有关。已经提出了多种 PONV 风险评分系统。Apfel 等建立了一个简化的风险评分，包括四个预测因素：女性、晕动病或既往 PONV 病史、不吸烟和术后镇痛使用阿片类药物。

13.3.2　联合止吐疗法

至少有四个主要的受体系统参与 PONV 的病因学。1988 年，人们首次在化疗引起的恶心和呕吐方面提出联合止吐疗法的概念。它有效地促进了 PONV 领域的类似研究。已经发表了 100 多个随机对照试验，比较联合用药与单个止吐药预防作用的相对疗效。大多数研究提示，与单个药治疗相比，作用于不同的受体的两种或两种以上的止吐剂能达到更好的疗效。选择何种组合并不重要。在一项 meta 分析中，Habib 等发现 5-HT₃ 受体阻滞剂与氟哌利多或地塞米松联合使用时，PONV 发生率无明显统计学差异。与单独使用 5-HT₃ 受体阻滞剂相比，两种联合方案均可更显著地预防 PONV。在一项使用多因素设计的大型前瞻性研究中，Apfel 等评估了三种止吐药干预（昂丹司琼 4mg、氟哌利多 1.25mg、地塞米松 4mg）和三种麻醉方法干预措施（丙泊酚全凭静脉麻醉，不用 N_2O，使用瑞芬太尼替代芬太尼）预防 PONV 的效果。结果提示，不同作用机制的止吐剂降低 PONV 发生率方面具有相加作用，而不是协同作用。

13.3.3　PONV 预防的推荐策略

美国日间手术麻醉学会(Society of Ambulatory Anesthesia, SAMBA) 近期发布的 PONV 共识指南总结了 PONV 的管理策略。首先，应该评估每例患者的 PONV 风险。对于 PONV 中度至高危的患者，应考虑区域麻醉。如果区域麻醉不可行或禁忌，应用全麻时应采取策略以尽量减少 PONV 的风险，如尽量减少阿片类药物的使用，避免使用大剂量神经肌肉逆转药物，并应用丙泊酚维持麻醉。其次，建议对高危患者采用联合止吐疗法和更适合的多模式方法。然而，目前尚未确定联合使用时止吐药的最佳有效组合和最佳剂量。任何预防方案中都应考虑昂丹司琼，因为它现在是通用药物，并且价格便宜。

13.4　围手术期液体管理

在任何情况下，指导液体管理的根本原则是维持血容量稳定，即避免过量和不足。换句话说，保持循环稳定，给予细胞最佳的灌注，同时避免外周或间质水肿以及体重增加。短暂性低血容量，如果未发现，可导致低灌注和器官功能障碍，并产生相关的不良后果。重要的是，过多的液体能导致组织水肿和不良后果，可能这一点不太容易得到承认。虽然这两种可能都是极端的情况，但更常见的情况是内脏循环很微妙，尤其是处于风险之中。

围手术期质量倡议（POQI）共识小组近期就加速康复方案中有关围手术期液体管理的提出了以下建议：

13.4.1　术前

- 建议在麻醉诱导前 2h 可以不受限制地口服清饮料，以维持水化，同时将误吸的风险降至最低。
- 建议用于口服维持水化的清饮料至少含有 45g 碳水化合物，以提高胰岛素敏感性（1 型糖尿病患者除外，因为他们的胰岛素处于缺乏状态）。建议使用复合碳水化合物（如麦芽糊精）。

- 建议临床医师在麻醉诱导前 2 小时内不限制清饮料的摄入，避免给接受了等渗透肠道准备的患者静脉输液以弥补术前"液体损失"。没有证据表明等渗性机械肠道准备对患者术前容量状态有不良影响。
- 与等渗性肠道准备相比，不建议术前使用高渗或低渗的肠道准备，这相对等渗肠道准备没有任何益处，而且可能对术前容量状况产生不利影响。

13.4.2　术中和术后

- 建议在手术期间应用血流动力学监测与管理方案来指导临床决策。我们已经建议了这样一个血流动力学监测与管理方案，结果提示大多数结直肠手术患者术中使用目标导向液体疗法（goal-directed fluid therapy, GDFT）可能安全。与常规监测相比，GDFT 几乎无风险，使用先进的血流动力学监测设备可增强临床决策（图 13.5）。

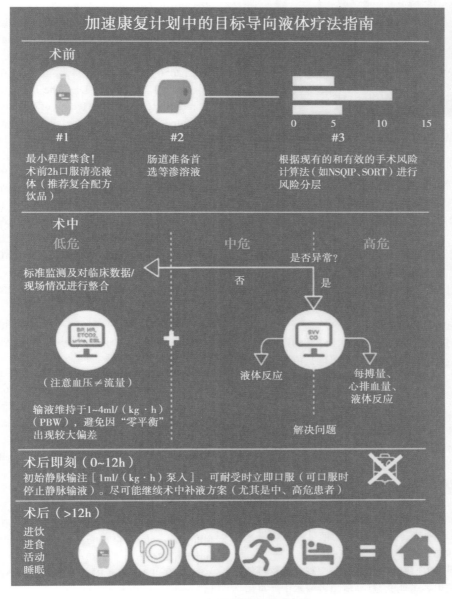

图 13.5　目标导向液体疗法指南

- 建议用于指导术中临床决策的先进血流动力学监测设备的选择应根据手术、患者和医院条件综合考虑,因为这样的监测能减少低血容量(容量反应阳性者增加输液治疗)和高血容量(容量反应阴性者限制液体治疗)的发生(图 13.6)。

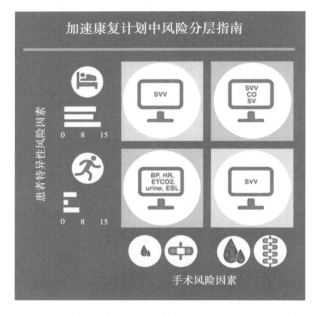

图 13.6　高级血流动力学监护设备监测指标的风险分层

- 建议术中单纯少尿可应引发液体治疗,因为尿量减少是手术和麻醉期正常的生理反应。还建议术中低尿量应引起注意,并排除绝对低血容量(与相对低血容量截然不同)。
- 建议术中及术后无尿应立即注意,因为无尿是一种病理性现象。
- 建议液体管理策略的重点是:首先确定是否存在通过液体治疗能解决的临床问题,然后确定给予何种液体和用量。临床医师必须根据患者和临床证据来确定病因,而不是治疗每一个异常的血流动力学数值(由传统的或先进的监护仪显示)。
- 建议尝试治疗最可能导致血流动力学紊乱的原因。所观察到的血流动力学异常可能或不可能是由于绝对低血容量。例如,在麻醉诱导和机械通气后不久,每搏量变异度超过 13%,应立即考虑血管舒张(相对低血容量),而不是容量问题。因此,若患者术前已经摄入清饮料,并使用等渗性肠道准备,则可能需要使用血管收缩药而不是冲击性输液。
- 建议结直肠手术患者应用缓冲等渗晶体液治疗低血容量。根据危重症治疗的文献推断,应限制使用淀粉类溶液。
- 建议手术后能够口服液体的患者不限制这些液体,因为这能增加患者满意度,而且静脉输液可能不会带来任何额外的益处。
- 建议将术中所用的血流动力学监测与管理方案尽可能用于术后,以便患者可能受益(高危患者或术中严重出血或有并发症的患者)。

　　总之,加速康复是缩短住院时间、减少术后并发症并可能提高患者满意度的基础。研究表明,许多成功的加速康复计划可提高质量和降低成本,从而提高医疗服务的价值。在不久的将来,加速康复将可能成为医疗的标准,应该被患者、外科医师、麻醉科医师、医院管理人员、医疗保险公司和政府所接受。

(杨迪迪　译,范晓华、邓小明　校)

参考文献

Gan TJ, Scott M, Thacker J, Hedrick T, Thiele RH, Miller TE. American Society for Enhanced Recovery: Advancing Enhanced Recovery and Perioperative Medicine.

Braga M, Ljungqvist O, Soeters P, Fearon K, Weimann A, Bozzetti F. ESPEN Guidelines on Parenteral Nutrition: surgery. Clinical nutrition (Edinburgh, Scotland) 2009; 28: 378-86.

Bozzetti F, Gianotti L, Braga M, Di Carlo V, Mariani L. Postoperative complications in gastrointestinal cancer patients: the joint role of the nutritional status and the nutritional support. Clinical nutrition (Edinburgh, Scotland) 2007; 26: 698-709.

Correia MI, Waitzberg DL. The impact of malnutrition on morbidity, mortality, length of hospital stay and costs evaluated through a multivariate model analysis. Clinical nutrition (Edinburgh, Scotland) 2003; 22: 235-9.

Kassin MT, Owen RM, Perez SD, Leeds I, Cox JC, Schnier K, Sadiraj V, Sweeney JF. Risk factors for 30-day hospital readmission among general surgery patients. Journal of the American College of Surgeons 2012; 215: 322-30.

Awad S, Lobo DN. What's new in perioperative nutritional support? Current opinion in anaesthesiology 2011; 24: 339-48.

Geurden B, Franck E, Weyler J, Ysebaert D. The Risk of Malnutrition in Community-Living Elderly on Admission to Hospital for Major Surgery. Acta chirurgica Belgica 2015; 115: 341-7.

Thomas MN, Kufeldt J, Kisser U, Hornung HM, Hoffmann J, Andraschko M, Werner J, Rittler P. Effects of malnutrition on complication rates, length of hospital stay, and revenue in elective surgical patients in the G-DRGsystem. Nutrition (Burbank, Los Angeles County, Calif) 2016; 32: 249-54.

Gillis C, Nguyen TH, Liberman AS, Carli F. Nutrition adequacy in enhanced recovery after surgery: a single academic center experience. Nutrition in clinical practice : official publication of the American Society for Parenteral and Enteral Nutrition 2015; 30: 414-9.

Malietzis G, Currie AC, Athanasiou T, Johns N, Anyamene N, Glynne-Jones R, Kennedy RH, Fearon KC, Jenkins JT. Influence of body composition profile on outcomes following colorectal cancer surgery. The British journal of surgery 2016; 103: 572-80.

Vaid S, Bell T, Grim R, Ahuja V. Predicting risk of death in general surgery patients on the basis of preoperative variables using American College of Surgeons National

Surgical Quality Improvement Program data. The Permanente journal 2012; 16: 10-7.

Drover JW, Cahill NE, Kutsogiannis J, Pagliarello G, Wischmeyer P, Wang M, Day AG, Heyland DK. Nutrition therapy for the critically ill surgical patient: we need to do better! JPEN Journal of parenteral and enteral nutrition 2010; 34: 644-52.

Stratton RJ, Elia M. Who benefits from nutritional support: what is the evidence? European journal of gastroenterology & hepatology 2007; 19: 353-8.

El Nakeeb A, Fikry A, El Metwally T, Fouda E, Youssef M, Ghazy H, Badr S, Khafagy W, Farid M. Early oral feeding in patients undergoing elective colonic anastomosis. International journal of surgery (London, England) 2009; 7: 206-9.

Lewis SJ, Egger M, Sylvester PA, Thomas S. Early enteral feeding versus "nil by mouth" after gastrointestinal surgery: systematic review and meta-analysis of controlled trials. BMJ (Clinical research ed) 2001; 323: 773-6.

Osland E, Yunus RM, Khan S, Memon MA. Early versus traditional postoperative feeding in patients undergoing resectional gastrointestinal surgery: a meta-analysis. JPEN Journal of parenteral and enteral nutrition 2011; 35: 473-87.

Vlug MS, Bartels SA, Wind J, Ubbink DT, Hollmann MW, Bemelman WA. Which fast track elements predict early recovery after colon cancer surgery? Colorectal disease : the official journal of the Association of Coloproctology of Great Britain and Ireland 2012; 14: 1001-8.

Gustafsson UO, Oppelstrup H, Thorell A, Nygren J, Ljungqvist O. Adherence to the ERAS protocol is Associated with 5-Year Survival After Colorectal Cancer Surgery: A Retrospective Cohort Study. World journal of surgery 2016; 40: 1741-7.

Williams JD, Wischmeyer PE. Assessment of perioperative nutrition practices and attitudes-A national survey of colorectal and GI surgical oncology programs. American journal of surgery 2017; 213: 1010-18.

Wischmeyer PE, Carli F, Evans DC, Guilbert S, Kozar R, Pryor A, Thiele RH, Everett S, Grocott M, Gan TJ, Shaw AD, Thacker JKM, Miller TE, Hedrick TL, McEvoy MD, Mythen MG, Bergamaschi R, Gupta R, Holubar SD, Senagore AJ, Abola RE, Bennett-Guerrero E, Kent ML, Feldman LS, Fiore JF, Jr. American Society for Enhanced Recovery and Perioperative Quality Initiative Joint Consensus Statement on Nutrition Screening and Therapy Within a Surgical Enhanced Recovery Pathway. Anesthesia and analgesia 2018; 126: 1883-95.

McClave SA, Taylor BE, Martindale RG, Warren MM, Johnson DR, Braunschweig C, McCarthy MS, Davanos E, Rice TW, Cresci GA, Gervasio JM, Sacks GS, Roberts PR, Compher C. Guidelines for the Provision and Assessment of Nutrition Support Therapy in the Adult Critically Ill Patient: Society of Critical Care Medicine (SCCM) and American Society for Parenteral and Enteral Nutrition (A.S.P.E.N.).

JPEN Journal of parenteral and enteral nutrition 2016; 40: 159-211.

Weimann A, Braga M, Harsanyi L, Laviano A, Ljungqvist O, Soeters P, Jauch KW, Kemen M, Hiesmayr JM, Horbach T, Kuse ER, Vestweber KH. ESPEN Guidelines on Enteral Nutrition: Surgery including organ transplantation. Clinical nutrition (Edinburgh, Scotland) 2006; 25: 224-44.

Kehlet H, Dahl JB. The value of "multimodal" or "balanced analgesia" in postoperative pain treatment. Anesthesia and analgesia 1993; 77: 1048-56.

Kehlet H. Effect of postoperative pain treatment on outcome-current status and future strategies. Langenbeck's archives of surgery 2004; 389: 244-9.

Kehlet H, Holte K. Effect of postoperative analgesia on surgical outcome. British journal of anaesthesia 2001; 87: 62-72.

Kehlet H, Werner M, Perkins F. Balanced analgesia: what is it and what are its advantages in postoperative pain? Drugs 1999; 58: 793-7.

Werner MU, Soholm L, Rotboll-Nielsen P, Kehlet H. Does an acute pain service improve postoperative outcome? Anesthesia and analgesia 2002; 95: 1361-72, table of contents.

Spaulding TC, Fielding S, Venafro JJ, Lal H. Antinociceptive activity of clonidine and its potentiation of morphine analgesia. European journal of pharmacology 1979; 58: 19-25.

Altman RD. A rationale for combining acetaminophen and NSAIDs for mild-to-moderate pain. Clinical and experimental rheumatology 2004; 22: 110-7.

Suzuki M, Kinoshita T, Kikutani T, Yokoyama K, Inagi T, Sugimoto K, Haraguchi S, Hisayoshi T, Shimada Y. Determining the plasma concentration of ketamine that enhances epidural bupivacaine-and-morphine-induced analgesia. Anesthesia and analgesia 2005; 101: 777-84.

Chia YY, Liu K, Liu YC, Chang HC, Wong CS. Adding ketamine in a multimodal patient-controlled epidural regimen reduces postoperative pain and analgesic consumption. Anesthesia and analgesia 1998; 86: 1245-9.

Lavand'homme P, De Kock M, Waterloos H. Intraoperative epidural analgesia combined with ketamine provides effective preventive analgesia in patients undergoing major digestive surgery. Anesthesiology 2005; 103: 813-20.

Buckenmaier CC, 3rd, Klein SM, Nielsen KC, Steele SM. Continuous paravertebral catheter and outpatient infusion for breast surgery. Anesthesia and analgesia 2003; 97: 715-7.

White PF, Issioui T, Skrivanek GD, Early JS, Wakefield C. The use of a continuous popliteal sciatic nerve block after surgery involving the foot and ankle: does it improve the quality of recovery? Anesthesia and analgesia 2003; 97: 1303-9.

Chelly JE, Greger J, Gebhard R, Coupe K, Clyburn TA, Buckle R, Criswell A, Chelly JE, Greger J, Gebhard R, Coupe K, Clyburn TA, Buckle R, Criswell A. Continuous femoral blocks improve recovery and outcome of patients undergoing total knee arthroplasty. J Arthroplasty 2001; 16: 436-45.

White PF, Issioui T, Skrivanek GD, Early JS, Wakefield C. The use of a continuous popliteal sciatic nerve block after surgery involving the foot and ankle: does it improve the quality of recovery?[erratum appears in Anesth Analg. 2003 Dec; 97(6): 1557]. Anesth Analg 2003; 97: 1303-9.

Singelyn FJ, Aye F, Gouverneur JM, Singelyn FJ, Aye F, Gouverneur JM. Continuous popliteal sciatic nerve block: an original technique to provide postoperative analgesia after foot surgery. Anesth Analg 1997; 84: 383-6.

Chelly JE, Greger J, Al Samsam T, Gebhard R, Masson M, Matuszczak M, Sciard D, Chelly JE, Greger J, Al Samsam T, Gebhard R, Masson M, Matuszczak M, Sciard D. Reduction of operating and recovery room times and overnight hospital stays with interscalene blocks as sole anesthetic technique for rotator cuff surgery. Minerva Anestesiol 2001; 67: 613-9.

Murphy DB, McCartney CJ, Chan VW, Murphy DB, McCartney CJ, Chan VW. Novel analgesic adjuncts for brachial plexus block: a systematic review. Anesth Analg 2000; 90: 1122-8.

McEvoy MD, Scott MJ, Gordon DB, Grant SA, Thacker JKM, Wu CL, Gan TJ, Mythen MG, Shaw AD, Miller TE. American Society for Enhanced Recovery (ASER) and Perioperative Quality Initiative (POQI) joint consensus statement on optimal analgesia within an enhanced recovery pathway for colorectal surgery: part 1-from the preoperative period to PACU. Perioperative medicine (London, England) 2017; 6: 8.

Scott MJ, McEvoy MD, Gordon DB, Grant SA, Thacker JKM, Wu CL, Gan TJ, Mythen MG, Shaw AD, Miller TE. American Society for Enhanced Recovery (ASER) and Perioperative Quality Initiative (POQI) Joint Consensus Statement on Optimal Analgesia within an Enhanced Recovery Pathway for Colorectal Surgery: Part 2-From PACU to the Transition Home. Perioperative medicine (London, England) 2017; 6: 7.

Apfel CC, Kranke P, Katz MH, Goepfert C, Papenfuss T, Rauch S, Heineck R, Greim CA, Roewer N. Volatile anaesthetics may be the main cause of early but not delayed postoperative vomiting: a randomized controlled trial of factorial design. BJA 2002; 88: 659-68.

Tramer M, Moore A, McQuay H. Omitting nitrous oxide in general anaesthesia: meta-analysis of intraoperative awareness and postoperative emesis in randomized controlled trials. Br J Anaesth 1996; 76: 186-93.

Apfel CC, Laara E, Koivuranta M, Greim CA, Roewer N. A simplified risk score for predicting postoperative nausea and vomiting: conclusions from cross-validations between two centers. Anesthesiology 1999; 91: 693-700.

Tramer MR, Fuchs-Buder T. Omitting antagonism of neuromuscular block: effect on postoperative nausea and vomiting and risk of residual paralysis. A systematic review. Br J Anaesth 1999; 82: 379-86.

Sinclair DR, Chung F, Mezei G. Can postoperative nausea and vomiting be predicted? Anesthesiology 1999; 91: 109-18.

Koivuranta M, Laara E, Snare L, Alahuhta S. A survey of postoperative nausea and vomiting. Anaesthesia 1997; 52: 443-9.

Andersen R, Krohg K. Pain as a major cause of postoperative nausea. Canadian Anaesthetists' Society journal 1976; 23: 366-9.

Jenkins LC, Lahay D. Central mechanisms of vomiting related to catecholamine response: anaesthetic implication. Canadian Anaesthetists' Society journal 1971; 18: 434-41.

Rees MR, Clark RA, Holdsworth CD, Barber DC, Howlett PJ. The effect of beta-adrenoceptor agonists and antagonists on gastric emptying in man. Br J Clin Pharmacol 1980; 10: 551-4.

Parikh PM, Charak BS, Banavali SDea. A prospective randomized double-blind trial comparing metoclopramide alone with metoclopramide plus dexamethasone in preventing emesis induced by high-dose cisplatin. Cancer 1988; 66: 2263-4.

Apfel CC, Korttila K, Abdalla M, Kerger H, Turan A, Vedder I, Zernak C, Danner K, Jokela R, Pocock SJ, Trenkler S, Kredel M, Biedler A, Sessler DI, Roewer N, Investigators I. A factorial trial of six interventions for the prevention of postoperative nausea and vomiting.[see comment]. New England Journal of Medicine 2004; 350: 2441-51.

Henzi I, Walder B, Tramer MR. Dexamethasone for the prevention of postoperative nausea and vomiting: a quantitative systematic review. Anesth Analg 2000; 90: 186-94.

Tramer MR. A rational approach to the control of postoperative nausea and vomiting: evidence from systematic reviews. Part II. Recommendations for prevention and treatment, and research agenda. Acta Anaesthesiol Scand 2001; 45: 14-9.

Habib AS, El-Moalem HE, Gan TJ. The efficacy of the 5-HT3 receptor antagonists combined with droperidol for PONV prophylaxis is similar to their combination with dexamethasone. A meta-analysis of randomized controlled trials. Canadian Journal of Anaesthesia 2004; 51: 311-9.

Gan TJ, Diemunsch P, Habib AS, Kovac A, Kranke P, Meyer TA, Watcha M, Chung F, Angus S, Apfel CC, Bergese SD, Candiotti KA, Chan MT, Davis PJ, Hooper VD, Lagoo-Deenadayalan S, Myles P, Nezat G, Philip BK, Tramer MR. Consensus guidelines for the management of postoperative nausea and vomiting. Anesthesia and analgesia 2014; 118: 85-113.

Thiele RH, Raghunathan K, Brudney CS, Lobo DN, Martin D, Senagore A, Cannesson M, Gan TJ, Mythen MM, Shaw AD, Miller TE. American Society for Enhanced Recovery (ASER) and Perioperative Quality Initiative (POQI) joint consensus statement on perioperative fluid management within an enhanced recovery pathway for colorectal surgery. Perioperative medicine (London, England) 2016; 5: 24.

第14章

肾素 - 血管紧张素系统

Ehab Farag

14.1 引言

自 1898 年发现肾素以来，人们就认为肾素 - 血管紧张素系统（renin angiotensin system，RAS）是调节钠稳态、体液容量以及通过血管紧张素（angiotensin，Ang）II 与 Ang1 受体（AT$_1$ 受体）相互作用介导的生理学效应来维持动脉血压的一种关键性信号系统。随着具有不同功能如血管舒张、神经保护和认知的 RAS 新成员的发现，RAS 的新概念现在被称为"替代性"RAS。本文将重点介绍在理解 RAS 功能上的新进展。

14.2 RAS 和替代性 RAS 的生物合成

经典 RAS 的主要成分是 AngII，它是由前体 - 血管紧张素原通过两步蛋白水解过程产生的。在该过程的第一步中，肝脏产生的血管紧张素原在肾素介导下由蛋白质水解为十肽 Ang I。在第二步中，Ang I 在血管紧张素转化酶（angiotensin converting enzyme，ACE）的作用下转化为八肽 AngII。AngII 可以在细胞内由血管紧张素原和肾素合成。值得注意的是，高浓度的葡萄糖可以刺激平滑肌细胞糜酶和组织蛋白酶 D，促使 Ang I 和血管紧张素原生成细胞内 AngII。在某些病理条件下，如动脉粥样硬化相关的血管损伤，Ang I 也可能在糜酶作用下产生 AngII。糜酶是一种胰凝乳蛋白酶，类似于丝氨酸蛋白酶，与肝素蛋白聚糖一同储存在肥大细胞分泌颗粒的无活性复合物中。在人类的心脏中，Ang(1~12) 通过糜酶途径产生 AngII。在糖尿病患者的肾脏中，替代性糜酶依赖性途径占主导地位。因此，单独使用不含 AT$_1$ 受体阻滞剂（AT$_1$ receptor blockers，ARB）的 ACEI 类药物不能完全预防糖尿病患者的蛋白尿，这是因为 AngII 仍可以通过肾脏替代糜酶途径产生。

Ang(1~7) 是替代途径的主要成分，可以通过脑啡肽酶，甲拌磷寡肽酶或脯酰氨内肽酶去除 Ang I 前体分子的最后三个氨基酸残基而产生。ACE 同源物 ACE2 是 Ang(1~7) 的关键酶。该单羧肽酶去除 Ang I 的 C 末端氨基酸亮氨酸进而生成生物活性肽 Ang(1~9)。随后在 ACE 和脑啡肽酶的作用下，Ang(1~9) 又裂解产生 Ang(1~7)。

Ang(1~7) 产生的第二个途径是通过 AngII。这是通过 ACE2 除去 AngII 的 C 末端苯丙氨酸形成七肽来实现的。值得注意的是，ACE2 对 AngII 的亲和力是 Ang I 的 400 倍。与 ACE 不同的是，ACE2 不会代谢缓激肽。然而，它确实水解促炎激肽——Des_Arg9-BK。因此，ACE2 具有血管舒张和抗炎作用。

AngII 在氨基肽酶作用下产生 Ang III [Ang(2~8)，七肽]，而在氨基肽酶 M 作用下产生 Ang IV [Ang(3~8)，六肽]。

14.3 RAS 和替代性 RAS 受体

14.3.1 AT$_1$ 受体

AngII 通过与 G 蛋白偶联受体（G protein coupled receptors，GPCR）结合介导其作用：AT$_1$ 和 AT$_2$ 受体。AT$_1$ 受体的激活刺激磷脂酰肌醇 C，引起磷脂酰肌醇 4,5- 双磷酸水解产生肌醇 1,4,5- 三磷酸和甘油二酯。肌醇 1,4,5- 三磷酸的激活增加了肌质钙浓度和二酰基甘油信号，引起蛋白 C 激活和血管平滑肌（VSM）收缩。此外，AT$_1$ 受体的激活诱导 3',5'- 环磷酸腺苷信号转导的抑制，从而增强 VSM 收缩。AngII 激活 NADH/NADPH 系统，导致活性氧簇（reactive oxygen species，ROS）水平升高，包括过氧化氢（H_2O_2）、羟基自由基（OH^-）和超氧阴离子（O_2^-）。ROS 升高会降低一氧化氮（NO）的利用率，从而增强 AT$_1$ 受体激活所致的血管收缩作用。此外，NO 与超氧化物之间的相互作用会产生过氧亚硝酸盐。这是一种细胞毒性阴离子，抑制线粒体电子传递，破坏 DNA 和细胞蛋白，从而导致氧化应激损伤。ROS 损害线粒体的功能并抑制 ATP 的产生，随后线粒体自身释放的 ROS 增多，从而导致 ROS 持续增加的恶性循环。AngII 产生的 ROS 通过激活核因

子 -κB(nuclear factor-κB, NF-κB)转录因子来增强炎症反应,促进细胞因子转录产物的生成。通过 ROS 介导的针对抗凋亡蛋白 bcl-2 的抑制作用,AngⅡ还可诱导细胞凋亡。有趣的是,AngⅡ通过增加细胞内 H_2O_2 诱导 VSM 肥大。AT_1 受体相关蛋白(AT1 receptor-associated protein, ATRAP)具有三个能与 AT_1 受体 C 末端结构域相互作用的跨膜结构域。ATRAP 的激活导致 AT_1 受体内化及其随后的下调。过氧化物酶体增殖物激活受体 γ(peroxisome proliferator-activated receptor gamma, PPARγ)的激活抑制了 AT_1 受体的作用并刺激了 AT_2 受体。值得注意的是,替米沙坦和厄贝沙坦等 ARB 药物具有部分 PPARγ 激动作用。相应地,替米沙坦通过 AT_1 受体阻滞和 PPARγ 刺激的协同作用,对阿尔茨海默病小鼠模型的缺血性脑损伤和认知功能障碍具有神经保护作用。

14.3.2　AT_2 受体功能和相关蛋白

AT_2 受体主要受 Ang(1~7)的刺激,并产生与 AT_1 受体刺激相反的效应而达到平衡。也就是说,AT_2 受体的激活导致血管舒张、NO 释放、抑制增殖和生长。AT_2 受体的上调可能会在缺血脑组织的半暗区中发挥神经保护作用。这可能可以解释 LIFE 研究中的观察结果:与阿替洛尔相比,ARB 氯沙坦提供了更好的脑卒中保护作用。AT_2 受体的 C 末端尾部与线粒体肿瘤抑制基因 -1(mitochondrial tumor suppressor gene-1, MTUS1)的相互作用导致超氧阴离子产生减少、促炎细胞因子的表达、新内膜形成和动脉粥样硬化。此外,AT_2 受体与其相关蛋白的相互作用可抑制不同癌症模型中肿瘤的生长,血管生成和转移。

14.3.3　Mas 受体

Mas 是由 Santos RA 等确定的原癌基因。Mas 受体与 AT_1 受体异寡聚化,从而抑制 AngⅡ的作用。因此,Ang(1~7)与 Mas 受体的相互作用具有抗增殖和抗心律失常作用,通过缓激肽和 NO 释放导致血管舒张,并刺激肾钠排泄。近期发现血管保护素在 Mas 受体上的结合亲和力比 Ang(1~7)更高。

14.3.4　肾素原和肾素受体

肾素是一种天冬氨酸蛋白酶,由两个同源小叶结构构成,小叶间隙中含有一个有 2 个催化天冬氨酸残基的活性位点。肾素原有一个氨基末端的前节段,折叠在这两个小叶之间的裂隙上,防止了对血管紧张素原的激活。肾素原在肾球旁细胞中被诸如前转化酶和组织蛋白酶等酶的激活。在低 pH 或低温情况下,肾素原可通过非蛋白溶解激活途径从小叶间隙中展开而被激活。肾素原和肾素都刺激称为(P)RR 的单个受体。(P)RR 与其配体的结合导致肾素原的展开,使其能够促进局部 AngⅡ的产生。此外,肾素和肾素原的结合会导致丝氨酸和酪氨酸残基上的(P)RR 快速磷酸化,从而触发丝分裂原活化蛋白激酶(mitogen-activated protein kinase, MAPK)途径。因此,刺激(P)RR 可产生与 AngⅡ刺激 AT_1 受体相同的有害

作用。

14.3.5　肾素 - 血管紧张素受体是寿命的决定因素

AT_1 受体与 AngⅡ相互作用产生的 ROS 通过两种方式增强 DNA 损伤:一是通过诱导应激诱导性早衰(stress induced premature senescence, SIPS)实现的端粒非依赖性途径;二是通过加速端粒耗损的端粒依赖性途径。值得注意的是,端粒在防止染色体末端退化或与相邻染色体融合方面起着非常重要的作用。

ROS 增强了随着年龄增长而发生的脑内皮功能障碍,因此缺乏 AT_1 受体的老年小鼠并未出现与年龄有关的脑循环损伤。

抑制老年大鼠肝脏中的 RAS 可增强与线粒体呼吸和生物发生有关的核呼吸因子 1 和 PPARγ 的基因水平。因此,RAS 抑制作用可保持肝细胞系统的完整性,并防止肝纤维化以及衰老过程中炎症细胞的浸润。

去乙酰化酶是烟酰胺嘌呤二核苷酸(nicotinamide adenine dinucleotide, NAD)依赖性蛋白脱乙酰酶,与寿命、线粒体和细胞周期调控凋亡以及 DNA 损伤修复相关。在人类基因组中,有 7 种不同的去乙酰化酶(SIRT1-7),其中有 3 种位于线粒体中(SIRT3, SIRT4, SIRT5)。SIRT3 在延长使用寿命方面起着至关重要的作用。SIRT3 通过 Ku70 的脱乙酰化来保护心肌细胞免受 Bax 介导的细胞凋亡,脱乙酰化的 Ku70 与 Bax 结合可阻断 Bax 的激活。

SIRT3 仅在共底物 NAD^+ 存在的情况下发挥其作用,而 NAD^+ 的浓度决定了细胞存活。烟酰胺磷酸核糖基转移酶(Nampt)可提高线粒体 NAD^+ 的浓度。

与野生动物相比,缺乏 AT_1 受体的小鼠的肾脏中烟酰胺磷酸核糖基转移酶(nicotinamide phosphoribosyl transferase, Nampt)和 SIRT3 含量增加。此外,AT_1 受体阻滞剂坎地沙坦阻止了 AngⅡ诱导的肾小管上皮细胞中 Nampt 和 SIRT3 mRNA 的减少,从而提高细胞存活率。长寿是由于氧化应激减弱以及 Nampt 和 SIRT3 生存基因上调所引起的线粒体损伤减少的结果。有趣的是,红酒中发现了一种小分子——白藜芦醇能抑制 AT_1 受体,而 AT_1 受体有助于白藜芦醇诱导的长寿。因此,抑制 AT_1 受体可能代表了一种治疗衰老疾病和延长寿命的可能策略。

14.4　RAS 和替代性 RAS 在大脑中的功能

14.4.1　中枢交感神经系统和血压控制

下丘脑室旁核(paraventricular nucleus, PVN)是中央自主神经网络中最重要的单个中心。PVN 还可作为肾交感神经活动(renal sympathetic nerve activity, RSNA)和心交感神经传入(cardiac sympathetic afferent, CSAR)的中枢神经回路,通过投射到延髓头端腹外侧区(rostral ventrolateral medulla, RVLM)和脊髓中间外侧柱(intermediolateral column, IML)来控制交感神经活动。PVN 的主要功能是

调节紧张性交感神经活动,尤其是 CSAR 和 RSNA。内源性 Ang(1~7) 和 PVN 中的 Ang II 增强了 CSAR 和 RSNA。Mas 受体对于 PVN 中的 Ang(1~7) 刺激作用至关重要。ACE2 的过表达和其导致的在 PVN 产生的 Ang(1~7) 抑制了 Ang II 诱导的血压升高和 PVN 中促炎细胞因子(如 TNF-α,IL-1β 和 IL-6)的产生。因此,ACE2/Ang(1~7)/Mas 轴可对 PVN 产生抗炎和降压作用。Ang(1~7) 在正常血压大鼠的孤束核(nucleus tractus solitarius,NTS)内呈张力性作用,以增强压力反射介导的心率变化的敏感性。而老年大鼠心动过缓与 NTS 中 Ang(1~7) 效应的丧失有关。产前接触类固醇与青春期高血压有关,可能是因为补充的 Ang II 对抗了 NTS 中 Ang(1~7) 的作用。Ang(1~7) 通过激活 Mas 受体抑制中枢交感神经活动,进而增强神经元型一氧化氮合酶(neuronal nitric oxide synthase,nNOS) 和 NO 的产生。NO 产生增加会降低儿茶酚胺能神经元的活性。总的来说,在 CNS 中存在一个复杂的 Ang II 和 Ang(1~7) 平衡,通常维持压力感受器反射和血压。衰老与 Ang II 效应的优势有关,Ang(1~7) 和 ACE2 活性降低可导致高血压和其他心血管疾病。

14.4.2　大脑中 ACE2/Ang(1~7)/Mas 轴的非心血管功能

Ang(1~7) 通过其对 Mas 受体的作用,通过大脑中 nNOS 的激活来增强 NO 的产生,这是对象识别记忆以及海马和杏仁核长时程增强的关键因素。敲除 Mas 受体的大鼠在对象识别记忆方面存在缺陷,从而证实了 Ang(1~7)/Mas 轴的重要性。Ang(1~7) 可能对缺血性脑卒中具有重要的神经保护作用。Ang(1~7) 通过 Mas 受体发挥作用,使大鼠脑梗死范围缩小并提高了大鼠在神经功能检查中的表现。Ang(1~7) 增强了内皮型一氧化氮合酶(endothelial nitric oxide synthase,eNOS)的活性,因而脑血流向缺血脑组织。Ang(1~7) 抑制诱导型一氧化氮合酶(inducible nitric oxide synthase,iNOS)活性。缺血性脑中 iNOS 活性的增强会使 NO 生成增加。这会增加过氧亚硝酸盐(一种强氧化剂)的浓度,并可能加重脑缺血后的组织损伤。因此,通过脑缺血后的抗炎作用,Ang(1~7) 可能是一种有效的神经保护因子。有趣的是,人视网膜的神经胶质细胞中已检测到了 ACE2/Ang(1~7) 轴。在兔的玻璃体内注射 Ang(1~7) 可降低其眼内压。此外,眼内注射 ACE2 或 Ang(1~7) 基因可预防糖尿病性视网膜病变。

14.4.3　RAS 和小胶质细胞

在胚胎发育过程中,原始的卵黄囊髓样祖细胞进入大脑并分化为小胶质细胞。通常认为成人脑细胞中约有 10% 是小胶质细胞。小胶质细胞可以发展成促炎 / 激活的经典 M1 或激活的抗炎 M2 表型,具体取决于脑损伤后不同阶段的信号。M1/ 促炎小胶质细胞产生促炎介质和 ROS,加剧神经元死亡。另一方面,M2/ 免疫调节性小胶质细胞诱导大脑修复和再生,产生生长因子和抗炎细胞因子来保护神经元并缓解炎症。M2/ 免疫调节激活的几个亚类已被鉴定。M2a 激活状态的主要功能为抑制炎症。

另一种激活状态是 M2c,它被认为能在炎症过程减弱后修复组织。M2b 同时参与促炎或抗炎反应,并与免疫反应的记忆有关。M2 表型细胞共同参与大脑的抗炎、细胞碎片清除、细胞外基质沉积和血管生成等功能。从促炎性 / M1 表型发展到免疫调节 /M2 表型可以有效抵抗脑损伤。但是当该过程失调时,炎性细胞因子和 ROS 的持续释放会诱导神经元死亡并加剧脑损伤。大脑中持久存在的促炎性 M1 小胶质细胞是神经退行性疾病(如多发性硬化症、阿尔茨海默病和帕金森病)发展的关键因素。值得注意的是,FDA 批准的用于治疗多发性硬化症的药物醋酸格拉替雷(glatiramer acetate,GA)通过诱导 Th1 向 Th2 转变而起作用,从而导致产生抗炎细胞因子(如 IL-4),使小胶质细胞极化为 M2 抗炎表型。

细胞因子如 TNF-α、IL-6、IL-1β 和干扰素 -γ(INF-γ) 和几种趋化因子,除了影响小胶质细胞 NADPH- 氧化酶激活水平外,对小胶质细胞转化为促炎性 M1 型也很重要。通过 AT1 受体作用的 Ang II 是 NADPH- 氧化酶复合物的主要激活剂,可起到促氧化和促炎作用,导致小胶质细胞向 M1 型转化。然而 IL-4、IL-10 和 PPARγ 激动剂之类的抑炎细胞因子会使之向抑炎 M2 型转化。

血管紧张素受体阻滞剂(ARB)家族是异质的,某些成员表现出多效性,尤其是替米沙坦和坎地沙坦(多效性稍弱),不仅阻断 AT1 受体,而且激活抗炎和促代谢核受体 PPARγ,因此有助于小胶质细胞向抗炎 M2 型转化。

阿尔茨海默病是痴呆症最常见的形式,其特征是内含高磷酸化 Tau 蛋白的神经纤维缠结和肽淀粉样蛋白 β(amyloid,Aβ)的细胞外沉积,形成神经斑块。阿尔茨海默病的另一个关键特征是明显的神经炎症。有几种方法可以清除大脑中的 Aβ。Aβ 可以通过 LRP1 和载脂蛋白 E 等蛋白复合物直接穿梭出大脑,这些蛋白复合物可以结合细胞外 Aβ 并将其运输到血脑屏障,然后再穿梭到另一侧。CNS 间质液中的细胞外 Aβ 通过新发现的淋巴途径进入脑脊液。最后,通过吞噬作用和 CNS 常驻免疫细胞(如小胶质细胞和星形胶质细胞,神经元也有可能)的降解来清除 Aβ。M2 型是吞噬作用和清除大脑中 Aβ 的关键因素。

ARB 具有将小胶质细胞转变为 M2 型的疗效,从而在不会显著降低血压的剂量下提高了许多阿尔茨海默病啮齿动物模型的认知能力。因此,高血压患者使用 ARB 不仅可以降低阿尔茨海默病的风险,还可以降低血管性痴呆的风险。在临床对照试验中,几种 ARB 不仅限制了卒中引起的损害,保护了执行和认知功能,还降低了高血压和糖尿病发病率(卒中的主要危险因素)。

帕金森病的特征是 NADPH 氧化酶活性增强,炎症过程不受控制,TNF-α 产生增加,β- 突触核蛋白调节,脑神经营养因子减少和 PPARγ 活化降低。在帕金森病的新疗法中,人们认为最有效的 ARB 是坎地沙坦和替米沙坦。体内和体外研究表明,坐骨神经单侧切开后,ARB 奥美沙坦促进了腹侧脊髓原代培养物中的轴突生长和乙酰转移酶活性,并提高了运动神经元的存活率。因此,奥美沙坦被认为是运动神经元退化(如肌萎缩性侧索硬化症)相关疾病的潜在治疗剂。

14.4.4　血管紧张素Ⅳ（Ang Ⅳ）和血管紧张素Ⅳ受体（AT$_4$受体）

Ang Ⅳ 通过 AT$_4$ 受体产生效应，它广泛分布在大脑中，如新皮质、小脑、前脑垂体和大脑的更多区域。AT$_4$ 受体被认为是胰岛素调节氨肽酶（insulin regulator aminopeptidase，IRAP）。IRAP 是 M1 金属肽酶家族的成员，也含有氨基肽酶。IARP 从抗利尿激素、催产素、生长抑素、eNOS 和其他许多肽酶中分解 N- 末端氨基酸。IRAP 还抑制海马和大脑皮层锥体细胞中胰岛素敏感的葡萄糖转运体 4（glucose transporter 4，GLUT4）。Ang Ⅳ 是 IRAP 的天然抑制剂。因此，Ang Ⅳ 有助于改善葡萄糖摄取和对记忆、认知至关重要的肽的利用，如催产素和抗利尿激素。它还能增加对脑血流至关重要的 eNOS 的利用。值得注意的是，胰高血糖素样肽 -1 受体（glucagon-like peptide -1 receptor，GLP-1R）激动剂艾塞那肽可增加葡萄糖水平依赖的胰岛素分泌，研究表明，艾塞那肽可改善帕金森病患者的运动和认知功能。艾塞那肽可以增加大脑中的胰岛素从而抑制 IRAP。此外，另一种 GLP-1R 激动剂利拉鲁肽可改善非糖尿病心境障碍患者的认知功能。据报道，第二种 AT$_4$ 受体亚型是肝细胞生长因子的 c-met 受体。Ang Ⅳ 与肝细胞生长因子竞争结合 c-met，从而抑制其作用。

14.5　RAS 的心血管作用

经典 RAS 对心血管系统的有害作用（导致高血压和炎症增加）由 Ang Ⅱ 通过 AT$_1$ 受体介导，而 RAS 的反调节主要通过 Ang(1~7)/AT$_2$/Mas 轴起作用，产生血管舒张、抗炎作用，抗血栓形成和抗增殖作用。Ang(1~7) 通过激活 eNOS 增强 NO 的释放。Ang(1~7) 通过增加 NO 和 eNOS 活性调节心肌 Ca^{2+} 处理，激活肌浆网钙 ATP 酶 2a（SERCA2a），将钙离子从细胞质运输至肌浆网，从而防止 Ca^{2+} 超载的病理效应。Ang(1~7) 还能防止左心室重构、间质纤维化并保留心脏功能。

盐皮质激素受体阻滞剂依普利酮通过降低 NADPH 氧化酶和 ACE 活性来减轻氧化应激，同时增加 ACE2 活性，从而增加 Ang(1~7) 并减少 Ang Ⅱ 的形成。这些结果可以解释使用盐皮质激素受体阻滞剂对充血性心力衰竭患者的益处，这在 RALES 研究和依普利酮对急性心肌梗死后心力衰竭的疗效和生存研究（Eplerenone Post-Acute Myocardial Infarction Heart Failure Efficacy and Survival Study，EPHESUS）中有所阐述。此外，稳定性心绞痛患者使用 ARB 奥美沙坦和缬沙坦 6 个月与冠状动脉斑块体积的减小相关。冠状动脉斑块体积的减少与心肌梗死和血运重建的发生率降低有关。

14.6　RAS 和肾脏

在肾脏中，ACE2 被认为是肾组织中 Ang(1~7) 的主要来源。替代性 RAS 对保护和维持肾功能起着非常重要

的作用。Ang(1~7) 根据其浓度在近端小管中发挥抗利尿和利尿作用。低浓度（10^{-9}M）的 Ang(1~7) 通过 AT$_1$ 受体增强 Na$^+$-ATP 酶活性；但在较高浓度（10^{-6}M）下，它会通过 AT$_2$ 受体抑制 Na$^+$-ATP 酶活性。此外，较高浓度的 Ang(1~7) 通过 Mas 受体的介导抵消了 Ang Ⅱ 对近端小管 Na$^+$-ATP 酶的激活作用。值得注意的是，Na-ATP 酶参与肾皮质中钠重吸收的微调和快速调节。经典的 RAS 激活过多会使肾内 Ang Ⅱ 水平升高，导致全身性和肾小球性毛细血管高血压，进而发生内皮损伤和肾脏损害。Ang(1~7) 使收缩前的肾小动脉扩张，并增加肾血流量。Ang(1~7) 会促进肾脏产生心房钠尿肽，从而降低氧化应激以及 Ang Ⅱ 对肾脏的炎症、纤维化和增殖作用。因此，Ang(1~7) 被认为是肾小球内压力的重要生理调节剂，它与过量 Ang Ⅱ 的有害作用相反。Ang(1~7) 通过依赖前列腺素的血管舒张途径刺激 NO 的产生，这可以通过服用吲哚美辛来预防。ACEI 和 ARB 的治疗伴随着 Ang(1~7) 血浆水平升高，这可能解释了它们对糖尿病肾病和高血压引起的肾脏损害的治疗机制。此外，ARB 阻断肾脏肾小球细胞上的 AT$_1$ 受体会增加肾素的释放，继而增加 Ang Ⅰ 和 Ang Ⅱ 的形成。而后循环 Ang Ⅱ 水平的升高将选择性地激活 AT$_2$ 受体。

围手术期使用 RAS 阻滞剂可能对急性肾损伤（acute kidney injury，AKI）产生保护作用。接受肾下夹钳的主动脉手术患者在麻醉诱导期间静脉注射依那普利与术后 24h 全身输氧量增加、内脏循环和肾小球滤过率（glomerular filtration rate，GFR）改善相关。足细胞中 ACE2 的过度表达可延缓和改善 1 型糖尿病肾小球病变的发生，这表明 ACE2 可能直接作用于肾小球而减缓糖尿病肾病的发展。

14.7　糖尿病肾病

糖尿病相关的高糖浓度和细胞内 ROS 的增加会诱导足细胞内 Ang Ⅱ 的形成。Ang Ⅱ 作用于 AT$_1$ 受体，进一步增加 ROS 和 TGF-β1 的生成。通过这些机制，它加剧了足细胞丢失、肾小球硬化和间质纤维化。Ang(1~7) 可减少糖尿病大鼠孤立肾动脉段的蛋白尿，降低其血管活性。

14.8　RAS 在肝纤维化中的作用

肝纤维化是肝星状细胞、库普弗细胞、细胞因子、趋化因子和生长因子之间复杂的病理作用导致的。星状细胞也称为脂质储存细胞，脂细胞或伊藤细胞，它位于 Disse 腔内——即肝细胞与窦状内皮细胞之间的内皮下间隙。肝星状细胞的主要功能是代谢维生素 A，并产生细胞因子、生长因子和炎性介质。另外，肝星状细胞在调节门脉压力中起着至关重要的作用。肝星状细胞可对慢性肝损伤产生应答而转化为成纤维细胞，并具有收缩瘢痕组织和纤维间隔的能力。肝损伤后，肝细胞、库普弗细胞释放的 TGF-β、细胞因子和 ROS 以及炎症反应诱导肝星状细胞转变为成纤维细胞。活化的肝星状细胞产生细胞外基质蛋白（胶原蛋白 Ⅰ 和胶原蛋白 Ⅲ），金属蛋白酶

(metalloproteinases，MMP）及其各自的组织抑制剂。MMP 及其抑制剂的分泌表明纤维化可能在某些条件下可逆。

肝损伤后，Ang II 通过 AT_1 受体诱导肝星状细胞收缩和增殖，从而加剧肝腺泡纤维化。此外，Ang II /AT_1 受体轴加剧了损伤肝脏的炎症和 ROS 生成。Ang（1~7）/Mas 轴对肝纤维化具有保护作用。使用 ACEI 和 ARB 可有效预防肥胖 Zucker 大鼠发生脂肪肝并改善纤维化，同时降低肝纤维化 TNF-α 和 TGF-β1 的表达。尽管 ACEI 和 ARB 具有这些有益的作用，但它们未能减轻慢性丙型肝炎患者的肝纤维化。另一方面，在肝移植后患者中，RAS 阻滞剂可以减轻丙型肝炎引起的肝炎症和纤维化。

14.9 肺部病理生理中的 RAS 及替代性 RAS

肺是全身 Ang II 的主要来源之一。由于 ACE D/D 基因型与 Ang II 高水平、ROS、炎症和纤维化增加有关，因此在慢性阻塞性肺疾病患者中，ACE D/D 基因型与 ACE D/I 或 ACE I/I 相比，外周组织氧合受损与肺部并发症的发生率更高。值得注意的是，Ang II 是支气管收缩剂，与哮喘的发展有关，Ang（1~7）可以逆转这种作用。ACE2/Ang（1~7）在肺循环中发挥扩张血管、抗纤维化、抗增殖和抗炎作用，因此对肺功能有保护作用。此外，ACE2 已在体外细胞系中被确认为急性呼吸窘迫综合征（acute respiratory distress syndrome，ARDS）的受体。ACE2 与冠状病毒刺突蛋白（该综合征的病因）结合，导致 ACE2 表达下调，这可能解释了该疾病向急性呼吸窘迫综合征的进展。最近，还发现抗寄生虫药二脒那嗪可增强 ACE2 活性并缓解实验大鼠的肺动脉高压。

14.10 子痫前期和 RAS

子痫前期是美国孕产妇死亡的第二大原因，影响了 7%~10% 的孕妇，并经常导致死产和新生儿发病率和死亡率升高。近期研究发现子痫前期中血液中存在自身抗体，它们在胎盘中起 AT_1 受体激动剂的作用。与未患有子痫前期的女性相比，子痫前期患者的绒毛膜显示出更高的 Ang（1~7）水平。因此，子痫前期绒毛膜中 Ang II 水平的升高可能通过减少母体与胎儿之间的氧气和养分交换而加重子痫前期的病理生理状态。

14.11 Ang（1~7）的抗血管生成作用

Ang（1~7）抑制血管内皮生长因子，从而降低血管密度和肿瘤细胞增殖。此外，Ang（1~7）抑制 COX-2 的酶活性，该酶在肿瘤生长和转移中起着重要作用。一项对 5 000 多名苏格兰人的回顾性队列研究表明，ACEI 的使用与其他抗高血压药相比，无癌生存率和无致命癌的生存率显著更高，尤其是与女性相关的溃疡病和吸烟相关癌症。

14.12 RAS 阻滞剂的手术前应用

大约 18% 的美国成年人和 43% 接受大手术的退伍军人使用了 RAS 阻滞剂 ACEI 或 ARB。一般认为，RAS 阻滞剂是心血管疾病患者和糖尿病患者的主要治疗药物。因此美国心脏病学会和美国心脏协会现有的指南均推荐在非心脏手术期间继续使用 ACEI/ARB。

最近，Roshanov 等利用大型多国的前瞻性研究 VISION，对术前 24h 内应用与停用 ACEI/ARB 且术后 7d 内应用 ACEI/ARB 的患者进行风险调整相关性研究。VISION 研究的主要结局是评估在医院过夜的 45 岁以上患者术后早期肌钙蛋白 T 释放与 30d 死亡率的相关性。亚组分析仅针对 VISION 患者中的 33%，这些患者术前接受 RAS 阻滞剂治疗（n=4 802），其中 26% 的患者在手术 24h 内未使用该类药物（n=1 245）。研究结果提示，非心脏大手术前停用 RAS 阻滞剂可降低麻醉诱导期间或麻醉诱导后不久出现低血压引起的并发症和死亡风险，但两组的围手术期心肌梗死发生率无明显差异。

参与该研究的 London 述评指出，"尽管 ACEI/ARB 的使用与低血压持续时间的延长有关，但与结局无关。术后低血压与主要结局相关，但与 ACEI/ARB 的使用无关。"此外，该研究存在局限性，例如缺乏随机性，RAS 阻滞剂的类型不同，剂量不同且没有控制年龄和合并症。此外，Lee 等的研究表明，术后 2d 内未恢复使用 ARB 药物的患者 30d 死亡率为 3.2%，而恢复 ARB 药物的患者为 1.3%。

最近的 meta 分析指出，患者在手术当天接受 RAS 阻滞剂治疗并没有明显增加术后重要并发症（如心肌梗死、卒中、急性肾损伤和死亡）的发生率。因此，没有足够的证据支持在手术当天停用 RAS 阻滞剂。然而，作者指出应警惕患者使用 RAS 阻滞剂后发生术中低血压的风险，并予以有效治疗。此外，在心脏外科手术患者中继续使用 RAS 阻滞剂可能为糖尿病患者带来益处。

ARB 作为神经保护剂的新发现使它们成为围手术期医学尤其是老年患者的有效药物。因此，应根据患者合并症来个体化决定是否继续使用或停用 RAS 阻滞剂，尤其是 ARB，并应及时处理低血压以确保适当的组织灌注。

14.13 结论

经典与替代性 RAS 通路均有新发现，对 ARB 类药物的使用也有新见解，这为处理一系列情况提供了新的思路。这些进展对改善危重患者的围术期管理和结局可能具有潜在的作用。

（朱雅琳 译，蒋政宇、邓小明 校）

参考文献

Farag, E.; Maheshwari, K.; Morgan, J.; Sakr Esa, W.; Doyle, D. An Update Of The Role Of Renin Angiotensin In Cardiovascular Homeostasis. Anesthesia & Analgesia 2015, 120, 275-292.

Farag, E.; Sessler, D.; Ebrahim, Z.; Kurz, A.; Morgan, J.; Ahuja, S.; Maheshwari, K.; John Doyle, D. The Renin Angiotensin System And The Brain: New Developments. Journal of Clinical Neuroscience 2017, 46, 1-8.

Dell'Italia, L. Translational Success Stories: Angiotensin Receptor 1 Antagonists In Heart Failure. Circulation Research 2011, 109, 437-452.

Lorenz, J. Chymase: The Other ACE?. American Journal of Physiology-Renal Physiology 2010, 298, F35-F36.

Park, S.; Bivona, B.; Kobori, H.; Seth, D.; Chappell, M.; Lazartigues, E.; Harrison-Bernard, L. Major Role For ACE-Independent Intrarenal ANG II Formation In Type II Diabetes. American Journal of Physiology-Renal Physiology 2010, 298, F37-F48.

Rush, J.; Aultman, C. Vascular Biology Of Angiotensin And The Impact Of Physical Activity. Applied Physiology, Nutrition, and Metabolism 2008, 33, 162-171.

Cassis, P.; Conti, S.; Remuzzi, G.; Benigni, A. Angiotensin Receptors As Determinants Of Life Span. Pflügers Archiv - European Journal of Physiology 2009, 459, 325-332.

Janssen-Heininger, Y.; Poynter, M.; Baeuerle, P. Recent Advances Towards Understanding Redox Mechanisms In The Activation Of Nuclear Factor Kb. Free Radical Biology and Medicine 2000, 28, 1317-1327.

Kaparianos, A.; Argyropoulou, E. Local Renin-Angiotensin II Systems, Angiotensin-Converting Enzyme And Its Homologue ACE2: Their Potential Role In The Pathogenesis Of Chronic Obstructive Pulmonary Diseases, Pulmonary Hypertension And Acute Respiratory Distress Syndrome. Current Medicinal Chemistry 2011, 18, 3506-3515.

Hildeman, D.; Mitchell, T.; Aronow, B.; Wojciechowski, S.; Kappler, J.; Marrack, P. Control Of Bcl-2 Expression By Reactive Oxygen Species. Proceedings of the National Academy of Sciences 2003, 100, 15035-15040.

Horiuchi, M.; Iwanami, J.; Mogi, M. Regulation Of Angiotensin II Receptors Beyond The Classical Pathway. Clinical Science 2012, 123, 193-203.

Iwanami, J.; Mogi, M.; Tsukuda, K.; Min, L.; Sakata, A.; Jing, F.; Iwai, M.; Horiuchi, M. Low Dose Of Telmisartan Prevents Ischemic Brain Damage With Peroxisome Proliferator-Activated Receptor-Γ Activation In Diabetic Mice. Journal of Hypertension 2010, 28, 1730-1737.

Tsukuda, K.; Mogi, M.; Iwanami, J.; Min, L.; Sakata, A.; Jing, F.; Iwai, M.; Horiuchi, M. Cognitive Deficit In Amyloid-Injected Mice Was Improved By Pretreatment With A Low Dose Of Telmisartan Partly Because Of Peroxisome Proliferator-Activated Receptor- Activation. Hypertension 2009, 54, 782-787.

Lindholm, L.; Ibsen, H.; Dahlöf, B.; Devereux, R.; Beevers, G.; de Faire, U.; Fyhrquist, F.; Julius, S.; Kjeldsen, S.; Kristiansson, K.; Lederballe-Pedersen, O.; Nieminen, M.; Omvik, P.; Oparil, S.; Wedel, H.; Aurup, P.; Edelman, J.; Snapinn, S. Cardiovascular Morbidity And Mortality In Patients With Diabetes In The Losartan Intervention For Endpoint Reduction In Hypertension Study (LIFE): A Randomised Trial Against Atenolol. The Lancet 2002, 359, 1004-1010.

Fujita, T.; Mogi, M.; Min, L.; Iwanami, J.; Tsukuda, K.; Sakata, A.; Okayama, H.; Iwai, M.; Nahmias, C.; Higaki, J.; Horiuchi, M. Attenuation Of Cuff-Induced Neointimal Formation By Overexpression Of Angiotensin II Type 2 Receptor-Interacting Protein 1. Hypertension 2009, 53, 688-693.

Santos, R.; e Silva, A.; Maric, C.; Silva, D.; Machado, R.; de Buhr, I.; Heringer-Walther, S.; Pinheiro, S.; Lopes, M.; Bader, M.; Mendes, E.; Lemos, V.; Campagnole-Santos, M.; Schultheiss, H.; Speth, R.; Walther, T. Angiotensin- (1-7) Is An Endogenous Ligand For The G Protein-Coupled Receptor Mas. Proceedings of the National Academy of Sciences 2003, 100, 8258-8263.

Jankowski, V.; Tölle, M.; Santos, R.; Günthner, T.; Krause, E.; Beyermann, M.; Welker, P.; Bader, M.; Pinheiro, S.; Sampaio, W.; Lautner, R.; Kretschmer, A.; van der Giet, M.; Zidek, W.; Jankowski, J. Angioprotectin: An Angiotensin II-Like Peptide Causing Vasodilatory Effects. The FASEB Journal 2011, 25, 2987-2995.

Wilkinson-Berka, J. Prorenin And The (Pro)Renin Receptor In Ocular Pathology. The American Journal of Pathology 2008, 173, 1591-1594.

Nguyen, G.; Delarue, F.; Burcklé, C.; Bouzhir, L.; Giller, T.; Sraer, J. Pivotal Role Of The Renin/Prorenin Receptor In Angiotensin II Production And Cellular Responses To Renin. Journal of Clinical Investigation 2002, 109, 1417-1427.

Reudelhuber, T. Prorenin, Renin, And Their Receptor: Moving Targets. Hypertension 2010, 55, 1071-1074.

Herbert, K.; Mistry, Y.; Hastings, R.; Poolman, T.; Niklason, L.; Williams, B. Angiotensin II-Mediated Oxidative DNA Damage Accelerates Cellular Senescence In Cultured Human Vascular Smooth Muscle Cells Via Telomere-Dependent And Independent Pathways. Circulation Research 2008, 102, 201-208.

Modrick, M.; Didion, S.; Sigmund, C.; Faraci, F. Role Of Oxidative Stress And AT1 Receptors In Cerebral Vascular Dysfunction With Aging. American Journal of Physiology-Heart and Circulatory Physiology 2009, 296, H1914-H1919.

de Cavanagh, E.; Flores, I.; Ferder, M.; Inserra, F.; Ferder,

L. Renin-Angiotensin System Inhibitors Protect Against Age-Related Changes In Rat Liver Mitochondrial DNA Content And Gene Expression. Experimental Gerontology 2008, 43, 919-928.

Sundaresan, N.; Samant, S.; Pillai, V.; Rajamohan, S.; Gupta, M. SIRT3 Is A Stress-Responsive Deacetylase In Cardiomyocytes That Protects Cells From Stress-Mediated Cell Death By Deacetylation Of Ku70. Molecular and Cellular Biology 2008, 28, 6384-6401.

Benigni, A.; Corna, D.; Zoja, C.; Sonzogni, A.; Latini, R.; Salio, M.; Conti, S.; Rottoli, D.; Longaretti, L.; Cassis, P.; Morigi, M.; Coffman, T.; Remuzzi, G. Disruption Of The Ang II Type 1 Receptor Promotes Longevity In Mice. Journal of Clinical Investigation 2009, 119, 524-530.

Miyazaki, R.; Ichiki, T.; Hashimoto, T.; Inanaga, K.; Imayama, I.; Sadoshima, J.; Sunagawa, K. SIRT1, A Longevity Gene, Downregulates Angiotensin II Type 1 Receptor Expression In Vascular Smooth Muscle Cells. Arteriosclerosis, Thrombosis, and Vascular Biology 2008, 28, 1263-1269.

Sriramula, S.; Cardinale, J.; Lazartigues, E.; Francis, J. ACE2 Overexpression In The Paraventricular Nucleus Attenuates Angiotensin II-Induced Hypertension. Cardiovascular Research 2011, 92, 401-408.

Sakima, A.; Averill, D.; Gallagher, P.; Kasper, S.; Tommasi, E.; Ferrario, C.; Diz, D. Impaired Heart Rate Baroreflex In Older Rats: Role Of Endogenous Angiotensin-(1-7) At The Nucleus Tractus Solitarii. Hypertension 2005, 46, 333-340.

Lazaroni, T.; Raslan, A.; Fontes, W.; de Oliveira, M.; Bader, M.; Alenina, N.; Moraes, M.; dos Santos, R.; Pereira, G. Angiotensin-(1-7)/Mas Axis Integrity Is Required For The Expression Of Object Recognition Memory. Neurobiology of Learning and Memory 2012, 97, 113-123.

Mecca, A.; Regenhardt, R.; O'Connor, T.; Joseph, J.; Raizada, M.; Katovich, M.; Sumners, C. Cerebroprotection By Angiotensin-(1-7) In Endothelin-1-Induced Ischaemic Stroke. Experimental Physiology 2011, 96, 1084-1096.

Jiang, T.; Gao, L.; Guo, J.; Lu, J.; Wang, Y.; Zhang, Y. Suppressing Inflammation By Inhibiting The NF-Kb Pathway Contributes To The Neuroprotective Effect Of Angiotensin-(1-7) In Rats With Permanent Cerebral Ischaemia. British Journal of Pharmacology 2012, 167, 1520-1532.

Verma, A.; Shan, Z.; Lei, B.; Yuan, L.; Liu, X.; Nakagawa, T.; Grant, M.; Lewin, A.; Hauswirth, W.; Raizada, M.; Li, Q. ACE2 And Ang-(1-7) Confer Protection Against Development Of Diabetic Retinopathy. Molecular Therapy 2012, 20, 28-36.

Cherry, J.; Olschowka, J.; O'Banion, M. Neuroinflammation And M2 Microglia: The Good, The Bad, And The Inflamed. Journal of Neuroinflammation 2014, 11, 98.

Labandeira-Garcia, J.; Costa-Besada, M.; Labandeira, C.; Villar-Cheda, B.; Rodríguez-Perez, A. Insulin-Like Growth Factor-1 And Neuroinflammation. Frontiers in Aging Neuroscience 2017, 9.

Villapol, S.; Saavedra, J. Neuroprotective Effects Of Angiotensin Receptor Blockers. American Journal of Hypertension 2014, 28, 289-299.

Saavedra, J. Evidence To Consider Angiotensin II Receptor Blockers For The Treatment Of Early Alzheimer'S Disease. Cellular and Molecular Neurobiology 2016, 36, 259-279.

Saavedra, J. Beneficial Effects Of Angiotensin II Receptor Blockers In Brain Disorders. Pharmacological Research 2017, 125, 91-103.

Davies, N.; Kehoe, P.; Ben-Shlomo, Y.; Martin, R. Associations Of Anti-Hypertensive Treatments With Alzheimer's Disease, Vascular Dementia, And Other Dementias. Journal of Alzheimer's Disease 2011, 26, 699-708.

Horiuchi, M.; Mogi, M. Role Of Angiotensin II Receptor Subtype Activation In Cognitive Function And Ischaemic Brain Damage. British Journal of Pharmacology 2011, 163, 1122-1130.

Li, N.; Lee, A.; Whitmer, R.; Kivipelto, M.; Lawler, E.; Kazis, L.; Wolozin, B. Use Of Angiotensin Receptor Blockers And Risk Of Dementia In A Predominantly Male Population: Prospective Cohort Analysis. BMJ 2010, 340, b5465.

Mogi, M.; Iwanami, J.; Horiuchi, M. Roles Of Brain Angiotensin II In Cognitive Function And Dementia. International Journal of Hypertension 2012, 2012, 1-7.

Hajjar, I.; Hart, M.; Chen, Y.; Mack, W.; Novak, V.; C. Chui, H.; Lipsitz, L. Antihypertensive Therapy And Cerebral Hemodynamics In Executive Mild Cognitive Impairment: Results Of A Pilot Randomized Clinical Trial. Journal of the American Geriatrics Society 2013, 61, 194-201.

Iwasaki, Y.; Ichikawa, Y.; Igarashi, O.; Kinoshita, M.; Ikeda, K. Trophic Effect Of Olmesartan, A Novel AT1R Antagonist, On Spinal Motor Neuronsin Vitroand In Vivo. Neurological Research 2002, 24, 468-472.

Wright, J.; Harding, J. Brain Renin-Angiotensin—A New Look At An Old System. Progress in Neurobiology 2011, 95, 49-67.

Fernando, R.; Larm, J.; Albiston, A.; Chai, S. Distribution And Cellular Localization Of nsulin-Regulated Aminopeptidase In The Rat Central Nervous System. The Journal of Comparative Neurology 2005, 487, 372-390.

Fernando, R.; Albiston, A.; Chai, S. The Insulin-Regulated Aminopeptidase IRAP Is Colocalised With GLUT4 In The Mouse Hippocampus - Potential Role In Modulation Of Glucose Uptake In Neurones?. European Journal of Neuroscience 2008, 28, 588-598.

Athauda, D.; Maclagan, K.; Skene, S.; Bajwa-Joseph, M.; Letchford, D.; Chowdhury, K.; Hibbert, S.; Budnik, N.;

Zampedri, L.; Dickson, J.; Li, Y.; Aviles-Olmos, I.; Warner, T.; Limousin, P.; Lees, A.; Greig, N.; Tebbs, S.; Foltynie, T. Exenatide Once Weekly Versus Placebo In Parkinson's Disease: A Randomised, Double-Blind, Placebo-Controlled Trial. The Lancet 2017, 390, 1664-1675.

Mansur, R.; Ahmed, J.; Cha, D.; Woldeyohannes, H.; Subramaniapillai, M.; Lovshin, J.; Lee, J.; Lee, J.; Brietzke, E.; Reininghaus, E.; Sim, K.; Vinberg, M.; Rasgon, N.; Hajek, T.; McIntyre, R. Liraglutide Promotes Improvements In Objective Measures Of Cognitive Dysfunction In Individuals With Mood Disorders: A Pilot, Open-Label Study. Journal of Affective Disorders 2017, 207, 114-120.

Yamamoto, B.; Elias, P.; Masino, J.; Hudson, B.; McCoy, A.; Anderson, Z.; Varnum, M.; Sardinia, M.; Wright, J.; Harding, J. The Angiotensin IV Analog Nle-Tyr-Leu- (CH2-NH2)3-4-His-Pro-Phe (Norleual) Can Act As A Hepatocyte Growth Factor/C-Met Inhibitor. Journal of Pharmacology and Experimental Therapeutics 2010, 333, 161-173.

Kawas, L.; Yamamoto, B.; Wright, J.; Harding, J. Mimics Of The Dimerization Domain Of Hepatocyte Growth Factor Exhibit Anti-Met And Anticancer Activity. Journal of Pharmacology and Experimental Therapeutics 2011, 339, 509-518.

Keidar, S. Mineralocorticoid Receptor Blocker Increases Angiotensin-Converting Enzyme 2 Activity In Congestive Heart Failure Patients. Circulation Research 2005, 97, 946-953.

Pitt, B.; Remme, W.; Zannad, F.; Neaton, J.; Martinez, F.; Roniker, B.; Bittman, R.; Hurley, S.; Kleiman, J.; Gatlin, M. Eplerenone, A Selective Aldosterone Blocker, In Patients With Left Ventricular Dysfunction After Myocardial Infarction. New England Journal of Medicine 2003, 348, 1309-1321.

Pitt, B.; Zannad, F.; Remme, W.; Cody, R.; Castaigne, A.; Perez, A.; Palensky, J.; Wittes, J. The Effect Of Spironolactone On Morbidity And Mortality In Patients With Severe Heart Failure. New England Journal of Medicine 1999, 341, 709-717.

D'Ascenzo, F.; Agostoni, P.; Abbate, A.; Castagno, D.; Lipinski, M.; Vetrovec, G.; Frati, G.; Presutti, D.; Quadri, G.; Moretti, C.; Gaita, F.; Zoccai, G. Atherosclerotic Coronary Plaque Regression And The Risk Of Adverse Cardiovascular Events: A Meta-Regression Of Randomized Clinical Trials. Atherosclerosis 2013, 226, 178-185.

Ishii, H.; Kobayashi, M.; Kurebayashi, N.; Yoshikawa, D.; Suzuki, S.; Ichimiya, S.; Kanashiro, M.; Sone, T.; Tsuboi, H.; Amano, T.; Uetani, T.; Harada, K.; Marui, N.; Murohara, T. Impact Of Angiotensin II Receptor Blocker Therapy (Olmesartan Or Valsartan) On Coronary Atherosclerotic Plaque Volume Measured By Intravascular Ultrasound In Patients With Stable Angina Pectoris. The American Journal of Cardiology 2013, 112, 363-368.

Caruso-Neves, C.; Lara, L.; Rangel, L.; Grossi, A.; Lopes, A. Angiotensin-(1-7) Modulates The Ouabain-Insensitive Na+-Atpase Activity From Basolateral Membrane Of The Proximal Tubule. Biochimica et Biophysica Acta (BBA)-Biomembranes 2000, 1467, 189-197.

Garcia, N.; Garvin, J. Endothelin's Biphasic Effect On Fluid Absorption In The Proximal Straight Tubule And Its Inhibitory Cascade. Journal of Clinical Investigation 1994, 93, 2572-2577.

Lara, L.; Bica, R.; Sena, S.; Correa, J.; Marques-Fernandes, M.; Lopes, A.; Caruso-Neves, C. Angiotensin-(1-7) Reverts The Stimulatory Effect Of Angiotensin II On The Proximal Tubule Na+-Atpase Activity Via A A779-Sensitve Receptor. Regulatory Peptides 2002, 103, 17-22.

De Souza, A.; Lopes, A.; Pizzino, C.; Fossari, R.; Miguel, N.; Cardozo, F.; Abi-Abib, R.; Fernandes, M.; Santos, D.; Caruso-Neves, C. Angiotensin II And Angiotensin-(1-7) Inhibit The Inner Cortex Na+-Atpase Activity Through AT2 Receptor. Regulatory Peptides 2004, 120, 167-175.

Bernardi, S.; Burns, W.; Toffoli, B.; Pickering, R.; Sakoda, M.; Tsorotes, D.; Grixti, E.; Velkoska, E.; Burrell, L.; Johnston, C.; Thomas, M.; Fabris, B.; Tikellis, C. Angiotensin-Converting Enzyme 2 Regulates Renal Atrial Natriuretic Peptide Through Angiotensin-(1-7). Clinical Science 2012, 123, 29-37.

Pinheiro, S.; Simões e Silva, A. Angiotensin Converting Enzyme 2, Angiotensin-(1-7), And Receptor Mas Axis In The Kidney. International Journal of Hypertension 2012, 2012, 1-8.

Speth, R.; Giese, M. Update On The Renin-Angiotensin System. Journal of Pharmacology and Clinical Toxology 2013, 1, 1004.

Licker, M.; Bednarkiewicz, M.; Neidhart, P.; Prêtre, R.; Montessuit, M.; Favre, H.; Morel, D. Preoperative Inhibition Of Angiotensin-Converting Enzyme Improves Systemic And Renal Haemodynamic Changes During Aortic Abdominal Surgery. British Journal of Anaesthesia1996, 76, 632-639.

Wolf, G.; Ziyadeh, F. Cellular And Molecular Mechanisms Of Proteinuria In Diabetic Nephropathy. Nephron Physiology 2007, 106, p26-p31.

Nadarajah, R.; Milagres, R.; Dilauro, M.; Gutsol, A.; Xiao, F.; Zimpelmann, J.; Kennedy, C.; Wysocki, J.; Batlle, D.; Burns, K. Podocyte-Specific Overexpression Of Human Angiotensin-Converting Enzyme 2 Attenuates Diabetic Nephropathy In Mice. Kidney International2012, 82, 292-303.

Pereira, R.; Santos, R.; Dias, F.; Teixeira, M.; Silva, A. Renin-Angiotensin System In The Pathogenesis Of Liver Fibrosis. World Journal of Gastroenterology 2009, 15, 2579.

Abu Dayyeh, B.; Yang, M.; Dienstag, J.; Chung, R. The

Effects Of Angiotensin Blocking Agents On The Progression Of Liver Fibrosis In The HALT-C Trial Cohort. Digestive Diseases and Sciences 2010, 56, 564-568.

Cholongitas, E.; Vibhakorn, S.; Lodato, F.; Burroughs, A. Angiotensin II Antagonists In Patients With Recurrent Hepatitis C Virus Infection After Liver Transplantation. Liver International 2010, 30, 334-335.

Rimola, A.; Londoño, M.; Guevara, G.; Bruguera, M.; Navasa, M.; Forns, X.; García-Retortillo, M.; García-Valdecasas, J.; Rodes, J. Beneficial Effect Of Angiotensin-Blocking Agents On Graft Fibrosis In Hepatitis C Recurrence After Liver Transplantation. Transplantation 2004, 78, 686-691.

Kaparianos, A.; Argyropoulou, E. Local Renin-Angiotensin II Systems, Angiotensin-Converting Enzyme And Its Homologue ACE2: Their Potential Role In The Pathogenesis Of Chronic Obstructive Pulmonary Diseases, Pulmonary Hypertension And Acute Respiratory Distress Syndrome. Current Medicinal Chemistry 2011, 18, 3506-3515.

Li, N.; Cai, R.; Niu, Y.; Shen, B.; Xu, J.; Cheng, Y. Inhibition Of Angiotensin II-Induced Contraction Of Human Airway Smooth Muscle Cells By Angiotensin-(1-7) Via Downregulation Of The Rhoa/ROCK2 Signaling Pathway. International Journal of Molecular Medicine 2012, 30, 811-818.

Kuba, K.; Imai, Y.; Rao, S.; Gao, H.; Guo, F.; Guan, B.; Huan, Y.; Yang, P.; Zhang, Y.; Deng, W.; Bao, L.; Zhang, B.; Liu, G.; Wang, Z.; Chappell, M.; Liu, Y.; Zheng, D.; Leibbrandt, A.; Wada, T.; Slutsky, A.; Liu, D.; Qin, C.; Jiang, C.; Penninger, J. A Crucial Role Of Angiotensin Converting Enzyme 2 (ACE2) In SARS Coronavirus-Induced Lung Injury. Nature Medicine 2005, 11, 875-879.

Shenoy, V.; Gjymishka, A.; Jarajapu, Y.; Qi, Y.; Afzal, A.; Rigatto, K.; Ferreira, A.; Fraga-Silva, R.; Kearns, P.; Douglas, J.; Agarwal, D.; Mubarak, K.; Bradford, C.; Kennedy, W.; Jun, J.; Rathinasabapathy, A.; Bruce, E.; Gupta, D.; Cardounel, A.; Mocco, J.; Patel, J.; Francis, J.; Grant, M.; Katovich, M.; Raizada, M. Diminazene Attenuates Pulmonary Hypertension And Improves Angiogenic Progenitor Cell Functions In Experimental Models. American Journal of Respiratory and Critical Care Medicine 2013, 187, 648-657.

Wallukat, G.; Homuth, V.; Fischer, T.; Lindschau, C.; Horstkamp, B.; Jüpner, A.; Baur, E.; Nissen, E.; Vetter, K.; Neichel, D.; Dudenhausen, J.; Haller, H.; Luft, F. Patients With Preeclampsia Develop Agonistic Autoantibodies Against The Angiotensin AT1 Receptor. Journal of Clinical Investigation 1999, 103, 945-952.

Yia, Y.; Wne, H.; Bobst, S.; Day, M.; Kellems, R. Maternal Autoantibodies From Preeclamptic Patients Active Angiotensin Receptors On Human Trophoblast Cells.

Journal of the Society for Gynecologic Investigation 2003, 10, 82-93.

Anton, L.; Merrill, D.; Neves, L.; Stovall, K.; Gallagher, P.; Diz, D.; Moorefield, C.; Gruver, C.; Ferrario, C.; Brosnihan, K. Activation Of Local Chorionic Villi Angiotensin II Levels But Not Angiotensin (1-7) In Preeclampsia. Hypertension 2008, 51, 1066-1072.

Lever, A.; Hole, D.; Gillis, C.; McCallum, I.; McInnes, G.; MacKinnon, P.; Meredith, P.; Murray, L.; Reid, J.; Robertson, J. Do Inhibitors Of Angiotensin-I-Converting Enzyme Protect Against Risk Of Cancer?. The Lancet 1998, 352, 179-184.

Fleisher, L.; Fleischmann, K.; Auerbach, A.; Barnason, S.; Beckman, J.; Bozkurt, B.; Davila-Roman, V.; Gerhard-Herman, M.; Holly, T.; Kane, G.; Marine, J.; Nelson, M.; Spencer, C.; Thompson, A.; Ting, H.; Uretsky, B.; Wijeysundera, D. 2014 ACC/AHA Guideline On Perioperative Cardiovascular Evaluation And Management Of Patients Undergoing Noncardiac Surgery: A Report Of The American College Of Cardiology/American Heart Association Task Force On Practice Guidelines. Circulation 2014, 130, e278-e333.

Roshanov, P.; Rochwerg, B.; Patel, A.; Salehian, O.; Duceppe, E.; Belley-Côté, E.; Guyatt, G.; Sessler, D.; Le Manach, Y.; Borges, F.; Tandon, V.; Worster, A.; Thompson, A.; Koshy, M.; Devereaux, B.; Spencer, F.; Sanders, R.; Sloan, E.; Morley, E.; Paul, J.; Raymer, K.; Punthakee, Z.; Devereaux, P. Withholding Versus Continuing Angiotensin-Converting Enzyme Inhibitors Or Angiotensin II Receptor Blockers Before Noncardiac Surgery. Survey of Anesthesiology 2017, 61, 106.

London, M. Preoperative Administration Of Angiotensin-Converting Enzyme Inhibitors Or Angiotensin II Receptor Blockers. Survey of Anesthesiology 2017, 61, 106.

Bradic, N.; Povsic-Cevra, Z. Surgery And Discontinuation Of Angiotensin Converting Enzyme Inhibitors. Current Opinion in Anaesthesiology 2017, 1.

Lee, S.; Takemoto, S.; Wallace, A. Association Between Withholding Angiotensin Receptor Blockers In The Early Postoperative Period And 30-Day Mortality. Anesthesiology 2015, 123, 288-306.

Ling, Q.; Gu, Y.; Chen, J.; Chen, Y.; Shi, Y.; Zhao, G.; Zhu, Q. Consequences Of Continuing Renin Angiotensin Aldosterone System Antagonists In The Preoperative Period: A Systematic Review And Meta-Analysis. BMC Anesthesiology 2018, 18.

Cheng, X.; Tong, J.; Hu, Q.; Chen, S.; Yin, Y.; Liu, Z. Meta-Analysis Of The Effects Of Preoperative Renin-Angiotensin System Inhibitor Therapy On Major Adverse Cardiac Events In Patients Undergoing Cardiac Surgery. European Journal of Cardio-Thoracic Surgery 2014, 47, 958-966.

第 15 章

减少电压波动——手术室内用电安全

Jeffrey B. Gross

15.1　引言

自远古时代起，人们就认识到电是物质的固有属性。事实上，"电"这个词来源于希腊语"elektron"，意为"琥珀"。大约公元前 600 年，希腊哲学家泰勒斯（Thales）发现，当琥珀与毛皮或羊毛摩擦时，会吸引小物体，或在黑暗中发出怪异的蓝光。18 世纪 80 年代，伽伐尼（Luigi Galvani）发现当金属手术刀触及青蛙的坐骨神经时，青蛙的腿会发生抽搐。几年后，他的同事亚历山德罗·伏特（Alessandro Volta）找到了原因：当两种不同的金属浸泡在导电介质（如组织液）中时，会产生电流。亚历桑德提出的电流"堆"就是现代电池的前身。在整个 19 世纪，法拉第（Faraday）、亨利（Henry）、欧姆（Ohm）和麦克斯韦（Maxwell）等科学家发现了电、磁及其相互作用的基本原理。随着爱迪生（Edison）、威斯汀豪斯（Westinghouse）、特斯拉（Tesla）和斯泰因梅茨（Steinmetz）等人发明了电灯和电力系统，相关研究成果的应用也达到了巅峰。

围手术期环境对于患者来说存在着特有的用电风险。电无处不在：手术室内的桌子、灯、血液加温器、监护仪和电凝装置都会给患者造成潜在风险。此外，大量的导电液体（如静脉输液和冲洗溶液、组织液）增加了发生电击的可能性。最后，由于麻醉患者在遭到电流引起的疼痛刺激时，处于无法表达或逃离状态，因此其发生灼伤或心搏骤停的风险增加。

本节将首先讨论电的基本原理。在此基础上学习电力如何从发电厂输送到家庭或医院，以及在日常应用中为减少触电风险而制定的安全措施。某些情况，就像是"潮湿的地方"，如手术室（或厨房），会增加用电风险，因此必须采取额外的预防措施来确保安全。最后，将讨论电凝止血是如何实现的，为什么它不会引起触电，以及如果使用不当又会造成什么问题。

15.2　基本原理

所有构成物质的原子都是由一个带正电荷的原子核被一团带负电荷的电子环绕所组成。在某些材料（通常是金属）中，最外层的电子与相应的原子核结合得很松散，因此可以自由移动，这样的材料被称为导电材料。含有离子的溶液如盐水也可以导电；离子可以在溶液中自由移动。然而，无论哪种情况，系统的带电粒子（无论是电子还是离子）数量都是固定的。因此，该情况与观赏喷泉类似，水从底部的蓄水池被泵到喷泉的顶部，然后冲刷雕像，最后再返回蓄水池。与任何时候阻断喷泉周围的水流，很快就会导致整个喷泉水流停止一样，任何时候阻断电路中的电流就会导致整个电路中断。

图 15.1 为一个装饰性喷泉的例子。喷泉"回路"中的水流受到通过蓄水池底部限流孔的限制。限流孔越小，水流阻力越大，随之水流越小。相反地，随着蓄水池水位的升高，推动水流通过限流孔的压力增加，水流增大。在这个液压模拟系统中，流量是以 L/s 为单位来测量的，而压力则相当于泵输送给每升水的能量（J/L）。流量、压力

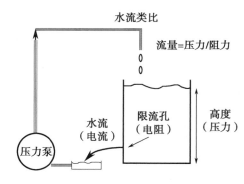

图 15.1　装饰性喷泉的例子

和阻力之间的关系由以下公式给出:流量 = 压力 / 阻力,这是欧姆定律的机械类比。

在图 15.2 所示的电路中,电池组充当泵的角色,为电路提供电能。库仑(符号 C)是电荷的国际单位($1C=6.2×10^{18}e$)。安培(符号 A)是电流(符号 I)的单位($1A=1C/s$)表示。电压(电池向每一电荷传递的能量)记作 E,单位以伏特表示(符号 V,$1V=1J/C$)。根据欧姆定律 $I=E/R$,在任何给定电压下的电流取决于电阻 R。电流(I)和电压(E)的乘积是电池提供给电路的功率:$P=I×E$ $[(J/C)×(C/s) = J/s=W]$。通过代数代换,我们还可以得到 $P=I^2×R$。

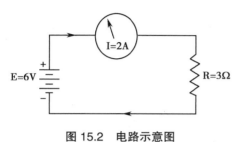

图 15.2　电路示意图

15.3　电流与人体的相互作用

电流对人体的影响取决于电流的大小以及电流通过组织的成分(表 15.1)。<1mA 的电流低于感觉阈值。然而,此电流(通过心内导管或电极)靠近心脏传导系统时,可能会扰乱心脏的节律,导致"微电击"。由于心脏能承受的电流非常微弱,因此放置心内电极时必须采取特别的防范措施(见下文)。

表 15.1　不同强度的电流对人体的作用

电流	结果
10~100μA	室颤如果直接作用于心脏传导系统(微电击)
1~10mA	最小感觉
10~100mA	肌肉收缩
100mA~5A	如果刚好通过胸部则可引起室颤

用 1~10mA 的电流刺激感觉神经会造成刺麻感。例如,将一个 9V 的电池放置在舌部进行测试,由此产生的电流会引起刺痛感,这与 10~100mA 的电流会引起肌肉收缩有关。日常工作中,麻醉科医师就通过神经肌肉"抽搐"监测仪来观察此现象。当 100mA~5A 的电流通过胸部时

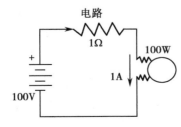

图 15.3　电路中功率的损失

会引起室颤。相反,当 >5A 的电流通过胸部时会引起心室停搏,而在电流刺激消失后心脏又可恢复正常节律,这就是心脏除颤的原理。值得一提的是,即使电流不通过胸部也会造成损害,100mA 的电流通过大脑时会引起癫痫(电休克疗法),而 1A 以下的电流通过四肢时会导致严重烧伤。由于电烧伤不仅涉及皮肤,还涉及皮下组织,所以很难治疗,愈合也很慢。

皮肤是人体对电流的一级屏障。干燥皮肤的电阻为 1 000~10 000Ω。因此,在配电系统设计的初期,爱迪生将电压限制为 100V,此时当人体不小心碰到电线,其受到的电流刺激不超过 0.1A(100V/1 000Ω),刚好低于引起心律失常的阈值。不幸的是,将电压限制在 100V 给配电带来了严重问题。人们注意到电线本身对于电流的传输存在一定阻力(爱迪生试图通过在人行道下埋设粗铜管来减少此类情况)。即使采取了这些措施,部分系统输送的电力在送达到用户之前就已经被电线耗尽了。如图 15.3 所示,单个用户在 100V 电压下使用 100W 功率,此时电流为 1A。根据 I^2R 定律,1Ω 的电线会损失功率 1W,此时系统的效率为 99%。但是,当第二位用户接入时,另外增加 100W 功率,此时电流增加到 2A,电线损耗的功率增加到 4W。当第三位用户打开 100W 的灯时,电线损耗的功率增加到 9W。在此情况下,输送电线损耗的功率与接入用户数量的平方成正比。因此,在爱迪生的系统中,输送电线必须尽可能的短(尽量减少电阻),而且电站必须设置在 1.6km 或更短的距离内! 随着越来越多的电器设备(风扇、烤箱、取暖器等)被发明使用,工程师们寻求更为有效的发电方式。在布法罗附近,有着取之不尽的能量源泉——尼亚加拉大瀑布。唯一的问题就是如何将瀑布产生的电力输送到需要的城市。显然,较高的电压可以解决输送电线中的能量损耗问题。在上面的例子中,如果电压是 1 000V,而不是 100V,则一个 100W 的灯泡相应的电流是 0.1A,电线损耗的功率将减少为 0.01W。此时,即使有三位用户(每户使用 100W),电线损耗的功率仅为 0.09W——节约 100 倍。问题是 1 000V 对于家用来说过于危险,而爱迪生系统又实在没有办法改变单向或"直流电"的电压。

15.4　交流电的兴起

大约 40 年前,法拉第证实了电和磁的相互关系:当不断变化的磁场通过线圈时,会产生电流;此外,当变化的电流通过线圈时,会产生变化的磁场。利用这两个观察到的结果,人们发明了电力"变压器"。这种普通的装置使得电压可以改变,因为输入电压 / 输出电压的比率与初级线圈 / 次级线圈的匝数比率相同(图 15.4)。唯一的限制条件是,输入设备的电流必须不断变化。通过使用以正弦模式流动的电流(首先是一种方式,然后是另一种方式),特斯拉和威斯汀豪斯设计了一种实用的"交流电"或"AC"电力输送系统,即电流在高电压下远距离传输,然后在靠近用电设备时通过变压器"降压"至安全电压。值得注意的是,尽管初级线圈和次级线圈是磁耦合的,但

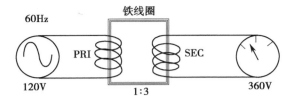

图 15.4　交流电的输入电压与输出电压

它们之间是绝缘的。

　　早期的交流供电系统给用户带来了极大的危害。当时，电力从发电厂以 2 400V 的较高电压传输给用户，并由用户附近电线杆上的 20∶1 变压器将电力"降压"至 120V（图 15.5）。为了节省铜的开支，工程师把地球作为导体之一。由于正常运行的变压器在初级电路和次级电路之间没有电气连接，因此输送给用户的 120V 电压是完全安全的。也就是说，除非电线杆上的电力变压器受潮，并允许 2 400V 电力中的一部分"泄漏"到次级电路侧。此时，尽管通往房子的两根电线之间的电压仍为 120V，但是在这些电线和地面之间会存在 2 400V 电压，造成了致命的电击危险。在几个人不幸因此丧命之后，爱迪生（其专利包括直流电，但不包括交流电）游说禁止交流电，因为人们可能会被这个危险的系统"威斯汀豪斯化"（杀死）。然而，工程师们很快就发现了安全使用交流电系统的方法：即将进入房屋的 120V 电源线的一端直接接地。即使到今天，电力进入家庭的保险丝盒也是直接连接到了冷水管道或接地线！虽然这一创新措施阻止了高压电进入室内，但将电线的一端接地又会带来其他的危险。

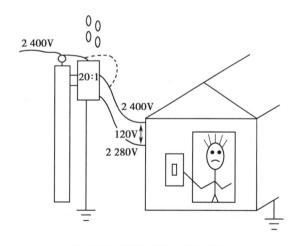

图 15.5　早期交流电供电系统

　　以 20 世纪 20 年代曾祖母的冰箱（Frigidaire™）为例。在制造时，电线与铁皮橱柜是完全绝缘的；然而，随着时间的推移，内部线路的绝缘性可能会受损。如果不接地或"热"电源导体接触到外壳，就会造成危险。如果一个人同时接触冰箱外壳和厨房里的任何接地物体（如常见的厨房水槽），就会形成一个闭合电路，并被电击致死。更重要的是，此时冰箱看起来功能正常，因为家用保险丝的设计是当电流超过线路的安全容量（15~30A）时才会"熔

断"，而不是导致室颤所需的 0.1A 电流时就"熔断"。因此，即使冰箱的电线没有直接连接到外壳上，也仍有可能存在危险。湿气（以溢出液体或冷凝形式形成）很容易将足够的电流传导到外壳上，从而造成电气使用安全风险。由于电器外壳可能带电"热"存在"触电"风险，因此，这样的警告无处不在：当你的手或脚湿了（可能接地）时，千万不要触碰电器。

15.5　接地安全——三线插座

　　到了 20 世纪 50 年代，人们认识到了这一（触电）风险，并采取了相应解决方案：对于外壳可能会"带电"的电器安装三线插座（图 15.6）。第三个尖头略长于用于给设备供电的两个尖头，从而将设备外壳直接接地。通过该方式，任何到达外壳的杂散电压将被转移至地面，而不会对用户造成危险。如果"热"电导体直接连接到电器外壳上造成短路，就会产生大电流，导致电源保险丝熔断；如果是因为湿气或间接连接而造成的"漏电"，则保险丝不会熔断，此时用户仍然是安全的，因为电流将通过第三根导线安全地分流到地面。

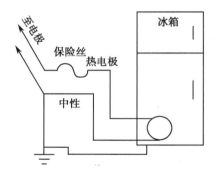

图 15.6　安全接地系统

　　虽然三线制仍然被广泛使用在"房屋周围"，但在"潮湿的环境"，如厨房、浴室或手术室使用仍然不够安全。原因包括：首先，如果接地线破损或连接断开，用户将面临直接风险。尽管大多数医院的生物医学部门每年都会检查接地线的连接情况，但是手术台或麻醉机的电线很容易因为受轧而连接中断。其次，如果一个人不小心在没有防护的情况下触摸"热"导体（如掉到水槽里的吹风机）并且接地（事实上，他可能会同时触摸"热"导体和接地外壳），那么可能会增加风险。最后，处于麻醉状态的患者，因为他们不能"感觉"到潜在危险的泄漏电流并自行脱离，因此面临额外的安全风险。基于上述原因，手术室（和其他潮湿的地方）需要额外的安全装置。

15.6　隔离电源

　　手术室中使用较老（也较常见）的系统是"隔离电源"。该系统中，医院的标准电源（有"热"和"中性"）导体和手术室的插座之间会插入一个二级 1∶1 的变压器（图 15.7）。

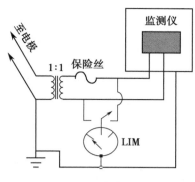

图 15.7　"隔离电源"系统

在这个系统中,两种电源导体都不接地。因此,你可以安全地同时接触任何一个电源导体和地面,没有任何风险。这可以解决上面提到的两个问题:即使接地线有破损,其中一个电源导体与监护仪之间的短路(或漏电)也不会造成危险,因为另一个电源线没有接地,因此,同时接触"带电"外壳和接地并不能形成闭合电路。然而,如果其中一个电源导体接触到监护仪的外壳,则该导体就接地了,此时该手术室中的所有电源就不再是隔离电源了。

由于识别电源隔离是否失效非常重要,因此隔离电力系统装配了"线路隔离监控器"或 LIMs(line isolation monitors)。该装置对电力系统进行持续监控,以确定是否存在从电源线两端到接地线的潜在电流泄漏(注意,除非有从电源线另一端到接地端的电气"通路",否则实际上是不会发生泄漏的)。此时,如果电源线的另一端直接接地,则 LIM 监测的是通过破损设备流向地面的最大电流。因而,这也是一个风险指示,如果存在第二个破损设备,则其电源线的另一端直接连接到了病例上,此时患者(或麻醉科医师)将面临安全风险。第三根"接地"导线在隔离电力系统中起着重要作用;只有电流通过此导线时,LIM 才会记录。注意,如果 LIM 仅在手术人员(或患者)接触到有破损的设备时才记录泄漏电流,那么将出现更为严重的情况:不仅在电源导体与有破损的设备之间存在连接,而且该情况本身也不能实现有效接地了。

LIM 的设计是当隔离电源系统两侧对地面的潜在泄漏电流超过 5mA 时,LIM 将发出声音警报。虽然低于此水平的电流很容易达到,但当外部应用时,此范围内的电流不会造成危险。需要注意的是,隔离电力系统不能防止比电流小两个数量级的情况下发生微电击。一旦 LIM 发出警报,那么手术室人员有责任对电路的故障设备进行确定并移除,这可以通过每次移除一个设备来实现(从最新接入的设备开始,或者从可能意外接触到液体的设备开始),直至找到故障设备为止。注意,危险电流是可以累积的。也就是说,来自多个设备的漏电(虽然单个设备的漏电都低于 5mA 阈值)组合起来就可能会导致潜在的危险。如果在所有的便携式设备都拔除后,LIM 仍然提示存在潜在的危险状况,那么问题很可能是出在房间的布线或固定设备上,如房顶上的手术灯。请注意,在确定

LIM 报警原因的过程中,不能拔除没有备用电池的生命支持设备(不要拔掉体外循环机器的插头!)。记住,当 LIM 告诉你电力系统不再处于隔离状态(20 世纪 80 年代以前,在洗衣房、厨房和浴室里都有同样的情况),次级电路漏电仍然会将你或你的患者暴露在直接风险中。

15.7　接地故障断路器

随着 20 世纪 70 年代和 80 年代微电子技术的出现,一种防止潮湿环境中电击的新方法被采用:接地故障断路器(ground fault circuit interrupter,GFCI)。该设备(每台成本不到 10 美元)的工作方式与上述隔离电力系统不同。它们持续监测普通(单侧接地)电力系统的"热"和"中性"电力导体中的电流。如果设备检测到"热"和"中性"导体中的电流相差超过 5mA,它会立即(<25ms)切断插座的电源。在什么情况下,两个电源导体之间的电流会有所不同? 首先,如果"热"导体与设备外壳之间存在直接连接(或漏电),则流过"热"导体的部分电流将通过安全接地而不是"中性"导体返回地面。因此,"热"导体中的电流将超过"中性"导体中的电流,电流将被中断。注意,如果安全接地连接有损坏,即使其外壳是电"热"导体,GFCI 也不会跳闸,设备将继续运行。但是,如果用户(或患者)在外壳与地面之间形成一个闭合电路,则会出现电流不平衡。一部分电流将通过备用线路(用户)而不是中性导体返回地面,并且 GFCI 将断开电路。由于该过程完成很快,因此不太可能引起心律失常。

如果手术室内发生 GFCI "跳闸",第一步是按复位按钮,看看跳闸是否由电流冲击引起:一些电机可能会引起瞬间的电流不平衡,这并不表示存在安全风险。如果 GFCI 再次跳闸,则有必要按顺序拔除设备插头,每次拔除后重置 GFCI,直至找到有问题的设备为止。GFCI 的一个缺点就是它是通过关闭电源来实现保护。因此,如果是生命支持的设备发生问题,那么在问题修复之前,将无法继续使用该设备。也可通过使用"假饵"来排查漏电设备。如果外壳未接地,则 GFCI 不会跳闸,但此时外壳是带电的,会对手术人员或患者造成危险。注意,如果 GFCI 仅在手术人员接触设备或设备连接到患者时才发生跳闸,那么危险性增加:不仅从电力线的"热"侧到外壳有漏电,而且设备的安全接地也不起作用了。

15.8　微电击

到目前为止讨论的安全措施都没有对微电击的风险产生任何影响。当 10~100μA 的电流通过心导管或起搏导线直接作用于心脏传导系统时,就会发生微电击。由于此时的电线避开了皮肤阻抗,因此相对较小的电压就足以产生微电击。隔离电力系统、接地故障断路器和设备安全接地都不能防止微电击。相反,当存在微电击可能性时,必须采取特别的预防措施。

所有连接到心内导管或电极上的监护设备必须进行电隔离。这意味着连接到患者身上的导线(如心电图、

压力传感器)和监护设备的内部接线之间没有直接的电气连接。如何才能做到这一点呢? 监护模块通常通过特殊的隔离变压器供电,这种变压器可以有效地将模块内的电力与监护单元其余部分的电力系统以及地面隔离开来。监护信号通过"光隔离器"从模块传输到监护仪的主机系统。这些装置将对应于心电图或压力轨迹的电信号转换成与相应信号强度相关的光束;光束冲击到光电探测器,光电探测器将光强度转换回电信号,最终显示在监护仪屏幕上。通过该方式,即使患者直接连接到标准的接地电力系统的"热"侧,也可以有 $50\mu A$ 的最大电流通过心内电极。临时外部起搏器通常由电池供电,因此本质上是电隔离的,除非起搏器导线或内部部件接触到了外部导体。因此,这些设备不应该由"非电池"来供电。

一个重要的考虑是心内导管或电极的"接地"并不能增加安全系数,相反,它实际上增加了微电击的风险。原因是患者接触的其他设备可能没有接地。例如,假设患者的皮肤通过床单中的水分与手术台发生电接触。如果手术台没有正确接地(磨损或松动的接地导线),可能会出现几毫安的泄漏电流,而 LIM 上没有任何提示。然而,通过心内导管传导到地面的电流足以引起室颤(图 15.8)。如果心脏起搏器导线意外接触到手术台,即使手术台理论上是接地的,也可能发生同样的情况。

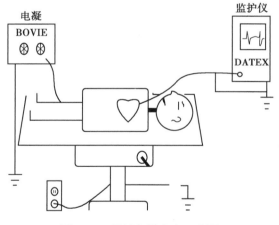

图 15.8　接地与微电击示意图

15.9　电凝器

电外科装置(electrosurgical unit,ESU)的设计目的是在手术出血部位产生局部高温放电,导致组织凝固和出血停止。这是通过制造高密度电流来实现的:当大量的电流集中在一个小区域时,温度必然升高。此外,由电凝器产生的电压足以电离邻近的空气,由此产生的"火花"有助于加热和凝固。有两个原因,使得患者不在烧灼电极正下方的部位不会受到烧灼影响。首先,电流在进入组织后,立即扩散到患者身体更宽的区域,因此,电流密度(和热度)极小。当然,患者成为了灼烧系统电路的一部分,因此此必须提供一条通路来完成从患者到电凝器的闭合电路。这是通过回流电极或"接地板"来实现的。该接地板的设计目的是在足够大的范围内耗散电流,以防止电极板下区域的意外加热或燃烧。注意,在现代电外科设备中,电极板本身并不"接地"。这有利于防止它不经意间将宏观或微观的冲击电流传导给患者。如果回路电极板没有连接到患者,则来自电源电极的电流将寻找一条替代路线返回发生器。由于电凝器产生高频交流电(通常为 100kHz 或更高),因此实际上即使没有电接触(电容耦合),电流也可以在两个相邻的导体之间传导。此外,监护设备和电力系统的电气隔离在这些频率下是无效的。因此,如果返回电极没有连接到患者,则电流可能通过 ECG 电极或其他可能与患者接触的金属物体(如手术台)返回到发生器。由于它们与患者的接触面积较小,电流会更集中,患者可能会在这些返回路径以外的部位发生电灼伤。现代的电凝机器都配备了"分体电极";除非电极的两半都与患者接触,否则该装置将无法工作。

既然电凝器传递的电流超过了引起室性心律失常所需的电流,为什么我们在使用它的时候不发生心律失常呢? 如上所述,电凝器使用的是高频交流电。特斯拉在 100 多年前就证明,这种电流是通过导体表面而非穿透导体,这就是"皮肤效应"。因此,几乎所有的电外科电流都是通过皮肤和皮下组织传导而不穿透心脏传导系统的。事实上,在不影响内部传导系统的情况下,是可以在心外膜表面使用电外科设备的。

(陈文颖　译,韩文军　校)

参考文献

Gross JB, Seifert HA: Electrical, Fire and Compressed Gas Safety for the Patient and Anaesthetist in Wylie and Churchill-Davidson's A Practice of Anaesthesia, 6th Edition. Edited By Healy TEJ, Cohen PJ. London, Edward Arnold, 1995.

Jonnes J: Empires of Light--Edison, Tesla, Westinghouse and the Race to Electrify the World. New York, Random House, 2003.

第二部分

心胸和大血管手术麻醉

第 16 章

胸腹主动脉腔内修复术的围手术期管理

Harendra Arora

16.1 引言

主动脉腔内修复术是由 Parodi 等在 20 世纪 90 年代初提出的,随着腔内技术与技能的巨大提高,与传统的开放式外科修复术(open surgical repair,OSR)相比,胸主动脉腔内修复术(thoracic endovascular aortic repair,TEVAR)已经成为治疗胸腹主动脉疾病的一种微创选择。与 OSR 相比,TEVAR 降低了发病率和死亡率,尤其适用于复杂主动脉病变患者,这些患者可能被视为开放性修复术高风险或禁忌患者。

在一项比较 TEVAR 与胸降主动脉疾病开放性修复的大型 meta 分析中,共纳入 42 篇文章的 5 888 例患者,其中 38 篇为比较性研究、4 篇来自注册数据。总体上,实施 TEVAR 手术的患者年龄较大、并发症更多。与 OSR 相比,TEVAR 显著降低了患者 30d 全因死亡率、截瘫或瘫痪、输血、出血导致再次手术、肾功能障碍、肺炎和心脏、神经、呼吸系统等并发症的发生率。而且,与开放性修复手术相比,TEVAR 缩短了住院时间、ICU 治疗时间以及手术时间。

16.2 技术进展

血管内装置的改进、递送鞘管尺寸的缩小、顺应性的改善、锥形支架以及更广泛的支架尺寸提高了 TEVAR 的适用性和疗效。增强计算机断层血管造影(CTA)或磁共振血管造影(MRA)和三维重建有助于精确地描绘患者解剖结构,从而根据主动脉病变采用最适合的方案,如分期或混合入路手术治疗、订制开窗或分支支架移植物以及最适合的血管穿刺位置。混合手术、开窗和分支支架的出现促进了各种胸主动脉病变的处理,如胸腹主动脉瘤(thoracoabdominal aortic aneurysms,TAAA)、主动脉弓动脉瘤、主动脉夹层和胸降主动脉瘤(descending thoracic aortic aneurysm,DTAA)破裂。开窗的血管内支架,其孔洞可以容纳内脏动脉,就是为适应患者个体化的解剖结构而设

计的。分支支架与预贴附的侧臂移植物缝合到主支架上,以部署到重要的动脉分支中。

在过去的 10 年中,一大批用于治疗各种胸主动脉疾病的血管内支架面世。在美国,从 2005 年开始,Gore TAG 胸腔内支架(Gore & Associates)被批准商业应用于治疗 DTAA。Zenith TX2 胸主动脉瘤血管内支架和 Talent 胸主动脉支架系统在 2008 年被批准用于治疗 DTAA 和穿透性主动脉粥样硬化病变。最近,美国食品药品管理局(Food and Drug Administration,FDA)批准了 Valiant 胸主动脉支架和与之相应的重新设计的 GORE TAG 装置,用于治疗胸降主动脉孤立损伤(除外夹层)。Zenith 的 A 型胸主动脉支架于 2015 年获得 FDA 批准商用,该装置可使鞘管缩小 2~4F,适用于动脉瘤、穿透性主动脉破溃和创伤性横断。博尔顿医疗公司的 RelayPro 系统提供了缩小尺寸的鞘管以及其在递送系统中的机械优势,目前正在研究适用于 B 型主动脉瘤解剖的治疗方法。

16.3 TEVAR 的适应证

降胸主动脉瘤(DTAA):据报道,胸主动脉瘤的发病率约为每年 10.4/100 000。降主动脉瘤的患病率在过去的 20 年中翻了近 3 倍。这可能与人口老龄化、诊断水平提高或实际发病率增加有关。降主动脉发展缓慢,平均速率约每年 0.19cm。在动脉瘤直径 >6cm 的患者中,每年发生破裂、夹层或死亡的风险为 14.1%,而直径在 5~6cm 动脉瘤的患者中,其年风险率为 6.5%。胸外科医师协会(Society of Thoracic Surgeons,STS)推荐,主动脉瘤直径 >5.5cm 的 DTAA 用 TEVAR 治疗(Ⅱa 类推荐,B 级证据,当患者有严重并发症时;Ⅱb 类推荐,C 级证据,当患者无严重并发症时)。当主动脉直径 <5.5cm 时,STS 建议不要使用 TEVAR 治疗(Ⅲ 类推荐,C 级证据)。

在一项前瞻性、非随机、多中心试验中,比较 140 名行腔内隔离术患者和 94 名接受过开放式修复手术患者,研究发现 TEVAR 显著降低了围手术期死亡率(2.1% vs. 11.7%)和呼吸衰竭(4% vs. 20%)、肾功能不全(1% vs.

13%)、脊髓缺血(SCI)(3% vs. 14%)的发生率,以及 ICU 的平均时间(2.6d±14.6d vs. 5.2d±7.2d)和总体住院时间(7.4d±17.7d vs. 14.4d±12.8d)。两组 2 年的总死亡率没有明显差异,不过与 OSR 相比,TEVAR 有 9% 患者发生内漏。

胸降主动脉动脉瘤破裂(ruptured descending thoracic aortic aneurysm, rDTAA):胸降主动脉瘤破裂发生率约每年 3.5/100 000,如果不进行治疗,死亡率 100%。与 OSR 相比,TEVAR 组的 30d 死亡率更低,心肌梗死、卒中和截瘫的风险也更低。在一项 meta 分析中,比较 OSR 和 TEVAR 治疗胸降主动脉瘤破裂,OSR 和 TEVAR 的 30d 死亡率分别为 36% 和 19%。OSR 的心肌梗死(11.1% vs. 3.5%)、卒中(10.2% vs. 4.1%)和截瘫(5.5% vs. 3.1%)的发生风险均高于 TEVAR 组。TEVAR 术后 3 年动脉瘤相关生存率为 70.6%。因此对于解剖上合适的患者,TEVAR 是 rDTAA 的首选治疗方式。

闭合性创伤性胸主动脉损伤(blunt traumatic thoracic aortic injuries, BTTAI):胸主动脉创伤的死亡率很高,超过 80% 的患者在事发现场死亡。大多数 BTTAI 发生在高速运动时的减速伤,其中主动脉峡部(左锁骨下动脉远端)是最常见位置,应用 OSR 治疗具有较高死亡率(18%~28%)和截瘫发生率(2.3% ~14%)。在一项纳入 139 项研究、7 768 例 BTTAI 患者的 meta 分析中,TEVAR 的死亡率低于 OSR(9% vs. 19%),与 TEVAR 相比,OSR 脊髓缺血发生率更高(9% vs. 3%)。因此 TEVAR 是解剖上合适的 BTTAI 伤患者的首选治疗方法(STS I 级推荐,B 级证据)。

胸腹主动脉瘤(TAAA):约 10% 的胸主动脉瘤累及腹主动脉,属于 TAAA。手术治疗是 TAAA 的首选治疗方法,因为与非手术治疗相比,手术治疗的 5 年生存率高(73.5% vs. 19%)。虽然有报道称 OSR 早期存活率高(30d 存活率为 95%),其发病率也可以接受,但血管内修复仍是治疗方案的一种,特别是对于那些合并严重并发症的患者(STS IIb 类推荐,C 级证据)。最近的一项回顾性研究显示,155 例接受开窗和分支支架的 TAAA 患者,手术技术成功率 94.2%,患者 30d 生存率 93%,1 年生存率 82.6%,23 例患者(18.4%)发生原发性内漏,总体随访死亡率 16.1%。

A 型主动脉夹层:由于未经治疗的急性 A 型主动脉夹层 1 个月内死亡率接近 50%,紧急 OSR 是首选治疗措施(ACC/AHA I 类推荐,B 级证据)。尽管最近少数研究报道了成功使用血管内技术治疗 A 型主动脉夹层,但 OSR 仍然是首选方法。

单纯 B 型主动脉夹层:虽然单纯 B 型主动脉夹层首选由药物治疗开始(ACC/AHA I 类建议,C 级证据),但 20%~50% 的度过急性期的患者因假腔扩张而需要手术干预。根据最近的一项研究,单纯 B 型主动脉夹层患者中假腔直径 >22mm 的患者,形成动脉瘤的风险明显更高,可能最好的处理是早期行血管内治疗。

复杂型 B 型主动脉夹层:约 1/3 的急性 B 型主动脉夹层在最初表现为破裂或即将破裂、末端器官灌注不良、肢体缺血、持续疼痛或无法控制的高血压。这些患者最好通过开放手术修复或血管内修复(ACC/AHA I 类建议,

B 级证据)。血管内修复的基本原理是,使用支架移植物封堵原发性内膜撕裂以促进假腔血栓形成。与 OSR 相比,血管内修复对于治疗急性复杂 B 型主动脉夹层具有较低的发病率和死亡率,已成为治疗的首选。

主动脉弓动脉瘤:OSR 一直是主动脉弓动脉瘤的首选治疗方法。然而,近年来,混合手术已被用于治疗不适合行单纯 OSR 治疗的复杂主动脉弓动脉瘤患者。在一项纳入 195 例主动脉弓混合手术病例的系统回顾中,患者围手术期死亡率和发病率分别为 9% 和 21%,86% 的患者手术取得成功,失败最常见的原因是内漏(9%)。

16.4　TEVAR 的麻醉思考

行 TEVAR 术患者通常是老年患者,常伴有严重合并症,如高血压、冠心病、肺部疾病、肾脏疾病和充血性心力衰竭。血管内手术 30d 死亡率的危险因素有高龄(>80 岁)、肾功能衰竭、下肢缺血和充血性心力衰竭。尽管与开放性手术相比,TEVAR 创伤更小,导致体液流失少,也不需要夹闭主动脉,但由于重大心血管不良事件发生率 >5%,仍然被认为是一种高风险手术。患者应根据 ACC/AHA 关于非心脏手术患者的术前评估指南接受功能测试。

监测:除了常规监测外,还需要建立一路动脉通路来监测有创血压,以方便测量活化凝血时间(activated clotting time, ACT)和动脉血气。动脉通路应置于上肢手术入路的对侧(手术入路常位于左侧,因此动脉通路建立在右侧)。由于术中可能发生大出血,特别是必须转开放手术修复时,建议使用大口径静脉通道。中心静脉通路可用于复杂手术或外周静脉条件不良的病例。术中经食道超声心动图(TEE)对于 TEVAR 是非常有价值的监测工具,除了评估血容量和心室功能外,TEE 还可以帮助确认导丝以及血管内支架的正确放置、帮助发现内漏、证实血管内支架对动脉瘤封闭作用以及识别主动脉夹层的入口和出口。

由于 TEVAR 术后脊髓损伤的风险很大,因此监测脊髓功能是谨慎的选择。诱发电位,无论是体感诱发电位(somatosensory evoked potential, SSEP)还是运动诱发电位(motor evoked potentials, MEP),在脊髓损伤(spinal cord injury, SCI)高危患者中尤其实用。关于 SSEP,有几个需要考虑的注意事项:SSEP 更适用于监测侧角、后角感觉束缺血,而对前角运动柱监测效果较差;除缺血外,SSEP 信号还受吸入麻醉药和体温过低的影响;SSEP 阴性预测值很高(99.2%),但 SCI 检测灵敏度较低(62.5%),而且对于迟发性脊髓缺血没有明显的临床预测价值。MEP 对神经肌肉阻滞剂和吸入麻醉药的影响比较敏感,往往更难监测,但对前角的运动神经元特异性更高。在一项共纳入 233 例行降主动脉瘤破裂和胸腹主动脉瘤修复的研究中,比较 SSEP 和 MEP,脊髓梗死的相关性约为 90%,对即刻发作性截瘫的阴性预测值为 98%。尽管 MEP 监测在理论上具有优势,但在脊髓损伤的检测方面,MEP 监测未能显示出与 SSEP 监测相比的任何显著优势。基于现有的数据,目前胸主动脉疾病管理指南推荐使用两者中任一

监测工具（SSEP 或 MEP）来监测脊髓缺血。

TEVAR 麻醉的目标：术中管理的主要目标包括维持血流动力学稳定，维持重要器官（大脑、心脏、脊髓、肾脏和内脏血管）的灌注，平衡心肌血氧供需，维持充足血容量和体温保护。由于脊髓损伤是一个主要的关注点，为维持充足的脊髓灌注压，建议支架置入后平均动脉压（MAP）维持在 90mmHg 以上。由于近端主动脉（升主动脉、主动脉弓和近端降主动脉）暴露于极端的血流动力学压力下，为了便于准确地置入血管内支架，通常会使用药物或非药物措施降低心率和平均动脉压。在支架置入时，常用起效快、作用时间短的药物，如腺苷、艾司洛尔、硝酸甘油、氯维地平、丙泊酚、瑞芬太尼。非药物手段包括快速经静脉右心室起搏（right ventricular pacing，RVP）和右心房流入阻断。由于房室同步性丧失以及右心室起搏造成心室充盈时间缩短，导致左室充盈减少，继而发生每搏量和心排血量降低。另一个帮助近端支架置入的非药物方法是通过暂时阻断下腔静脉，可导致前负荷降低和低血压。

麻醉方法：尽管 TEVAR 可以在区域麻醉或全身麻醉下进行，但一般多采用全身麻醉。全身麻醉可以控制通气、限制患者体动。其他一些倾向于选择全身麻醉的因素还包括：计划行开窗或分支支架置入的 TEVAR（手术时间比较长）、计划 TEE 监测、左肱动脉插管以及计划在支架置入时行血流动力学控制的患者。

肾保护：术前肾损伤是 TEVAR 术后发生造影剂肾病的一个重要的风险因素。导致 TEVAR 术后发生急性肾损伤（acute kidney injury，AKI）的主要原因是低灌注，可能是由于低血容量或者是因为移植物堵塞肾血管。其他潜在原因包括肾动脉栓塞和造影剂导致的肾损伤。减少肾损伤的措施包括保证足够水化，限制造影剂的用量和减少肾毒性药物的应用（如非甾体抗炎药和氨基糖苷类药物）。维持正常心排血量、MAP 和适当血容量是减少 TEVAR 后 AKI 风险的关键。系统回顾和 meta 分析并没有提示某一种肾保护措施要优于其他，尽管 N-乙酰半胱氨酸被推荐用于 AKI 的预防，但支持证据并不充分。

脊髓缺血：SCI 是一种严重并发症，TEVAR 后 SCI 发生率为 0~10.3%，平均发病率在 3%~5%。TEVAR 后发生 SCI 患者 5 年生存率要远低于没有发生 SCI 患者（25% vs. 51%，$P<0.001$）。TEVAR 后 SCI 的病理生理基础主要是肋间血管和动脉瘤体上的节段侧支血管被支架堵塞，从而导致脊髓前动脉侧支血管网供应减少。

继发于 TEVAR 的神经损害可能马上出现或者延迟出现，术中或者术后即刻出现的 SCI 在患者全身麻醉苏醒后就能表现出来，延迟出现的 SCI（若能早期诊断和治疗）预后似乎要好于早期出现的 SCI。脊髓前动脉的灌注不足导致 SCI 发生，通常表现为运动功能缺失和针刺感，震动感和位置感觉保留，另外常导致自主神经功能障碍，表现为低血压和神经源性休克，会进一步减少脊髓灌注。TEVAR 术后 SCI 的确定高危因素有：主动脉支架过长（>30cm）覆盖胸主动脉范围过大、腹主动脉瘤（AAA）术后修复、左锁骨下动脉覆盖、严重动脉粥样硬化、慢性肾功

能不全、老年、围手术期低血压和急诊。

减少 SCI 发生的关键在于改善脊髓灌注和氧供。可通过维持正常的心排血量和携氧能力（防止急性贫血）来优化氧供。决定脊髓灌注的因素除了维持脊髓前动脉通畅以外，还包括维持 MAP 和脑脊液（cerebral spinal fluid，CSF）压力（或者 CVP，以较高者为准）。因此，最好调整 MAP>90mmHg，CSF 压力 <10mmHg 以维持脊髓灌注。美国心脏病学会基金会和美国心脏协会（ACCF/AHA）在胸主动脉疾病管理指南中，已将 CSF 引流指定为高危患者行血管内胸主动脉修复的一级推荐脊髓保护策略。Hnath 等在一项前瞻性观察研究中报告，在 121 名接受择期或急诊 TEVAR 并行 CSF 引流患者中，截瘫发生率明显低于对照组。此外还证实，在发生脊髓损伤风险较高的患者中，如 AAA 术后修复、广泛移植血管覆盖和左锁骨下动脉、腹腔干和髂动脉阻塞，其获益更大。

16.5　总结

与 OSR 相比，TEVAR 作为一种微创的选择，在复杂胸主动脉疾病患者中发挥着更大的作用。在创伤性胸主动脉损伤、急性复杂 B 型主动脉瘤，DTAA>5.5cm，破裂的 DTAA 以及 TAAA 中，TEVAR 为首选治疗方案。TEVAR 至少在围手术期（短期）降低了患者的发病率和死亡率，特别值得关注。虽然取得了令人鼓舞的结果，但是 TEVAR 的长期耐受性仍存在争议。TEVAR 患者需要长期进行影像学随访，排除内漏和装置失效。尽管存在这些担忧，但随着血管内技术和技能的不断发展和改进，预计未来 TEVAR 的应用会越来越广泛。

（游嘉 译，陈芳 校）

参考文献

Parodi JC, Palmaz JC, Barone HD. Transfemoral intraluminal graft implantation for abdominal aortic aneurysms. Ann Vasc Surg 1991; 5: 491-9.

Cheng D, Martin J, Shennib H, et al. Endovascular aortic repair versus open surgical repair for descending thoracic aortic disease a systematic review and meta-analysis of comparative studies. J Am Coll Cardiol 2010; 55: 986-1001.

Adams JD, Garcia LM, Kern JA. Endovascular repair of the thoracic aorta. Surg Clin North Am 2009; 89: 895-912.

Findeiss LK, Cody ME. Endovascular repair of the thoracic aortic aneurysms. Semin Intervent Radiol 2011; 28(1): 107-17.

Coady MA, Ikonomidis JS, Cheung AT, et al. Surgical management of descending thoracic aortic disease: open and endovascular approaches: a scientific statement from the American Heart Association. Circulation 2010; 121: 2780-804.

Svensson LG, Kouchoukos NT, Miller DC, et al. Expert consensus document on the treatment of descending thoracic aortic disease using endovascular stent grafts. Ann Thorac Surg 2008; 85(Suppl 1): S1-S41.

Bavaria JE, Appoo JJ, Makaroun MS, et al, Gore TAG Investigators. Endovascular stent grafting versus open surgical repair of descending thoracic aortic aneurysms in low-risk patients: a multicenter comparative trial. J Thorac Cardiovasc Surg 2007; 133: 369-77.

Jonker FH, Trimarchi S, Verhagen HJ, et al. Meta-analysis of open versus endovascular repair for ruptured descending thoracic aortic aneurysm. J Vasc Surg 2010; 51(4): 1026-32.

Lee AW, Matsumara JS, Mitchell RS, et al. Endovascular repair of traumatic thoracic aortic injury: clinical practice guidelines of the Society for Vascular Surgery. J Vasc Surg 2011; 53: 187-92.

Coselli JS, Bozinovski J, LeMaire SA. Open surgical repair of 2286 thoracoabdominal aortic aneurysms. Ann Thorac Surg 2007; 83(2): S862-4 [discussion: S890-2].

Bakoyiannis CN, Economopoulos KP, Georgopoulos S, et al. Fenestrated and branched endografts for the treatment of thoracoabdominal aortic aneurysms: a systematic review. J Endovasc Ther 2010; 17: 201-9.

Hiratzka LF, Bakris GL, Beckman JA, et al. 2010 ACCF/AHA/AATS/ACR/ASA/ SCA/SCAI/SIR/STS/SVM guidelines for the diagnosis and management of patients with Thoracic Aortic Disease: a report of the American College of Cardiology Foundation/American Heart Association Task Force on Practice Guidelines, American Association for Thoracic Surgery, American College of Radiology, American Stroke Association, Society of Cardiovascular Anesthesiologists, Society for Cardiovascular Angiography and Interventions, Society of Interventional Radiology, Society of Thoracic Surgeons, and Society for Vascular Medicine. Circulation 2010; 121(13): e266-369.18.

Patel PJ, Grande W, Hieb RA. Endovascular management of acute aortic syndromes. Semin Intervent Radiol 2011; 28(1): 10-23.

Antoniou GA, El Sakka K, Hamady M, et al. Hybrid treatment of complex aortic arch disease with supra-aortic debranching and endovascular stent graft repair. Eur J Vasc Endovasc Surg 2010; 39: 683-90.

Gutsche JT, Szeto W, Cheung AT. Endovascular stenting of thoracic aortic aneurysm. Anesthesiol Clin 2008; 26: 481-99.

Achouh PE, Estrera AL, Miller CC III, et al. Role of somatosensory evoked potentials during thoracic and thoracoabdominal aneurysm repair. Ann Thorac Surg 2007; 84: 782.

Keyhani K, Miller CC III, Estrera AL, et al. Analysis of motor and somatosensory evoked potentials during thoracic and thoracoabdominal aortic aneurysm repair. J Vasc Surg 2009; 49: 36-41.

Nicolaou G, Forbes TL. Strategies for accurate endograft placement in the proximal thoracic aorta. Semin Cardiothorac Vasc Anesth 2010; 14(3): 196-200.

Goldfarb S, McCullough PA, McDermott J, et al. Contrast-induced acute kidney injury: specialty-specific protocols for interventional radiology, diagnostic computed tomography radiology, and interventional cardiology. Mayo Clin Proc 2009; 84(2): 170-9.

Adolph E, Holdt-Lehmann B, Chatterjee T, Paschka S, Prott A, Schneider H, et al. Renal Insufficiency Following radiocontrast exposure trial (REINFORCE): A randomized comparison of sodium bicarbonate versus sodium chloride hydration for the prevention of contrast-induced nephropathy. Coron Artery Dis 2008; 19: 413-9.

ACT Investigators. Acetylcysteine for prevention of renal outcomes in patients undergoing coronary and peripheral vascular angiography: Main results from the randomized Acetylcysteine for Contrast-induced nephropathy Trial (ACT). Circulation 2011; 124: 1250-9.

Uchida N. How to prevent spinal cord injury during endovascular repair of thoracic aortic disease. Gen Thorac Cardiovasc Surg (2014) 62: 391-397.

Conrad MF, Ye JY, Chung TK, et al. Spinal cord complications after thoracic aortic surgery: long-term survival and functional status varies with deficit severity. J Vasc Surg 2008; 48(1): 47-53.

Chang CK, Chuter TA, Reilly LM, et al. Spinal arterial anatomy and risk factors for lower extremity weakness following endovascular thoracoabdominal aortic aneurysm repair with branched stent-grafts. J EndovascTher. 2008; 15: 356-362.

Cheung AT, Pochettino A, McGarvey ML, Appoo JJ, Fairman RM, Carpenter JP, Moser WG, Woo EY, Bavaria JE. Strategies to manage paraplegia risk after endovascular stent repair of descending thoracic aortic aneurysms. Ann Thorac Surg 2005; 80: 1280-9.

Hnath JC, Mehta M, Taggert JB, Sternbach Y, Roddy SP, Kreienberg PB, Ozsvath KJ, Chang BB, Shah DM, Darling RC III. Strategies to improve spinal cord ischemia in endovascular thoracic aortic repair: outcomes of a prospective cerebrospinal fluid drainage protocol. J Vasc Surg 2008; 48: 836-40.

第 17 章

心脏病患者非心脏手术的术前评估

Lee A Fleisher

2014 年，美国心脏协会/美国心脏病学会（AHA/ACC）指南对非心脏手术前围手术期心血管评估进行了更新，其中包括围手术期 β 受体阻滞剂使用的新建议。此外，欧洲心脏病学会（ESC）也制定了非心脏手术术前心脏风险评估和围手术期管理的指南。这些指南与 AHA/ACC 指南类似，同时在出版前 ESC 与 AHA/ACC 就相关建议进行了讨论，以确保两部指南间的所有差异均已接受全面审查。2017 年出版的加拿大心血管学会指南，在药物管理和术后监测方面与其他指南存在一些差异。同时还关注了基于术前脑利钠肽（brain natriuretic peptide，BNP）测量的术后肌钙蛋白测量，但没有提出无创检测的方法。2016 年更新的 AHA/ACC 指南解决了冠状动脉支架置入术后双联抗血小板治疗（dual antiplatelet therapy，DAPT）问题。

术前评估的基本原则仍然是疾病范围和稳定性将影响患者的管理和预后。以心血管疾病为例，术前评估可以明确冠状动脉病变程度和左心室功能。

17.1 临床评估

临床危险指数建议确定心血管风险基线为 1%，即主要心脏不良事件（major adverse cardiovascular events，MACE）发生风险 >1% 考虑进一步检查。修正的心脏危险指数（rivised cardiac risk index，RCRI）包括 6 个独立预测因素：高危型手术、缺血性心脏疾病史、充血性心力衰竭病史、脑血管疾病史、术前使用胰岛素治疗、术前血清肌酐 >2mg/d，有 2 个及以上更多危险因素时风险将增高。另外，根据美国外科医师学会全国外科质量改进计划（ACS-NSQIP）的数据而开发了一个风险计算（http://site.acsnsqip.org）。作者发现 ACS-NSQIP 外科风险计算器是一个决策支持工具，可以用来估计大部分手术风险。Glance 及其同事使用不同的风险预测工具证明了心脏并发症预测风险的可变性，也表明 ACS-NSQIP 风险计算器是最佳选择。

全面的病史采集应该关注心血管危险因素和不稳定性心脏病的症状或体征，如轻度心肌缺血、活动性充血性心力衰竭、有症状的心脏瓣膜病和严重心律失常。既往发生过心肌梗死的冠状动脉疾病患者，尽管少数患者可以通过未发生动脉粥样硬化血管供应梗死心肌。结合最近一项医疗保险索赔数据的分析，目前指南均认为心肌梗死后 2 个月内再次心梗的风险仍然很高，行冠状动脉旁路移植术（coronary artery bypass graft，CABG）可以减少这种风险，而心梗后行冠状动脉支架置入术则不能降低再发风险。

17.2 外科手术的重要性

手术方式影响术前评估，进而确定围手术期管理是否需要改变。很少有硬性数据来明确手术并发症的具体发生率，而且数据也非常依赖机构。Eagle 等人通过对参与冠状动脉外科研究（coronary artery surgical study，CASS）的患者进行分析，公布了围手术期心肌梗死发生率和死亡率的数据。对高风险手术行冠状动脉搭桥术与药物治疗相比可以降低非心脏手术的风险，包括大血管、腹部、胸部及矫形外科手术；门诊手术为低风险；血管手术代表了一组独特的患者群体，有大量的术前检查及围手术期干预的依据。血管内支架置入术和开放手术相比可降低围手术期风险，特别是短期死亡风险，但长期死亡率并无差别。目前指南结合先前的高危和中危外科风险类别。ACS-NSQIP 风险计算器结合外科特定风险，因此具有更强的鉴别能力。有证据表明手术死亡率与医院手术量有关，手术量大的医院可能有更好的预后，这会影响术前评估的决策。资源不够集中的地方，例如小型医院，可以决定让高危患者去较大中心进行评估。

17.3 活动耐量的重要性

活动耐量是影响围手术期风险及有创检测必要性的决定因素之一。如果患者可以步行 1 英里（约 1.6km）而不出现呼吸急促，那么患有广泛冠状动脉疾病的可能性就很小；而如果患者在劳累后出现呼吸困难并伴有胸痛，则有很高的概率患有广泛冠状动脉疾病。Reilly 及其同事证明严重并发症发生的可能性与能够走过的街区或爬过的楼梯数量成反比。活动耐量可通过正式的平板运动试验或日常活动评估问卷来评估。最近发表的 METS 研究表明，主观性评估的功能能力不应用于术前风险评估。作者建议临床医师可以考虑如杜克活动状态指数（Duke activity status index，DASI）检测方法用于心脏风险评估。有人建议心肺测试有助于更准确地预测风险，对整体风险的预测最为有用。

17.4 评估患者的方法

下图为评估方法所构成的一个流程性框架，用于确定哪些患者需要做缺血性心脏病试验。AHA/ACC 编写委员选择不同级别的建议和证据等多种途径证明这一框架的可行性。重要的是，采用该流程取决于局部因素，如目前围手术期的风险和测试利用率。

结合临床和手术风险的新评估方案（图 17.1）。低风险（MACE<1%）的患者可继续进行手术，而将中度风险和

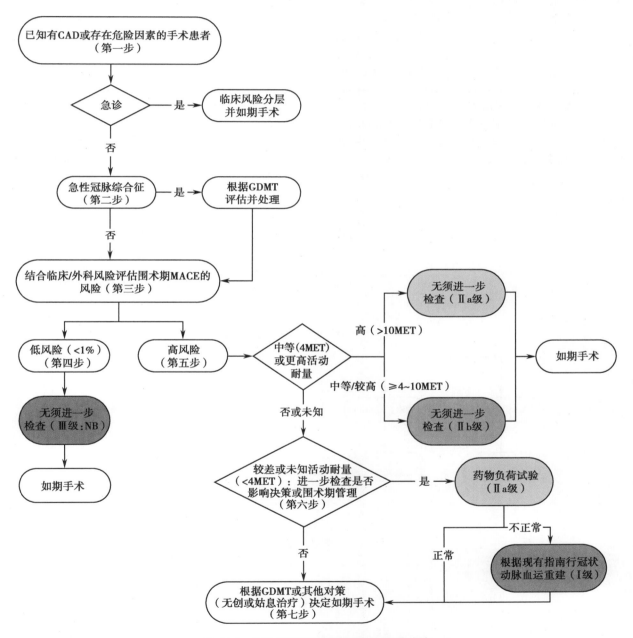

图 17.1 结合临床和手术风险的新评估方案

GDMT：guideline-directed medical therapy，指南指导的药物治疗；MACE：major adverse cardiovascular events，主要不良心脏事件；CAD：coronary artery disease，冠状动脉疾病

高度风险都归为高危风险一类。如果患者有中等或更好的运动能力，那么患者应该进行手术。在那些运动能力弱的患者中，关键问题是进一步的评估是否会改变治疗决策。在新评估中的一个关键的变化是将无创或姑息治疗合并作为评估的潜在依据之一。

17.5　冠心病患者的干预

越来越多的证据表明非心脏手术前行冠状动脉重建术并不降低围手术期心脏病发病率。McFalls 及其同事报道了退伍军人管理局医疗系统中的一个多中心随机对照研究的结果，即冠状动脉血运重建预防试验（coronary-artery revascularization prophylaxis，CARP），样本都是冠状动脉造影证实有冠状动脉病变且排除左主干病变或严重射血分数降低（<20%）的患者，随机分为 CABG 组（59%）和经皮冠状动脉介入治疗（percutaneous coronary interventions，PCI）与常规药物治疗组（41%）。在随机分组后 2.7 年，血运重建组的死亡率（22%）与无血运重建组（23%）相比无显著性差异。冠状动脉重建术后 30d 内，以肌钙蛋白水平升高诊断术后心肌梗死，12% 发生在血运重建组，14% 发生在无血运重建组（P=0.37）。在后续的分析中，Ward 及

其同事指出 CABG 组与 PCI 组相比预后改善。CARP 试验中无论随机部分还是非随机部分的患者都接受冠状动脉造影，只有无保护左主干病变的患者在术前行冠状动脉血运重建术中获益。Poldermans 及其同事论证了这一结论，对 770 例合并中度心脏风险且行大血管手术患者进行随机分组，确定有存在 1 个或 2 个心脏风险因素的患者，接受进一步的应力成像风险分层或继续进行手术。所有患者术前均使用比索洛尔以达到目标心率 60~65 次 / min，术后继续维持。30d 出现心脏猝死和非致死性心肌梗死的概率两组无差异（对照组 1.8%，试验组 2.3%）。

鉴于患者行经皮腔内冠状动脉成形术（percutaneous transluminal coronary angioplasty，PTCA）术后 90d 的围手术期并发症发生率似乎没有降低，目前证据不支持 PTCA 应用在非手术适应证外。冠状动脉支架置入术可能是一个特殊的问题，一些研究建议放置支架后至少需要随访 30d 围手术期并发症发生率。一些报告表明放置药物洗脱支架（drug-eluting stent，DES）可能是一个长期（长达 12 个月）的额外风险，特别是停用抗血小板药物时。然而，新的研究表明，如果在 DES 术后 3~6 个月内行外科手术风险可能是相同的。2016 年双联抗血小板治疗（DAPT）指南（图 17.2）建议，所有置入金属裸支架 <30d 或者药物

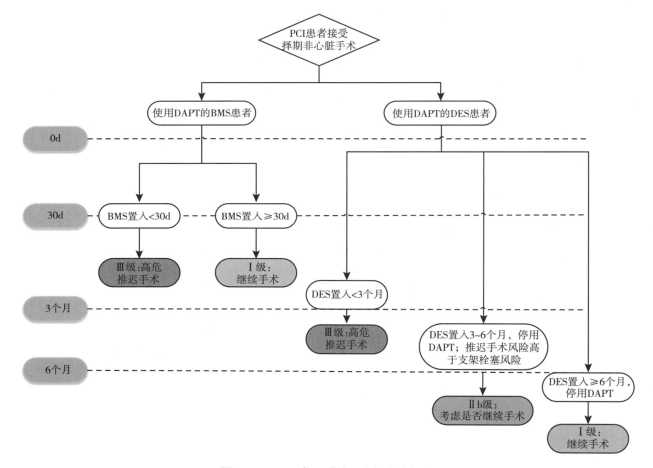

图 17.2　2016 年双联抗血小板治疗指南

PCI：percutaneous coronary interventions，经皮冠状动脉介入治疗；DAPT：dual anti-platelet therapy，双联抗血小板治疗；BMS：bare mental stent，裸金属支架；DES：drug-eluting stent，药物洗脱支架

洗脱支架 <6 个月的患者继续服用阿司匹林治疗且尽可能缩短停用氯吡格雷的时间。

根据非围手术期的文献指出传统的停用氯吡格雷 8d 会增加高凝反弹相关风险,建议尽可能缩短停用时间。最近一项队列研究表明,停用抗血小板药物超过 5d 与主要心脏不良事件增加有关。

现在有大量证据表明,在冠心病患者中围手术期药物治疗可以作为减少围手术期心血管并发症的一种手段。多项研究已经证明围手术期给予患者 β 受体阻滞剂可改善预后,特别是心率如果得到控制的话,正如先前讨论 Erasmus 组的研究。随后的研究证明,如果心率控制不佳或者是低风险患者,β 受体阻滞剂可能无效。POISE 试验将 8 351 名高危患者随机分为大剂量美托洛尔组和安慰剂组。结果显示心血管意外显著减少,这与心肌梗死率降低了 30% 有关,但 30d 全因死亡率和卒中的发生率显著增加。最近的几项队列研究继续支持这一事实,即使用 β 受体阻滞剂的高危患者与改善预后有关。加拿大的一份管理数据表明,如果服用 β 受体阻滞剂不超过 7d,与服用 8d 或更长时间相比围手术期发病率会更高。作为对现行 ACC/AHA 指南更新的一部分,建立了一个证据审查委员会,用以独立审查围手术期 β 受体阻滞剂的数据。行非心脏手术前服用 β 受体阻滞剂仅 1d 或时间更短可以预防非致死性心肌梗死,但是增加休克、死亡、低血压和心动过缓的风险。没有进一步的相关研究,所以术前 2d 或者更长时间服用 β 受体阻滞剂数据不足。Wallace 等人报道称根据围手术期心脏风险降低建议服用 β 受体阻滞剂,可降低 30d 和 1 年死亡率。围手术期停用 β 受体阻滞剂与死亡率增加有关。目前 ACCF/AHA 指南围手术期 β 受体阻滞剂使用建议,如果术前长期服用 β 受体阻滞剂作为 I 级推荐继续使用。新建议将术前评估存在冠状动脉疾病或心脏缺血的高风险的血管外科患者使用 β 受体阻滞剂的推荐级别由 II a 级变为 II b 级。

其他药物也可以改善围手术期的心脏事件的结果。POISE II 显示,α_2 受体激动剂不能改善预后。POISE II 对一组近期没有放置支架的患者服用阿司匹林的疗效进行了评估。术前和术后早期服用阿司匹林,对死亡或非致死性心肌梗死综合征的发生率无显著影响但增加大出血的风险。服用阿司匹林在术前和术后早期死亡或非致死性心肌梗死的复合率无显著影响,但增加大出血的风险。最近,围手术期他汀类药物已被证明能改善心脏事件预后。Durazzo 及其同事对 200 例血管手术患者术前 30d 服用他汀类药物进行随机对照,使用该药物可显著减少心血管并发症。Le Manach 及其同事证明,停药他汀类药物时间 >4d 以上,血管外科手术心脏事件风险比值比增加 2.9。指南建议目前服用他汀类药物的患者作为 I 级推荐应继续服用。高风险患者应采取多模式的医疗管理方案。

关于血管紧张素转化酶抑制剂(angiotensin-converting enzyme inhibitors,ACEI)和血管紧张素受体阻滞剂(angiotensin receptor blockers,ARB)的最佳治疗方案仍存在争议。退伍军人管理局术后停用 ARB 与 30d 死亡率的增加密切相关,特别是在年轻患者中,尽管可能存在残余混杂。在 VISION 试验中,与继续使用 ACEI/ARB II 受体阻滞剂的患者相比,在手术前 24h 内停用 ACEI/ARB 的患者,不会增加各种原因的死亡,休克或心肌损伤(调整相对危险度,0.82;95% CI,0.70 ~ 0.96;P=0.01)和术中低血压(调整相对危险度,0.80;95% CI,0.72 ~ 0.93;P<0.001)。目前 AHA/ACC 指南建议围手术期继续使用 ACEI 或 ARB 受体阻滞剂是合理的,已停用患者应该尽快合理重新服用。有新的研究提出质疑,但需要进一步的随机试验。

17.6　总结

术前评估应重点评估患者的冠脉疾病是否有症状以及患者活动耐量。是否进行进一步诊断评估取决于患者和手术的具体因素以及活动耐量,应特别关注活动耐量差的高危患者。围手术期冠状动脉介入治疗的适应证与非手术治疗相同。新的建议提出,支架植入术后 6 个月再行非心脏手术,术前停用双联抗血小板治疗。

(袁炜　译,王薇　校)

参考文献

Fleisher LA, Fleischmann KE, Auerbach AD, Barnason SA, Beckman JA, Bozkurt B, Davila-Roman VG, Gerhard-Herman MD, Holly TA, Kane GC, Marine JE, Nelson MT, Spencer CC, Thompson A, Ting HH, Uretsky BF, Wijeysundera DN. 2014 ACC/AHA Guideline on Perioperative Cardiovascular Evaluation and Management of Patients Undergoing Noncardiac Surgery: A Report of the American College of Cardiology/American Heart Association Task Force on Practice Guidelines. Journal of the American College of Cardiology 2014; 64(22): e77-e137.

Kristensen SD, Knuuti J, Saraste A, Anker S, Botker HE, Hert SD, Ford I, Gonzalez-Juanatey JR, Gorenek B, Heyndrickx GR, Hoeft A, Huber K, Iung B, Kjeldsen KP, Longrois D, Luscher TF, Pierard L, Pocock S, Price S, Roffi M, Sirnes PA, Sousa-Uva M, Voudris V, Funck-Brentano C, Authors/Task Force M. 2014 ESC/ESA Guidelines on non-cardiac surgery: cardiovascular assessment and management: The Joint Task Force on non-cardiac surgery: cardiovascular assessment and management of the European Society of Cardiology (ESC) and the European Society of Anaesthesiology (ESA). European heart journal 2014; 35: 2383-431.

Duceppe E, Parlow J, MacDonald P, Lyons K, McMullen M, Srinathan S, Graham M, Tandon V, Styles K, Bessissow A, Sessler DI, Bryson G, Devereaux PJ. Canadian Cardiovascular Society Guidelines on Perioperative Cardiac Risk Assessment and Management for Patients Who Undergo Noncardiac Surgery. Can J Cardiol 2017; 33: 17-32.

Levine GN, Bates ER, Bittl JA, Brindis RG, Fihn SD, Fleisher LA, Granger CB, Lange RA, Mack MJ, Mauri L, Mehran R, Mukherjee D, Newby LK, O'Gara PT, Sabatine MS, Smith PK, Smith SC, Jr. 2016 ACC/AHA Guideline Focused Update on Duration of Dual Antiplatelet Therapy in Patients With Coronary Artery Disease: A Report of the American College of Cardiology/American Heart Association Task Force on Clinical Practice Guidelines: An Update of the 2011 ACCF/AHA/SCAI Guideline for Percutaneous Coronary Intervention, 2011 ACCF/AHA Guideline for Coronary Artery Bypass Graft Surgery, 2012 ACC/AHA/ACP/AATS/PCNA/SCAI/STS Guideline for the Diagnosis and Management of Patients With Stable Ischemic Heart Disease, 2013 ACCF/AHA Guideline for the Management of ST-Elevation Myocardial Infarction, 2014 AHA/ACC Guideline for the Management of Patients With Non-ST-Elevation Acute Coronary Syndromes, and 2014 ACC/AHA Guideline on Perioperative Cardiovascular Evaluation and Management of Patients Undergoing Noncardiac Surgery. Circulation 2016; 134: e123-55.

Lee TH, Marcantonio ER, Mangione CM, Thomas EJ, Polanczyk CA, Cook EF, Sugarbaker DJ, Donaldson MC, Poss R, Ho KK, Ludwig LE, Pedan A, Goldman L. Derivation and Prospective Validation of a Simple Index for Prediction of Cardiac Risk of Major Noncardiac Surgery. Circulation 1999; 100: 1043-9.

Bilimoria KY, Liu Y, Paruch JL, Zhou L, Kmiecik TE, Ko CY, Cohen ME. Development and evaluation of the universal ACS NSQIP surgical risk calculator: a decision aid and informed consent tool for patients and surgeons. Journal of the American College of Surgeons 2013; 217: 833-42 e1-e3.

Glance LG, Faden E, Dutton RP, Lustik SJ, Li Y, Eaton MP, Dick AW. Impact of the Choice of Risk Model for Identifying Low-risk Patients Using the 2014 American College of Cardiology/American Heart Association Perioperative Guidelines. Anesthesiology 2018; 129: 889-900.

Livhits M, Gibbons MM, de Virgilio C, O'Connell JB, Leonardi MJ, Ko CY, Zingmond DS. Coronary Revascularization after Myocardial Infarction Can Reduce Risks of Noncardiac Surgery. J Am Coll Surg 2011; 212: 1018-26.

Livhits M, Ko CY, Leonardi MJ, Zingmond DS, Gibbons MM, de Virgilio C. Risk of surgery following recent myocardial infarction. Ann Surg 2011; 253: 857-64.

Eagle KA, Rihal CS, Mickel MC, Holmes DR, Foster ED, Gersh BJ. Cardiac risk of noncardiac surgery: influence of coronary disease and type of surgery in 3368 operations. CASS Investigators and University of Michigan Heart Care Program. Coronary Artery Surgery Study. Circulation 1997; 96: 1882-7.

Reilly DF, McNeely MJ, Doerner D, Greenberg DL, Staiger TO, Geist MJ, Vedovatti PA, Coffey JE, Mora MW, Johnson TR, Guray ED, Van Norman GA, Fihn SD. Self-reported exercise tolerance and the risk of serious perioperative complications. Arch Intern Med 1999; 159: 2185-92.

Wijeysundera DN, Pearse RM, Shulman MA, Abbott TEF, Torres E, Ambosta A, Croal BL, Granton JT, Thorpe KE, Grocott MPW, Farrington C, Myles PS, Cuthbertson BH, investigators Ms. Assessment of functional capacity before major non-cardiac surgery: an international, prospective cohort study. Lancet 2018; 391: 2631-40.

McFalls EO, Ward HB, Moritz TE, Goldman S, Krupski WC, Littooy F, Pierpont G, Santilli S, Rapp J, Hattler B, Shunk K, Jaenicke C, Thottapurathu L, Ellis N, Reda DJ, Henderson WG. Coronary-artery revascularization before elective major vascular surgery. N Engl J Med 2004; 351: 2795-804.

Ward HB, Kelly RF, Thottapurathu L, Moritz TE, Larsen GC, Pierpont G, Santilli S, Goldman S, Krupski WC, Littooy F, Reda DJ, McFalls EO. Coronary artery bypass grafting is superior to percutaneous coronary intervention in prevention of perioperative myocardial infarctions during subsequent vascular surgery. Ann Thorac Surg 2006; 82: 795-800; discussion -1.

Garcia S, Moritz TE, Ward HB, Pierpont G, Goldman S, Larsen GC, Littooy F, Krupski W, Thottapurathu L, Reda DJ, McFalls EO. Usefulness of revascularization of patients with multivessel coronary artery disease before elective vascular surgery for abdominal aortic and peripheral occlusive disease. Am J Cardiol 2008; 102: 809-13.

Poldermans D, Bax JJ, Schouten O, Neskovic AN, Paelinck B, Rocci G, van Dortmont L, Durazzo AE, van de Ven LL, van Sambeek MR, Kertai MD, Boersma E. Should major vascular surgery be delayed because of preoperative cardiac testing in intermediate-risk patients receiving beta-blocker therapy with tight heart rate control? J Am Coll Cardiol 2006; 48: 964-9.

Godet G, Riou B, Bertrand M, Fleron MH, Goarin JP, Montalescot G, Coriat P. Does preoperative coronary angioplasty improve perioperative cardiac outcome? Anesthesiology 2005; 102: 739-46.

Posner KL, Van Norman GA, Chan V. Adverse cardiac outcomes after noncardiac surgery in patients with prior percutaneous transluminal coronary angioplasty. Anesth Analg 1999; 89: 553-60.

Kaluza GL, Joseph J, Lee JR, Raizner ME, Raizner AE. Catastrophic outcomes of noncardiac surgery soon after coronary stenting. J Am Coll Cardiol 2000; 35: 1288-94.

Wilson SH, Fasseas P, Orford JL, Lennon RJ, Horlocker T, Charnoff NE, Melby S, Berger PB. Clinical outcome of patients undergoing non-cardiac surgery in the two months following coronary stenting. J Am Coll Cardiol 2003; 42: 234-40.

Schouten O, van Domburg RT, Bax JJ, de Jaegere PJ, Dunkelgrun M, Feringa HH, Hoeks SE, Poldermans D. Noncardiac surgery after coronary stenting: early surgery and interruption of antiplatelet therapy are associated with an increase in major adverse cardiac events. Journal of the American College of Cardiology 2007; 49: 122-4.

Hawn MT, Graham LA, Richman JR, Itani KM, Plomondon ME, Altom LK, Henderson WG, Bryson CL, Maddox TM. The incidence and timing of noncardiac surgery after cardiac stent implantation. Journal of the American College of Surgeons 2012; 214: 658-66; discussion 66-7.

Hawn MT, Graham LA, Richman JS, Itani KM, Henderson WG, Maddox TM. Risk of major adverse cardiac events following noncardiac surgery in patients with coronary stents. JAMA : the journal of the American Medical Association 2013; 310: 1462-72.

Wijeysundera DN, Wijeysundera HC, Yun L, Wasowicz M, Beattie WS, Velianou JL, Ko DT. Risk of elective major noncardiac surgery after coronary stent insertion: a population-based study. Circulation 2012; 126: 1355-62.

Albaladejo P, Marret E, Samama CM, Collet JP, Abhay K, Loutrel O, Charbonneau H, Jaber S, Thoret S, Bosson JL, Piriou V. Non-cardiac surgery in patients with coronary stents: the RECO study. Heart 2011; 97: 1566-72.

Mangano DT, Layug EL, Wallace A, Tateo I. Effect of atenolol on mortality and cardiovascular morbidity after noncardiac surgery. Multicenter Study of Perioperative Ischemia Research Group. N Engl J Med 1996; 335: 1713-20.

Poldermans D, Boersma E, Bax JJ, Thomson IR, van de Ven LL, Blankensteijn JD, Baars HF, Yo TI, Trocino G, Vigna C, Roelandt JR, van Urk H. The effect of bisoprolol on perioperative mortality and myocardial infarction in high-risk patients undergoing vascular surgery. Dutch Echocardiographic Cardiac Risk Evaluation Applying Stress Echocardiography Study Group [see comments]. N Engl J Med 1999; 341: 1789-94.

Juul AB, Wetterslev J, Gluud C, Kofoed-Enevoldsen A, Jensen G, Callesen T, Norgaard P, Fruergaard K, Bestle M, Vedelsdal R, Miran A, Jacobsen J, Roed J, Mortensen MB, Jorgensen L, Jorgensen J, Rovsing ML, Petersen PL, Pott F, Haas M, Albret R, Nielsen LL, Johansson G, Stjernholm P, Molgaard Y, Foss NB, Elkjaer J, Dehlie B, Boysen K, Zaric D, Munksgaard A, Madsen JB, Oberg B, Khanykin B, Blemmer T, Yndgaard S, Perko G, Wang LP, Winkel P, Hilden J, Jensen P, Salas N. Effect of perioperative beta blockade in patients with diabetes undergoing major non-cardiac surgery: randomised placebo controlled, blinded multicentre trial. Bmj 2006; 332: 1482.

Lindenauer PK, Pekow P, Wang K, Mamidi DK, Gutierrez B, Benjamin EM. Perioperative beta-blocker therapy and mortality after major noncardiac surgery. N Engl J Med 2005; 353: 349-61.

Yang H, Raymer K, Butler R, Parlow J, Roberts R. The effects of perioperative beta-blockade: results of the Metoprolol after Vascular Surgery (MaVS) study, a randomized controlled trial. Am Heart J 2006; 152: 983-90.

Devereaux PJ, Yang H, Yusuf S, Guyatt G, Leslie K, Villar JC, Xavier D, Chrolavicius S, Greenspan L, Pogue J, Pais P, Liu L, Xu S, Malaga G, Avezum A, Chan M, Montori VM, Jacka M, Choi P. Effects of extended-release metoprolol succinate in patients undergoing non-cardiac surgery (POISE trial): a randomised controlled trial. Lancet 2008; 371: 1839-47.

Wijeysundera DN, Duncan D, Nkonde-Price C, Virani SS, Washam JB, Fleischmann KE, Fleisher LA. Perioperative Beta Blockade in Noncardiac Surgery: A Systematic Review for the 2014 ACC/AHA Guideline on Perioperative Cardiovascular Evaluation and Management of Patients Undergoing Noncardiac Surgery: A Report of the American College of Cardiology/American Heart Association Task Force on Practice Guidelines. J Am Coll Cardiol 2014.

Wallace AW, Au S, Cason BA. Association of the pattern of use of perioperative beta-blockade and postoperative mortality. Anesthesiology 2010; 113: 794-805.

Devereaux PJ, Sessler DI, Leslie K, Kurz A, Mrkobrada M, Alonso-Coello P, Villar JC, Sigamani A, Biccard BM, Meyhoff CS, Parlow JL, Guyatt G, Robinson A, Garg AX, Rodseth RN, Botto F, Buse GL, Xavier D, Chan MT, Tiboni M, Cook D, Kumar PA, Forget P, Malaga G, Fleischmann E, Amir M, Eikelboom J, Mizera R, Torres D, Wang CY, Vanhelder T, Paniagua P, Berwanger O, Srinathan S, Graham M, Pasin L, Le Manach Y, Gao P, Pogue J, Whitlock R, Lamy A, Kearon C, Chow C, Pettit S, Chrolavicius S, Yusuf S, the P-I. Clonidine in Patients Undergoing Noncardiac Surgery. The New England journal of medicine 2014.

Devereaux PJ, Mrkobrada M, Sessler DI, Leslie K, Alonso-Coello P, Kurz A, Villar JC, Sigamani A, Biccard BM, Meyhoff CS, Parlow JL, Guyatt G, Robinson A, Garg AX, Rodseth RN, Botto F, Buse GL, Xavier D, Chan MT, Tiboni M, Cook D, Kumar PA, Forget P, Malaga G, Fleischmann E, Amir M, Eikelboom J, Mizera R, Torres D, Wang CY, Vanhelder T, Paniagua P, Berwanger O, Srinathan S, Graham M, Pasin L, Le Manach Y, Gao P, Pogue J, Whitlock R, Lamy A, Kearon C, Baigent C, Chow C, Pettit S, Chrolavicius S, Yusuf S, the P-I. Aspirin in Patients Undergoing Noncardiac Surgery. The New England journal of medicine 2014.

Durazzo AE, Machado FS, Ikeoka DT, De Bernoche C, Monachini MC, Puech-Leao P, Caramelli B. Reduction in cardiovascular events after vascular surgery with atorva-statin: a randomized trial. J Vasc Surg 2004; 39: 967-75.

Le Manach Y, Godet G, Coriat P, Martinon C, Bertrand M, Fleron MH, Riou B. The impact of postoperative discontinuation or continuation of chronic statin therapy on cardiac outcome after major vascular surgery. Anesth Analg 2007; 104: 1326-33, table of contents.

Lee SM, Takemoto S, Wallace AW. Association between Withholding Angiotensin Receptor Blockers in the Early Postoperative Period and 30-day Mortality: A Cohort Study of the Veterans Affairs Healthcare System. Anesthesiology 2015; 123: 288-306.

Roshanov PS, Rochwerg B, Patel A, Salehian O, Duceppe E, Belley-Cote EP, Guyatt GH, Sessler DI, Le Manach Y, Borges FK, Tandon V, Worster A, Thompson A, Koshy M, Devereaux B, Spencer FA, Sanders RD, Sloan EN, Morley EE, Paul J, Raymer KE, Punthakee Z, Devereaux PJ. Withholding versus Continuing Angiotensin-converting Enzyme Inhibitors or Angiotensin II Receptor Blockers before Noncardiac Surgery: An Analysis of the Vascular events In noncardiac Surgery patIents cOhort evaluation Prospective Cohort. Anesthesiology 2017; 126: 16-27.

第 18 章

胸科麻醉的现状与未来

Edmond Cohen

胸科麻醉对执业麻醉科医师是一项挑战。麻醉科医师面临的挑战包括病例的复杂程度、需为手术医师提供静止的术野、侧卧位和单肺通气等。麻醉科医师面临着各种手术操作包括保护性胸科手术。单肺通气(one lung venlation,OLV)的标志性改变为非通气侧肺分流导致的低氧血症。

18.1 给予单肺通气

近年来,肺隔离或肺分离是单肺通气的适应证:

肺隔离:保护通气侧肺免受疾病以及术侧肺的影响。在出现大出血、脓毒症或脓胸时,应保护通气侧肺免受溢出物和污染的影响。然而,这些病例是麻醉科医师所面临处理的少数情况。

肺分离:大多数胸科手术中无通气侧肺污染的风险,主要是为了提供安静的手术视野。在这些病例中,单肺通气可提供最佳的解剖结构和肺裂视野。

自 Carlen 左侧双腔管(double lumen tubes,DLT)问世以来,双腔管的临床应用已超过半个多世纪,很可能将继续成为提供单肺通气的"金标准"模式。由于常规运用纤维支气管镜,全球范围内支气管内封堵器(bronchial blockers,BB)的使用不断增多。

Robertshaw 设计的一次性 PVC 双腔管有几种不同类型,但所有导管在设计上基本相似。确认位置的标准操作为纤维支气管镜通过气管腔观察蓝色支气管套囊的半月形顶端,确保左上肺叶未被支气管腔顶端堵塞。右侧双腔管的右支气管套囊为甜甜圈形状,使右上肺叶通气孔骑跨在右上肺叶开口之上。有两种新的双腔管进入临床实践:一种是 Slicobronc 具有柔韧加固的支气管顶端,可以超过 50° 的角度插入导管而无扭曲的风险;另一种是一次性气管内可视双腔管,其包含的嵌入式视频摄像头可提供导管位置的图像,可以节省使用纤维支气管镜确认双腔管正确位置,抵消额外的成本。

18.1.1 支气管内封堵器

在现代胸科麻醉中,有四种不同的支气管内封堵器

应用于临床。三种具有转向装置和一种可以用于吸引或向非通气侧肺吹入氧气 1.8mm 的内腔。9.0F Arndt 封堵器有一个环形线引导装置,而 9.0F Cohen 封堵器采用旋转轮,可使封堵器柔软的顶端弯曲。Arndt 封堵器也提供 7F 和 5F 用于低体重患者和患儿。Uni 封堵器有一个坚硬的曲棍球杆样的弯曲,便于进入所需的支气管。EZ 封堵器是各类支气管内封堵器的新成员,7.0F 导管,设计有 Y 形 2 个远端延伸部分。它们都有充气套囊和中央管腔,克服了将封堵器转向至特定支气管的要求,且定位无须纤维支气管镜。在大咯血纤维支气管镜视野受限的情况下也有帮助。

肺隔离时必须使用双腔管。由于封堵器套囊提供的密闭是低压的,大容量封堵器套囊不如双腔管可靠。如果肿块占据主支气管或行袖式切除,应插入对侧双腔管。双侧手术如双肺移植或双侧交感神经切除术治疗肾积水最好采用双腔管。

如图 18.1 所示,这些手术可以使用支气管内封堵器有效而安全地实施。双腔管可能插入和定位困难。在某些病例中,插入单腔管容易但插入双腔管困难,麻醉科医师可能需要采用替代方法提供肺隔离。根据手术范围和持续时间,最初未被划分为困难气道可能由于气道水肿、分泌物增加和最初插管引起的喉部创伤而变成困难气道。封堵器最显著的优点是无须在手术过程中通过无保护的气道多次更换导管。

文献中的几项研究提到了与双腔管相比,担忧封堵器提供可靠肺隔离的能力。Narayana Swamy 等的研究在四组患者中评估了 Cohen 封堵器、Arndt 封堵器、不封堵和双腔管的使用情况。肺塌陷质量由不知道使用哪种肺隔离装置的手术医师评定。研究发现各组在肺塌陷时间和质量上没有差异,但封堵器组中套囊移位的数量较高。

图中描绘了封堵器可能优于双腔管并能安全有效地实施。

关于封堵器的持续争论在于能否像双腔管一样提供充分的肺隔离。Clayton Smith 的综述和 meta 分析确定了从 1996—2014 年间发表的比较双腔管与封堵器的 39 项

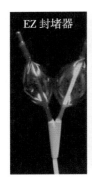
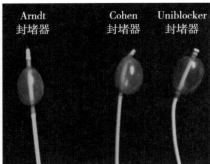

气道管理
- 困难气道
- 病态肥胖
- 喉咽部术后
- 颈部固定或后凸畸形
- 气管切开
- 小儿患者(5.0F)
- 气管支气管解剖畸形

术中
- 鼻插管
- 选择性节段阻滞
- 术中肺隔离
- 患者带管从 ICU 至手术室

气管内封堵器适应证
避免更换导管实施肺隔离的需求

手术操作不涉及肺部
食管手术
脊柱手术(经胸)
微创心脏手术

图 18.1　不同支气管封堵器的临床应用

回顾性临床研究。meta 分析发现,双腔管的放置时间平均比封堵器快 50s。然而,双腔管和封堵器的肺塌陷质量和时间相似。此外,与双腔管相比,封堵器的喉痛、声音嘶哑和气道损伤发生率显著降低。

Lu 等人最近的一项研究评估了 45 例接受食管手术患者,分为使用左侧双腔管或封堵器两组,为右侧胸腔镜手术提供肺隔离。发现封堵器组放置装置所需时间较长,但两组的肺萎陷质量、单肺通气持续时间、导管错位患者数量和低氧血症发生率相似。双腔管组有更多患者发生声音嘶哑或喉痛。

双腔管用于肺隔离已超过 50 年,一直是也将继续成为肺分离和肺隔离的标准做法。然而,在许多临床情况下,双腔管可能不是首选的方法或可能无法使用。作为备选方法,麻醉科医师应熟悉现有的封堵器设备,使其成为"工具箱"的一部分。

18.2　保护性肺通气

近年来,单肺通气发生了标志性改变。肺分流引起的低氧血症不再是关注的焦点。低氧血症的发生率从 20 年前的 25% 降至近年来的 4%~5%。低氧血症发生率降低中发挥作用的两个因素,首先是常规使用纤维支气管镜确认双腔管或封堵器的正确位置,其次是正压通气对通气侧肺的实质性损害导致在 ICU、手术室和单肺通气期间采用保护性肺通气。将关注点转移至保护通气侧肺是源于将肺置于正压通气下没有任何生理意义的这一概念。机械通气的有害作用通过肺实质扩张介导,从而增加急性肺损伤风险和全身炎症介质的释放。另一方面,6ml/kg 小潮气量可能导致通气侧肺不张。临床挑战在于找到理想的潮气量以避免气压伤或肺不张。

自从多中心、前瞻性急性呼吸窘迫综合征(acute respiratory distress syndrome,ARDS)网络试验的发布证实了 ICU 中较小潮气量(6ml/kg)而非传统潮气量(12ml/kg)导致住院死亡率显著下降。使采用低潮气量(5~6ml/kg)的趋势已成为保护性肺通气策略三合一的一部分,包括低潮气量、呼气末正压(positive end-expiratroy pressure,PEEP)和手法复张。

几项临床研究证实了 ICU 中 ARDS 患者低潮气量的益处是由于称为"婴儿肺"概念的未复张肺泡降低的肺活量。然而,迄今为止,尚无证据表明 ARDS 患者的这些发现适用于接受单肺通气期间正压通气时间相对有限的胸科手术患者。事实上,Blank 等最近的研究分析胸科手术后并发症的外科手术数据库,发现术后肺部并发症最少的最佳潮气量为 8~9ml/kg,而非 5~6ml/kg。

在一项研究中,接受择期开胸手术或开腹手术患者随机分配接受机械通气,潮气量分别为 12ml/kg 或 15ml/kg,无 PEEP,或者潮气量为 6ml/kg,PEEP 为 10cmH_2O。该研究中,两种通气设置间 3h 内,无论时程和肺部或全身性炎症介质(细胞因子)浓度均无差异。

18.2.1　驱动压

近来,更多的注意力集中在驱动压而非潮气量上。ARDS 患者的机械通气随机对照试验中,高驱动压是与死亡率最密切相关的变量。驱动压定义为平台压与呼气末正压间的差(Pplat-PEEP),也可以表示为潮气量与呼吸系统顺应性的比率(Vt/Crs)。目前,优化驱动压被认为是优化手术过程中机械通气的关键因素,可以最大程度地减少术后肺部并发症并改善预后。

Park 等的最新出版物定义了单肺通气期间的驱动压值。作者在 292 例患者的双盲、随机、对照研究中,比较了胸科手术中驱动压导向通气与常规保护性通气。保护性通气组（n=147）单肺通气期间接受常规保护性通气：潮气量为理想体重的 6ml/kg、PEEP 为 5cmH₂O 和手法复张。驱动压组（n=145）采用相同的潮气量和补给量，但采用个性化 PEEP，使单肺通气期间产生的驱动压（平台压力——PEEP）最低。驱动压组患肺炎或 ARDS 的患者例数少于保护性通气组［10/145（6.9%）vs. 22/147（15.0%），P=0.028］。

作者认为，术后肺部并发症的降低由于驱动压组中的患者根据其"功能性肺容积"进行通气。"功能性肺容积"是指可用于潮气量通气的充气肺容积。两者对过度扩张肺（气压伤）或通气不足肺（肺不张）的危害均大于功能性肺容积。当肺依据功能性肺容积通气时呼吸系统顺应性（Crs）最高。驱动压定义为 Vt/Crs。因此，以最低驱动压进行通气是为了根据患者的"功能性肺容积"为患者通气，同时避免通气不足或过度通气。

18.3　允许性高碳酸血症

由于 CO₂ 的动静脉压差小，如果双腔管或封堵器位置正确，肺分流对 CO₂ 的影响较小。高碳酸血症已被证明对 ARDS 等肺损伤患者有益。这很可能是由于呼吸性酸中毒，用碳酸氢钠缓冲系统将消除高碳酸血症的有益作用。Gao 等研究允许性高碳酸血症对采用单肺通气接受肺叶切除术患者的炎症反应的影响。50 例静脉麻醉下行肺叶切除术的患者被随机分配至空气通气（PCO₂ 35~45mmHg）或从连接至麻醉机的 CO₂ 罐的 CO₂ 通气（60~70mmHg）。收集肺泡灌洗液并分析炎症因子。作者发现，单肺通气期间高碳酸血症抑制局部炎症反应、降低气道压并增加术后肺顺应性和 PaO₂/FiO₂。无允许性高碳酸血症相关的严重不良反应报道。

18.4　麻醉药的选择和肺保护

吸入麻醉剂降低气道反应性并可通过直接作用于支气管树的肌肉组织起到扩张支气管的作用。单肺通气期间，吸入麻醉药可能对缺氧性肺血管（hypoxic pulmonary vasoconstriction，HPV）产生抑制作用，可能增加肺分流。几项临床试验不支持该结论，临床试验将吸入麻醉药与丙泊酚结合，结果发现单肺通气期间的氧分压相似。在确定单肺通气期间使用静脉麻醉药还是强效吸入麻醉药维持麻醉时，应考虑其对萎缩肺炎症变化的影响。挥发性药物对肺有保护作用，已通过炎性蛋白渗漏减少得以证明。吸入麻醉药预处理通过抑制促炎性介质的释放具有肺保护作用。

Conno 等的研究中，评估了 54 例七氟烷组和丙泊酚组患者单肺通气前后对非通气侧肺炎性反应的影响。七氟烷组炎性介质减少、改善术后病程并大大减少肺部并发症的发生。Schilling 等的研究比较地氟烷、七氟烷和丙泊酚对 63 例接受开胸手术患者肺部和全身炎症反应的影响，研究发现单肺通气可增加通气侧肺中促炎介质的肺泡浓度，而地氟烷和七氟烷可抑制单肺通气期间的炎症反应。

Beatrice Beck-Schimmere 的大型研究中，每组 240 例患者中单肺通气间地氟烷与丙泊酚进行比较，作者发现两组住院期间和术后 6 个月的并发症无差异。

上述提出的吸入麻醉药保护肺的机制可首先归因于保持肺部上皮细胞之间紧密连接，防止促炎介质从毛细管渗漏至气道中；其次是上皮细胞糖萼的保存。糖萼是微管的保护膜，衬着内皮的内表面，并调节穿过半透膜的流体通量。当该层受损时，如缺血 - 再灌注损伤期间，血小板与内皮的黏附增加。异氟烷可恢复受损的糖萼层，缺血后血小板的数量将与异氟烷的浓度成比例地减少。

18.5　单肺通气管理指南：单肺通气临床路径

- 纤维支气管镜确认导管位置（双腔管或支气管内封堵器）
- 吸入 80%~100%O₂
- 避免肺过度膨胀
- 小潮气量（6ml/kg）+ 通气侧肺 PEEP（无自发 PEEP 情况）
- 呼吸频率维持正常或较高的 PaCO₂（允许性高碳酸血症）
- 避免液体超负荷（肺切除术）
- 经常手法复张
- 压力控制或容量控制通气
- 吸入麻醉药
- 高碳酸血症酸中毒（允许性高碳酸血症）？

（吴昱 译，朱文忠 校）

参考文献

Cohen E: Recommendations for Airway Control and Difficult Management in Thoracic Anesthesia. Are We Ready for the Challenge? Minerva Anestesiologica, 2009 75: 3-5.

Fischer GW, Cohen E: Update of Anesthesia for Thoracoscopic Surgery". Curr Opin Anaesthesiol 2010 23: 7-11.

Narayanaswamy M, McRae K, Slinger P, et al. Choosing a lung isolation device for thoracic surgery: a randomized trial of three bronchial blockers versus double-lumen tubes. Anesth Analg 2009; 108: 1097-101.

Mourisse J, Liesveld J, Verhagen A et al. Efficiency, efficacy, and safety of EZ-blocker compared with left-sided double-lumen tube for one-lung ventilation.Anesthesiology 2013; 118: 550-61.

Schultz MJ, Jack J, Haitsma JJ, et al. What tidal volumes should be used in patients without acute lung injury? Anesthesiology. 2007; 106: 1226.

Yang M, Joo H, Kim K, et al. Does a protective ventilation strategy reduce the risk of pulmonary complications after lung cancer surgery? A randomized controlled trial. Chest. 2011; 139: 530-537.

Schilling T, Kozian A, Senturk M, et al. Anesthetic-induced improvement of the inflammatory response to one-lung ventilation. Anesthesiology. 2011; 115: 65-74.

T, Juhasz M, Szatmari S et al. Effects of different tidal volumes for one-lung ventilation on oxygenation with open chest condition and surgical manipulation: a randomised cross-over trial. Minerva Anesthesiol 2013; 79: 24-32.

Bussières JS, SommaJ, DelCastilloJL, etal.Bronchial-blockerversusleft double-lumenendotrachealtubeinvideoas sistedthoracoscopicsurgery: A randomized-controlled trial examining time and quality of lung deflation. CanJAnaesth 2016; 63: 818-27.

Clayton-SmithA, BennettK, AlstonRP, et al. A comparison of the efficacy and adverse effects of double-lumen endobronchial tubes and bronchial blockers in thoracic surgery: A systematic review and meta- analysis of Randomized controlled trials. JCardiothoracVascAnesth 2015; 29: 955-66.

Karzai W, Schwarzkopf K. Hypoxemia during OLV: Prediction, prevention and treatment. Anesthesiology. 2009; 110(6): 1402-1411.

Acute Respiratory Distress Syndrome Network, Brower RG, Matthay MA, Morris A, Schoenfeld D, Thompson BT, et al. Ventilation with lower tidalvolumes as compared with traditional tidal volumes for acute lung injury and the acute respiratory distress syndrome. N Engl J Med. 2000; 342: 1301-8.

Amato MBP, Meade MO, Slutsky AS, Brochard L, Costa ELV, Schoenfeld DA et al. Driving pressure and survival in the acute respiratory distress syndrome. N Engl J Med. 2015; 372: 747-55.

Gattinoni L, Pesenti A. The concept of "baby lung". Intensive Care Med. 2005; 31: 776-84.

Neto AS, Simonis FD, Barbas CS, Biehl M, Determann RM, Elmer J, Friedman G, Gajic O, Goldstein JN, Linko R, Pinheiro de Oliveira R, Sundar S, Talmor D, Wolthuis EK, Gama de Abreu M, Pelosi P, Schultz MJ; PROtective Ventilation Network Investigators: Lung-protective ventilation with low tidal volumes and the occurrence of pulmonary complications in patients without acute respiratory distress syndrome: A systematic review and individual patient data analysis. Crit Care Med 2015; 43: 2155-63.

Blank RS, Colquhoun DA, Durieux ME, Kozower BD, McMurry TL, Bender SP, Naik BI: Management of one-lung ventilation: impact of tidal volume on complications after thoracic surgery. Anesthesiology 2016; 124: 1286-95.

Neto AS, Hemmes SN, Barbas CS, Beiderlinden M, et al, Weingarten TN, Wolthuis EK, Wrigge H, Amato MB, Costa

EL, de Abreu MG, Pelosi P, Schultz MJ; PROVE Network Investigators: Association between driving pressure and development of postoperative pulmonary complications in patients undergoing mechanical ventilation for general anaesthesia: A meta-analysis of individual patient data. Lancet Respir Med 2016; 4: 272-80.

Becker BF, Chappell D, Bruegger D, et al. Therapeutic strategies targeting the endothelial glycocalyx: acute deficits, but great potential. Cardiovasc Res 2010; 87: 300-310.

Yang Y, Schmidt EP. The endothelial glycocalyx: an important regulator of the pulmonary vascular barrier. Tissue Barriers 2013; 1: 1-6.

Associations between intraoperative ventilator settings during one-lung ventilation and postoperative pulmonary complications: a prospective observational study. Okahara S, Shimizu K, Suzuki S, Ishii K, Morimatsu H. BMC Anesthesiol. 2018 Jan 25; 18(1): 13.

Driving Pressure during Thoracic Surgery: A Randomized Clinical Trial. Park M, Ahn HJ, Kim JA, Yang M, Heo BY, Choi JW, Kim YR, Lee SH, Jeong H, Choi SJ, Song IS. Anesthesiology. 2019 Mar; 130(3): 385-393.

The Effects of an Open-Lung Approach During One-Lung Ventilation on Postoperative Pulmonary Complications and Driving Pressure: A Descriptive, Multicenter National Study. iPROVE Network investigators, Belda J, Ferrando C, Garutti I. J Cardiothorac Vasc Anesth. 2018 Dec; 32(6): 2665-2672. doi: 10.1053/j.jvca.2018.03.028. Epub 2018 Mar 27.

Acute cor pulmonale during protective ventilation for acute respiratory distress syndrome: prevalence, predictors, and clinical impact. Mekontso Dessap A, Boissier F, Charron C, Bégot E, Repessé X, Legras A, Brun-Buisson C, Vignon P, Vieillard-Baron A. Intensive Care Med. 2016 May; 42(5): 862-870.

Gao W, Dong-Dong L, Li D. Effect of therapeutic hypercapnia on inflammatory responses to one-lung ventilation in lobectomy patients. Anesthesiology 2015; 122: 1235-52.

Sevoflurane Abolishes Oxygenation Impairment in a Long-Term Rat Model of Acute Lung Injury. Kellner P, Müller M, Piegeler T, Eugster P, Booy C, Schläpfer M, Beck-Schimmer B. Anesth Analg. 2017 Jan; 124(1): 194-203.

De Conno E, Steurer MP, Wittlinger M, et al. Anesthetic-induced improvement ofth e inflammatory response to one-lung ventilation. Anesthesiology 2009; 110: 1316-26.

Schilling T, Kozian A, Kretzschmar M, et al. Effects of propofol and desflurane anaesthesia on the alveolar inflammatory response to one-lung ventilation. Br J Anaesth 2007; 99: 368-75.

Which Anesthesia Regimen Is Best to Reduce Morbidity and Mortality in Lung Surgery?: A Multicenter andomized Controlled Trial. Beck-Schimmer B, Bonvini JM, Braun J, Seeberger M, Neff TA, Risch TJ, Stüber F, Vogt A, Weder W,

Schneiter D, Filipovic M, Puhan M. Anesthesiology. 2016 Aug; 125(2): 313-21.

J, Simon C, Vara E, et al. Sevoflurane anesthetic preconditioning protects the lung endothelial glycocalyx from ischemia reperfusion injury in an experimental lung autotransplant model. J Anesth 2016; 30: 755-762.

Lohser J, Slinger P: Lung injury after one-lung ventilation: A review of the pathophysiologic mechanisms affecting the ventilated and the collapsed lung.

第 19 章

补救性经食管超声心动图在非心脏手术未预测和原因不明的休克中的应用

Allison Bechtel, Korrin Scott

麻醉科医师常常在心脏手术中使用经食管超声心动图(transesophageal echocardiography,TEE)来评估和监测室壁运动异常、容量状态、心室功能、房室大小、瓣膜异常以及其他结构的异常。根据美国麻醉科医师协会和心血管麻醉科医师协会的围手术期 TEE 使用指南,TEE 应从以下四个方面用于所有的心脏直视手术(如瓣膜手术)和胸主动脉手术,并在冠状动脉旁路术中也应考虑应用:①确认和完善术前诊断;②发现新的或未被察觉的病理状态;③调整麻醉和手术计划;④评估手术效果。尽管在非心脏手术中 TEE 并不常规使用,但对围手术期的监测和管理是非常有益的。根据上述指南,对于患有不明原因的持续性低血压、低氧或血流动力学不稳定的非心脏手术的患者中,大约有 50% 需要接受补救性 TEE 检查,而 TEE 提供的新信息可能使围手术期患者的管理发生变化。

其他常规麻醉监测通常难以收集到 TEE 所提示的信息,然而,放置 TEE 探头需要对患者进行适当的评估,以避免出现如食管穿孔或消化道出血等并发症。行 TEE 检查时通常要权衡该操作的风险和收益。TEE 探头放置的绝对禁忌证包括胃或食管病理状态,如狭窄、憩室、肿块或先前存在的创伤、穿孔以及已知的气管食管瘘,最近行胃、食管手术,或有胃、食管切除术病史;相对禁忌证包括 Barret 食管、静脉曲张、Zenker 憩室、食管癌、胸部放疗史、食管黏膜撕裂、结肠介入手术史、减肥手术史、固体食物吞咽困难、凝血障碍或出血、胸主动脉瘤、颈椎不稳以及严重的颈椎骨关节炎。

总体而言,TEE 的并发症较少见,且并发症发生率很难量化,不过有报告显示并发症的发生率不到 3%。食管穿孔是最常见的并发症,发生率约为 0.01%~0.09%。已知食管疾病或解剖异常,或多次尝试放置 TEE 探头方能成功的患者食管穿孔的风险更高。其他危险因素包括长期使用类固醇激素的老年患者、有胸部辐射史和身材矮小。全身麻醉下的患者更容易在胸腹段发生食管穿孔,而在

镇静下放置 TEE 探头的患者探头会与正常的肌张力和咽部反射对抗而更容易在颈部发生穿孔。在大多数病例中,穿孔发生于直接的暴力插入或操作,但也有一些穿孔发生于间接损伤、组织坏死和破坏。食管穿孔的症状包括呼吸急促、气胸、胸腔积液、口腔出血和皮下气肿。这些症状可能会在术后延迟出现,可通过胸片、计算机断层扫描(CT)、吞咽试验或透视检查进行诊断。

另一个重要的并发症为胃食管出血。轻微的胃食管出血是比较常见的,通常会在 TEE 探头拔除后自行缓解。伴有血流动力学不稳定的大量失血可发生于食管静脉曲张和抗凝的患者。

而补救性 TEE 的适应证包括病因不明的心搏骤停,对常规治疗无效的不明原因低血压,诊断不明的休克状态。此外,TEE 还可在血流动力学不稳定的房颤患者需行电复律前用于评估是否存在血栓。

绝大多数接受 TEE 检查的全身麻醉患者都处于仰卧位。偶尔也会有侧卧位患者,极少数情况下,原因不明的血流动力学不稳定,也会需要在俯卧位时置入。尽管俯卧位时也可能可以置入 TEE 探头,但必须谨慎以确保 TEE 平滑地进入食管,防止对周围结构造成损伤或导致气管导管移位或损坏。

围手术期 TEE 中有 11 个用以快速识别与诊断心内外病变的基础切面,为了正确识别心脏病变和导致血流动力学不稳定的病理状态,必须按照统一标准进行检查(图 19.1)。第一种选择是应用围手术期食管超声心动图(perioperative transesophageal echocardiography,PTE)检查来观察这 11 个基本切面。Markin 等人描述了该单位 PTE 的使用情况,并建议使用 13 切面的补救性 TEE 来评估患者以下功能:左室(LV)收缩和舒张功能、右室(RV)大小和收缩功能、容量状态、心包压塞、瓣膜异常、左室流出道梗阻、主动脉夹层和胸腔积液。此外,由于全身血管阻力降低或血管麻痹而导致血流动力学不稳定的患者将出现左室舒张末期容积正常和左室功能亢进。最后,Staudt 和

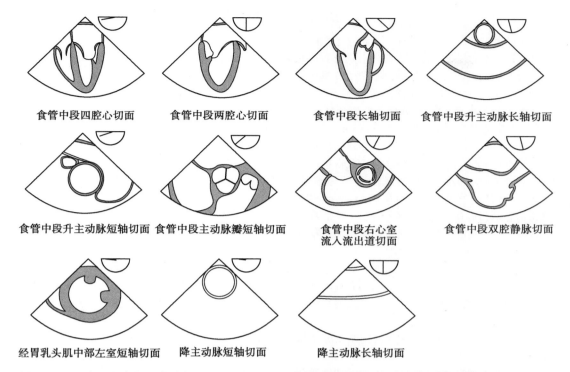

食管中段四腔心切面　　食管中段两腔心切面　　食管中段长轴切面　　食管中段升主动脉长轴切面

食管中段升主动脉短轴切面　食管中段主动脉瓣短轴切面　食管中段右心室流入流出道切面　食管中段双腔静脉切面

经胃乳头肌中部左室短轴切面　降主动脉短轴切面　降主动脉长轴切面

图 19.1　11 个围手术期经食管超声心动图基本切面的横断面图像，包括每个切面的解剖图像和对应的多平面角度。可将该图打印出来并附在 TEE 机器上用作补救性 TEE 检查的参考

Shelton 描述了一个补救性 TEE 指南，该指南提供了一个补救性 TEE 的工作流程以及根据基本 PTE 检查改良的 5 种切面。参见表 19.1 中的补救性 TEE 的检查流程。

针对血流动力学不稳定的病因进行诊断和治疗后，应再次行 TEE 检查以观察患者对治疗的反应。一般情况下，补救性 TEE 需要：①快速筛查可能存在 TEE 禁忌证的患者；②通过补救性 TEE 来进行诊断；③通过补救 TEE

指导包括液体治疗、血管活性药物应用和外科干预等管理措施；④重复 TEE 检查以评价患者的血流动力学状态。

绝大多数血流动力学不稳定的原因可分为低血容量、分布性、梗阻性或心源性休克。低血容量性休克是血流动力学不稳定的一个常见原因，在一组病例报道中，补救性 TEE 检查发现 42% 的血流动力学不稳定患者符合低血容量的诊断。经胃乳头肌中部左室短轴切面可反映左

表 19.1　补救性经食管超声心动图方案和具体切面的获取

基本围手术期食管超声	13 个 TEE 基本检查切面	补救性 TEE 检查流程
食管中段四腔心切面	食管中段主动脉瓣短轴切面	食管中段四腔心切面
食管中段两腔心切面	食管中段主动脉瓣长轴切面	食管中段主动脉瓣短轴切面
食管中段长轴切面	食管中段主动脉瓣长轴切面主动脉瓣彩色血流多普勒频谱	食管中段双腔静脉切面
食管中段升主动脉长轴切面	食管中段双腔静脉切面	经胃短轴切面
食管中段升主动脉短轴切面	食管中段右心室流入流出道切面	主动脉
食管中段主动脉瓣短轴切面	食管中段右心室流入流出道切面肺动脉瓣彩色血流多普勒频谱	
食管中段右心室流入流出道切面	食管中段四腔心切面	
食管中段双腔静脉切面	食管中段四腔心切面二尖瓣彩色血流多普勒频谱	
经胃乳头肌中部左室短轴切面	食管中段四腔心切面三尖瓣彩色血流多普勒	
降主动脉短轴切面	食管中段两腔心切面	
降主动脉长轴切面	食管中段左室长轴切面	
	经胃左室短轴切面	
	经胃降主动脉短轴切面	

心室腔的大小。左心室缩小且收缩功能正常或增强、并伴随心动过速是低血容量性休克的特征。需注意左室肥厚的患者在血容量正常的情况下也可表现为心室腔小。相反，对于左心室扩张的患者，低血容量可能没那么受重视。

分布性休克用补救性 TEE 进行诊断并不容易，一项纳入 364 例接受补救性 TEE 检查患者的回顾性研究显示，约 4% 患者出现全身血管阻力（systemic vascular resistance，SVR）降低。尽管如此，该诊断仍需建立在排除其他导致血流动力学不稳定病因的基础上。低 SVR 在超声心动图上表现为收缩末期左心室腔非常小，但是舒张末期容积正常（建议给予足够的前负荷）。最初，低 SVR 可能被误认为是低血容量，因为非常小的左室腔是两种状态的共有特征。在左室收缩末期和舒张末期测量左室面积和内径有助于两者的鉴别。如果怀疑为分布性休克，应结合感染和脓毒症的其他症状和体征。

梗阻性休克经常因为心脏泵功能衰竭的心外因素导致心排血量减少，从而引起血流动力学不稳定，如心脏压塞、肺栓塞、气胸或血胸。

据报道，心脏压塞的发生率 7%~9%，创伤患者和起搏器或除颤器导线拔除的患者中发病率较高。此外，主动脉根部和升主动脉的前 10cm 在心包内，穿孔或破裂会导致心包出血或心脏压塞。心包压塞在很大程度上取决于积液的速度和心包内的压力，因此无论少、中或大量心包积液都有可能造成心包压塞。心包压塞的症状包括右心房塌陷超过心脏的 1/3，右心室塌陷和下腔静脉扩张。右心室塌陷比右心房塌陷敏感度更低，但是它诊断心包压塞的特异度很高。另外，如果患者存在自主呼吸，可以观察到室间隔的反常运动。吸气时右心室充盈增加并限制左心室充盈，从而加重吸气时每搏输出量的降低，这正是奇脉在 TEE 中的表现。

在一项大部分为矫形外科手术的病例报道中，接受补救性超声的非心脏手术患者中有 16% 被诊断为肺栓塞（pulmonary embolism，PE）。此外，在肝移植或肾细胞癌切除过程中，也有几个病例报道过使用补救性 TEE 来确认 PE 的诊断。食管中段升主动脉短轴切面通常是识别近端肺动脉回声团块的最有用切面。该切面提供了主肺动脉和左、右肺动脉的长轴视图。食管中段升主动脉长轴切面提供了右肺动脉的短轴图像，这对于寻找肺栓塞也是有帮助的。在某些肺栓塞患者中，在右心房、右心室或甚至是下腔静脉（inferior vena cava，IVC）肝脏段内也可观察到血栓。食管中段双腔静脉切面可以很好地显示 IVC，并可延伸到 IVC 肝脏段。除此之外，食管中段右室流入流出道切面能较好地显示右心室流出道和肺动脉近端。完全显示栓塞部位可能是一个挑战。然而，一些次要的发现可以提示血流动力学不稳定的肺动脉栓塞。在一项研究中，96% 的 PE 患者表现为右心室扩张和右心室收缩功能障碍，98% 的患者出现房间隔左移，50% 的患者发生三尖瓣中至重度反流。此外，如果因 PE 引起血流动力学不稳定，则 IVC 可能会有扩张和充盈的表现。

在极少数情况下，补救性 TEE 也可用于诊断导致术中严重血流动力学不稳定的血胸和气胸。胸膜腔最常于降主动脉短轴切面进行观察，但也可以通过在经胃底短轴切面或食管中段四腔心切面旋转 TEE 探头至右室来观察。在怀疑胸部外伤、电极导线拔除或胸部手术的情况下，可在右心房和肝脏附近发现血胸。气胸常用经胸超声诊断。TEE 上所见的张力性气胸包括心房或心室腔受压或心房心室移位等继发征象，其他体征可能与低血容量的表现相似，但下腔静脉将出现扩张和异常充血。

心源性休克是由泵衰竭引起的，常见于左心室或右心室衰竭、心肌缺血、瓣膜异常、左室流出道阻塞、主动脉夹层或损伤。据报道，由左心室衰竭产生的心排血量减少或心源性休克约占接受补救性 TEE 检查患者 12%~50%。快速定性评估左室收缩功能和左室射血分数是补救性 TEE 的首要任务。经胃乳头肌左室短轴切面是评价左室射血分数的最佳切面之一。食管中段四腔图通常用于检查左室大小、形状、射血和室壁节段运动。在四腔心切面，LV 通常呈子弹状。心肌病或左心室衰竭会使心脏形状发生扭曲，使左心室看起来像一个球形。此外，四腔心切面可显示心尖部，可观察室间隔和外侧壁的节段性运动异常。一般来说，如果患者发生低血压，而左室壁在收缩期没有向内收缩和增厚时，应考虑左心室功能障碍。

接受补救性 TEE 检查的患者中右心室衰竭约占 18%~29%。肺栓塞（引起梗阻性休克）是术中右心衰竭的主要原因。其他原因包括心肌缺血或梗死、肺动脉高压、呼吸衰竭和心脏挫伤（创伤患者）。为了评估右室衰竭程度，应在食管中段四腔心切面，逆时针旋转探头，使右室位于图像平面正中。右心室流入流出道切面是另一个重要切面，该切面可评估右室室壁偏移和增厚。如果在整个心脏周期中三尖瓣环收缩期位移（三尖瓣环平面）<16mm，则表明存在右室功能障碍。此外，房间隔偏向左房可见于右心室功能不全，也可见于严重三尖瓣反流。

心肌缺血约占接受补救性 TEE 检查患者的 12%~27%，但是在心搏骤停的幸存者中可能占接近一半的比例（50%）。如果补救性 TEE 提示局部室壁运动异常（regional wall motion abnormalities，RWMA），则应怀疑心肌缺血。经胃左室短轴切面所见心室肌由不同冠状动脉分支所支配（左前降支、左回旋支和右冠状动脉）。食管中段四腔心切面可显示从基底部到心尖的室间隔和前外侧壁，食管中段左室两腔心切面可显示从基底部到心尖的左室下壁和前壁，食管中段长轴切面显示了从基底部到心尖的前外侧壁和下外侧壁。需注意心肌缺血或梗死也可能表现为严重的左室或右室功能障碍。此外，低血容量也可能引起室壁运动异常。因此，在补救性 TEE 显示 RWMA 时，应同时考虑低血容量和缺血两方面的因素。

瓣膜性心脏病通常被认为是进展缓慢的，但是急性主动脉瓣或二尖瓣关闭不全或先前未被识别的主动脉瓣狭窄可在手术室内表现出血流动力学不稳定。在手术室内补救性 TEE 病例的报告中，尽管部分患者出现瓣膜异常，但这没有被认为是血流动力学塌陷的主要原因。在一项纳入 32 例急诊加强医疗病房中心肺复苏的患者中，有 5 例瓣膜异常被确定为停搏原因（2 例重度主动脉瓣关闭不全，1 例重度主动脉瓣狭窄，1 例继发于乳头状肌破裂的重度二尖瓣关闭不全）。

左室流出道梗阻也可能引起心源性休克，在手术室内，大约 4% 的补救性 TEE 检查患者表现出左室流出道梗阻或二尖瓣收缩期前向运动（systolic anterior motion，SAM）。通过食管中段左室流出道长轴切面可观察到左室流出道几乎被肥厚的室间隔或者冗长或移位的二尖瓣前叶完全阻塞。SAM 征可能伴有严重的二尖瓣反流。这可能是一个动态的过程，因为实际上降低前负荷和使用正性肌力药物支持可对血流动力学产生负面影响。

主动脉损伤在手术室内的补救性 TEE 检查中较为少见。但是进行涉及胸主动脉的介入操作时应保持一定程度的警惕，包括心导管检查、血管内手术、经皮冠状动脉介入手术和经导管瓣膜手术等。A 型主动脉夹层可通过多种切面进行评估，如食管中段主动脉长轴切面、食管中段升主动脉短轴和长轴切面。因为食管和主动脉之间存在气管和左主支气管，所以使用 TEE 难以观察升主动脉远端和主动脉弓近端。B 型夹层可在降主动脉短轴和长轴切面进行观察。如果发现主动脉夹层，应进一步评估几个关键的并发症。如果有明显的主动脉反流，应检查主动脉根部并寻找心包压塞的迹象。此外，RWMA 的检测可提示夹层是否累及冠状动脉而产生心肌缺血。

对于血流动力学不稳定的外科患者，补救性 TEE 检查是非常有益的。虽然其并发症相对较少，但是可指导复苏治疗的方向，甚至可以提示是否需要进行进一步的干预或手术。

（董朋　译，王嘉锋　校）

参考文献

American Society of A, Society of Cardiovascular Anesthesiologists Task Force on Transesophageal E. Practice guidelines for perioperative transesophageal echocardiography. An updated report by the American Society of Anesthesiologists and the Society of Cardiovascular Anesthesiologists Task Force on Transesophageal Echocardiography. *Anesthesiology*. 2010; 112(5): 1084-1096.

Markin NW, Gmelch BS, Griffee MJ, Holmberg TJ, Morgan DE, Zimmerman JM. A review of 364 perioperative rescue echocardiograms: findings of an anesthesiologist-staffed perioperative echocardiography service. *J Cardiothorac Vasc Anesth*. 2015; 29(1): 82-88.

Hauser ND, Swanevelder J. Transoesophageal echocardiography (TOE): contra-indications, complications and safety of perioperative TOE. *Echo Res Pract*. 2018; 5(4): R101-R113.

Fair J, Mallin M, Mallemat H, et al. Transesophageal Echocardiography: Guidelines for Point-of-Care Applications in Cardiac Arrest Resuscitation. *Ann Emerg Med*. 2018; 71(2): 201-207.

Butala B, Cormican D, Baisden J, Gologorsky E. Intra-operative Rescue Transesophageal Echocardiography in a Prone Patient. *J Cardiothorac Vasc Anesth*. 2019; 33(3): 877-878.

Reeves ST, Finley AC, Skubas NJ, et al. Basic perioperative transesophageal echocardiography examination: a consensus statement of the American Society of Echocardiography and the Society of Cardiovascular Anesthesiologists. *J Am Soc Echocardiogr*. 2013; 26(5): 443-456.

Staudt GE, Shelton K. Development of a Rescue Echocardiography Protocol for Noncardiac Surgery Patients. *Anesth Analg*. 2018.

Memtsoudis SG, Rosenberger P, Loffler M, et al. The usefulness of transesophageal echocardiography during intraoperative cardiac arrest in noncardiac surgery. *Anesth Analg*. 2006; 102(6): 1653-1657.

Shillcutt SK, Markin NW, Montzingo CR, Brakke TR. Use of rapid "rescue" perioperative echocardiography to improve outcomes after hemodynamic instability in noncardiac surgical patients. *J Cardiothorac Vasc Anesth*. 2012; 26(3): 362-370.

Schulmeyer C, Farias J, Rajdl E, de La Maza J, Labbe M. Utility of transesophageal echocardiography during severe hypotension in non-cardiac surgery. *Rev Bras Anestesiol*. 2010; 60(5): 513-521.

Hilberath JN, Burrage PS, Shernan SK, et al. Rescue transoesophageal echocardiography for refractory haemodynamic instability during transvenous lead extraction. *Eur Heart J Cardiovasc Imaging*. 2014; 15(8): 926-932.

Schulmeyer MC, Santelices E, Vega R, Schmied S. Impact of intraoperative transesophageal echocardiography during noncardiac surgery. *J Cardiothorac Vasc Anesth*. 2006; 20(6): 768-771.

Blaivas M. Transesophageal echocardiography during cardiopulmonary arrest in the emergency department. *Resuscitation*. 2008; 78(2): 135-140.

Gologorsky E, De Wolf AM, Scott V, Aggarwal S, Dishart M, Kang Y. Intracardiac thrombus formation and pulmonary thromboembolism immediately after graft reperfusion in 7 patients undergoing liver transplantation. *Liver Transpl*. 2001; 7(9): 783-789.

Lerner AB, Sundar E, Mahmood F, Sarge T, Hanto DW, Panzica PJ. Four cases of cardiopulmonary thromboembolism during liver transplantation without the use of antifibrinolytic drugs. *Anesth Analg*. 2005; 101(6): 1608-1612.

O'Hara JF, Jr., Sprung J, Whalley D, Lewis B, Zanettin G, Klein E. Transesophageal echocardiography in monitoring of intrapulmonary embolism during inferior vena cava tumor resection. *J Cardiothorac Vasc Anesth*. 1999; 13(1): 69-71.

Rosenberger P, Shernan SK, Body SC, Eltzschig HK. Utility of intraoperative transesophageal echocardiography for diagnosis of pulmonary embolism. *Anesth Analg*. 2004;

99(1): 12-16.

Merenkov VV, Monahov YE, Askerov MA, Lashkov EG. TEE recognition of a large left hemothorax. *J Cardiothorac Vasc Anesth.* 2014; 28(6): e55.

Rebel A, Klimkina O, Hassan ZU. Transesophageal echocardiography for the noncardiac surgical patient. *Int Surg.* 2012; 97(1): 43-55.

van der Wouw PA, Koster RW, Delemarre BJ, de Vos R, Lampe-Schoenmaeckers AJ, Lie KI. Diagnostic accuracy of transesophageal echocardiography during cardiopulmonary resuscitation. *J Am Coll Cardiol.* 1997; 30(3): 780-783.

Seeberger MD, Cahalan MK, Rouine-Rapp K, et al. Acute hypovolemia may cause segmental wall motion abnormalities in the absence of myocardial ischemia. *Anesth Analg.* 1997; 85(6): 1252-1257.

Ruiz-Bailen M, Morante-Valle A, Castillo-Rivera A, et al. Echocardiographic observations during inhospital cardiopulmonary resuscitation. *Resuscitation.* 2006; 71(2): 264-266.

MacKnight BM, Maldonado Y, Augoustides JG, et al. Advances in Imaging for the Management of Acute Aortic Syndromes: Focus on Transesophageal Echocardiography and Type-A Aortic Dissection for the Perioperative Echocardiographer. *J Cardiothorac Vasc Anesth.* 2016; 30(4): 1129-1141.

第20章

颈动脉内膜剥脱术:历史、现状和前景

Anthony N. Passannante

1954年首次报道了颈动脉内膜剥脱术(carotid endarterectomy,CEA)可以降低卒中的风险。在美国,每年约有14万人死于卒中,卒中已成为第四大死亡原因。多年来,颈动脉内膜剥脱术手术率变化很大,20世纪80年代中期非常高,然后随着疗效问题的增多而大幅下降。20世纪90年代,三项大样本临床试验,证实CEA可以降低症状性重度(70%~99%)颈动脉狭窄患者卒中发生率。NASCET试验中,药物治疗组卒中险26%,而CEA组9%,CEA组卒中险降低65%,CEA治疗6位颈动脉狭窄患者可预防1人次脑卒中的发生。欧洲颈动脉外科手术试验中,CEA可使症状性重度颈动脉狭窄所致的卒中险降低6倍。为了进行比较,需要注意的是,在这项研究中,CEA后30d内卒中或死亡风险为7.5%。无症状性颈动脉研究中,对无症状性颈动脉狭窄≥60%患者采用CEA优化治疗方案,发现5年内卒中相对危险度降低47%,围手术期卒中发生率为2.3%。有证据表明CEA对有症状和无症状的重度颈动脉狭窄均有效,颈动脉疾病的手术率增加,2009年,美国约有14万例颈动脉内膜剥脱术。尽管不是非常精确,但大多数手术(可能多达90%)是在无症状性颈动脉疾病患者中进行的。

颈动脉内膜剥脱术曾经是颈动脉狭窄患者的唯一治疗方法。1994年颈动脉支架置入术(carotid artery stenting,CAS)问世,2004年美国食品药品管理局(Food and Drug Administration,FDA)批准多种支架置入系统。血管内支架系统有很大的技术改进,主要在于过滤动脉粥样硬化碎片,否则这些碎片会随着支架张开而释放到大脑中。大量的临床试验比较CEA和CAS,其中两项最重要的试验是颈动脉内膜剥脱术与支架置入术的比较试验(CREST)和无症状颈动脉试验(ACT 1)。CREST试验在有症状和无症状的患者中进行,取其平均风险,现已随访10年,CAS后年卒中险为0.7%,CEA后年卒中险为0.6%。CREST的结果证明CAS治疗效果的持久性,并且经常被引用以证明CAS的非劣效性。ACT 1试验中,在无手术并发症高风险的无症状性重度颈动脉狭窄患者中进行,随访5年,发现CAS非劣于CEA。CAS组和CEA

组5年累计无卒中生存率分别为93.1%和94.7%。对于这些试验的许多评论指出,考虑到操作者的背景和经验水平不同,操作者刚刚开始实施颈动脉支架植入术,或参与手术例数很少,其结果往往与临床试验结果不相符,这些试验的结果是否可以在临床实践中推广,尚不十分清楚。无论如何,这些试验引发着干思考,鉴于CAS创伤性小于CEA,如果预后相同,患者通常会选择微创治疗方案,CAS会越来越普及。目前公认的CEA适应证为有症状的重度颈动脉狭窄(50%~99%)和无症状重度颈动脉狭窄(60%~99%)。

颅外血管疾病的介入领域中,制订复杂临床决策的一个重要因素是其有效性的改变,文献中通常简称为最佳医学治疗(best medical therapy,BMT)。多年来,BMT进展迅速,比CEA或CAS更具吸引力。20世纪90年代,可接受的围手术期卒中险为6%。随后,这一"可接受比率"已降至3%甚至更低。对无症状颈动脉疾病患者的有创性治疗降低卒中年风险率。阿司匹林(对阿司匹林不耐受的患者使用氯吡格雷)、他汀类药物治疗、高血压和糖尿病的良好治疗正在改变颈动脉疾病的自然史。最近一项关于降低颈动脉手术后围手术期发病率和死亡率的医疗方案的综述列出许多相似的方案,同时也指出,用鱼精蛋白逆转肝素,可减少颈部血肿。另一个重要的观点是,在出现症状前7~14d之内接受治疗的患者,术后高血压可能更难控制。

最近一篇综述回顾,《2017欧洲血管外科学会实践指南》是一个很好的起点。指南指出,有症状患者在症状出现后的7~14d之内卒中险最高。近期有症状的或近期发生过小卒中的患者可能需要更多的治疗。在症状出现后7d内的患者中,比较CEA与CAS的预后,CAS的卒中和死亡率为8.3%,而CEA的卒中和死亡率为1.3%,明显优于CEA。在风险方面,早期手术优于早期支架置入术。

随着BMT的改善,CEA并发症发生率也有所改善。一项8 743例接受CEA患者的单中心研究,围手术期卒中发生率为1.04%,围手术期死亡率为0.32%,其中心肌梗死是最常见的死亡原因。尽管存在单中心局限性,这份 17 年的系列工作报告仍有很强的说服力，有经验的操作者实施手术，CEA 并发症发生率确实很低。最近一篇对 CEA 和 CAS 手术风险的 meta 分析，发现 CEA 风险显著下降，CAS 手术风险也并未随时间推移而下降。2005 年以后进行的临床试验，CEA 风险显著降低。2005 年以前与 2005 年以后的临床试验中，有症状患者 CEA 术后卒中和死亡率分别是 5.11% 和 2.68%，无症状患者 CEA 术后卒中和死亡率分别是 3.17% 和 1.5%。不幸的是，不同时间进行的临床试验，CAS 术后卒中/死亡率无差别，有症状患者为 4.77%，无症状患者为 2.59%。一篇 meta 分析比较 CEA 与 CAS 预防卒中作用，得出以下结论：尽管 CAS 和 CEA 围手术期同侧卒中和死亡发生率相似，但 CAS 后长期整体卒中显著增高。一篇关于 CEA 与 CAS 治疗无症状颈动脉狭窄的 meta 分析表明，由于 CAS 增加围手术期卒中和死亡发生率，CEA 是治疗无症状性颈动脉狭窄的首选方案。一篇纳入 7 015 例无症状和有症状患者、41 824 例患者随访的 meta 分析发现，尽管 CEA 与围手术期 MI 发生率高相关，但 CEA 短期和长期预后均优于支架置入术。结论是，CEA 是目前治疗颈动脉狭窄的首选方法。

近年来，CEA 实施区域阻滞麻醉还是全身麻醉存在争论。毫无疑问，清醒患者可以获得最好的神经功能监测，但是不是所有患者都适合在区域阻滞麻醉下行 CEA，也不是所有外科医师都喜欢为清醒患者实施手术。而且严重焦虑或幽闭恐惧症的患者很难管理。手术时间差异很大，在某些中心，常规时间为 3h，在其他中心，切皮至缝皮正常时间为 1h。当手术时间较短时，行 CEA 实施区域阻滞麻醉更容易。大量的病例记录表明，大多数行清醒 CEA 术的高水平团队中心，区域阻滞麻醉改为全身麻醉率非常低，但这些结果不能简单地照搬到其他机构中。清醒 CEA 术所需的区域性阻滞并不困难，颈浅丛或颈深丛神经阻滞即可。颈浅神经丛阻滞应避免动脉内注射。外科医师通常按需给予局部麻醉药。CEA 期间术中镇静必须谨慎进行，以使患者可以作出反应来判断其神经功能。需特别注意的是，不要将颈动脉阻断引起的脑缺血误诊为需要补救镇静治疗的躁动。短效镇痛镇静药均有效。多年来，一致认为颈动脉分流是导致围手术期卒中发生率增高的原因，也证实选择性颈动脉分流（只有在阻断时出现神经功能改变时进行分流术）时，保持患者清醒或给予有效的神经功能检测是重要的。Cochrane 最近关于颈动脉分流术的回顾发现，其临床证据等级很弱，不足以指导临床决策。颈动脉分流的外科手术操作仍然存在很大差异，但是总的来说，常规分流似乎更为普遍。

CEA 术通常需要行全身麻醉，毫无疑问，实施精准的全身麻醉可以取得良好的效果。美国国立麻醉临床结果注册中心在美国进行的 CEA 病例的最新报告显示，2010—2014 年间，登记的颈动脉内膜剥脱术中 94% 的病例采用全身麻醉，区域阻滞麻醉率有所下降。鉴于缺乏一种麻醉技术优于另一种麻醉技术的证据，实施麻醉时区域阻滞麻醉显著下降，这很令人费解。2008 年发表 GALA 试验，观察行 CEA 术的 3 526 例患者，分析治疗偏倚时发现 CEA 行全身麻醉与局部麻醉的预后无差异。随后 Cochrane 数据库综述分享了这一结论。Vascular Quality initiative 数据库回顾分析了 14 年来的 CEA 手术证实麻醉方式选择取决于团队的经验及患者的选择趋向。最近一项对超过 152 000 例动脉内膜剥脱术进行的大样本 meta 分析显示，尚无可靠的结果表明实施的麻醉方式影响 CEA 的预后——全身麻醉和区域阻滞麻醉均可获得良好的预后。无论采用哪种技术，都必须特别注意维持血流动力学平稳，这类患者往往合并严重高血压，维持血流动力学平稳并不容易。在颈动脉阻断期间一定要实施脑灌注管理策略，如果没有实施分流术，大多数情况下使用血管活性药物来提升血压。与外科团队进行良好的沟通可以更好地预知术中需求。某些外科医师会监测颈动脉阻断后远端压力来决定是否行分流术，另外一些外科医师会根据患者情况行分流术，还有一部分外科医师会给每位患者均行分流术。如果采用分流术，就无须提高血压来改善侧支脑灌注。

全身麻醉下行 CEA 期间，何种神经生理监测最优尚无定论。有许多监测可供选择，当有多种监测可用时，尚无临床证据表明何种神经生理监测是"金标准"。常规神经生理监测包括：EEG 监测（包括基础监测和加强监测）、诱发电位监测（体感诱发电位和运动诱发电位）、经颅多普勒监测和脑血氧饱和度监测。大多数 CEA 后卒中本质上都是栓塞性，这使得常规的神经生理监测来降低卒中发生率的机制很难确定。关于 CEA 期间神经生理监测的各种可用技术的论文已有数百篇，但何种技术最好尚无共识。随着计算机技术和信号处理技术的持续快速发展，先进的技术很可能即将进入临床实践。

关于 CEA 和 CAS 的前景，很显然，手术高风险患者将继续行 CAS。推荐更新 CEA 和 CAS 适应证。毫无疑问，颈动脉血管重建的治疗方案和新方案的技术革新会广泛应用于临床。经颈动脉血管重建术（TCAR）是一个相对较新的进展，如果随后进行的临床试验确认术后早期卒中发生率降低，那么将广泛应用于临床。最近正在进行的临床试验，暴露颈动脉并随后置入支架预防栓塞进而实施脑保护。颈动脉支架置入过程中，脑-股静脉血流逆转确保动脉粥样硬化碎片主要流向腿部而不是脑部。这将解决以前 CAS 手术的致命弱点，即居高不下的手术后卒中发生率。在 ROADSTER 试验中，208 例患者的结果表明，卒中率为 1.4%，与 CEA 最佳结果相似。这些手术的麻醉有待讨论。对无症状颈动脉狭窄患者采取何种治疗仍然是一个难题。颈动脉疾病的药物治疗已有所改善，手术后卒中和死亡率必须非常低才能证明手术适合广泛应用于无症状患者。

（程芳　译，樊玉花　校）

参考文献

Eastcott HH, PickeringGW, Rob CG Lancet 1954; 267: 994-996.

www.cdc.gov/nchs/fastats/leading-causes-of-death.htm accessed May 10, 2018.

NASCET Trial NEJM 1991; 325(7): 445-53.

European Carotid Surgery Trial Lancet 1991; 337: 1235-43.

VA Cooperative Studies Program JAMA 1991; 266(23): 3289-94.

Asymptomatic Carotid Atherosclerosis Study JAMA 1995 May 10; 273(18): 1421-8.

2017 Clinical Practice Guidelines of the ESVS Eur Journ Vasc Endovasc Surg Jan 2018 55(1): 3-81.

Brott TG, Howard G, Roubin GS et al. Long Term CREST NEJM 2016; 374: 1021-31.

Naylor AR. Medical treatment strategies to reduce perioperative morbidity and mortality after carotid surgery. Semin Vasc Surg 2017; 30: 17-24.

Rosenfeld K, Matsumura JS, Chaturvedi S et al. ACT-1 NEJM 2016; 374: 1011-20.

Rantner B, Kollerits B, Roubin GS et al. Early endarterectomy carries a lower procedural risk than early stenting in patients with symptomatic stenosis of the ICA. Stroke 2017; 48: 00-00 DOI10.1161/STROKEAHA.116.016233.

Chiesa R, Melissano G, Castellano R. Carotid endarterectomy: experience in 8743 cases. HSR Proc Intensive Care Cardiovasc Anes 2009 1(3): 33-45.

Lokuge K, deWaard DD, Halliday A et al. Meta-analysis of the procedural risks of carotid endarterectomy and carotid artery stenting over time. Brit Jour Surg 2018; 105: 26-36.

Sardar P, Chatterjee S, Aronow HD et al. Carotid artery stenting versus endarterectomy for stroke prevention. JACC 2017; 69: 2266-75.

Moresoli P, Habib B, Reynier P et al. Carotid stenting versus endarterectomy for asymptomatic carotid artery stenosis. Stroke 2017; 48: 00-00 DOI: 10.1161/STROKEAHA.117.016824.

Li Y, Yang JJ, Zhu SH et al. Long-term efficacy and safety of carotid artery stenting versus e ndarterectomy: A metanalysis of randomized controlled trials. PLoS ONE 2017 12(7) pone.0180804.

Cochrane Database of Systematic Reviews 2014, Issue 6. DOI: 10.1002/14651858.

Gabriel RA, Lemay A, Beutler SS et al. Practice variations in anesthesia for carotid endarterectomies and associated outcomes. Jour Cardiothoracic Vasc Anes 2016; 30(1): 23-29.

GALA Trial Collaborative Group. General anesthesia versus local anesthesia for carotid surgery (GALA): a multicenter RCT. Lancet 2008 Dec 20: 372(9656): 2132-42.

Vaniyapong T, Chongruksut W, Rerkasem K. Local versus general anesthesia for carotid endarterectomy. Cochrane Database Syst Rev 2013; (12): CD000126.

Dakour AH, Paracha N, Nejim B, Loham S and Malas MB. Anesthetic type and hospital outcomes after carotid endarterectomy from the Vascular Quality Initiative database. J Vasc Surg 2018 May; 67(5): 1419-28.

Harky A, Chan JSK, Kot TKM et al. General anesthesia versus local anesthesia in carotid endarterectomy: a systematic review and metanalysis. J Cardiothoracic Vasc Anesth 2019 Mar 18 doi 10.1053/j.jvca.2019.03.029.

Kwolek CJ, Jaff MR, Leal JI et al. Results of the ROADSTER multicenter trial of transcarotid stenting with dynamic flow reversal. J Vasc Surg 2015 Nov; 62(5): 1227-34.

Malas MB, Leal J, Kashyap V et al. Technical aspects of transcarotid artery revascularization using the ENROUTE transcarotid neuroprotection and stent system. J Vasc Surg 2017; 65: 916-20.

第21章

肺动脉高压患者非心脏手术的围手术期管理

Archer Kilbourne Martin

21.1 概述

肺高压(pulmonary hypertension,PH)定义为静息平均肺动脉压(mean pulmonary arterial pressure,mPAP)≥25mmHg,这是一涵盖性术语,包括导致肺血管压力升高的各种情况。大约1%成年人有PH,且病因多样。老年人的患病率增加,据报道,65岁以上患病率高达10%。PH患者非心脏手术的发病率和死亡率均增加。围手术期发病率24%~42%,特别是伴有脏器功能障碍的患者,包括呼吸衰竭、充血性心力衰竭、心律不齐、血流动力学不稳定和急性肾损伤。有报道显示非心脏手术的死亡率为3.5%~8%,48h内死亡率最高,对这些患者进行围手术期管理的建议包括由麻醉科医师、外科医师、肺科医师,重症医师和心脏病专家组成多学科团队的协调计划。全面理解非心脏手术PH患者的病理生理学、用药情况和围手术期注意事项对麻醉科医师管理这些患者至关重要。在此知识更新中,将涉及围手术期管理的各个方面。

21.2 肺动脉高压病理生理学

PH分为5个亚型。1型,也称为肺动脉高压(pulmonary arterial hypertension,PAH)是指毛细血管前PH,mPAP >25mmHg且肺动脉楔压(pulmonary arterial wedge,PAW) <15mmHg。PAH的特征是血管中平滑肌细胞收缩为主,并伴有内皮血管舒张功能障碍。这些内在的失衡是由于内皮素-1(endothelin-1,ET-1)和血栓烷A_2等收缩物质的过度生产,同时一氧化氮(NO)和前列环素等血管舒张物质产生不足造成的。2型是继发于左心疾病的PH。左心疾病包括收缩功能不全、舒张功能不全或瓣膜功能不全,从而导致肺静脉高压并影响肺动脉血管系统。继发于慢性肺部疾病的3型PH由低氧性血管收缩、炎症、肺内机械应力以及类似于1型的内皮功能障碍等多种病理生理病因引起。4型PH继发于栓子导致的肺内血流阻断。5型是特发性PH。对每种PH亚型的治疗都有特殊性,药

物治疗仅针对1型PH。对PH的其他亚型主要通过治疗潜在疾病。

21.3 肺高压药物治疗

由于针对1型PH的基础疾病没有治疗方法,建议对这类患者进行药物治疗。确定合适药物治疗的第一步是通过右心导管测试血管反应性。该测试包括在监测mPAP的同时给予血管扩张药,mPAP降低>10mmHg即为阳性。1型PH患者中仅有10%患者呈阳性。对试验阳性患者,开始的治疗药物可以是硝苯地平或地尔硫草等长效钙通道阻滞药。对血管反应性测试失败或钙通道阻滞下症状逐渐恶化的患者,仍应寻求替代药物治疗。可选择的药物有以下三种类别:前列环素途径激动剂、内皮素受体阻滞剂或NO-环鸟苷单磷酸(cyclic guanosine monophosphate,cGMP)增强剂。

前列环素对肺血管具有多种特性,包括血管舒张,细胞保护和抗增殖。前列环素途径激动剂的给药途径可以通过静脉、皮下或吸入。有研究已注意到静脉注射前列环素可改善患者的血流动力学、功能能力、mPAP和生存率。尽管静脉给予前列环素是临床应用和研究中最主要的给药形式,拟前列环素药或前列环素受体激动剂等其他给药方式仍具有多种益处,包括延长寿命,易于使用。

ET-1是一种使血管收缩和平滑肌增生特点的蛋白,其在PH患者中上调。口服ET-1受体阻滞剂可以选择性作用于A受体或非选择性作用于A或B受体。与安慰剂相比的研究表明,ET-1受体阻滞剂可使运动能力、肺血流动力学和功能等方面均得到改善。

NO-cGMP增强剂既可抑制磷酸二酯酶5(phosphodiesterase type 5,PDE5),也可激动鸟苷酸环化酶。PDE5分解由NO激活鸟苷酸环化酶产生的cGMP。PDE5抑制剂可延长cGMP介导的血管舒张持续时间。研究表明,PDE5可改善运动耐力、肺血流动力学和功能等级。鸟苷酸环化酶刺激剂通过增强NO对鸟苷酸环化酶的激动作用和直接刺激鸟苷酸环化酶本身而起作用。使用鸟苷酸

环化酶刺激剂可改善 1 型和 4 型 PH 患者症状。

21.4 围手术期测试与优化

对 PH 患者的术前评估需要专业的多学科的医师团队。在评估非心脏手术患者时,应考虑以下几个因素:手术风险、病程近期症状、潜在的 PH 病因和心肺合并症。与并发症相关的手术风险因素包括急诊手术、中高风险手术以及手术时间 >3h。评估患者的功能水平和心肺症状可以让术前医师了解患者疾病当前状态和稳定性。根据患者的 PH 亚组分型,应致力于优化导致 PH 的基础疾病或血管活性的肺血管药物。如果患者有已知的心脏功能障碍病史,尤其是长期压力超负荷导致的右心室功能障碍,则评估应包括右心衰竭症状的病史和体格评估。

长期服用治疗 PH 药物症状稳定的患者整个手术期应继续服用药物。应记录使用的特定肺血管活性药物,住院期间应对这些药物的使用和维持需要预先计划。除了掌握详细的病史 / 体格检查资料和药物治疗信息外,评估 PH 严重程度的检查还包括胸部 X 线、ECG、超声心动图和右心导管检查。术前超声心动图是评估 PH 对右心室影响的最佳无创诊断方法,尤其是对大小和功能评估方面。最后,围手术期处理应考虑评估是否存在阻塞性睡眠呼吸暂停(OSA)。

21.5 术中管理

PH 患者术中管理不当会导致严重的心肺疾病和死亡。减轻这些风险的关键策略包括合理应用监测、管理右心室功能紊乱、机械通气和手术所致 PH 的恶化。

除了使用标准的 ASA 基本监测项目外,强烈建议使用有创监测来帮助实时评估血流动力学稳定性和血管内容量状态。为了监测每次心搏对应的血压,建议在诱导前放置动脉管路,并尽量减少或不使用静脉镇静药。当右心室压力超负荷时,心室内高压与右心室肥大相结合,再加上低血压使冠状动脉灌注压降低可增加右心室缺血的风险。麻醉诱导药物选择应该以优化右心室管理为基础,这将在稍后讨论。使用中心静脉导管可监测右心房压力,放置肺动脉导管的引鞘管,以及给予血管活性药物的静脉通路。据报道,右心房压力 >7mmHg 与 1 型 PH 患者罹病率和死亡率增加相关。虽然建议使用肺动脉导管实时监测肺动脉压,但已注意到其在评估心肌缺血和容量评估中的实用性有限。建议使用术中经食管超声心动图定性评估双室功能和充盈量。

右心室心排血量有 5 个独立的成分——前负荷、后负荷、心肌收缩力、心率和节律。了解患者术前右心室的心排血量是规划实施成功术中麻醉的关键。正常生理条件下,右心室的室壁薄、容量大、压力低、具有一定顺应性

的结构。

管理功能不全右心室的前负荷是一项挑战。在 PH 情况下,右心室增大随之功能降低。随着右心室增大,三尖瓣环扩张,由于三尖瓣关闭不全而导致进一步的容量超负荷。这种慢性前负荷升高在非手术期一般通过利尿药治疗。在手术当天,长期利尿治疗加上 NPO 可能导致前负荷降低。衰竭的心脏不能耐受快速给予液体,因此通过监测调整最佳的右心室前负荷至关重要。最好通过经食道超声心动图检查实现术中右心室最佳前负荷。

右心室后负荷主要是肺血管压力,并且心室将适应后负荷的慢性升高,出现扩张和右心室肥大。维持使用慢性 PH 血管活性药物是关键,但是不应忽视对可能增加右心室后负荷的术中因素的管理。缺氧、高碳酸血症、酸中毒、体温过低、高 PEEP、交感神经放电和缩血管药剂量增加均可增加右心室后负荷。术中处理应首先关注纠正任何引起肺血管阻力(pulmonary vascular resistance,PVR)升高的可逆性潜在因素,并立即使用可降低 PVR 或提高全身血管阻力(systemic vascular resistance,SVR)的血管活性药物来维持右心室灌注。

对 PH 患者必须将心脏节律和心率的管理视为术中策略的一部分。PH 患者容易出现心律不齐,维持窦性心律对于合适的右心室前负荷至关重要。前负荷增加可能是由于心动过缓导致的射血减少,而前负荷下降可能是心动过速中舒张时间缩短所致。

机械通气目的是提供足够的通气和氧合,同时避免不恰当的肺扩张。避免缺氧和高碳酸血症有助于 PVR 管理,但是较高的吸气压力和 PEEP 可能会导致前负荷降低和后负荷增加。苏醒期和恢复室中避免出现肺不张和通气不足对避免 PVR 突然增加也至关重要。

对 PH 患者的麻醉应评估特定的非心脏外科手术影响。腹腔镜手术的风险包括手术时间延长、患者体位以及气腹对心肺影响,包括高碳酸血症、缺氧和前负荷降低。没有硬性规定的止痛手段有利有弊。硬膜外或脊髓镇痛可能会出现低血压和心动过缓,而静脉注射止痛药可能会因通气不足导致 PVR 升高。胸外科手术,肺叶切除术时的单肺通气对 PH 的管理提出了独特的挑战。对 PH 患者应积极治疗与外科手术相关的肺栓塞导致的 PVR 突然升高,以避免右心室功能崩溃。

21.6 结论

对 PH 患者非心脏手术时的治疗具有一定挑战性。建议多学科团队治疗,并尽可能术前评估和优化病情。全面掌握 PH 病理生理、用药情况以及患者的个体化病因对成功实施麻醉方案至关重要。术中管理须考虑到监测,与 PH 相关的心肺后遗症的处理以及对手术的考虑。

(万小健 译,邓小明 校)

参考文献

Hoeper MM, Ghofrani HA, Grunig E, et al. Pulmonary Hypertension. Dtsch Arztebl Int. 2017 Feb; 114(5): 73-84.

Steppan J, Diaz-Rodriguez N, Bardoka V, et al. Focused Review of Perioperative Care of Patients with Pulmonary Hypertension and Proposal of a Perioperative Pathway. Cureus. 2018 Jan; 10(1): e2072.

Gille J, Seyfarth HJ, Geralch S, et al. Perioperative Anesthesiological Management of Patients with Pulmonary Hypertension. Anesthesiol Res Pract. 2012; 2012: 356982.

Grignola JC. Hemodynamic Assessment of Pulmonary Hypertension. World J Cardiol. 2011 Jan 26; 3(1): 10-17.

Sarkar MS, Desai PM. Pulmonary Hypertension and Cardiac Anesthesia: Anesthesiologist's Perspective. Ann Card Anaesth. 2018 Apr-June; 21(2): 116-122.

Patel R, Aronow WS, Patel L, et al. Treatment of Pulmonary Hypertension. Med Sci Monit. 2012; 18(4): RA31-RA39.

Hopkins W, Rubin LJ. Treatment of Pulmonary Hypertension in Adults. UpToDate, Accessed online June 2019.

Ramakrishna G, Sprung J, Ravi BS, et al. Impact of Pulmonary Hypertension on the Outcomes of Noncardiac Surgery. J Am Coll Cardiol. 2005 May 17; 45(10): 1691-9.

Zafirova Z, Rubin LJ. Anesthesia for Patients with Pulmonary Hypertension or Right Heart Failure. UpToDate. Accessed online June 2019.

Yang EL. Perioperative Management of Patients with Pulmonary Hypertension for Non-Cardiac Surgery. Curr Rheumatol Rep. 2015 Mar; 17(3): 15.

Sanz J, Sanchez-Quintana D, Bossone E, et al. Anatomy, Function, and Dysfunction of the Right Ventricle: JACC State-of-the-Art Review. J Am Coll Cardiol. 2019 Apr 2; 73(12): 1463-1482.

Hosseinian L. Pulmonary Hypertension and Noncardiac Surgery: Implications for the Anesthesiologist. J Cardiothorac Vasc Anesth. 2014 Aug; 28(4): 1064-74.

Bossone E, D'Andrea A, D'Alto M, et al. Echocardiography in Pulmonary Arterial Hypertension: From Diagnosis to Prognosis. J Am Soc Echocardiogr. 2013 Jan; 26(1): 1-14.

Antoniucci ME, Colizzi C, Arlotta G, et al. Dynamic Right Ventricular Outflow Obstruction: A Rare Cause of Hypotension During Anesthesia Induction. Int J Surg Case Rep. 2017; 41: 30-32.

第22章

单肺通气知识更新

Theresa Gelzinis

随着胸外科微创和机器人手术的开展,对单肺通气的需求越来越大。单肺通气(one-lung ventilation,OLV)的绝对适应证包括肺泡蛋白沉积症患者避免因感染,出血或生理盐水污染对侧肺,以及避免因支气管胸膜瘘、支气管破裂或潜在的肺大泡破裂而导致病理性肺通气。相对适应证包括改良胸腔入路全肺切除术、胸主动脉瘤切除术、肺减容术、微创心脏手术,特别是二尖瓣修补术、肺叶切除术、食管手术、纵隔肿块切除术。本次更新将回顾当前关于设备管理、超声辅助设备放置和管理以及单肺通气期间保护性通气应用的文献。

单肺通气有四种可用的技术,包括保留患者自主呼吸的外科人工气胸;单腔气管导管,例如支气管导管,进入所需的主支气管;双腔气管导管(double lumen tubes,DLT);支气管封堵器。支气管封堵器(bronchial blockers,BB)是可用于获得全肺或支气管隔离的尖端球囊导管,特别适合用于有困难插管史的患者(需要术后通气)或气道太小无法使用 DLT 的儿童患者。支气管封堵器(BB)只用于肺隔离,因为 BB 比 DLT 更容易移位。最常用的封堵器是 Arndt™、Cohen™、Fuji™ 和最新的 EZ 封堵器。

双腔气管导管是实施单肺通气最可靠的方法,是需要实施肺隔离时首选的设备。尽管对 DLT 的型号没有统一的共识,但可以用胸部 CT 来测量气管和支气管的直径。DLT 合适的大小为支气管导管比主支气管内径小 1~2mm 并且充入 <3ml 的空气可以充满支气管导管套囊。

胸外科最近一个相关发展是非插管胸腔镜技术(non-intubated VATS technique,NIVATS)的发展,其定义为在使用区域麻醉或喉罩通气全身麻醉保留自主呼吸的患者中应用外科人工气胸。这项技术的适应证已经从胸腔积液和活组织检查扩展到最近的肺切除术和气管手术。NIVATS 最大程度地减少了气管插管和机械通气的不利影响,特别是对有肺源性疾病的高危患者和老年患者。NIVATS 与更短的恢复时间、减少并发症、降低成本和缩短住院时间相关。NIVATS 是有优势的,因为保留自主呼吸患者侧卧位时,有效的膈肌收缩可以保证健侧肺理想的通气灌注。外科人工气胸效果类似于 BB 或 DLT,肺通常塌陷至功能残气量(functional residual capacity,FRC)。转为常规插管的发生率在 2.4%~10% 之间,这项技术的主要缺点是高碳酸血症、咳嗽和患者不能耐受清醒。

由于没有新的可用设备,最近的研究已经集中于使用计算机成像和超声检查对 DLT 和 BB 的放置上。除 Fogarty 导管外,BB 通常放置在气管导管内腔中。Liu 及其同事在 CT 指导下测量气管尺寸来确定支气管封堵器放置的深度,比较了 FuJi™ 封堵器腔内和腔外的放置,发现腔外放置的成功率与初始放置有关,并且很少需要重新放置,比腔内放置创伤小。Roldi 等人使用气管超声来帮助选择 DLT 型号。他们比较了仅凭临床参数选择型号和应用临床参数辅助在胸锁关节上方用超声测量气管后选择型号的结果。他们根据充入支气管内球囊所需的空气量确定合适的 DLT 尺寸。需要充入 <0.5ml 空气的气囊被认为型号过大,需要充入 >2.5ml 空气的气囊被认为型号过小,需要充入 0.5~2.5ml 空气的气囊被认为是合适的型号。他们总共招募了 152 例患者,发现仅凭临床参数,有约 39% 的人型号合适,约 23% 的人型号偏小,约 39% 的人型号过大,附加上超声检查后,气管导管型号合适的比例增加到 80%,表明了应用超声可以改善 DLT 型号的选择。除了帮助选择 DLT 型号外,超声还可以用于指导 DLT 的正确放置。Parab 等对 100 例患者进行了双盲随机对照研究,将肺部超声与听诊进行了比较,以确认 DLT 放置后的肺隔离效果。尽管纤维支气管镜检查是确认 DLT 放置的"金标准",但它依赖于实际操作条件和操作员的技能。他们使用肺部超声征象,例如肺滑和肺搏动,在锁骨中线第 2~4 肋间间隙和腋前线第 5~6 肋间间隙之间操作以评估区域的通气分布。在超声组和听诊小组,操作员都会被询问 DLT 是否正确放置。然后操作员离开,一名不知情的麻醉科医师进行纤维支气管镜检查以确定 DLT 的位置。他们发现与听诊相比,超声具有更高的灵敏度(94.1% vs. 73.3%,$P=0.010$),阳性预测值(57.1% vs. 35.5%,$P=0.044$),阴性预测值(93.8% vs. 75.0%,$P=0.018$)和准确度(70.5% vs. 48.9%,$P=0.036$)。试验提示与听诊相比,超声可能是纤维支气管镜在评估 DLT 放置的一个有效的辅助手段。

单肺通气的当前研究是关于确定保护性肺通气的最佳策略。低氧血症经常发生是由于 V/Q 失调和分流的共同作用，由患侧肺灌注和健侧肺不张导致。最近的研究集中在保护性通气策略时确定最佳潮气量、驱动压力和呼气末正压（positive end-expiratory pressure，PEEP）以保证最大限度的氧合效果。最近的证据表明潮气量为 4~5ml/kg 时是有保护作用的。问题是这种潮气量与肺不张的增加有关。Spadaro 等人评估了 PEEP 水平的增加对单肺通气患者肺内分流的影响。每隔 15min，PEEP 从 0cmH$_2$O 增加到 5~10cmH$_2$O，并使用呼吸气体浓度和动脉血气测量肺内分流。作者发现，在 6~8ml/kg 潮气量下，增加 PEEP 可降低肺内分流，最大降幅出现在 PEEP 为 10cmH$_2$O 时。以这项研究为指导，Rauseo 及其同事研究了个体化 PEEP 对胸外科患者氧合和顺应性的影响。实施单肺通气后，他们给予一次手法补偿通气至 40cmH$_2$O，然后使用初始呼吸机设置 PEEP15cmH$_2$O 进行通气，潮气量为 6~8ml/kg。通过血气分析测量 PaO$_2$/FiO$_2$ 比值。随后将 PEEP 逐步调整至获得最佳 PaO$_2$/FiO$_2$。他们发现最佳的氧合和顺应性发生在 PEEP 为 (6 ± 0.8) cmH$_2$O 时，提示逐步调整 PEEP 可能比仅仅使用标准 PEEP 压力更有利于氧合最大化。Park 等人研究了在单肺通气期间使用最低驱动压的效果以及术后并发症的发生，如肺炎和急性呼吸窘迫综合征。他们研究了 292 例接受胸外科手术的患者，并将使用 5cmH$_2$O 的保护性通气组与使用最低驱动压力的驱动压力组进行了比较，发现驱动压组的患者肺部并发症更少。

当前的一项试验是胸外科手术中 OLV 期间如何管理患者的问题，在胸外科手术保护性通气（PROTHOR）试验中肺采用高 PEEP 与低 PEEP 的比较。本试验是一项国际性、多中心、随机对照试验，将 2 378 例需要 OLV 胸腔镜手术的患者分为两组，一组为有手法补偿通气的 PEEP 为 10cmH$_2$O，另一组为无手法补偿通气的 PEEP 为 5cmH$_2$O，两组在 OLV 期间潮气量均为 5ml/kg。本研究的目的是确定两组术后肺部并发症的发生率，可能有助于指导需要单肺通气患者的通气策略，以预防术后并发症。

（成雨彤 译，王天舒 校）

参考文献

Ashok V, Francis J. A Practical Approach to Adult One Lung Ventilation. BJA Education. 2018; 18(3): 69-74.

Boisen ML, Sardesai MP, et al. The Year in Thoracic Anesthesia: Selected Highlights From 2017, J Cardiothorac Vasc Anesth. 2018; 32(4): 1556-1569.

Liu A, Zhao L, He W, et al. A novel method of Uniblocker placement: extraluminal technique supported by trachea length measurement: A CONSORT-compliant article. Medicine. 2019; 98(14): e15116.

Roldi E, Inghileri P, et al Use of tracheal ultrasound combined with clinical parameters to select left double-lumen tube size: A prospective observational study. Eur J Anaesthesiol. 2019; 36(3): 215-20.

Parab SY, Kumar P, et al. A prospective randomized controlled double-blind study comparing auscultation and lung ultrasonography in the assessment of double lumen tube position in elective thoracic surgeries involving one lung ventilation at a tertiary care center institute. Korean J Anesthesiol. 2019; 72(1): 24-31.

Lohser J, Slinger P: Lung injury after one-lung ventilation: A review of the pathophysiologic mechanisms affecting the ventilated and the collapsed lung. Anesth Analg 2015; 121: 302-18.

Spadaro S, Grasso S, et al. Physiologic Evaluation of Ventilation Perfusion Mismatch and Respiratory Mechanics at Different Positive End-Expiratory Pressure in Patients Undergoing Protective One-lung Ventilation. Anesthesiology. 2018; 128(3): 531-538.

Rauseo M, Mirabella L, et al. Peep titration based on the open lung approach during one lung ventilation in thoracic surgery: a physiological study. BMC Anesthesiol. 2018; 18(1): 156.

Park MH, Ahn HJ, et al. Driving Pressure during Thoracic Surgery: A Randomized Clinical Trial. Anesthesiology. 2019; 130(3): 385-393.

Kiss, T Wittenstein J, et al. Protective ventilation with high versus low positive endexpiratory pressure during one-lung ventilation for thoracic surgery (PROTHOR): study protocol for a randomized controlled trial. Trials. 2019; 20: 213.

第 23 章

麻醉科医师需了解的心脏起搏器和
除颤器的知识更新

Kimberly Howard-Quijano, Eric W. Nelson

预计到 2023 年,全球将有近 150 万人植入起搏器。据估计,每年约有 35 万人植入心律转复除颤器(internal cardioverter defibrillators,ICD)。通常情况下,起搏器和 ICD 统称为心脏植入式电子设备(cardiac implantable electronic devices,CIED)。最近的一项研究发现 8% 放置 CIED 的患者于术前发现问题,此外,在脐以上的非心脏手术中,20% 的设备会受到电磁干扰。由于这些设备数量增多、技术复杂以及围手术期存在诸多潜在并发症,麻醉科医师需要熟悉这些设备,并学习如何在围手术期对患者进行最佳管理。

起搏器的主要功能是防止心动过缓,而 ICD 的主要功能是预防继发于室性心动过速或室颤的心源性猝死。值得注意的是,所有 ICD 也都具有起搏能力。随着技术的进步,此类设备越来越复杂,可提供更多的生理性起搏功能。主要包括在不同的心率范围内维持正常的心房心室激动,改变心率以适应代谢需要,保持心室正常激动。

标准的起搏器有单腔(心室)和双腔(心房和心室)两种类型。主要针对窦房结功能障碍或心脏传导阻滞。当患者出现明显症状或甚至因起搏停止导致心搏骤停时,可考虑植入起搏器。根据 HRS/ASA 专家共识,起搏器在开始使用的 1 年内需要接受随访。在围手术期也需要随访,需要获得患者使用的起搏器相关的适应证、型号、程序、电池寿命、电极导线类型和功能等重要信息。

ICD 是用于一级或二级预防心搏骤停的植入物。当监测到恶性心律失常时,可触发完成超速起搏或电击。如前所述,这些设备也都具备对患者起搏的能力。应在患者术后 6 个月内对 ICD 进行随访。随访内容除起搏器设备信息外,还应包括治疗信息,如进行治疗时的心率,进行了何种治疗以及最后一次治疗的时间。

植入 CIED 患者会面临电磁干扰(electromagnetic interference,EMI)的风险。引起 EMI 的原因各有不同,但围手术期的 EMI 最常见的原因是单极电刀。需要强调的是,CIED 感应电信号,且无法区分电信号源于心脏传导系统还是 EMI。而且 EMI 会引起起搏器过度感应,致使患者需要时无法正常起搏。另外,EMI 会引起 ICD 依赖患者的不当治疗,包括电击。

若患者行脐以下的手术,则 EMI 距 CIED 足够远,无须对设备进行任何更改。行脐上手术时电磁干扰风险高,需通过设备程序化或放置磁铁至非同步模式。

磁铁提供了一种快速且相对简单的方法来帮助保护患者免受电磁干扰。如果患者有 ICD,磁铁会关闭 ICD 功能。需要注意的是,磁铁不会改变 ICD 的起搏功能。因此,如果植入 ICD 的患者也依赖于起搏器,起搏器需要重新设置为非同步模式。磁铁将根据制造商的预定心率(85~100 次 /min)将起搏器置于非同步模式。当磁铁被移除时,CIED 就会恢复到原有设置。

需要注意的是,虽然磁铁易于装卸,但并非适用于所有操作。在术前检查中,应注意磁铁模式是否已关闭。尽管极为罕见,但有些已经关闭了磁铁反应的设备在存在电磁干扰时,需要重新设置。同样,由于磁铁只会关闭 ICD,对起搏器没有影响。所以,对于依赖起搏器的 ICD 患者,该设备应重新设置为非同步模式。如上所述,磁铁将根据制造商的预设,将心率设置于 85~100 次 /min。但这可能并不适合所有患者。有些手术部位可能不适合应用磁铁,需要对设备重置编程。

对于不适合放置磁铁而有 EMI 风险的患者,可能对 CIED 重置编程是必须的。这需要使用制造商特定的程序装置关闭 ICD 的抗心动过速治疗和 / 或使起搏器转换成非同步模式。 在围手术期,关闭抗心动过速治疗可防止因 EMI 引起的不当的电击。如果将 ICD 设为关闭状态,则在需要备用外部除颤器以便需要时可以立即应用。

当将起搏器重新调节到非同步模式时,应设定适合当前患者的心率并适合手术操作。还应在设备设置中关闭心率增强功能。

在术中,很重要的一点是需要将电刀电极板放置在远离设备的位置,并避免电流流经或靠近 CIED 或其导线。在可能的情况下,建议使用短且间歇的电刀或双极电刀或超声刀。

术后,应将装置恢复到术前原有设置。在患者离开操作手术间或恢复室之前,应重新打开除颤和抗心动过速的功能。若术中只是使用了磁铁或未进行重新设置，则仅在出现重大血流动力学变化，重大术中事件（如心搏骤停、心脏电复律或除颤），或怀疑 CIED 受到严重电磁干扰时，需要检测设备。所有设备应于术后 1 个月内接受检测。

自 20 世纪 50 年代首次植入心脏起搏器以来，起搏器技术发展迅速。技术的进步带来了发生器尺寸的减小、电池寿命的延长、起搏器导线的改进以及算法和心率反应程序的革新。现在出现了减少不当电击和减少起搏设备侵入性安装的新趋势。

为了减少经静脉导线和皮下包埋的并发症，一种新的无导线心脏起搏器已经问世。目前，Medronic Micra 在美国是唯一被批准使用的无导线起搏器。Micra 是一种经股静脉放置于右心室的单腔起搏器。其模式包括 VVIR、VVI、VOO 和 OVO 四种。这些设备很新，所以在围手术期如何管理这些患者的数据非常少。由于其体积小，这些设备没有磁铁传感器，因此不会对磁铁作出反应。建议是将这种设备调到 VOO 模式以降低电磁干扰导致的过感知抑制。值得注意的是，这些设备均使用与它们实际尺寸相同的程序调制器。

另一种类型的起搏器是目前日渐流行的双心室起搏器，即心脏再同步治疗（cardiac resynchronization therapy，CRT）。随着四极导线装置和新的起搏算法的引进，CRT 治疗得以进一步发展。这些设备用于心衰、收缩功能不全和 QRS 间期延长的患者。CRT 已被证明能通过同步左心室收缩来降低死亡率、心力衰竭症状和心衰住院率。正因为如此，持续进行心室同步起搏的 CRT 患者应为起搏器依赖患者。值得注意的是，这些设备可能仅仅是起搏器（CRT-P），但也更多是除颤器（CRT-D）。ICD 或 CRT 患者可能较单纯起搏器植入的患者有更多的并发症，因此需每 6 个月随访 1 次。

磁共振成像（magnetic resonance imaging，MRI）与心脏植入式电子设备（CIED）的兼容性一直是一个备受关注的问题。据估计，在植入设备后不到 10 年的时间内，60% 的 ICD 患者将需要一次磁共振成像检查。2015 年 FDA 批准了首个与 MRI 兼容的 ICD，此后，FDA 批准的 MRI 兼容型 CIED 系统（包括常规起搏系统和 CRT-D 系统）不断增加。已被批准可以在某些 CIED 系统进行的磁共振成像，包括从全身检查到不排除胸部磁共振成像的情况下，最多 3T 的扫描检查。虽然已证实可保证患者安全性，但这些设备对图像质量的影响仍有待商榷，值得进一步研究。

由 Boston Scientific 制造的一种新型皮下 ICD（S-ICD）已经上市，它的应用也会持续增长。该设备最初在 2012 年批准用于无须心动过缓起搏或抗心动过速起搏来控制室性心动过速患者的恶性室性心律失常的除颤治疗。尽管其无法提供长期的起搏，但如果患者在治疗后成为重度心动过缓，它仍然能够在除颤后给予每分钟 50 次的起搏并持续 30s。

S-ICD 由脉冲发生器和一根单一的皮下导线组成，脉冲发生器和导线都植入胸外的皮下组织。目前，S-ICD 只

能植入左胸。脉冲发生器通常植入在第六肋间的腋前线和腋中线之间。除颤导线从脉冲发生器的囊袋内到剑突再沿胸骨左缘边界在隧道内上行。

尽管 S-ICD 和 ICD 组成不同，但 S-ICD 与传统 ICD 的磁铁反应一致。也就是说，磁铁作用于脉冲发生器会使其抗心律失常功能消失，磁铁去除后，设备则恢复预置程序状态。S-ICD 有一个特征，当磁铁正确放置后会听到"哔"的声音，该声音提示抗快速心律失常作用失效。如果没有听到"哔"的一声，则建议更换磁铁的位置。

无论患者用的是何种类型的设备，植入 CIED 的患者围手术期护理均需要团队合作。外科医师、麻醉科医师和 CIED 小组需要交流患者和设备的专科信息。

（王晓 译，许涛 校）

参考文献

Porkorney SD, Miller AL, Chen AY, et al. Implantable Cardioverter-Defibrillator Use Among Medicare Patients With Low Ejection Fraction After Acute Myocardial Infarction. JAMA. 2015 Jun; 313(24): 2433-40.

Kremers MS, Hammill SC, Berul CI. The National ICD Registry Report: version 2.1 including leads and pediatrics for years 2010 and 2011. Heart Rhythm. 2013 Apr; 10(4): e59-e65.

Schulman PM, Treggiari MM, Yanez ND, Henrikson CA, Jessel PM. Electromagnetic Interference with Protocolized Electrosurgery Dispersive Electrode Positioning in Patients with Implantable Cardioverter Devibrillators. Anesthesiology. 4 2019, Vol 130, 530-540.

Levine PA, Isaeff DM. Follow-up management of the paced patient. In: Kusumoto FM, Goldschlager NF (eds). *Cardiac Pacing for the Clinician*. 2nd ed. New York: Springer. 2008; 647-94.

Levine PA. Pacemaker dependency after pacemaker implantation. *Cardiol J* 2007; 14: 318-20.

Niehous M, Tebbenjohanns J. Electromagnetic interference in patients with implanted pacemakers or cardioverter-defibrillators. Heart 2001; 86: 246-248.

Crossley GH, Poole JE, Rozner MA, et al. The Heart Rhythm Society (HRS)/American Society of Anesthesiologists (ASA) Expert Consensus Statement on the perioperative management of patients with implantable defibrillators, pacemakers, and arrhythmia monitors: facilities and patient management: executive summary this document was developed as a joint project with the American Society of Anesthesiologists (ASA), and in collaboration with the American Heart Association (AHA), and the Society of Thoracic Surgeons (STS). Heart Rhythm. 2011 Ju; 8(7): e1-e18.

Bhatia N, El-Chami M. Leadless pacemakers: a contemporary review. *J Geriatr Cardiol*. 2018; 15(4): 249-253. doi:

10.11909/j.issn.1671-5411.2018.04.002.

Medtronic Micra Model MC1VR01 Manual. Available at http: //manuals.medtronic.com/wcm/groups/mdtcom_ sg/@emanuals/@era/@crdm/documents/doc uments/ contrib_231758.pdf.

Cha YM, Lee BW, Chung MK. Advances in Cardiac Implantable Electronic Devices 2016. American College of Cardiology. Expert Analysis. March 27, 2017.

Burke MC, Gold MR, Knight BP, et al: Safety and efficacy of the totally subcutaneous implantable defibrillator: 2-year results from a pooled analysis of the IDE Study and EFFORTLESS Registry. J Am Coll Cariol 65: 1605-1615, 2015.

Weiss R, Knight BP, Gold MR, et al: Safety and efficacy of a totally subcutaneous implantablecardioverter defibrillator. Circulation 128: 944-953, 2013.

Lambiase PD, Srinivasan NT: Early experience with the subcutaneous ICD. Curr Cardiol Rep 16: 516, 2014.

第24章

关于心脏直视术后血管麻痹的新进展

Shahzad Shaefi

血管舒张性休克是大型心血管手术的常见并发症，5%~45% 的手术受到影响。在多数病例中，休克的严重程度和持续时间均有限。但是，一部分患者表现出严重的血管麻痹症，其发病率和死亡率都很高。尽管其诱因和参与的介质可能不同，但通常认为其病理生理学特点与脓毒血症引起的血管舒张性休克相似。血管舒张性休克的治疗多选用血管升压药。最近一些试验已经研究了升压药和非升压类辅助用药的作用，发现偶尔这些辅助用药可较快地使血流动力学得到改善，而传统升压药却改善不明显。在这些辅助用药中，亚甲蓝和羟钴胺素引起了大家的关注。本综述基于最近试验的发现以及潜在新疗法的出现，探讨心血管疾病术后血管麻痹的基本机制和治疗方法。

24.1 血管麻痹的定义和危险因素

24.1.1 定义

血管麻痹综合征，常也被称为血管舒张性或分布性休克，其特征是体循环阻力（systemic vascular resistance, SVR）降低导致的终末器官灌注不足，心排血量可正常或增加。尽管心脏切开术后血管麻痹是一个已被有所认知的疾病，但因为缺乏严格的定义阻碍了对其进行更进一步可靠的研究，也使其发生率显得很宽泛。通常认为该综合征的特点为需要长期高剂量的血管升压药来维持血压。

我们在许多疾病中都发现血管阻力水平降低，包括脓毒症、糖皮质激素缺乏症、肝功能衰竭以及各种原因导致的长时间严重休克。脓毒症是引起血管麻痹最常见的原因，因此一直是许多临床研究的重点。尽管脓毒症和心血管手术相关的血管麻痹之间血流动力学特征相似，但它们两者之间的不同之处尚不清楚。因此，我们应该意识到脓毒症的治疗方法以及支持这些方法的证据都可能无法完全推广至术后人群。

24.1.2 发病率、危险因素和预后

血管麻痹综合征常见于心血管外科大手术后，与不良预后相关，并在很大程度上导致终末器官衰竭。术后出现血管麻痹的患者肾衰竭的发生率高、住院时间长且死亡率高。在术前低风险人群中，心脏手术术后血管麻痹的发生率约 5%~25%，而在高危人群中，这一比率为 30%~50%。诸多术前因素被认为与术后血管麻痹的高发生率相关，如术前使用血管紧张素转化酶抑制剂（angiotensin-converting enzyme inhibitors, ACEI），术前使用 β 受体阻滞剂和术前较多合并症。术前射血分数低的患者更容易出现血管麻痹。术中，体外循环前或期间使用升压药、高核心体温以及长时间的体外循环均可增加血管麻痹的风险。

24.2 血管麻痹的生理学

24.2.1 细胞生理学

从细胞层面看，血管舒张性休克很复杂，但其本质是血管平滑肌收缩障碍。通常，当细胞内的钙浓度上升时，血管平滑肌通过表面受体结合和电压依赖性钙通道的开放（血管紧张素和儿茶酚胺结合位点）而收缩。细胞质钙浓度的上升会产生逐级反应，在这个反应中，钙会使肌球蛋白磷酸化，进而催化肌球蛋白肌动蛋白丝的交联，并产生肌肉收缩和血管收缩。

该过程通过血管舒张调节分子［例如一氧化氮（NO）或心房利钠肽］来维持平衡。这些分子通过几种机制触发血管舒张，导致细胞内 cGMP 浓度升高。与收缩过程相反，这导致了肌球蛋白磷酸酶的激活、肌球蛋白的去磷酸化和血管舒张。

因此，血管收缩的下游效应依赖于钙通过电压门控通道流入细胞质。当细胞内酸中毒或细胞膜超极化引起 ATP 耗尽时，这些通道会失活，此时，即使细胞暴露于高水平儿茶酚胺，也不会出现血管收缩。高浓度的其他化

合物,如 NO、心房利钠肽、腺苷等,可以导致这些通道激活和长时间开放。这是可能缓解局部组织缺血的重要生理机制。但是,长时间的血管舒张可引起持续低压、血液流入其他血管床又将进一步加重组织缺血。

NO 是 K_{ATP} 通道开放的激活剂,是血管舒张性休克时重要的细胞间介质。NO 由 NOS 酶家族合成的,而 NOS 酶家族由其典型的器官分布和基线活性来识别。结构型钙依赖性 NOS 可持续生成低浓度的 NO,这对于神经元间信号转导、区域血流自我调节和免疫调节非常重要。诱导型非钙依赖性 NOS(iNOS)按需合成 NO,需要几个小时对生理应激作出反应。这种可诱导的 NOS 通常被认为是分布性休克的介质,可导致线粒体功能障碍、细胞凋亡和多器官功能衰竭。然而,它起着重要的生理作用,也许可被认为是"必需的毒药",同时具有直接和间接的损伤和保护作用。例如,诱导型 NOS 对于增加心肌 NO 水平很重要,可在舒张期促进左心室舒张和适当充盈。最终,NO 增加细胞内 cGMP 水平(从而减少肌球蛋白磷酸化),使钙调蛋白失活,并且促进钙敏感性钾离子通道(K_{CA} 通道)开放以抑制血管收缩。因此,NO 的存在使血管平滑肌处于收缩被抑制的状态。

除了细胞膜超极化和高浓度 NO 外,抗利尿激素也是一种重要的血管舒张调节剂。长期休克与抗利尿激素相对缺乏有关,严重生理应激状态下可能存在分泌不足。最初,急性低血压时血清抗利尿激素水平严重升高,但逐渐减少至正常水平以下。这种下降被认为是由于长时间动脉压力刺激后神经垂体抗利尿激素的储存被消耗造成的。这在机制上很重要,因为抗利尿激素可直接使 K_{ATP} 通道失活,减少 NO 诱导的 cGMP 增加(通过和 AVPR1 受体结合)并减少 NO 的合成。因此,抗利尿激素可减少细胞膜的超极化、肌球蛋白脱磷酸化和 NO 的积累,这是一种重要的血管舒缩性调节剂。

24.2.2　心血管手术中血管麻痹的诱发因素

心血管手术后血管麻痹的触发因素尚不清楚。对潜在的机制展开了大量的研究,主要集中在体外循环时的生理反应。体外循环(cardiopulmonary bypass,CPB)可引起继发于心肺缺血 - 再灌注损伤的广泛的免疫反应,黏膜表面的内毒素释放以及体外循环时补体级联激活。这些过程导致氧自由基、内皮素、NO、血小板活化因子、血栓素 A2、前列腺素以及多种细胞因子等血管活性物质增加。特别值得注意的是,CPB 会导致诱导型 NO 浓度的升高,且升高程度与 CPB 的持续时间直接相关。同时,这些分子的血清浓度增高与全身炎症反应综合征的发展相关,这支持了术后血管麻痹至少部分是一种炎症反应的假说。这些炎症和血管活性物质的下游效应是可变的(例如,潜在的血管收缩或血管舒张因每个分子的浓度和生理作用不同而不同),但会导致基线血管反应性和张力的紊乱。慢性炎症介质水平升高的患者,比如那些已经患有心力衰竭的患者,可能尤为容易出现明显的血管舒张。这也许可以解释为什么射血分数降低的患者在 CPB 后更有可能产生血管麻痹。

然而,伴随 NO 增多的全身性炎症反应并不是 CPB 后血管麻痹的唯一病因。事实上,表现为抗利尿激素缺乏的血管张力神经体液调控障碍在其间起着重要的作用。已知血清抗利尿激素水平在体外循环期间升高,并且在未表现为血管麻痹的患者中术后仍保持升高或正常。然而,血清抗利尿激素浓度在术后血管舒张患者中表现出异常降低,提示神经垂体后叶加压素储备的慢性耗竭。这种相对抗利尿激素缺乏与感染性休克时相似,但更为严重,提示 CPB 是一个特别的触发因素,可引起易感患者出现严重的血管麻痹。

因此,术后发生的血管麻痹性休克很可能是继发于严重的炎症反应和潜在的相对抗利尿激素缺乏。这些可能是患者自身对 CPB 发生的免疫反应,也可能是患者自身在慢性心血管神经体液应激背景条件下对围手术期的其他非特异性触发因素发生的免疫反应。当这些危险因素与患者特有的危险因素(例如广泛的非心脏疾病或需要复杂的外科处理)相结合时,就有很大的可能性会发展为术后血管舒张性休克。

24.3　血管麻痹的治疗

术后血管麻痹综合征的早期治疗重点在于对疾病的认识。即临床医师应确认存在低血压、低 SVR 和正常 / 超常心排血量。其他可导致血管舒张性休克的病因需同时考虑,如果疑似感染病例早期应用抗生素非常重要。某些患者如果主动脉阻断时间长、手术复杂,当中心压力(如股动脉压力)可能显著高于桡动脉压力时,转换成中心测压(如股动脉测压)是很有必要的。这是 CPB 术后常见的问题,并可能会减少对积极抗血管麻痹治疗的需要。最后,充分了解血管麻痹的存在和严重程度对治疗有很重要的指导作用。

24.3.1　预防

在理想的情况下,对有术后血管麻痹风险的患者可在出现休克之前就进行干预。但是,上面列出的许多危险因素在术前短期内是无法改变的或是外科手术的固有组成部分。此外,血管麻痹综合征的病理生理学是复杂的,并与内稳态的基本生理机制相关。围绕这些机制方面的处理通常与临床获益无关,如 NO 拮抗试验的失败。一组研究人员发现对术后高危患者经验性早期给予抗利尿激素,可降低术后休克的发病率。然而,很难确定这种方法是否说明了抗利尿激素特定的预防作用还是用任何一种加压素治疗了未被发现的休克。其他人则主张对于围手术期血管麻痹高风险的患者,血管紧张素转换酶抑制剂应在术前停用。然而,适当的停药时间以及潜在的结果尚未被研究。因此,关注潜在血管麻痹的临床医师应了解以下治疗方案。

24.3.2　液体和血制品复苏

识别液体反应性是术后血管麻痹早期治疗的重要组成部分。由于围手术期出血,血管舒张性休克可能伴有血容量不足,应输注血制品纠正严重的贫血。通常,限制性输液策略优先于其他非限制性策略。但是,过度积极的液体复苏(超过 20~30ml/kg)会导致血管压力过高、心脏充盈压的不必要增加以及血管外肺水肿。过度输液会增加单纯血管扩张性休克的死亡率,应该避免。

24.3.3 血管活性药物

血管舒张性休克治疗的基础是使用血管活性药物恢复血管张力。这些药物通过作用于各种受体来增加 SVR 并提高平均动脉压,因此被广泛称为升压药。儿茶酚胺是治疗的主要药物,但可能需要较大剂量且可能导致血流动力学波动。其他非儿茶酚胺类升压药尚未用于治疗血管舒张性休克,但可能有益,近年来有诸多相关研究。

选择何种血管活性药物,多是基于对脓毒性休克血管升压药选择的随机试验结果。因此,虽然这可能适用于 CPB 后血管麻痹患者,但又不完全具备直接可比性。这在考虑并关心源性休克时尤为重要。心室功能障碍常见于心血管手术术后和脓毒症时。因此,在治疗血管麻痹状态时,提高 SVR 仍然是我们的目标,升压药的使用必须维持适当的左心室后负荷以确保终末器官有效灌注。此外,心脏功能的评估(如超声心动图检查)是治疗血管麻痹的重要组成部分。

24.3.3.1 儿茶酚胺

儿茶酚胺通过调节肾上腺素能受体发挥生理作用。传统上,它们是治疗血管舒张性休克的首选药物。去甲肾上腺素、去氧肾上腺素、肾上腺素和多巴胺都可升高平均动脉压(mean arterial pressure,MAP)而不减少终末器官灌注。去甲肾上腺素在脓毒症引起的血管舒张性休克的应用已被广泛研究,与其他儿茶酚胺类药物相比它可能会降低死亡率,是感染性休克的首选药物。然而,有试验将去甲肾上腺素与其他儿茶酚胺类药物联合应用相比较(如肾上腺素或多巴酚丁胺),并没有发现其明确的益处。另一方面,在随机对照试验中,相较于去甲肾上腺素,多巴胺会增加患心律失常的风险和死亡率,故不作为一线用药。

当使用高剂量血管升压药时,严重的外周血管收缩和终末器官损伤是常被关注的话题。然而,没有足够的证据支持这一理论。另外,当需要高剂量儿茶酚胺时,临床医师应考虑改用或增加一种非儿茶酚胺类药物。

24.3.3.2 加压素

治疗血管舒张性休克的非儿茶酚胺类药物在处理严重的血管麻痹时避开了一些困难,包括膜过极化和儿茶酚胺耐药性。非儿茶酚胺类药物可能只是发挥协同作用,可减少某种特定药物的剂量,有利于平稳进行血管加压治疗。抗利尿激素在这方面可能尤为显著,其使用是由 CPB 后抗利尿激素缺乏进行生物化学支持的。

抗利尿激素能与 AVPR1a、AVPR1b、AVPR2、催产素和嘌呤受体结合。其中 AVPR1a 受体尤其重要,它通过抑制 K_{ATP} 通道开放来促进血管收缩,并减少 NO 的产生,从而产生了一种完全独立于儿茶酚胺的调节血管舒张的机制。最近的几项随机对照试验研究了脓毒性休克患者

应用加压素后的效果。在 VASST 试验中,已经接受去甲肾上腺素治疗的感染性休克患者被随机分为两组,去甲肾上腺素组和加压素组。研究人员并没有发现两组患者在 28 天内死亡率的差异,但观察到加压素组为达到目标平均动脉压所需的儿茶酚胺剂量显著降低,且未发现与加压素相关的副作用。值得注意的是,VASST 事后分析显示,加压素组中在入组时肾脏有轻度损伤的患者肾脏预后有所改善。2016 年,VANISH 试验进一步证实了这一发现。该试验主要研究感染性休克时加压素和去甲肾上腺素在肾功能衰竭中的差异。研究者将患者随机分为加压素和氢化可的松组、加压素和安慰剂组、去甲肾上腺素和氢化可的松组、去甲肾上腺素和安慰剂组。加压素组和去甲肾上腺素组在肾功能衰竭方面没有显著差异。但在接受加压素治疗的组中透析的次数较少,这表明与去甲肾上腺素相比,加压素可能减轻肾功能衰竭的严重程度。VASST 和 VANISH 均是大规模严谨的试验,尽管观察到加压素可能减轻肾功能衰竭的严重程度这一引人关注的现象,但仍未能确定加压素相对于儿茶酚胺对脓毒症型血管舒张性休克的确切益处。

重要的是,CPB 后加压素缺乏比感染性休克时更为严重。因此,理论上加压素治疗更有益于 CPB 后血管麻痹患者。早期的几项小型试验已经证明,在体外循环后使用加压素是安全的且具有潜在疗效,但在处理血管麻痹时,其疗效通常较弱。这些试验也没有将其与去甲肾上腺素进行直接比较。为了解决这些问题,最近 Hajjar 等进行了 VANCS 试验,CPB 后血管麻痹患者被随机分为加压素作为主要药物和去甲肾上腺素作为主要药物两组。被随机分配到加压素组的患者,由于其急性肾功能衰竭发生率降低,其 30d 死亡率或术后严重并发症也相应显著降低。

统一来看,VASST、VANISH 和 VANCS 代表了大量脓毒性或 CPB 诱导的血管麻痹性休克患者,加压素作为单一或辅助的血管升压药常有益于他们。然而,这在很大程度上仅限于减少对儿茶酚胺的需求,或降低肾衰的严重程度或发生率,而不是减少死亡率。尽管如此,减少肾衰竭(和潜在的透析需求)是一个重要的发现,这提示我们应推进加压素在围手术期应用。VANCS 试验的结果给心脏手术后血管麻痹患者带来希望。这一系列研究结果支持早期优先使用加压素,而不是儿茶酚胺。

24.3.3.3 亚甲蓝

一些内源性化合物,包括 NO、一氧化碳和氧自由基可引起局部血管舒张,这可能与休克早期全身血管收缩构成重要平衡有关,但当广泛的血管舒张导致全身低灌注时则可能演变成为一种病理状态。这些物质中,NO 被研究得最为广泛,它通过 cGMP 第二信使途径介导血管舒张,因此可被破坏这一信号级联的药物广泛拮抗。亚甲蓝就是其中一种药物,与其他药物相比,亚甲蓝常被认为是一种能治疗体外循环后血管麻痹的急救药品。它直接与 NO 竞争激活鸟苷环化酶,促使 GTP 合成 cGMP。此外,它可以抑制诱导型一氧化氮合酶,进而降低与 CPB 和其他生理应激相关的 NO 浓度的上升。因此亚甲蓝可以阻

止 NO 介导的肌球蛋白磷酸化和血管舒张。然而,对其血管反应性的基本生理机制的广泛作用的潜在后续效应仍是未知的。

亚甲蓝的不良反应不常见,但可很严重。其主要原因是 NO 介导的血管舒张被大范围拮抗,包括冠状动脉血管收缩、内脏血流减少和肺血管阻力增加。此外,亚甲蓝在红细胞中还原为白细胞乙烯蓝,需要 NADPH 参与。这可能导致溶血性贫血,尤其是在 G6PD 缺乏症患者中。亚甲蓝和亚甲基蓝会随尿液排出,使尿液呈绿色。尽管与肝功能检测中的非特异性升高有关,亚甲蓝仍会短暂地干扰脉搏血氧饱和度读数。此外,亚甲蓝是一种强效的单胺氧化酶抑制剂,可能诱发血清素综合征,特别对于服用选择性血清素再吸收抑制剂的患者。然而,这些副作用并不常见,它们的范围相对广泛,并与严重扰乱正常的心血管生理功能有关。

早期的病例报告表明,使用亚甲蓝可成功快速逆转体外循环后严重的血管麻痹。这些报告推动了一些小规模的前瞻性介入研究,这些研究证实了亚甲蓝能够快速和显著地升高 CPB 后血管麻痹患者的平均动脉压,并提示该药物可能降低死亡率。回顾发现,在血管舒张性休克中早期使用亚甲蓝可能是最有效的(例如在手术室中使用而不是术后),它可能降低死亡或终末器官衰竭的风险。然而,并不是所有的研究都支持使用亚甲蓝。在一项回顾性分析中,亚甲蓝与肾衰竭和死亡率的增加可能有关。然而,该研究中接受亚甲蓝治疗的血管麻痹患者比未接受该药物治疗的患者病情更严重,研究者们无法用倾向匹配来进一步证实他们的发现。

毫无疑问,现有的非儿茶酚胺类血管升压药(如加压素和亚甲蓝)对 CPB 后血管麻痹是有效的。然而,在进行更严谨的试验之前,它们仅限于作为辅助或急救用药。最近的一个系统回顾和 meta 分析,其中未纳入 VANISH 或 VANCS 试验,纳入了超过 20 个试验的 1 600 例患者,得出结论:与儿茶酚胺相比,加压素、特利加压素(下文讨论)和亚甲蓝确实提高了生存率。然而,这项分析纳入了不同原因的血管舒张性休克患者,包括一些可能有偏倚的研究。此外,单一用药时,加压素、特利加压素和亚甲蓝均优于儿茶酚胺。因此,证据支持使用非儿茶酚胺类血管升压药可改善血管舒张,但不是最优选择。

24.3.3.4　糖皮质激素

使用皮质激素治疗血管舒张性休克已有几十年的争议,这是基于一个假设,即在危重症时期下丘脑 - 垂体 - 肾上腺轴可能被抑制。因此,皮质醇可改善导致血管张力下降的炎症过程,并可能通过增加血管肾上腺素能受体的表达来增加血管升压药的疗效。然而,皮质类固醇用于血管麻痹的临床研究并没有显示死亡率降低,反而感染的风险增加。2008 年发表的 CORTICUS 试验证明了这一点。该试验中,给予感染性休克患者氢化可的松 50mg/6h,5d 后评估疗效。研究者发现,与安慰剂相比,无论是对促肾上腺皮质激素反应迟钝的患者,还是对促肾上腺皮质激素有反应的患者(推测分别是肾上腺抑制和肾上腺非抑制),氢化可的松并未显著降低死亡率。但接受氢化可的松治疗的患者休克可得到更快的好转。这一发现也出现在 2002 年发表的一项较早的试验中,该试验还发现促肾上腺皮质激素无应答患者在接受液体复苏和血管升压药治疗仍存在低血压,糖皮质激素可降低其死亡率。此外,排除了 VANISH 试验的形成性研究显示皮质类固醇和加压素存在相互作用,接受类固醇治疗的患者抗利尿激素剂量减半,而整体抗利尿激素水平没有变化。综上,这些研究支持了这样一种观点,即皮质类固醇尽管不能降低整体死亡率,还是可能会较快缓解血管舒张性休克,除非患者在使用血管升压药后仍存在低血压。同样,早期的 DECS 试验也发现,对接受体外循环的心脏疾病患者术中使用地塞米松没有明显的益处。然而,DECS 和 SIRS 试验的目的都是探讨不良结局的减少(如死亡、卒中、心肌梗死),而不是研究对血管麻痹的影响。总之,这两项研究均未明确关注术后血管舒张性休克。因此,就像脓毒症中的作用一样,糖皮质激素在可能加速缓解 CPB 后休克但不能降低死亡率。

24.4　未来发展方向

部分病例报道或早期研究发现了一些潜在的治疗方法,虽未广泛应用到实践中,但在不久的将来,它们可能会成为可行的治疗方案。

24.4.1　维生素 C

维生素 C(抗坏血酸)具有抗炎作用,可能会改善微循环的自我调节。假设这些特性与皮质类固醇相似,也许可以用更小剂量的升压药就能达到血流动力学的治疗目标。最近一项对严重感染性休克患者的早期回顾性研究发现,每日静脉注射 6g 维生素 C、每 6h 注射 50mg 氢化可的松和每 12h 注射 200mg 硫胺的患者死亡率显著降低。对本综述很重要的在于,该试验的作者发现,在接受研究方案的患者中,血管升压药的需求明显减少。单一药物(如不用氢化可的松仅使用维生素 C)对血流动力学的影响尚不清楚。总之,这些结果是否适用于心脏手术后的患者还不确定。未来的研究可能会支持将维生素 C 作为另一种非儿茶酚胺类血管升压药来使用。

24.4.2　羟钴胺素

有个别病例报道羟钴胺素已成功用于血管麻痹综合征的治疗。传统上,羟钴胺素被用于治疗氰化物中毒,其诱发高血压的机制尚未完全阐明,可能是由于其具有结合血管舒张性化合物硫化氢的能力。与亚甲蓝不同的是,尽管更贵且可能会导致色素尿,但它没有产生血清素综合征的风险。剂量上,在肝移植中用 250mg 的羟钴胺素以 500mg/h 的速度持续静脉注射,在心脏外科手术中以 5g 羟钴胺素静脉注射不少于 15min。虽然提倡其广泛使用还为时过早,但它可能是另一种治疗顽固难治性血管麻痹的药物。

24.4.3　特利加压素

特利加压素是一种主要在北美以外地区使用的抗利尿激素类似物,具有与加压素相似的药效学特性。然而,它的半衰期比加压素长很多(4~6h,而不是6min),因此可以间断,而不需要持续输注。此外,它对AVPR1型受体有特异选择性,因此可产生选择性血管收缩,而不会激动AVPR2受体引起NO释放。少数研究比较了特利加压素和去甲肾上腺素,发现它们在提高MAP方面同样有效。然而,在没有去甲肾上腺素的β肾上腺素效应或加压素的AVPR2效应的情况下,特利加压素引起的单一SVR增高可能是有害的。由于其半衰期长,高SVR导致的心脏指数和氧供的长时间下降可能是有害的,可能需要加用强心药。与加压素相比,特利加压素的作用相似,但可导致血小板计数减少。总之,在特利加压素被认为是合适的抗血管麻痹剂之前,仍需要进行大规模的对照试验。

24.4.4　血管紧张素Ⅱ

血管紧张素Ⅱ是一种内源性激素,是肾素-血管紧张素-醛固酮轴的组成部分,是直接的、有效的血管收缩剂。它的血清半衰期只有约30s,而在组织中可长达30min。它有广泛的自我平衡效应,包括刺激醛固酮的释放及加压素的分泌。它的许多下游作用旨在增加水钠潴留,同时保持适当的血管张力。因此,最近它被作为一种治疗血管麻痹的非儿茶酚胺类急救药物。Chawla等人进行了一项小型的研究,从20ng/(kg·min)开始给予血管紧张素Ⅱ,并与安慰剂组对照,评估两组的去甲肾上腺素需求,结果发现接受血管紧张素Ⅱ组的去甲肾上腺素需求显著降低。一项随机试验随访了脓毒性休克患者3h后血管紧张素Ⅱ组和安慰剂组MAP升高情况,虽以55~70mmHg为标准而不是正常MAP范围为纳入标准具有一定的局限性,但结果支持血管紧张素Ⅱ仍对我们有提示作用。需要进一步的研究来确定血管紧张素Ⅱ对患者预后的影响,然后才能将其纳入到抗血管麻痹的用药中。如果与血管紧张素Ⅱ联合使用,外源性加压素的作用也需要研究清楚,因为血管紧张素Ⅱ可刺激垂体后叶加压素的释放。

24.5　结论

血管舒张性休克常见于心血管术后。虽然通常认为它是CPB后炎症反应的一部分,但仍应考虑与之相似的诊断,如脓毒症等。适当的液体复苏后应用血管升压药是其主要的治疗方案。儿茶酚胺,尤其是去甲肾上腺素是被研究最多也是公认的一线治疗药物。最近的研究推荐使用非儿茶酚胺类药物,尤其可与去甲肾上腺素联合使用。关于抗利尿激素和亚甲基蓝的研究相对较多,它们可被作为辅助或急救用药。在不久的将来,这两种药物以及其他能够增加SVR的药物在治疗严重的血管麻痹时可能会发挥更大的作用。

(王恒　译,张伟时　校)

第三部分

神经外科麻醉

第 25 章

神经外科麻醉专家共识

Deepak Sharma

25.1 神经外科麻醉的注意事项

神经外科的麻醉管理需考虑众多因素,包括神经病理生理学、计划的手术入路(内镜/微创或开放)、体位(仰卧/侧卧/坐位等)和患者并存的其他疾病等。术中主要的目的是使患者意识消失,尽量降低应激反应,优化生理功能,进行神经电生理监测,为手术提供最佳条件。术后的注意事项包括充分的镇痛、稳定的血流动力学、适当的通气和便利的神经功能评估。

25.2 术前评估

麻醉前评估的目的是评估和优化患者的病情,制订合适的麻醉方案。应注意当前使用的药物对麻醉的影响。例如,抗惊厥治疗与增加对非去极化肌肉松弛剂的耐药性以及麻醉中需求量增加有关。类固醇与术中高糖血症和肾上腺功能抑制有关。良好的体格检查对麻醉计划至关重要。近期行额颞部开颅手术的患者,可能出现颞下颌关节假性强直,肢端肥大症患者行脑垂体手术,以及颈椎病患者,应注意困难气道。对于晚期肢端肥大症患者,清醒纤支镜引导插管是最安全的方法。脑干病变或颅底神经功能障碍的存在使患者更容易发生误吸。对颅内动脉瘤破裂患者的神经系统状态进行评估,有助于麻醉科医师预测除了心肺、代谢和电解质失衡相关的风险外,大脑自动调节功能(以及血流动力学波动的易感性)的损害。所有这些风险在 Hunt 和 Hess 评分较差的患者中更大。此外,预先识别已存在的运动缺陷可以避免使用琥珀胆碱,从而避免引起危及生命的高钾血症。

回顾 CT 和 MRI 可以帮助预测术中脑肿胀和出血的风险。中线移位的程度、瘤周水肿和转移的诊断是脑肿胀的独立预测因素。肿瘤侵犯海绵窦并压迫颈动脉,提醒麻醉科医师注意术中过度失血的可能性。脑血管造影提供了关于侧支血管的信息,这有助于预测在临时阻断期间脑缺血的风险(因此需要神经保护措施干预)。

25.3 麻醉方法/药物

术中麻醉管理的目标包括:

① 优化脑血流和氧合;

② 控制颅内压;

③ 避免生理干扰(高糖血症/低糖血症、高碳酸血症/重度低碳酸血症、高热或癫痫发作);

④ 术中提供最佳的脑组织松弛;

⑤ 促进术中神经生理监测;

⑥ 在暂时性动脉阻断期间提供神经保护;

⑦ 避免与患者体位相关的并发症;

⑧ 术后尽早苏醒,有利于术后早期进行神经功能评估。

这些目标是通过选择合适的药物,对血流动力学的密切监测、通气参数的设定以及注意对神经功能监测来实现的。静脉麻醉和吸入麻醉两种方式,哪种更适合于颅脑手术仍存在争议,然而目前还没有结论性的数据表明一种技术优于另一种。两组麻醉药在药效动力学和药代动力学上有很大特征差异,麻醉药物的选择应根据患者的神经系统状况、计划的手术、并存的疾病以及当前的神经生理监测。右美托咪定是一种具有镇静、镇痛作用的 α_2 受体激动剂,越来越多地被用作神经外科麻醉的辅助用药,很大程度上是因为它不会引起呼吸抑制、减弱神经内分泌反应和血流动力学波动。

大多数麻醉剂会降低脑代谢率(cerebral metabolic rate,CMR)。丙泊酚可降低脑血流(cerebral blood flow,CBF),维持 CMR 与 CBF 的偶联,而吸入麻醉药对脑血流量的影响有剂量依赖效应。吸入麻醉药使用 <1.0 最低肺泡浓度(minimum alveolar concentration,MAC)剂量时可降低 CBF,但在较高浓度时可引起脑血管舒张导致 CBF 增加,并导致脑内血流和代谢不耦合。对于颅内顺应性降低的患者,这种"过度灌注"可能导致颅内压进一步升高以及脑水肿。此外,异氟烷比同等浓度的七氟烷更能引起脑血管舒张。然而吸入麻醉药的脑血管扩张作用可以通过过度通气来降低 CO_2 分压来避免。另一方面,丙

泊酚麻醉下患者发生低碳酸血症可能导致脑血管过度收缩，引起脑缺血。正电子发射断层扫描研究表明：虽然七氟烷和丙泊酚在大脑的所有区域都同样降低 CMR，但七氟烷能降低部分脑血流，丙泊酚能降低所有脑结构的血流，且只有丙泊酚能降低大脑皮层和小脑的血容量。在一项对幕上脑肿瘤患者随机进行丙泊酚 - 芬太尼、异氟烷 - 芬太尼或七氟烷 - 芬太尼麻醉的开放研究中，接受丙泊酚麻醉的患者颅内压（intracranial pressure，ICP）明显降低，而脑灌注压（cerebral perfusion pressure，CPP）明显升高。丙泊酚组硬脑膜开放后脑水肿程度较低，而丙泊酚麻醉组动静脉氧差较大，颈静脉饱和度和 CO_2 反应活性较低。此外，异氟烷和地氟烷在 1.5MAC 时会使大脑的自我调节功能受损，而丙泊酚对此有保护功能。这些和其他类似的发现表明了丙泊酚麻醉对颅底手术患者的潜在益处。然而，低剂量吸入麻醉药作为复合麻醉的一部分，经常被神经麻醉学家有效地用于开颅手术中提供最佳的手术条件。

外科手术进入深部颅底结构通常需要脑组织放松，以避免收缩性缺血以及便于暴露。除了选择合适的麻醉药物和浓度外，术中用于脑组织放松和降低 ICP 的其他可能的干预措施包括：

① 维持足够的麻醉和镇痛深度；

② 头部轻微抬高的最佳位置，避免颈部过度弯曲或旋转（有利于脑静脉回流）；

③ 血流动力学参数的优化；

④ 控制通气正常至中度的低碳酸血症（$PaCO_2$ 30~35mmHg）；

⑤ 甘露醇（渗透性利尿剂）；

⑥ 呋塞米（袢利尿剂）；

⑦ 高渗性盐溶液；

⑧ 脑脊液（cerebral spinal fluid，CSF）引流（脑室外引流）；

⑨ 肿瘤 / 血管源性水肿患者使用类固醇。

重要的是，经蝶窦入路切除垂体肿瘤并不需要上述的脑组织放松，反而这样可能会将垂体及肿瘤移出手术区域，使外科手术更加困难。血碳酸正常至适当的高碳酸血症有助于完整肿瘤的暴露。切除肿瘤后，可用 Valsalva 手法检测 CSF 渗漏，并可以将残留的肿瘤推入手术区域。

25.4 术中监测

常规麻醉监测包括心电图、脉搏血氧饱和度、呼气末 CO_2、体温、吸入麻醉药浓度、有创动脉血压以及 $PaCO_2$、血糖水平和电解质。颈内静脉血氧测量术可用于优化脑氧输送，使颈内静脉血氧饱和度保持在 50%~70% 之间。

术中神经电生理监测，包括上肢和下肢躯体感觉诱发电位（somatosentory evoked potentials，SSEP）和运动诱发电位（motor evoked potentials，MEP），常被用来识别和预防传统颅底手术神经血管的损伤。此外，在后颅窝手术中，尤其是当脑神经受累或靠近病变时，也要监测脑干听觉诱发电位（brainstem auditory evoked potentials，BAEP）和颅

下神经。实际上，术中 SSEP 监测已被证明能够识别神经血管结构的潜在风险，并可防止永久性的术后神经功能缺损。因此，对于扩大的鼻内入路，也提倡一种全面的神经电生理监测方法，包括 SSEP，自发和触发脑神经Ⅲ~Ⅻ引起的肌电图（electromyography，EMG），BAEP 和脑电图。有时，BAEP 和 SSEP 的变化可能与血压的变化有关，并可优化血流动力学。也有报道表明，经颅多普勒超声对基底动脉和穿支动脉缺血的敏感性可能高于 SSEP，有助于基底动脉瘤手术期间因长期暂时性闭塞或意外穿支闭塞而引起的缺血性并发症的发生率降至最低。视觉诱发电位（visual evoked potential，VEP）监测可用于脑垂体手术，术中肌电图可降低小脑桥脑角肿瘤患者面神经损伤的风险。

麻醉药物对诱发电位信号质量的影响具有重要的研究意义。虽然吸入麻醉药引起信号延迟的剂量依赖性增加和 SSEP 振幅的降低，但低于 1.0MAC 浓度通常与监测到的皮层 SSEP 一致，丙泊酚麻醉不会影响 SSEP。然而如果考虑 MEP 监测，尤其是那些可能存在神经功能缺陷的患者，尽管 <0.5MAC 的地氟烷也与 MEP 兼容，但大多数神经麻醉学家更倾向于丙泊酚麻醉。运动诱发电位需排除神经肌肉阻断药的使用，而脑干诱发电位一般对麻醉药的作用最具抵抗性。尽管一些研究者进行了低剂量的肌肉松弛剂注射，效果良好，但在面神经监测过程中应避免使用肌肉松弛剂。在现代神经麻醉中，通过有效的短效麻醉药瑞芬太尼可以达到制动的目的，因此在第一次插管剂量后就不需要再使用肌松药了。总体来说，BAEP 对麻醉药最具抵抗力。

25.5 液体和血流动力学管理

优化血流动力学参数对保证开颅手术中充分的脑灌注至关重要。颅内肿瘤患者很可能存在大脑自动调节功能受损，从而增加对血流动力学波动的敏感性。颅内占位性病变患者不宜低血压。相反，开颅夹闭动脉瘤的患者，应避免血压急剧升高，由于透壁压力升高可能导致动脉瘤再次破裂。钙通道阻滞剂如尼卡地平和短效 β 受体阻滞剂如艾司洛尔有时被用于积极地降低血压。但在暂时阻断期间，需要升高血压，以确保血流量通过侧支循环，避免脑缺血。一旦动脉瘤夹闭，就需维持正常血压。如果在动脉瘤手术中发生急性出血，或者没有达到近端夹闭，外科医师可能要求短时间的控制性降压。

在动静脉畸形（arteriovenous malformations，AVM）手术中，为了减少术中出血，在切除较大病变时应积极降低血压，切除畸形血管后防止充血和正常灌注压突破（normal perfusion pressure breakthrough，NPPB）。

接受开颅手术的患者通常静脉输注不含葡萄糖的加温、等渗性液体。避免像乳酸林格氏液这样的低渗液体，因为它们会加重脑水肿和脑肿胀。尽管可以使用利尿剂来促进脑组织放松，但目标是在术中保持正常血容量。由于脑盐消耗、尿崩症、低钾血症和低钙血症常与颅内出血疾病相关，所以在麻醉状态下应定期监测电解质并进

行相应的纠正。

外科手术有时会大量失血,需要输血。一些典型的例子包括切除大型动静脉畸形或脑膜瘤,术中动脉瘤破裂和意外的血管损伤。脑膜瘤已被证明可产生组织纤溶酶原激活剂(t-PA)。该激活物可导致纤溶参数的显著变化,并可在手术过程中诱发局部大出血,导致肿瘤切除时失血增加。在经蝶窦切除垂体瘤的过程中,由于颈动脉损伤引起的急性出血或海绵窦持续渗出而需要输血的风险虽小,但却是真实存在的。过去认为,10g/dl的血红蛋白水平使血液载氧能力和血流动力学之间达到平衡,以促进脑微血管的灌注,但对于神经外科患者来说,输血的触发因素仍难以捉摸。然而,最近在神经外科患者中提倡更高的血红蛋白值。神经外科患者贫血与预后不良有关,而且输血也是如此。术中输血的决定通常是根据患者整体液体和血流动力学状态、血红蛋白值和失血速度,并考虑患者的心脏合并症和神经功能障碍。重要的是,在处理手术失血时,麻醉科医师应确保维持正常血容量和脑灌注。

减少术中失血量的策略包括术前纠正贫血和凝血异常,术前肿瘤栓塞,麻醉状态下对主要血管精细的外科操作和精准的血流动力学管理。术中出血需要输血的可能性应该在计划手术血管通路时加以考虑。在处理大量失血的同时,术中可能需要检查血细胞比容值和凝血时间,以避免发展至凝血障碍。维持正常体温以避免活动性出血患者凝血功能恶化也至关重要,因此,只有加温的液体才能用于循环复苏。虽然在现代神经外科手术中,低血压麻醉的应用空间很小,但为了控制大出血,血压可能需要在药物控制下短暂降低。短效药物如尼卡地平和艾司洛尔最适合这种情况。

25.6　全身麻醉复苏

麻醉后复苏目标是让患者术后快速苏醒,从而可以进行可靠的神经系统检查。神经功能状态差以及在脑干周围进行长时间手术操作患者很可能继续插管。从麻醉状态中恢复需要精准的计划,以最小血流动力学波动以及气管导管刺激,实现及时、平稳地苏醒。目前使用短效麻醉药物,在大多数情况下,都可以快速苏醒。在麻醉方案中加入右美托咪定可以进一步缩短神经外科患者的苏醒和恢复时间。复苏期间伴随的肾上腺素能激增可用短效阿片类药物或降压药如艾司洛尔治疗。在苏醒期间使用利多卡因或瑞芬太尼可以避免患者咳嗽和对气管导管不耐受。右美托咪定有镇静和镇痛的作用,但不会引起呼吸抑制,也有助于及时和顺利地复苏。出现苏醒意外延迟,在进行影像学检查以排除颅内原因之前,应排除潜在的多重因素,如药物过量、低体温、低糖血症等。

25.7　总结

成功的神经外科麻醉管理需要仔细结合生理和药理学原理,密切监测和精心设计围手术期管理计划。麻醉的关键要素包括麻醉前细致评估,入手术室后的遗忘、镇痛、血流动力学、通气控制、手术暴露、术中神经监测为一体;术后通过疼痛管理和血流动力学的稳定促进神经功能的恢复。麻醉科医师、神经外科医师、神经电生理学专家和护理人员之间的良好沟通是实现患者最佳预后的关键。

(赵莉　译,李斌本　校)

参考文献

Wright PM, McCarthy G, Szenohradszky J, et al. Influence of chronic phenytoin administration on the pharmacokinetics and pharmacodynamics of vecuronium. Anesthesiology 2004 Mar; 100(3): 626-33.

Pasternak JJ, McGregor DG, Lanier WL. Effect of single-dose dexamethasone on blood glucose concentration in patients undergoing craniotomy. J Neurosurg Anesthesiol 2004 Apr; 16(2): 122-5.

Kawaguchi M, Sakamoto T, Furuya H, et al. Pseudoankylosis of the mandible after supratentorial craniotomy. Anesth Analg 1996 Oct; 83(4): 731-4.

Sharma D, Prabhakar H, Bithal PK, et al. Predicting difficult laryngoscopy in acromegaly: a comparison of upper lip bite test with modified Mallampati classification. J Neurosurg Anesthesiol. 2010 Apr; 22(2): 138-43.

Tenjin H, Hirakawa K, Mizukawa N, et al. Dysautoregulation in patients with ruptured aneurysms: cerebral blood flow measurements obtained during surgery by a temperature-controlled thermoelectrical method. Neurosurgery 1988 Dec; 23(6): 705-9.

Yentis SM. Suxamethonium and hyperkalaemia. Anaesth Intensive Care 1990 Feb; 18(1): 92-101.

Rasmussen M, Bundgaard H, Cold GE. Craniotomy for supratentorial brain tumors: risk factors for brain swelling after opening the dura mater. J Neurosurg 2004 Oct; 101(4): 621-6.

Tanskanen PE, Kyttä JV, Randell TT, et al. Dexmedetomidine as an anaesthetic adjuvant in patients undergoing intracranial tumour surgery: a double-blind, randomized and placebo-controlled study. Br J Anaesth 2006 Nov; 97(5): 658-65.

Kaisti KK, Långsjö JW, Aalto S, et al. Effects of sevoflurane, propofol, and adjunct nitrous oxide on regional cerebral blood flow, oxygen consumption, and blood volume in humans. Anesthesiology 2003 Sep; 99(3): 603-13.

Kaisti KK, Metsähonkala L, Teräs M, et al. Effects of surgical levels of propofol and sevoflurane anesthesia on cerebral blood flow in healthy subjects studied with positron emission tomography. Anesthesiology 2002 Jun; 96(6): 1358-70.

Petersen KD, Landsfeldt U, Cold GE, et al. Intracranial pressure and cerebral hemodynamic in patients with cerebral tumors: a randomized prospective study of patients subjected to craniotomy in propofol-fentanyl, isoflurane-fentanyl, or sevoflurane-fentanyl anesthesia. Anesthesiology 2003 Feb; 98(2): 329-36.

Matta BF, Heath KJ, Tipping K, et al. Direct cerebral vasodilatory effects of sevoflurane and isoflurane. Anesthesiology 1999 Sep; 91(3): 677-80.

Kawano Y, Kawaguchi M, Inoue S, et al. Jugular bulb oxygen saturation under propofol or sevoflurane/nitrous oxide anesthesia during deliberate mild hypothermia in neurosurgical patients. J Neurosurg Anesthesiol 2004 Jan; 16(1): 6-10.

Strebel S, Lam AM, Matta B, et al. Dynamic and static cerebral autoregulation during isoflurane, desflurane, and propofol anesthesia. Anesthesiology 1995 Jul; 83(1): 66-76.

Talke P, Caldwell JE, Brown R, et al. A comparison of three anesthetic techniques in patients undergoing craniotomy for supratentorial intracranial surgery. Anesth Analg 2002 Aug; 95(2): 430-5.

Sharma D, Ellenbogen RG, Vavilala MS. Use of transcranial Doppler ultrasonography and jugular oximetry to optimize hemodynamics during pediatric posterior fossa craniotomy. J Clin Neurosci 2010 Dec; 17(12): 1583-4.

Sharma D, Siriussawakul A, Dooney N, et al. Clinical experience with intraoperative jugular venous oximetry during pediatric intracranial neurosurgery. Paediatr Anaesth. 2013 Jan; 23(1): 84-90.

Thirumala PD, Kassasm AB, Habeych M, et al. Somatosensory evoked potential monitoring during endoscopic endonasal approach to skull base surgery: analysis of observed changes. Neurosurgery. 2011 Sep; 69(1 Suppl Operative): ons64-76; discussion ons76.

Thirumala PD, Kodavatiganti HS, Habeych M, et al. Value of multimodality monitoring using brainstem auditory evoked potentials and somatosensory evoked potentials in endoscopic endonasal surgery. Neurol Res. 2013 Jul; 35(6): 622-30.

Polo G, Fischer C, Sindou MP, et al. Brainstem auditory evoked potential monitoring during microvascular decompression for hemifacial spasm: intraoperative brainstem auditory evoked potential changes and warning values to prevent hearing loss--prospective study in a consecutive series of 84 patients. Neurosurgery. 2004 Jan; 54(1): 97-104; discussion 104-6.

Quiñones-Hinojosa A, Alam M, Lyon R, et al. Transcranial motor evoked potentials during basilar artery aneurysm

surgery: technique application for 30 consecutive patients. Neurosurgery. 2004 Apr; 54(4): 916-24; discussion 924.

Chacko AG, Babu KS, Chandy MJ. Value of visual evoked potential monitoring during trans-sphenoidal pituitary surgery. Br J Neurosurg. 1996 Jun; 10(3): 275-8.

Boisseau N1, Madany M, Staccini P, et al. Comparison of the effects of sevoflurane and propofol on cortical somatosensory evoked potentials. Br J Anaesth 2002 Jun; 88(6): 785-9.

Sloan TB, Toleikis JR, Toleikis SC, et al. Intraoperative neurophysiological monitoring during spine surgery with total intravenous anesthesia or balanced anesthesia with 3 % desflurane. J Clin Monit Comput. 2014 Mar 19. [Epub ahead of print].

Chong CT, Manninen P, Sivanaser V, et al. Direct Comparison of the Effect of Desflurane and Sevoflurane on Intraoperative Motor-evoked Potentials Monitoring. J Neurosurg Anesthesiol 2014 Jan 30. [Epub ahead of print].

Cheek JC. Posterior fossa intraoperative monitoring. J Clin Neurophysiol. 1993 Oct; 10(4): 412-24.

Manninen PH, Lam AM, Nicholas JF. The effects of isoflurane and isoflurane-nitrous oxide anesthesia on brainstem auditory evoked potentials in humans. Anesth Analg. 1985 Jan; 64(1): 43-7.

Sharma D, Bithal PK, Dash HH, et al. Cerebral autoregulation and CO2 reactivity before and after elective supratentorial tumor resection. J Neurosurg Anesthesiol. 2010 Apr; 22(2): 132-7.

Tsuda H, Oka K, Noutsuka Y, et al. Tissue-type plasminogen activator in patients with intracranial meningiomas. Thromb Haemost. 1988 Dec 22; 60(3): 508-13.

Lauta E, Abbinante C, Del Gaudio A, et al. Emergence times are similar with sevoflurane and total intravenous anesthesia: results of a multicenter RCT of patients scheduled for elective supratentorial craniotomy. J Neurosurg Anesthesiol 2010 Apr; 22(2): 110-8.

Magni G1, Rosa IL, Melillo G, et al. A comparison between sevoflurane and desflurane anesthesia in patients undergoing craniotomy for supratentorial intracranial surgery. Anesth Analg. 2009 Aug; 109(2): 567-71.

Soliman RN, Hassan AR, Rashwan AM, et al. Prospective, randomized study to assess the role of dexmedetomidine in patients with supratentorial tumors undergoing craniotomy under general anaesthesia. Middle East J Anesthesiol 2011 Oct; 21(3): 325-34.

第26章

复杂脊柱重建手术患者的麻醉管理

Michael E. Mahla

26.1 引言

在过去的 40 年中,重建脊柱外科经历了爆发性的发展。以前主要针对儿童 / 青少年脊柱侧凸患者使用的侧凸矫正和重建的手术方式和器械现在也对成人患者(包括老年人)开始应用了,病因包括未矫正的脊柱侧凸、慢性疼痛、神经功能缺损以及脊柱创伤的修复。除了那些患有先天性疾病的人,如脊髓脊膜膨出或各种肌肉营养不良,接受脊柱侧凸矫正的青少年患者过去和现在都是相对健康的。然而,成年患者目前存在各种各样的医疗问题,在过去的几年中,这些问题可能会妨碍他们进行类似强度的手术。然而尽管围手术期风险相对增加,患者由于脊柱疾病的残疾程度,或脊柱中存在转移性癌症或感染性病变,往往仍决定继续手术治疗。阿片类药物依赖性慢性疼痛可能是最具挑战性的医学合并症之一。这些患者如果不按照指南进行处理,会导致近期或远期的严重术后并发症。

26.2 外科手术

40 年前,成人脊柱手术主要局限于颈椎前路和后路手术,任一节段的椎管狭窄减压术,以及任一节段(但主要是颈椎和腰椎)的椎间盘切除术。随着愈加复杂和手术创伤的仪器发展,重建和融合手术变得更加常见,而且往往非常复杂和冗长。复杂脊柱手术的手术创伤从大量失血导致的高度手术创伤到涉及内窥镜技术的手术创伤小得多的手术,等等。这些手术创伤较小的技术有时涉及专门的技术,例如长时间的单肺通气。表 26.1 显示了最常进行的成人脊柱重建手术,并总结了主要的麻醉注意事项。不涉及脊柱重建的简单椎间盘切除术和微创手术。疼痛管理和阿片类药物依赖患者将在稍后的围手术期疼痛管理一段中进行广泛的回顾。

这些手术的几个方面值得特别提及。如果手术涉及截骨,硬膜外静脉大量出血是常见的(图 26.1 显示了不同类型的截骨术)。

表 26.1　成人脊柱重建手术的常见类型

手术	手术创伤 / 失血	麻醉注意事项
颈椎减压椎板切除术伴或不伴融合(现在融合更加常见)	中度手术创伤。失血一般,不需要输血	维持脊髓灌注,定位,使用头部固定,俯卧位,神经监测
前路颈椎间盘切除术伴或不伴融合	相对微创 大量失血并不常见,但可能发生	维持脊髓灌注压力,神经监测,多节段手术的气道压迫可能会罕见地导致气道水肿
颈椎前路椎体切除术伴融合(单节段或多节段)	中度手术创伤。可能会大量失血	维持脊髓灌注,失血,神经监测,多节段手术术后气道肿胀——早期拔管的注意事项
胸椎减压椎板切除术(几乎总是合并融合)	中度手术创伤。硬膜外静脉侵入可能会发生明显的失血,失血量可能因器械类型而异	维持脊髓灌注,失血,神经监测,俯卧位
胸椎前路减压,椎间盘切除术,椎体切除术,融合术	除非合并后路手术,否则属于相对微创。有可能出现明显的失血,特别是在因恶性肿瘤而行切除术的情况下	T8 节段以上(一些外科医师要求高于 T10)单肺通气——可能会延长,维持脊髓灌注,侧卧位,神经监测

续表

手术	手术创伤 / 失血	麻醉注意事项
后路腰椎减压和融合(融合在相对骨质减少的老年人中更常见)	手术创伤,失血取决于所进行融合的类型	维持脊髓灌注(L2 及以上),神经监测,俯卧位
前路腰椎减压融合术	手术创伤,如果髂静脉、下腔静脉、主动脉或髂动脉受侵,可能会大量失血。椎体切除会增加出血,尤其是在为了切除恶性肿瘤的情况下	维持脊髓灌注(L2 及以上),有大量失血可能,神经监测(不常见,但有时特别适用于后期将行后路手术的情况)
成人脊柱侧凸 / 脊柱后凸矫正术	手术创伤,可能同时涉及前后路,失血量通常很大	维持脊髓灌注,失血,特别是如果涉及截骨的情况下,定位,医疗合并症,尤其是肺部(限制性肺部疾病,可能的肺动脉高压),如果胸椎或颈椎后凸明显,定位将是一个挑战

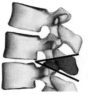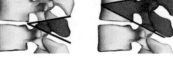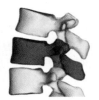

A:后柱截骨术　　B:经椎弓根　　C:脊柱切除
　　　　　　　椎体截骨术　　　截骨术

图片来自 columbiaspine.org

图 26.1　不同类型的截骨术

- 截骨术(有时称为后柱截骨术)(posterior column osteotomy,PCO)是手术创伤最小的,涉及切除的骨量最少。它可以提供 10°~20° 的校正,并且可以在多个节段上进行。

- 椎弓根减影截骨术(pedicle subtraction osteotomy,PSO)切除椎弓和连接弓根和椎体的椎弓根,以及椎体的一部分。这种类型的截骨术手术创伤更大,切除骨量较多,与上述 PCO 相比失血量更多。

- 脊柱切除截骨术(vertebral column resection,VCR)手术创伤极大,实际上会切除整个椎骨。椎体可以用植骨和 / 或椎间融合系统代替。稳定性依靠由螺丝和支架的组合。这个手术适用于最严重的脊柱后凸情况(例如强直性脊柱炎),可以提供 80° 或更高的矫正度。此过程可能涉及一个或多个节段。可能会发生硬膜外血管大量失血,也有损伤脊柱前血管的风险(特别是腰椎水平)。

- 脊柱骨盆固定(spinopelvic fixation,SPF)利用螺钉、支架和其他类型的硬器械将脊柱的底部连接到骨盆。通过限制腰椎和骶骨交界处的弯曲力和旋转力,SPF 可以促进腰椎融合的愈合并提高融合效果。这种手术也可能会发生显著的失血,但通常比前面讨论的截骨术要少。

26.3　神经监测

所有这些手术的麻醉技术经常受到多模式神经监测的限制。脊髓的运动诱发电位(motor evoked potential,MEP)监测和椎弓根螺钉置入的神经根监测需要将肌肉松弛的程度限制在诱导期。对于 MEP 监测,虽然使用 <0.5MAC 的吸入麻醉剂已经取得了一些成功,但大多数人会建议使用包括镇静剂和阿片类药物在内的全凭静脉麻醉(total intravenous anesthetic,TIVA)。使用任何阿片类药物都可以获得良好的 MEP 记录,并且通过输注氯胺酮、右美托咪定、丙泊酚、依托咪酯和美索比妥(或上述任何一种的组合)都可以获得成功的、可重现的记录。类似的麻醉技术与可重复和可监测的 SSEP 是一致的。总之,TIVA 是复杂脊柱手术推荐的麻醉技术,并将对神经监测的任何潜在影响降至最低。已经存在神经功能缺损的患者对麻醉药物特别敏感,并且几乎只能通过 TIVA 来获得可重复的神经监测效应。许多接受复杂脊柱手术的患者具有显著的医学合并症,这可能使 TIVA 的使用具有挑战性。那些服用 ACEI 或 ARB 的高血压或充血性心力衰竭患者,在使用 TIVA 时特别容易发生低血压,并且经常需要升压药支持(通常是去氧肾上腺素)。最后,在这些过程中低估失血是非常常见的,当患者的代偿能力耗尽时,可能会导致突然的严重低血压。

26.4　患者的准备——改善脆弱性

在许多情况下,大型脊柱手术的创伤或多或少相当于一场严重的机动车事故。正如一个年轻健康的人最终有可能在车祸中幸存下来一样,大手术也是如此。多项研究报告术前脆弱性与以下因素有关:

- 发生重大并发症(多种严重并发症的组合)的风险增加:门诊组和住院组的概率分别增加 2.9 倍和 1.8 倍。

- 中位住院时间延长 2.5 天;健康护理费用增加;住院组出院到护理机构的概率增加 5.6 倍。
- 再次入院的可能性更大:门诊患者的概率是 4.8 倍,住院患者的概率是 2.3 倍。
- 门诊手术后急诊就诊的概率超过 2 倍。

　　脆弱性的一个简单测试是修正的约翰霍普金斯脆弱性评分。这个工具提出了四个简单的问题,一个肯定的答案得 1 分。

- 你最近是否无意间减重超过 4.54kg。
- 握力是否减弱。
- 患者是否被归类为 ASA 3 级或 4 级。
- 血红蛋白水平降低。
- 如果握力弱和无意减重都存在,则另外加 1 分。

　　0 分代表低脆弱性。分数为 1 或 2 代表中度脆弱性。3~5 分代表高脆弱性,并增加了导致上述不良结果的可能性。如果上述条件中的任意一个可以改善,那么脆弱性得分的每一次降低都会增加更好结果的机会。如果不能改善,则需要认真考虑手术是否是一个可行的选择。在作出关于进行手术、推迟手术或根本不做手术的理性决定时,还必须考虑每个决定的后果以及对患者生活质量的影响。

26.5　失血的处理

　　如上表所示,在许多复杂的脊柱手术中,大量失血是一个很大的风险。减少与失血相关的发病率取决于三个主要因素:手术止血,血液回收和改善凝血。本段重点介绍抗纤溶药物的使用,以减少脊柱手术期间的失血。包括脊柱手术和其他类型的手术在内的许多研究,已经分析了抗纤溶药物减少围手术期失血和输血需求的能力。结果各不相同,但一篇最近的 meta 分析之前分析了 578 项研究,认为使用抗纤溶药物[主要是氨甲环酸(tranexamic acid,TXA)]具有明显的优势。在仔细回顾了每篇文章后,该分析最终包括 18 个随机对照试验和 18 个非随机试验,总共涉及 2 572 名患者。这一 meta 分析明确指出围手术期所有阶段的失血量、血液回收量、异体输血需求和手术时间均显著降低。所有这些获益都是通过使用相对高剂量的 TXA 实现的(推注 10~100mg/kg,输注速率 >10mg/kg/h)。低于这个值的剂量并没有相同的获益。遗憾的是,用于这项分析的研究没有为其他血液制品如新鲜冰冻血浆、血小板或纤维蛋白原的使用提供足够的数据,输血临界值也不一致。此外,使用 TXA 的剂量存在一些差异,这可能会引起一些偏差。最后,任一剂量范围都没有使术后血栓栓塞并发症增加。对于是否应该在大型脊柱重建手术中常规使用抗纤溶药物,需要进行更多具有一致剂量范围的 TXA 的、指定的输血临界值的和报告其他血液产品的使用的前瞻性试验,以确定是否应该常规使用抗纤溶药物。此外,文献没有在科学的基础上明确界定哪些患者不应该接受抗纤溶治疗(例如,有卒中或深静脉血栓病史的患者)。

26.6　预防视力丧失

　　这一主题已经被广泛研究,只有建立协会才能指导临床医师的围手术期管理。最近的一篇综述分析了三种类型的术后视力丧失:缺血性视神经病变、视网膜中央动脉阻塞和皮质性失明。缺血性视神经病变的相关因素包括较长的俯卧位手术时间、贫血、低血压和输血。视网膜中央动脉阻塞与手术中不正确的体位有关,最有可能的是眼睛受压,或者可能是与体位相关的静脉流出受阻。皮质性失明与长时间俯卧位有关,有趣的是还与肥胖有关。这些因素只是关联,尚未被证明是因果关系。然而,所有这些联系显然都要在麻醉护理团队的控制之下,才可能避免。

26.7　围手术期疼痛管理

　　围手术期疼痛管理最简单的方法是在手术期间依据个人习惯选择使用阿片类药物和镇静药物如最常用的药剂丙泊酚。虽然这种方法可以提供满意的术中状态,但这种简单的方法可能会对患者的短期和长期疼痛管理产生严重的不良影响。多项研究表明,精心订制的个体化术前和术中疼痛管理可以减少未使用过阿片类药物的患者和已经产生阿片类药物依赖性的患者对术后阿片类药物的需求。来自涉及许多不同类型手术的研究数据无疑支持了这样一个事实,即术后使用阿片类药物的时间越短,患者产生阿片类药物依赖性的可能性就越小。理想的疼痛管理策略开始于手术前——实际上是在外科医师的办公室里。为了获得最佳效果,患者对术后疼痛的期望需要实际一些。期望术后疼痛 / 功能丧失立即得到改善的患者对其围手术期体验的满意度较低,并且可能需要更多的阿片类药物来控制疼痛。来自外科医师和他 / 她的同事(以及麻醉护理团队)的术前教育是围手术期疼痛管理过程的重要组成部分。越来越多的证据表明,在术前即开始的多模式镇痛在术后疼痛控制方面提供了最好的效果,并在这些通常非常痛苦的过程中尽可能地减少了阿片类药物的使用。有一项高质量的前瞻性、随机、双盲试验,包括 100 例接受大型脊柱手术的患者,在术前 4h 随机使用对乙酰氨基酚、普瑞巴林和酮咯酸的任意一种或安慰剂。两组均接受相同的术中麻醉管理和术后疼痛管理方案。在术前接受多模式方案的组中,静息时的平均数字疼痛评分明显较低,并且这种差异在术后的前 12h 最大。有趣的是,也许更重要的是,接受多模式方案的患者活动疼痛评分(即患者功能)明显较低,并且超过 95% 的患者在术后 1d 能够行走 50min,而在安慰剂组中这一比例为 30%。多模式术前方案的患者术后阿片类药物的使用也显著减少。同时也研究了术中麻醉管理对术后疼痛控制的影响。虽然已经研究了多种药理学方法,但大多数集中在 N- 甲基 -D- 天冬氨酸(N-methyl-d-aspartate,NMDA)阻滞剂、利多卡因、非甾体抗炎药(酮咯酸)和 α_2 激动剂上。围手术期非甾体抗炎药的使用——无论是术前还是术后——都是有争议的。许多外科医师担心使用非甾体抗炎药会增加融合失败率。然而，最近的一篇meta分析未能证明骨不连的风险增加。口服和静脉注射多种不同的非甾体抗炎药对脊柱手术后疼痛的影响已被广泛研究。一项对围手术期使用非甾体抗炎药的系统回顾发现结果虽然并不一致，但都确定有利于改善24h和48h的镇痛，减少阿片类药物的使用，促进恢复（更早的步行，更早的恢复口服）。同时评估了使用NMDA阻滞剂美沙酮、氯胺酮和镁剂对围手术期疼痛管理的影响。有关氯胺酮使用的数据最多。遗憾的是，就像脊柱手术中使用TXA的情况一样，可用的数据涉及多种剂量方案，这可能会引起偏差和不同的结果。然而，虽然不是所有，但大多数的研究表明，术后疼痛、阿片类药物使用都明显降低，术后功能恢复加快。氯胺酮也可以持续使用到术后，由急性疼痛服务进行监测和控制，进一步减少疼痛诊疗对阿片类药物的需求。美沙酮，也是一种NMDA阻滞剂，研究相对较少。然而，一些研究表明，在手术开始时引入美沙酮作为阿片类药物的补充比更传统的阿片类药物如芬太尼或舒芬太尼要好得多。在一项研究中，手术开始时的美沙酮治疗使术后疼痛评分和阿片类药物使用量大幅降低。镁剂的NMDA拮抗作用研究最少。然而，有限的试验表明，30mg/kg的推注剂量和随后的10mg/（kg·h）输注显著降低了疼痛评分和阿片类药物使用量。静脉注射利多卡因也被有效地用作大型脊柱手术期间的辅助治疗和多模式镇痛管理的一部分。利多卡因使用的基本原理涉及其抗炎、镇痛和抗痛觉过敏的特性。使用2mg/（kg·h）的利多卡因研究表明，术后言语反应疼痛评分和阿片类药物使用量显著降低。有限的数据表明，α_2激动剂，由于其镇痛、麻醉和减少阿片类药物的特性，可能有益于接受复杂脊柱手术的患者。有趣的是，在一项研究中，对术后镇痛和减少阿片类药物的有益影响是显著的，与氯胺酮的效果相当。然而，与其他一些显示更大获益的研究相比，氯胺酮的剂量方案效果相对较低。

阿片类药物的选择在很大程度上是临床医师的选择。然而，在作者看来，尽管超短效阿片类药物（如瑞芬太尼）效果很好，但由于术后产生痛觉过敏的巨大风险，不能用于复杂脊柱手术患者的管理。

最后，想谈谈一个非常复杂的问题，即接受复杂脊柱手术患者出现的物质使用障碍（substance use disorder, SUD）。不幸的是，这些患者经常出现在脊柱手术中，因为未消毒的注射技术有时会导致硬膜外间隙炎症种植。脊柱的骨髓炎可能伴随着疼痛的显著增加。随后的手术通常包括切除一个或多个椎体，并用大型器械进行稳定。如上所述，多模式镇痛在这些患者中是绝对必要的。一个重要的争论领域是如何管理术前服用含有丁丙诺啡化合物的患者。因为丁丙诺啡与μ阿片受体结合非常紧密，但却只是部分激动剂，用更传统的阿片类药物（吗啡、芬太尼、舒芬太尼等）取代丁丙诺啡是非常困难的，除非丁丙诺啡停用至少4个半衰期，否则这些药物在围手术期的效果非常有限。由于丁丙诺啡的半衰期为20~40h，患者将被要求停药3~6d，代之以更传统的阿片类药物。这

样的做法有可能使患有SUD的患者在整个康复过程中更加顺利。根据我的经验，持续使用丁丙诺啡到手术开始，手术后尽快重新开始给药，在采取多模式围手术期镇痛时会有很好的效果。此外，静脉注射丁丙诺啡确实明显比吗啡更有效，特别是在呼吸抑制方面，确实具有"天花板效应"。无论麻醉科医师支持争论的哪一方，术前咨询疼痛管理专家以及管理患者的成瘾药物专家都是非常关键的。

综上所述，对接受复杂脊柱手术的患者进行细致的个体化围手术期管理是至关重要的。评估脆弱性，失血的处理，最大限度地降低视力丧失的风险，特别是广泛变化的围手术期疼痛管理要求，使复杂脊柱手术成为麻醉科医师将面临的最具挑战性的情形之一。基于中等质量的证据表明，在即将到来的2019年，在可能的情况下降低术前脆弱性和在手术前开始并在术后持续进行的多模式镇痛似乎是管理这些复杂患者的最佳方法。

（赵景昕　译，马宇　校）

参考文献

Carabini LM et al. A randomized controlled trial of low-dose tranexamic acid versus placebo to reduce red blood cell transfusion during complex multilevel spine surgery. World Neurosurgery 2018; 11): E723-E579.

Colomina MJ et al. Intraoperative tranexamic acid use in major spine surgery in adults: a multicenter, randomized, placebo-controlled trial. British Journal of Anaesthesia 2017; 118: 380-390.

Devin CJ, McGirt MJ. Best evidence in multimodal pain management in spine surgery and means of assessing postoperative pain and functional outcome. Journal of Clinical Neuroscience 2015; 22: 930-8.

Farag E et al. Effect of perioperative intravenous lidocaine administration on pain, opioid consumption, and quality of life after complex spine surgery. Anesthesiology 2013; 119: 932-940.

Garg N et al. Comparison of small dose ketamine and dexmedetomidine infusion for postoperative analgesia in spine surgery - a prospective randomized double-blind placebo-controlled study. J Neurosurg Anesthesiol 2016; 28: 27-31.

Grasu RM et al. Implementation of an enhanced recovery after spine surgery program at a large cancer surgery: a preliminary analysis. J Neurosurg Spine 2018; 29: 588-598.

Hui S et al. Can tranexamic acid conserve blood and save operative time in spinal surgeries? A meta-analysis. The Spine Journal 2018; 18: 1325-37.

Li A et al. Postoperative visual loss following lumbar spine surgery: A review of risk factors by diagnosis. World Neurosurgery 2015; 84: 2010-2021.

Murphy GS et al. Clinical effectiveness and safety of

intraoperative methadone in patients undergoing posterior spinal fusion surgery: A randomized, double-blinded, controlled trial. Anesthesiology 2017; 126: 822-833.

Raja DC et al. A prospective randomized study to analyze the efficacy of balanced preemptive analgesia in spine surgery. The Spine Journal 2019; 19: 569-577.

Revenig LM et al. Too frail for surgery? Initial results of a large multidisciplinary prospective study examining preoperative variables predictive of poor surgical outcomes. Journal of the American College of Surgeons 2013; 217: 665-670.

Dodwell et al. NSAID exposure and risk of non-union: a meta-analysis of case-control and cohort studies. Calcif Tissue Int 2010; 87: 193-202.

Dunn LK, Durieux ME, Nemergut EC. Non-opioid analgesics: Novel approaches to perioperative analgesia for major spine surgery. Best Practice & Research Clinical Anesthesiology 2016; 30: 79-89.

Oguzhan N, Gunday I, Turan A. Effect of magnesium sulfate infusion on sevoflurane consumption, hemodynamics, and perioperative opiod consumption in lumbar disc surgery. J Opioid Manag 2008; 4: 105-110.

Sharma S et al. Beyond opioid patient-controlled analgesia: a systematic review of analgesia after major spine surgery. Reg Anesth Pain Med 2012; 37: 79-98.

Theusinger OM, Spahn DR. Perioperative blood conservation strategies for major spine surgery. Best Practice & Research Clinical Anesthesiology 2016; 30: 41-52.

Xie J et al. Preliminary investigation of high-dose tranexamic acid for controlling intraoperative blood loss in patients undergoing spine correction surgery. The Spine Journal 2015; 15: 647-654.

第27章

神经系统疾病患者的非神经系统手术

Alana M. Flexman

27.1 引言

接受非神经外科手术的患者可能会出现一系列影响麻醉管理的神经系统表现。麻醉科医师必须了解这些神经系统疾病的病理生理,包括其麻醉注意事项、相关证据、建议和指导原则。本次更新讲座将涵盖一系列的神经系统疾病,并提供了大体的病理生理学及其对麻醉管理的影响。

27.2 多发性硬化症

多发性硬化(multiple sclerosis,MS)是一种进行性、自身免疫性、炎症性神经系统疾病,以完全或部分可逆的神经功能障碍为特征,通常好发于青年时期。女性更常见,其他危险因素包括维生素 D 缺乏、吸烟、肥胖,病毒感染和饮食。MS 病损整个中枢神经系统均可累及,既有白质区也有灰质区的脱髓鞘和炎症。神经系统的多个部位受累,症状可以包括视觉改变(视神经炎)、运动和感觉缺陷(脊髓病变)、共济失调和协调缺陷(小脑病变)。较少见的是,MS 患者患有膀胱功能障碍,认知障碍和癫痫。由于疼痛通路病变、姿势和痉挛,MS 患者也通常有慢性疼痛表现。近几十年来,除了类固醇治疗之外,出现了多种用于 MS 患者的,可缓解疾病的免疫调节药物。虽然罕见,但这些药物会导致肝脏毒性以及免疫抑制剂典型的一些并发症。MS 复发经典治疗是大剂量类固醇静脉治疗,血浆置换用于对类固醇难治性复发的治疗。这些患者根据最近的使用情况,可能需要围手术期类固醇的补充。

在为 MS 患者提供麻醉时,必须考虑几个问题。麻醉科医师考虑的一个重要问题是避免引起急性复发,急性复发可能发生在任何应激事件中,包括手术。尽管文献对外科手术和麻醉引起的复发提供的指导有限,但有几种策略可以考虑。应谨慎停用干扰素等免疫调节药物,因为那些疾病高度活跃的患者可能会复发。高热也会引发病情加重,应当避免。

由于局麻药具有潜在的神经毒性,因此在多发性硬化症的治疗中使用椎管内麻醉是有争议的。脱髓鞘的神经结构可能对局部麻醉药的作用更敏感,动物实验部分支持了这一观点。一些病例报道显示椎管内麻醉或区域阻滞时间延长,提示多发性硬化症患者神经结构的脆性增加。另一方面,其他报道提示椎管内麻醉在这组患者中是安全有效的,尤其是产科患者。一项早期队列研究发现,接受全身麻醉、硬膜外麻醉或局部麻醉的产科患者之间的复发率相似。此外,最近的一项研究发现,尽管 MS 患者的生产和病程影响了椎管内的应用,但产科患者中脊髓麻醉和硬膜外麻醉的应用与普通(非 MS)人群相似。其他全身麻醉注意事项包括改变对神经肌肉阻滞药的反应。特别是有报道 MS 患者在使用琥珀酰胆碱后出现高钾血症。

27.3 慢性脊髓损伤

在美国,创伤性脊髓损伤(spinal cord injury,SCI)的发病率约为每 100 万人 54 例。尽管总体 SCI 率稳定,但老年人的 SCI 率却在增加(与跌倒增加相关)。虽然急性脊髓损伤后死亡率很高,特别是在老年人中,但很多存活下来的患者合并慢性脊髓损伤,可能需要再次手术。慢性脊髓损伤会导致一系列全身并发症,最常见的并发症是尿路感染、自主神经反射异常和压疮。

慢性脊髓损伤可引起几种心血管并发症。自主神经反射障碍(或反射亢进)(autonomic dysreflexia,AD)是 SCI 最主要的慢性后遗症之一,与接受麻醉的患者特别相关。AD 通常是由第六胸椎(T6)或以上的 SCI 引起的,在完全性 SCI(相对于不完全性 SCI)中更为常见。AD 通常在受伤后 6 个月内出现,然而有极少数在伤后数年出现。由于低于脊髓损伤水平的交感神经无对抗反应,AD 表现为急性高血压。经由心脏的副交感神经发生的反射性心动过缓常伴随高血压。围手术期常见的触发因素包括手术刺激和膀胱膨胀。急性高血压反应需要立即治疗,以免发生脑卒中、心搏骤停、癫痫发作和死亡等严重后遗症。

这种血流动力学反应一直持续到刺激被去除，即使在没有感觉的区域进行手术，也需要足够的麻醉深度。其他心血管并发症包括由于交感神经系统和压力感受器失调引起的体位性低血压和慢性低血压、低钠血症和血浆容量减少。抗高血压药和血管升压药应随时可以获得，尤其是在高位脊髓损伤患者中。

脊髓高位损伤的患者由于呼吸肌功能降低也有发生肺部并发症的风险。这些患者可能需要间断或持续的辅助通气和气管切开。T1 水平以上的 SCI 可导致肋间肌损伤，并导致呼吸对膈肌的依赖，其中 C3 和 C5 之间的 SCI 增加了膈神经损害。对于 C3 以上的病变，膈肌完全瘫痪，患者需要依赖呼吸机。大约 70% 的 C5 或以上完全受伤的幸存者需要辅助通气。胸颈段 SCI 患者咳嗽无力，发生肺不张和肺炎的风险更高。对 SCI 患者进行膈神经刺激和起搏已用于减少呼吸道感染，提高生活质量。

脊髓损伤后的慢性疼痛是常见的，尽管随着时间的推移，其严重程度和频率有所下降，但据报道仍有高达 75% 的患者出现慢性疼痛。疼痛可表现为损伤水平或移行区的触物感痛症和灼烧感，以及神经性、肌肉骨骼性（可能与痉挛状态有关）和较少见的内脏痛。最后，慢性脊髓损伤对气道管理具有重要意义。首先，由于慢性失神经支配和急性高钾血症的潜在危险，在损伤后 3d 应避免使用琥珀胆碱。此外，先前患有颈脊髓损伤的患者在急性损伤后可能需要进行稳定和内固定。因此，颈椎活动度可能降低，气道管理可能具有挑战性。

27.4　癫痫

癫痫是一种常见的疾病，其特点是反复发作，对麻醉处理有一些影响。这种常见的神经系统疾病在任何时期人群患病率均为 0.5%~0.7%，并由结构性脑部疾病（如肿瘤）或发育异常（如皮质发育异常）引起。局灶性发作癫痫起源于一侧半球，可伴有或不伴有意识丧失，而全身性发作癫痫在两个半球均有发作，总是伴有意识丧失。麻醉之前，应先获得癫痫发作性疾病的详细病史，包括癫痫发作活动的描述、频率以及服用的抗惊厥药物。

癫痫患者麻醉和手术的一个重要风险是围手术期癫痫发作。围手术期增加风险的原因主要包括抗惊厥药物水平的波动、睡眠不足、疲劳、麻醉药物和代谢紊乱。术前患者可能存在服药不当，术中及术后可能出现服药不规律或胃肠道功能受损吸收不良等情况。幸运的是，围手术期癫痫发作在这一人群中并不常见。先前的研究发现，总体发生率为 3.4%~5.8%。在一项研究中，围手术期的癫痫发作风险较高的患者包括术前癫痫发作控制不佳的患者（多种抗惊厥药物、癫痫发作频率较高和近期发作）和年轻患者。有趣的是，麻醉的类型和苯二氮䓬类药物的使用与围手术期癫痫发作无关，然而鉴于相对小样本试验结果的解释应当谨慎。为了最大程度地降低围手术期癫痫发作的风险，抗惊厥药物应持续使用直到手术当天，并应尽快重新开始服用，以避免血浆水平降低。当患者在术中或术后无法服用常规口服

药物时，应考虑使用胃肠外的抗惊厥药物（如苯妥英、左乙拉西坦）。

此外，几种抗惊厥药物与麻醉药物之间存在具有临床意义的相互作用。苯巴比妥、丙戊酸和卡马西平是抗惊厥药物，可诱导或上调 P450 通路中的肝酶，并导致非去极化的神经肌肉阻滞剂如罗库溴铵和维库溴铵的快速代谢。同样，由于血浆清除率增加，服用酶促抗惊厥药的患者可能需要更大剂量的右美托咪定和芬太尼。其他抗惊厥药物如氯巴扎姆、苯二氮䓬类和苯巴比妥可增强镇静作用，延长麻醉苏醒时间。更多新型的抗惊厥药物如左乙拉西坦似乎没有诱导 P450 肝酶途径作用，药物相互作用较少。

麻醉科医师必须准备好迅速治疗该疾患人群的围手术期癫痫发作。尽管大多数癫痫发作可在数分钟内解决，但长时间癫痫发作，大约 30~60min 后可导致永久性的神经损伤。快速终止是关键。目前的建议是在癫痫发作 5min 后开始治疗以改善临床疗效。在麻醉下，静脉注射苯二氮䓬类药物如安定和咪达唑仑是合理的首选药物，如果无效，可在 5~10min 后再次给药。二线抗惊厥药（如苯妥英、苯巴比妥、丙戊酸钠和左乙拉西坦）应用于长时难治性癫痫。可能需要进行气道管理，包括插管。应立即排除低血糖，并可根据表现、持续时间和临床情况考虑进一步的脑成像检查。

27.5　脑血管疾病

脑血管疾病总体人群中的数量有所增加，约有 700 万美国成年人发生过卒中，总患病率为 2.5%。在接受非心脏手术的患者中，脑血管疾病的患病率因患者人群而异。择期手术的比例为 1.5%，NSQIP 队列的比例为 2.9%，急诊手术的比例高达 5.4%。有卒中史的患者通常是男性、年长者，且相较无卒中史的患者合并症比率较高。

既往卒中史是术后并发症的重要预测因素，其中最重要的是围手术期卒中。有卒中史的择期非心脏手术患者围手术期卒中的风险增加 16.24（95% CI 13.23~19.94），在急诊手术中也有相似的发现。有卒中史的患者还会产生其他风险，并伴随主要心脏不良事件（OR 4.03，95% CI 3.55~4.57）和死亡率（OR 1.75，95% CI 1.51~2.03）的升高。

很少有文献指导卒中后的手术时机，然而最近的几篇文献提供了对该问题的一些见解。这种风险似乎根据卒中和手术之间的时间间隔而改变，择期手术间隔 9 个月之后，这种风险趋于稳定。有趣的是，在接受急诊手术的患者中，在卒中 3d 之内进行手术，效果会更好，而卒中后 4~14d 之间风险升高。虽然这种观察的原因尚不清楚，但作者推测，该高风险期可能与脑血流的失调相吻合。虽然紧急手术的时机不能被改变，但应考虑加强监测、稳定心房颤动和抗血栓治疗等情况。

高危人群降低术后卒中风险的术前干预包括避免高危患者发生低血压。尽管缺乏明确的随机试验来确定最佳血压目标和干预措施，但 POISE 试验的结果可以推断出术中低血压和术后的关系，其中美托洛尔组脑卒中和

低血压均增加。一项回顾性队列研究发现,平均动脉压低于基线的 30% 可独立预测术后脑卒中。同样,在非心脏手术中停用 ACEI/ARB 类药物与降低低血压风险和包括卒中在内的复合预后相关。BRIDGE 试验的结果表明,在房颤患者中应用华法林抗凝治疗并不能降低卒中风险,同样,POISE-2 试验的结果表明,使用阿司匹林也不能降低卒中风险。

27.6　脑震荡

脑震荡是脑损伤的一种形式,其特点是短暂的神经功能受损,伴有或不伴有意识丧失,在标准的神经影像学上没有异常。脑震荡的发病率在美国总体人群中有所增加,尤其是在年轻人中,通常与在这个年龄段的运动相关。提示脑震荡的症状包括头痛、头晕、难以集中注意力和容易疲劳,并能持续 1~2 周以上。

脑震荡是一种轻微的创伤性脑损伤,已经有人提出,在接受手术治疗的患者中脑震荡应作为一种轻度创伤性脑损伤进行治疗。最近的证据表明,轻度运动相关的脑损伤会损伤大脑的自我调节能力,尽管总体脑血流量正常,脑震荡后综合征会导致青少年局部脑血管反应性受损。尽管这些发现的临床显著性有待确定,考虑到颅脑外伤后手术期间继发神经系统损伤的风险,这些发现可能导致麻醉易感性增加。

由于近期有脑震荡而接受手术的患者的患病率和影响才刚刚开始被了解,目前可获得的信息有限。最近发表的一篇文章发现,被诊断为脑震荡的患者中,有 26% 在确诊后的 1 年内接受了手术治疗。尽管这些手术大多与脑震荡无关,但尚不清楚这些手术是否可以推迟。

尽管脑震荡在总体人群中发病率很高,并且对麻醉管理有潜在的影响,但是可用于指导管理文献报道较少。鉴于脑震荡在总体人群中的高患病率,麻醉科医师应该作好脑震荡筛查的准备,并考虑推迟择期手术,直到症状缓解为止。

(钱爽　译,汪惠　校)

参考文献

Thompson AJ, Baranzini SE, Geurts J, Hemmer B, Ciccarelli O. Multiple sclerosis. Lancet. 2018; 391(10130): 1622-36.

Reich DS, Lucchinetti CF, Calabresi PA. Multiple Sclerosis. N Engl J Med. 2018; 378(2): 169-80.

Makris A, Piperopoulos A, Karmaniolou I. Multiple sclerosis: basic knowledge and new insights in perioperative management. J Anesth. 2014; 28(2): 267-78.

Siger M, Durko A, Nicpan A, Konarska M, Grudziecka M, Selmaj K. Discontinuation of interferon beta therapy in multiple sclerosis patients with high pre-treatment disease activity leads to prompt return to previous disease activity. J Neurol Sci. 2011; 303(1-2): 50-2.

Finucane BT, Terblanche OC. Prolonged duration of anesthesia in a patient with multiple sclerosis following paravertebral block. Can J Anaesth. 2005; 52(5): 493-7.

Martucci G, Di Lorenzo A, Polito F, Acampa L. A 12-month follow-up for neurological complication after subarachnoid anesthesia in a parturient affected by multiple sclerosis. Eur Rev Med Pharmacol Sci. 2011; 15(4): 458-60.

Bader AM, Hunt CO, Datta S, Naulty JS, Ostheimer GW. Anesthesia for the obstetric patient with multiple sclerosis. Journal of clinical anesthesia. 1988; 1(1): 21-4.

Lu E, Zhao Y, Dahlgren L, Preston R, van der Kop M, Synnes A, et al. Obstetrical epidural and spinal anesthesia in multiple sclerosis. J Neurol. 2013; 260(10): 2620-8.

Levine M, Brown DF. Succinylcholine-induced hyperkalemia in a patient with multiple sclerosis. J Emerg Med. 2012; 43(2): 279-82.

Jain NB, Ayers GD, Peterson EN, Harris MB, Morse L, O'Connor KC, et al. Traumatic spinal cord injury in the United States, 1993-2012. JAMA. 2015; 313(22): 2236-43.

Stillman MD, Barber J, Burns S, Williams S, Hoffman JM. Complications of Spinal Cord Injury Over the First Year After Discharge From Inpatient Rehabilitation. Archives of physical medicine and rehabilitation. 2017; 98(9): 1800-5.

Eldahan KC, Rabchevsky AG. Autonomic dysreflexia after spinal cord injury: Systemic pathophysiology and methods of management. Auton Neurosci. 2018; 209: 59-70.

Lindan R, Joiner E, Freehafer AA, Hazel C. Incidence and clinical features of autonomic dysreflexia in patients with spinal cord injury. Spinal Cord. 1980; 18(5): 285-92.

Snow JC, Sideropoulos HP, Kripke BJ, Freed MM, Shah NK, Schlesinger RM. Autonomic hyperreflexia during cystoscopy in patients with high spinal cord injuries. Paraplegia. 1978; 15(4): 327-32.

Como JJ, Sutton ER, McCunn M, Dutton RP, Johnson SB, Aarabi B, et al. Characterizing the need for mechanical ventilation following cervical spinal cord injury with neurologic deficit. J Trauma. 2005; 59(4): 912-6; discussion 6.

Sweis R, Biller J. Systemic Complications of Spinal Cord Injury. Curr Neurol Neurosci Rep. 2017; 17(2): 8.

Hirschfeld S, Exner G, Luukkaala T, Baer GA. Mechanical ventilation or phrenic nerve stimulation for treatment of spinal cord injury-induced respiratory insufficiency. Spinal Cord. 2008; 46(11): 738-42.

Finnerup NB, Jensen MP, Norrbrink C, Trok K, Johannesen IL, Jensen TS, et al. A prospective study of pain and psychological functioning following traumatic spinal cord injury. Spinal Cord. 2016; 54(10): 816-21.

Fiest KM, Sauro KM, Wiebe S, Patten SB, Kwon CS, Dykeman J, et al. Prevalence and incidence of epilepsy: A systematic review and meta-analysis of international studies. Neurology. 2017; 88(3): 296-303.

Berg AT, Berkovic SF, Brodie MJ, Buchhalter J, Cross JH, van Emde Boas W, et al. Revised terminology and concepts for organization of seizures and epilepsies: report of the ILAE Commission on Classification and Terminology, 2005-

2009. Epilepsia. 2010; 51(4): 676-85.

Kopp SL, Wynd KP, Horlocker TT, Hebl JR, Wilson JL. Regional blockade in patients with a history of a seizure disorder. Anesth Analg. 2009; 109(1): 272-8.

Niesen AD, Jacob AK, Aho LE, Botten EJ, Nase KE, Nelson JM, et al. Perioperative seizures in patients with a history of a seizure disorder. Anesth Analg. 2010; 111(3): 729-35.

Bloor M, Nandi R, Thomas M. Antiepileptic drugs and anesthesia. Paediatr Anaesth. 2017; 27(3): 248-50.

Perucca E. Clinically relevant drug interactions with antiepileptic drugs. British journal of clinical pharmacology. 2006; 61(3): 246-55.

Soriano SG, Sullivan LJ, Venkatakrishnan K, Greenblatt DJ, Martyn JA. Pharmacokinetics and pharmacodynamics of vecuronium in children receiving phenytoin or carbamazepine for chronic anticonvulsant therapy. Br J Anaesth. 2001; 86(2): 223-9.

Flexman AM, Wong H, Riggs KW, Shih T, Garcia PA, Vacas S, et al. Enzyme-inducing anticonvulsants increase plasma clearance of dexmedetomidine: a pharmacokinetic and pharmacodynamic study. Anesthesiology. 2014; 120(5): 1118-25.

Nozari A, Akeju O, Mirzakhani H, Eskandar E, Ma Z, Hossain MA, et al. Prolonged therapy with the anticonvulsant carbamazepine leads to increased plasma clearance of fentanyl. J Pharm Pharmacol. 2019; 71(6): 982-7.

Maeda S, Tomoyasu Y, Higuchi H, Ishii-Maruhama M, Egusa M, Miyawaki T. Independent predictors of delay in emergence from general anesthesia. Anesthesia progress. 2015; 62(1): 8-13.

Perks A, Cheema S, Mohanraj R. Anaesthesia and epilepsy. Br J Anaesth. 2012; 108(4): 562-71.

Brophy GM, Bell R, Claassen J, Alldredge B, Bleck TP, Glauser T, et al. Guidelines for the evaluation and management of status epilepticus. Neurocrit Care. 2012; 17(1): 3-23.

Benjamin EJ, Muntner P, Alonso A, Bittencourt MS, Callaway CW, Carson AP, et al. Heart Disease and Stroke Statistics-2019 Update: A Report From the American Heart Association. Circulation. 2019; 139(10): e56-e528.

Jorgensen ME, Torp-Pedersen C, Gislason GH, Jensen PF, Berger SM, Christiansen CB, et al. Time elapsed after ischemic stroke and risk of adverse cardiovascular events and mortality following elective noncardiac surgery. JAMA. 2014; 312(3): 269-77.

Mashour GA, Shanks AM, Kheterpal S. Perioperative stroke and associated mortality after noncardiac, nonneurologic surgery. Anesthesiology. 2011; 114(6): 1289-96.

Christiansen MN, Andersson C, Gislason GH, Torp-Pedersen C, Sanders RD, Foge Jensen P, et al. Risks of Cardiovascular Adverse Events and Death in Patients with Previous Stroke Undergoing Emergency Noncardiac, Nonintracranial Surgery: The Importance of Operative Timing. Anesthesiology. 2017; 127(1): 9-19.

Group PS, Devereaux PJ, Yang H, Yusuf S, Guyatt G, Leslie K, et al. Effects of extended-release metoprolol succinate in patients undergoing non-cardiac surgery (POISE trial): a randomised controlled trial. Lancet. 2008; 371(9627): 1839-47.

Bijker JB, Persoon S, Peelen LM, Moons KG, Kalkman CJ, Kappelle LJ, et al. Intraoperative hypotension and perioperative ischemic stroke after general surgery: a nested case-control study. Anesthesiology. 2012; 116(3): 658-64.

Roshanov PS, Rochwerg B, Patel A, Salehian O, Duceppe E, Belley-Cote EP, et al. Withholding versus Continuing Angiotensin-converting Enzyme Inhibitors or Angiotensin II Receptor Blockers before Noncardiac Surgery: An Analysis of the Vascular events In noncardiac Surgery patIents cOhort evaluatioN Prospective Cohort. Anesthesiology. 2017; 126(1): 16-27.

Douketis JD, Spyropoulos AC, Kaatz S, Becker RC, Caprini JA, Dunn AS, et al. Perioperative Bridging Anticoagulation in Patients with Atrial Fibrillation. N Engl J Med. 2015; 373(9): 823-33.

Devereaux PJ, Mrkobrada M, Sessler DI, Leslie K, Alonso-Coello P, Kurz A, et al. Aspirin in patients undergoing noncardiac surgery. N Engl J Med. 2014; 370(16): 1494-503.

McCrory P, Meeuwisse WH, Aubry M, Cantu B, Dvorak J, Echemendia RJ, et al. Consensus statement on concussion in sport: the 4th International Conference on Concussion in Sport held in Zurich, November 2012. Br J Sports Med. 2013; 47(5): 250-8.

Amoo-Achampong K, Rosas S, Schmoke N, Accilien YD, Nwachukwu BU, McCormick F. Trends in sports-related concussion diagnoses in the USA: a population-based analysis using a private-payor database. Phys Sportsmed. 2017; 45(3): 239-44.

Miller JH, Gill C, Kuhn EN, Rocque BG, Menendez JY, O'Neill JA, et al. Predictors of delayed recovery following pediatric sports-related concussion: a case-control study. Journal of neurosurgery Pediatrics. 2016; 17(4): 491-6.

Vavilala MS, Farr CK, Watanitanon A, Clark-Bell BC, Chandee T, Moore A, et al. Early changes in cerebral autoregulation among youth hospitalized after sports-related traumatic brain injury. Brain injury. 2018; 32(2): 269-75.

Mutch WA, Ellis MJ, Ryner LN, Graham MR, Dufault B, Gregson B, et al. Brain magnetic resonance imaging CO2 stress testing in adolescent postconcussion syndrome. J Neurosurg. 2016; 125(3): 648-60.

Algarra NN, Lele AV, Prathep S, Souter MJ, Vavilala MS, Qiu Q, et al. Intraoperative Secondary Insults During Orthopedic Surgery in Traumatic Brain Injury. J Neurosurg Anesthesiol. 2017; 29(3): 228-35.

Vavilala MS, Ferrari LR, Herring SA. Perioperative Care of the Concussed Patient: Making the Case for Defining Best Anesthesia Care. Anesth Analg. 2017; 125(3): 1053-5.

Abcejo AS, Savica R, Lanier WL, Pasternak JJ. Exposure to Surgery and Anesthesia After Concussion Due to Mild Traumatic Brain Injury. Mayo Clin Proc. 2017; 92 (7): 1042-52.

第四部分

区域麻醉与阻滞

第28章

区域麻醉和疼痛管理对围手术期结局的影响

Stavros Memtsoudis

区域麻醉和疼痛管理对人工关节置换术患者围手术期结局的影响一直是研究和激烈争论的主题。每年有超过 100 万例人工关节置换手术，并发症可带来巨大的负担，因此人们始终致力于研究如何减轻不良事件风险。

最初的研究数据由单一的机构提供，其中许多数据表明接受区域麻醉较接受全身麻醉的患者预后更好。尽管取得了这些令人鼓舞的结果，但现有样本量相对较小，只纳入了相对有限的并发症，如输血、失血和深静脉血栓等。然而这些数据不足以阐明对死亡率的影响。为了克服样本量小的问题，meta 分析提供了基于汇总数据的数据。尽管如此，因为它们依赖于个体研究，分析的结果仍然有限。总的来说，这些研究结果支持了区域麻醉在关节置换术中优于全身麻醉的说法。

最近，利用基于人群的数据进行研究，这些数据是多年间从数以百计的医院和数以百万计的患者那里获得的。尽管这些研究存在一些缺陷，如回顾性、缺乏临床细节、无法得出明确的因果结论和存在残留的混杂因素，但这些类型的研究代表了来自现实世界的信息，没有排除和纳入标准的限制，具有较强的对外实用性。2013 年，通过对 Premier 数据库的数据分析，按照麻醉类型（全身麻醉、区域麻醉、全身麻醉与区域麻醉相结合）比较了髋关节置换术和膝关节置换术患者的各种围手术期结局，结果发现在全膝关节置换术的患者中行区域麻醉的死亡率较低，发生脑血管、肺部、感染和肾脏等并发症的风险较低。在接受髋关节置换术的患者中也得到类似的结果，包括住院时间的缩短和费用的降低。重要的是，数据显示联合区域麻醉与全身麻醉比单纯全身麻醉益处更大。这一发现表明，即使不实施全身麻醉，也不太能解释区域麻醉手术带来的相关益处，但这意味着区域麻醉具有其内在的益处。

另一个研究预测了人工关节置换术后对重症监护的需求，区域麻醉较全身麻醉相比术后此需求减少 45%。美国外科质量改进项目来源的数据证实了脊髓麻醉可以减少并发症的发生。使用相同的数据库，刘等人证实，接受膝关节置换术的患者肺炎和全身感染的风险较低。在

台湾一项超过 3 000 例患者的研究队列中也发现，使用区域麻醉可以降低感染的风险。多伦多大学的研究机构数据得出结论，在 4 000 多例匹配的患者中，接受区域麻醉的髋关节和膝关节置换术患者的死亡率降低至 0.19%，而全身麻醉患者的死亡率为 0.8%。基于其他人群的研究甚至表明，接受区域麻醉比接受全身麻醉的患者在关节置换术后的长期死亡率更低，然而术后 5 年生存率的获益机制仍然不清楚。

尽管有许多文章表明区域麻醉在髋关节和膝关节置换术中是有益处的，但是关于哪一种区域麻醉与最佳预后相关的问题直到最近才被提出。在一项对矫形外科专科医院数万名关节置换患者的研究中发现，与硬膜外麻醉相比，脊髓麻醉似乎对心肺和胃并发症的影响最大，而泌尿生殖系统并发症如尿潴留则不受影响。在单独的一项分析中，脊髓麻醉被认为最不易引发谵妄。

一项研究根据年龄和合并症风险将接受关节置换术的患者进行了区分，以研究区域麻醉是否对患者亚群有益的问题。结果显示，尽管合并心肺疾病的老年人绝对并发症的发生率比年轻健康患者更高（分别为 26% 和 5%），但在各类亚群患者中区域麻醉风险更低。该研究提示了无论年龄还是合并症，区域麻醉都更为可取。这一关系也被 Premier 和国家手术质量改进项目（National Surgical Quality Improvement Program, NSQIP）两个数据库的数据所证实。在患有睡眠呼吸暂停和那些行创伤性手术如双侧膝关节置换术的患者中，区域麻醉被证实更有益，预后更好。

周围神经阻滞对围手术期预后的影响是近年来研究的热点。在美国一个髋关节和膝关节置换术患者的大规模队列研究中，接受神经阻滞治疗的患者出现各种并发症的概率更低，阿片类药物的用量减少约 15%。在加拿大的一项研究中，接受周围神经阻滞行全膝关节置换术的患者再次入院的可能性更小，住院时间更短。尽管在短期效果上有这些改善，但神经阻滞技术并不能改善膝关节置换术患者长期使用阿片类药物的情况。

尽管关于这一主题的文献在很大程度上表明在关节

置换术中使用区域麻醉的效果更好，但其使用率仍然相对较低。在美国，周围神经阻滞和区域麻醉技术只在少数患者中应用，加拿大报道的比例则略高。在这一点上，美国政府机构多年来一直主张推荐在全关节置换术中使用神经阻滞麻醉，而美国医保服务中心只是在最近才提出将其作为质量考评的措施。

令人不安的是，研究发现了区域麻醉技术的应用存在地域差异，有少部分地域区域麻醉实施较少。其他与区域麻醉实施量低的相关因素包括年龄小、手术时间长和非委员会认证的麻醉科医师参与的手术。

尽管越来越多的证据显示有益，但是趋势分析并没有显示神经阻滞麻醉的实施有所增加。然而，随着时间的推移，周围神经阻滞技术的应用越来越多。这些趋势的原因尚不明确，可能与强效抗凝剂和超声技术越来越广泛的使用有关。

一些评估区域麻醉潜在弊端的研究显示其可能引起局麻药中毒，跌倒导致神经性血肿，但都是罕见的。

一些政策性的研究也评估了区域麻醉的影响，包括阿片类药物的滥用和成本控制。基于人群的研究表明，区域麻醉对两者都有积极的影响，因为随着神经阻滞实施的增加，可以实现医院层面的成本节约，而使用周围神经阻滞又可以减少阿片类药物的使用。

综上所述，现有证据表明区域麻醉的使用对围手术期结果有积极影响，几乎没有调查显示区域麻醉不如全身麻醉。最近一项评估根据现有证据证实了这些发现，并推荐区域麻醉是关节置换患者麻醉的首选方法。但是观察显示区域麻醉技术仍未得到充分利用，而且地域差异较大，仍需要进一步调查以便分析原因并提出解决办法。

（常馨宁　译，卜岚　校）

参考文献

Trends in in-hospital major morbidity and mortality after total joint arthroplasty: United States 1998-2008. Kirksey M, Chiu YL, Ma Y, Della Valle AG, Poultsides L, Gerner P, Memtsoudis SG. Anesth Analg. 2012 Aug; 115(2): 321-7.

A comparison of neuraxial block versus general anesthesia for elective total hip replacement: a meta-analysis. Mauermann WJ, Shilling AM, Zuo Z. Anesth Analg. 2006 Oct; 103(4): 1018-25.

Perioperative comparative effectiveness of anesthetic technique in orthopedic patients. Memtsoudis SG, Sun X, Chiu YL, Stundner O, Liu SS, Banerjee S, Mazumdar M, Sharrock NE. Anesthesiology. 2013 May; 118(5): 1046-58.

Utilization of critical care services among patients undergoing total hip and knee arthroplasty: epidemiology and risk factors. Memtsoudis SG, Sun X, Chiu YL, Nurok M, Stundner O, Pastores SM, Mazumdar M. Anesthesiology. 2012 Jul; 117(1): 107-16.

Differences in short-term complications between spinal and general anesthesia for primary total knee arthroplasty. Pugely AJ, Martin CT, Gao Y, Mendoza-Lattes S, Callaghan JJ. J Bone Joint Surg Am. 2013 Feb 6; 95(3): 193-9.

Neuraxial anesthesia decreases postoperative systemic infection risk compared with general anesthesia in knee arthroplasty. Liu J, Ma C, Elkassabany N, Fleisher LA, Neuman MD. Anesth Analg. 2013 Oct; 117(4): 1010-6.

Anesthetic management and surgical site infections in total hip or knee replacement: a population-based study. Chang CC, Lin HC, Lin HW, Lin HC. Anesthesiology. 2010 Aug; 113(2): 279-84.

Anesthesia Technique and Mortality after Total Hip or Knee Arthroplasty: A Retrospective, Propensity Scorematched Cohort Study. Perlas A, Chan VW, Beattie S. Anesthesiology. 2016 Oct; 125(4): 724-31.

Neuraxial anesthesia improves long-term survival after total joint replacement: a retrospective nationwide population-based study in Taiwan. Chen WH, Hung KC, Tan PH, Shi HY. Can J Anaesth. 2015 Apr; 62(4): 369-76.

Neuraxial anaesthesia techniques and postoperative outcomes among joint arthroplasty patients: is spinal anaesthesia the best option? Weinstein SM, Baaklini LR, Liu J, Poultsides L, Cozowicz C, Poeran J, Saleh JN, Memtsoudis SG. Br J Anaesth. 2018 Oct; 121(4): 842-849.

Postoperative delirium in total knee and hip arthroplasty patients: a study of perioperative modifiable risk factors. Weinstein SM, Poultsides L, Baaklini LR, Mörwald EE, Cozowicz C, Saleh JN, Arrington MB, Poeran J, Zubizarreta N, Memtsoudis SG. Br J Anaesth. 2018 May; 120(5): 999-1008.

Postoperative delirium in total knee and hip arthroplasty patients: a study of perioperative modifiable risk factors. Weinstein SM, Poultsides L, Baaklini LR, Mörwald EE, Cozowicz C, Saleh JN, Arrington MB, Poeran J, Zubizarreta N, Memtsoudis SG. Br J Anaesth. 2018 May; 120(5): 999-1008.

General versus spinal anaesthesia for patients aged 70 years and older with a fracture of the hip. Basques BA, Bohl DD, Golinvaux NS, Samuel AM, Grauer JG. Bone Joint J. 2015 May; 97-B(5): 689-95.

Sleep apnea and total joint arthroplasty under various types of anesthesia: a population-based study of perioperative outcomes. Memtsoudis SG, Stundner O, Rasul R, Sun X, Chiu YL, Fleischut P, Danninger T, Mazumdar M. Reg Anesth Pain Med. 2013 Jul-Aug; 38(4): 274-81.

Comparative perioperative outcomes associated with neuraxial versus general anesthesia for simultaneous bilateral total knee arthroplasty. Stundner O, Chiu YL, Sun X, Mazumdar M, Fleischut P, Poultsides L, Gerner P, Fritsch G, Memtsoudis SG. Reg Anesth Pain Med. 2012 Nov-Dec; 37(6): 638-44.

The impact of peripheral nerve blocks on perioperative outcome in hip and knee arthroplasty-a population-based study. Memtsoudis SG, Poeran J, Cozowicz C, Zubizarreta N, Ozbek U, Mazumdar M. Pain. 2016 Oct; 157(10): 2341-9.

Peripheral Nerve Blockade for Primary Total Knee Arthroplasty: A Population-based Cohort Study of Outcomes and Resource Utilization. McIsaac DI, McCartney CJ, Walraven CV. Anesthesiology. 2017 Feb; 126(2): 312-320.

Lack of Association Between the Use of Nerve Blockade and the Risk of Persistent Opioid Use Among Patients Undergoing Shoulder Arthroplasty: Evidence From the Marketscan Database. Mueller KG, Memtsoudis SG, Mariano ER, Baker LC, Mackey S, Sun EC. Anesth Analg. 2017 Sep; 125(3): 1014-1020.

Epidemiology, trends, and disparities in regional anaesthesia for orthopaedic surgery. Cozowicz C, Poeran J, Memtsoudis SG. Br J Anaesth. 2015 Dec; 115 Suppl 2: ii57-67.

Variability in anesthetic care for total knee arthroplasty: an analysis from the anesthesia quality institute. Fleischut PM, Eskreis-Winkler JM, Gaber-Baylis LK, Giambrone GP, Faggiani SL, Dutton RP, Memtsoudis SG. Am J Med Qual. 2015 Mar-Apr; 30(2): 172-9.

Anesthetic Care for Orthopedic Patients: Is There a Potential for Differences in Care? Memtsoudis SG, Poeran J, Zubizarreta N, Rasul R, Opperer M, Mazumdar M. Anesthesiology. 2016 Mar; 124(3): 608-23.

Trends in Perioperative Practice and Resource Utilization in Patients With Obstructive Sleep Apnea Undergoing Joint Arthroplasty. Cozowicz C, Poeran J, Olson A, Mazumdar M, Mörwald EE, Memtsoudis SG. Anesth Analg. 2017 Jul; 125(1): 66-77.

The impact of peripheral nerve blocks on perioperative outcome in hip and knee arthroplasty-a population-based study. Memtsoudis SG, Poeran J, Cozowicz C, Zubizarreta N, Ozbek U, Mazumdar M. Pain. 2016 Oct; 157(10): 2341-9.

An analysis of the safety of epidural and spinal neuraxial anesthesia in more than 100 000 consecutive major lower extremity joint replacements. Pumberger M, Memtsoudis SG, Stundner O, Herzog R, Boettner F, Gausden E, Hughes AP. Reg Anesth Pain Med. 2013 Nov-Dec; 38(6): 515-9.

Incidence of Local Anesthetic Systemic Toxicity in Orthopedic Patients Receiving Peripheral Nerve Blocks. Mörwald EE, Zubizarreta N, Cozowicz C, Poeran J, Memtsoudis SG. Reg Anesth Pain Med. 2017 Jul/Aug; 42(4): 442-445.

Do Hospitals Performing Frequent Neuraxial Anesthesia for Hip and Knee Replacements Have Better Outcomes? Memtsoudis SG, Poeran J, Zubizarreta N, Olson A, Cozowicz C, Mörwald EE, Mariano ER, Mazumdar M. Anesthesiology. 2018 Sep; 129(3): 428-439. Association of Multimodal Pain Management Strategies with Perioperative Outcomes and Resource Utilization: A Population-based Study. Memtsoudis SG, Poeran J, Zubizarreta N, Cozowicz C, Mörwald EE, Mariano ER, Mazumdar M. Anesthesiology. 2018 May; 128(5): 891-902.

第29章

上肢神经阻滞的研究进展

Stuart Grant

29.1 引言

　　上肢区域麻醉技术可以更好地控制疼痛,减少患者对阿片类药物的需求及麻醉相关副作用,如恶心、呕吐。上肢区域麻醉还有助于患者提早出院,并降低再入院率。还有证据表明,上肢神经阻滞具有较长期的外科益处,如提高动静脉造瘘术后的通畅率。目前大多数上肢神经阻滞都是在超声引导下进行的,开创了超越传统方法的新机遇。另外,新的局麻药添加剂及已批准或正在研制的局麻药新制剂逐渐在肩部和上肢手术的麻醉中崭露头角。

29.2 解剖学关系

　　解剖学是所有区域麻醉的技术基础,了解臂丛神经解剖及超声下解剖学的变化对神经阻滞的成功操作至关重要。以肌间沟区域为例,常见的解剖变异是臂丛神经穿过前斜角肌甚至走行于前斜角肌前侧,而非位于肌间沟内(图29.1)。

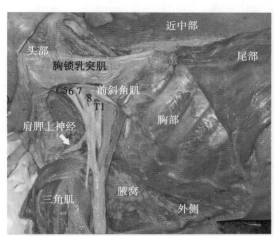

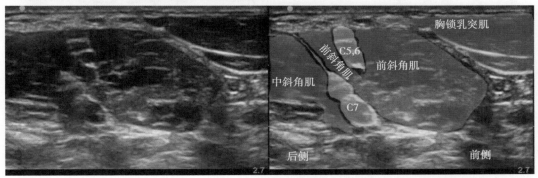

图 29.1　臂丛神经解剖及超声下解剖学的变化

　　C5 更常见走行于肌间沟之外,且 C6 也可有同样的走行方式。像交通信号灯标志一样排列的 3 根神经位置是超声常见的图像标志。请注意,这三个圆圈是 C5、C6、C6,而不是 C5、C6、C7。肌间沟阻滞中还要重点关注的是不走行于肌间沟内的胸长神经和肩胛背神经。在锁骨上区,肩胛上神经的起始处也存在解剖学变异。臂丛神经的上干阻滞是肌间沟阻滞中变异情况较少的阻滞位置,适用于肩部手术。学习识别肩胛上神经的起始位置是成功完成该阻滞的一项重要技能。该阻滞应在肩胛上神经离开臂丛神经处进行。在锁骨上区,臂丛神经可呈现多种形态(图 29.2)。了解神经丛形状的解剖学差异并学习超声的动态扫描,是对其进行鉴别的重要技能。

　　有文献描述了锁骨上臂丛神经束内阻滞的方法,阻滞的成功并非一定要穿刺进入神经束内,一项新近报道给出了解剖学上的证据,即通过观察神经束内显影剂的扩散情况发现,神经束内注射虽然具有起效速度略快的唯一优势,但可能导致神经损伤。在锁骨上区域,肩胛上神经与臂丛后束的解剖关系已有文献具体阐述。最近有文献描述了肩胛上神经位于靠近臂丛神经后束的位置。臂丛神经后束对肩部手术的实施尤为重要,因为它是腋神经和肩胛下肌神经的起源。在锁骨下区,不同患者臂丛神经各组成部分的位置有很大差异。同样重要的

是,应当认识到从锁骨下区由内侧扫描到外侧时,受试者本身也会存在明显差异。神经丛从锁骨下方中点位置穿出时,看起来却像从锁骨上区穿出,而侧向扫描神经丛的锁骨下区域时,神经丛看起来像经典的三条锁骨下神经束。

　　在腋窝区,臂丛神经的位置是可变的(图 29.3)。这里的神经相对浅表,放置在体表的探头在较大压力下可能改变神经相对于肱动脉的位置关系。降低腋窝区探头放置压力的另一个原因是为了避免穿刺针误入血管(避免较大压力下血管被压扁)。

　　当进行手部手术行腋窝神经阻滞时,需要重要关注肌皮神经的解剖学位置可能存在很多解剖学变异,且其分支可能与正中神经混合。为了在手部手术中完全阻滞正中神经,应常规进行肌皮神经阻滞。臂丛神经通常不包含 T2 神经。当手术范围涉及腋窝或上臂内侧时,T2 对应的皮肤神经支配是应着重考虑的因素。对于重复探查血管路径的手术,外科医师倾向于探查肱动脉并跟随其走行进入腋窝区域。在腋窝中,臂丛神经的分支支配不能完全覆盖皮肤。在此处行简单的皮肤浸润麻醉对手术会有所帮助,但最近有文献描述也可在超声引导下行肋间臂神经阻滞。随着手术区域转向手臂上方(近端),臂丛神经支配也转向更高的位置。肌间沟臂丛神经阻滞位置不

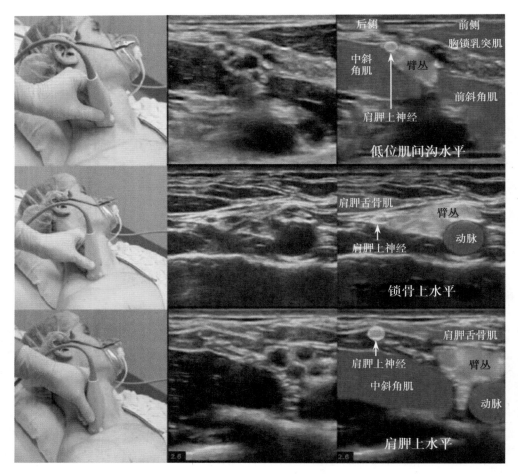

图 29.2　锁骨上区臂丛神经的不同形态

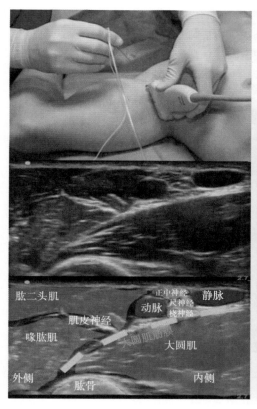
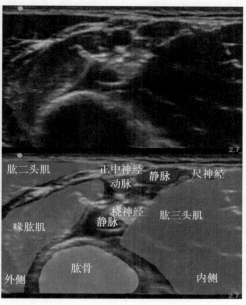

肱二头肌　　正中神经　尺神经　桡神经　静脉　动脉　肌皮神经　喙肱肌　大圆肌筋膜　大圆肌　外侧　肱骨　内侧

肱二头肌　正中神经　动脉　静脉　尺神经　喙肱肌　桡神经　肱三头肌　静脉　肱骨　外侧　内侧

图 29.3　腋窝区臂丛神经的变异

宜过高,因为阻滞位置较高虽然可增强高位神经根(例如 C5)的阻滞,但很有可能会导致低位神经根(例如 C7)阻滞不全,而低位神经根对于手臂尺侧的麻醉非常重要。

29.3　上肢区域神经阻滞的麻醉选择

局麻药的使用应遵循简单原则:即在此手术下该患者尽可能选择使用最低容积和最低浓度的局麻药。决策过程是怎样的? 第一决策点应该是判断采用复合最浅镇静效果的阻滞技术还是采用具有术后镇痛效果的阻滞技术? 如果计划实施神经阻滞联合全身麻醉,那么实施阻滞技术的主要目的在于术后镇痛。如果需要进行神经阻滞,则需要使用较高浓度的局麻药(例如 0.5% 罗哌卡因)。较低浓度的局麻药(例如 0.2% 罗哌卡因)可用于术后镇痛。也可通过直接静脉注射或作为添加剂联合局麻药使用以作为局麻药的辅助药物。上肢神经阻滞操作中,通常将浓度为 1∶400 000 的肾上腺素加入局麻药物以警示血管内注射。近期有两篇综述指出,在使用酰胺类局麻药物过程中,通过静脉注射或神经周围注射的方式使用地塞米松能够延长阻滞时间,且神经周围使用地塞米松对疼痛缓解更为有效,但必须权衡神经毒性的风险。右美托咪定也可以通过神经周围局部注射和静脉内使用两种方式给药,最近一项研究指出,在行肩关节镜手术时静脉内联合使用地塞米松与右美托咪定能延长神经阻滞作用时间,且比单独使用其中一种药物具有更长的肌间沟

阻滞作用时间。脂质体布比卡因已获准用于肌间沟神经阻滞,其与普通布比卡因相比已被证实能最大程度地减轻疼痛且时效更长。

29.4　肩部手术区域麻醉

与传统的肌间沟神经阻滞相比,超声引导技术提供更为准确的结果,包括对上干神经、锁骨上神经和肩胛上神经的阻滞(联合或不联合腋神经阻滞和锁骨下神经阻滞)(图 29.4),为单侧神经麻痹、可能在阻滞后导致呼吸衰竭的患者提供了更精确的神经阻滞选择。如果在肌间沟滞后患者出现了呼吸衰竭的症状,请记住可以在局部通过生理盐水冲洗局麻药的方式减轻呼吸困难的症状。这种局麻药冲洗方法也适用于其他周围神经阻滞甚至椎管内阻滞。肌间沟阻滞局麻药注射容积较大时确实会导致更多的副作用,通常局麻药在 10ml 以内即可获得满意的阻滞效果。

通过在神经路径上由近向远端移动的方式,可以提供与肌间沟阻滞类似的良好镇痛效果,并降低膈神经阻滞的相关风险。对于肩部关节镜手术,后肩胛上神经联合腋神经阻滞的镇痛效果不如肌间沟神经阻滞。2018年发表在 *Regional Anesthesia and Pain Management* 杂志上的文章认为,与肌间沟阻滞相比,远端肩胛上 - 腋窝联合入路臂丛神经阻滞的镇痛效果较差且需要消耗更多的阿片类药物。Auyong 发表的一项最新研究报道,其在肩关节手术中采用了一种前路的肩胛上神经阻滞方

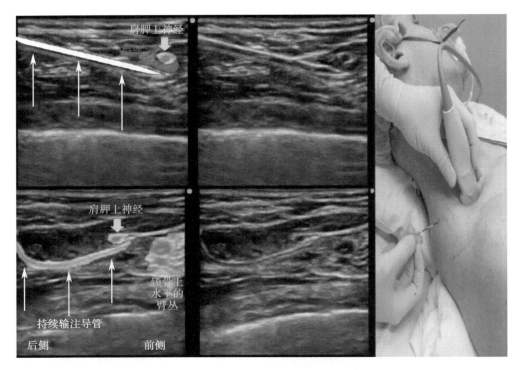

图 29.4　肩胛上臂丛神经阻滞

法,并将其与锁骨上阻滞和传统的肌间沟神经阻滞进行比较。

该文章的实用意义在于,在大型肩部关节镜手术中,使用肌间沟、锁骨上或前路肩胛上神经阻滞在镇痛效果上没有明显差异,但使用前入路肩胛上神经阻滞方法可最好地保持患者的呼吸功能。

29.5　肱骨中部至手部间的手术

对于上肢手术,通过锁骨上、锁骨下或腋路阻滞可达到满意的麻醉效果。在临床实践中,掌握多种方法可在遇到以下困难时提供备选方案:患者体位变化、血管或臂丛神经解剖变异或手术的特殊器材或入路需求等。

29.6　锁骨上入路

最新证据表明,在锁骨上区域,锁骨上臂丛神经的神经束内阻滞技术的唯一优势是能较快速度获得满意的阻滞效果。由于神经束内部阻滞方法存在神经损伤的危险,尽管此方法起效速度最快,但不推荐采用。此外,最近将第一肋和锁骨下动脉之间的"角 - 隙注射"与神经束内技术进行了比较,发现神经束内技术更可能导致同侧膈肌麻痹。任何锁骨上操作方法都无法完全避免单侧膈肌麻痹发生的可能性。锁骨上臂丛神经阻滞中臂丛下干阻滞不全最为常见,因此阻滞过程中首先要确保"角 - 隙注射"。在最近的一项前瞻性随机对照试验中,使用神经刺激的方式识别臂丛下干改善了神经阻滞成功率,而阻滞操作时间仅增加 1min。

29.7　锁骨下入路

锁骨下区域的臂丛神经阻滞可以选择从内侧到外侧的任何位置。当探头在患者锁骨下区从内侧向外侧移动时,超声下神经丛的显影会发生变化。臂丛神经束的位置也有明显的患者间差异。2 年前有文献报道了一种新型锁骨下入路——肋锁入路,最近将该方法与传统的、阻滞位置更偏外侧的喙突旁入路进行了比较。结果发现两种方法在阻滞持续时间、阻滞成功率上基本相似。由于肋锁入路时神经靠近胸膜,因此穿刺针的针尖显影至关重要。在锁骨下区采取锁骨后入路行臂丛神经阻滞是一种替代方法,此种方法与传统的锁骨下入路相比,当针头朝着臂丛神经前进时,可以清晰地观察到阻滞针的位置。锁骨后入路确实可以最大程度地对阻滞针进行实时定位,但操作者应了解进针路径中经过的组织结构,包括肩胛上神经和位于锁骨下方不可见的血管。操作者可在进针前进行扫描并定位肩胛上神经。在上臂骨折的情况下,锁骨后入路可以替代传统阻滞方法,因为采用此法患者的手臂可不必移动。但是,患者锁骨的位置可能会限制锁骨后入路,因为锁骨可能阻挡了穿刺针通往腋动脉和神经丛的路径。

在最近一篇系统综述中,总结了锁骨上神经和锁骨下神经阻滞的随机对照试验研究,研究发现两种方法的成功率没有差异。在该综述中,锁骨上阻滞失败主要归因于尺神经阻滞不全,而锁骨下阻滞失败主要原因是桡神经阻滞不全。了解每种技术中阻滞效果不佳时神经的解剖位置并采用多次阻滞可以提高两种技术的成功率。值得注意的是,尽管所得数据有限,但锁骨上阻滞的患者术后存在感觉异常和疼痛的趋势,目前尚未报道两种方法在神经结局上的远期差异。

29.8　腋路

腋路臂丛神经阻滞的优势是该区组织浅表并容易使用探头施压,但是需要多位点注射给药才能阻滞整个臂丛神经。如解剖学部分所述,肌皮神经的位置有多种变异,但成功阻滞肌皮神经至关重要,从而提高前臂和手部手术的成功率。其他解剖要点是正确辨认腋窝中的圆肌和联合肌腱。腋路臂丛神经阻滞必须将探头放置在足够靠近近端(腋窝顶点)处,以确保桡神经位于腋动脉旁并被成功阻滞。靠近外侧的阻滞可能会导致桡神经不能被阻滞或阻滞不全。腋路法与锁骨下入路相比,止血带导致的疼痛发生率无统计学差异,但是与行单次注射的锁骨下神经阻滞相比,行双次注射的腋路阻滞法 30min 后神经阻滞成功率较低。

总之,初学者首先应分别学习一种用于肩部手术及一种用于肘部和手部手术的阻滞方法,然后熟练掌握这些方法。对于肩部手术,使用肌间沟阻滞或上干多样化阻滞技术。仅在更棘手的病例以及操作者能够胜任的情况下考虑替代方案,例如锁骨下和肩胛上神经联合阻滞。针对手外科手术,学习第二种神经阻滞方法可在患者神经存在解剖学变异或因外伤引起操作位置不便时获益。在任何情况下实施区域麻醉时,始终遵循的原则是将局麻药浓度和剂量在允许的范围内控制到最少,以最大程度地减少并发症。为了提高安全性,穿刺针的针尖要远离神经,力求操作过程中要始终保持针尖的位置可见;对注射速度和压力均要保持适度,并尽量减少在局麻药中辅助药物的剂量。

(王家强　译,杨涛　校)

参考文献

Aitken E, Jackson A, et al. Effect of regional versus local anaesthesia on outcome after arteriovenous fistula creation: a randomised controlled trial. *Lancet*. 2016; 388(10049): 1067-1074.

Harry WG, Bennett JD, Guha SC. Scalene muscles and the brachial plexus: anatomical variations and their clinical significance. *Clin Anat*. 1997; 10(4): 250-252.

Franco CD, Williams JM. Ultrasound-Guided Interscalene Block: Reevaluation of the "Stoplight" Sign and Clinical Implications. *Reg Anesth Pain Med*. 2016; 41(4): 452-459.

Thomas SE, Winchester JB, et al. A confirmed case of injury to the long thoracic nerve following a posterior approach to an interscalene nerve block. *Reg Anesth Pain Med*. 2013; 38(4): 370.

Grant SA, Auyong DB. *Ultrasound Guided Regional Anesthesia*. Vol 1. (Grant SA, Auyong DB, eds.). Oxford University Press; 2016.

Burckett-St Laurent D, Chan V, Chin KJ. Refining the

ultrasound-guided interscalene brachial plexus block: the superior trunk approach. *Can J Anaesth*. 2014; 61(12): 1098-1102.

Techasuk W, González AP, at al. A randomized comparison between double-injection and targeted intracluster-injection ultrasound-guided supraclavicular brachial plexus block. *Anesth Analg*. 2014; 118(6): 1363-1369.

Gadsden J, Orebaugh S. Targeted intracluster supraclavicular brachial plexus block: too close for comfort. *British journal of anaesthesia*. 2019; 122(6): 713-715.

Retter S, Szerb J, et al. Incidence of sub-perineural injection using a targeted intracluster supraclavicular ultrasound-guided approach in cadavers. *British journal of anaesthesia*. 2019; 122(6): 776-781.

Hanna A. The SPA arrangement of the branches of the upper trunk of the brachial plexus: a correction of a longstanding misconception and a new diagram of the brachial plexus. *Journal of Neurosurgery*. 2016; 125(2): 350-354.

Zetlaoui PJ, Labbe J-P, Benhamou D. Ultrasound guidance for axillary plexus block does not prevent intravascular injection. *Anesthesiology*. 2008; 108(4): 761-761.

Robards C, Clendenen S, Greengrass R. Intravascular injection during ultrasound-guided axillary block: negative aspiration can be misleading. *Anesth Analg*. 2008; 107(5): 1754-1755.

Hayashi M, Shionoya K, Hayashi S, et al. A novel classification of musculocutaneous nerve variations: The relationship between the communicating branch and transposed innervation of the brachial flexors to the median nerve. *Ann Anat*. 2017; 209: 45-50.

Magazzeni P, Jochum D, at al. Ultrasound-Guided Selective Versus Conventional Block of the Medial Brachial Cutaneous and the Intercostobrachial Nerves: A Randomized Clinical Trial. *Reg Anesth Pain Med*. 2018; 43(8): 832-837.

Heesen M, Klimek M, et al. Co-administration of dexamethasone with peripheral nerve block: intravenous vs perineural application: systematic review, meta-analysis, meta-regression and trial-sequential analysis. *British journal of anaesthesia*. 2018; 120(2): 212-227.

Zorrilla-Vaca A, Li J. Dexamethasone Injected Perineurally is More Effective than Administered Intravenously for Peripheral Nerve Blocks: A Meta-Analysis of Randomized Controlled Trials. *Clin J Pain*. 2018; 34(3): 276-284.

Andersen JH, Jæger P, Grevstad U, et al. Systemic dexmedetomidine is not as efficient as perineural dexmedetomidine in prolonging an ulnar nerve block. *Reg Anesth Pain Med*. 2019; 124(3): rapm-2018-100089-340.

Kang RA, Jeong JS, Yoo JC, et al. Improvement in postoperative pain control by combined use of intravenous dexamethasone with intravenous dexmedetomidine after interscalene brachial plexus block for arthroscopic shoulder surgery: A randomised controlled trial. *Eur J Anaesthesiol.* 2019; 36(5): 360-368.

Vandepitte C, Kuroda M, Witvrouw R, et al. Addition of Liposome Bupivacaine to Bupivacaine HCl Versus Bupivacaine HCl Alone for Interscalene Brachial Plexus Block in Patients Having Major Shoulder Surgery. *Reg Anesth Pain Med.* 2017; 42(3): 334-341.

Price DJ. Axillary (circumflex) nerve block used in association with suprascapular nerve block for the control of pain following total shoulder joint replacement. *Reg Anesth Pain Med.* 2008; 33(3): 280-281.

Gianesello L, Pavoni V, at el. Respiratory effect of interscalene brachial plexus block vs combined infraclavicular plexus block with suprascapular nerve block for arthroscopic shoulder surgery. *J Clin Anesth.* 2018; 44: 117-118.

Tsui BCH, Price D. Washing off local anaesthetic induced phrenic dysfunction following interscalene block. *J Clin Anesth.* 2018; 49: 38-39.

Maalouf DB, Dorman SM, Sebeo J, et al. Prospective, Randomized Double-Blind Study: Does Decreasing Interscalene Nerve Block Volume for Surgical Anesthesia in Ambulatory Shoulder Surgery Offer Same-Day Patient Recovery Advantages? *Reg Anesth Pain Med.* 2016; 41(4): 438-444.

Mittal K, Janweja S, et al. The estimation of minimum effective volume of 0.5% ropivacaine in ultrasoundguided interscalene brachial plexus nerve block: A clinical trial. *J Anaesthesiol Clin Pharmacol.* 2019; 35(1): 41-46.

Neuts A, Stessel B, Wouters PF, et al. Selective Suprascapular and Axillary Nerve Block Versus Interscalene Plexus Block for Pain Control After Arthroscopic Shoulder Surgery: A Noninferiority Randomized Parallel-Controlled Clinical Trial. *Reg Anesth Pain Med.* 2018; 43(7): 738-744.

Auyong DB, Hanson NA, et al. Comparison of Anterior Suprascapular, Supraclavicular, and Interscalene Nerve Block Approaches for Major Outpatient Arthroscopic Shoulder Surgery: A Randomized, Doubleblind, Noninferiority Trial. *Anesthesiology.* 2018; 129(1): 47-57.

Kang RA, Chung YH, et al. Reduced Hemidiaphragmatic Paresis With a "Corner Pocket" Technique for Supraclavicular Brachial Plexus Block: Single-Center, Observer-Blinded, Randomized Controlled Trial. *Reg Anesth Pain Med.* 2018; 43(7): 720-724.

Karmakar MK, Sala-Blanch X, et al. Benefits of the costoclavicular space for ultrasound-guided infraclavicular brachial plexus block: description of a costoclavicular approach. *Reg Anesth Pain Med.* 2015; 40(3): 287-288.

Leurcharusmee P, Elgueta MF, Tiyaprasertkul W, et al. A randomized comparison between costoclavicular and paracoracoid ultrasound-guided infraclavicular block for upper limb surgery. *Can J Anaesth.* 2017; 64(6): 617-625.

Charbonneau J, Fréchette Y, et al. The Ultrasound-Guided Retroclavicular Block: A Prospective Feasibility Study. *Reg Anesth Pain Med.* 2015; 40(5): 605-609.

Kavrut Ozturk N, Kavakli AS. Comparison of the coracoid and retroclavicular approaches for ultrasoundguided infraclavicular brachial plexus block. *J Anesth.* 2017; 31(4): 572-578.

Sancheti SF, Uppal V, et al. A Cadaver Study Investigating Structures Encountered by the Needle During a Retroclavicular Approach to Infraclavicular Brachial Plexus Block. *Reg Anesth Pain Med.* 2018; 43(7): 752-755.

Beh ZY, Hasan MS, Lai HY. Ultrasound-Guided Retroclavicular Block (aka Posterior Approach Infraclavicular Block): Anatomical Variation of the Clavicle Limits Block Feasibility. *Reg Anesth Pain Med.* 2016; 41(5): 658-659.

Park S-K, Lee S-Y, et al. Comparison of Supraclavicular and Infraclavicular Brachial Plexus Block: A Systemic Review of Randomized Controlled Trials. *Anesth Analg.* 2017; 124(2): 636-644.

Brenner D, Iohom G, Mahon P, Shorten G. Efficacy of axillary versus infraclavicular brachial plexus block in preventing tourniquet pain: A randomised trial. *Eur J Anaesthesiol.* 2019; 36(1): 48-54.

Boivin A, Nadeau M-J, et al. Ultrasound-Guided Single-Injection Infraclavicular Block Versus Ultrasound-Guided Double-Injection Axillary Block: A Noninferiority Randomized Controlled Trial. *Anesth Analg.* 2016; 122(1): 273-278.

第 30 章

新型非阿片类局麻药

Brian M. Ilfeld

30.1 持续周围神经阻滞

30.1.1 简介

持续周围神经阻滞(continuous peripheral nerve blocks,CPNB)是在周围神经旁经皮置入一导管,并经导管给予局麻药以达到局部麻醉的目的。"神经周围麻药输注"和 CPNB 这两个概念词组常常被用作同义词。目前单次注射周围神经阻滞持续最长时间是 8~24h,当需要延长神经阻滞时间时,可以选择 CPNB。

30.1.2 适应证

CPNB 可应用于长时间的术中麻醉,治疗顽固性嗝逆,在血管意外事件、断指(趾)移植或再植、四肢创伤急救之后用于长时间阻滞交感神经或舒张血管以增加血流量,以及应用于缓解雷诺氏病的血管痉挛和治疗周围血管栓塞。CPNB 可以给外伤患者在转运过程中或等待外科手术时提供有效镇痛。有文献报道,CPNB 可用于慢性疼痛治疗,如难治性幻肢痛、晚期癌痛、三叉神经痛及复合型区域性疼痛综合征,但是最常用的适应证仍是术后镇痛(唯一通过临床随机对照研究验证的适应证)。

因为 CPNB 固有的风险,大多数麻醉科医师仅将该技术用于会发生术后疼痛,且该疼痛无法应用更小的创伤技术来控制的患者,或者无法耐受镇痛药物的患者(例如阿片类药物诱导恶心的患者)。尽管也有针对特定的手术方式在相应的位置留置导管的指导建议,但相关的研究数据非常少。一般而言,腋路、颈椎旁(cervical paravertebral,CPVB),锁骨下和锁骨上的 CPNB 可应用于手、腕、前臂、肘部及肱骨远端的手术(锁骨下最有效);肌间沟内置管应用于肩部及肱骨近端的手术(肌间沟具有最佳风险受益比);胸段椎旁置管可应用于乳腺及胸部手术;腰大肌间隙置管可应用于髋部手术;髂筋膜、股神经和腰大肌间隙置管可应用于膝或大腿的手术(偶尔用于髋部手术,但是存在争论);腘部或臀下置管可应用于腿、踝及足部的手术(腘部具有最佳风险受益比)。据报道,CPNB 已应用于数百例小儿患者,但是还没有像成人患者那样被确切验证。

30.1.3 患者的选择

对并发有其他严重疾病的患者,CPNB 潜在风险与受益方面的研究数据非常少。为了避免发生局麻药中毒,研究者通常将存在肝肾功能不全的患者排除在 CPNB 的适应证之外。持续肌间沟神经周围输注可能会影响膈神经及同侧膈肌功能(如肌间沟或颈椎旁 CPNB),患有心肺疾病的患者通常不使用 CPNB,因为肌间沟 CPNB 确实常常导致同侧膈肌麻痹。尽管 CPNB 对相对健康患者肺功能的影响可能微乎其微,但实施者必须了解所有的可能风险并作好处理相关并发症的准备。

30.1.4 导管置入(神经刺激)

目前已有多种导管置入技术,包括异感、筋膜突破感和透视导向等,但大部分报道都使用电刺激技术。一个常用的方法是:先通过绝缘的穿刺针一次性注入局部麻醉药以达到外科阻滞,然后经穿刺针导引放置"无刺激"导管。很多研究报道使用该方法操作成功率很高,但在导管送入过程中,其头端仍有可能易位。为了降低这一风险,可以先置入神经周围导管,然后再经导管注入局麻药。但是,该技术需要等待至少 15min 来确认阻滞成功或失败,如果成功,则敷料覆盖并固定;如果失败,则拔除导管,重新准备及重新置管。另外,阻滞不全可能提示导管头端未处在最佳位置,但常可以通过电刺激进行确认来避免重新置管。

放置可头端导电的导管可提高首次成功率,该导管可在给予局麻药物之前反馈出导管头端与靶神经的位置关系。有资料表明,在腘窝区,推进导管时使用电刺激,可使导管头端位置更靠近坐骨神经。但是在股神经和肌间沟置管时,临床相关性不确定。可惜的是,电刺激导管既不能保证外科手术过程中的完全阻滞,也不能保证术后有效的镇痛。另外,在置入导管时常无法获得满意的肌肉收缩强度。相比无电刺激导管,电刺激导管置入时间更长、价钱更高,以至于很多学者质疑它的效价比。最后,引起肌肉收缩的最小可容忍电刺激强度仍未可知。

仍然未知的还有导管置入超过针尖的最佳距离。增加导管置入深度和导管卷曲风险的增加具有相关性,和导管与靶神经之间的最终距离也可能相关。研究报道,当导管置入超过穿刺针5cm时,很多导管出现打结现象,表明5cm是导管最大置入深度。同样未知的是导管最佳的最小置入深度。一些研究表明0~1cm的置入深度可使继发性阻滞失败风险达到最小化,但可能导致继发性移位风险增加。

30.1.5 导管置入(超声)

本文因受篇幅限制,不能对超声引导下神经周围导管置入进行深入探讨,但可在别处找到可用的相关信息。尽管超声可以直视引导,似乎可以增加导管尖端定位的准确性,但要准确定位导管尖端位置常常很困难。多数操作者通过观察注入的液体、液气混合物或单纯空气的位置来定位导管尖端位置。对于大多数解剖定位及与电刺激技术相比,经超声引导置导管(至少给予了相似的镇痛处理)可减少操作时间和相关的不适。大部分报道提示联合应用超声和电刺激收益甚微。目前,尚无足够的资料能确定这些导管置入方式中哪种技术或设备最好,相关风险最小并且收益最大。

30.1.6 持续输注的药物

虽然有文献报道使用左旋布比卡因及其他阻滞时间短的局麻药行CPNB,但绝大多数关于CPNB的文献中都是使用布比卡因和罗哌卡因。有资料提示,布比卡因和左旋布比卡因比罗哌卡因效能强,但是三种药物在人体试验上表现出相似的镇痛效果。罗哌卡因常需要将浓度增加50%以弥补其效能低的问题。当暂停给药时,布比卡因对运动和感觉的阻滞作用比罗哌卡因更持久。这对通过局麻药剂量滴定来减少CPNB不良反应尤为重要。未知的还有决定CPNB效果的最主要因素究竟是单纯局麻药的剂量,还是容积(比)和/或浓度。所有解剖部位都还没有推荐的最佳药物浓度(比例)组合,仍需进一步的研究。对于布比卡因/左旋布比卡因和罗哌卡因,文献中最常用于CPNB的浓度分别是0.1%~0.125%和0.1%~0.2%。遗憾的是,辅助药物如可乐定、肾上腺素和阿片类药物,并不能提高镇痛效果和/或降低CPNB相关的不良反应。另外,单独使用长效局麻药仍需进一步研究。

30.1.7 局麻药给药方案

目前有充分数据显示,如果患者具有自控能力,则在围手术期采用自控CPNB控制中重度疼痛是有益的,而且可以降低局麻药的消耗量。但非常遗憾,由于研究数据不足及影响因素的不确定性(留置导管的类型、手术的不同和阻滞部位的区别),目前仍难以制订一个初步的操作指南来帮助确定应用CPNB的理想参数(包括理想的背

景给药速度、单次注射剂量、锁定时间等)。在基于前瞻性研究数据所制订的临床建议发布之前,临床医师可以参照成功的镇痛报道:罗哌卡因(0.2%)或布比卡因(0.125%),背景剂量为5~10ml/h,单次注射剂量为2~5ml,锁定时间为20~60min。另外,最大安全极限剂量仍然不清楚。有多个研究者发现,无肝肾功能障碍的患者连续数周采用类似的给药方案行CPNB后,其局麻药的血药浓度仍然在可接受的限度内,也未发现局麻药中毒的症状/体征。

30.1.8 输注泵

没有一种理想的输注泵可适用于全部临床病例,因此,输注泵的选择主要由预设方案的特征决定。人造橡胶输注泵无法像电子输注泵那样能将基础输注速率维持在基线±5%,这种较强的可变性是否具有显著的临床意义,或在什么情况下与临床相关还不清楚。输注泵基础输注速率的可调性允许我们对局麻药剂量进行精确滴定,从而避免镇痛不全、镇痛过度以及其他副作用(比如肌肉瘫软)出现,并能达到最长输注时程(如门诊CPNB患者已经设置好的储药囊容积)。此外,患者自控单次注射剂量功能具有多种好处,如提高镇痛效果、减少阿片类药物的用量。电子输注泵具有基础输注速率可调、患者自控单次注射剂量可调及单次注射剂量的锁定功能。大部分人造橡胶输注泵基础输注速率是固定的,很少部分像电子输注泵一样具有可调节性。

人造橡胶输注泵往往因为体积小、重量轻、无报警、用后即弃以及无声工作(电子输注泵可能会打扰患者休息)等特点而受到青睐。此外,人造橡胶输注泵由于仅有出厂设定的基础输注速率而没有单次剂量推注功能,往往价格低廉。也有反复使用的电子输液泵,该输注泵使用价格较低的一次性的无菌储药囊,一次性使用的电子输注泵有但很少。在美国,输注泵必须在层流工作台上充药。有关CPNB安全持续使用的最长时间,至少美国还没有国家级的指南。

30.1.9 门诊患者的CPNB

本文因篇幅所限,不能对门诊CPNB进行深入探讨,但在别处可找到相关的信息。对门诊患者可采用便携式输注泵实施CPNB治疗。CPNB经常应用于不在医院过夜观察的门诊手术患者,它也可能缩短在院时间和/或有利于患者在康复中心或家中的恢复。超声引导技术可以缩短CPNB导管置入时间,这在时间要求十分严格、高速周转的急诊中心是十分有用的。由于门诊患者极少被直接监护,因此应用CPNB的选择标准常常更严格,而且并不是所有患者都愿意或有能力接受导管和输注泵系统带来的额外的护理责任。为降低局麻药毒性的风险,存在肝肾功能不全的患者常常排除在适应证之外。肥胖患者和有心肺疾病的患者行肌间沟和颈椎旁神经阻滞(常导致膈肌无力)时必须十分小心,因为这些患者可能不能代偿轻微的缺氧和/或高碳酸血症。

门诊CPNB可以缩短达到出院标准的时间(在一些病例中是实际出院时间)。全膝关节置换术后提前出院可

以降低住院费用。但对于后路腰丛和股神经持续阻滞，允许患者出院时需特别谨慎，因其可能导致患者跌倒的风险增加。少量相关病例报道显示，全关节置换术后如在家中给予 CPNB，患者只需住院 1 个晚上，甚至只需门诊处理。

30.1.10 益处

CPNB 最常见的适应证是术后疼痛控制，而 CPNB 最主要的受益取决于是否能成功的提高镇痛效果。RCT 研究文献证实的益处包括减轻术后疼痛、减少止痛药物的追加量、减少阿片类药物相关的不良反应、减轻睡眠紊乱、提高镇痛主观满意程度、缩短达到出院标准或实际出院的时间和炎性标志物水平下降。另有研究显示，全膝关节置换术后 48~72h 股神经周围持续局麻药注入可加速膝关节被动活动度的恢复。当神经周围输注作用覆盖全部手术部位的神经支配时，镇痛效果最为显著，这常见于肩部和足部手术(分别为肌间沟和坐骨神经周围置管)。不幸的是，虽然理论上臂丛神经阻滞覆盖了肘部及其远端肢体的手术范围，但实际上只产生相对较弱的镇痛效果。腋窝、锁骨上、腹横肌平面持续神经阻滞的优点仍严重缺乏 RCT 证据。虽然锁骨下神经阻滞有效，但是除非使用剂量足够大的局麻药，否则镇痛常常达不到最佳效果，而大剂量局麻药的应用常常会影响末端肢体的感觉。类似的，当手术部位受多支神经支配(如膝关节、髋关节、踝关节)时，如不同时联合使用额外的镇痛药物，单一神经阻滞常常不能达到最佳的镇痛效果。股神经 CPNB 和硬膜外麻醉在髋关节和膝关节置换术中提供了大致等同的麻醉效果，但在患者使用抗凝药物时，CPNB 可以避免硬膜外血肿等并发症的发生风险。

关于 CPNB 药物输注的益处有大量的研究证据，但少有研究阐述导管移除之后的益处。一篇报道认为 CPNB 之后患者的生活质量得到提高(但另外五篇不支持)，数日或 6 个月后镇痛效果得到改善，患者能更快地耐受膝关节术后被动屈曲活动，从而提前从康复中心出院、上厕所和独自站立功能恢复更快等。但患者中长期健康相关的生存质量改善的证据仍然很缺乏，额外信息参见后文。

30.1.11 并发症

CPNB 相关轻微并发症的发生率和神经周围单次阻滞相类似，严重的和永久性的输注相关并发症并不常见。不幸的是，CPNB 因其复杂的解剖定位、种类繁多的设备和技术而难以普及。例如，三个不同的研究所报道的继发性阻滞(输注)失败发生率分别为：1%、20% 和 50%。导管置入相关并发症包括导管尖置入位置不准确，极少数病例导管置入神经内、神经鞘内、硬膜外、血管内甚至胸膜间。周围神经局麻药输注过程中相关并发症包括导管堵塞或移位，置管处液体外渗，输注泵连接断开、失灵或中断，导管敷料 / 粘胶激惹造成的局部皮肤反应或过敏反应及导管刺激引起的臂丛神经激惹。一个最为严重的并发症是末端感觉缺失，可能导致患者去神经化、妨碍康复，也是患者易受外伤的一个危险因素。在这种情况下，

应中止局麻药输注直到感觉功能恢复，然后再以较低的基础速率重新开始输注。相反，爆发性疼痛或持续镇痛不足则可由患者自控给予单次注射剂量并增加基础输注速率来进行治疗。

更加严重并且非常罕见的并发症包括全身性局麻药物毒性反应，大剂量布比卡因注射后引起的肌肉坏死，腹膜后导管周围血肿形成，导管扭曲打结、堵塞、断裂或破裂，持续长时间的 Horner 综合征及局麻药输注影响到膈神经时导致肺下叶塌陷。对于先前存在神经系统疾病或糖尿病的患者，有限的证据表明长时间暴露于局麻药作用之下可能存在加重神经损伤的风险。膝关节或髋关节置换术后，股神经阻滞可能增加患者摔倒的风险。置管处感染或脓肿形成很罕见(感染率 0~3%，其中大部分文献报道 <1%)，但局部炎症反应(3%~4%)和细菌定植(6%~57%)相对较为常见。感染的危险因素包括：手术期间未预防性使用抗生素、男性、腋窝或股神经置管和入住过 ICU 病房。感染风险也和输注持续时间相关，但是，有报道称 CPNB 患者经长达 34d 的洲际转运或长达 83d 的居家应用情况下的感染率仍十分低。

由于所有的外科手术操作都有不同的神经损伤发生率，因此不管是施行区域性麻醉还是镇痛，都很难确定神经功能缺失中究竟有没有或者有多少比例可归因于 CPNB。让我们记住这些数据：CPNB 相关的暂时性有害的神经系统症状发生率分别为：肌间沟置管 0~1.4%，股神经置管 0.4%~0.5%，坐骨神经置管 0~1.0%。另一个对近 3 500 例不同解剖位置行 CPNB 的研究发现，持续时间超过 6 周的神经缺失症状发生率为 0.2%，但 6 周后神经缺失症状是否消失并不清楚。但一些多中心、前瞻性的研究报道称，绝大部分神经系统症状出现在 4~6 周，并在 3 个月内自行恢复。长期或永久性神经损伤也有发生。5 个大样本量的前瞻性研究对患者至少进行了 3 个月的随访，发现 3 例患者存在不能自行恢复的神经缺失症状。所有研究汇总(总计 4 158 例)后提示，持续时间超过 9 个月的 CPNB 相关的神经损伤发生率是 0.7%(全部风险可能最终并不能全部归因于神经周围输注)。虽然超声引导可能降低其中很多或大部分并发症的发生率，但迄今为止很少有数据支持这种观点，而各种病例报道也提示完全避免这些并发症是不太可能的。

在过去几年中发表了大量的数据涉及 CPNB 的神经系统风险。大部分的术后神经症状(PONS)归因于手术过程、CPNB 或者仅仅是归因于全身麻醉(例如，手术体位伤害到身体其他不相关的部位)。缺乏对照和 / 或随机化使得数据具有多种偏倚，进而使得解释现有数据进一步复杂化。例如，一组持续腘 - 坐骨神经阻滞进行足部和踝部手术患者(n=151)的前瞻性、非对照性队列研究报道，患者 2 周内出现 PONS 高达 41%，34 周时为 24%，48 周时为 4%。一项相似的回顾性研究(n=157)发现发生 11 个月仍未恢复的 PONS 的概率为 1.9%。这些风险比先前估计的腘窝浸润风险(0~0.4%)高出几个数量级，这有可能由以选择偏倚为代表的多种偏倚所致。

另一项相关的回顾性研究调查 1 182 例持续肌间沟

和股神经阻滞的患者,经鉴定有 4 例(0.3%)在任意时间点都有 PONS,其中一例 6 个月仍未恢复。值得注意的是,这些研究者报道了持续周围神经阻滞对比单次周围神经阻滞,发生持续超过 6 个月的 PONS 的概率增加(0.24% vs. 0.07%,$P=0.08$)。重要的是需注意,这种回顾性、非随机队列研究(例如,在置管组大手术所占比例高,而大手术本身具有更大的神经损伤风险)中选择偏倚的风险很高。最值得相信的是,最近发表的基于两项超过 2 500 名肌间沟和股神经置管的回顾性研究报道,6 个月时 PONS 的发生率为 4.9%~5.3%,而到 11 个月时,这些病例中除却 0.3%~0.7% 外仍然存在 PONS。需要强调的是,相关从业人员应意识到这些数值存在关联,但不是必然因果的事实。关于受试者 PONS 的百分比,应该排除任何手术或者其他因素造成的痛觉缺失。不幸的是,可用的数据并不能表明超声引导"有益于"减少 PONS 的发生概率,所以改变不同的置管技术并不能如期的减少 PONS 的发生概率。

在过去的几十年中,膝关节和髋关节成形术后摔倒的风险得到了降低。单次注射股神经阻滞不会增加这种风险,来自随机对照研究的证据表明,持续股神经或腰肌间隔阻滞使跌倒的风险增加 4~5 倍,但是有些学者质疑这种相关性。抛开 CPNB 与摔倒的关系,即便是执行特殊的强化预防摔倒程序,这种并发症依旧持续出现。有提议用收肌管浸润替代持续股神经阻滞作为减少因股四头肌无力而增加摔倒风险的一种办法,但这种关联还没有得到证实。

30.1.12 额外益处

过去的几年内发表了许多 CPNB 新的适应证,表明其可为疾病带来更多的益处。新的随机对照研究表明,在肌间沟、椎旁、收肌管、股神经以及坐骨神经单次神经阻滞后增加神经周围浸润可以改善术后镇痛(并且在大部分病例中减少了止痛剂的需求)。与硬膜外浸润比较,CPNB 提供相似的止痛效果,但可改善血流动力学稳定性(可能与对交感神经作用小有关),在膝关节成形术后更短时间达到关节弯曲的目标,并可改善镇痛,减少了追加止痛剂的需求。而且也有累积的数据表明 CPNB 比持续切口浸润能够提供更佳的止痛效果。

由于持续股神经阻滞与膝关节成形术后摔倒相关,因此理论上讲,与股神经浸润相比,任何减少导致股四头肌乏力的措施都将降低摔倒的风险。基于这一理论,最近 5 年,有许多研究证实,收肌管留置导管可以有效地用于大多数膝关节手术。在 6 项对比持续收肌管和股神经阻滞的随机对照研究中,3 项研究表明收肌管置管患者的站、坐、走动以及爬楼梯等能力显著改善。有 1 项没有研究离床活动,剩下 2 项随机对照研究虽然证明收肌管浸润后股四头肌力量(52%:18%,基线水平相同)有所改善,但是未能证明运动能力有所改善。值得注意的是,后 2 项研究仅提供了 8ml/h 的基础输注速度,并没有进行患者自控或输注者可重复推注的单次计量,这可能减少了收肌管浸润的效果。此外,其中 2 项随机对照研究检测到股神经浸润组患者静息(单个关节成形)或者运动(多个关节成形)的止痛效果更好,然而其他的研究未能检

测出两组间的差别。最后,一项研究报道收肌管组住院时间缩短(3.1d:3.9d),尽管也有一些相关的方案或发现发表,但是一项判断标准稍有不同但相似的随机对照研究发现到准备出院或实际出院的时间并没有减少。很有可能的原因是,当连续的收肌管阻滞提供与股神经阻滞至少相似的镇痛效果时,其运动能力更强。仍然不清楚的是理想的导管置入位置和方案,理想的麻醉药物注入方法(例如,基础输注或是反复单次推注、基础输注速率、单次推注计量等)以及是否存在可以减少住院时间的最优化的给药方式。

为了进一步改善全膝关节成形术后的镇痛,最近有 3 项随机对照研究在持续股神经阻滞或者臀部腰丛神经(腰大肌间隔)阻滞的基础上增加持续坐骨神经阻滞的效应。所有的研究证实疼痛评分更低、止痛药物追加量减少,而且有一项研究发现恶心呕吐的发生概率降低同时关节弯曲和下床活动情况改善。以前一直认为,提供连续的坐骨神经阻滞有潜在的缺点,如放置第二个导管所需的额外时间、术后不能充分评估坐骨神经功能以及干扰理疗效果(如足下垂、下肢无力)。

尽管目前较少的证据研究 CPNB 导管拔出后的长期益处,但最近还是有相关数据发表。两项随机对照研究发现术后 2~3d 持续肌间沟或股神经阻滞与对照组相比,肩关节和膝关节成形术后 7d 疼痛减轻、阿片类药物需求减少和睡眠得以改善。相似的是,两项随机对照研究也表明全膝关节成形术后持续股神经阻滞改善关节弯曲的情况长达 6 个月。

然而,最可能获得关注的可能是术后能持续减轻疼痛的能力。先前仅有一项在腘窝阻滞加入股神经置管的阳性研究,研究对象是踝关节大手术,目前又有四项新的随机对照试验。一项研究报道,全膝关节成形术实施持续股神经阻滞减少术后 3~6 个月的慢性疼痛。另外一项涉及相同手术的研究发现实施持续坐骨神经阻滞复合股神经浸润减少了术后 3 个月的运动疼痛(12 个月时没有差别)。最后,两项随机对照研究结果表明乳房切除术后持续椎旁神经阻滞改善术后 1 年的镇痛效果,包括更好的身体和精神相关的生活质量以及减少疼痛相关的躯体和精神紊乱。

30.2 脂质体布比卡因

脂质体包括两个疏水尾和一个亲水头,并且能够形成作为药物"仓库"的小囊泡。注入以后,脂质体逐渐分解,导致药物长期扩散。局部麻醉药(利多卡因)与脂质体结合最早在 1979 年报道,最初于 1988 年用于人体,1994 年第一次报道用于术后镇痛。尽管后续有大量的报告发表,直至 2011 年,美国食品药品管理局(Food and Drug Administration,FDA)才批准第一种脂质体局麻药(布比卡因)用于成人手术部位注射来提供术后镇痛。

两项多中心随机对照研究表明,与安慰剂相比,痔疮切除术和拇囊炎切除术后切口浸润药物有着更好的术后镇痛效果。相反,当与盐酸布比卡因("标准"布比卡因)

比较,12 项已经发表的随机对照研究里面有 10 项表明首要(以及大多数次要)镇痛观察点结果是阴性的。两项阳性的随机对照研究是与盐酸布比卡因作比较,一项涉及痔疮切除术,但另一项相似研究结果为阴性;第二项阳性的随机对照研究涉及肌下隆胸术,1~10 分数字量化疼痛评分平均降低少于 1 分,因此,研究者总结,"我们认为脂质体布比卡因用于特殊用途而增加额外的花费是不合理的。"14 项随机对照研究中有些是剂量效应研究,不能有力地确定药效。而且,与安慰剂对照的试验发现次要观察指标中有些阳性结果,如个别时间点的疼痛评分、阿片类药物用量(尽管差异很小)以及术后至第一次使用阿片类药物止痛的时间。然而,考虑到新药的花费估计是盐酸布比卡因的 100 倍,因此,需要数据最终证实其优越性。

目前没有直接对比 CPNB 和脂质体布比卡因切口浸润的随机对照研究。唯一一项研究在全膝关节成形术后比较其与单次股神经阻滞的效果,表明脂质体布比卡因浸润在周围神经阻滞期间提供较低的镇痛作用,两者后续的治疗效果没有差别。目前有四项对比脂质体布比卡因和盐酸布比卡因行全膝关节成形术的随机对照研究结果是阴性的,而这些研究被重复时(包括 CPNB)得出的是阳性结果。证据不认为两种药物等效。

与伤口浸润结果相反,最近发表的一项随机对照研究数据强烈提出在机器人辅助子宫切除术后,使用脂质体布比卡因单次肋缘下 TAP 阻滞比使用盐酸布比卡因在术后 3d 统计学上和临床上有更佳的止痛效果。在一项随机对照研究中,开放肾或者肝胆手术后持续肋缘下腹横肌平面(transversus abdominal plane,TAP)阻滞和硬膜外阻滞没能检测出明显差异,但是本次研究被设计为优势研究,它的阴性结果应该被视作非结论性的和不等价的。因此,一项随机对照研究对比脂质体布比卡因单次 TAP 与硬膜外阻滞或者 TAP 神经周围浸润获得批准。值得注意的是,美国 FDA 最近修订了唯一批准的脂质体布比卡因制剂的标签,其中明确包括:应用于区域阻滞技术 TAP 是 EXPAREL 允许的适应证。

尽管目前没有脂质体局麻药批准用于硬膜外或周围神经阻滞,但是大量(如果不是全部发表)的相关研究已经完成。临床前毒理学和临床数据表明,脂质体布比卡因的安全范围至少与盐酸布比卡因相当。尽管 1~3 阶段临床试验只涉及脂质体布比卡因用于肋间神经和踝关节阻滞,但最新的发表数据认为也可用于股神经阻滞。脂质体布比卡因在健康志愿者用于股神经阻滞时可产生超过 72h 的镇痛效果伴随不完全的运动阻滞,提示与安慰剂相比,其镇痛作用在行全膝关节成形术的受试者中可超过 72h(尽管术后 24h 镇痛效果差别极为轻微)。需要强调的是直至写这篇稿件为止,脂质体布比卡因局麻药依然没有被允许用于硬膜外间隙或其他周围神经阻滞(TAP 和肌间沟阻滞除外)。

30.3 神经冷冻(冷止痛法)

神经冷冻是应用特殊的低温来可逆地阻断周围神经产生暂时的止痛,称为"冷止痛法"。第一次描述神经冷冻设备是在 1961 年,现代的冷探针内在高压下输送气体(通常为氧化亚氮或 CO_2),然后通过细小的开口释放到密封的、低压的远端尖端。通过焦耳 - 汤姆孙效应,即当气体从高压释放到低压会发生急剧膨胀和吸收热量,从而导致温度大幅下降。气体通过手柄中大直径(低压)针管排出。封闭系统能够保证气体完全排出体外。探针尖端强烈的低温产生沃勒变性——一种可逆的神经轴突断开,随后抑制神经传入和传出信号的传导。由于导致不可逆变性的温度大约为 -100℃,比气体的沸点(CO_2:-79℃;氧化亚氮:-88℃)还低,所以仍保留神经内膜、神经束膜和神经外膜的完整,而轴突的再生速度接近 1~2mm/d。

通过外科切口的神经冷冻已经被用于治疗开胸术、扁桃体切除术和疝修补术后急性痛。另外可以应用超声引导经皮插入探针至周围神经提供镇痛,并且已经被用于各类慢性疼痛。超声与新设计的结合及 FDA 批准手持式神经冷冻设备,使得经皮神经冷冻替代 CPNB 用于术后镇痛成为可能。应用该技术治疗急性疼痛最大的限制因素是:①抑制传出信号的有效传出而导致神经支配的肌肉麻痹;②作用持续时间的相对不确定性,可能是数周甚至常常数月。因此,该设备之前被单纯用于感觉神经,但是临床前研究发现对运动 - 感觉混合神经进行神经冷冻治疗痉挛状态,运动神经的结构和功能在髓鞘再生后没有发生持续的改变。

神经冷冻可能用于外科手术的适应范围包括髂骨取骨(表浅臀部神经)、全膝关节成形术(大腿前面皮神经和髌下的隐神经)、各种手外科手术(桡神经浅支)、肩袖修复术(肩胛上神经)和截趾 / 肢术以及其他手术。尽管目前有美国 FDA 批准的神经冷冻设备可用于减轻疼痛,但用神经冷冻治疗急性疼痛仍需要大量的更长远的大规模随机对照研究。目前去神经化持续时间能否被缩短(例如,减少冰冻循环的间隔和数量)仍不能确定,以及开胸手术后神经冷冻发生不良事件的概率也不能确定。直接与 CPNB 作比较是行不通的,但神经冷冻理论上的益处包括超长的持续时间、没有导管管理 / 拔除、不需要输注泵和携带麻醉容器、更低的感染率、没有局麻药毒性以及导管移位或漏液。

30.4 经皮周围神经刺激

中枢及周围神经系统都可以应用电流诱导出镇痛效果。关于这种作用的机制有许多,但大部分都是基于 Melzack 和 Wall 的"门控理论":电流激活大直径的有髓传入周围神经(在脊髓角内)阻碍疼痛信号从小直径的疼痛纤维传导到中枢神经系统。脊髓角和周围神经植入刺激器已用于治疗多种慢性疼痛。相反,应用周围神经刺激器治疗急性 / 术后疼痛很少有报道,很大程度上是因为需要应用经皮电神级刺激激活皮神经疼痛纤维,并且需要有创操作进行植入和移除周围神经电极或导线。

现在已经有了直径小到足以穿过针头的经皮插入电极。可用超声进行引导神经周围电极植入,并且已被报道用于治疗慢性疼痛。更新的报道显示运用超声引导经皮周围神经刺激可用于术后镇痛，5 例全膝关节成形术受试者中采取了股神经或坐骨神经（2 例）探头植入并维持 8~58d，可使静息痛平均减少 93%（从平均 5.0 减少到 0.2，0~10 分数字量表），5 例受试者中甚至有 4 例疼痛完全缓解。被动和主动膝关节运动疼痛平均分别下降 27% 和 30%。在这一小群受试者中，无论是被动还是主动的最大膝关节活动度都没有受到影响。

虽然没有直接与 CPNB 进行对比，但经皮周围神经刺激器植入的理论益处很多。当探头距离目标神经 0.5~3.0cm 时功能达到最佳，没有必要放置在特定的平面内。电流产生器较精细，体积比名片还要小，而且可以完全附着在患者的腿上，所以不必携带大的便携式输注泵或者局麻药存储器。螺旋线圈型探头可以减少移位和折断的风险，并且将感染的概率降低至接近每植入日的 0.05‰。这些特征显著提高了电极的保留时间（有些案例甚至超过 1 年），提高了术前置入和术后持续刺激来减轻整个手术相关疼痛的可能性。理论上神经刺激不会产生诱导感觉、本体感受或运动功能的缺失，使全物理治疗成为可能并且好像与跌倒风险的增加没有任何关联。尤为明显的优势是没有局麻药中毒或渗漏的风险。然而，经皮周围神经刺激器植入治疗急性疼痛的限制取决于多种目前没有解决的因素：电极植入需要时间、电极和电流产生器的花费、能提供的最大止痛效能以及 FDA 批准电极和发生器的可能性。早期的可行性研究提示其具有良好的镇痛效果和节约阿片类药物的益处，但确定性的结论仍需要大型随机对照临床试验来验证。

（沈镀　译，卞金俊　校）

参考文献

请见 https://drive.google.com/file/d/1T6nCjCK2dvVaCjKf-pUmCSMggx-x9-VfA/view? usp=sharing。

第31章

局部麻醉药:机制、毒性和临床难题

John F. Butterworth

31.1　引言

　　1884 年,局部和区域麻醉的概念被引入西方医学,起源是 Köller 和 Gartner 报告了可卡因可用于青蛙、兔、犬的角膜局部麻醉,以及 Halsted 报告了患者的神经阻滞麻醉。随后由于电生理学研究、更安全的局部麻醉药物、更可靠的神经定位技术、更安全的镇静技术以及对局部麻醉药全身毒性(local anesthetic systemic toxicity,LAST)复苏的方法等进步,局部麻醉药和局部麻醉发生了显著进展。我们将回顾其中几个领域的知识现状,重点关注最近的相关研究。

31.2　局麻药的结构与特征

　　局麻药物有许多共性。除了阿替卡因外,所有的局麻药物的分子结构中一端有一芳香环而另一端有一氨基(图 31.1)。而阿替卡因的中的芳香环则由含硫的噻吩环取代。局麻药物分子中间部分则使用酯链或氨基基团相连。目前的商业化生产中已经可以生产反式异构体,如图 31.1 中 * 代表手性碳原子。甲哌卡因存在手性碳原子,但是图 31.1 中未标 *,因为目前市场上只有消旋体混合物。而布比卡因则有普通的消旋体混合物或者纯左旋布比卡因。其他可抑制神经传导的化合物包括:全身麻醉药物、α_2 受体激动剂,三环类抗抑郁药物、酒精、神经毒剂、大麻,甚至 2- 庚酮(一种蜜蜂的分泌物)。

31.3　电压门控性钠通道

　　与 Ca 通道的形成相似,Na_V 通道是大的、完整的膜蛋白,包含 1 个较大的 α 亚基和 1~2 个较小的 β 亚基。α 亚基为离子传导和局麻药结合部位,包含有大约 2 000 个氨基酸和 4 个"功能区域",每种含有 6 个 α 螺旋跨膜片段。β 亚基可调节 Na 通道嵌入细胞膜,具有电压依赖性特征以及 α 亚基的门控开闭动力学。

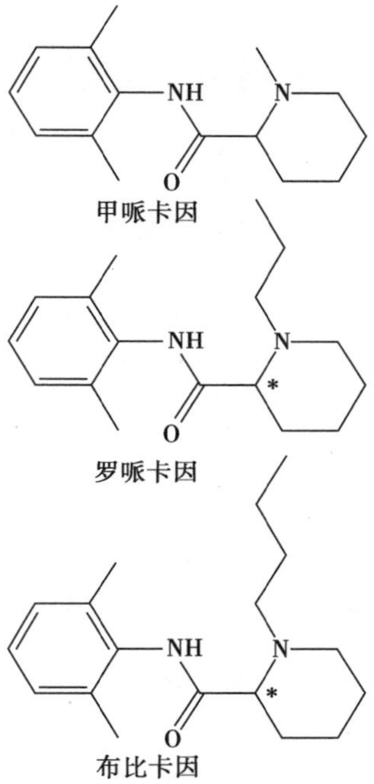

甲哌卡因

罗哌卡因

布比卡因

图 31.1　局麻药物的分子结构

　　人类有 7 个功能性基因编码神经元钠通道的 α 亚基,2 个编码骨骼肌和心肌中的 Na_V 亚型。在区域麻醉和疼痛医学领域,特殊 Na_V 通道亚型主要存在于无髓鞘轴突、郎飞结、背根神经节感受器。这一领域研究甚多,此处只能作一简要回顾。Na_V 亚型的基因变异可能产生不同的药物亲和力。基因的剪辑也可存在变异,如人类背根神经节(dorsal root ganglia,DRG)神经元中的 $Na_V 1.7$ 通道。不同的钠通道亚型有可能在周围神经疼痛综合征的发病中有着重要意义。如人类疼痛型神经瘤中积聚了大量 $Na_V 1.7$ 通道。动物炎性疼痛动物模型的背根神经节中 $Na_V 1.8$ 通道表达升高。在糖尿病变引起的疼痛神经病变中 $Na_V 1.9$ 升高。周围神经受到损伤后背根神经节处的 $Na_V 1.3$ 表达增强,在人类神经瘤内 $Na_V 1.3$ 增加。$Na_V 1.6$

则可能与腰髓炎性 DRG 神经元反复放电相关,抑制该通道可以消除实验动物的疼痛行为。

Hodgkin 和 Huxley 首次发现在体内钠通道至少有三种状态:静息、开放和失活状态。在一个动作电位发生过程中,钠通道短暂开放,细胞外 Na^+ 离子进入细胞内,细胞膜去极化,几毫秒后钠通道失活(Na^+ 电流停止)。对于哺乳类动物的有髓鞘纤维,细胞膜复极化不需要 K 离子流的参与,因为 Na_V 通道也可复极化恢复到静息状态。应用于周围神经或周围神经附近的局麻药可能会迁移到轴突质膜中,在那里它们结合 Na_V 通道并阻止它们"开放"。如此精巧的"电压门控"似乎是由船桨形电压感知的氨基酸序列的微小移动产生的。基因变异的 Na_V 通道可能在复极化过程中出现重复性 Na 电流,从而导致失活异常,根据发生变异的具体亚型,其可能与阵发性极度疼痛(Na_V 1.7)、先天性肌阵挛(Na_V 1.4),以及长 QT3 综合征和婴儿猝死(Na_V 1.5)相关。

31.4 局麻药作用机制

1959 年,Taylor 证明局麻药物抑制钠离子通道电流。局麻药主要结合在 α 亚基的特定位置,一些钠通道与其他钠通道相比对局麻药物和河豚毒素的敏感性要差。局麻药抑制 Na^+ 电流的强度随着钠通道多次反复去极化而增强,这种现象被称为"使用依赖性"阻滞。可能是由于反复去极化和失活使得局麻药物能够进入钠通道内部发挥作用。另外,局麻药物也可以在钠通道开放的情况下调节其运动状态。

多年来,我们已经认识到局麻药物在大鼠模型上的数据与人体相比差异很大。这个观点最近在人和大鼠背根神经节钠电流的对比中得到了证实。有趣的发现是,在某种钠通道电流中利多卡因的"使用依赖性"阻滞显著要弱于大鼠的神经节。

与利多卡因相比,它的季铵衍生物 QX-314 结构上附加有乙基和正电荷氮(图 31.2)。当将 QX-314 注射到细胞内时,这个无法通过细胞膜的药物显示出强效的钠通道电流抑制作用。但临床实践中是无法实施细胞内注射的,这个研究有临床意义吗?最近的研究证明 QX-314 和

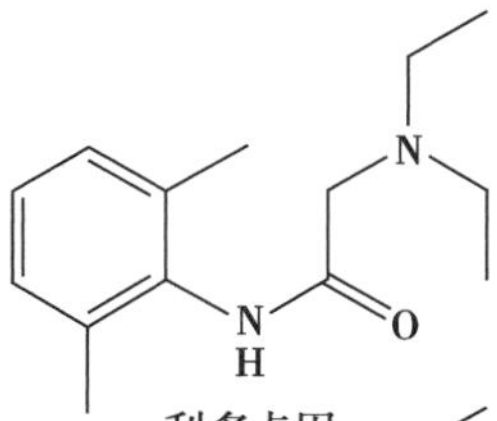

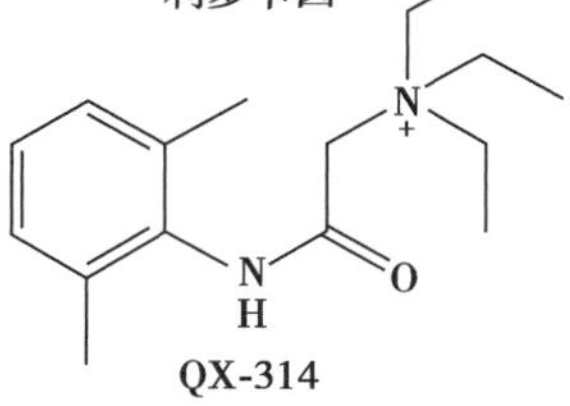

图 31.2 利多卡因及其衍生物 QX-314 的化学结构

其他药物可能可通过被疼痛、利多卡因和辣椒素激活的辣椒素受体(transient receptor potential vanilloid 1,TRPV1)通道进入细胞浆。TRPV1 通道激活提示了初级感觉传入纤维传递的伤害性刺激。季铵衍生物起效明显比利多卡因更慢,但是可产生更持久的镇痛效果(可能与通过 TRPV1 通道转运有关)。最近的动物研究发现,注射 QX-314 可通过选择性抑制初级传入神经元 TRPV1 通道来发挥缓解癌性骨痛的作用。QX-OH 是以一个 OH 取代一个 CH_3 的新型 QX-314 衍生物,在动物模型上表现出作用时长比 QX-314 长 40%~60% 的镇痛效应,增强左旋布比卡因的作用,可能是将来季铵类局麻药的选择方向。

31.5 局麻药与钠通道或神经阻滞无关的作用

与存在特异性受体、激动剂和阻滞剂的药物相比,局麻药具有更低的效力和选择性。局麻药可溶解和破坏细胞膜,且可结合和抑制许多种通道,包括 K_{ATP} 酶,电压门控性 K、Ca 和 HERG 通道,酶(包括丝裂原活化蛋白激酶、腺苷酸环化酶和磷酸酶),受体(烟碱型乙酰胆碱受体、NMDA、β 肾上腺能受体、TRPV1、缓激肽 B2 受体、5-HT3 受体)及信号转导通路(G 蛋白介导的信号通路)。局麻药与这些分子结合,可产生脊髓镇痛,或全身中毒,或没有任何临床或科学意义的效果。血液循环中的局麻药对凝血功能、炎症、微循环、对感染和恶性肿瘤的免疫反应,以及术后胃肠功能和镇痛等有着很大影响。静脉输注局麻药还可缓解神经性疼痛和改善围手术期镇痛。

静脉利多卡因如何改善临床结果?输注利多卡因实际上是"深化的"全身麻醉吗?对脑电双频指数(bispectral index,BIS)监测情况和利多卡因给药与否未知的双盲条件下,麻醉科医师会降低吸入麻醉药的浓度从而导致 BIS 值升高。该结果提示 BIS 并不能反映利多卡因的催眠作用或利多卡因并不加深全身麻醉。利多卡因还可通过抗细胞凋亡作用抑制心肌缺血再灌注损伤。相反,如果长时间关节内注射,局麻药物会促进细胞凋亡和骨软化。关于局麻药、局部麻醉或避免使用阿片类药物是否能提高癌症生存率,有许多研究和争议。尽管有多项研究将利多卡因输注与改善临床预后联系在一起,但 Cochrane 合作小组的结论是,证据的质量不足以确定利多卡因可以减少肠梗阻、疼痛或吗啡消耗。

31.6 局麻药的药效学

31.6.1 神经阻滞时局麻药的用量及浓度

当局麻药用于区域神经阻滞过程中,实际上只有很少部分局麻药与钠通道或一般神经细胞结合。大多数药物被其他组织结合或者被血流循环清除。只有足够长的神经传导被阻滞,临床区域麻醉效果才能产生。"足够长"指超过 2cm(按照教科书观点应该远超过 3 个郎飞结的长度)否则需要非常高浓度的局麻药。动物实验证实,局

麻药的作用范围和持续时间与神经内局麻药含量轻度相关。临床医师与科研学者一直在争论局麻药的容积、浓度及总量是否对阻滞的成功起决定作用。在研究大鼠的坐骨神经阻滞时发现，较少容积、较高浓度的利多卡因起效更快作用更久。而临床研究发现，麻醉效果随局麻药总量增加（无论是通过增加容量或增加浓度）而改善。

31.6.2　局麻药的最高剂量

提出局麻药最高剂量的概念本身是一种误解。局麻药的安全使用剂量受多种因素影响，包括给药部位、给药持续时间、是否含有添加剂、患者的体型和体质、妊娠及并存疾病等多方面。与神经丛阻滞及硬膜外阻滞相比，相同剂量的局麻药行肋间神经阻滞可产生更高的浓度峰值。举个例子，小剂量的局麻药误入血管即可产生中枢神经毒性，而同样剂量的局麻药于神经周围注射时甚至不能出现临床副作用。虽然使用超声引导技术可以直视药物注射过程和减少药物使用剂量，但意外血管内注射药物而引起的全身局麻药物毒性反应仍然是一个风险并客观存在。

31.6.3　局麻药作用强度及持续时间

局麻药的神经阻滞强度随分子量及脂溶性增加而增加。分子量大、脂溶性强的局麻药更易与细胞膜和 Na_V 通道结合，且比分子量小、脂溶性弱的局麻药从神经中洗脱更缓慢。增加局麻药的脂溶性可增强其与蛋白的结合，增强阻滞强度，延长阻滞时间，同时也增加了心血管毒性。与布比卡因的比较表明，甲哌卡因是一种分子量小、效能弱、脂溶性较低的药物。

31.6.4　局麻药的起效速度

一般来说，局麻药的起效速度随脂溶性增加而降低。很多教科书重点将起效速度与 pKa 联系在一起，尽管许多数据相互矛盾。氯普鲁卡因的 pKa 最高，起效也最快。

31.6.5　感觉运动分离阻滞

局麻药足以阻滞切割痛时，通常会减弱运动功能。阻滞 C 纤维所需的局麻药浓度要比阻滞 Aδ 或 Aβ 纤维高。局麻药阻滞较细的神经纤维所需的浓度低于阻滞同类较粗的神经纤维。布比卡因和罗哌卡因对感觉纤维有相对的选择性。如前所述，特异性的 Na 通道基因产物出现在无髓鞘神经，运动神经及背根神经节中，这给选择性神经阻滞药物提供了可能。

31.6.6　影响局麻药作用的其他因素

许多因素影响区域麻醉的质量，包括局麻药的剂量、给药部位、温度、妊娠和添加剂。一般来讲，蛛网膜下腔或皮下注射起效最快，作用时间持续最短；神经丛阻滞起效慢而作用时间较长。注射的局麻药如果是加热到接近体温温暖时注射痛要比注射室温的局麻药轻，而注射冷藏局麻药物则最痛。妊娠时硬膜外阻滞和腰麻的阻滞范围扩大，这是由于胸腰段 CSF 容积减少和神经对局麻药

易感性增加。糖尿病患者和实验动物接受周围神经阻滞后恢复期延长，但还不能断定是由于糖尿病导致的外周末梢神经病变所引起，因为糖尿病患者实施神经阻滞时麻醉起效时间并没有显著变化。

31.6.7　有没有局麻药物其他作用证据？

许多研究显示，用神经阻滞技术实施术后镇痛或者局麻药物静脉注射其镇痛作用持续时间要数倍于其半衰期时间，大大减少了阿片药物和其他镇痛药物用量。令人怀疑神经阻滞的局麻药被组织吸收后还可以产生镇痛作用，但大多数研究指出局麻药物的神经阻滞的镇痛作用要优于静脉输注局麻药物效果。另外，在手术前或者手术后实施神经阻滞对于术后镇痛和结局改善并不是很重要。

31.7　长效局麻药物的剂型

如果没有添加剂，单次注射后局麻效应不会超过 24h。这个缺点促使许多研究者开发延长局麻药作用时间的方法。持续（留置导管）输注局麻药物进行神经阻滞或伤口切面浸润是一个延长局麻药物作用时间的方法。Lidoderm™ 贴片可以持续 24h 表面释放利多卡因实施表面麻醉以缓解带状疱疹性神经痛。布比卡因的脂质体缓释剂型 Eparel™ 已被批准用于外科手术切口镇痛。经过拇指囊炎和痔疮切除术中进行应用（经知情同意）比较，发现使用 Eparel™ 联合按需使用阿片药物组患者疼痛评分结果优于安慰剂组联合使用阿片药组。但 24h 以后，尽管 Eparel™ 组阿片药物需要量低于安慰剂组，但两组镇痛评分差别并不显著。将这个缓释剂型应用于周围神经阻滞（超出了它的说明书使用范围）研究并没有取得完全成功。它可能最终会成为在北欧国家全膝置换术后镇痛常用的"局部浸润镇痛"配方中的一员，与局麻药物、酮咯酸共同局部浸润混合使用。

31.8　局麻药添加剂

目前最常见的局麻药添加剂有 α_1 和 α_2 肾上腺能激动剂、阿片类药物、碳酸氢钠、葡萄糖和激素等。主要用来增加麻醉药物的安全性、效能、强度、作用时间、起效速度及减少失血。α_2 肾上腺能激动剂具有局麻药的特性并可改变局麻药的药效动力学。碳酸氢钠使非极性局麻药分子比例增加，提高局麻药通过神经膜速度，从而加快其起效时间。碳酸氢钠对于加快"酸性"剂型的局麻药起效速度较为明显，例如那些厂家已加入肾上腺素的局麻药物。同时碳酸盐也会减少注射痛。阿片类药物是蛛网膜下及硬膜外最常用的添加剂。葡萄糖可用于配制重比重脊髓麻醉的溶液。临床已经开始研究用局麻药和神经毒素联合使用与局麻药单独使用来比较其长期的镇痛效果。

混合使用局麻药物已经有较长历史，例如将甲哌卡因与布比卡因联合应用以期望降低后者的缓慢起效的缺点。在目前临床实践中经常将甲哌卡因与布比卡因或罗哌卡因混合使用期望缩短起效时间。数据较少，似乎混

合使用延长了起效时间,而作用时效却是药物成分的平均值。混合使用时毒性也会叠加。

既往关于肾上腺素复合局麻药有些错误的概念。过去医师认为肾上腺素不可应用于冠心病风险高的患者,然而在浅颈丛神经阻滞下行颈动脉内膜剥脱术的研究中发现,正常局麻药浓度下,肾上腺素降低血液中局麻药物浓度峰值,同时并未伴有心动过速、心律失常及心肌缺血等情况发生。持续的争论涉及肾上腺素能否在指根神经阻滞中安全使用。虽然局麻药复合肾上腺素已广泛用于指根神经阻滞,但也有利多卡因复合肾上腺素造成手指缺血的病例报道。Cochrane 合作小组的结论是,没有足够的证据表明这种做法是安全的还是不安全的。

31.9　局麻药的血药浓度、蛋白结合、代谢和药代动力学

在血液中,所有的局麻药部分呈蛋白结合型,主要是 α_1 酸性糖蛋白(α1-acid glycoprotein, AGP),其次是白蛋白。局麻药与 AGP 亲和力的强弱与其疏水性相关,随着药物分子的极化越强,亲和力越弱。蛋白结合程度受 α_1 酸性糖蛋白浓度的影响。妊娠期间蛋白结合率和蛋白浓度都是降低的。长期输注局麻药和局麻药 - 阿片类复合物,血清结合蛋白浓度进行性升高。对于相当部分的局麻药肺部具有首过效应。酯类局麻药在血液中可通过假性胆碱酯酶快速水解。普鲁卡因和苯佐卡因代谢产物为对氨基苯甲酸(p-aminobenzoic acid, PABA)。酰胺类局麻药经过氧化 N- 脱羟基作用(通过细胞色素 P450)在肝内代谢。酰胺类局麻药在肝内的代谢清除在很大程度上取决于肝血流量、肝摄取和酶功能。降低肝血流的因素如肾上腺素能受体阻滞剂或 H_2 受体阻滞剂、心衰和肝衰等,均可减少酰胺类局麻药的清除。

31.10　局麻药的毒副作用

局麻药可产生一系列的毒副作用,既往对以下最常见并发症有一定误解。

31.10.1　高铁血红蛋白血症

几代麻醉教科书都曾重点提及,由于丙胺卡因独特的代谢产物邻甲苯胺的作用,丙胺卡因在使用剂量 >600mg 后可引起高铁血红蛋白血症。事实上,极小的剂量(特别是应用健康成年人身上时)也会引起高铁血红蛋白血症。在北美,更常见的围手术期高铁血红蛋白血症的原因并非丙胺卡因,而是使用了局麻药苯佐卡因、脱水和苯胺卡因以外的药物。因此许多医院已经不再应用苯佐卡因实施表面麻醉。

31.10.2　变态反应

教科书中指出,酯类局麻药的降解产物对氨基苯甲酸使得局麻药的变态反应发生率上升,酯类局麻药变态反应发生率远高于酰胺类。真正的局麻药的过敏反应是很罕见的。大量研究显示,具过敏体质的患者,甚至是对局麻药已有类过敏反应的患者在接受标准试验时,几乎没有一例对不含防腐剂的局麻药做出免疫应答反应。很少有记录在案的利多卡因过敏致命的病例。局麻药过敏反应必须与其他药剂(如橡胶、抗生素以及血制品等)过敏反应相鉴别。

31.10.3　心血管毒性反应

早在 20 世纪 30 年代,美国医学会就对可卡因及丁卡因表面麻醉导致死亡的原因做过正式研究。至今有关局麻药的心血管毒性仍有很多问题未能解决,如:是否所有局麻药的心血管毒性源于同一机制?哪一个动物模型最适合应用于相关研究?超声的引入是否降低了局麻药中毒的风险?

布比卡因与心脏 Na_V 通道的结合要比利多卡因快而持久,右旋布比卡因又比左旋异构体快。局麻药抑制心脏电传导的强度与神经阻滞相同。局麻药可产生剂量依赖性心肌抑制,机制可能与局麻药干扰心肌细胞内 Ca 信号有关。在心脏,局麻药结合并抑制 Ca 通道和 K 通道的浓度要高于结合 Na 通道的浓度。局麻药结合肾上腺素能 β 受体,抑制肾上腺素激活腺苷酸环化酶。局麻药在未达心脏抑制血药浓度前通常首先出现类似中枢神经兴奋的现象(心动过速、血压升高、心排量增加)。

不同局麻药可产生不同类型的心血管毒性。多数局麻药产生心血管毒性的血药浓度明显高于致惊厥浓度,但有多项研究提示布比卡因的安全剂量较窄。在犬中,超惊厥剂量的布比卡因比罗哌卡因或利多卡因更易产生心律失常。预先给予咪达唑仑或地西泮,或全身麻醉时给予布比卡因,动物可能会出现局麻药毒性如循环衰竭,而不发生惊厥。在动物实验中,局麻药产生毒性强度似乎与神经阻滞强度的顺序相同。在程序性电刺激治疗和使用肾上腺素时布比卡因比利多卡因或罗哌卡因更易产生心律失常。给予局麻药至极度低血压状态时,使用利多卡因的犬可用持续肾上腺素输注来进行复苏来对抗局麻药导致的心肌抑制。而应用布比卡因或罗哌卡因时,部分犬需要应用电除颤,而部分犬使用全流程高级心脏生命支持(advanced cardiac life support, ACLS)复苏流程也无法复苏。在猪的动物实验中也发现布比卡因较利多卡因更容易导致心律失常和心肌抑制,但是它们产生心律失常的效能比(16:1)远高于神经阻滞的效能比(<4:1)。

31.10.4　可卡因滥用者的手术麻醉处理

一些患者在术前有可卡因的滥用史。可卡因可以引起心律失常在内的心血管毒性反应。可卡因在血管内仅停留很短时间,但很长时间后仍然可以在血液或尿液中检测到可卡因的代谢产物。择期手术前要求患者禁用可卡因是合理的,有研究显示吸食或静脉注射可卡因 6h 后就无法检测到了。

31.10.5 软骨毒性

最近几年来,利用持续输注局麻药物到外科伤口以提供术后镇痛的技术有增加的趋势。但一些在关节腔内输注局麻药物的患者出现了软骨软化现象,为此临床医师以及局麻药和输注泵厂家曾被起诉。

31.11 局麻药毒性的治疗

不良反应的治疗取决于其性质及严重程度。严重的高铁血红蛋白血症可静脉给 $1mg/kg$ 的亚甲蓝。过敏反应可予肾上腺素及糖皮质激素。轻微的中枢症状可自行缓解。局麻药诱发的惊厥治疗包括维持气道通畅并充分供氧,静脉给予咪达唑仑($0.05\sim0.10mg/kg$),丙泊酚($0.5\sim1.0mg/kg$)同时予以静脉输液。如果局麻药中毒导致心血管抑制,低血压可以通过静脉补液或给予血管收缩药[去氧肾上腺素 $0.5\sim5\mu g/(kg\cdot min)$,去甲肾上腺素 $0.02\sim0.2\mu g/(kg\cdot min)$,或垂体后叶素 $2\sim20U$ 静注]。一项关于美国学术性麻醉科室的调查显示,他们对局麻药毒性反应的复苏药物尚未充分理解或尚无共识,希望这一状态已有所改善。发生此类情况时建议遵循美国区域麻醉和疼痛医学学会(American Society of Regional Anesthesia and Pain Medicine,ASRA)指南来处理局麻药毒性反应。可能会需要使用肾上腺素,但是其剂量需要进行增量滴定,以实现正好达到避免毒性反应的剂量。还应使用脂肪乳剂,必要时还需应用体外循环(或其他机械性心肺支持的手段)。动物研究和人类临床报道显示脂肪乳剂可用于复苏布比卡因导致的局麻药毒副作用,甚至在传统复苏措施(包括氧疗机械通气、胸外按压和 ACLS 药物)无效的情况下也可使用。该机制通常可以用局麻药从心血管系统向脂肪池弥散来解释。也有研究认为一定剂量的脂肪可拮抗局麻药与 Na_V 通道的结合。现有试验证据认为长链脂肪酸(如 Intralipid™)是否优于中长链混合的脂肪乳剂仍存在争议。脂肪乳剂也被用于救治局麻药以外的亲脂类药物过量,如苯丙胺和拉莫三嗪,也曾在 ICU 病房用于利多卡因过量。脂乳还被用于救治其他外源性化合物重度,如三环类抗抑郁药物和维拉帕米,但是目前支持脂肪乳剂用于局麻药中毒的证据强度明显高于其他药物,部分学者认为脂肪乳剂用于局麻药以外的药物过量时,带来的坏处可能超过益处。有学者认为脂肪乳剂应该在局麻药中毒早期启动传统药物治疗以前即开始应用(如中枢神经症状出现时)。脂肪乳剂复苏的毒性副作用很罕见,但是剂量过大时会发生高脂血症、嗜睡、高乳酸血症和难以解释的实验室指标异常。

31.12 总结

历经至少 125 年的发展,局麻药在医疗领域中的地位仍举足轻重。对它的某些特征人们已很熟悉。周围神经阻滞的机制基本明确,它是由于局麻药抑制了神经膜上的 Na_V 通道。然而不同局麻药的相对临床效能仍有疑问,硬膜外及腰麻的机制也依旧不明确。局麻药与 TPRV1 通道的结合仍在探索研究中。局麻药的心血管毒性机制可能有多种:强效局麻药(如布比卡因)比弱效局麻药(如利多卡因)更易产生心律失常和传导异常。所有局麻药剂量增加时都可产生心肌抑制。避免局麻药中毒,显然预防胜于治疗,但是有效的脂肪乳剂复苏可能是理想的治疗方法。超声引导和其他理想技术可能降低(但不是消除)区域神经阻滞的局麻药中毒风险。

(段盼盼 译,马宇 校)

参考文献

Calatayud J, González A. Anesthesiology 98: 1503-8, 2003.

Lirk P et al. Anesth Analg 126: 1381-92, 2018.

Ahern CA et al. J Gen Physiol 147: 1-124, 2016.

Freites JA, Tobias DJ. J Membrane Biol 248: 419-430, 2015.

Chen-Izu Y et al. J Physiol 593.6: 1347-1360, 2015.

Wang GK, Calderon J, Wang SY. Mol Pharmacol. 73: 940-8, 2008.

Lim TK, Macleod BA, Ries CR, Schwarz SK. Anesthesiology 107: 305-11, 2007.

Ries CR et al. Anesthesiology 111: 122-6, 2009.

Sudoh Y et al. Pain 103: 49-55, 2003.

Kohane DS et al. Reg Anesth Pain Med 25: 52-59, 2000.

Butterworth JF IV, Strichartz GR. Anesth Analg 76: 295-301, 1993.

Horishita T, Harris RA. J Pharmacol Exp Ther 326: 270-7, 2008.

Moczydlowski EG. Toxicon. 63: 165-83, 2013.

Papachristoforou A et al. PLoS One. 7: e47432, 2012.

Okura D et al. Anesth Analg 118: 554-62, 2014.

Butterworth JF IV. Reg Anesth Pain Med 36: 101-2, 2011.

Santamaria CM et al. Anesth Analg 124: 1804-12, 2017.

Catterall WA. Neurochem Res. doi: 10.1007/s11064-017-2314-9, 2017.

Zakon HH. Proc Nat Acad Sci USA 109: 10619-25, 2012.

Bennett DL et al. Physiol Rev 99: 1079-1151, 2019.

Doki K et al. Pharmacokin Genomics 23: 349-54, 2013.

Chatelier A et al. J Neurophysiol. 99: 2241-50, 2008.

Dib-Hajj SD et al. Nat Rev Neurosci 14: 49-62, 2013.

Yang Q et al. J Neurosci 34: 10765-9, 2014.

Xie W et al. Pain 154: 1170-80, 2013.

De Lera Ruiz M, Kraus RL. J Med Chem 58: 7093-7118, 2015.

Leffler A et al. J Pharmacol Exp Ther 320: 354-364, 2007.

Sessler DI. Anesthesiology 126: 995-1004, 2017.

Zhang X et al. Elife. doi: 10.7554/eLife.23235, 2017.

Stueber T et al. Anesthesiology 124: 1153-65, 2016.

Butterworth J, Oxford GS. Anesthesiology 111: 12-4, 2009.

Puopolo M et al. J Neurophysiol. 109: 1704-12, 2013.

O'Neill J et al. Pharmacol Rev 64: 939-71, 2012.

Zhao Y et al. PLoSOne 9: e99704, 2014.

Fuseya S et al. Anesthesiology 125: 2016.

Yin Q et al. Front Pharmacol. 2019 Mar 26; 10: 243. doi: 10.3389/fphar.2019.00243.

Butterworth JF 4th. Reg Anesth Pain Med. 32: 459-61, 2007.

Barreveld A, et al. Anesth Analg 116: 1141-61, 2013.

Moeen SM, Mooen AM. Pain Phys 22: E71-E80, 2019.

Bazin P et al. J Clin Monit Comput doi: 10.1007, 2017.

Kaczmarek DJ et al Anesthesiology 110: 1041-9, 2009.

Kim R. Eur J Surg Oncol.; 44: 557-558, 2018.

Weibel S et al. Cochrane Database Syst Rev. 2018 Jun 4; 6: CD009642. doi: 10.1002/14651858.

Popitz-Bergez FA et al. Anesthesiology 83: 583-92, 1995.

Raymond SA et al. Anesth Analg 68: 563-70, 1989.

Huang JH et al. J Pharmacol Exp Ther 282: 802-811, 1997.

Sinnott CJ et al. Anesthesiology 98: 181-8, 2003.

Nakamura T et al. Anesthesiology 99: 1189-97, 2003.

Liu SS, Ware PD, Rajendran S. Anesthesiology 86: 1288-1293, 1997.

Krenn H et al. Eur J Anaesthesiol 20: 21-25, 2003.

Rosenberg PH, et al. Reg Anesth Pain Med 29: 564-75, 2004.

Covino BG, Vasallo HG. *Local Anesthetics.* New York: Grune & Stratton, 1976.

Barrington MJ, Kluger R. Reg Anesth Pain Med 38: 289-97, 2013.

Sanchez V, et al. Anesth Analg 66: 159-65, 1987.

Strichartz GR et al. Anesth Analg 71: 158-70, 1990.

Kouri ME, Kopacz DJ. Anesth Analg 98: 75-80, 2004.

Gokin AP, et al. Anesthesiology 95: 1441-54, 2001.

Butterworth J et al. Br J Anaesth 81: 515-21, 1998.

Lang PM, Hilmer VB, Grafe P. Anesthesiology 107: 495-501, 2007.

Amir R et al. J Pain 7: S1-S29, 2006.

Tomlinson PJ, Field J. J Hand Surg 35: 232-3, 2010.

Butterworth JF IV, Walker FO, Lysak SZ. Anesthesiology 72: 962-5, 1990.

Popitz-Bergez FA et al. Reg Anesth 22: 363-71, 1997.

Ilfeld BM et al. Anesth Analg 117: 1248-56, 2013.

Amundson AW et al. Anesthesiology 126: 1139-50, 2017.

Kirksey MA, et al. PLoS One 10(9): e0137312, 2015.

Andersen JH et al. Anesthesiology 126: 66-73, 2017.

Butterworth JF IV, Lief PA, Strichartz GR. Anesthesiology 68: 501-6, 1988.

Berde C, Kohane D. Neosaxitoxin combination formulations for prolonged local anesthesia. WO2014145580 A1; US Patent filing date Mar 17, 2014.

Harwood TN et al. J Cardiothorac Vasc Anesth 13: 703-6, 1999.

Lalonde D et al. J Hand Surg Am 30: 1061-7, 2005.

Prabhakar H. Cochrane Database Syst Rev. 2015 Mar 19; (3): CD010645. doi: 10.1002/14651858.

Taheri S et al. J Pharmacol Exp Ther 304: 71-80, 2003.

Fragneto RY, Bader AM, Rosinia F, et al. Anesth Analg 79: 295-7, 1994.

Thomas JM, Schug SA. Clin Pharmacokinet 36: 67-83, 1999.

Ash-Bernal R, Wise R, Wright SM. Medicine 83: 265-73, 2004.

Lardieri AB et al. Ann Pharmacother 53: 437-8, 2019.

Berkun Y et al. Ann Allergy Asthma Immunol 91: 342-5, 2003.

Jacobsen RB, Borch JE, Bindslev-Jensen C. Allergy 60: 262-4, 2005.

Harboe T et al. Acta Anaesthesiol Scand. 54: 536-42, 2010.

Chan TYK. Forensic Sci Int. 2016 Sep; 266: 449-452.

Butterworth JF IV. Reg Anesth Pain Med 35: 167-76, 2010.

Wolfe JW, Butterworth JF. Curr Opin Anaesthesiol. 24: 561-6, 2011.

Kaufmann SG et al. J Mol Cell Cardiol 61: 133-41, 2013.

Wang GK, Strichartz GR. Biochem (Mosc) Suppl Ser A Membr Cell Biol 6: 120-127, 2012.

Nau C, Strichartz GR. Anesthesiology 97: 495-502, 2002.

Zhang H et al. Neurosci Bull 30: 697-710, 2014.

Heavner JE. Reg Anesth Pain Med 27: 545-55, 2002.

McCaslin PP, Butterworth J. Anesth Analg 91: 82-8, 2000.

Butterworth JF IV et al. Anesthesiology 79: 88-95, 1993.

Butterworth J et al. Anesth Analg 85: 336-42, 1997.

Feldman HS, Arthur GR, Covino BG. Anesth Analg 69: 794-801, 1989.

Bernards CM et al. Anesthesiology 70: 318-23, 1989.

Ohmura S et al. Anesth Analg 93: 743-8, 2001.

Chang DH et al. Br J Pharmacol 132: 649-58, 2001.

Groban L et al. Anesth Analg 91: 1103-11, 2000.

Groban L et al. Anesth Analg 92: 37-43, 2001.

Groban L et al. Reg Anesth Pain Med 27: 460-8, 2002.

Nath S et al. Anesth Analg 65: 1263-70, 1986.

Elkassabany N et al. Anesthesiol Res Pract. doi: 10.1155/2013/149892, 2013.

Saggese NP et al. J Oral Maxillofac Surg. 77: 894-895, 2019.

Neal JM, Mulroy MF, Weinberg GL. Reg Anesth Pain Med. 37: 16-8, 2012.

Butterworth JF. Reg Anesth Pain Med 34: 187-8, 2009.

Neal JM et al. Reg Anesth Pain Med 43: 113-123, 2018.

Mayr VD et al. Anesth Analg 106: 1566-71, 2008.

Corcoran W et al. Anesth Analg 103: 1322-6, 2006.

Fettiplace MR, Weinberg G. Reg Anesth Pain Med 32: 138-149, 2018.

see: http: //www.lipidrescue.org/ (accessed 6.4.2019).

Soltesz EG et al. J Cardiothorac Vasc Anesth 17: 357-358, 2003.

Mottram AR et al. Clin Toxicol (Phila). 49: 729-33, 2011.

Li Z et al. Anesthesiology 115: 1219-28, 2011.

Ruan W et al. Anesthesiology 116: 334-9, 2012.

Mottram AR, Page RL. Circulation 126: 991-1002, 2012.

Hoegberg LCG, Gosselin S. Curr Opin Anaesthesiol. 30: 474-479, 2017.

Smolinske S et al. Clin Toxicol (Phila). 57: 197-202, 2019.

Corwin DJ et al. Clin Toxicol 55: 603-7, 2017.

Butterworth JF 4th. Reg Anesth Pain Med 33: 1-3, 2008.

Liu SS et al. Reg Anesth Pain Med. 41: 5-21, 2016.

第 32 章

下肢周围神经阻滞

Nabil M Elkassabany

32.1 引言

下肢周围神经阻滞（peripheral nerve blocks，PNB）的使用频率历来都低于上肢神经阻滞。下肢的神经支配不像上肢的臂丛神经局限于一个相对较小且在解剖学上容易探及的区域，因此，没有一种单个神经阻滞技术能够提供整个下肢的麻醉和/或镇痛效果。这种解剖学特点，再加上椎管内麻醉（脊髓麻醉和硬膜外麻醉）技术的成熟与可靠性，很大程度上影响了下肢周围神经阻滞技术的普及。迄今为止，这种趋势是否正确仍存在争议。在过去的 20 年内，人们对下肢周围神经阻滞技术的兴趣有所增加，出现这种现象的原因多样。首先，许多新型抗凝药物的使用以及对硬膜外和脊髓麻醉下椎管内血肿形成的担忧使椎管内麻醉技术有时难以选择；其次，超声技术的进步彻底改变了我们对下肢神经支配应用解剖学的理解，我们现在能够在目标神经周围高精确度的使用局部麻醉药；最后，下肢大关节置换术的数量大量增加，矫形外科和麻醉科医师将区域麻醉作为多模式镇痛方案一部分的兴趣也不断增加。

32.2 下肢的神经解剖

下肢的神经支配来自腰丛和骶丛。

32.2.1 腰丛和骶丛

腰丛由腰神经 L1~L4 神经根的腹侧支组成。有时也包括 T12 胸神经。神经丛在腰大肌实质内聚集并走行在腰椎横突之前。下肢神经主要包括：股神经（femoral nerve，FN），闭孔神经（obturator nerve，ON）和股外侧皮神经（lateral femoral cutaneous nerve，LFCN）。骶丛神经由 L4 和 L5 组成，起源于 5 组骶神经的前支和腰骶干。它的末梢分支是坐骨神经和阴部神经。

32.2.2 股神经解剖

腰神经 L2~L4 腹侧支参与股神经的形成。股神经是腰丛最大的终末支，位于股三角区内通常从腰大肌的后外侧表面向尾部延伸。股三角区的边界包括：腹股沟韧带上缘、外侧缝匠肌的内侧缘和长收肌的内侧缘。股神经位于股动脉外侧，髂筋膜位于两者之间，髂筋膜覆盖神经并在动脉下方/后方。股神经的肌肉分支支配股四头肌以及髋部屈肌；关节分支支配包括髋关节、膝关节和踝关节；皮肤分支到大腿前内侧和髌周。隐神经行进至内收肌远侧的股骨远端，超出股骨动脉外侧股动脉三角的顶点。收肌管是肌间空隙，收肌管是由缝匠肌覆盖的肌间空隙，从股三角区域顶点延伸到内收肌裂孔。最初，隐神经在股动脉的外侧，在向远端走行时位于前方，然后向股动脉内侧走行。股动脉从内收肌裂孔穿出，向后延伸为腘动脉。

32.2.3 闭孔神经

腰神经 L2~L4 腹侧支前段形成闭孔神经。闭孔神经起始于腰大肌内侧缘，然后通过闭孔到达大腿内侧的收肌间隙。闭孔神经远端分为前支和后支。前支在长内收肌和短内收肌之间，后支在短内收肌和大收肌之间。闭孔神经的感觉神经支配大腿内侧，肌肉分支支配内收肌群，关节分支支配髋关节和膝关节后囊。

32.2.4 股外侧皮神经

股外侧皮神经是起源自腰神经 L2~L3 腹侧支的感觉神经。它位于骨盆中，在腰大肌的外侧，髂筋膜前方走行，为支配大腿外侧的感觉神经。

32.2.5 坐骨神经

坐骨神经起源于腰神经 L4~L5 和骶神经 S1~S3 的腹侧支。坐骨神经向远端走行分为胫神经和腓总神经。坐骨神经通过坐骨大孔离开骨盆,进入臀区,在坐骨内侧和大转子外侧之间走行。两根神经位于同一个鞘内伴行,直至腘窝处分离。腓总神经分为腓浅神经和腓深神经,胫神经分为胫后神经和腓肠神经。

32.3　周围神经阻滞技术(表 32.1)

32.4　收肌管阻滞(adductor canal block,ACB)

全膝关节置换术(total knee arthroplasty,TKA)后作为股神经组织镇痛技术的替代方法,在膝关节以下手术中作为坐骨神经阻滞的补充,具有避免股四头肌的运动功

表 32.1　周围神经阻滞技术

阻滞名称	适应证	覆盖范围	并发症	方法
腰丛神经阻滞 / 髂筋膜阻滞	髋关节手术,下肢手术	股神经、闭孔神经和股外侧皮神经	出血和血肿,对周围结构的损害	• 基于解剖标志定位 • 神经刺激仪引导 • 超声引导(三叶草影像) • 联合
股神经阻滞	膝关节手术(全膝关节置换术,前交叉韧带重建)	大腿前部和其余股神经的感觉支配区域	血肿、神经损伤、股四头肌无力和跌倒	• 神经刺激仪引导 • 超声引导
髂筋膜阻滞	髋关节手术 膝关节手术	股神经、闭孔神经和股外侧皮神经	出血、股四头肌无力和跌倒	• 基于解剖标志定位 • 超声引导(腹股沟下入路和腹股沟上入路)
股外侧皮神经	涉及该区域的慢性疼痛综合征及 STSG 的分布	大腿外侧	神经损伤	• 基于解剖标志定位 • 超声引导
关节囊周围神经阻滞	髋部骨折	股神经和闭孔神经支配髋关节的关节支	血肿	超声引导
闭孔神经阻滞	膝关节手术(辅助或应急阻滞)	大腿内侧和膝关节内侧	神经损伤	• 超声引导 • 神经刺激仪引导
收肌管阻滞(该阻滞技术将单独讨论,因为它可能成为下肢最常见的周围神经阻滞技术之一)	膝关节手术	隐神经和闭孔神经分支	神经损伤	超声引导
腘动脉与膝关节囊间的注射	膝关节手术	感觉分支支配膝关节后囊	血肿、足下垂、神经损伤	超声引导
坐骨神经阻滞	下肢手术联合 股神经组织,膝关节以下手术	大腿后部和膝关节以下的区域,除了由隐神经支配的内侧部分	血肿、神经损伤、下肢无力和足下垂	• 基于解剖标志定位 • 神经刺激仪引导(从近端到远端的多种方法) • 超声引导 • (多种方法)
踝部阻滞	前足手术	• 胫后 • 腓骨浅表 • 腓骨深面 • 腓肠神经 • 隐神经	血肿、神经损伤	• 基于解剖标志定位 • 神经刺激仪引导(胫后入路) • 超声引导

STSG:split-thickness skin graft,分层皮肤移植物

能阻滞的优势。

TKA 术后 ACB 是否提供与 FNB 类似的镇痛效果一直是多项 RCT 争论的焦点。迄今为止,大多数证据表明,在多模式镇痛方案的背景下,TKA 术中 ACB 镇痛效果不劣于 FNB。

目前,关于 ACB 的问题尚未达成共识。内收肌从股骨三角区的顶点延伸到内收肌间隙。有时,操作者将局麻药注射在股骨下区域内,股骨远端三角区域处,尤其是在放置导管的病例中且希望使导管远离手术区域(膝部手术)的情况下。临床上,其作用可能是:①局部麻醉药向股神经近端扩散,导致股四头肌无力;②神经累及股内侧,对股四头肌的部分区域产生影响。

最新证据表明,向收肌管远端注射会累及腘窝神经丛,可能足以覆盖膝关节后囊。

32.5　下肢 PNB 的并发症

PNB 后的不良反应可分为两类:①与阻滞技术有关的并发症;②与阻滞技术无关的并发症。与阻断技术有关的并发症包括:血肿形成、神经损伤、局部麻醉药物的全身毒性反应(local anesthetic systemic toxicity,LAST)和对周围结构的损伤。其他并发症与进行神经阻滞的临床情况有关。这些并发症的包括:跌倒、筋膜间隙综合征诊断延误与漏诊、与抗凝药物合用有关的出血相关并发症。

32.5.1　神经损伤

PNB 的操作方法已从基于解剖和神经异感的技术发展到神经电刺激引导和如今的超声引导技术。这些进展极大地改善了周围神经阻滞的成功率和质量。迄今为止,尚无确凿的数据来确认任意两种神经阻滞技术之间在避免神经损伤方面具有显著优势。

掌握神经解剖对于了解神经损伤的机制至关重要。神经损伤的发生率难以估计,且在很大程度上取决于神经损伤的定义。后者可以根据严重程度分为不同等级,也可以根据神经失能、轴突断裂和神经断裂进行分类。神经损伤的恢复及其时间范围在很大程度上取决于初始损伤的严重程度。

32.5.2　跌倒

文献中可以找到证据来支持或反对 PNB 是否是导致跌倒的直接原因,尤其是在矫形外科手术后。众所周知,针对下肢的某些神经阻滞会导致患者下肢肌力下降,这可能导致围手术期跌倒的可能性增加。但全面的跌倒预防计划,包括对围手术期医疗提供者和患者进行的教育,会使跌倒发生率降低。

32.5.3　筋膜间隙综合征诊断延误与漏诊

急性筋膜间隙综合征(acute compartment syndrome,

ACS)主要依据临床症状进行诊断。疼痛是该诊断的主要标准之一。神经阻滞是否会掩盖由 ACS 引起的疼痛尚有争议。了解下肢不同肌筋膜室的解剖结构以及损伤机制对于将 ACS 的发生风险进行临床分级至关重要。建议在高危病例中使用的局部麻醉剂按照最小有效量和浓度的标准进行。与矫形外科医师就急性疼痛治疗措施有关的镇痛计划进行详细信息沟通,这是防止在 PNB 后发生ACS 情况中出现诊断延误和漏诊的关键。

32.5.4　局部麻醉药物的全身毒性反应(LAST)

最近的研究结果显示,使用超声引导技术可能与LAST 发生率降低有关。应在所有实施 PNB 的部门和场所放置 ASRA 或 LAST 治疗流程单。LAST 发生的危险因素包括高龄、女性、肌肉量较少、心脏和肝脏疾病患者。同样需要重视的还包括,充分意识到 LAST 的发作在某些情况下可能发生延迟。

32.5.5　连续 PNB 后感染

目前已经发现,连续的神经周围导管上出现微生物定植的发生率在 5%~15%。然而,这些导管的感染情况极为少见。导管周围感染主要与导管的留置时间和留置部位有关。评估体表穿刺部位的情况是每日随访的重要组成部分。

32.6　下肢 PNB 的价值导向实践

PNB 一直都是下肢关节置换术后各种强化恢复方案中的重要组成部分。PNB 通常作为多模式镇痛方案的一部分,尤其是在 TKA 病例中。PNB 的使用能够改善术后镇痛效果、缩短住院时间并减少阿片类药物的消耗量。尽管我们不能将这些益处仅归因于区域麻醉技术的应用,但是区域麻醉技术通常都能因地制宜地整合到围手术期医疗行为中。

美国矫形外科医师学会推荐在 TKA 患者中使用PNB,并引用了相关证据支持该建议。源于 ASRA 和ESRA 证据支持的 TKA 围手术期治疗临床路径也得出相同的结论。此外,医疗保健组织认可联合委员会(JCAHO)和美国麻醉科医师学会正在跟踪与下肢关节置换术区域麻醉相关的临床数据,并作为不同机构的绩效评估指标。美国医保服务中心目前正在考虑将此绩效指标纳入基于绩效的奖励支付系统(merit based incentive payment system,MIPS)中。

日间病房内神经周围导管的使用以及使用辅助剂延长神经阻滞持续时间的优势,还使某些操作从住院环境转移到日间病房环境成为可能。这些操作包括:踝部骨折的切开复位和内固定以及其他下肢矫形外科创伤手术。

(李佳霖　译,杨涛　校)

参考文献

Tran Q, Salinas FV, Benzon HT, Neal JM. Lower extremity regional anesthesia: essentials of our current understanding. *Reg Anesth Pain Med*. 2019.

Giron-Arango L, Peng PWH, Chin KJ, Brull R, Perlas A. Pericapsular Nerve Group (PENG) Block for Hip Fracture. *Reg Anesth Pain Med*. 2018; 43: 859-63.

Burckett-St Laurant D, Peng P, Giron Arango L, Niazi AU, Chan VW, Agur A, et al. The Nerves of the Adductor Canal and the Innervation of the Knee: An Anatomic Study. *Reg Anesth Pain Med*. 2016; 41: 321-7.

Kampitak W, Tansatit T, Tanavalee A, Ngarmukos S. Optimal location of local anesthetic injection into the interspace between the popliteal artery and posterior capsule of the knee (iPACK) for posterior knee pain after total knee arthroplasty: an anatomical and clinical study. *Korean J Anesthesiol*. 2019.

Niesen AD, Harris DJ, Johnson CS, Stoike DE, Smith HM, Jacob AK, et al. Interspace between Popliteal Artery and posterior Capsule of the Knee (IPACK) Injectate Spread: A Cadaver Study. *J Ultrasound Med*. 2019; 38: 741-45.

Elkassabany NM, Antosh S, Ahmed M, Nelson C, Israelite C, Badiola I, et al. The Risk of Falls After Total Knee Arthroplasty with the Use of a Femoral Nerve Block Versus an Adductor Canal Block: A Double-Blinded Randomized Controlled Study. *Anesth Analg*. 2016; 122: 1696-703.

Jaeger P, Nielsen ZJ, Henningsen MH, Hilsted KL, Mathiesen O, Dahl JB. Adductor canal block versus femoral nerve block and quadriceps strength: a randomized, double-blind, placebo-controlled, crossover study in healthy volunteers. *Anesthesiology*. 2013; 118: 409-15.

Gao F, Ma J, Sun W, Guo W, Li Z, Wang W. Adductor Canal Block Versus Femoral Nerve Block for Analgesia After Total Knee Arthroplasty: A Systematic Review and Meta-analysis. *Clin J Pain*. 2017; 33: 356-68.

Jaeger P, Zaric D, Fomsgaard JS, Hilsted KL, Bjerregaard J, Gyrn J, et al. Adductor canal block versus femoral nerve block for analgesia after total knee arthroplasty: a randomized, double-blind study. *Regional anesthesia and pain medicine*. 2013; 38: 526-32.

Neal JM, Barrington MJ, Brull R, Hadzic A, Hebl JR, Horlocker TT, et al. The Second ASRA Practice Advisory on Neurologic Complications Associated With Regional Anesthesia and Pain Medicine: Executive Summary 2015. *Reg Anesth Pain Med*. 2015; 40: 401-30.

Memtsoudis SG, Danninger T, Rasul R, Poeran J, Gerner P, Stundner O, et al. Inpatient falls after total knee arthroplasty: the role of anesthesia type and peripheral nerve blocks. *Anesthesiology*. 2014; 120: 551-63.

Finn DM, Agarwal RR, Ilfeld BM, Madison SJ, Ball ST, Ferguson EJ, et al. Fall Risk Associated with Continuous Peripheral Nerve Blocks Following Knee and Hip Arthroplasty. *Medsurg Nurs*. 2016; 25: 25-30, 49.

Ilfeld BM, Duke KB, Donohue MC. The association between lower extremity continuous peripheral nerve blocks and patient falls after knee and hip arthroplasty. *Anesth Analg*. 2010; 111: 1552-4.

Kim TE, Mariano ER. Developing a multidisciplinary fall reduction program for lower-extremity joint arthroplasty patients. *Anesthesiol Clin*. 2014; 32: 853-64.

Elliott KG, Johnstone AJ. Diagnosing acute compartment syndrome. *J Bone Joint Surg Br*. 2003; 85: 625-32.

Olson SA, Glasgow RR. Acute compartment syndrome in lower extremity musculoskeletal trauma. *J Am Acad Orthop Surg*. 2005; 13: 436-44.

Neal JM, Hsiung RL, Mulroy MF, Halpern BB, Dragnich AD, Slee AE. ASRA Checklist Improves Trainee Performance During a Simulated Episode of Local Anesthetic Systemic Toxicity. *Reg Anesth Pain Med*. 2012; 37: 8-15.

Neal JM, Mulroy MF, Weinberg GL. American Society of Regional Anesthesia and Pain Medicine checklist for managing local anesthetic systemic toxicity: 2012 version. *Reg Anesth Pain Med*. 2012; 37: 16-8.

Aguilar JL, Domingo V, Samper D, Roca G, Vidal F. Long-term brachial plexus anesthesia using a subcutaneous implantable injection system. Case report. *Reg Anesth*. 1995; 20: 242-5.

Borgeat A, Blumenthal S, Lambert M, Theodorou P, Vienne P. The feasibility and complications of the continuous popliteal nerve block: a 1001-case survey. *Anesth Analg*. 2006; 103: 229-33, table of contents.

Capdevila X, Bringuier S, Borgeat A. Infectious risk of continuous peripheral nerve blocks. *Anesthesiology*. 2009; 110: 182-8.

Capdevila X, Pirat P, Bringuier S, Gaertner E, Singelyn F, Bernard N, et al. Continuous peripheral nerve blocks in hospital wards after orthopedic surgery: a multicenter prospective analysis of the quality of postoperative analgesia and complications in 1, 416 patients. *Anesthesiology*. 2005; 103: 1035-45.

Kopp SL, Borglum J, Buvanendran A, Horlocker TT, Ilfeld BM, Memtsoudis SG, et al. Anesthesia and Analgesia Practice Pathway Options for Total Knee Arthroplasty: An Evidence-Based Review by the American and European ocieties of Regional Anesthesia and Pain Medicine. *Reg Anesth Pain Med*. 2017; 42: 683-97.

第 33 章

周围神经阻滞后的神经损伤：评价、管理、最佳实践和医学法律问题

H. David Hardman

尽管在神经定位的培训和设备技术方面取得了重大进展，但用于外科手术和术后镇痛而行周围神经阻滞（peripheral nerve blockade，PNB）后的神经损伤仍然是患者、麻醉科医师和外科医师关注和关心的问题。当手术后第一次发现明显的神经损伤时，就能引发一系列的级联事件，使麻醉科医师和外科医师的职业关系变得紧张，更不用说患者有可能提出医学法律诉讼。

33.1 周围神经阻滞后神经损伤的发生率和风险因素

术后神经损伤的标准定义的缺乏妨碍了对该问题的发生率和严重程度的研究。人们试图应用术后神经症状（post-operative neurologic symptoms，PONS）或周围神经损伤（peripheral nerve injury，PNI）这类术语来标准定义发病率，而不描述严重程度或因果关系。短暂性感觉和运动损伤常见，而永久性运动损伤罕见。与椎管内阻滞相比，高达 19% 的 PNB 患者术后 1d 可能出现感觉或运动异常，3 个月后下降至 2%，持续时间超过 1 年的患者低于 0.2%。在择期手术中，矫形外科关节镜和肩部开放性手术报道的发生率最高，包括广泛性臂丛神经损伤以及腋神经、肌皮神经、肩胛上神经和桡神经的单根神经损伤。幸运的是，持续时间超过 6~12 个月的长期严重损伤（运动丧失或明显神经病理性疼痛）非常罕见，Ⅲ级的证据一直证实每 10 000 例 PNB 中有 2~4 例严重神经损伤，不论是超声应用前（神经刺激）时代，还是超声应用后时代。

在临床实践中，外科医师认为区域麻醉技术是新发术后神经损伤的原因并非少见。这种观点反映了其对当前文献研究缺乏了解。在鉴别诊断这类损伤应始终考虑患者相关、手术相关与麻醉相关的因素。虽然因果关系时难确定，但是许多高质量的研究能明晰该争议。三项大型单个机构的临床注册研究报告了在择期矫形外科髋关节、膝关节和肩关节置换手术术后神经损伤的发生率，

结果证明 PNB 不会增加 PONS 的风险；相反，肩关节置换术患者发生 PNI 的概率降低约 50%。7 000 多例与各类手术有关的 PNB 的大样本研究中，神经科医师根据电诊断研究结果确定长期严重损伤原因，结果进一步证实 PNB 与 PONS 风险增加无关。本研究的作者得出结论，非麻醉相关原因造成的损伤可能是麻醉相关原因的 9 倍。此外，一项历时 10 年、连续 38 万多例手术的大型单中心研究结果显示，不能确定 PNB 是引起 PONS 的独立风险因素。另一方面，业已证明患者相关危险因素如糖尿病、高血压和吸烟以及手术类型（神经外科、心脏外科、矫形外科和普外科）是引起 PONS 的独立危险因素。

人们从这些信息中能得出什么结论？术后神经损伤本身最有可能是多因素的。尽管麻醉相关原因应该是鉴别诊断的一部分，但是它绝不应该成为唯一的鉴别诊断，因为其他原因更为常见，包括外科特殊操作。潜在的微血管疾病（吸烟、高血压、糖尿病）和化疗引起的神经病变（chemotherapy-induced neuropathy，CIPN）（顺铂、奥沙利铂、卡铂、长春新碱、紫杉醇和苏拉明）患者，尤其是存在亚临床神经损伤的患者，都处于术后二次挤压损伤的风险中，这些患者可能在手术后表现出新的临床神经损伤。

第 2 版《ASRA 关于预防区域麻醉与疼痛诊疗后神经并发症实践建议》引用了Ⅱ类建议，结论是 PNB 可能增加糖尿病性周围神经病变（diabetic peripheral neuropathy，DPN）患者发生新的神经病变或进一步加重神经病变的风险，并建议降低局部麻醉药的浓度与总容积，避免或降低辅助性血管收缩剂浓度（肾上腺素）。中枢神经系统疾病如多发性硬化、肌萎缩侧索硬化和脊髓灰质炎后综合征的患者可能存在亚临床神经损伤，伴随着该疾病的自然消长，手术后这些损伤可能加重。尽管没有足够的证据认为 PNB 可能增加这些患者 PONS 的风险，但是如果发生 PONS 的话，可能错误地归因于 PNB。在这些患者中是否使用 PNB，应个体化权衡利弊后决定。在发生并发症风险较高的患者，完成术后神经系统评估后也可考虑

术后实施周围神经阻滞。

33.2　神经损伤的机制和分类系统

每个轴突都被称为内膜的结缔组织层包围。轴突聚集在一起形成束（100~1 000μm的直径），其被周围的不渗透结缔组织层包围（神经束膜），包括无窗孔的毛细血管。成束簇被最外层的结缔组织层进一步包围（神经外膜），这是一种厚实但可渗透性的膜。神经外膜的深处，在神经束与束之间（束间）存在一种松散的网状结缔组织层，由脂肪细胞、成纤维细胞、肥大细胞、动脉、小动脉、静脉、毛细血管和淋巴管组成，该层也被称为神经外膜下层。

尽管神经结构精细，但其结缔组织的结构提供了几层保护，以防止直接的轴突损伤。各种原因能损伤神经的轴突和结缔组织成分，导致脱髓鞘和／或轴突丧失，造成神经导电中断。这些损伤原因包含拉伸力和压缩力、缺血、钝性和贯穿性创伤、热损伤、组织水肿、血肿形成、中毒性或代谢性损伤、炎性或感染性致病源。损伤机制可以是外科相关（体位摆放、止血带、牵开器、外科手术刀、血肿、水肿、热源性和炎性）、患者相关（缺血性、炎性）或者麻醉阻滞相关（针创伤、炎症、血肿和局部麻醉药毒性）。虽然临床上神经倾向于避开前行阻滞针施加的压力，但是如果一根阻滞针触及或者穿透神经外膜，就会发生炎性改变。然而，主要的危险似乎与束内穿透和随后产生的束内高压而引起的缺血有关，无论伴有或不伴有束状破坏。在实验中，即使仅注射生理盐水，也可以发生这些变化，而实际上局部麻醉药注射的神经毒性要大得多。在实验中，临床常用的短锥形大小和直径的阻滞针难以直接进入神经束，因为该针试图穿透坚硬神经束膜会遇到阻力，并且相对于神经束大小来说，针的直径显得更大。神经束的大小范围从100~1 000μm，而22G阻滞针直径为700μm。阻滞针也能通过破坏束间间隙（神经外膜下层）内的小血管结构，引起神经内血肿，进而压迫神经束，结果造成神经束损伤。此外，阻滞针接近神经外膜过程中可能损伤神经外膜外的血管，导致神经外膜外的血肿形成，从而可能引起神经压迫和缺血。

神经损伤能根据损伤的解剖平面以及相关的临床预后进行分级。Seddon分类把损伤分为三级：神经失用症（只损伤髓鞘），轴突断伤（只损伤轴突）和神经断伤（轴突损伤以及包括神经内膜、神经束膜和神经外膜的结缔组织破坏）。神经失用性损伤将会自行完全康复，轴突断伤在自然恢复中的预后不一，可能需要手术干预。神经断伤则需要手术进行神经重建，预后难料。英国医学研究理事会（Medical Research Council, MRC）评分是根据临床检查结果将运动神经损伤评分为：0= 没有明显的肌搐，1= 可见肌搐，2= 肌力活动不足以克服重力，3= 肌力活动足以克服重力，4= 肌力活动足以克服重力加上额外阻力，5= 正常肌力。

Sunderland分类系统进一步完善了Seddon分类系统，以阐明结缔组织破坏的程度。Sunderland 1级和2级对应于神经失用症和轴突断伤，3级考虑为神经断伤伴有

神经内膜连续性破坏，4级是神经断伤伴有神经束膜与神经内膜连续性的破坏，而5级是完全性神经横断，包括神经外膜的破坏。一般来说，Sunderland 4级或更高损伤水平者神经重建手术的预后倾向于较差。绝大多数诊断为PONS的患者在3个月内症状完全缓解。因此，大多数损伤是神经失用症或Sunderland 1级损伤。

尽管有报道损伤后长达18个月后手术得以恢复，但是一般来说，较早手术可改善神经重建功能的效果，手术通常在损伤后6~9个月进行。然而，患者出现症状自主恢复情况下，恢复结果一般好于重建手术，但是这种自主恢复可能在长达2年内并不明显。这可能造成麻醉科医师与外科医师之间的紧张关系，麻醉科医师观察等待，希望神经完全恢复，而外科医师则迫切要求进行神经移植或神经转移术，以期获得最佳的重建效果。

33.3　手术后神经症状的评估：成像（US，MRI，MRN）和电诊断测试（NCS，EMG）

PONS的早期识别和记录非常重要，包括对可逆性损伤的诊断与治疗措施如血肿清除，以及医疗法律的保护措施。手术后由于患者残余镇静作用以及患者对运动或感觉神经功能长时间丧失含义的误解，早期识别PONS存在诸多困难。手术部位的石膏、夹板、稳定装置和敷料可能损害患者对运动或感觉异常的感知，并导致诊断延误。任何有明显运动或感觉缺失的时间超出阻滞预期时间的患者，均需要神经病学专家紧急会诊。最近的一篇综述提出了一种方案来评估和处理区域麻醉后新出现的术后神经功能障碍。

成像或电诊断测试（electrodiagnostic testing, EDX）的目标是帮助确定神经异常的位置、严重程度和预后。但是，EDX并不一定能明确原因（手术、麻醉或患者）。EDX也有助于确定术前已存在的、可能临床表现不明显的神经病变。高分辨率（12~20MHz）超声（ultrasound, US）正越来越多地用于初始评估PONS的手段之一，以帮助损害定位和确定损害的严重程度。US成像能沿着神经的分布进行追踪受累的周围神经，并发现与神经断伤一样的神经连续性可能破坏，这能通过MRI或磁共振神经学成像（magnetic resonance neurography, MRN）证实。然而，US横向和纵向分辨率优于MRI/MRN。与无症状一侧相比，US成像可见的非特异性病理变化包括横截面神经面积（cross-sectional nerve area, CSA）增大，且神经束成像不清。MRN是专门用于标识常规MRI信号处理中的变化，以增强周围神经成像。二维T_1脂肪信号抑制和T_2水加权信号增强将显示神经根、神经丛和周围神经的轮廓，并显示与水肿相关的水含量增加区域图像明亮或增强。但是，该信号并不能将损伤更重的轴突断伤或神经断伤与损伤较轻相关的神经水肿如神经失用症区别开来。MRI成像也能在肌电图（electromyography, EMG）检查发现明显神经损伤前确定肌肉早期失神经损伤（轴突）。

EDX检测的用途在于它能够定位外围神经系统损伤

部位的部位(神经根、臂丛、周围神经近端或远端),并区分脱髓鞘与轴突损伤,从而能预测神经恢复。EDX 检测包括神经传导检测(感觉和运动)和针式肌电图检测。通过刺激支配正常和异常肌肉的周围神经来检测双侧复合运动神经电位(compound motor nerve potentials,CMAP)。近端和远端刺激相关神经可引起聚合的单根神经纤维相关的肌肉去极化,以检测目标肌肉表面电极,从而得到特征性信号,包括潜伏期、振幅和持续时间。潜伏期测得有髓鞘纤维去极化开始最快,而幅度反映了基于超最大刺激电流所激动的轴突数目相对应的单个肌纤维去极化电位的总和。持续时间反映的是同步性和有效肌肉收缩。信号在自然条件时是双相或三相,惯例将高于基线的偏差设为负值,低于基线的偏差设为正值。同样地可检测感觉神经动作电位(sensory nerve action potentials,SNAP)和复合神经动作电位(CMAP)。SNAP 信号呈低振幅(μA)、持续时间短(1~2ms),而 CMAP 信号呈较高振幅(mA)、持续时间较长(5~6ms)。与 CMAP 相比较,时间离散和相位消减对 SNAP 影响较大;在严重神经病理性损伤的情况下,可能很难甚至不可能检测到 SNAP。

总之,脱髓鞘损伤是以传导较慢和潜伏期延长(传导速率<正常下限的75%,潜伏期为>正常的130%)为特征。随着传导速率减慢,就会出现时间离散和相位消减波,表现为传导较快与传导较慢的纤维去极化信号时间间隔增大,结果持续时间增加,所测得的 CMAP 和 SNAP 信号振幅峰值降低。当脱髓鞘呈局灶性、且严重到不能去极化时,就用术语“传导阻滞”来描述这种现象。通过进行由远至近地刺激周围神经,直至检测到潜伏期跳跃,或出现完全性传导阻滞,而未检测到 CMAP,这就能确定神经损伤的部位。

轴突损伤的特点主要是振幅峰值降低,传导时间与潜伏期有一定影响。传导速率在正常传导速率下限的75% 以内,潜伏期在正常上限的130% 以内。与脱髓鞘损伤不同,一旦发生轴突损伤,3~5d 内沃勒变性(Wallerian degeneration)可阻止损伤部位远端的去极化,受累神经支配的远端肌肉或感觉部位不再能检测到 CMAP 和 SNAP。然而,在神经损伤后的最初几天,损伤部位远端的神经仍然呈现电生理活动,仍然能接受刺激,产生远端 CMAP 和 SNAP 电位。该现象因其与脱髓鞘传导阻滞相似而被称为假性传导阻滞。

肌电图(EMG)检测可证实神经传导检测的结果,并为神经传导检测(nerve conduction studies,NCS)可能不能测得的近端损伤提供了额外的定位信息。针式 EMG 测得的去神经电位(纤颤波、正大幅波)与脱髓鞘损伤无任何关联。当其出现时,表明为更严重的轴突断伤或神经断伤。去神经电位的出现提示去神经电位最近肌肉分支点或该点近端神经损伤。EMG 检测还可评估运动单元动作电位(motor unit action potentials,MUAP)的数量和类型,并测量运动单元的募集和激活。临床检查要求患者在尝试收缩肌肉时,即使未见明显的肌肉运动活动,有时仍能检测到 MUAP。这是一个积极信号,表明部分神经支配仍

然存在,而没有发生神经断伤。然而,这种情况并不能区分严重脱髓鞘损伤和轴突损伤。后两种情况下均可减少额外运动单元的募集。损伤数周后,潜在的病因学趋于明了,脱髓鞘损伤将迅速恢复,运动单元募集将增加或恢复至正常。在 EMG 检测中运动单元募集异常可表现为“尖桩篱笆”波型,运动单元募集正常表现为“完全性干扰”波形,邻近 MUAP 峰值间无空隙。

MUAP 形态变化可用于随访轴突损伤后神经再生的出现。在中度损伤时,邻近受损运动单位的正常运动单位会发出侧支,通过其分支点萌芽支配受损神经所支配的肌肉纤维。这将增加运动单位的大小(一定轴突下神经支配纤维的数量),增加 MUAP 时相的持续时间与数量。这些侧支萌芽起初为无髓鞘,可表现为迟发性低振幅卫星电位。随着损伤加重,没有正常运动单位相邻,侧支萌芽不能发生。轴突只能从近端未被损伤的轴突残端延伸出无髓鞘生长萌芽。这些低幅度电位提示损伤更为严重,称为新生电位。

通常在受伤后最初的3~4 周进行 1 次 EDX 检测,就可获得最多的信息。非镇静患者接受这种检测并不舒适,因为需要在各种不同的肌肉中多次插入 25G 小口径单极记录针。损伤后 3~4 周可首次检测到与轴突损伤相关的病理性去神经电位,此时沃勒变性完全,NCS 检测表现为 CMAP 和 SNAP 振幅丧失。此时能确切地区分脱髓鞘性损伤与轴突损伤,从而能确认患者预计完全恢复,或推测部分恢复可能以及可能需要未来行重建手术。对于中度到重度的轴突损伤,应在 3 个月和 6 个月时重复进行 EDX 检测,以评估神经再生的出现和程度。如果证实损伤没有进一步改善,应转诊至重建周围神经的外科医师。

数位学者推荐另一种方法来获取受伤后数日 EDX 检测结果。早期检查的优点是能够证实原有的损伤以及神经再支配,以多相、长时间 MUAP 伴有散在或新生电位,并同时出现正性尖波和纤颤电位为特征。这些肌电图(EMG)的变化符合慢性损伤,在损伤后至少 3~4 周后才能被检测出来。最早的 EDX 检测延迟到受伤 1 个月后将妨碍确定手术麻醉前就存在损伤,而不是手术麻醉所引起。轴突性损伤情况下,在完全沃勒变性前,早期 EDX 检测还能定位神经病理性损伤的部位。神经刺激点从远端至近端进行仍可出现正常的远端肌肉 CAMP,直至刺激针到损伤的平面。沃勒变性后,沿着该神经任何一点均可测得远端 CAMP 异常,包括神经未损伤点近端针刺激部位。

在恢复过程中,应进行常规的物理疗法,以维持关节活动度,防止弯曲挛缩,必要时使用夹板。神经病理性疼痛能通过分级镇痛进行管理,可应用一线药物如三环抗抑郁药(去甲替林、去甲敏)或选择性 5- 羟色胺和血清素去甲肾上腺素再摄取抑制剂(selective serotonin norepinephrine reuptake inhibitors,SSNRI)如度洛西丁,加巴喷丁类(加巴喷丁、普瑞巴林)和表面 5% 利多卡因贴剂。阿片类药物可作为二线药物。

33.4　重度损伤的重建手术选择和疼痛管理

所有临床检查为严重影响肩、肘或手功能的任何持续性严重运动神经损伤（MRC 0~3 级），且在 6 个月时 EDX 检测发现几乎没有神经再支配的证据时均应考虑实施周围神经重建手术。轴突再生的速度约为 1mm/d 或 2.5cm/ 月。在远端神经再支配之前，肌肉纤维、神经肌肉接头和神经内膜基底膜会持续发生恶化。去神经后 1~2 年，受累组织将发生不可逆性功能变化，此时神经移植没有意义，从正常神经组织移植肌肉和肌腱是部分恢复功能的唯一选择。当神经损伤为远端时，可能有足够的时间自发地发生神经再支配。然而，近端神经损伤更可能需要手术重建。完全性神经横切面性的神经断伤（Sunderland 5）应尽早手术修复，以防止致痛性神经瘤形成。切缘锐利、干净的横断面断伤（可能不止一块）应在发生残端神经挛缩前立即修复。修复神经和恢复功能的方法有多种。一般来说，近端与远端的神经残端修整后能通过显微外科技术直接成束对接并恢复神经外膜连续性的效果最好。然而，如果神经吻合产生任何残余张力，很可能引起瘢痕形成神经瘤，从而导致功能恢复差。这种情况下，截取一段非关键的神经如肋间神经、腓神经、桡浅神经或前臂外侧皮神经，利用自体神经移植物，用以嫁接缺口。最好是截取感觉神经用于修复感觉神经损伤，截取混合或运动神经用于修复运动神经损伤。

自 20 世纪 90 年代后期以来，手术方案已经从自体神经移植物转换成神经转移术，后者已取得更好的效果（MRC3~4 级），特别是在近端损伤的情况下，通过将一支活神经分支的远端与接近目标肌肉的去神经远端部分相连接。例如，肩胛上神经和腋神经损伤的情况下，应用脊副神经远端部分（使斜方肌的侧方失去神经支配）与肩胛上神经远端（端到端或端到侧）相连接，以恢复冈上肌与冈下肌功能，从而恢复肩关节的外展功能。应用同样的理念，在肌皮神经损伤情况下，将含有支配尺侧屈腕肌的神经束（并不影响屈腕）的桡神经近端分支与近二头肌的肌皮神经分支相连接，能恢复肘部的功能。显然，这需要系统而精细的手术操作，要求术中神经刺激和显微缝合技术，还需要经历一个漫长的恢复期。即使是最好的结果，也不能恢复到受伤前的力量和功能。

33.5　防止神经损伤的最佳临床实践

美国区域麻醉协会（American Society of Regional Anesthesia，ASRA）发布的第 2 版《区域麻醉与疼痛医学相关神经并发症的实践建议》中提出了可能降低所阻滞相关神经发生损伤风险的可能最佳实践的指导意见。这不是一项医疗标准，也不是一项指南，而是在有限的证据基础上提出的建议。遵循该实践建议的目的在于提供最佳医疗服务，但是并不能保证避免不良结果的发生。该建议反对在成年人实施区域麻醉时进行深度镇静或全身麻醉，虽然这似乎并不增加小儿的基础风险。然而，最近一项研究对全身麻醉下成年患者不要实施神经阻滞的该专家建议提出了挑战，研究结果提示部分患者可能受益于全身麻醉下进行的筋膜平面阻滞如胸肌阻滞（Pec Ⅰ & Ⅱ）或腹横肌平面阻滞，且不引起额外的风险。该实践建议还声明，没有数据证实在降低 PNI 方面一种神经定位技术优于另外一种（超声、神经刺激、感觉异常技术）。该实践建议的其他要点包括：① <0.5mA 电流下诱发运动反应的出现表明针 - 神经接触或针置入神经内；②没有人类数据证实或反驳监测注射压力降低 PNI 的有效性；③手感觉注射压力的主观评估并不准确；④超声能检测到神经内注射；⑤针置入神经内并不一定会导致功能性神经损伤；⑥应该避免神经束内置针和注射，因为这能引起组织学和 / 或功能性神经损伤；⑦超声波图像并不能区分神经束间与神经束内注射；⑧并不是所有操作者在所有患者均能获得针 - 神经界面的清晰图像。有人提出了一种简便技术来测量和限制 PNB 时注射压力，即利用压缩空气注射技术（compressed air injection technique，CAIT）：推注的注射器内保留一个空气气泡，注射时限制该气泡压缩 < 初始气泡体积的 50%。

尽管在该实践建议中没有提及，但是人们认识到在动物实验体外模型中，所有的局麻药都具有神经毒性、心肌毒性和细胞毒性。然而，并没有任何临床证据证实在降低 PNI 可能性方面一种局麻药优于另外一种局麻药。动物实验研究显示，辅助药物如可乐定、丁丙诺啡、地塞米松和右美托咪定在神经周围注射的常用浓度下似乎安全，其神经毒性低于罗哌卡因。最后，越来越多的证据提示，远离靶神经的肌肉内或筋膜平面注入的局麻药可引起有效的肌间沟臂丛神经阻滞，其效果可能等同于局麻药注入该神经附近或周围。虽然尚未证实，但是这种方法可能降低针刺诱发的其他解剖部位神经损伤的可能性。

33.6　医学法律关注点和风险降低

回顾 1990—2007 年 ASA 终审索赔数据表明，只有 2% 的医疗事故索赔与 PNB 有关。所有的索赔中大多数涉及神经损伤，但是大部分索赔属于短暂性损伤。分析认为，2/3 的神经损伤为阻滞相关性。不幸的是，PNB 的医疗事故依旧发生，即使其损伤本质只是短暂。考虑到 PNB 益处是短期（加强恢复质量），但是可能存在灾难性使患者衰弱的后果，因此有必要讨论并以文件形式记录发生可能的严重并发症，包括永久性神经损伤。对实施区域麻醉的院校麻醉科医师的一项调查结果显示，区域麻醉相关严重并发症的披露方面仍有改进的空间。在讨论材料和患者具体风险后，选择区域麻醉应该是患者与麻醉科医师共同决策过程的一部分，没有麻醉科医师或第三方包括外科医师强迫，理想情况下应签署在麻醉同意书上，并与手术同意书分开。对于认为 PONS 发生风险较高的患者，记录神经学状态后，可以考虑手术后实施 PNB。

如果患者在周围神经阻滞后发生严重神经损伤，并决定聘请原告律师诉讼医疗不当，那么该律师将需要引入证据来说服陪审团，让陪审团人员相信医师违反了医疗标准，并且正因为违反了医疗标准，就造成了本来可以避免的伤害。鉴于手术后 PNI 本身呈多因素，这是一个很难解释的问题。这些案例可能常常取决于医师能否证实没有故意注射到神经内，这可通过阻滞操作过程中神经定位技术的记录，或通过不受影响的患者意识和沟通能力进行辨别。幸运的是，如果发生严重 PNI，医疗电子记录是一个强大的工具，它可捕获阻滞过程中相关的详细信息，为自己的行为辩护，而不是由于过失。进入审判阶段的案例中，约 80% 的最终判决对被告有利。

（黄成、刘珊珊　译，刘佳、邓小明　校）

参考文献

Neal JM, et al. The second ASRA practice advisory on neurologic complications associated with regional anesthesia and pain medicine. Executive summary 2015. Reg Anesth Pain Med. 2015; 40: 401-430.

Neal JM. Ultrasound-guided regional anesthesia and patient safety. Update of an evidence-based analysis. Reg Anesth Pain Med. 2016; 41: 195-204.

Dwyer T, Henry PDG, et al. Neurological complications related to elective orthopedic surgery. Part 1: common shoulder and elbow procedures. Reg Anesth Pain Med. 2015; 40: 431-442.

Auroy Y, Benhamou d, Bargues L, et al. Major complications of regional anesthesia in France. The SOS regional anesthesia hotline service. Anesthesiology. 2002; 97: 1274-1280.

Brull R, McCartney CJL, Chan VWS, El-Beheiry H. Neurological complications after regional anesthesia: contemporary estimates of risk. Anesth Analg. 2007; 104: 965-974.

Welch MB, Brummett CM, Welch TD, et al. Perioperative peripheral nerve injuries. A retrospective study of 380, 680 cases during a 10-year period at a single institution. Anesthesiology. 2009; 111: 490-497.

Barrington MJ, Watts et al. Preliminary results of the Australasian Regional Anaesthesia Collaboration: a prospective audit of over 7000 peripheral nerve and plexus blocks for neurological and other complications. Reg Anesth Pain Med. 2009; 34: 534-541.

Orebaugh SL, et al. Adverse outcomes associated with nerve stimulator-guided and ultrasound-guided peripheral nerve blocks by supervised trainees: update of a single single-site database. Reg Anesth Pain Med. 2012; 37: 577-582.

Sites BD, Taenzer AH, Herrick MD, et al. Incidence of local anesthetic systemic toxicity and postoperative neurologic symptoms associated with 12 668 ultrasound-guided nerve blocks. An analysis from a prospective clinical registry. Reg Anesth Pain Med. 2012; 37: 478-482.

Sviggum HP, et al. Perioperative nerve injury after total shoulder arthroplasty: assessment of risk after regional anesthesia. Reg Anesth Pain Med. 2012; 37: 490-494.

Kopp SL, Jacob AK, Hebl, JR. Regional anesthesia in patients with preexisting neurologic disease. Reg Anesth Pain Med. 2015; 40: 467-478.

Brull R, Hadzic A, Reina MA, Barrington MJ. Pathophysiology and etiology of nerve injury following peripheral nerve blockade. Reg Anesth Pain Med. 2015; 40: 479-490.

Abdallah FW, Macfarlane AJR, Brull R. The requisites of needle to nerve proximity for ultrasound-guided regional anesthesia. A scoping review of the evidence. Reg Anesth Pain Med. 2016; 41: 221-228.

Steinfeldt T, et al. Forced needle advancement during needle-nerve contact in a porcine model histological outcome. Anesth Analg. 2011; 113: 417-420.

Watson JC, Huntoon MA. Neurologic evaluation and management of perioperative nerve injury. Reg Anesth Pain Med. 2015; 40: 491-501.

Simon NG, et al. Advances in the neurological and neurosurgical management of peripheral nerve trauma. J Neurol Neurosurg Psychiatry. 2015: 0: 1-11.

Aminoff MJ. Electrophysiologic testing for the diagnosis of peripheral nerve injuries. Anesthesiology 2004; 100: 1298-303.

Padua L, et al. Ultrasound as a useful tool in the diagnosis and management of traumatic nerve lesions. Clin Neurophysiol. 2013; 124: 1237-1243.

Preston DC, Shapiro BE. Electromyography and neuromuscular disorders: Clinical-electrophysiologic correlations (Expert Consult-Online): Elsevier Health Sciences; 2012.

Masaracchia M, Herrick M, Seiffert EA, Sites BD. Reg Anesth Pain Med 2017; 42: 299-301.

Wiesmann T, et al. Minimal current intensity to elicit an evoked motor response cannot discern between needlenerve contact and intraneural needle insertion. Anesth Analg. 2014; 118: 681-686.

Gadsden JC, Choi JJ, Lin E, Robinson A. Opening injection pressure consistently detects needle-nerve contact during ultrasound-guided interscalene brachial plexus block. Anesthesiology. 2014; 120: 1246-53.

Krediet AC, et al. Intraneural or extraneural. Diagnostic accuracy of ultrasound assessment for localizing lowvolume injection. Reg Anesth Pain Med. 2014: 39: 409-413.

Bigeleisen P. Nerve puncture and apparent intraneural injection during ultrasound guided axillary block does not invariably result in neurologic injury. Anesthesiology. 2006; 105: 779-83.

Hara K, et al. Incidence and effects of unintentional

intraneural injection during ultrasound-guided subgluteal sciatic nerve block. Reg Anesth Pain Med. 2012; 37: 289-293.

Tsui B, Knezevich M, Pillay J. Reg Anesth Pain Med 2008; 33: 168-173.

Williams BA, Hough KA, Tsui BY, Ibinson JW, Gold MS, Gebhart, GF. Neurotoxicity of adjuvants used in perineural anesthesia and analgesia in comparison with ropivacaine. Reg Anesth Pain Med. 2011; 36: 225-20.

Brummett CM, Williams BA. Additives to local anesthetics for peripheral nerve blockade. Int Anesth Clinics. 2011; 49: 104-116.

Albrecht E, Kirkham KR, Taffe P, et al. The maximum effective needle-to-nerve distance for ultrasound-guided interscalene block: an exploratory study. Reg Anesth Pain Med. 2014; 39: 56-60.

Lee LA, Posner KL, Kent CD, Domino KB. Complications associated with peripheral nerve blocks: lessons from the ASA closed claims project. Int Anesth Clin. 2011; 49: 56-67.

Domino KB. Informed consent for regional anesthesia: What is necessary? Reg Anesth Pain Med. 2007; 32: 1-2.

Brull R, McCartney CJ. Disclosure of risks associated with regional anesthesia: A survey of academic regional anesthesiologists. Reg Anesth Pain Med. 2007; 32: 7-11.

第 34 章

硬脊膜穿破后头痛和硬膜外血补丁

Barbara M. Scavone

34.1 引言

硬脊膜穿破后头痛（post dural puncture headache，PDPH）是椎管内麻醉后最常见的不良反应之一。关于 PDPH 和硬膜外血补丁（epidural blood patch，EBP）的数据大部分来自产科麻醉文献，只有少量来自疼痛和其他麻醉文献。

34.2 发病率、临床特征和病因学

meta 分析显示，在硬膜外麻醉操作过程中使用大口径针头造成意外硬脊膜穿破（accidental dural puncture，ADP）的发生率约为 1%~2%，尽管不同报告中其范围各异。产科患者中，ADP 后 PDPH 的发生率为 50%~60%，其中 50%~60%PDPH 的患者需要 EBP 治疗。在没有明确发生 ADP 的情况下，不到 1% 的患者也可发生 PDPH。典型的 PDPH 呈体位性，患者直立位时头痛加重，卧位时减轻（尽管可能不会完全消除）。头痛时可伴有颈部疼痛和背痛，畏光、视物模糊或复视等视觉症状，听力下降和耳鸣等听力障碍，甚至脑神经和颈上神经功能障碍。产科人群中，头痛一般发生在麻醉后 1~2d 内，持续 7~10d。普外科患者的发病时间可能滞后，持续时间可能缩短。产后患者头痛的鉴别诊断包括某些特定的妊娠状态如先兆子痫、静脉血栓形成和颅内出血，以及头痛更常见的原因如紧张性头痛；偏头痛也可能在产后期间复发。对于伴有局灶性神经系统症状或对治疗无反应的产后头痛患者，因其可能有颅内病变体征，应考虑诊断性神经影像学检查。

头痛的发生是由于脑脊液（cerebrospinal fluid，CSF）渗漏，然而头痛症状和 CSF 渗漏 / 颅内低压的程度之间的相关性并非完全一致。某些患者因小的渗漏就出现头痛，而某些大的渗漏患者却没有任何症状。同样，一部分颅内 CSF 量严重缺失的患者可仍然无症状，而一些只有轻微 CSF 减少的患者会出现严重头痛。大脑丢失 CSF 的缓冲，颅内容物可能向下移位，牵拉疼痛敏感性脑膜结构。此外，颅内低压可出现反射性脑血管舒张反应，疼痛敏感性血管周围牵张受体可能引起头痛症状。

34.3 PDPH 的危险因素

34.3.1 患者相关因素

年轻和女性是硬膜穿刺后发生 PDPH 的危险因素。妊娠本身是否为独立危险因素尚不清楚。肥胖患者易发 ADP。一旦发生 ADP，肥胖对头痛的影响并不清楚，因为回顾性研究得出了相互矛盾的结果，但当干扰因素得到控制时，肥胖可能对 ADP 后头痛的发生具有保护作用。与非肥胖患者相比，肥胖患者可能更多的仅需要单次硬膜外血补丁（EBP）来治疗头痛症状。

34.3.2 产科相关因素

与剖宫产相比，经阴式分娩的产妇更可能在 ADP 后出现头痛。用力过程中的 Valsalva 动作可能导致 CSF 的流出，因为研究显示头痛发生率和用力时间成正比。并且，通常剖宫产产妇常接受蛛网膜下腔吗啡用药，这可减轻头痛症状。

34.3.3 技术相关因素

与小针、笔尖式 / 非切割型穿刺针相比，粗针、斜切 / 切割型穿刺针穿刺后头痛发生率增加。一组研究者证实，硬膜外穿刺时针的斜面与椎管的纵轴平行而不是垂直可降低头痛的发生率。他们建议进入硬膜外间隙之前，针的斜面保持与长轴平行，直至确认进入硬膜外后再旋转针头，以降低导管置向一侧导致单侧阻滞的风险。有人质疑这种做法的效果，认为在将导管穿入硬膜外腔之前旋转针头不能达到满意的镇痛效果。并且在硬膜外腔内旋转针可能会增加 ADP 的发生。

利用阻力消失法（loss of resistance，LOR）鉴别硬膜外间隙时使用的介质对头痛发生的影响仍不清楚。有学者证实，与生理盐水相比，空气法试验 LOR 后的患者头痛发生率更高。然而，与盐水相关的头痛相比，空气相关的头

痛出现较早,持续时间较短,这可能是由于 LOR 期间将空气注入鞘内而造成的暂时性气颅所致。操作者在 LOR 时应尽可能注入最少量的空气至硬膜外腔,以尽量减少一旦硬脊膜穿破(ADP)时气颅的发生。

一旦发生 ADP,可选择将导管置入鞘内进行连续脊髓麻醉,或者退出硬膜外针,重新选择不同椎间隙进行硬膜外穿刺。一些人推测,鞘内置管可引起硬膜撕裂处附近的炎症反应,加速破口愈合,降低头痛风险。关于这方面的回顾性和其他非对照性研究混杂,因此得出的结果矛盾:一些研究证实,与硬膜外置管相比,鞘内置管头痛发生率较低;而另一些研究表明两种置管均无效果。两项随机对照试验探讨了鞘内置管与 PDPH 风险之间的关系。Norris 采用 quazi 随机化方法将发生 ADP 后的产妇分为接受鞘内或硬膜外麻醉两组,结果显示两组在头痛发生率与严重程度以及需要 EBP 方面并无差异。Russel 等在其确切的研究中将发生 ADP 后的产科随机分为接受鞘内置管或硬膜外置管,分娩后将鞘内导管留置 24h,以使炎症作用最大化,结果两组的头痛发生率以及 EBP 的应用均无差异。因此,该证据并不支持 ADP 后鞘内置管可降低头痛风险的观点。一项包括随机和非随机试验的 meta 分析得出相反的结论,因此该分析结果可能存在缺陷。

发生 ADP 后,应考虑除影响头痛发生率之外的问题。在 Russell 研究中,与持续脊髓麻醉相比,硬膜外组患者出现更多的并发症,如再次出现 ADP 和阻滞失败。因此,作者建议在 ADP 后进行鞘内置管,尽管其在预防头痛方面无效。然而,必须小心谨慎,因为拟注入硬膜外腔的局麻药意外注入鞘内,可能导致高平面脊髓阻滞。发生 ADP 后,经硬膜外导管给予局麻药也能引起高平面脊髓阻滞,因为局麻药可能穿过硬脊膜上大口径的破孔到达脊髓,特别单次硬膜外给药用于剖宫产时。同样,硬膜外给予的亲水性阿片类药物也可以穿过硬脊膜破裂口,所以在 ADP 后,硬膜外禁忌给予吗啡(芬太尼等亲脂性阿片类药物可相当自由地穿过硬脊膜,因此破口的存在不会影响其剂量)。

34.4 预防和治疗

34.4.1 无创疗法

ADP 后卧床并不能预防 PDPH,并且由于存在深静脉血栓形成的风险,产后卧床不活动并不可取。由于脱水可导致 CSF 生成减少,所以应该维持正常血容量。然而,过度水化并不会促进 CSF 产生过量。腹带可能有利地影响硬膜撕裂口的压力梯度,从而降低 ADP 后的 PDPH。不幸的是,大多数患者耐受性不好,并不被普遍采用。医师常给患者应用镇痛药,特别是含有布他比妥和咖啡因的复合药片。咖啡因通过其收缩血管作用可减轻头痛症状,但其作用轻微且短暂,因此临床医师可能会鼓励患者额外服用咖啡因治疗轻度或中度头痛,但严重头痛通常需要其他治疗。产后患者咖啡因的半衰期延长,且重复给药或输注后可能发生蓄积。而且,有报道咖啡因输注过程中可能发生癫痫和心律失常。一项关于舒马曲坦的小型临床试验结果

令人失望。促肾上腺皮质激素(adrenocorticotropic hormone, ACTH)类似物可增加醛固酮水平,由此有人推测水钠潴留可引起 CSF 生成增加,但是有关研究结果矛盾。一项研究表明 ACTH 类似物适用于 PDPH 预防,但另一项研究显示 ACTH 类似物对已出现的 PDPH 无效。

34.4.2 有创疗法

34.4.2.1 硬膜外血补丁

EBP 仍然是严重 PDPH 的首选治疗方法。快速注入硬膜外腔的血液对脊膜囊产生堵塞作用,增加腰椎和颅内腔的硬膜外与鞘内压力,从而恢复颅内压,并减轻腺苷介导的血管舒张作用。此外,数小时后血块黏附在硬脊膜上,可能会减少 CSF 泄漏并促进破口愈合。MRI 的研究表明,大约 15~20ml 血液足以在脊膜囊扩散和填塞。Paech 等的一项随机对照试验比较了 15ml、20ml 和 30ml 血液的 EBP 效果。结果表明,以上所有容积的血液对治疗头痛的效果类同。但是,给予 15ml 血液的患者 48h 以上的时间 - 疼痛曲线下面积均高于其他两组,因此作者建议使用 20ml 血液进行 EBP。一项研究报道,当常规给予患者所能承受的最大剂量,高达 30ml 时,患者对 EBP 反应的成功率为 100%。

回顾性研究显示,ADP 后 PDPH 产妇应用 EBP 后 88%~100% 患者有一定程度的缓解。然而,一些患者仅有部分或暂时缓解,且症状常在数日后复发。高达 31% 的患者可能需要再次接受血补丁治疗。给予 EBP 后,颅内压持续升高与持续性头痛缓解相关。虽然 EBP 缺乏完美的疗效,但是如果完全不起作用,则提示临床医师应质疑 PDPH 诊断。

目前尚不清楚 EBP 时机对其疗效的影响。难以解释一些研究结果认为在硬脊膜穿破后不到 24~48h 内给予血补丁的效果较差,因为其中包括患者(男性、女性、产科和非产科)以及穿刺所用穿刺针的大小和类型等混杂因素。高风险患者(如经阴道分娩、有硬膜大口径穿破的产妇)在穿刺后可能早期出现严重症状,因此相对其他患者而言需更早地给予血补丁,并且也更有可能需要再次给予血补丁。对于轻度或中度症状的患者倾向于进行保守治疗当然是合理的,但在硬膜穿破 1d 内就有严重症状的患者就应该毫不犹豫地进行 EBP。应该告知这些患者需要再次 EBP 的可能性。早期积极给予血补丁可使患者随着时间疼痛减轻,感受更好。

预防性 EBP 能在分娩后硬膜外导管拔出前通过硬膜外导管给予。两项随机对照试验在评价预防性 EBP 的疗效方面并不一致。一项研究证实预防性 EBP 组与假补丁组在头痛发生率、最大疼痛评分或治疗性 EBP 的需求方面并无差异,尽管预防性 EBP 组患者头痛持续时间较短。另一项研究显示,随机接受预防性 EBP 患者的头痛发生率和需要治疗性 EBP 的需求较低。然而,该研究一直受到批评,因为治疗医师并未使用盲法对患者进行分组,且治疗没有标准化,从而导致结果可能偏倚。综合考虑这两项研究,预防性 EBP 对高危患者可能有一定益处,尽管(益处)可能并不显著。

85%的患者在EBP后可出现腰痛。不适感通常轻微，但是偶而较严重或与神经根性疼痛相关。建议限制EBP注射量，特别是如果在注射过程中患者感觉疼痛或有神经根症状。非甾体抗炎药通常可缓解症状。EBP后罕见的更严重并发症包括除了PDPH外的精神状态恶化和癫痫、意外注入硬膜下腔致神经功能缺失和蛛网膜炎。作者推荐在发生ADP不同的硬膜外间隙进行EBP，以最大程度地减少血液从硬膜外腔进入蛛网膜下腔。

34.4.2.2 蝶腭神经节阻滞

蝶腭神经节包括交感神经、副交感神经和躯体神经。该神经节的阻滞可阻断副交感神经对颅脑血管的支配，因此阻止血管舒张，缓解头痛。蝶腭神经节阻滞（sphenopalatine ganglion block，SGB）一直用于治疗血管性头痛，研究提示该技术可用于治疗PDPH。以往只有一些小样本报道，但是近期Cohen等的一项回顾性比较研究了给予SGB的42例患者和给予EBP的39例患者，随访长达17年。两种技术都可使症状消失，但是SGB后缓解起效更快；治疗后24h、48h、1周时两组头痛患者的比例无显著差异。SGB组并发症较少。但是，两组均有一些患者需要一种以上的治疗方法，包括起初给予SGB后再给予EBP治疗的患者，以及起初给予EBP后再给予SGB治疗的患者。作者认为SGB可能优于EBP，但重要的是应注意解析该回顾性研究的局限性。特别要指出的是，虽然作者报道头痛患者人口统计数据或特征无差异，但是作者并未说明选择一种技术而不是另一种技术的依据。有可能更严重症状的患者更常接受EBP，因为后者疗效确切。此外，SGB对长期症状的影响尚不清楚。目前尚未严格地评估该项技术，因此需要严谨的随机对照试验来评价。

34.5 问题涉及范围

产后PDPH可增加住院时间以及出院后就诊和急诊率，并影响包括照顾小孩在内的日常生活。第六脑神经可能因脑组织下移而受到牵拉，引起神经损伤，随后出现复视。通常情况下，EBP治疗PDPH有效，但是复视在髓鞘再生过程中可持续数月，甚至极个别患者呈永久。第六脑神经麻痹是立即紧急启动EBP缓解神经缺血的指征。PDPH后由于桥静脉受到牵拉，从而增加跨壁压，罕见出现硬膜下血肿。EBP可能会限制该血肿的扩大。

ADP后可能存在比之前认为的更长期的影响。研究者比较了发生ADP的产妇和与之匹配的未发生ADP产妇，结果表明，ADP组产妇产后约12~24个月头痛和背痛发生率增加。EBP似乎可对这些长期症状具有一定的保护作用；接受EBP的患者头痛和背痛发生率低于未接受EBP的患者，但是没有达到统计学意义，这可能由于该研究对这一结果的支持力度不足。

34.6 结论

ADP和PDPH依然给麻醉科医师带来棘手的问题。

EBP仍然是治疗严重头痛的主要疗法。

（张克勤 译，陆军、邓小明 校）

参考文献

Choi PT, Galinski SE, Takeuchi L, et al: PDPH is a common complication of neuraxial blockade in parturients: a meta-analysis of obstetrical studies. Can J Anesth 2003; 50: 460-469.

Stella CL, Jodicke CD, How HY, et al: Postpartum headache: is your work-up complete? Am J Obstet Gynecol 2007; 196: 318.e1-318.e7.

Iqbal J, Davis LE, Orrison WW: An MRI study of lumbar puncture headaches. Headache 1995; 35: 420-422.

Grant R, Condon B, Hart I, et al: Changes in intracranial CSF volume after lumbar puncture and their relationship to post-LP. J Neurol Neurosurg Psychiatry 1991; 54: 440-442.

Benzon HT, Wong CA: Postdural puncture headache: mechanisms, treatment, and prevention. Reg Anesth Pain Med 2001; 26: 293-295.

Vandam LD, Dripps RD: Long-term follow-up of patients who received 10 098 spinal anesthetics. JAMA 1956; 161: 586-591.

Hollister N, Todd C, Ball S, et al: Minimizing the risk of accidental dural puncture with epidural analgesia for labour: a retrospective review of risk factors. Int J Obstet Anesth 2012; 21: 236-241.

Faure E, Moreno R, Thisted R: Incidence of postdural puncture headache in morbidly obese parturients. Reg Anesth 1994; 19: 361-363.

Miu M, Paech MJ, Nathan E: The relationship between body mass index and post-dural puncture headache in obstetric patients. Int J Obstet Anesth 2017; 23: 371-75.

Song J, Zhang T, Choy A, Penaco A, Jospeh V: Impact of obesity on post-dural puncture headache. Int J Obstet Anesth 2017; 30: 5-9.

Peralta F, Higgins N, Lange E, et al: The relationship of body mass index with the incidence of postdural puncture headache in parturients. Anesth Analg 2015; 121: 451-456.

Kokki M, Sjovall S, Keinanen M, et al: The influence of timing on the effectiveness of epidural blood patches in parturients. Int J Obstet Anesth 2013; 22: 303-309.

Scavone BM, Wong CA, Sullivan JT, et al: Efficacy of a prophylactic epidural blood patch in preventing post dural puncture headache in parturients after inadvertent dural puncture. Anesthesiology 2004; 101: 1422-7.

Angle P, Thompson D, Halpern S, et al: Second stage pushing correlates with headache after unintentional dural puncture parturients. Can J Anesth 1999; 46: 861-866.

Al-metwalli RR: Epidural morphine injections for prevention of post dural puncture headache. Anaesthesia 2008; 63: 847-850.

Vallejo MC, Mandell GL, Sabo DP, et al: Postdural puncture headache: a randomized comparison of five spinal needles in obstetric patients. Anesth Analg 2009; 91: 916-920.

Norris MC, Leighton BL, DeSimone CA: Needle bevel direction and headache after inadvertent dural puncture. Anesthesiology 1989; 70: 729-731.

Richardson MG, Wissler RN: The effects of needle bevel orientation during epidural catheter insertion in laboring parturients. Anesth Analg 1999; 88: 352-356.

Aida S, Taga K, Yamakura T, et al: Headache after attempted epidural block. Anesthesiology 1998; 88: 76-81.

Norris MC, Leighton BL: Continuous spinal anesthesia after unintentional dural puncture in parturients. Reg Anesth 1990; 15: 285-287.

Russell IF: A prospective controlled study of continuous spinal analgesia versus repeat epidural analgesia after accidental dural puncture in labour. Int J Obstet Anesth 2012; 21: 7-16.

Heesen M, Klohr S, Rossaint R, et al: Insertion of an intrathecal catheter following accidental dural puncture: a meta-analysis. Int J Obstet Anesth 2013; 22: 26-30.

Choi JS, Chang SJ: A Comparison of the incidence of post-dural puncture headache and backache after spinal anesthesia: A pragmatic randomized controlled trial. Worldviews on Evidence-Based Nursing 2018; 15: 45-53.

Camman WR, Murray RS, Mushlin PS, et al: Effects of oral caffeine on postdural puncture headache-a double-blind, placebo-controlled trial. Anesth Analg 1990; 70: 181-4.

Aldridge A, Bailey J, Neims AH: The disposition of caffeine during and after pregnancy. Semin Perinatol 1981; 5: 310-4.

Cohen SM, Laurito CE, Curran MJ: Grand mal seizure in a postpartum patient following intravenous infusion of caffeine sodium benzoate to treat persistent headache. J Clin Anesth 1992; 4: 48-51.

Cua WL, Campbell JAP, Stewart JT: A case of ventricular tachycardia related to caffeine pretreatment. J ECT 2009; 25: 70-71.

Connelly NR, Parker RK, Rahimi A, et al: Sumatriptan in patients with postdural puncture headache. Headache 2000; 40: 316-319.

Hakim SM: Cosyntropin for prophylaxis against postdural puncture headache after accidental dural puncture. Anesthesiology 2010; 113: 413-20.

Rucklidge MWM, Yentis SM, Paech MJ: Synacthen Depot for the treatment of postdural puncture headache. Anaesthesia 2004; 59: 138-41.

van Kooten F, Oedit R, Bakker SLM, et al: Epidural blood patch in post dural puncture headache: a randomised, observer-blind, controlled clinical trial. J Neurol Neurosurg Psychiatry 2008; 79: 553-58.

Szeinfeld M, Ihmeidan IH, Moser MM, et al: Epidural blood patch evaluation of the volume and spread of blood injected into the epidural space. Anesthesiology 1986; 64: 820-822.

Griffiths AG, Beards SC, Jackson A, et al: Visualization of extradural blood patch for post lumbar puncture headache by magnetic resonance imaging. Br J Anaesth 1993; 70: 223-225.

Beards SC, Jackson A, Griffiths AG, et al: Magnetic resonance imaging of extradural blood patches: appearances from 30 min to 18 H. Br J Anaesth 1993; 71: 182-188.

Vakharia SB, Thomas PS, Rosenbaum AE, et al: Magnetic resonance imaging of cerebrospinal fluid leak and tamponade effect of blood patch in postdural puncture headache. Anesth Analg 1997; 84: 585-90.

Paech MJ, Doherty DA, Christmas T, et al: The volume of blood for epidural blood patch in obstetrics: a randomized, blinded clinical trial. Anesth Analg 2011; 113: 126-133.

Booth JL, Pan PH, Thomas JA, Harris LC, D'Angelo R: A retrospective review of an epidural blod patch database: the incidence of epidural blood patch associated with obstetric neuraxial anesthetic techniques and the effect of blood volume on efficacy. Int J Obstet Anesth 2017; 29: 10-17.

Williams EJ, Beaulieu P, Fawcett WJ, et al: Efficacy of epidural blood patch in the obstetric population. Int J Obstet Anesth 1999; 8: 105-109.

Banks S, Paech M, Gurrin L: An audit of epidural blood patch after accidental dural puncture with a Tuohy needle in obstetric patients. Int J Obstet Anesth 2001; 10: 172-176.

Dubost C, Le Gouez A, Zetlaoui PJ, et al: Increasein optic nerve sheath diameter induced by epidural blood patch: A preliminary report. BJA 2011; 107: 627-30.

Loeser EA, Hill GE, Bennett GM, et al: Time vs success rate for epidural blood patch. Anesthesiology 1978; 49: 147-148.

Safa-Tisseront V, Thormann F, Malassine P, et al: Effectiveness of epidural blood patch in the management of post-dural puncture headache. Anesthesiology 2001; 95: 334-9.

Scavone BM: One patch or more? Defining success in treatment of post dural puncture headache. Int J Obstet Anesth 2016; 29: 5-7.

Stein MH, Cohen S, Mohiuddin MA, et al: Prophylactic vs therapeutic blood patch for obstetric patients with accidental dural puncture-a randomized controlled trial. Anaesthesia 2014; 69: 320-326.

Scavone BM: Timing of epidural blood patch: clearing up the confusion. Anaesthesia 2015; 70: 119-134.

Kardash K, Morrow F, Beique F: Seizures after epidural blood patch with undiagnosed subdural hematoma. Reg Anesth Pain Med 2002; 27: 433-436.

Devroe S, Van de Velde M, Demaerel M, Van Calsteren K: Spinal subdural haematoma after epidural blood patch. Int J Obstet Anesth 2015; 24: 288-89.

Roy-Gash F, Engrand N, Lecarpentier E, Bonnet MP: Intrathecal hematoma and arachnoiditis mimicking bacterial meningitis after an epidural blood patch. Int J Obstet Anesth 2017; 32: 77-86.

Carlsward C, Darvish B, Tunelli J, et al. Chronic adhesive arachnoiditis after repeat epidural blood patch. Int J Obstet Anesth 2015; 24: 280-3.

Cohen S, Levin D, Mellender S, et al: Topical sphenopalatine ganglion block compared with epidural blood patch for postdural puncture headache management in postpartum patients: A retrospective review. Reg Anesth Pain Med 2018; 43: 880-84.

Angle P, Tang SLT, Thompson D, et al. Expectant management of postdural puncture headache increases hospital length of stay and emergency room visits. Can J Anesth 2005; 52: 397-402.

Hofer JE, Scavone BM. Cranial nerve VI palsy after dural-arachnoid puncture. Anesth Analg 2015; 120: 644-6.

Cuypers V, Van de Velde M, Devroe S: Intracranial subdural hematoma following neuraxial anaesthesia in the obstetric population: a literature review with analysis of 56 reported cases. Int J Obstet Anesth 2016; 25: 58-65.

Webb CAJ, Weyker PD, Zhang L, et al. Unintentional dural puncture with a Tuohy needle increases risk of chronic headache. Anesth Analg 2012; 115: 124-132.

Ranganathan P, Golfeiz C, Phelps AL, et al. Chronic headache and backache are long-term sequelae of unintentional dural puncture in the obstetric population. J Clin Anesth 2015; 27: 201-206.

第五部分

产 科 麻 醉

第 35 章

分娩镇痛技术的现状

Kenneth E. Nelson

35.1 学习目标

读者通过本章学习应该能够：
- 利用最新的技术进步来探测蛛网膜下腔和硬膜外腔。
- 采用非椎管内镇痛技术。
- 应用更新的方法和技术来维持分娩镇痛。
- 选择最合适的镇痛药和辅助药物用于蛛网膜下和硬膜外。

35.2 简介

在过去的几十年里，分娩镇痛的方法一直在持续不断地更新变化，最终达到了目前的技术水平。虽然关于分娩镇痛的话题、问题和争议层出不穷，但是本章讨论集中于以下三个主要话题：分娩镇痛维持、争论和技术方法。

35.3 分娩镇痛的维持

35.3.1 患者自控硬膜外镇痛/程序化间断硬膜外脉冲给药（patient controlled epidural analgesia/programmed intermittent epidural bolusing, PCEA/PIEB)

将导管置入硬膜外腔，有数种维持分娩镇痛的方法。最早的方法之一是根据患者需求间断单次推注用药。一旦初始剂量局麻药的药效开始消退，宫缩痛便随之恢复，患者会要求再次给药，此时麻醉科医师将单次追加额外的局麻药进行镇痛。这项技术显而易见的缺点是所需人力相对较多。其他缺点包括非连续性镇痛以及间歇性用药增加副作用如低血压和运动阻滞。分娩镇痛的管理便自然地发展为采用持续输注药物的方式来维持镇痛，但是早期输注泵相对原始，有时并不可靠，并且缺乏指导输注速率的数据。最终，发表的大量研究纠正了该问题；正是这一时期，维持分娩镇痛的下一步发展发生了：PCEA。

此时，静脉患者自控镇痛（patient controlled analgesia, PCA）的使用已积累了丰富的经验，相同的原理也就应用到了 PCEA。然而，人们很快发现，用于急性术后疼痛的以阿片类药物为主的静脉 PCA 与用于分娩镇痛的以局部麻醉药为主的 PCEA 之间存在一些重要差异。可能最重要的是人们发现基础输注量对 PCEA 非常有效。然而，随着研究不断深入，过去 20 年来新的证据不断涌现，并提示能应用更有效的方法，如按程序间隔间断单次给药。人们常用多孔硬膜外导管来维持分娩镇痛，局麻药通过具有多孔的硬膜外导管可产生"差流"。在临床相关的持续输注速率下，绝大多数局麻药经近端端口流出（图 35.1）。只有当输注压力显著升高时，局麻药才会开始经中部孔与远端孔流出，这就发生在快速单次注射时。如预期的那样，应用使局麻药流经所有三个孔的技术能改善镇痛效果。目前研究已证实 PIEB 联合 PCEA 优于连续输注联合 PCEA；为了应用这种优势，目前正在研发这种镇痛泵。通过多孔硬膜外导管产生差流的理念也提示不同的侧孔可放置在不同的位置（硬膜外腔、静脉内、蛛网膜下腔），并可产生不同的临床特征，这取决于所采用的是连续输注或间歇性单次给药。硬膜外分娩镇痛维持的下一步发展将会是带有反馈回路的数字化泵，这种泵会根据患者平均需求不断地调节基础输注率，允许输注速率的自动调

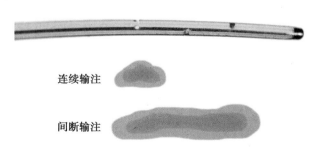

连续输注

间断输注

图 35.1 "差流"是通过一个多孔导管实现，在低压力持续输注时，大部分流量发生在近端出口。只有在快速单次注射过程中压力较高时，液体才会经中间与远端出口流出

整以满足在分娩过程中不断变化的镇痛需求。这些所谓的"智能泵"目前正在研发中,未来的研究将指导其应用基础输注与程序间歇性单次给药的最佳组合。

35.3.2　静脉内阿片类药物

目前有数种可以用于提供分娩镇痛的阿片类药物。阿片受体部分激动剂如布托啡诺对呼吸抑制具有封顶效应,因而理论上对母体的副作用和新生儿抑制的风险较低,可适用于产妇。然而,其镇痛效果则有限,据报道其镇痛效能从中等到无。布托啡诺的常用剂量是按需 1mg/h 静脉注射,限临产时用。

人们也一直应用无封顶效应的其他阿片类药物,其中研究最多之一的是哌替啶。然而,与所有用于分娩镇痛的静脉内阿片类药物一样,所报告的其疗效不一且常常不尽如人意。有一项研究结论甚至认为,用于分娩镇痛的静脉内阿片类药物是"不道德的且在医学上不正确的",但绝大多数研究结果认为至少有中度镇痛作用。哌替啶可能的药物相互作用已使其临床应用范围缩小,包括在服用单胺氧化酶抑制剂(monoamine oxidase inhibitors,MAOI)或选择性 5- 羟色胺再摄取抑制剂(selective serotonin reuptake inhibitor,SSRI)的患者中出现的血清素综合征。哌替啶另一个潜在的问题是其代谢产物去甲哌替啶的蓄积,据报道能引起惊厥发作,但这仅是长期服药才有的问题。

芬太尼是另一种常用于分娩镇痛的静脉内阿片类药物,人们对该药的应用已进行了广泛的研究。它很少引起变态反应,药物相互作用相对较少,但是其呼吸抑制作用无封顶效应,因此在产房必须谨慎使用。该药有蓄积作用,因而要密切关注新生儿呼吸抑制。推荐用量见框 35.1。

框 35.1　芬太尼 PCA 用于分娩镇痛的推荐用量

基础速率	无
单次剂量	25μg
锁定时间	5min
每小时最大量	300μg

瑞芬太尼是一种起效快、作用时间短的较新型阿片类镇痛药,其独特的药效学特征使其在分娩镇痛中的应用得到早期热捧。即使它起效迅速,但是要想让瑞芬太尼的给药能够达到镇痛效果完全对应宫缩过程也几乎是不可能的。这样做需要在宫缩前 2min 给予瑞芬太尼,当然这样是难以做到,除非可以预测到宫缩。一项已经发表的研究试图在宫缩前 140s 给予瑞芬太尼,结果并不能改善分娩镇痛。尽管有这个缺点,仍有一些将其成功用于分娩镇痛的报告,包括与芬太尼的比较,结论认为两种药物均能提供中度镇痛作用,但瑞芬太尼引起产妇氧饱和度降低较多,芬太尼引起新生儿抑制较多。瑞芬太尼的推荐用量见框 35.2。

框 35.2　瑞芬太尼 PCA 用于分娩镇痛的推荐用量

基础速率	0.025~0.05μg/(kg·min)
单次剂量	0.25μg/kg
锁定时间	2min
4 小时最大量	3mg

35.4　争议

35.4.1　使用空气还是盐水做阻力消失实验

在进入硬膜外腔时,空气或生理盐水都能安全地用于测试阻力消失。最近关于这个问题的辩论使人们明白了避免使用空气的原因,而反对使用生理盐水的根据却没有这么多。支持使用空气一方的辩解是正确的,认为两种方法的效果和临床重要并发症的总发病率并无差异,但是个案报道和临床经验却也积累了一系列支持避免使用空气的理由。据报道,儿科患者因气泡出现硬膜外腔而镇痛不全。同样的问题也发生在产科,虽然推测这种风险的发生需要大量的空气,但这仍然是一个可以通过使用盐水来避免的潜在风险。使用空气甚至可能发生静脉空气栓塞和颅内积气;尽管少量的静脉空气很少会成为问题,但是用空气做阻力消失实验比使用生理盐水更容易引起头痛,推测可能是由于颅内积气。最后,其他潜在的并发症还包括神经根受压和皮下气肿。反对使用生理盐水的一个历史性论点现在已经过时了,但是仍值得一提,行硬腰联合麻醉(combined spinal epidural anesthesia,CSE)时理论上可能将生理盐水与脑脊液(cerebrospinal fluid,CSF)混淆。在最近的一项研究比较了 CSE 操作中使用空气和生理盐水检测阻力消失,结果两种方法的失败率无明显差异,也没有将盐水混淆成脑脊液的案例。该科学报告与这种情况下的预期一致,即生理盐水注入硬膜外腔后就分布到诸如脂肪和血管等组织中,而不会被随后的腰麻穿刺针抽吸出来。

35.4.2　意外穿破硬膜:下一步怎么办

意外穿破硬膜(accidental dural puncture,ADP)的风险能最小化,但是不可能完全消除,总体风险约为 1/200。一旦发生 ADP,有两个基本措施选择方案:①更换位置重新硬膜外穿刺;或②留置蛛网膜下腔导管。选择留置蛛网膜下腔导管时,需要牢记的潜在并发症包括感染风险、脊髓损伤、神经毒性和通过导管注射不适当药物或液体的风险。当选择更换位置重新硬膜外穿刺置管时,潜在并发症包括镇痛不足(相对于蛛网膜下腔导管)、头痛风险增加(同样与蛛网膜下腔导管相比)、和意外高位阻滞风险。严重并发症产科资源库(Serious Complications Obstetrics Repository,SCORE)项目证实,发生高位阻滞的最高危情况之一就是经 ADP 后重置硬膜外导管术中给药时。ADP 后应用蛛网膜下腔导管能否减少硬脊膜穿破后头痛发生率的资料尚不明确,但是无任何研究证实其头痛风险增加。无论是选择蛛网膜下腔导管还是重新硬膜外穿刺置管,可能最重要的考虑是在近端连接器的导管上进行明显标识,以最大程度地减少注入不适当药物或液体的风险。

35.5　技术方法

35.5.1　CSE

腰硬联合镇痛为蛛网膜下腔镇痛与硬膜外镇痛两种技术特性相结合的一种方法,即结合了蛛网膜下腔镇痛的可靠性和起效快以及硬膜外镇痛的可持续性和灵活性。虽然 CSE 技术已经非常成熟,但是它在分娩镇痛中的作用仍然还有待确定。例如,在剖宫产的高风险患者中 CSE 的使用仍存在一些争议,因为导管置入后即刻"未经检验"导管位置。一旦蛛网膜下腔给予镇痛剂量药物且放置了硬膜外导管,适合应用局麻药测试导管是否在蛛网膜下腔,但要排除导管进入静脉内则成为问题。而且,即使导管正确地放置于硬膜外腔而不在静脉内,也无法证明它在其后的分娩镇痛和 / 或未预期的剖宫产中肯定有效。研究并未证实这种未经测试的硬膜外导管会出现更高的失败率和更多的并发症发生率,但是想到要应用这种未测试的硬膜外导管为一个先兆子痫的病态肥胖产妇实施急诊剖宫产,这种情况已足以让许多麻醉科医师对 CSE 技术望而却步。鞘内注射阿片类药物还能引起瘙痒,通常不足以为忌,但是有时其痛苦也足以导致患者要求治疗,甚至在以后怀孕拒绝选择 CSE。然而,CSE 技术比单纯硬膜外具有许多优势,包括起效快、效果可靠以及运动阻滞最小。并且,与硬膜外和全身镇痛相比,使用 CSE 可促进宫口扩张的速率。表 35.1 为 CSE 分娩镇痛时蛛网膜下腔用药的典型配方。

表 35.1　CSE 分娩镇痛时蛛网膜下腔用药的典型配方

药物	剂量	容量
0.25% 布比卡因	1.75mg	0.7ml
芬太尼 50μg/ml	15μg	0.3ml
总量		1.0ml

35.5.2　硬膜外硬膜穿孔

产科麻醉科医师最近推出一种"硬膜外硬膜穿孔"技术。这种技术是在硬膜外操作时在硬膜穿一个小孔,但蛛网膜下腔不用药,旨在提高硬膜外镇痛的质量和可靠性。导管放置后能完全地测试导管的有效性,同时少量硬膜外药物可通过穿破的硬膜小孔,以提高镇痛效果。该技术尽管仍未广泛应用,但是已进行了充分的研究,结果似乎可改善镇痛效果而不会增加副作用。另外,该技术"证实"在意外剖宫产情况下该硬膜外导管完全起效,从而解决了上述 CSE 技术在理论上的缺陷。

35.5.3　导管意外"拉出"

无论采用何种硬膜外导管技术,导管固定到皮肤上的时间能显著影响保留在硬膜外腔的导管长度(图 35.2)。患者坐位并且腰椎屈曲最大时,从皮肤到黄韧带的距离最小。当患者恢复到放松的坐姿时,该距离增加,并且皮肤和软组织向尾部移动。因此,如果患者恢复至放松的位置前将导管固定到皮肤上,当患者恢复至放松位置时,即使导管在皮肤上的标记保持不变,硬膜外导管从硬膜外腔中拉出的距离相当于软组织移动的距离。这种效应在肥胖患者会进一步放大,如果没有认识到这种效应,能导致硬膜外导管完全失效。为了避免这种导管意外"拉出",应允许患者恢复至放松位置再将导管固定在皮肤上。在固定导管之前,还应考虑让患者侧卧位,因为这样可使软组织更进一步舒展,特别是肥胖患者。

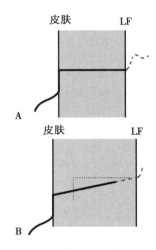

图 35.2　患者保持着硬膜外操作体位时将硬膜外导管固定到皮肤后,能发生导管意外"拉出"

A. 患者处于硬膜外操作体位,软组织被挤在脊椎上。B. 当患者恢复自然坐位或侧卧位时,软组织放松,从皮肤到黄韧带(ligamentum flavum,LF)的距离增加。如果患者在操作体位时将导管固定在皮肤上,那么随着患者恢复至放松位置,导管尖端将从硬膜外腔拉出。实线 / 虚线表示硬膜外导管,点状线表示初始的导管路径

35.5.4　超声引导下椎管内阻滞

超声引导下硬膜外置管的技术已进入产房。超声技术广泛应用于周围神经阻滞数年后,最近在产科麻醉文献出现了一系列超声用于椎管内操作的报道。传统的检测阻力消失技术是"盲目"的,麻醉科医师依赖于触诊来确定硬膜外是否位于中线,穿刺针的尖端正在通过什么组织,穿刺针的尖端何时进入硬膜外腔。超声技术给麻醉科医师增加了一种可视工具,它能在操作开始前用于确定标志的位置,并测量从皮肤表面到硬膜外腔的深度。然而,使用超声实时引导椎管内阻滞还有很多问题,因为棘突间的狭窄"窗口"要同时应用超声探头和硬膜外穿测针。该技术的支持者希望超声的应用能提高安全性。幸

运的是,硬膜外血肿和感染极为罕见,因此很难最终明确超声的应用是否可以通过减少穿刺针尝试进入硬膜外腔所需的次数和持续时间来降低这些并发症的发生率。同样罕见直接损伤脊髓或脊髓圆锥的并发症,但是在脊髓末端以下水平进行硬膜外操作在理论上就能避免这种严重并发症。之前的研究已经表明,即使是有经验的麻醉科医师,用手触诊确定解剖标志和估计脊椎间隙时也会经常出错,通常是高于所估计的脊椎间隙。超声能精确地确定脊椎间隙水平,因此能避免在马尾水平以上不必要的椎管内操作。与外围神经阻滞相比,超声在产妇和产房中的普及率仍然较低,这很可能是由于不应用超声就能获得很高的成功率,同时应用超声操作也有其局限性。"常规"应用超声会延长从患者要求镇痛至第一次无痛宫缩的时间,从而使麻醉科医师和患者对超声的应用产生一定的抵触。尽管存在一些局限性,但是超声正逐渐成为腰部硬膜外操作的一项工具,将来可能会广泛地认为超声是辅助某些患者腰部硬膜外操作的一项重要工具。

35.5.5　硬膜外腔定位的新方法

在动物模型中已经证明应用发自穿刺针头端的超声波源能成功地确定硬膜外腔,该技术未来有望进入临床试验。另一种类似的技术是利用不同组织平面的光谱吸收而不是声波。希望有一天,我们目前"盲目"地通过阻力消失来确定硬膜外腔的方法将被先进的技术所取代,这将实时可视化地确定组织平面和硬膜外腔。

35.6　结论

什么是"最新的分娩镇痛技术"？随着研究和临床经验指导镇痛药、椎管内辅助药、维持硬膜外镇痛泵以及进入硬膜外腔和蛛网膜下腔技术的变化,该定义也在不断地演变。在这种演变过程,争论不可避免;麻醉科医师需要意识到选择不同技术的利弊,例如用于阻力消失判断的空气与生理盐水、硬脊膜意外穿破后是否放置蛛网膜下腔导管或重置硬膜外导管。随着设备的发展和完善,使得进入硬膜外腔的路径更容易,同时可最大限度地减少并发症,因此技术的变化也表明了目前分娩镇痛现状不断进步发展。

（代元强　译,韩烨、邓小明　校）

参考文献

Glover DJ. Continuous epidural analgesia in the obstetric patient: a feasibility study using a mechanical infusion pump. Anaesthesia. 1977 May; 32(5): 499-503.

Gambling DR, Yu P, Cole C, McMorland GH, Palmer L. A comparative study of patient controlled epidural analgesia (PCEA) and continuous infusion epidural analgesia (CIEA) during labour. Can J Anaesth. 1988 May; 35(3 (Pt 1)): 249-54.

Halpern S. Recent advances in patient-controlled epidural analgesia for labour. Curr Opin Anaesthesiol. 2005 Jun; 18(3): 247-51.

Wong CA, Ratliff JT, Sullivan JT, Scavone BM, Toledo P, McCarthy RJ. A randomized comparison of programmed intermittent epidural bolus with continuous epidural infusion for labor analgesia. Anesth Analg. 2006 Mar; 102(3): 904-9.

Power I, Thorburn J. Differential flow from multihole epidural catheters. Anaesthesia. 1988 Oct; 43(10): 876-8.

Chua SM, Sia AT. Automated intermittent epidural boluses improve analgesia induced by intrathecal fentanyl during labour. Can J Anaesth. 2004 Jun-Jul; 51(6): 581-5.

Wong CA, Ratliff JT, Sullivan JT, Scavone BM, Toledo P, McCarthy RJ. A randomized comparison of programmed intermittent epidural bolus with continuous epidural infusion for labor analgesia. Anesth Analg. 2006 Mar; 102(3): 904-9.

Capogna G, Camorcia M, Stirparo S, Farcomeni A. Programmed intermittent epidural bolus versus continuous epidural infusion for labor analgesia: the effects on maternal motor function and labor outcome. A randomized double-blind study in nulliparous women. Anesth Analg. 2011 Oct; 113(4): 826-31.

Atkinson BD, Truitt LJ, Rayburn WF, Turnbull GL, Christensen HD, Wlodaver A. Double-blind comparison of intravenous butorphanol (Stadol) and fentanyl (Sublimaze) for analgesia during labor. Am J Obstet Gynecol. 1994 Oct; 171(4): 993-8.

Olofsson C, Ekblom A, Ekman-Ordeberg G, Hjelm A, Irestedt L. Lack of analgesic effect of systemically administered morphine or pethidine on labour pain. Br J Obstet Gynaecol. 1996 Oct; 103(10): 968-72.

Nelson KE, Eisenach JC. Intravenous butorphanol, meperidine, and their combination relieve pain and distress in women in labor. Anesthesiology. 2005 May; 102(5): 1008-13.

Marwah R, Hassan S, Carvalho JC, Balki M. Remifentanil versus fentanyl for intravenous patientcontrolled labour analgesia: an observational study Can J Anaesth. 2012 Mar; 59(3): 246-54.

Volmanen PV, Akural EI, Raudaskoski T, Ranta P, Tekay A, Ohtonen P, Alahuhta S. Timing of intravenous patient-controlled remifentanil bolus during early labour. Acta Anaesthesiol Scand. 2011 Apr; 55(4): 486-94.

Carvalho B. Respiratory depression after neuraxial opioids in the obstetric setting Anesth Analg. 2008 Sep; 107(3): 956-61.

Vasudevan A, Snowman CE, Sundar S, Sarge TW, Hess PE. Intrathecal morphine reduces breakthrough pain during labour epidural analgesia. Br J Anaesth. 2007 Feb; 98(2): 241-5.

Chiari A, Lorber C, Eisenach JC, Wildling E, Krenn C, Zavrsky A, Kainz C, Germann P, Klimscha W. Analgesic and hemodynamic effects of intrathecal clonidine as the sole analgesic agent during first stage of labor: a dose-response study. Anesthesiology. 1999 Aug; 91(2): 388-96.

Missant C, Teunkens A, Vandermeersch E, Van de Velde M. Intrathecal clonidine prolongs labour analgesia but worsens fetal outcome: a pilot study. Can J Anaesth. 2004 Aug-Sep; 51(7): 696-701.

Nelson KE, D'Angelo R, Foss ML, Meister GC, Hood DD, Eisenach JC. Intrathecal neostigmine and sufentanil for early labor analgesia. Anesthesiology. 1999 Nov; 91(5): 1293-8.

Ross VH, Pan PH, Owen MD, Seid MH, Harris L, Clyne B, Voltaire M, Eisenach JC. Neostigmine decreases bupivacaine use by patient-controlled epidural analgesia during labor: a randomized controlled study. Anesth Analg. 2009 Aug; 109(2): 524-31.

Dalens B, Bazin JE, Haberer JP. Epidural bubbles as a cause of incomplete analgesia during epidural anesthesia. Anesth Analg. 1987 Jul; 66(7): 679-83.

Naulty JS, Ostheimer GW, Datta S, Knapp R, Weiss JB. Incidence of venous air embolism during epidural catheter insertion Anesthesiology. 1982 Nov; 57(5): 410-2.

Nafiu OO, Urquhart JC. Pneumocephalus with headache complicating labour epidural analgesia: should we still be using air? Int J Obstet Anesth. 2006 Jul; 15(3): 237-9.

Overdiek N, Grisales DA, Gravenstein D, Bosek V, Nishman R, Modell JH. Subdural air collection: a likely source of radicular pain after lumbar epidural. J Clin Anesth. 2001 Aug; 13(5): 392-7.

Viel EJ, de La Coussaye JE, Bruelle P, Saïssi G, Bassoul BP, Eledjam JJ. Epidural anesthesia: a pitfall due to the technique of the loss of resistance to air. Reg Anesth. 1991 Mar-Apr; 16(2): 117-9.

Grondin LS, Nelson K, Ross V, Aponte O, Lee S, Pan PH. Success of spinal and epidural labor analgesia: comparison of loss of resistance technique using air versus saline in combined spinal-epidural labor analgesia technique. Anesthesiology. 2009 Jul; 111(1): 165-72.

Scott DB, Hibbard BM. Serious non-fatal complications associated with extradural block in obstetric practice. Br J Anaesth. 1990 May; 64(5): 537-41.

Broadbent CR, Maxwell WB, Ferrie R, Wilson DJ, Gawne-Cain M, Russell R. Ability of anaesthetists to identify a marked lumbar interspace. Anaesthesia. 2000 Nov; 55(11): 1122-6.

Rigler ML, Drasner K, Krejcie TC, Yelich SJ, Scholnick FT, DeFontes J, Bohner D. Cauda equine syndrome after continuous spinal anesthesia. Anesth Analg. 1991 Mar; 72(3): 275-81.

Mappes A, Schaer HM. Accidental injection of ether into the epidural space Anaesthesia. 1991. Feb; 46(2): 124-5.

Arkoosh VA, Palmer CM, Yun EM, Sharma SK, Bates JN, Wissler RN, Buxbaum JL, Nogami WM, Gracely EJ. A randomized, double-masked, multicenter comparison of the safety of continuous intrathecal labor analgesia using a 28-gauge catheter versus continuous epidural labor analgesia Anesthesiology. 2008 Feb; 108(2): 286-98.

Ayad S, Demian Y, Narouze SN, Tetzlaff JE. Subarachnoid catheter placement after wet tap for analgesia in labor: influence on the risk of headache in obstetric patients. Reg Anesth Pain Med. 2003 Nov-Dec; 28(6): 512-5.

Leach A, Smith GB. Subarachnoid spread of epidural local anaesthetic following dural puncture. Anaesthesia. 1988 Aug; 43(8): 671-4.

Tsen LC, Thue B, Datta S, Segal S. Is combined spinal-epidural analgesia associated with more rapid cervical dilation in nulliparous patients when compared with conventional epidural analgesia? Anesthesiology. 1999 Oct; 91(4): 920-5.

Wong CA, Scavone BM, Peaceman AM, McCarthy RJ, Sullivan JT, Diaz NT, Yaghmour E, Marcus RJ, Sherwani SS, Sproviero MT, Yilmaz M, Patel R, Robles C, Grouper S. The risk of cesarean delivery with neuraxial analgesia given early versus late in labor. N Engl J Med. 2005 Feb 17; 352(7): 655-65.

Cappiello E, O'Rourke N, Segal S, Tsen LC. A randomized trial of dural puncture epidural technique compared with the standard epidural technique for labor analgesia. Anesth Analg. 2008 Nov; 107(5): 1646-51.

Carvalho JC. Ultrasound-facilitated epidurals and spinals in obstetrics. Anesthesiol Clin. 2008 Mar; 26(1): 145-58.

Vallejo MC, Phelps AL, Singh S, Orebaugh SL, Sah N. Ultrasound decreases the failed labor epidural rate in resident trainees. Int J Obstet Anesth. 2010 Oct; 19(4): 373-8.

Broadbent CR, Maxwell WB, Ferrie R, Wilson DJ, Gawne-Cain M, Russell R. Ability of anaesthetists to identify a marked lumbar interspace. Anaesthesia. 2000 Nov; 55(11): 1122-6.

Van Gessel EF, Forster A, Gamulin Z. Continuous spinal anesthesia: where do spinal catheters go? Anesth Analg. 1993 May; 76(5): 1004-7.

Margarido CB, Mikhael R, Arzola C, Balki M, Carvalho JC. The intercristal line determined by palpation is not a reliable anatomical landmark for neuraxial anesthesia. Can J Anaesth. 2011 Mar; 58(3): 262-6.

Chiang HK, Zhou Q, Mandell MS, Tsou MY, Lin SP, Shung KK, Ting CK. Eyes in the needle: novel epidural needle with embedded high-frequency ultrasound transducer--epidural access in porcine model. Anesthesiology. 2011 Jun; 114(6): 1320-4.

Rathmell JP, Desjardins AE, van der Voort M, Hendriks BH, Nachabe R, Roggeveen S, Babic D, Söderman M, Brynolf M, Holmström B. Identification of the epidural space with optical spectroscopy: an in vivo swine study. Anesthesiology. 2010 Dec; 113(6): 1406-18.

第 36 章

对于药物滥用的妊娠患者，麻醉科医师需要知道什么

Lisa Leffert

在美国，违禁药物的使用是一些州（分别是得克萨斯州和阿拉斯加州）高达 17% 和 22% 的妊娠相关死亡的原因。最新的国家统计数据显示，8.5% 的孕妇使用违禁药物，而且在最年轻的年龄组（18~25 岁，11%）中发生率最高。这种滥用在妊娠早期最高，发生率为 12.2%，在妊娠中期最低，发生率为 5.5%。与药物滥用同时出现的还有严重的孕产妇身体心理健康问题。通过了解以上现象，可使产科麻醉科医师在处理高危患者围产期问题时得心应手。

36.1 阿片类药物

36.1.1 简介

近年来，随着阿片类药物普遍滥用，滥用阿片类药物的孕妇比例急剧上升。这类孕妇相较于不使用阿片类药物的孕妇更可能出现去急诊室就诊，合并病毒感染（如乙型肝炎、丙型肝炎、艾滋病病毒），静脉通路困难和多种药物滥用（如香烟、安非他命和可卡因）等现象。

一般来说，医师会给孕妇开具阿片类药物来治疗孕期常见的并发症如背痛、头痛和腹痛。在一项回顾性研究中发现，14.4% 的商业保险孕妇和 21.6% 的政府医保孕妇使用过阿片类药物。此外，氢可酮和羟考酮通常被用于治疗剖宫产术后的疼痛，因为这些药物以往被认为在孕期使用风险较低。2016 年，美国食品药品管理局（Food and Drug Administration，FDA）发布了一份关于速释阿片类药物的黑框警告，强调了"误用、滥用、成瘾、过量和死亡"的风险。这些滥用的阿片类药物包括非医疗用途的羟考酮和海洛因（均为半合成阿片类药物）以及新近的如芬太尼这样的合成阿片类药物。阿片类药物滥用中增长最快的是芬太尼和其他合成阿片类药物。高效能（比吗啡强 100 倍）和易于合成的特性使其成为一种特别危险的滥用药物。芬太尼可以单独被滥用，也可以与海洛因合用。最近加拿大的一项分析显示，被查封的假冒盐酸羟考酮控释片（奥施康定）中有 89% 是芬太尼。

其他被滥用的阿片类药物还包括口服的奥施康定或静脉注射型吗啡制剂以及用于阿片类替代疗法（opioid replacement therapies，ORT）的丁丙诺啡和美沙酮。同时还存在处方药阿片类药物和海洛因的交叉滥用。非医疗用途的多种阿片类药物滥用和过度吸食海洛因有关，海洛因吸食者在非医用途阿片类药物使用人群中的比例是前一年的 4 倍。

2017 年 4 月 20 日，FDA 发布了另一项警告，建议母乳喂养的母亲不应使用可待因或曲马多。这一警告基于以下事实，在一些先天性 CYP2D6 超快代谢型产妇中，这些药物的使用导致母乳中吗啡残留过量，进而引起潜在的新生儿吗啡过量和呼吸抑制。这一警告也引发了一些医师的担忧，他们担心更强效的阿片类药物将取代这些常见的镇痛药。

目前的重点是在经阴道分娩和剖宫产后推广阿片类药物节省疗法。最近的一项前瞻性研究表明，配发的药片数量与产后继续服用的药片数量有关。在出院时，配发 31 片或以上阿片类药物的产妇比配发 30 片或更少药片的产妇服用的药片要多得多（前者发生率比值 2.01，95% CI 1.48~2.76，后者发生率比值 1.35，95% CI 1.10~1.65）。然而药物的使用剂量与疼痛控制程度、患者满意度或更低的处方药补充需求没有直接关系。为了更好地解决剖宫产术后疼痛药物治疗的需求问题，一项应用医患共同决策的随访研究显示，采用患者自主选择出院时接受的阿片类药物数量（<40）与标准的医院处方相比，阿片类药物的处方数量减少了 50%，而这没有增加再使用率或降低患者满意度。最近的一项研究则是从剖宫产后疼痛管理中取消了阿片类药物，结果显示在保持疼痛控制水平不变的情况下，患者住院期间口服阿片类药物的比例由 68% 降低为 45%，出院后口服阿片类药物的比例由 90% 降低为 40%。

36.1.2 对胎儿和孕产妇的影响

在妊娠早期暴露于多种阿片类药物，会增加胎儿神经管发育缺陷的发生率（aOR：2.2，95%CI 1.2~24.2）。尽管这项研究设计良好，且与动物研究的结果一致，但仍存在记忆偏倚。此外，在妊娠期间服用或依赖阿片类

药物的孕妇被发现剖宫产(aOR:1.2,95%CI 1.1~1.3),羊水过多(aOR:1.7,95%CI 1.6~1.9),早产(aOR:2.1,95%CI 2.0~2.3),胎儿宫内发育迟缓(aOR:2.7,95%CI 2.4~2.9)的风险均增加。在同一项研究中,这些孕妇的住院时间延长(aOR:2.2,95%CI 2.0~2.5),住院死亡率增加(aOR:4.6,95%CI 1.8~12.1)。在另一项回顾性研究中,即使调整了机构和个人的混杂因素,阿片类药物使用者的心搏骤停或急性心肌梗死的发生率也是非阿片类药物使用者的1.8倍。

滥用阿片类药物的妊娠妇女更有可能吸烟和滥用其他多种药物,也更有可能伴发一些传染病(如艾滋病、乙型肝炎或丙型肝炎)。一般来说,这些妇女容易合并有未经治疗的精神疾病和性乱交史,这将导致更频繁的怀孕。随之引起的产前检查缺失也增加了妊娠并发症的发生率。

根据最近的 meta 分析,妊娠期间一般不建议进行急性戒毒,主要是因为其不会降低新生儿阿片类药物戒断综合征(neonatal opioid withdrawal syndrome,NOWS)的发生率,而且复发率还高。美国妇产科医师学会(American College of Obstetricians and Gynecologists,ACOG)建议用美沙酮或丁丙诺啡进行阿片类药物替代治疗,并辅助相关的咨询和产前检查。尽管美沙酮是经典的阿片类替代疗法的药物,但丁丙诺啡相对更易获得(一次处方可拿到数日的药量,而不需要每日去诊所)以及可以显著降低NOWS的持续时间和严重程度,在妊娠期间的使用越来越普遍。很少有孕妇可以接受肌注长效阿片类拮抗剂(即纳曲酮)的治疗方式。

规律使用美沙酮或丁丙诺啡进行阿片替代疗法的产妇,只要不再使用违禁药物也不是艾滋病病毒(human immunodeficiency virus,HIV)阳性,同样可以进行母乳喂养。使用拮抗剂纳洛酮可以减少药物过量导致的死亡人数。

36.1.3 麻醉管理

了解妊娠妇女阿片类药物滥用导致的生理变化以及阿片类替代疗法的药理学,将有助于我们应对其对围产期麻醉带来的挑战。在可行的情况下,产前麻醉会诊可以帮助患者和她的医师之间建立信任,并提供机会来讨论多模式的治疗方案。一旦解释清楚相关的药理学原理,许多患者更希望椎管内使用阿片类药物从而避免全身应用阿片类药物。

长期服用阿片类药物的妇女通常对镇痛效果具有耐受性,可能是由于疼痛通路的慢性变化以及丁丙诺啡对 μ 受体的高亲和力。丁丙诺啡会和其他阿片类药物竞争 μ 受体,从而影响镇痛药的效果,因而不建议静脉注射丁丙诺啡和含有少量纳洛酮的 Suboxone。丁丙诺啡是孕妇使用 Suboxone 后减少胎儿纳洛酮吸收的常用选择。对于母亲来说,纳洛酮的口服生物利用度低。重要的是,接受阿片替代治疗的产妇在进行无痛分娩或椎管内麻醉时不能使用受体激动剂/拮抗药混合制剂(如纳布啡、布托啡诺),因为它们的使用可能会导致母亲和胎儿的戒断反应。如果怀疑出现戒断反应(症状包括心动过速、高血压、高

热、发汗、鼻漏、打哈欠、失眠、腹部疼挛、恶心和呕吐),应立即请精神科或戒毒机构会诊,并使用阿片类药物进行临时治疗。自控氧化亚氮用于分娩镇痛在这些患者中没有禁忌。

若条件允许,椎管内镇痛用于无痛分娩或椎管内麻醉用于剖宫产手术具有明确的适应证。研究表明,使用美沙酮和丁丙诺啡的产妇和他们各自的对照组相比,进行椎管内麻醉时的疼痛评分差异不大。但在剖宫产术后,这类患者对镇痛药的需求量和对照组相比差异显著。具体而言,美沙酮治疗的产妇需要额外增加 70% 的镇痛药,而使用丁丙诺啡的产妇需要额外增加 47% 的镇痛药。另外这些产妇并不能耐受阿片类药物增量或辅助药物带来的镇静作用,同样会增加呼吸抑制的风险以及由此可能导致的死亡风险。

阿片类替代治疗或长期使用阿片类药物对急性疼痛的管理没有明显影响,但仍应维持患者既往的需求量。患者的美沙酮应用剂量应与最初的处方医师确认,且在孕期如果需要的话只能与他们协商进行调整。

36.1.4 提示和技巧

- 除非有剖宫产的产科指征,否则应首选经阴道分娩。
- 避免激动-拮抗剂(如纳布啡)用于分娩镇痛或用于治疗椎管内镇痛相关副作用。
- 分娩时丁丙诺啡的使用注意事项:
  - 通常不建议孕产妇在入院前使用替代阿片类的药物(如丁丙诺啡):
    - 优点:阿片类镇痛药与 μ 受体有更好的亲和力;
    - 缺点:母婴戒断;母婴复发风险;产后很难再使用丁丙诺啡治疗。
  - 入院时停止给药:
    - 优点:阿片类镇痛药具有更佳的 μ 受体利用率;
    - 缺点:戒断/复发风险;产后很难再使用丁丙诺啡治疗;增加产后阿片类药物需求。
  - 继续常规剂量:
    - 优点:持续阿片类替代治疗,减少复发风险;
    - 缺点:影响分娩期阿片类药物的效果。
  - 分次给药(每日 3~4 次):
    - 优点:可能会有额外的镇痛作用;
    - 缺点:可能会漏掉剂量。
- 实施多模式治疗(要有创意!):
  - 对于分娩:
    - 早期实施硬膜外或腰硬联合穿刺或穿破硬膜的硬膜外镇痛有助于更好地管理分娩疼痛,并在需要剖宫产麻醉时可以直接在此基础上提供麻醉;
    - 任何患者在分娩或剖宫产时出现爆发性疼痛时则提示很可能硬膜外导管置入失败,而非患者相关因素。
- 剖宫产术后的疼痛管理:
  - 节省阿片类药物的策略是关键!
  - 除非有禁忌证,非甾体抗炎药(nonsteroidal antiinflammatory drugs,NSAID)和对乙酰氨基酚应有较大的

需求。
- 考虑术前服用泰诺;
- 术中静脉注射酮咯酸。
- 在最初的 12~24h 内,椎管内应用阿片类药物(如硫酸吗啡)± 局麻药(如 PCEA)。
  - 如果是择期剖宫产,考虑"分段复合麻醉",给予腰部脊麻 + 低位胸段硬膜外,以产生最佳的产后镇痛效果;
  - 可以考虑椎管内复合其他佐剂,包括但不限于蛛网膜下腔或硬膜外给予可乐定。可能会出现包括低血压在内的不良反应。
- 腹横肌平面(transverse abdominal plane,TAP)阻滞或置管。
  - TAP 的镇痛效果,在鞘内长期应用阿片类药物(如吗啡)的患者中尚未得到证实,对于剧烈疼痛患者的镇痛效果尚不清楚;
  - 由于一些 TAP 的相关报告指出孕妇会出现与阻滞相关的癫痫发作和局麻药入血,因此有人建议减少 TAP 剂量和 / 或选择在产后进行 TAP。
- 腰方肌阻滞。

一些研究表明,剖宫产术后应用腰方肌阻滞可以减少多模式镇痛中吗啡的用量:
- 与对照组相比,吗啡在 6h 和 12h 的用量较少,但在 24h 或 48h 时并未减少;
- 与 TAP 相比,在 12h、24h 和 48h 的吗啡用量更少,但在 6h 并未减少。
- 可以考虑低剂量静脉输注氯胺酮。
- 对于术后剧烈疼痛的高危患者,围术期给予加巴喷丁可能具有一些益处(在此人群组中尚未进行相关研究)。

- 如果需要额外的阿片类药物(如通过口服或静脉术后镇痛泵),强烈建议进行呼吸监测:
  - 如果使用了有镇静作用的辅助药物(如口服加巴喷丁),患者可能会增加呼吸抑制的风险;
  - 长期使用纳洛酮(阿片类拮抗剂)治疗的患者需要采用上述非阿片类镇痛药治疗策略。
- 出院计划最好应包括:
  - 与产科医师一起进行早期产后访视(例如 2 周时);
  - 产后麻醉随访;
  - 如果继续阿片类药物维持治疗,则应有明确的用药剂量指导;
  - 如果已经开始使用阿片类药物进行产后镇痛,则应提供阿片类药物减量治疗计划。

36.2　大麻

36.2.1　简介

2017 年,有 7.1% 的孕妇在过去 1 个月里使用过大麻,妊娠初期比例最高(11.0%),妊娠中期是 3.9%,妊娠晚期是 6.4%。2002—2014 年,使用大麻的孕妇人数增加了

62%。最近人工合成大麻的使用率一直在增加,导致急诊科室的就诊率相应增加。大麻使用者通常还合并滥用多种物质,因此很难区分大麻特异性的效果。

此外大麻含有超过 400 种化合物(>60 种大麻素),其中四氢大麻酚(tetrahydrocannabinol,THC)是产生精神类作用的主要物质。大麻激活两个 G 蛋白偶联受体,一个位于中枢神经系统,另一个位于外周。因为大麻是一种高脂溶性的药物,所以可沉积在脂肪组织中且半衰期很长(代谢产物可维持 7 d 或 1 个月)。

36.2.2　对孕产妇和胎儿的影响

大麻对神经系统的作用主要是引起兴奋、焦虑、镇痛和食欲减退。它的药理作用包括止吐、止痛和缓解痉挛。对自主神经系统具有双相效应,低剂量产生交感效应而高剂量产生副交感神经效应。吸入烟雾会导致气道和肺部损害。在停用药物 1~2d 后,孕产妇会出现轻度的戒断综合征包括焦虑、躁动不安、恶心和失眠等症状,最近的一项 meta 分析表明,妊娠期间使用大麻的妇女患贫血的风险更高。使用人工合成大麻可导致急性中毒综合征,表现为幻觉、谵妄和精神错乱为主的拟交感症状。也有报道称使用大麻可引起急性肾损伤、急性缺血性卒中以及死亡。

尽管结论可能受到混杂因素的影响且缺乏普遍性,但是一些动物实验和人体研究已经证实了母体使用大麻会对胎儿有害。由于大麻在普通人群中的使用越来越多,多达 70% 的孕妇和非孕妇认为在妊娠期间使用大麻是安全的,因此需要进行更多的研究来评估其母婴风险。考虑到使用大麻对神经系统发育的损害以及烟雾带来的呼吸道损害,ACOG 建议在妊娠和哺乳期间避免娱乐性和药物性使用大麻。

目前关于大麻对于妊娠影响的数据结果尚不一致。有研究表明,吸食大麻与死胎和早产风险增加之间存在相关性。在后续的分析中,控制了其他变量(如吸烟、种族和使用其他非法药物)后,吸食大麻与新生儿发病风险的增加相关。然而,一项对单一机构 8 138 例妊娠患者的回顾性队列研究表明,在控制其他变量后,妊娠期间使用大麻与新生儿不良结局之间并无关联。

关于妊娠期间接触大麻的长期影响数据甚少。但在一项对 646 例 6 岁的儿童进行的前瞻性研究中发现,产前孕妇接触大量大麻与其孩子斯坦福 - 比奈智力量表上的记忆和智力得分呈负相关。在一项对 524 例 14 岁的儿童进行的随访研究中发现,产前孕妇接触大麻与其孩子韦氏个人成就测验的综合成绩和阅读成绩之间存在显著的负相关。

36.2.3　对麻醉的影响

如果没有其他的禁忌,椎管内麻醉比全身麻醉更适合。

36.2.4　提示和技巧

- 除了人工合成大麻,其他药物通常很少引起血流动力

学的波动。
  ○ 阿托品、氯胺酮可加剧心动过速。
- 如果全身麻醉，会出现如下情况：
  ○ 气道分泌物增加；
  ○ 气道纤毛黏液清除功能受损；
  ○ 气道反应性增高。
- 与其他镇静剂合用产生累加效应。
- 应用大麻可对疼痛知觉产生影响；
  ○ 低剂量——没有影响；
  ○ 中等剂量——减少疼痛；
  ○ 高剂量——增加疼痛。

36.3 酒精

36.3.1 简介

妊娠期饮酒的全球比例约为 9.8%（95%CI 8.9~11.1），且统计的人数可能低于实际。最近一项基于人群胎粪检测的研究显示，苏格兰市中心的饮酒率高达 15%，其中，妊娠期饮酒发生率最高（24.3%）。在妊娠早期饮酒的可能性更高，很可能是因为许多妇女当时不知道怀孕，或者不了解酒精对胎儿的影响。

36.3.2 对孕产妇和胎儿的影响

酒精可以通过多种神经递质途径刺激或抑制母体中枢神经系统，内源性阿片类物质可以进一步增加酒精的需求。酒精和代谢产物（乙醛）对大脑有直接的毒性作用。过量饮酒可导致肝硬化、肝性脑病、凝血障碍和胃食管静脉曲张，每一个不良后果都会使麻醉管理更复杂。戒酒可引起震颤、精神错乱、电解质异常和癫痫发作（即震颤性谵妄），可由苯二氮䓬类药物（伴或不伴右美托咪定、氟哌啶醇或可乐定）调节。

酒精能够导致一种最易预防的常见的单一胎儿先天缺陷发生，也就是胎儿酒精综合征（fetal alcohol syndrome，FAS），其总体发生率超过了美国所有的其他先天缺陷，估计每 1 万人就有 14.6 人发生 FAS。精神和行为障碍、染色体异常、先天缺陷和畸形都是 FAS 患儿的共存疾病。父亲和母亲饮酒亦与 FAS 有关。

36.3.3 对麻醉的影响

通常对于一般情况良好的产妇，椎管内麻醉比全身麻醉更适合。

36.3.4 提示和技巧

- 气道：
  ○ 误吸的风险（食管下段括约肌张力降低）；
  ○ 更多病菌定植。
- 肺泡最低有效浓度（minimum alveolar concentration，MAC）：
  ○ 如果是急性中毒，MAC 降低；
  ○ 如果是慢性中毒，MAC 增加。
- 麻醉知晓的风险高。

- 对 P-450 的影响：
  ○ 短期饮酒，与 P-450 竞争；
  ○ 长期饮酒，增加 P-450（与安定、拉贝洛尔水平下降有关）；
  ○ 导致假性胆碱酯酶水平降低，但无临床意义。

36.4 兴奋剂

36.4.1 简介

兴奋剂包括可卡因和安非他命类似物，如甲基苯丙胺（即"冰毒"，甲基自由基），摇头丸（"摇头丸"，甲基二氧基能产生致幻效果），γ-羟基丁酸（γ-hydroxybutyric acid，GHB），3,4-亚甲基二氧吡格戊酮（3,4-methylenedioxypyrovalerone，MDPV）。这些药物通过释放相关的神经递质和阻断其再摄取以激活交感神经系统。安非他命的半衰期大约是可卡因的 12 倍（12h vs. 1h）。可卡因具有独有的局部麻醉药作用，尽管现在已极少作为局麻药使用它。

36.4.2 对孕产妇和胎儿的影响

可卡因和安非他明都能引起病理性的多器官交感神经功能亢进，从而导致心肌缺血、心搏骤停和脑卒中。药物引起的高血压类似于重度先兆子痫。2016 年之前，孕妇可卡因使用量一直在下降。但是根据全国药物使用与健康调查数据显示，在加强对非法阿片类药物使用监测的背景下，孕产妇可卡因使用率从 2016 年的 0.1% 上升到 2017 年的 0.4%。产前使用这些兴奋剂对胎儿的影响，主要是容易造成胎盘早剥、早产以及紧急剖宫产。文献还未证实其与先天性缺陷之间的关联。产前的冰毒暴露与儿童行为问题之间的联系被认为主要与早期与这些药物的不良接触有关。

36.4.3 对麻醉的影响

椎管内镇痛或麻醉对于使用兴奋剂的产妇而言有很多优势，包括减少循环中的儿茶酚胺量，便于疼痛管理，这类人群由于 μ 受体和 κ 受体异常以及内啡肽水平的改变更易疼痛，另外硬膜外置管镇痛也更利于这类高危人群在需要转为手术时直接经导管给药进行麻醉。最初与可卡因使用有关的血小板减少症并没有在后续的研究中被证实。潜在的血流动力学的不稳定颇具挑战。长期使用安非他命会出现难治性低血压，必要时，使用静脉输液和直接作用的血管升压药通常即可调节其影响。

36.4.4 提示和技巧

- 如果可行，考虑对轻度血流动力学紊乱的非药物治疗（如静脉输液、恢复患者体位和放松技术）。
- 如果发生低血压，考虑使用直接作用的血管升压药而不是间接作用的血管升压药（如应该使用去氧肾上腺素）。

- 避免使用无 α 受体阻滞作用的选择性 β 受体阻滞剂,拉贝洛尔(α 受体和非选择性 β 受体阻滞剂)联合硝酸甘油治疗重度高血压可能有效。
- 右美托咪定可用于高血压和躁动的治疗。
- 可卡因能够竞争可用的血浆胆碱酯酶。
- 对于全身麻醉:
  - 麻醉诱导:
    - 气道:注意烂牙("冰毒嘴")、鼻中隔缺陷、呼吸道烧伤,以及胃排空延迟;
    - 急性中毒患者避免氯胺酮;
    - 血管反应迟钝:如果发生高血压,如上所述,考虑硝酸盐 +/- 拉贝洛尔。
  - 麻醉维持:
    - μ 受体和 κ 受体异常以及内啡肽水平的改变导致疼痛增加;
    - 根据动物研究,急性摄入会增加 MAC;
    - 慢性摄入降低 MAC;
    - 监测恶性高热。

36.5　总结

药物滥用的妊娠患者应接受产前、产中和产后的综合治疗。对摄入物质生理效应的理解以及基于客观文化的信任是至关重要的。只要有可能,应早期进行麻醉会诊以帮助我们完善术前、术中、术后以及出院后规划。对合法或非法药品应用的检测见表 36.1。阿片类替代疗法应继续使用以满足孕产妇的慢性需求,并针对分娩制订额外的急性疼痛管理计划。在大多数情况下,如果没有其他禁忌,椎管内麻醉是无痛分娩和剖宫产手术的首选方法。如果产妇有阿片类药物滥用或长期服用阿片类药物,那么在分娩镇痛时或治疗椎管内镇痛的不良反应时,就不适合使用激动 - 拮抗型阿片类药物。孕产妇接受硬膜外分娩镇痛,若仍出现持续性分娩疼痛,则最有可能发生硬膜外导管置管失败。用于剖宫产术后镇痛的节省阿片类药物的多模式疗法以及密切的产时产后随访是最优方案的关键要素。

表 36.1　合法或非法药品应用的检测

	尿液检查	毛发检查	血液检查	唾液检查
阿片类				
羟考酮	2~4d	最多到 90d		
海洛因	48h	最多到 90d	20h	0.5~8h
美沙酮	3d	最多到 90d		
大麻	一次性使用:3d 长期使用:30d	最多到 90d	5h	34h
酒精	7~12h			
兴奋剂				
安非他命	48h	最多到 90d	46h	20~50h
可卡因代谢物	2~4d	最多到 90d	12h	5~12h
去氧麻黄碱	48h	最多到 90d	48h	24h

(刘洪桥　译,李秀娟　校)

参考文献

Ecker J, Abuhamad A, Hill W, et al. Substance use disorders in pregnancy: clinical, ethical, and research imperatives of the opioid epidemic: a report of a joint workshop of the Society for Maternal-Fetal Medicine, American College of Obstetricians and Gynecologists, and American Society of Addiction Medicine. *American journal of obstetrics and gynecology*. 2019.

Results from the 2017 National Survey on Drug Use and Health: Detailed Tables. In. Substance Abuse and Mental Health Services Administration, Rockville, MD Center for Behavioral Health Statistics and Quality; 2018.

Maeda A, Bateman BT, Clancy CR, Creanga AA, Leffert LR. Opioid abuse and dependence during pregnancy: temporal trends and obstetrical outcomes. *Anesthesiology*. 2014; 121(6): 1158-1165.

Whiteman VE, Salemi JL, Mogos MF, Cain MA, Aliyu MH, Salihu HM. Maternal opioid drug use during pregnancy and its impact on perinatal morbidity, mortality, and the costs of medical care in the United States. *J Pregnancy*. 2014; 2014: 906723.

Bateman BT, Hernandez-Diaz S, Rathmell JP, et al. Patterns of opioid utilization in pregnancy in a large cohort of commercial insurance beneficiaries in the United States. *Anesthesiology*. 2014; 120(5): 1216-1224.

Desai RJ, Hernandez-Diaz S, Bateman BT, Huybrechts KF.

Increase in prescription opioid use during pregnancy among Medicaid-enrolled women. *Obstetrics and gynecology.* 2014; 123(5): 997-1002.

Frank RG, Pollack HA. Addressing the Fentanyl Threat to Public Health. *N Engl J Med.* 2017; 376(7): 605-607.

Becker WC, Sullivan LE, Tetrault JM, Desai RA, Fiellin DA. Non-medical use, abuse and dependence on prescription opioids among U.S. adults: psychiatric, medical and substance use correlates. *Drug Alcohol Depend.* 2008; 94(1-3): 38-47.

Grau LE, Dasgupta N, Harvey AP, et al. Illicit use of opioids: is OxyContin a "gateway drug"? *Am J Addict.* 2007; 16(3): 166-173.

Compton WM, Jones CM, Baldwin GT. Relationship between Nonmedical Prescription-Opioid Use and Heroin Use. *N Engl J Med.* 2016; 374(2): 154-163.

'FDA restricts use of prescription codeine pain and cough medicines and tramadol pain medicines in children; recommends against use in breastfeeding women.'. *Last accessed May 28 2017.* April 20 2017.

Bateman BT. Patterns of Opioid Prescription and Use after Cesarean Delivery. *Obstetrics and gynecology.* 2017; 130(1).

Prabhu M, McQuaid-Hanson E, Hopp S, et al. A Shared Decision-Making Intervention to Guide Opioid Prescribing After Cesarean Delivery. *Obstetrics and gynecology.* 2017; 130(1): 42-46.

Holland E, Bateman BT, Cole N, et al. Evaluation of a Quality Improvement Intervention That Eliminated Routine Use of Opioids After Cesarean Delivery. *Obstetrics and gynecology.* 2019; 133(1): 91-97.

Yazdy MM, Mitchell AA, Tinker SC, Parker SE, Werler MM. Periconceptional Use of Opioids and the Risk of Neural Tube Defects. *Obstetrics & Gynecology.* 2013; 122(4): 838-844.

810.1097/AOG.1090b1013e3182a6643c.

Salihu HM, Salemi JL, Aggarwal A, et al. Opioid Drug Use and Acute Cardiac Events Among Pregnant Women in the United States. *Am J Med.* 2018; 131(1): 64-71.e61.

Wang MJ, Kuper SG, Sims B, et al. Opioid Detoxification in Pregnancy: Systematic Review and Meta-Analysis of Perinatal Outcomes. *American journal of perinatology.* 2019; 36(6): 581-587.

Terplan M, Laird HJ, Hand DJ, et al. Opioid Detoxification During Pregnancy: A Systematic Review. *Obstetrics and gynecology.* 2018; 131(5): 803-814.

ACOG Committee Opinion No. 524: Opioid abuse, dependence, and addiction in pregnancy. *Obstetrics and gynecology.* 2012; 119(5): 1070-1076.

Mozurkewich EL, Rayburn WF. Buprenorphine and methadone for opioid addiction during pregnancy. *Obstet Gynecol Clin North Am.* 2014; 41(2): 241-253.

Meyer M, Paranya G, Keefer Norris A, Howard D. Intrapartum and postpartum analgesia for women maintained on buprenorphine during pregnancy. *Eur J Pain.* 2010; 14(9): 939-943.

Meyer M, Wagner K, Benvenuto A, Plante D, Howard D. Intrapartum and postpartum analgesia for women maintained on methadone during pregnancy. *Obstetrics and gynecology.* 2007; 110(2 Pt 1): 261-266.

Hoyt MR, Shah U, Cooley J, Temple M. Use of epidural clonidine for the management of analgesia in the opioid addicted parturient on buprenorphine maintenance therapy: an observational study. *Int J Obstet Anesth.* 2018; 34: 67-72.

Wallet F, Clement HJ, Bouret C, et al. Effects of a continuous low-dose clonidine epidural regimen on pain, satisfaction and adverse events during labour: a randomized, double-blind, placebo-controlled trial. *European journal of anaesthesiology.* 2010; 27(5): 441-447.

Champaneria R, Shah L, Wilson MJ, Daniels JP. Original Article: Clinical effectiveness of transversus abdominis plane (TAP) blocks for pain relief after caesarean section: a meta-analysis. *International Journal of Obstetric Anesthesia.* 2016.

Griffiths JD, Le NV, Grant S, Bjorksten A, Hebbard P, Royse C. Symptomatic local anaesthetic toxicity and plasma ropivacaine concentrations after transversus abdominis plane block for Caesarean section. *British Journal of Anaesthesia.* 2013; 110(6): 996-1000.

Weiss E, Jolly C, Dumoulin J-L, et al. Convulsions in 2 Patients After Bilateral Ultrasound-Guided Transversus Abdominis Plane Blocks for Cesarean Analgesia. *Regional Anesthesia and Pain Medicine.* 2014; 39(3): 248-251.

Blanco R, Ansari T, Girgis E. Quadratus lumborum block for postoperative pain after caesarean section: A randomised controlled trial. *European journal of anaesthesiology.* 2015; 32(11): 812-818.

Blanco R, Ansari T, Riad W, Shetty N. Quadratus Lumborum Block Versus Transversus Abdominis Plane Block for Postoperative Pain After Cesarean Delivery: A Randomized Controlled Trial. *Reg Anesth Pain Med.* 2016; 41(6): 757-762.

Menkiti ID, Desalu I, Kushimo OT. Low-dose intravenous ketamine improves postoperative analgesia after caesarean delivery with spinal bupivacaine in African parturients. *Int J Obstet Anesth.* 2012; 21(3): 217-221.

Brown QL, Sarvet AL, Shmulewitz D, Martins SS, Wall MM, Hasin DS. Trends in Marijuana Use Among Pregnant and Nonpregnant Reproductive-Aged Women, 2002-2014. *Jama.* 2017; 317(2): 207-209.

Sellers J, Nunes V. A Synthetic Cannabinoid Use in Pregnancy: A Brief Educational Intervention for Obstetric Providers and Patients [19I]. *Obstetrics & Gynecology.* 2017; 129: 97S-98S.

Beaulieu P. Anesthetic implications of recreational drug use. *Can J Anaesth.* 2017; 64(12): 1236-1264.

Lester BM, ElSohly M, Wright LL, et al. The Maternal Lifestyle Study: Drug Use by Meconium Toxicology and Maternal Self-Report. *Pediatrics.* 2001; 107(2): 309-317.

Arria AM, Derauf C, Lagasse LL, et al. Methamphetamine and other substance use during pregnancy: preliminary estimates from the Infant Development, Environment, and Lifestyle (IDEAL) study. *Matern Child Health J.* 2006; 10(3): 293-302.

Committee Opinion No. 637: Marijuana Use During Pregnancy and Lactation. *Obstet Gynecol.* 2015; 126(1): 234-238.

Ashton CH. Pharmacology and effects of cannabis: a brief review. *Br J Psychiatry.* 2001; 178: 101-106.

Hill KP. Medical marijuana for treatment of chronic pain and other medical and psychiatric problems: A clinical review. *JAMA.* 2015; 313(24): 2474-2483.

Whiting PF, Wolff RF, Deshpande S, et al. Cannabinoids for Medical Use: A Systematic Review and Meta-analysis. *Jama.* 2015; 313(24): 2456-2473.

Ghuran A, Nolan J. Recreational drug misuse: issues for the cardiologist. *Heart.* 2000; 83(6): 627-633.

Hernandez M, Birnbach DJ, Van Zundert AA. Anesthetic management of the illicit-substance-using patient. *Curr Opin Anaesthesiol.* 2005; 18(3): 315-324.

DeWire SM, Yamashita DS, Rominger DH, et al. A G protein-biased ligand at the mu-opioid receptor is potently analgesic with reduced gastrointestinal and respiratory dysfunction compared with morphine. *J Pharmacol Exp Ther.* 2013; 344(3): 708-717.

Bernson-Leung ME, Leung LY, Kumar S. Synthetic cannabis and acute ischemic stroke. *J Stroke Cerebrovasc Dis.* 2014; 23(5): 1239-1241.

Results from the 2016 National Survey on Drug Use and Health: Detailed Tables. In. Substance Abuse and Mental Health Services Administration, Rockville, MD Center for Behavioral Health Statistics and Quality 2017.

Ko JY, Farr SL, Tong VT, Creanga AA, Callaghan WM. Prevalence and patterns of marijuana use among pregnant and nonpregnant women of reproductive age. *American journal of obstetrics and gynecology.* 2015; 213(2): 201. e201-201.e210.

Committee Opinion No. 637: Marijuana Use During Pregnancy and Lactation. *Obstetrics & Gynecology.* 2015; 126(1): 234-238.

Varner MW, Silver RM, Rowland Hogue CJ, et al. Association Between Stillbirth and Illicit Drug Use and Smoking During Pregnancy. *Obstetrics & Gynecology.* 2014; 123(1): 113-125.

Saurel-Cubizolles MJ, Prunet C, Blondel B. Cannabis use during pregnancy in France in 2010. *BJOG: An International Journal Of Obstetrics And Gynaecology.* 2014; 121(8): 971-977.

Fried PA. Marijuana use during pregnancy: consequences for the offspring. *Semin Perinatol.* 1991; 15(4): 280-287.

Conner SN, Carter EB, Tuuli MG, Macones GA, Cahill AG. Maternal marijuana use and neonatal morbidity. In: Elsevier B.V.; 2015: 1.

Goldschmidt L, Richardson GA, Willford J, Day NL. Prenatal marijuana exposure and intelligence test performance at age 6. *J Am Acad Child Adolesc Psychiatry.* 2008; 47(3): 254-263.

Goldschmidt L, Richardson GA, Willford JA, Severtson SG, Day NL. School achievement in 14-year-old youths prenatally exposed to marijuana. *Neurotoxicol Teratol.* 2012; 34(1): 161-167.

Wallace M, Schulteis G, Atkinson JH, et al. Dose-dependent effects of smoked cannabis on capsaicininduced pain and hyperalgesia in healthy volunteers. *Anesthesiology.* 2007; 107(5): 785-796.

Popova S, Lange S, Probst C, Gmel G, Rehm J. Estimation of national, regional, and global prevalence of alcohol use during pregnancy and fetal alcohol syndrome: a systematic review and meta-analysis. *Lancet Glob Health.* 2017; 5(3): e290-e299.

Abernethy C, McCall KE, Cooper G, et al. Determining the pattern and prevalence of alcohol consumption in pregnancy by measuring biomarkers in meconium. *Arch Dis Child Fetal Neonatal Ed.* 2018; 103(3): F216-f220.

Abadir AM, Ickowicz A. Fetal alcohol spectrum disorder: reconsidering blame. *CMAJ: Canadian Medical Association Journal.* 2016; 188(3): 171-172.

Popova S, Lange S, Shield K, et al. Comorbidity of fetal alcohol spectrum disorder: a systematic review and meta-analysis. *The Lancet (ScienceDirect).* 2016; 387(10022): 978.

Towers CV, Pircon RA, Nageotte MP, Porto M, Garite TJ. Cocaine intoxication presenting as preeclampsia and eclampsia. *Obstetrics and gynecology.* 1993; 81(4): 545-547.

Kain ZN, Rimar S, Barash PG. Cocaine abuse in the parturient and effects on the fetus and neonate. *Anesth Analg.* 1993; 77(4): 835-845.

Gouin K, Murphy K, Shah PS. Effects of cocaine use during pregnancy on low birthweight and preterm birth: systematic review and metaanalyses. *American journal of obstetrics and gynecology.* 2011; 204(4): 340 e341-e312.

Little BB, Snell LM, Trimmer KJ, et al. Peripartum cocaine use and adverse pregnancy outcome. *American journal of human biology : the official journal of the Human Biology Council.* 1999; 11(5): 598-602.

Eze N, Smith LM, LaGasse LL, et al. School-Aged Outcomes following Prenatal Methamphetamine Exposure: 7.5-Year Follow-Up from the Infant Development, Environment, and Lifestyle Study. *The Journal Of Pediatrics.* 2016; 170: 34-38.e31.

Kuczkowski KM. Peripartum care of the cocaine-abusing parturient: are we ready? *Acta Obstet Gynecol Scand.* 2005; 84(2): 108-116.

Bloomstone JA. The drug-abusing parturient. *Int Anesthesiol Clin.* 2002; 40(4): 137-150.

第 37 章

母亲受伤的心——心脏疾病患者的产科麻醉

Katherine W. Arendt

37.1 引言

在发达国家,心脏疾病是导致孕产妇死亡的主要原因。心肌梗死、主动脉夹层和心肌病在其中占很大比例。可能是因为内科和外科治疗措施的进步使得患有先天性心脏病(congenital heart disease,CHD)的女性能够活到生育年龄,产妇合并先天性心脏病在妊娠期妇女变得越来越普遍。孕妇患有获得性心脏病(acquired heart disease,AHD)的数量也在增长。这可能是由于随着生育年龄的增加、肥胖发生率上升以及先进的生殖技术使得高龄和轻度疾病的女性也可以怀孕。从而导致更多患有慢性高血压、获得性冠状动脉疾病、主动脉疾病和心肌病的女性怀孕并进入产房。然而,心脏病引起的孕产妇死亡率的上升主要是获得性心脏病所致。

对于中、高危的心脏疾病患者,多学科的妊娠和围产期管理至关重要。欧洲心脏病学会和美国妇产科学院的指南建议患有中、高危心脏病的女性应由妊娠心脏团队管理。该团队成员至少包含"产科医师、母婴专科医师、心脏病专家和麻醉科医师"。

患有先天性心脏病和获得性心脏病的女性分娩中的麻醉管理非常复杂。每例患者都应个体化处理,因为每位患者的心脏情况、产科情况和麻醉病史都是独一无二的。在为心脏病产妇分娩制订麻醉方案时,了解患者的心血管解剖结构和血流动力学生理很重要——妊娠分娩的生理变化、分娩的产科计划、麻醉技术导致的血流动力学改变以及可能面临的特别高危的心脏或产科并发症(如果有)。

37.2 妊娠期心血管变化

妊娠期正常的心血管变化如表 37.1 所示。妊娠期全身血管阻力和血压下降,而血容量和心排血量(cardiac output,CO)增加。在分娩期间,CO 显著增加并在胎儿娩出后立即达到峰值,排空后的子宫收缩使其对主动脉 - 腔

静脉压迫消失,并且子宫血液回流到静脉系统。胎儿娩出后产妇 CO 值比分娩前高 80%,而产妇分娩前 CO 已较孕前高出 30%~50%。

表 37.1 妊娠期心血管系统正常变化

变量	变化方向	平均变化
血容量	↑	+35%
血浆容量	↑	+45%
红细胞容积	↑	+20%
心排血量	↑	+40%
每搏量	↑	+30%
心率	↑	+15%
股静脉压	↑	+15mmHg
总外周阻力	↓	−15%
平均动脉压	↓	−15mmHg
收缩压	↓	−0~−15mmHg
舒张压	↓	−10~−20mmHg
中心静脉压	↔	不变

37.3 心脏病产妇的麻醉计划和风险分层

心脏病产妇应在分娩前进行麻醉科会诊,以回顾患者的麻醉、产科和心脏病史,特别注意以下几点:

- 心脏功能状态;
- 心内分流和发绀;
- 心律失常发作史;
- 起搏器和除颤器;
- 左心梗阻性病变;
- 心力衰竭病史和最近发作情况;
- 左右心功能。

由于心脏病产妇其妊娠和分娩期间发生严重并发症和死亡较常见,因此建议这些患者在当地三级和四级医

表 37.2 修订后的世界卫生组织（WHO）产妇风险分级指南

风险分级	心脏病变
Ⅰ级：未发现产妇死亡风险增加，产妇无并发症或仅轻度增加	轻度肺动脉狭窄，室间隔缺损，动脉导管未闭，二尖瓣脱垂，成功修复的简单心脏病变（房间隔缺损、室间隔缺损、动脉导管未闭、肺静脉异位），单发的室早或房早
Ⅱ级：产妇死亡风险轻度增加或并发症中度增加	未经手术的房间隔或室间隔缺损，已修复的法洛四联症；各种心律失常
Ⅱ~Ⅲ级：取决于患者病变程度	肥厚性梗阻性心肌病，已修复的主动脉缩窄，不考虑为Ⅰ或Ⅳ级的原发性或组织性瓣膜病，无主动脉根部扩张的马方综合征，主动脉瓣二瓣化畸形伴跨瓣压<45mm，轻度心室功能障碍，心脏移植
Ⅲ级：产妇死亡风险或严重并发症显著增加，孕前、产前和产后全程需要心脏专家和产科专家会诊	机械瓣膜，房室传导阻滞，Fontan 循环，未修复的先天性心脏病，其他复杂的先天性心脏病，马方综合征伴主动脉根径 40~45mm，主动脉二瓣化畸形伴跨瓣压 45~50mm
Ⅳ级：禁忌妊娠	· 肺动脉高压 · 艾森门格综合征 · 全心室射血分数（ejection fraction，EF）<30% · 全心室功能障碍伴 NYHA 分级Ⅲ~Ⅳ级 · 重度二尖瓣狭窄 · 重度症状性主动脉狭窄 · 马方综合征伴主动脉根部直径 >45mm · 主动脉瓣二瓣化畸形伴跨瓣压 >50mm · 原发性重度主动脉缩窄 · 先前的围产期心肌病伴任何残留的心室功能损害

疗中心（相当于我国二级 / 三级医院）实施分娩。若评估心脏病产妇可能存在产后预后不佳，麻醉科医师须审慎选择分娩地点和实施监测与麻醉技术。

大量产妇分娩风险分级指南已出版，其中尤以世界卫生组织（World Health Organization，WHO）产妇风险分级指南为佳（表 37.2）。

了解心血管对妊娠的正常代偿可预测哪些患者可能在产前和分娩中发生失代偿以及哪些患者发生并发症的风险较低。例如，主动脉瓣狭窄患者发生妊娠相关心力衰竭的风险比主动脉瓣膜关闭不全患者高，因为妊娠时体循环阻力减小，后负荷降低导致主动脉瓣狭窄产妇的冠状动脉灌注减少，却可以降低主动脉瓣关闭不全产妇的反流量。框 37.1 和框 37.2 中的病变被美国心脏病协会（American Heart Association，AHA），美国心脏病学会（American College of Cardiology，ACC）和欧洲心脏病学会（European Society of Cardiology，ESC）认为是高危妊娠。这

框 37.1 妊娠期高危先天性心脏病

重度肺动脉高压 发绀型先天性心脏病 Fontan 循环 复杂的先天性心脏病合并充血性心力衰竭、瓣膜疾病或需抗凝 伴恶性心律失常病史的先天性心脏病 马方综合征

框 37.2 妊娠期高危瓣膜病

有或无症状的重度主动脉瓣狭窄 二尖瓣狭窄伴纽约心脏病协会（New York Heart Association，NYHA）分级Ⅱ~Ⅳ级症状 主动脉瓣或二尖瓣反流伴 NYHA Ⅲ~Ⅳ级症状 主动脉瓣或二尖瓣病变伴严重左心室功能障碍（EF<40%） 主动脉瓣或二尖瓣病变重度肺动脉高压（PA>75% 体循环压） 机械瓣膜

些患者必须在三级 / 四级医疗中心分娩，以便为这些患者提供心脏和产科需求。

一旦麻醉科医师确定妊娠期患者的心脏状况，可结合预估的患者心脏病变相关生理结果、与妊娠分娩相关的生理变化以及由不同镇痛和麻醉技术引起的血流动力学变化来制订麻醉方案。

37.4 心脏病产妇的产科管理

一般来说，心脏病并不是剖宫产的指征。但主动脉夹层、主动脉根部扩张 >4.5cm 的患者、分娩时仍接受华法林抗凝的患者、严重肺动脉高压患者或需要气管插管或加压素治疗的危重患者建议剖宫产。许多产科医师会为患有明显心脏病的临产产妇选择"心脏分娩"。这

种分娩法是在早期有效的硬膜外镇痛,被动的第二产程(禁止推挤)后即给予用产钳或胎头吸引分娩。采用这种技术,通过有效的控制疼痛减少儿茶酚胺释放,并避免了母亲分娩时用力屏气导致的血流动力学波动。然而,阴道分娩对产妇(如损伤、出血)和新生儿(如,头部损伤)的风险需要与产妇屏气对血流动力学的潜在损害相权衡。

37.5　分娩镇痛和监测

被动第二产程的"心脏分娩"包括满意的分娩镇痛和相关的麻醉团队。此技术中,子宫收缩后将胎儿推至盆底,使用低位产钳或真空技术避免产妇吸气后屏气(Valsalva法)。然而,即使计划在第二产程进行推挤,硬膜外镇痛对心脏病产妇的分娩也很重要,因为可减少由分娩疼痛引起的儿茶酚胺大量释放导致的心动过速、高血压、心排血量增加和心室张力增加。维持有效的分娩镇痛不仅能减少心脏应激,而且还能降低血流动力学波动,若紧急行剖宫产手术,分娩镇痛可以快速转为满足手术镇痛要求的硬膜外麻醉。

产妇分娩时,脉搏氧饱和度监护仪常被宫缩监测仪干扰,既没有可见的波形,也没有声音。心脏病产妇分娩时应有一个有波形和报警声音的脉搏氧饱和度监护仪。如果患者有心律失常、缺血性心脏病、主动脉瓣狭窄或肥厚性心肌病病史,应在分娩过程中使用5导联心电遥测。分娩过程中心电图遥测需安排专业的技术人员解读心电图结果。分娩管理中有时须放置有创动脉压监测,很少用到中心静脉导管或肺动脉导管。

表37.3列举了心脏病产妇妊娠期的生理变化和一些常见瓣膜病和先天性心脏病的麻醉目标。但这并不包含所有可能发生的心脏病变,许多先天性心脏疾病患者都合并多种异常病变,其中一些病变可能会用不同术式修复,这会导致复杂的血流动力学改变。与之相反,完全修复的患者,例如法洛四联症患者治疗后,几乎没有残存的血流动力学缺陷,很少存在生理方面的问题。然而,心脏病专家强调,"修复"并不是"治愈"或完全"纠正",因此先天性心脏疾病患者即使病变修复良好也应该接受专科会诊,并且尽可能在一个三级医疗中心分娩。

表37.3　妊娠期瓣膜和分流性病变的麻醉考虑

	妊娠的生理影响	麻醉管理目标
二尖瓣狭窄	(−)由于左心室前负荷相对固定,心脏可能无法产生妊娠所需的心排血量 (−)血容量增加提高了左房压,可能导致房颤或肺水肿	避免窦性心动过速:可致舒张期心室充盈时间缩短 避免房颤:丧失心房收缩可导致心力衰竭;房颤时,如果药物治疗不能降低心室率,应考虑电复律 避免增加过多液体:可引起肺水肿
主动脉瓣狭窄	(−)体循环阻力降低可导致肥厚的左室肌冠脉灌注压降低	避免体循环阻力降低(硬膜外麻醉应仔细滴定) 避免低血容量、心动过缓或心动过速
二尖瓣/主动脉瓣关闭不全	(+)体循环阻力降低导致反流量减少	避免体循环增加和收缩力降低,避免心动过缓 维持窦性节律 考虑降低后负荷(一般硬膜外麻醉耐受性好)
右向左分流(如法洛四联症、艾森门格综合征,发绀型先天性心脏病)	(−)体循环阻力降低增加右向左分流和可能发绀 (+)未治疗法洛四联症中,增加血容量有益,因为充足的右室前负荷是经过流出道梗阻和增加肺血流必需的 *发绀型先天性心脏病、艾森门格综合征和所有肺血管高压疾病妊娠、分娩和产后死亡率较高 此表不包含妊娠影响和麻醉管理	避免体循环阻力降低,可导致发绀。发绀可用去氧肾上腺素治疗 维持充足的血容量和静脉回流 避免心肌抑制剂,因右心室收缩力的任何降低可降低肺血流 如果存在肺血管病变,可能需要有创肺动脉导管监测和血管活性药物
左向右分流(如室间隔缺损、房间隔缺损)	(+)体循环阻力降低减少左向右分流 (−)增加血容量可导致心力衰竭,因患者已处于代偿性高血容量状态	避免给予过多液体,过量输血和处于头低脚高位 避免增加体循环阻力

37.6　剖宫产手术的麻醉

麻醉科医师应为剖宫产手术实施全身麻醉或区域麻醉。通常首选区域麻醉，除非患者正接受抗凝治疗（有硬膜外血肿风险），病情严重致无法平卧或紧急开放气道。此外，一些先天性心脏病，如 Fontan 循环，使用椎管内阻滞可保留自主呼吸，更可使血流动力学维持在更佳状态。是否使用全身麻醉应综合考虑产科情况及患者是否具备实施麻醉指征。

如果选择区域麻醉，麻醉科医师必须在单次脊髓麻醉、硬膜外麻醉、腰硬联合（combined spinal-epidural，CSE）麻醉或连续脊髓麻醉等方法中做出选择。脊髓麻醉造成前、后负荷快速下降可能会给一些心脏疾病患者（例如重度二尖瓣狭窄、重度主动脉瓣狭窄、主动脉缩窄或有右向左分流风险）带来额外风险。在脊髓麻醉前放置有创动脉测压，并且在麻醉时小剂量缓慢连续给予去氧肾上腺素可以保证血流动力学稳定。另一方面，硬膜外麻醉缓慢谨慎地给药可减少心血管麻痹事件的发生。加用阿片类药物可减少硬膜外麻醉局麻药的用量，同时改善术中和术后的镇痛效果。硬膜外试验剂量或负荷剂量中不使用肾上腺素可减少肾上腺素对心脏的潜在危害。

然而，硬膜外麻醉时仅凭鞘内局麻药可能无法提供所需的麻醉深度。在高危心脏疾病患者中已有报道，低剂量 CSE 可以很好取代单次脊髓麻醉或硬膜外麻醉。低剂量腰硬联合技术采用鞘内给药：剂量为 4~5mg 重比重布比卡因加上 15μg 芬太尼或其他长效阿片类药物。随后在硬膜外置管缓慢加入局麻药（例如 2% 利多卡因），阻滞平面达到 T_4 手术平面。低剂量腰硬联合技术的优点包括硬膜外阻滞起效慢，使麻醉科医师在起效期间能维持患者相对稳定的前、后负荷，同时鞘内注射局麻药可达到可靠阻滞深度。

在椎管内麻醉起效时或镇痛治疗时，麻醉科医师必须保持警惕。维持子宫血流，对胎儿非常重要，对于存在血管内分流的患者，维持全身血管阻力对于预防发绀恶化非常重要。谨慎的实施静脉补液和 / 或小剂量缓慢给予去氧肾上腺素或麻黄碱，可降低椎管内麻醉对患者血流动力学的影响。

37.7　出血的管理

了解不同的宫缩剂（表 37.4）对血流动力学的影响，并且避免其对特殊心脏病变的有害作用，是非常重要的。

表 37.4　宫缩剂在心脏疾病患者中的应用

药物	对心肺功能存在的影响	合并以下心脏疾病患者请慎用或禁用	注意事项
催产素	平均动脉压↓ 肺动脉压轻微↑	主动脉瓣狭窄 肥厚性梗阻性心肌病 缺血性疾病 主动脉夹层	最有效的宫缩剂 对不能耐受平均动脉压降低的患者谨慎缓慢地（通过微泵）注入 考虑用去氧肾上腺素提高平均动脉压 心脏疾病患者禁忌静脉推注给药
甲基麦角新碱	可导致循环突然巨变： 体循环阻力↑ 肺循环阻力↑	高血压，先兆子痫 肺动脉高压 缺血性疾病 心内分流	心脏疾病患者禁用
卡前列素 （前列腺素 $F_{2\alpha}$）	肺动脉压↑↑↑ 支气管痉挛导致通气血流比失调	Fontan 循环 心内分流 肺动脉高压	不能耐受肺动脉压升高的患者不要使用
米索前列醇	无	无	最无效的宫缩剂 可以预防性使用

37.8 β受体激动剂在分娩时的应用

在分娩时由于子宫过度刺激或宫缩过频导致胎儿窘迫时,特布他林类β受体激动剂可以用来松弛子宫。了解该药物的相对禁忌至关重要。应用β受体激动剂可加重肥厚型梗阻性心肌病(hypertrophic obstructive cardiomyopathy,HOCM)患者左室流出道梗阻或致流出道阻力增加。同样,不能耐受心动过速的患者或已有快速心律失常病变的患者在分娩时禁忌给予β受体激动剂。

37.9 心律失常和分娩时除颤仪的管理

有心动过速病史的患者在分娩时可能发生心律失常,并导致胎儿窘迫。有心律失常病史的患者在分娩时应常规进行5导联心电图监测。妊娠期间孕妇必要时可实施电复律。如果患者贴有胎儿头皮电极,电复律前应移除。自动植入式心脏电复律除颤仪应在分娩时保持"开启"状态,可对快速心律失常发作尽快响应。在紧急剖宫产术中使用单极电刀时,应提前用磁铁将植入的起搏器调节至强制起搏模式。

(韩凤瑞 译,朱文忠 校)

参考文献

Tanaka H, Katsuragi S, Osato K, et al. The increase in the rate of maternal deaths related to cardiovascular disease in Japan from 1991-1992 to 2010-2012. J Cardiol 2016.

MBRRACE-UK Update: Key messages from the UK and Ireland Confidential Enquiries into Maternal Death and Morbidity 2017. The Obstetrician & Gynaecologist 2018; 20: 75-79.

Creanga AA, Syverson C, Seed K. et al. Pregnancy-related mortality in the United States, 2011-2013. Obstet Gynecol 2017; 130: 366-373.

Cantwell R, Clutton-Brock T, Cooper G, et al. Saving Mothers' Lives: Reviewing maternal deaths to make motherhood safer: 2006-2008. The Eighth Report of the Confidential Enquiries into Maternal Deaths in the United Kingdom. BJOG 2011; 118 Suppl 1: 1.

JL Thompson, Kuklina EV, Bateman BT. Medical and Obstetric Outcomes Among Pregnant Women with Congenital Heart Disease. Obstet Gynecol 2015; 126: 346-354.

Brill J, Koch AR, Geller SE. Maternal cardiovascular mortality in Illinois, 2002-2011. Obstet Gynecol 2017; 129: 819-26.

Hameed AB, Lawton ES, McCain CL et al. Pregnancy-related cardiovascular deaths in California: Beyond peripartum cardiomyopathy. Am J Obstet Gynecol 2015; 213: 379. e1-e10.

Regitz-Zagrosek V, Roos-Hesselink JW, Bauersachs J, et al. 2018 ESC Guidelines for the management of cardiovascular diseases during pregnancy. Eur Heart J. 2018; 39: 3165-241.

ACOG Practice Bulletin Number 212. Obstet Gynecol 2019. 133: e320-e356.

Arendt KW, Muehlschlegel JD. Tsen LT. Cardiovascular alterations in the parturient undergoing cesarean delivery with neuraxial anesthesia. Exp Rev Obstet Gynecol 2014. 7 (1).

Hayward RM, Foster E, Tseng ZH. Maternal and fetal outcomes of admission for delivery in women with congenital heart disease. JAMA Cardiol. 2017 Jun 1; 2(6): 664-671.

Siu SC, Sermer M, Colman JM, et al. Cardiac Disease in Pregnancy (CARPREG) Investigators. Prospective multicenter study of pregnancy outcomes in women with heart disease. Circulation 2001; 104: 515.

Drenthen W, Boersma E, Balci A et al. ZAHARA Investigators. Predictors of pregnancy complications in women with congenital heart disease. Eur Heart J 2010; 31: 2124.

Thorne S, MacGregor A, Nelson-Piercy C. Risks of contraception and pregnancy in heart disease. Heart. 2006. 92: 1520-5.

Silversides CK, Grewal J, Mason, J, et al. Pregnancy outcomes in women with heart disease: The CARPREG II study. JACC 2018; 71: 2419-30.

Balci A, Sollie- Szarynska KM, Van der Bijl AG, et al. ZAHARA-II investigators. Prospective validation and assessment of cardiovascular and offspring risk models for pregnant women with congenital heart disease. Heart. 2014. 100: 1373-81.

Thorne S, MacGregor A, Nelson-Piercy C. Risks of contraception and pregnancy in heart disease. Heart 2006; 92: 1520-5.

Regitz-Zagrosek V, Blomstrom Lundqvist C. et al. ESC Guidelines on the management of cardiovascular diseases during pregnancy: the Task Force on the Management of Cardiovascular Diseases during Pregnancy of the European Society of Cardiology (ESC). Eur Heart J 2011; 32: 3147.

Warnes CA, Williams RG, Bashore TM et al. ACC/AHA 2008 Guidelines for the Management of Adults with Congenital Heart Disease: a report of the American College of Cardiology/American Heart Association Task Force on Practice Guidelines. Circulation. 2008; 118(23): e714.

Hamlyn EL, Douglass CA, Plaat F. Low-dose sequential combined spinal-epidural: an anaesthetic technique for caesarean section in patients with significant cardiac disease. Int J Obstet Anes 2005. 14: 355.

Silversides CK, Harris L, Haberer K, et al. Recurrence Rates of Arrhythmias During Pregnancy in Women With Previous Tachyarrhythmia and Impact on Fetal and Neonatal Outcomes. Am J Cardiol 2006. 97: 1206-12.

第38章

孕产妇疾病和死亡

Rachel M. Kacmar

38.1 简介和定义

孕产妇总死亡率被定义为妊娠1年内由于妊娠引发的生理改变或妊娠使原有慢性疾病恶化所导致的妊娠并发症,造成的孕产妇死亡。"孕产妇死亡"是指妊娠至产后42d发生的孕产妇死亡,而"妊娠相关死亡"是指妊娠至产后365d发生的孕产妇死亡。"孕产妇疾病"目前尚无统一定义标准,但通常指妊娠与分娩所导致的并发症,对孕产妇产生暂时或长期的损害。框38.1列出了部分疾病的诊断标准。

美国每年约有900例孕产妇死亡,约合孕产妇死亡率(maternal mortality ratio,MMR)22/100 000,这在发达国家中是最高的。全球孕产妇死亡率正逐年降低,但美国MMR不降反升。有研究显示,美国孕产妇死亡率从1990年的17.5/100 000升到2015年的26.4/100 000;另一项研究显示,2000年为18.8/100 000,2014年上升到23.8/100 000。严重孕产妇疾病(severe maternal morbidity,SMM)相较孕产妇死亡的发生率更高。其中,近一半的SMM和孕产妇死亡是可以预防的,深入研究其病因及其

致病因素有利于制订预防措施,找出美国落后于其他发达国家的原因。

38.2 病因及致病因素

全球的MMR下降,但为何美国的MMR持续上升?其原因是多方面的。首先,近年来上报和监管制度不断完善,包括2003年实施《国际疾病分类第十次修订版》(International Classification of Disease 10th Revision,ICD-10)。该修订版与ICD-9相比增加了4个孕产妇死亡编码,并在死亡证明书上设置妊娠复选框。美国疾病预防控制中心(Center for Disease Control,CDC)自1986年开始追踪孕产妇死亡,并依靠ICD-10编码和死亡证明统计信息,但直到20世纪90年代,漏报的情况仍普遍存在。而且直到2015年,仍由各州自行决定是否在死亡证明上使用妊娠状态复选框。

其次,孕产妇本身的个体因素导致MMR增加,这些因素包括:孕妇年龄增大(尤其≥40岁),孕产妇合并疾病(如肺动脉高压、产后出血、心脏病、先兆子痫等)增加,生育能力下降以致选择体外受精者增加,剖宫产率增加。此外,

框38.1 严重孕产妇疾病的病因和影响因素

急性心肌梗死^	子痫^	肺水肿^
急性肾功能衰竭^	术中心力衰竭^	脓毒症/严重感染^
急性呼吸窘迫综合征^	出血^**	严重麻醉并发症^
羊水栓塞	子宫切除术^	休克
动脉瘤	入重症监护室治疗	镰状细胞危象^
输血(≥4U PRBC)^	内脏损伤(胸部、腹部、盆腔)^	临时气管切开术^
心脏停搏/心室颤动	颅内损伤	Ⅲ/Ⅳ度会阴裂伤
需心电监护^	心脏/心包手术^	血栓栓塞
心肌病^	子痫前期/HELLP综合征^	创伤/暴力^
心脏电复律^	精神病/自杀未遂	子宫破裂
DIC^	产后脑血管疾病^	机械通气(气管插管)^

** 最常见病因
^ 存在种族/差异的原因
PRBC:浓缩红细胞;DIC:弥散性血管内凝血;HELLP:溶血、肝酶升高、血小板减少

表 38.1　美国孕产妇死亡的主要原因

病因	各病因所占百分比	MMR^	1987—2013 年的变化趋势
心血管疾病	26.4*	4.2/100 000	↑
出血	11.4~14.0	1.8/100 000	←→
脓毒症 / 感染	10.7~12.7	2.2/100 000（英国）	←→
静脉血栓栓塞	8.4~9.3	1.5/100 000	↓
子痫前期和子痫	7.4~9.4	1.5/100 000	↓
精神疾病	7.0		↑
脑血管意外	2.8~6.6		←→
羊水栓塞（amniotic fluid mbolism，AFE）	4.2~5.5	(1.2~6.6)/100 000	?
麻醉相关并发症	0.2~2.3	1/1 000 000	↓

^ 每 n 个活产儿
* 包括心血管疾病和心肌病

具有以下人口学特征的地区 MMR 较高：肥胖与糖尿病患者增高、教育水平更低、缺乏医疗保险、白人以外其他人种占比高。最后，从事孕产妇医疗的医师专业能力不足、与患者沟通不佳、治疗措施不及时、孕产妇自己不重视、对慢性病的控制不佳、寻医求药不积极、医嘱履行不严格、各医疗单位固守程序、向上级医院转诊不及时、机构之间沟通不畅等都可导致严重孕产妇疾病与孕产妇死亡发生率增加。框 38.1 和表 38.1 列出了当前统计的主要原因。

38.3　病因详情

38.3.1　围产期出血（peripartum hemorrhage，PPH）

PPH 是 SMM、孕产妇死亡的首要原因。最近的研究表明，术中发生子宫收缩乏力的产妇越来越多，导致 PPH 发生率增加，从而围产期输血需求相应增加。而大量输血与院内孕产妇死亡密切相关。

38.3.2　子痫前期 / 妊娠期高血压病

早期识别、积极控制高血压对于预防、降低与此相关的 SMM 和产妇死亡至关重要。合并先兆子痫或子痫的孕产妇的主要死亡原因是颅内出血。采用高血压管理方案及时控制血压可以显著降低与子痫前期相关的 SMM 和死亡率。

38.3.3　心血管疾病

随着医疗技术的发展，越来越多患有先天性心脏病的女性达到生育年龄，其他妊娠期合并疾病而患有心血管并发症孕产妇也在增加，因此，作者建议全面的心血管检查、科学的患者教育（包括孕前咨询）、多学科的医疗团队。这些措施对于此类高危孕产妇的医疗保健工作最优化至关重要。

38.3.4　脓毒症

研究显示，1999—2006 年，密歇根州统计的孕产妇死亡病例中，15%（22/151）明确死于脓毒症，5%（8/151）合并

脓毒症，约合 MMR 为 2.9/100 000。其中，70% 以上的孕产妇死亡病例生前存在治疗延误。

38.3.5　肥胖

一方面，肥胖直接与 SMM 增加有关。另一方面，肥胖导致妊娠期合并疾病风险增加（先兆子痫、感染 / 脓毒症等），SMM 风险增加。

38.3.6　剖宫产

与阴道分娩相比，剖宫产产妇 SMM 和死亡率均显著增高。为降低经产妇剖宫产率、降低剖宫瘢痕带来的子宫破裂、侵入性胎盘植入、子宫切除术风险，美国各医院都推崇初产妇经阴道分娩。因此，初产妇剖宫产率有所下降，但随之而来的是，器械辅助阴道分娩增加所造成的 III/IV 度会阴裂伤发生率的增加以及分娩时间的延长。

38.3.7　麻醉相关并发症

与麻醉并发症相关的 SMM 和产妇死亡率很低且呈现下降趋势。其中，与产妇预后不良相关的麻醉危险因素有：气道管理、高位神经阻滞和硬脊膜穿破。

38.4　严重孕产妇疾病与死亡的非常规或新发原因

38.4.1　创伤 / 凶杀

一项宾夕法尼亚的创伤研究显示，受害者中孕妇比非孕妇女死亡率高 1.6 倍，且孕妇在送往医院途中或在医院治疗时更可能死亡。与非暴力创伤相比，怀孕期间的暴力创伤导致的死亡率高 3.14 倍。2002—2013 年，伊利诺伊州有 12% 的孕产妇死亡是由凶杀造成的；2008—2013 年，孕产妇凶杀案中有 50% 是枪击伤。

38.4.2　自我伤害

虽然自杀、服药过量在育龄妇女的死因占比较大，但许多对孕产妇死亡的研究并没有将自我伤害纳入分析。

2004—2012 年,科罗拉多州自我伤害造成的孕产妇死亡占比 30%,在该项研究的死亡病因中占据首位。1990—2015 年,加拿大安大略省,自我伤害造成的孕产妇死亡占比超过 45%。自我伤害绝大多数发生在产褥期,其中 54% 的产妇有明确的精神病史,且近一半患者在怀孕期间停止了药物治疗。进一步分析加拿大安大略省 1990—2015 年的孕产妇死亡原因,超过 45% 是由于故意自残或意外用药过量。孕产妇自我伤害风险因素有:抑郁、未规律服用精神药物、住院接受精神病治疗史、产褥期护理不当。

38.4.2.1 自杀

美国围产期情绪障碍的患病率约为 15%。英美的专家们认为孕产妇的自杀率被低估或被错误分类,导致与自杀相关的 MMR 远远低于现实。2004—2012 年,科罗拉多州自杀导致 MMR 约为 4.6/100 000;最终因自我伤害而死亡的病例中,有 10% 曾尝试过自杀。

38.4.2.2 服药过量

美国孕产妇使用、滥用阿片类药物甚至致死的报告不断增多。在对科罗拉多州孕产妇死亡的回顾研究中,服药过量所致孕产妇死亡约为 5/100 000;其中,17% 孕产妇本身就有药物依赖,且毒理学测试发现以阿片类药物最多。2011—2012 年,药物过量是得克萨斯州孕产妇死亡继心血管疾病之后的第二大主要原因(11.6%),阿片类药物也是最常见的药物。

38.5 孕产妇发病率和死亡率的差异

38.5.1 种族差异

已证实孕产妇 SMM 和死亡率存在巨大的种族差异。与非西班牙裔白人妇女相比,非西班牙裔黑人妇女死于妊娠相关疾病的可能性更大。一项研究显示,黑人孕产妇因子痫前期、子痫、胎盘早剥、胎盘前置、产后出血而导致的 MMR 比白人孕产妇高 2.4~3.3 倍。另有研究表明:与白人女性相比,黑人女性由心肌病[相对危险度(relative risk,RR)4.6]、出血(RR 4.9)、呼吸道疾病(RR 6.1)、高血压[校正的相对危险度(adjusted RR,aRR)8.5]、出血(aRR 4.7)引起的 MMR 显著增加。相应的,黑人妇女(死亡的 46%)与白人妇女(死亡的 33%)相比,可预防的孕产妇死亡比例也可能更高。

美洲原住民、阿拉斯加原住民、亚洲 / 太平洋岛民、西班牙裔的孕产妇死亡率也比白人高。有研究显示,西班牙裔孕产妇因妊娠期高血压病死亡的风险比白人孕产妇高出 3 倍。而另一项研究指出,西班牙裔孕产妇因妊娠期高血压病、出血死亡的概率分别是白人的 6.1 和 3.7 倍。

严重孕产妇疾病的也存在种族差异。黑人孕产妇合并危重疾病概率是白人的 2 倍多。在框 38.1 所列的 25 项严重孕产妇疾病病因中,有 22 项非西班牙裔黑人孕产妇发生率较其他人种高,其中围产期心肌病、脑血管事件占据首位。此外,黑人孕产妇比白人剖宫产率更高、住院时间更长。与白人女性相比,亚洲 / 太平洋岛民患糖尿病

(aOR 2.05)、产后出血(aOR 1.19~1.51)、严重产后感染(aOR 1.45)、Ⅲ/Ⅳ度会阴裂伤(aOR 2.06)的概率更高。

黑人孕产妇 SMM、死亡率更高的原因涉及多个方面:黑人合并慢性病的概率更高(高血压、哮喘、糖尿病、血液疾病等),妊娠并发症发生率更高(先兆子痫、妊娠期糖尿病等),没有医保无法享受产前医疗保健,医疗从业人员的种族歧视,迫于经济压力不得不带孕工作,文化教育不足,社会地位较低,语言 / 沟通障碍,所属社区犯罪率更高,住房条件差,社会保障不足,分娩医院条件差等。

38.5.2 医疗机构的差异

不同分娩医院的孕产妇 SMM 和死亡率也有所差异。几项研究表明,收治黑人孕产妇的医院 SMM 明显较高,同时,黑人孕产妇更有可能在 SMM 率较高的医院中分娩。一般认为分娩量少的分娩中心(分娩次数 <1 000 次 / 年)只服务低风险的患者,但现在这些分娩中心的 SMM 和死亡率也在迅速增加。此外,教学医院相较非教学医院 SMM 与产妇死亡率更高。

38.6 及时识别才能更好预防

早期识别高危孕产妇才能更好地控制 SMM 和孕产妇死亡的发生。孕产妇与胎儿医学(maternal fetal medicine,MFM)从业医师的密度与 MMR 呈显著负相关。孕产妇预后较差的分娩中心应优先考虑增加 MFM 医师数量,并为情况复杂的孕产妇提供专科咨询。为早期识别高危孕产妇并及时干预,可以引入产科住院医师或助产士。产科住院医师或助产士只在产科病房工作,可以床旁监护孕产妇,并熟悉医院流程,特殊情况下在上级医师未能赶到前,他们也可开始诊断和治疗方案。

多个研究团队相继提出孕产妇死亡风险预测模型。Bateman 及其团队首次提出一项纳入妊娠特有疾病的产妇合并症指数,用于预测孕产妇入 ICU 治疗、发生终末器官损伤和死亡的风险。经后期外部验证证实,该指数可用于总结合并症严重程度,且对 SMM 具有临床预测价值。近期一项 meta 分析报道了 12 种孕产妇死亡率的预测模型,发现没有任何单一模型可以有效提示患者的临床决策。现有模型还有待进一步验证、修改以便应用于临床。

但有时,风险分层也会失效。最近一项研究显示,院内死亡的孕产妇中,一半以上并没有追溯到与其死因相关的危险因素,且死亡病例中大部分是发生在三级分娩中心。

总的来说,只要能早期识别高危患者,我们就能立即甚至在怀孕前采取措施——启动多学科计划。多学科团队通过全面地评估孕妇、系统地制订产前与围产期医疗计划、预测可能的并发症并为之做好准备、与护理团队及时沟通有效的控制 SMM 与孕产妇死亡。

38.6.1 产科早期预警系统(maternal early warning criteria,MEWC)

MEWC 的目的是早期识别有风险的孕产妇、及时床旁评估、尽早诊断干预,以改善临床结局。其评估参数

并非现有的风险因素,而是检测异常的生命体征参数。一旦达到阈值即启动相应流程。改良的早期预警分数(modified early warning score,MEWS)灵敏度高但特异性不强,对于严重孕产妇疾病有着极好的阴性预测价值,可用于预测人住 ICU 的孕产妇的存活率、降低严重孕产妇疾病发病率。

38.7 降低孕产妇疾病和死亡:我们在行动

38.7.1 孕产妇安全国家合作组织(National Partnership for Maternal Safety,NPMS)

美国麻醉科医师协会(American Society of Anesthesiologists,ASA),产科麻醉与围产医学会(Society for Obstetric Anesthesia and Perinatology,SOAP)等组织为优化孕产妇医疗保健成立了 NPMS。近年来,NPMS 与其下属组织创建了多个产科紧急情况处理的标准化流程,以便医疗机构更好地识别、干预 SMM 和孕产妇死亡的危险因素,改善孕产妇临床预后。NPMS 官网列出了如何处理产科出血、妊娠期严重高血压病、减少初产妇剖宫产率、产妇静脉血栓栓塞、产妇心理健康等 11 个标准化流程。同时,该网站也提供实施 MEWS、回顾分析 SMM 病例的相关资源。最理想的情况是能在全国各地的每个产科单位充分实施这些措施。然而,即使这些措施得到部分实施,也能显著降低孕产妇严重发病率的风险。监管机构的审查结果肯定了处理出血、高血压的标准化流程所带来的益处;加利福尼亚州各级医院推广标准化流程后,收效良好,说明无论医疗中心大小,都推荐采纳标准化流程。作为麻醉科医师,我们毫无疑问应当协助推广标准化流程。

孕产妇保健创新联盟(the Alliance for Innovation on Maternal Health,AIM)是 NPMS 下属的一项计划,目的在于通过回顾分析 SMM 与孕产妇死亡病例,使各州分娩中心更安全、医疗保健质量更高。参与该计划的分娩中心一方面可获得实行标准化流程的资源支持,另一方面可通过 AIM 国家数据中心,追踪其实施效果,从而改善孕产妇临床结局。

38.7.2 孕产妇死亡审查委员会(Maternal Mortality Review Committees,MMRC)和围产期质量合作组织(Perinatal Quality Collaboratives,PQC)

通过提供服务的医疗机构和系统用保密的、标准化的、多学科的方法对发病率和死亡病例进行机构内审查,可以发现问题,提高医疗质量。各州/区的 PQC 一直强调要对 SMM 和死亡病例进行多中心、大规模的系统回顾性研究。MMRC 会深入分析每一例死亡病例的危险因素、孕产妇个体原因和分娩中心问题。因此,与仅基于 ICD-10 和死亡的统计数据相比,州立 MMRC 可提供更详细、准确的孕产妇死亡数据。

目前美国有 35 个州已成立经美国妇产科医师协会(American College of Obstetricians and Gynecologists,ACOG)

认可的 MMRC,另有 14 个州(包括哥伦比亚特区和波多黎各)正在提案建立 MMRC 或正在筹建当中。伊利诺伊州同时建立了另一个州级 MMRC(MMRC-V)用于处理因暴力、他杀、自杀和滥用药物而导致的死亡。此外,大多数州已有或正在成立 PQC,以便明确母婴医疗保健中薄弱环节并加以改进。美国现有一个全国性的 PQC 网络,有人主张也建立一个同其他发达国家一样的全国性 MMRC,以集中回顾研究全美的孕产妇死亡病例,为应用降低 MMR 的措施提供循证依据。

CDC 于 2015 年 12 月提出"加强回顾研究和预防孕产妇死亡的能力"的概念。CDC 基金会和母婴健康计划协会成立的最初目的是消除推进 MMRC 工作的障碍、促进 MMRC 内部组织的合作。该协会创建了孕产妇死亡审查信息应用程序(Maternal Mortality Review Information Application,MMRIA),使得总结、分析孕产妇死亡数据、记录委员会的决定、在各 MMRC 之间共享数据成为可能。综合各 MMRC 的数据进行研究,才能明确孕产妇死亡的医疗机构水平(如孕初医疗保健不及时、精神卫生人才短缺、产科医师人手不够)和社区水平的危险因素(如交通不便、经济基础差、娱乐/健身公共场所缺乏)。进一步了解,请登录网址:www.ReviewtoAction.org。

2018 年 12 月 21 日,美国国会 H.R.1318 法案正式签署成为法律。2018 年的《预防孕产妇死亡法》呼吁各州、各印第安部落建立一个紧密、多学科的 MMRC,记录死者家属或个人上报孕产妇死亡病例。为了实现这一目标,2019—2023 年的财政投入预算高达 5 800 万美元。

38.7.3 其他在审法案

2018 年 8 月出台的《产妇保健法案》(参议院法案 SB 3363),目前正由参议院财政委员会审查。该法案提议美国卫生部拨款资助卫生人才专业化培训计划,培养更多训练有素的医师,减少医疗工作中的隐性偏见,减少其造成的不良后果和种族差异。2018 年 9 月出台的《通过加强医保、改善服务最优化母亲预后法案》(SB 3494)提出将医保孕产妇的产后护理从 60d 延长至 365d。2018 年 10 月出台的《农村产妇和产科服务现代化法案》(SB 3568)提出改善农村地区孕妇和产后妇女保健的相关规定,目前正在进一步审查中。

38.8 内科医师、医院、卫生系统及其他机构的回应

社会各界高度关注孕产妇安全问题,我们应致力于打造一个从患者-医务人员-上级机构全方位的医疗保健方案,以便早期识别和干预高危妇女、减少可预防的 SMM 和孕产妇死亡。其中,定期监测尤其重要:推荐各产科病房实施产科早期预警系统,并依据床旁医务工作者可承受的工作量、预警敏感性确定合适的生命体征阈值。此外,不应忽视创伤(尤其是暴力)、自我伤害(自杀、服药过量)等少见原因。围产期保健应从产前一直持续到产后 3 个月。

对于分娩量少的分娩中心来说,应着重关注何时该

向上级三级医疗中心请求会诊、何时应将患者转诊至三级医疗机构,以在早期给予孕产妇标准化、针对性的治疗。MFM 学会和 ACOG 总结了各分娩中心的医疗条件,为不同健康状态的孕产妇选择分娩中心给出合理建议。其中,Ⅰ级是提供"基本保健"的医疗机构,Ⅳ级是"地区级围产期保健中心"。最初目的是将Ⅰ、Ⅱ级条件有限的分娩中心与Ⅲ、Ⅳ级条件好分娩中心——配对,以满足危重症患者请会诊或转诊的需求。此外,Ⅱ～Ⅳ级分娩中心要求随时可以实施麻醉,而Ⅲ/Ⅳ级分娩中心要求始终有1 名产科医师在场,且要求 1 名受过产科专科培训的注册麻醉科医师负责产科麻醉。

加强孕产妇的重症监护。美国研究生医学教育鉴定委员会对妇产科住院医师没有重症监护训练的要求,而对 MFM 住院医师要求必须轮转 ICU。即便如此,我们仍推荐重症科医师参与到危重产妇的多学科联合诊疗,可以以"虚拟 ICU"的形式对预测围产期并发症风险大的产妇在进入 ICU 前进行治疗。Ⅲ级分娩中心至少有可以收治孕产妇的 ICU,而Ⅳ级分娩中心的 ICU 医师应主动参与管理危重孕产妇。

通过国家、州政府、医疗机构为改善孕产妇健康而开展的各项工作,一定会创造一个安全且公平的医疗服务环境。各州卫生机构均应参与严重孕产妇疾病和死亡的多学科审查委员会,而审查委员会应与社区卫生机构、医院合作,以提高医疗服务质量。让所有女性获得早期、可靠、平等、高质量生殖保健是我们的目标。为了实现这一目标,我们应公开评估、报告、讨论 SMM 和孕产妇死亡的种族差异,并据此采取行动。

38.9 麻醉科医师对降低严重孕产妇疾病发生率和死亡率的特殊作用

成为多学科团队的一员,担当围产期内科医师的角色!麻醉科医师应参与整个妊娠期、分娩期、产后期间对孕产妇的医疗保健工作。具体来说,对于病情复杂的孕产妇,鼓励其进行产前麻醉咨询;参与多学科诊疗团队制订诊疗计划;参与医院、州、地区的 MMRC,推动实施 NPMS 标准化流程(从高血压、出血开始,渐渐覆盖所有);创建并使用 MEWS 以识别高危产妇;帮助诊断和处理分娩过程中发生的紧急事件,并牢记我们是产房里处理重症、输血给药、心肺复苏最专业的医师。麻醉科医师的参与和专业知识势必有助于改善孕产妇的预后,相应的,我们也有责任参与到减少孕产妇严重疾病和死亡发生的工作中去。

(李露茜 译,盛颖 校)

参考文献

Howell EA. Reducing Disparities in Severe Maternal Morbidity and Mortality. *Clin Obstet Gynecol.* 2018; 61(2): 387-399.

Building U.S. Capacity to Review and Prevent Maternal Deaths. Report from Maternal Mortality Review Committees: A View into Their Critical Role. 2017. Available at: http: //reviewtoaction.org/content/report-mmrcs-view-theirc-ritical-role Accessed May 3, 2019.

Holdt Somer SJ, Sinkey RG, Bryant AS. Epidemiology of racial/ethnic disparities in severe maternal morbidity and mortality. *Semin Perinatol.* 2017; 41(5): 258-265.

Callaghan WM, Creanga AA, Kuklina EV. Severe maternal morbidity among delivery and postpartum hospitalizations in the United States. *Obstet Gynecol.* 2012; 120(5): 1029-1036.

Clark SL, Belfort MA. The Case for a National Maternal Mortality Review Committee. *Obstet Gynecol.* 2017; 130(1): 198-202.

Collaborators GBDMM. Global, regional, and national levels of maternal mortality, 1990-2015: a systematic analysis for the Global Burden of Disease Study 2015. *Lancet.* 2016; 388(10053): 1775-1812.

MacDorman MF, Declercq E, Cabral H, Morton C. Recent Increases in the U.S. Maternal Mortality Rate: Disentangling Trends From Measurement Issues. *Obstet Gynecol.* 2016; 128(3): 447-455.

Davis NL, Hoyert DL, Goodman DA, Hirai AH, Callaghan WM. Contribution of maternal age and pregnancy checkbox on maternal mortality ratios in the United States, 1978-2012. *Am J Obstet Gynecol.* 2017; 217(3): 352 e351-352 e357.

Joseph KS, Lisonkova S, Muraca GM, et al. Factors Underlying the Temporal Increase in Maternal Mortality in the United States. *Obstet Gynecol.* 2017; 129(1): 91-100.

D'Alton ME, Friedman AM, Bernstein PS, et al. Putting the "M" back in maternal-fetal medicine: A 5-year report card on a collaborative effort to address maternal morbidity and mortality in the United States. *Am J Obstet Gynecol.* 2019.

Slomski A. Why Do Hundreds of US Women Die Annually in Childbirth? *JAMA.* 2019.

Nelson DB, Moniz MH, Davis MM. Population-level factors associated with maternal mortality in the United States, 1997-2012. *BMC Public Health.* 2018; 18(1): 1007.

Guglielminotti J, Landau R, Wong CA, Li G. Criticality of Maternal Complications During Childbirths. *J Patient Saf.* 2018.

Ozimek JA, Eddins RM, Greene N, et al. Opportunities for improvement in care among women with severe maternal morbidity. *Am J Obstet Gynecol.* 2016; 215(4): 509 e501-e506.

Creanga AA, Syverson C, Seed K, Callaghan WM. Pregnancy-Related Mortality in the United States, 2011-2013. *Obstet Gynecol.* 2017; 130(2): 366-373.

Abir G, Mhyre J. Maternal mortality and the role of the obstetric anesthesiologist. *Best Pract Res Clin Anaesthesiol.* 2017; 31(1): 91-105.

Building U.S. Capacity to Review and Prevent Maternal

Deaths (2018). Report from nine maternal mortality review committees. Available at: http://reviewtoaction.org/Report_from_Nine_MMRCs. Retrieved April 8, 2019.

Stevens TA, Swaim LS, Clark SL. The Role of Obstetrics/Gynecology Hospitalists in Reducing Maternal Mortality. *Obstet Gynecol Clin North Am.* 2015; 42(3): 463-475.

Mhyre JM, Shilkrut A, Kuklina EV, et al. Massive blood transfusion during hospitalization for delivery in New York State, 1998-2007. *Obstet Gynecol.* 2013; 122(6): 1288-1294.

Gupta M, Greene N, Kilpatrick SJ. Timely treatment of severe maternal hypertension and reduction in severe maternal morbidity. *Pregnancy Hypertens.* 2018; 14: 55-58.

Wolfe DS, Hameed AB, Taub CC, Zaidi AN, Bortnick AE. Addressing maternal mortality: the pregnant cardiac patient. *Am J Obstet Gynecol.* 2019; 220(2): 167 e161-167 e168.

Bauer ME, Lorenz RP, Bauer ST, Rao K, Anderson FW. Maternal Deaths Due to Sepsis in the State of Michigan, 1999-2006. *Obstet Gynecol.* 2015; 126(4): 747-752.

Siddiqui A, Azria E, Howell EA, Deneux-Tharaux C, Group ES. Associations between maternal obesity and severe maternal morbidity: Findings from the French EPIMOMS population-based study. *Paediatr Perinat Epidemiol.* 2019; 33(1): 7-16.

Zipori Y, Grunwald O, Ginsberg Y, Beloosesky R, Weiner Z. The impact of extending the second stage of labor to prevent primary cesarean delivery on maternal and neonatal outcomes. *Am J Obstet Gynecol.* 2019; 220(2): 191 e191-191 e197.

Deshpande NA, Kucirka LM, Smith RN, Oxford CM. Pregnant trauma victims experience nearly 2-fold higher mortality compared to their nonpregnant counterparts. *Am J Obstet Gynecol.* 2017; 217(5): 590 e591-590 e599.

Koch AR, Geller SE. Addressing maternal deaths due to violence: the Illinois experience. *Am J Obstet Gynecol.* 2017; 217(5): 556 e551-556 e556.

Metz TD, Rovner P, Hoffman MC, Allshouse AA, Beckwith KM, Binswanger IA. Maternal Deaths From Suicide and Overdose in Colorado, 2004-2012. *Obstet Gynecol.* 2016; 128(6): 1233-1240.

Ray JG, Zipursky J, Park AL. Injury-related maternal mortality. *Am J Obstet Gynecol.* 2018; 219(3): 307-308.

Mangla K, Hoffman MC, Trumpff C, O'Grady S, Monk C. Maternal self-harm deaths: an unrecognized and preventable outcome. *Am J Obstet Gynecol.* 2019.

Baeva S, Archer NP, Ruggiero K, et al. Maternal Mortality in Texas. *Am J Perinatol.* 2017; 34(6): 614-620.

Tucker MJ, Berg CJ, Callaghan WM, Hsia J. The Black-White disparity in pregnancy-related mortality from 5 conditions: differences in prevalence and case-fatality rates. *Am J Public Health.* 2007; 97(2): 247-251.

Harper MA, Espeland MA, Dugan E, Meyer R, Lane K, Williams S. Racial disparity in pregnancy-related mortality following a live birth outcome. *Ann Epidemiol.* 2004; 14(4): 274-279.

Rosenberg D, Geller SE, Studee L, Cox SM. Disparities in mortality among high risk pregnant women in Illinois: a population based study. *Ann Epidemiol.* 2006; 16(1): 26-32.

Berg CJ, Harper MA, Atkinson SM, et al. Preventability of pregnancy-related deaths: results of a state-wide review. *Obstet Gynecol.* 2005; 106(6): 1228-1234.

Hopkins FW, MacKay AP, Koonin LM, Berg CJ, Irwin M, Atrash HK. Pregnancy-related mortality in Hispanic women in the United States. *Obstet Gynecol.* 1999; 94(5 Pt 1): 747-752.

Howell EA, Brown H, Brumley J, et al. Reduction of Peripartum Racial and Ethnic Disparities: A Conceptual Framework and Maternal Safety Consensus Bundle. *Obstet Gynecol.* 2018; 131(5): 770-782.

Creanga AA, Bateman BT, Kuklina EV, Callaghan WM. Racial and ethnic disparities in severe maternal morbidity: a multistate analysis, 2008-2010. *Am J Obstet Gynecol.* 2014; 210(5): 435 e431-e438.

Tangel V, White RS, Nachamie AS, Pick JS. Racial and Ethnic Disparities in Maternal Outcomes and the Disadvantage of Peripartum Black Women: A Multistate Analysis, 2007-2014. *Am J Perinatol.* 2018.

Jain JA, Temming LA, D'Alton ME, et al. SMFM Special Report: Putting the "M" back in MFM: Reducing racial and ethnic disparities in maternal morbidity and mortality: A call to action. *Am J Obstet Gynecol.* 2018; 218(2): B9-B17.

Black women's maternal health: A multifaceted approach to addressing persistent and dire health disparities. National Partnership for Women & Families 2018. http://www.nationalpartnership.org/our-work/resources/health-care/maternity/black-womens-maternal-health-issue-brief.pdf. Accessed May 1, 2019.

Hehir MP, Ananth CV, Wright JD, Siddiq Z, D'Alton ME, Friedman AM. Severe maternal morbidity and comorbid risk in hospitals performing <1000 deliveries per year. *Am J Obstet Gynecol.* 2017; 216(2): 179 e171-179 e112.

Sullivan SA, Hill EG, Newman RB, Menard MK. Maternal-fetal medicine specialist density is inversely associated with maternal mortality ratios. *Am J Obstet Gynecol.* 2005; 193(3 Pt 2): 1083-1088.

Bateman BT, Mhyre JM, Hernandez-Diaz S, et al. Development of a comorbidity index for use in obstetric patients. *Obstet Gynecol.* 2013; 122(5): 957-965.

Metcalfe A, Lix LM, Johnson JA, et al. Validation of an obstetric comorbidity index in an external population. *BJOG.* 2015; 122(13): 1748-1755.

Aoyama K, D'Souza R, Pinto R, et al. Risk prediction models for maternal mortality: A systematic review and meta-analysis. *PLoS One.* 2018; 13(12): e0208563.

Clark SL, Christmas JT, Frye DR, Meyers JA, Perlin JB. Maternal mortality in the United States: predictability and the impact of protocols on fatal postcesarean pulmonary embolism and hypertension-related intracranial hemorrhage. *Am J Obstet Gynecol.* 2014; 211(1): 32 e31-e39.

Leovic MP, Robbins HN, Starikov RS, Foley MR. Multi-disciplinary obstetric critical care delivery: The concept of the "virtual" intensive care unit. *Semin Perinatol.* 2018; 42(1): 3-8.

Arnolds DE, Smith A, Banayan JM, Holt R, Scavone BM. National Partnership for Maternal Safety Recommended Maternal Early Warning Criteria Are Associated With Maternal Morbidity. *Anesth Analg.* 2018.

Singh A, Guleria K, Vaid NB, Jain S. Evaluation of maternal early obstetric warning system (MEOWS chart) as a predictor of obstetric morbidity: a prospective observational study. *Eur J Obstet Gynecol Reprod Biol.* 2016; 207: 11-17.

Paternina-Caicedo A, Miranda J, Bourjeily G, et al. Performance of the Obstetric Early Warning Score in critically ill patients for the prediction of maternal death. *Am J Obstet Gynecol.* 2017; 216(1): 58 e51-58 e58.

Shields LE, Wiesner S, Klein C, Pelletreau B, Hedriana HL. Use of Maternal Early Warning Trigger tool reduces maternal morbidity. *Am J Obstet Gynecol.* 2016; 214(4): 527 e521-527 e526.

Main EK, Cape V, Abreo A, et al. Reduction of severe maternal morbidity from hemorrhage using a state perinatal quality collaborative. *Am J Obstet Gynecol.* 2017; 216(3): 298 e1-298 e11.

Bingham D, Scheich B, Bateman BT. Structure, Process, and Outcome Data of AWHONN's Postpartum Hemorrhage Quality Improvement Project. *J Obstet Gynecol Neonatal Nurs.* 2018; 47(5): 707-718.

Main EK, Dhurjati R, Cape V, et al. Improving Maternal Safety at Scale with the Mentor Model of Collaborative Improvement. *Jt Comm J Qual Patient Saf.* 2018; 44(5): 250-259.

State Maternal Mortality Review Committees, PCQs and AIM. American College of Obstetricians and Gynecologists. https: //www.acog.org/-/media/Departments/Government-Relations-and-Outreach/MMRC_AIM-State-Fact-Sheet_Mar-2019.pdf?dmc=1&ts=20190518T1430040664. Accessed May 1, 2019.

Henderson ZT, Ernst K, Simpson KR, et al. The National Network of State Perinatal Quality Collaboratives: A Growing Movement to Improve Maternal and Infant Health. *J Womens Health (Larchmt).* 2018; 27(3): 221-226.

Zaharatos J, St Pierre A, Cornell A, Pasalic E, Goodman D. Building U.S. Capacity to Review and Prevent Maternal Deaths. *J Womens Health (Larchmt).* 2018; 27(1): 1-5.

"Beyond The Preventing Maternal Deaths Act: Imple-mentation And Further Policy Change," Health Affairs Blog, February 4, 2019. https: //www.congress.gov/bill/115th-congress/house-bill/1318/text. Accessed May 1, 2019.

Foley MR. Reestablishing trust in the medical profession: making a significant impact on maternal mortality in the United States. *Am J Obstet Gynecol.* 2014; 211(1): 1-2.

Obstetric Care Consensus No. 2: Levels of maternal care. *Obstet Gynecol.* 2015; 125(2): 502-515.

第 39 章

妊娠期非产科手术的麻醉

Hans Sviggum

39.1 引言

妊娠期间的手术是独特的,因为需要考虑两名患者的需求。在该人群中进行随机临床试验很难,导致缺乏足够的数据以提供具体建议。尽管缺乏明确的证据,但妊娠期手术的结果通常对母亲和胎儿都有利。多学科协作诊疗可使接受手术的孕妇得到安全有效的治疗。在进行非产科手术前应请产科会诊,因为产科医师对孕妇的解剖和生理方面的认知有优势,可影响母婴手术的结局。总之,每一个病例都需要一个团队,从外科、麻醉、产科和儿科几个方面获得支持,最大化保证孕妇和胎儿的安全。

39.2 手术时机和种类

大约 1% 的孕妇在妊娠期间需要手术,美国每年进行非产科手术的孕妇大约有 10 万。尽管涵盖了几乎所有类型的手术,但孕妇进行非产科手术最常见的情况是阑尾炎、胆囊炎、外伤、肠梗阻和涉及宫颈、卵巢或乳房的疾病。对孕妇绝不能拒绝或推迟进行医学上必要的手术,因为这会对孕妇及其胎儿产生不利影响。然而,由于可能发生的不良事件包括自然流产、早产和 / 或分娩以及胎儿药物暴露,择期手术应推迟到孕妇分娩后。最好在妊娠中期进行手术,此期自然流产的风险低于妊娠前 3 个月,早产和分娩的发生率低于妊娠晚期。腹腔镜手术可以安全进行;具体的手术方法应该基于外科医师的偏好和潜在的患者利益。

39.3 麻醉注意内容

39.3.1 妊娠期生理变化

妊娠几乎影响每个器官系统。激素导致妊娠早期的生理变化,而子宫扩大的机械作用、胎儿代谢需求的增加以及胎盘循环的低阻力在妊娠后期造成了生理的进一步

变化。呼吸系统的变化尤其值得关注。孕妇功能残气量减少 20%~30%,同时耗氧量增加,导致呼吸暂停期间氧饱和度快速下降。此外,孕妇分钟通气量轻度增加,静息 $PaCO_2$ 较低。口咽组织肿胀和脆性增加会减少声门开口的大小和咽腔空间。尽管插管困难的发生率由于定义不同而差异很大,但孕妇插管困难的发生率可能是非孕妇的 10 倍。气道控制失败是麻醉相关孕妇死亡的最常见原因。

妊娠期间血容量增加 30%~50%,而整个妊娠期心排血量持续增加,至妊娠后 3 个月约达到妊娠前的 150%。心排血量的增加是由于心率的增快和每搏量的增加(血容量增加使前负荷增大,而血管阻力下降使后负荷减小)。增大的子宫会阻碍静脉回流,尤其是在妊娠 20 周以后以及孕妇处于仰卧位时。大约 8%~10% 的孕妇在仰卧位时会出现显著的低血压。尽管低血压对子宫胎盘灌注具体产生怎样的影响还不清楚,但出现血压下降的患者最好避免仰卧位,因为这可能显著降低心排血量和子宫胎盘灌注。大多数证据和临床经验表明,手术的孕妇应尽可能使子宫左侧移位以减少母体低血压和心排血量减少的概率。磁共振研究表明,左侧倾斜 30° 时,下腔静脉几乎不受压迫。然而,这种体位会使许多操作无法进行。妊娠 20 周后,应该进行一定程度的左侧倾斜(至少 15°)。如果母体或胎儿血流动力学不稳定,可能需要进一步增加倾斜角度。使子宫左侧移位首选在患者右髋下放置楔形物,也可以通过倾斜手术床代替。

尽管妊娠期间胃排空和胃酸分泌正常,但由于激素变化、机械改变和腹内压升高导致食管下括约肌张力降低。这些因素增加了胃食管反流的风险。尽管在麻醉时误吸的真实风险和概率很难确定,但应认识到妊娠 14~16 周以后孕妇的误吸风险比非妊娠患者更高,尤其是体重指数较高和有反流症状的患者。尽管如此,误吸发生率实际上非常低,在特定类型的手术中与普通人群持平。

39.3.2 麻醉方法选择

麻醉计划应考虑手术类型、孕妇的基本状况、麻醉对

患者和胎儿的影响以及患者、外科医师和麻醉科医师的偏好。没有数据表明不同麻醉方式会影响新生儿的结局。考虑到尽量避免胎儿接触不必要的药物和避免为孕妇建立气道，在可行的情况下，首选区域麻醉。然而，由于大多数妊娠期非产科手术是腹部手术，肌肉松弛可以为手术创造有利条件，所以全身麻醉是最常用的。无论采用何种麻醉技术，维持正常的母体生理，保障良好的子宫胎盘血流都是至关重要的。

禁食仍应遵照美国麻醉科医师协会 (American Society of Anesthesiologists，ASA) 指南要求。没有特定的预防方法被证实能降低误吸风险，很多医师和机构偏好预先给予 H_2 受体拮抗剂、枸橼酸钠和/或甲氧氯普胺。

抗生素根据手术使用，尽可能避免氨基糖苷类，因为对胎儿有耳毒性和肾毒性的风险。常规进行围术期预防宫缩没有明确的益处，在没有宫缩的情况下不应使用这些药物。

对于某些手术，孕妇可以安全地接受镇静作为"监测下的麻醉管理"的一部分。最常用的药物是丙泊酚（镇静）、芬太尼（镇痛）、咪达唑仑（抗焦虑），它们都安全有效。镇静剂量应根据患者情况选择小剂量，以减少误吸、低通气导致的呼吸性酸中毒。许多麻醉科医师对所有孕妇都采用快速顺序插管的方法，但并没有高质量的证据表明这是有益的。除非孕妇存在其他误吸的高风险因素如禁食时间不足等，否则麻醉诱导时误吸的发生率较低，与非妊娠患者相当。呼吸停止时孕妇氧饱和度下降比非孕妇更迅速，所以预充氧非常重要。

应根据临床情况选择诱导方案和神经肌肉药物。妊娠降低挥发性吸入麻醉药的最小肺泡有效浓度 (minimum alveolar concentration，MAC) 值，但似乎对诱导药物（分次给药直到起效）的剂量没有什么影响。对于情况良好的患者，丙泊酚是首选的诱导药物。大多数麻醉科医师使用琥珀酰胆碱为气管插管创造条件。而对环状软骨压迫手法的使用有不同的观点。妊娠引起患者对阿片类药物和挥发性麻醉药的敏感性增加。对神经肌肉阻滞剂也更为敏感，因此这些患者必须监测神经肌肉阻滞深度[如四个成串刺激 (train-of-four，TOF)]。虽然新斯的明用于拮抗肌松作用的安全性已经得到了充分的证实，但一些麻醉科医师更愿意同时给予阿托品而不是格隆溴铵，因为阿托品更容易进入胎盘，可以减轻新斯的明对胎儿心率的影响。关于舒更葡糖在妊娠期的使用，目前还没有足够的数据，无法得出有意义的结论，但已有多篇文献报道其安全性和有效性。妊娠期假性胆碱酯酶水平降低，虽然琥珀酰胆碱的作用时间延长，但这几乎没有临床意义。妊娠还伴随着蛋白结合率减少、分布容积增加、肝/肾清除的改变，这些变化可能导致药物效应和某些药物代谢的微小变化。

可接受的孕妇血压下限值尚不清楚，依据患者情况有所不同。

妊娠期升压药物的研究主要是在剖宫产时的应用。由于麻黄碱会导致胎儿酸血症，因此首选去氧肾上腺素。去甲肾上腺素有改善剖宫产患者心排血量的优点，

使得其可能替代单纯作用于 α 受体的去氧肾上腺素。控制性降压可能对子宫胎盘血流有害，不应使用。应调整机械通气参数以维持妊娠期正常生理性的慢性呼吸性碱血症，通常呼末 CO_2 (end tidal CO_2，ET CO_2) 维持在 30~32mmHg。妊娠期间由于通气灌注匹配更好，$PaCO_2$-$ETCO_2$ 梯度降低。CO_2 可迅速透过胎盘，较高的水平可能导致胎儿酸中毒和心肌抑制。另一方面，严重的呼吸性碱中毒引起子宫动脉血管收缩，子宫血流量减少。应使用 50% 或以上的吸入氧浓度以减轻胎儿缺氧。

前文已述，孕妇气道管理可能更困难。与非妊娠人群相比，通气和插管成功率都有所降低，应做好处理困难气道的准备。近年来，间接视频喉镜应用的改进和发展改善了气道管理。有趣的是，一项对密歇根州 20 年来孕产妇死亡率的回顾性研究表明，在麻醉诱导或维持期间没有孕妇死亡，但在拔管或恢复期间发生了多起由于通气不足或气道阻塞造成的孕妇死亡。

为了尽量减少气道管理和限制胎儿药物暴露，在可行的情况下，应将区域麻醉作为主要麻醉技术。硬膜外、脊髓和外周阻滞技术都被成功应用。妊娠期局麻药在硬膜外腔的扩散更广，对局麻药的敏感性也增加；妊娠后期腰麻和硬膜外麻醉的剂量可以稍减少。妊娠期蛋白结合率降低会增加局麻药中毒的风险。除了为手术提供麻醉外，这些方法还有助于术后镇痛，这对于预防早产非常重要。有些孕妇可能由于血栓的风险增高而采取了预防性抗血栓治疗，所以在进行区域麻醉前应仔细检查相关治疗史。除了局部技术外，对乙酰氨基酚和阿片类药物是术后镇痛的主要药物。最好避免使用非甾体抗炎药，尤其是在 32 周后，因为其会导致胎儿动脉导管过早闭合。单次剂量的酮咯酸可能是安全的，但没有证据支持。

39.4　胎儿监护

所有患者不管孕周多少，都至少应在手术前后记录胎心率 (fetal heart rate，FHR)。对于可以继续保留的胎儿，应在手术前后结合电子胎心率监测对早产的体征和症状（如子宫收缩）进行监测。术中 FHR 监测可采用多普勒超声连续或间歇进行。有时手术不允许超声放在腹部，可采用经阴道超声。只有基于患者病情和手术性质进行的术中 FHR 监测才是有益的。妊娠 18~22 周左右可以开始连续 FHR 监测。如果术中监测 FHR，需要有 1 名专业人员随时可以辨别 FHR 模式和其意义。区分 FHR 变化是由麻醉药物还是由胎儿缺氧引起有时并不容易。胎儿心动过缓一般提示胎儿窘迫，但 FHR 基线和变异度的变化可能有多种原因。随着孕周增大，FHR 通常表现出变异度降低，基线也可能降低（但保持在正常范围 120~160 次/min）。最好的做法是确保有能力进行剖宫产的产科医师了解病例，并在必要时随时提供帮助。如果胎儿继续保留，并且进行了术中监护，还应该针对如果胎儿情况恶化是否进行紧急剖宫产拟定计划。该情况应该由外科医师、产科医师和患者讨论决定。该机构还应诊治分娩时可能发生窘迫的早产儿。即使没有计划分娩胎儿，FHR 监测

也有助于孕妇摆放体位和心肺管理。如果 FHR 状态恶化，应进行宫内胎儿复苏(如调整胎位、母体血流动力学支持、氧合优化等)。最终是否使用术中 FHR 监护应根据胎龄、手术类型和监测设备进行个体化决策。2010 年对产科医师的一项调查报告称,43% 的孕妇常规使用术中 FHR 监测,美国各地情况似乎存在很大的差异。

39.5　对胎儿的影响

母体手术可能造成对胎儿的风险包括:麻醉药物或其他药物的致畸性,子宫胎盘灌注和/或胎儿氧合减少以及因此造成的早产或胎儿死亡。由于胎儿血红蛋白对氧的亲和力很高,母体 PaO_2 的轻度至中度下降是可以耐受的。严重持续的母体低氧血症会威胁到胎儿生命。尽管有人推测高氧可能有潜在的负面影响,如子宫胎盘血管收缩,但并没有明确的证据。此外,由于胎儿的 PaO_2 不会超过 60mmHg,因此很少需要担心引起晶状体后纤维增生和/或动脉导管过早闭合。如前所述,孕妇在妊娠期间应将 $PaCO_2$ 保持在正常范围,因为通气不足会导致胎儿酸中毒,而过度通气会影响胎儿氧合、降低子宫血流量。在动物模型中的一些证据表明,大剂量的挥发性麻醉药可导致胎儿酸中毒和心功能下降。全凭静脉麻醉是否比吸入麻醉更能维持胎儿心脏功能尚不清楚。如果胎儿需要在非产科手术期间被娩出,由于阿片类药物和其他麻醉药物的抑制作用,可能需要呼吸支持。这些影响是暂时的,会随着药物代谢而消失。强效吸入麻醉药可降低子宫张力,有利于在手术过程中抑制分娩。在紧急分娩的情况下,可能需要增加促宫缩药物的种类和/或剂量以恢复子宫张力。

39.5.1　致畸性

对于任何胎龄的胎儿,目前使用的麻醉药物只要按标准剂量给予时都没有显示出对人类有致畸作用。尽管来自动物研究的数据是混杂的,但多个大型回顾性研究表明,妊娠期经历麻醉的孕妇生产的胎儿先天性缺陷的发生率并没有增加。没有明确的证据指出在妊娠期间应避免使用何种特定的麻醉药物。氧化亚氮在妊娠期间的使用一直备受争议。动物研究中,在器官形成期暴露于高浓度氧化亚氮显示出有害的影响。氧化亚氮抑制 DNA 合成的关键酶,甲硫氨酸合成酶。然而在手术中使用时,没有发现对胎儿的不良影响。尽管如此,因为有合理的替代药物可供选择,所以谨慎起见,在妊娠前期应避免使用氧化亚氮。

39.5.2　胎儿脑发育

目前还没有证据表明,接触麻醉药物对胎儿大脑的发育有任何影响,但这仍然是一个值得关注的问题,也是当前研究的重要领域。此外,动物实验没有证据表明少于 3h 的有限时间的暴露会对胎儿大脑产生影响。除肌松药外,所有全身麻醉药都易通过胎盘。近 20 年来,动物研究已经表明,常用麻醉药可能会引起发育中的大脑

神经元凋亡和其他神经退行性改变。特别是妊娠晚期开始,胎儿大脑快速发育,更易受到影响。在啮齿类、绵羊和非人类灵长类动物身上进行的关于胚胎暴露于麻醉药的许多研究表明,暴露于氯胺酮、丙泊酚、挥发性吸入麻醉药和苯二氮䓬类药物会引起神经细胞凋亡和其他神经退行性改变。动物研究存在的问题包括:在大多数研究中缺乏外科操作、大脑发育的种族之间的差异,以及暴露时间和次数的数据不足。由于麻醉药的作用机制[作用于 γ-氨基丁酸(γ-aminobutyric acid,GABA)和 N-甲基-D-天冬氨酸(N-methyl-D-aspartic acid,NMDA)受体]以及与正常神经传递的相互作用,所以有理由认为麻醉药会影响快速发育的未成熟大脑的神经细胞凋亡。

人类临床研究的结果喜忧参半,其中涉及的麻醉对象是幼儿而不是孕妇。回顾性研究表明,婴儿时期暴露于全身麻醉(尤其是长时间或反复暴露)与童年时期的神经行为问题之间存在关联。然而,其他研究报告称,幼儿时期的麻醉暴露与随后的神经发育结局之间没有关联。实际上不可能将麻醉的影响与手术的影响或需要干预的潜在病情本身分开。近期在婴儿和儿童中进行的回顾性或前瞻性研究表明,单次、短暂的麻醉暴露不会增加神经毒性的风险。2016 年 12 月,美国食品药品管理局(Food and Drug Administration,FDA)发布警告称,"3 岁以下儿童或妊娠晚期接受手术的孕妇反复或长时间(>3h)经历全身麻醉或手术中使用镇静药物,可能会影响儿童大脑的发育。"这一警告显然对孕妇的非产科手术有影响,但尚缺少在人类身上的证据。FDA 警告称,麻醉的潜在神经毒性问题非常紧迫,然而风险程度仍不清楚。需要更多的研究来观察长期重复暴露的影响、药物和药物组合之间的差异以及可能导致易感差异的患者因素。迄今为止,还没有关于胎儿麻醉暴露和神经发育结果的研究发表。在获得这些数据之前,尽量减少妊娠期药物接触似乎是谨慎的。

右美托咪定是一种镇静药,是中枢神经系统 α_2 受体的高度选择性激动剂,与 GABA 或 NMDA 没有相互作用。在胚胎期大鼠模型中,右美托咪定暴露没有增加神经细胞凋亡。异氟烷麻醉复合右美托咪定时,神经细胞凋亡的程度剂量依赖性地减轻。对老年大鼠的记忆和空间定向能力的研究也得到了相似的结果。与单独异氟烷麻醉相比,右美托咪定减轻了大鼠行为表现的受损程度。目前的文献倾向认为,右美托咪定不引起神经退行性改变,而可能有神经保护作用。阿片类药物,尤其是瑞芬太尼,未显示引起神经凋亡,因此这两种药物结合使用可能是避免胎儿神经毒性的一种合理的麻醉/镇痛方案。

39.6　预后

孕妇接受手术的风险是否比非孕妇高尚不清楚。妊娠期经历非产科手术的孕妇,其总体流产率和普通孕妇群体相当,新生儿缺陷的比率没有增加。对美国外科质量改进计划数据库中的数据分析表明,妊娠期进行手术的孕妇主要并发症的发生率约为 7%,与非妊娠妇女相比没

有差异。妊娠期,尤其在妊娠晚期接受手术的主要风险是早产和分娩。在一项研究中,与手术相关的胎儿分娩率约为 3.5%。此外,接受手术的孕妇低出生体重儿和新生儿早期死亡(由于早产和生长受限)的比率增加。最近一项对 47 000 多例妊娠期接受手术孕妇的回顾报告称,每 287 例手术中就有 1 例死产,每 31 例手术就有 1 例早产,每 39 例手术就有 1 例低出生体重儿,每 25 例手术就有 1 例剖宫产。最近的一项 meta 分析显示,高风险手术如体外循环下心脏手术时孕妇的风险增加,产妇死亡率为 11%,妊娠丢失率为 33%。关键是这种危险性增加是由于手术本身还是由于需要手术治疗的病情引起并不清楚。因为延迟非择期手术会威胁孕妇健康,所以应实施急诊手术。尤其患者出现感染症状时,推迟手术会导致更糟糕的结果。妊娠期接受手术不影响以后的分娩方式,即使是最近存在腹部切口的患者在大多数情况下也能进行阴道分娩。

39.7　结论

虽然择期手术应推迟到分娩后,但不应拒绝孕妇必要的手术,因为推迟此类手术将导致致残率和死亡率增加。孕妇的麻醉管理需要考虑母体和胎儿的因素。外科操作和麻醉技术应根据妊娠期生理和解剖变化而调整。在临床浓度和剂量下,没有麻醉药物被证明有致畸作用;但是,谨慎的做法是尽量减少胎儿药物暴露。每位患者都需要一个由外科、麻醉、产科和儿科组成的团队提供帮助,以竭力保障孕妇和胎儿的安全。合理使用最简单的麻醉药物维持母体的氧合、灌注和内环境平衡有利于胎儿的预后。

(孙国林　译,盛颖　校)

第40章

剖宫产手术的麻醉

Paloma Toledo

40.1　美国剖宫产手术现状

在美国，分娩是最常见的住院原因，而剖宫产是最常见的手术之一。美国剖宫产率自20世纪90年代中期以来一直增加，目前剖宫产率超过30%。剖宫产率的增加已经成为备受关注的公共卫生问题。剖宫产率增加的主要原因包括肥胖率、多胎妊娠、高龄产妇以及多次剖宫产的增加。据估计随着时间的推移，剖宫产率会持续增加。因此，剖宫产手术的麻醉管理将会越来越受到重视。

40.2　麻醉在预防剖宫产中的作用

胎儿臀位的发生率大约3%~5%，当胎儿处于臀位时，推荐剖宫产分娩而非经阴道分娩。胎儿头位倒转术（external cephalic versions，ECV）经常用于尝试避免剖宫产术的患者。椎管内麻醉可能会增加胎儿头位倒转的成功，因此其在降低总剖宫产率中起了一定作用。麻醉剂量（鞘内注射7.5mg布比卡因）比无麻醉或全身性使用阿片类药物头位倒转成功率显著提高（椎管内麻醉组成功率为87%，对照组为58%，$P=0.012$）。一项有关评估椎管内麻醉与无麻醉（或全身镇痛）对体外头位倒转作用的所有随机对照试验的meta分析发现，椎管内阻滞的程度和头位倒转的成功率之间可能存在剂量-反应关系。其中使用镇痛剂量的四个研究认为头位倒转成功率无显著差异，而使用麻醉剂量的则与头位倒转成功率相关。胎儿头位倒转成功率提高的机制可能与过程中改善肌肉松弛以及改善产妇的舒适度相关。然而，到目前为止，唯一一项已经开展的随机对照的剂量探索研究发现，随机分配到腰硬联合镇痛组的EVC患者，给予镇痛或麻醉剂量（2.5mg，5mg，7.5mg，10mg的布比卡因联合15μg的芬太尼），不同剂量组间倒转成功率或者后续剖宫产率无差异。

40.3　常规剖宫产手术麻醉管理

虽然任何病例的具体管理都应个体化，剖宫产手术麻醉管理标准的工作顺序如下：

（1）术前评估和签署知情同意书；
（2）预防误吸；
（3）监测；
（4）抗生素的使用；
（5）患者体位；
（6）手术麻醉的方法选择；
（7）液体共负荷；
（8）低血压的管理；
（9）子宫收缩药的使用；
（10）术后镇痛计划。

40.3.1　术前评估和签署知情同意书

所有患者都应进行全面的术前评估。美国麻醉科医师协会（American Society of Anesthesiologists，ASA）产科麻醉实践指南指出对于增加手术复杂性的产科问题（如肥胖、妊娠高血压疾病和既往剖宫产史）应该给予特殊关注。患者如果计划实施椎管内麻醉，体格检查需要包括背部的体检。如果患者已经进入分娩状态或者自最初的术前评估已经间隔相当长的一段时间，应该重新评估气道，因为有些研究表明怀孕和分娩过程中患者气道分级可能发生变化。剖宫产手术前是否应获得患者常规实验室检查仍存在争议。并不是所有的产妇都需要常规实验室检查，但高危患者，如患者存在与凝血异常相关的症状或疾病，应检测血小板计数或凝血指标。基于患者出血风险，推荐的院前检查包括血库的筛查程序（如，血标本送到血库、血型鉴定和抗体筛选、交叉配血试验）以及相关措施如准备好分娩时收缩子宫的药物。根据是否需要输血，决定血型鉴定和抗体筛选或者交叉配血试验。

40.3.1.1　知情同意

应告知患者手术中麻醉过程的风险和益处。虽然没有具体的指南规定告知内容,但通常应该讨论最常见的风险。椎管内麻醉常见的风险包括感染、出血、硬脊膜穿刺后头痛、低血压以及阻滞不全和阻滞失败需要改为全身麻醉。

40.3.2　预防误吸

美国麻醉科医师协会推荐:择期剖宫产术前 2h 禁饮清饮料;术前根据食物脂肪的含量 6~8h 禁食固体食物。近来围绕正在分娩的产妇能否进清淡饮食产生了争议。一篇评估分娩过程中产妇经口摄食的 Cochrane 研究发现,低危的患者饮水进食其分娩和新生儿结局没有差异,并且该研究认为低危产妇应当允许进食,但 meta 分析中没有一项研究是重点把评估产妇误吸作为主要结果。ASA 产科麻醉实践指南指出分娩期间产妇禁食固体食物。

剖宫产术前应给予药物预防误吸。常规使用三类药物:非颗粒性抗酸剂、H_2 受体拮抗剂和多巴胺拮抗剂。在紧急剖宫产术中,三者中最重要的是非颗粒性抗酸剂,因为它起效最快且降低胃酸。

40.3.3　监测

和所有外科手术一样,ASA 标准监测是必需的。常规剖宫产术并不需要有创的血流动力学监测,但是对于高风险产妇或有心肺疾病的患者,应根据具体情况予以考虑。美国妇产科学会指出,术前应记录胎儿心率。

40.3.4　抗生素

美国妇产科学会建议预防性使用抗生素应当在剖宫产手术开始前 60min 内。抗生素不应该推迟到钳夹脐带后给予,因为有随机对照研究表明与到钳夹脐带时给予抗生素相比,切皮前给予抗生素可以减少子宫内膜炎和伤口感染,且不增加产妇和胎儿的不良事件。在急诊剖宫产的情况下,抗生素应当尽早应用。2016 年发布的一项研究评估了标准抗生素加阿奇霉素对分娩或胎膜破裂后的剖宫产手术切口感染的影响。加用 500mg 的阿奇霉素降低了子宫内膜炎、伤口感染及其他感染综合结局的发生率(相对危险度 0.51,95% CI 0.38~0.68)。最新的美国妇产科学会操作指南认为阿奇霉素可以考虑用于非择期剖宫产。

40.3.5　患者体位

子宫左倾位(最小左倾 15°)应该用来预防主动脉-下腔静脉压迫综合征。婴儿娩出后可以恢复体位。然而,鉴于液体共负荷和去氧肾上腺素输注的应用增加,这一实践最近受到质疑。一项纳入 100 例患者的随机对照研究比较了左倾和平卧位对新生儿酸碱状态的影响,研究表明两组间脐动脉血碱剩余未见显著差异。

40.3.6　手术麻醉方式的选择

椎管内麻醉(脊麻、硬膜外麻醉或腰硬联合麻醉)仍然是剖宫产术最常见的麻醉方式。替代椎管内麻醉的方式包括全身麻醉和局部浸润麻醉。剖宫产术的麻醉方式需根据患者的具体情况选择。在某种程度上,麻醉方式取决于剖宫产手术的紧急程度。

40.3.6.1　椎管内麻醉

大部分剖宫产手术均采用椎管内麻醉,最常见的麻醉方式为单次注射脊麻。手术开始前阻滞平面应该到 T_4~T_6 皮区水平,否则患者可能会出现爆发痛并且需要额外的阿片类药物或改为全身麻醉。感觉平面的评估应采用触或痛觉,因为冷觉和触觉的差异可能超过 2 个皮肤节段。

脊髓麻醉的常用方案包括局部麻醉药联合短效阿片类药物。联合使用阿片类药物可以减少局部麻醉药的剂量,从而降低低血压和其他局部麻醉药相关的副作用。对于无临床禁忌证的患者,术后镇痛经常使用吗啡。预期手术持续时间超过脊髓麻醉持续时间的患者脊麻时可加入肾上腺素,或者选择其他方法,如硬膜外麻醉或腰硬联合麻醉。

硬膜外麻醉可以从麻醉开始就选择(从开始置管),也可用于已有硬膜外置管的分娩中产妇。

40.3.6.2　已有硬膜外置管产妇局部麻醉药的选择

临床情况将会影响局部麻醉药的使用。在紧急剖宫产手术中(产妇和胎儿的生命受到直接威胁时),可选择最快速起效的 3% 氯普鲁卡因。在没有胎儿窘迫的情况下,或者当胎儿窘迫但对治疗有反应时,可选择起效稍慢的 2% 利多卡因。2% 利多卡因较氯普鲁卡因的优势是后者会影响硬膜外吗啡的效果。这种相互作用的机制尚未完全清楚。

40.3.6.3　全身麻醉

在患者处于紧急情况且没有足够的时间进行椎管内麻醉或者患者椎管内麻醉有禁忌时选择全身麻醉。由于所有的产妇在全身麻醉时被认为是饱胃患者,因此行剖宫产术的产妇采用快速序贯诱导全身麻醉。全身麻醉较椎管内麻醉手术开始更快。但这会换来新生儿抑制增加,Apgar 评分降低,增加产后出血的可能。

以下是全身麻醉实施的常用流程。手术区域消毒并且确认手术医师团队准备开始手术后进行全身麻醉诱导和插管。患者最初应使用 100% 氧气和 1 最低肺泡有效浓度(minimum alveolar concentration,MAC)强效吸入麻醉药进行通气。胎儿娩出后,可加入氧化亚氮,降低挥发性麻醉药的浓度以减轻其对子宫张力的影响。此时,苯二氮䓬类和阿片类药物也可以使用。因为全身麻醉会增加出血风险,因此胎儿娩出后应增加缩宫素的剂量。其他包括放置胃管减压以及体温的监测。患者应清醒拔管并且在麻醉恢复室监测。

40.3.6.4　单纯局部麻醉

在没有麻醉科医师的情况下,可以在局部麻醉下进行剖宫产术。使用 0.5% 利多卡因依次麻醉皮肤、皮下组织、筋膜和腹膜。产科医师应做一个垂直的腹部切口,且不取出子宫。

40.3.7　液体共负荷

低血压是剖宫产术脊麻后最常见的并发症。低血压的副作用包括恶心/呕吐、意识丧失、孕妇心搏骤停和子宫胎盘灌注减少导致新生儿酸中毒。目前的证据表明预负荷晶体液无法预防低血压，应当采用液体共负荷以减轻低血压和减少升压药的用量。当给予液体共负荷时胶体液可能比晶体液更有效。但胶体液的副作用（瘙痒、凝血异常以及严重的过敏反应）应给予考虑。

40.3.8　低血压的管理

去氧肾上腺素和麻黄碱是治疗剖宫产低血压两种最常用血管加压药。由于对交感神经系统的生理依赖性和肾上腺素能受体的下调，治疗孕妇低血压需要的升压药剂量要比非孕妇高。

去氧肾上腺素是产科中首选的升压药，因为麻黄碱穿过胎盘，导致胎儿心动过速和可能导致新生儿酸中毒。腰麻后单次给予去氧肾上腺素的 90% 有效剂量（effective dose，ED_{90}）为 150μg（95%CI 98~222μg）。建议麻黄碱的起始剂量为 10mg。目前的证据不支持去氧肾上腺素固定速率的持续输注，然而，如果持续输注，临床医师应该从较低的剂量（25~50μg/min）开始，因为低剂量的去氧肾上腺素与反应性高血压相关性小。2018 年发表的一项比较预防性单次给予和持续输注去甲肾上腺素的随机对照研究认为，持续输注较单次静注更能预防低血压（17% vs. 66%，$P<0.001$）。2019 年美国产科麻醉和围产医学学会（Society for Obstetric Anesthesia and Perinatology，SOAP）发布了剖宫产后加速康复（enhanced recovery after cesarean，ERAC）共识，指出腰麻后低血压首选输注血管加压药（如去氧肾上腺素和去甲肾上腺素）。

2018 年，两项评估子痫前期产妇剖宫产时预防性输注去氧肾上腺素和去甲肾上腺素的研究认为，与非子痫前期的产妇相比，两组间新生儿酸碱状态未见显著差异。

40.3.9　缩宫素的使用

缩宫素被认为是预防剖宫产术后出血的一线药物。最佳剂量和给药途径尚未明确。最近的证据表明静脉单次最低剂量 0.5~3IU 的缩宫素即可以获得充足的子宫张力。单次静脉推注缩宫素与很多心血管副作用相关，如低血压、心动过速以及可能提示心肌缺血的心电图改变。因此许多医院改为在剖宫产术脐带钳夹后持续输注缩宫素。使用偏性掷币法上下序贯分配估算缩宫素持续输注的 ED_{90} 为 0.4IU/min。在持续输注缩宫素前给予单次剂量并无益处。产程延长时使用缩宫素诱导/加强宫缩可能需要更高剂量的缩宫素，因为动物研究表明缩宫素的剂量增加会使缩宫素受体脱敏。尽管单次静注缩宫素最常见的是一过性低血压，但心电图的改变尤其是 ST 段的压低也是值得注意的副作用。虽然心电图的改变可能不是心肌缺血的反应，但使用最低有效剂量的缩宫素以防可能的医源性损伤才是明智之举。

产后出血是全球产妇死亡的主要原因之一。出血导致产妇死亡部分是由于未能判断失血量并延误出血的治疗。子宫收缩无力导致的产后出血可能需要额外的子宫收缩药。除缩宫素之外，最常用的两种药物是麦角生物

碱和 15- 甲基前列腺素 $F_{2\alpha}$。

40.3.10　术后镇痛管理

手术后疼痛由两个部分组成，躯体痛（切口）和内脏（子宫）痛，术后镇痛的选择如下。

40.3.10.1　椎管内阿片类药物

椎管内使用吗啡是术后镇痛的"金标准"，因为其能够治疗内脏和躯体疼痛。鞘内给予吗啡主要作用于脊髓的 μ 受体，而硬膜外给予吗啡可通过脊髓和脊神经阿片受体起作用。椎管内给予吗啡的作用时间为 12~24h。椎管内使用吗啡后有临床意义的呼吸抑制的发生率低。已经研发出硬膜外缓释吗啡，但需要增加监测（48h）以及与硬膜外局麻药的药物相互作用限制了其临床应用。椎管内使用阿片药物的患者术后应常规接受肠外非甾体抗炎药以防内脏疼痛。

40.3.10.2　肠外镇痛

未接受椎管内阿片药物的患者应静脉给予镇痛药和非甾体抗炎药。

40.3.10.3　腹横肌平面阻滞

腹横肌平面（transversus abdominis plane，TAP）阻滞是用于剖宫产术后镇痛的一种辅助镇痛技术。局部麻醉药注射到腹横肌和腹内斜肌之间的筋膜平面。位于腹横肌平面的几个神经：低位的胸部神经（T_7~T_{11}）、肋下神经，以及第一腰神经的两个分支（髂腹下神经和髂腹股沟神经）。鞘内注射吗啡是预防术后疼痛最有效的技术，因为它可以提供躯体和内脏的镇痛，因此 TAP 阻滞应当考虑用于全身麻醉产妇、未接受鞘内注射吗啡以及尽管给予了吗啡仍出现爆发性切口痛的患者。2018 年的一篇 meta 分析对比了 TAP 阻滞使用高剂量（每个点布比卡因 >50mg）和低剂量（每个点布比卡因 <50mg）的局麻药用于剖宫产术后镇痛，发现与对照组相比 TAP 阻滞可降低术后阿片类药物的消耗，但高剂量和低剂量组间 6h 阿片药物消耗、术后第一次镇痛的时间、6h 和 24h 疼痛评分、术后恶心呕吐、皮肤瘙痒、产妇满意度等无显著差异，因此，鉴于 TAP 阻滞局麻药物产生全身毒性的风险，应当使用低剂量局麻药进行 TAP 阻滞。

40.4　麻醉并发症

40.4.1　误吸

误吸是全身麻醉最严重的并发症之一。虽然发生率正在下降，但即使在区域麻醉下，所有行剖宫产的产妇患者均应采取措施预防误吸，因为术中有改为全身麻醉的风险。

40.4.2　插管困难

由于妊娠的生理变化（毛细血管充血使气管内径减小），孕妇插管困难的可能性增加。

40.4.3　术中知晓

产科患者全身麻醉后术中知晓发生率较低，目前约

为 0.1%~0.2%。

40.4.4　高位脊麻

如果患者高位脊麻，辅助通气或插管很重要，维持子宫左倾并且处理低血压直到阻滞平面消退。

40.4.5　局部麻醉药全身毒性

局部麻醉药全身毒性（local anesthetic systemic toxicity，LAST）可能在硬膜外麻醉开始后或腹横肌平面阻滞时发生。麻醉科医师应该了解 LAST 的症状和体征以及处理流程。

40.4.6　新生儿抑制

全身麻醉下娩出的胎儿酸血症和出生后 1min Apgar 评分较低的发生率高于椎管内麻醉。如果子宫切开到胎儿娩出时间延长（>3min），那么酸血症和新生儿抑制的发生率增加。

（卢文斌　译，侯炯　校）

参考文献

Top Five Most Common Reasons for Hospital Admission in 1996. http://www.ahrq.gov/data/hcup/charts/5admiss.htm. Accessed on: August 4, 2010.

Zhang J, Troendle J, Reddy UM, Laughon SK, Branch DW, Burkman R, Landy HJ, Hibbard JU, Haberman S, Ramirez MM, Bailit JL, Hoffman MK, Gregory KD, Gonzalez-Quintero VH, Kominiarek M, Learman LA, Hatjis CG, van Veldhuisen P. Contemporary cesarean delivery practice in the United States. Am J Obstet Gynecol 2010; 203: 326 e1-e10 2947574.

Guise JM, Denman MA, Emeis C, Marshall N, Walker M, Fu R, Janik R, Nygren P, Eden KB, McDonagh M. Vaginal birth after cesarean: new insights on maternal and neonatal outcomes. Obstet Gynecol 2010; 115: 1267-78.

Hannah ME, Hannah WJ, Hewson SA, Hodnett ED, Saigal S, Willan AR. Planned caesarean section versus planned vaginal birth for breech presentation at term: a randomised multicentre trial. Term Breech Trial Collaborative Group. Lancet 2000; 356: 1375-83.

Weiniger CF, Ginosar Y, Elchalal U, Sela HY, Weissman C, Ezra Y. Randomized controlled trial of external cephalic version in term multiparae with or without spinal analgesia. Br J Anaesth 2010; 104: 613-8.

Lavoie A, Guay J. Anesthetic dose neuraxial blockade increases the success rate of external fetal version: a meta-analysis. Can J Anaesth 2010; 57: 408-14.

Sullivan JT, Grobman WA, Bauchat JR, Scavone BM, Grouper S, McCarthy RJ, Wong CA. A randomized controlled trial of the effect of combined spinal-epidural analgesia on the success of external cephalic version for breech presentation. Int J Obstet Anesth 2009; 18: 328-34.

Chalifoux LA, Bauchat JR, Higgins N, Toledo P, Peralta FM, Farrer J, Gerber SE, McCarthy RJ, Sullivan JT. Effect of Intrathecal Bupivacaine Dose on the Success of External Cephalic Version for Breech Presentation: A Prospective, Randomized, Blinded Clinical Trial. Anesthesiology 2017; 127: 625-32.

Practice guidelines for obstetric anesthesia. An updated report by the American Society of Anesthesiologists Task Force on Obstetric Anesthesia. Anesthesiology 2007; 106: 843-63.

Boutonnet M, Faitot V, Katz A, Salomon L, Keita H. Mallampati class changes during pregnancy, labour, and after delivery: can these be predicted? Br J Anaesth 2010; 104: 67-70.

Practice Guidelines for Obstetric Anesthesia: An Updated Report by the American Society of Anesthesiologists Task Force on Obstetric Anesthesia and the Society for Obstetric Anesthesia and Perinatology. Anesthesiology 2016; 124: 270-300.

OB Hemorrhage Toolkit 2.0. https://www.cmqcc.org/resources-tool-kits/toolkits/ob-hemorrhage-toolkit. Accessed on: November 19, 2018.

Toledo P. Shared decision--making and blood transfusions: is it time to Share More? Anesth Analg 2014; 118: 1151-3.

Singata M, Tranmer J, Gyte GM. Restricting oral fluid and food intake during labour. Cochrane Database Syst Rev 2010: CD003930.

Practice guidelines for obstetric anesthesia: an updated report by the American Society of Anesthesiologists Task Force on Obstetric Anesthesia. Anesthesiology 2007; 106: 843-63.

Antimicrobial prophylaxis for cesarean delivery: timing of administration. Committee Opinion No. 465. American College of Obstetricians and Gynecologists. . Obstet Gynecol 2010; 116: 791-2.

Committee on Practice B-O. ACOG Practice Bulletin No. 199: Use of Prophylactic Antibiotics in Labor and Delivery. Obstet Gynecol 2018; 132: e103-e19.

Tita AT, Szychowski JM, Boggess K, Saade G, Longo S, Clark E, Esplin S, Cleary K, Wapner R, Letson K, Owens M, Abramovici A, Ambalavanan N, Cutter G, Andrews W, Consortium CST. Adjunctive Azithromycin Prophylaxis for Cesarean Delivery. N Engl J Med 2016; 375: 1231-41 PMC5131636.

Lee AJ, Landau R, Mattingly JL, Meenan MM, Corradini B, Wang S, Goodman SR, Smiley RM. Left Lateral Table Tilt for Elective Cesarean Delivery under Spinal Anesthesia Has No Effect on Neonatal Acid-Base Status: A Randomized Controlled Trial. Anesthesiology 2017; 127: 241-9.

Traynor AJ, Aragon M, Ghosh D, Choi RS, Dingmann C,

Vu Tran Z, Bucklin BA. Obstetric Anesthesia Workforce Survey: A 30-Year Update. Anesth Analg 2016; 122: 1939-46.

Russell IF. A comparison of cold, pinprick and touch for assessing the level of spinal block at caesarean section. Int J Obstet Anesth 2004; 13: 146-52.

Gaiser RR, Cheek TG, Gutsche BB. Epidural lidocaine versus 2-chloroprocaine for fetal distress requiring urgent cesarean section. Int J Obstet Anesth 1994; 3: 208-10.

Toledo P, McCarthy RJ, Ebarvia MJ, Huser CJ, Wong CA. The interaction between epidural 2-chloroprocaine and morphine: a randomized controlled trial of the effect of drug administration timing on the efficacy of morphine analgesia. Anesth Analg 2009; 109: 168-73.

Tonni G, Ferrari B, De Felice C, Ventura A. Fetal acid-base and neonatal status after general and neuraxial anesthesia for elective cesarean section. Int J Gynaecol Obstet 2007; 97: 143-6.

Scavone BM, Toledo P, Higgins N, Wojciechowski K, McCarthy RJ. A randomized controlled trial of the impact of simulation-based training on resident performance during a simulated obstetric anesthesia emergency. Simul Healthc 2010; 5: 320-4.

Chang CC, Wang IT, Chen YH, Lin HC. Anesthetic management as a risk factor for postpartum hemorrhage after cesarean deliveries. Am J Obstet Gynecol 2011; 205: 462 e1-e7.

Butwick AJ, Coleman L, Cohen SE, Riley ET, Carvalho B. Minimum effective bolus dose of oxytocin during elective Caesarean delivery. Br J Anaesth 2010; 104: 338-43.

George RB, McKeen D, Chaplin AC, McLeod L. Up-down determination of the ED(90) of oxytocin infusions for the prevention of postpartum uterine atony in parturients undergoing Cesarean delivery. Can J Anaesth 2010; 57: 578-82.

Mhyre JM, Riesner MN, Polley LS, Naughton NN. A series of anesthesia-related maternal deaths in Michigan, 1985-2003. Anesthesiology 2007; 106: 1096-104.

Cyna AM, Andrew M, Emmett RS, Middleton P, Simmons SW. Techniques for preventing hypotension during spinal anaesthesia for caesarean section. Cochrane Database Syst Rev 2006: CD002251.

Dyer RA, Farina Z, Joubert IA, Du Toit P, Meyer M, Torr G, Wells K, James MF. Crystalloid preload versus rapid crystalloid administration after induction of spinal anaesthesia (coload) for elective caesarean section. Anaesth Intensive Care 2004; 32: 351-7.

McDonald S, Fernando R, Ashpole K, Columb M. Maternal cardiac output changes after crystalloid or colloid coload following spinal anesthesia for elective cesarean delivery: a randomized controlled trial. Anesth Analg 2011; 113: 803-10.

Ngan Kee WD, Khaw KS. Vasopressors in obstetrics: what should we be using? Curr Opin Anaesthesiol 2006; 19: 238-43.

George RB, McKeen D, Columb MO, Habib AS. Up-down determination of the 90% effective dose of phenylephrine for the treatment of spinal anesthesia-induced hypotension in parturients undergoing cesarean delivery. Anesth Analg 2010; 110: 154-8.

Allen TK, George RB, White WD, Muir HA, Habib AS. A double-blind, placebo-controlled trial of four fixed rate infusion regimens of phenylephrine for hemodynamic support during spinal anesthesia for cesarean delivery. Anesth Analg 2010; 111: 1221-9.

Ngan Kee WD, Lee SWY, Ng FF, Khaw KS. Prophylactic Norepinephrine Infusion for Preventing Hypotension During Spinal Anesthesia for Cesarean Delivery. Anesth Analg 2018; 126: 1989-94.

Dyer RA, Emmanuel A, Adams SC, Lombard CJ, Arcache MJ, Vorster A, Wong CA, Higgins N, Reed AR, James MF, Joolay Y, Schulein S, van Dyk D. A randomised comparison of bolus phenylephrine and ephedrine for the management of spinal hypotension in patients with severe preeclampsia and fetal compromise. Int J Obstet Anesth 2018; 33: 23-31.

Higgins N, Fitzgerald PC, van Dyk D, Dyer RA, Rodriguez N, McCarthy RJ, Wong CA. The Effect of Prophylactic Phenylephrine and Ephedrine Infusions on Umbilical Artery Blood pH in Women With Preeclampsia Undergoing Cesarean Delivery With Spinal Anesthesia: A Randomized, Double-Blind Trial. Anesth Analg 2018; 126: 1999-2006.

Thomas JS, Koh SH, Cooper GM. Haemodynamic effects of oxytocin given as i.v. bolus or infusion on women undergoing Caesarean section. Br J Anaesth 2007; 98: 116-9.

King KJ, Douglas MJ, Unger W, Wong A, King RA. Five unit bolus oxytocin at cesarean delivery in women at risk of atony: a randomized, double-blind, controlled trial. Anesth Analg 2010; 111: 1460-6.

Magalhaes JK, Carvalho JC, Parkes RK, Kingdom J, Li Y, Balki M. Oxytocin pretreatment decreases oxytocin-induced myometrial contractions in pregnant rats in a concentration-dependent but not timedependent manner. Reprod Sci 2009; 16: 501-8.

Svanstrom MC, Biber B, Hanes M, Johansson G, Naslund U, Balfors EM. Signs of myocardial ischaemia after injection of oxytocin: a randomized double-blind comparison of oxytocin and methylergometrine during Caesarean section. Br J Anaesth 2008; 100: 683-9.

Toledo P, McCarthy RJ, Hewlett BJ, Fitzgerald PC, Wong CA. The accuracy of blood loss estimation after simulated vaginal delivery. Anesth Analg 2007; 105: 1736-40.

Gadsden J, Hart S, Santos AC. Post-cesarean delivery analgesia. Anesth Analg 2005; 101: S62-9.

Sharawi N, Carvalho B, Habib AS, Blake L, Mhyre JM,

Sultan P. A Systematic Review Evaluating Neuraxial Morphine and Diamorphine-Associated Respiratory Depression After Cesarean Delivery. Anesth Analg 2018; 127: 1385-95.

Atkinson Ralls L, Drover DR, Clavijo CF, Carvalho B. Prior epidural lidocaine alters the pharmacokinetics and drug effects of extended-release epidural morphine (DepoDur(R)) after cesarean delivery. Anesth Analg 2011; 113: 251-8.

McMorrow RC, Ni Mhuircheartaigh RJ, Ahmed KA, Aslani A, Ng SC, Conrick-Martin I, Dowling JJ, Gaffney A, Loughrey JP, McCaul CL. Comparison of transversus abdominis plane block vs spinal morphine for pain relief after Caesarean section. Br J Anaesth 2011; 106: 706-12.

Ng SC, Habib AS, Sodha S, Carvalho B, Sultan P. High-dose versus low-dose local anaesthetic for transversus abdominis plane block post-Caesarean delivery analgesia: a meta-analysis. Br J Anaesth 2018; 120: 252-63.

Griffiths JD, Barron FA, Grant S, Bjorksten AR, Hebbard P, Royse CF. Plasma ropivacaine concentrations after ultrasound-guided transversus abdominis plane block. Br J Anaesth 2010; 105: 853-6.

Robins K, Lyons G. Intraoperative awareness during general anesthesia for cesarean delivery. Anesth Analg 2009; 109: 886-90.

Toledo P. The role of lipid emulsion during advanced cardiac life support for local anesthetic toxicity. Int J Obstet Anesth 2011; 20: 60-3.

Datta S, Ostheimer GW, Weiss JB, Brown WU, Jr., Alper MH. Neonatal effect of prolonged anesthetic induction for cesarean section. Obstet Gynecol 1981; 58: 331-5.

第41章

产后出血的准备、预防和治疗

Jill Mhyre

本章将讨论:①定义产后大出血的风险;②列出控制和减轻产后出血的实用性建议;③讨论当今输血措施如何应用于产科;④从已公布的指南和计划书中提取信息,用来指导个人的临床实践,并为紧急状况提出系统解决方案。

41.1 定义

产后出血由美国妇产科医师协会(American College of Obstetricians and Gynecologists,ACOG)定义为子宫累计出血≥1 000ml,无论是否经阴道分娩。出血≥500ml伴随阴道分娩应积极采取监护措施并控制出血。给予子宫收缩剂及子宫按摩后出血仍超过1 000ml,这种持续的产后出血十分危险,尤其是伴有低血容量症状。近期产妇安全性国际合作组织将严重产科并发症的指征定义为收入重症监护治疗病房(intensive care unit,ICU)或输注≥4U血制品,为了提高系统性改善的概率,推荐有这类指征的产妇应接受多学科评估。

41.2 病因

原发性产后出血基本上发生在分娩后24h内,且多归因于子宫乏力、胎盘残留、产道损伤、胎盘侵入、胎盘植入和穿透、子宫翻转和凝血功能障碍。凝血功能障碍可能由于遗传或一系列孕期紊乱引起,其中包括羊水栓塞、溶血,肝酶升高及血小板减少(hemolysis,elevated liver enzymes,low plateiet coullt,HELLP)综合征、胎盘早剥和胎儿宫内死亡。继发性产后出血相对少见,一般发生于分娩24h以后,多由于胎盘部位置的子宫复旧不全、妊娠产物残留、感染或遗传性凝血功能缺陷。

41.3 流行病学

产后出血并发症约占所有分娩的3%。大约3%的产妇有输血史,很多产妇通过输血纠正产前贫血。收入产科重症监护治疗病房的原因近乎一半是因为出血,而心脏停搏的有38%发生在产妇住院期间。

子宫收缩乏力占所有产后出血的80%。人口水平因素导致子宫收缩乏力的增加包括:①肥胖、多胎妊娠和高龄产妇人群比例的增加;②人工分娩的比例增加;③剖宫产的增加,从1997年的21%增长到2018年的31.9%。子宫收缩乏力导致1/3的围产期子宫切除。胎盘炎症(如绒毛羊膜炎、血管炎、脐带炎、子宫内膜炎和宫颈炎)为子宫收缩乏力的主要原因,危重者围产期行抢救性子宫切除术。

胎盘植入伴有或不伴有胎盘前置是大量输血的主要原因,约占所有围产期子宫切除术病因的一半。

过去,出血是美国产妇死亡的主要原因,但如今仅占总死亡的11%,在美国,每出生100 000婴儿有1.8个产妇死亡。绝大多数出血相关的死亡是可以避免的。

41.4 预防产后出血

即使伴随妊娠期生理性贫血,当血细胞比容≤32%时应当处理,以减少围产期输血风险(口服或静脉给予铁剂)。此外,以下三类患者产前应该特殊准备:①胎盘异常的女性;②有遗传性凝血障碍;③拒绝输血。

41.5 胎盘异常

侵入性胎盘缺乏蜕膜基底层(即残余蜕膜基底层),胎盘黏附在子宫肌层底部。植入性胎盘的绒毛膜侵入肌层并且穿透,胎盘穿透子宫浆膜,甚至可能长入其他骨盆组织,最常见于膀胱。剖宫产史、其他子宫手术史、胎盘前置和产龄≥35岁是侵入性胎盘的重要危险因素。已知有胎盘前置的女性,在初次剖宫产分娩中胎盘黏附的发生率为3%,在经历1,2,3次或更多次剖宫产的女性中,该发生率分别增长到11%,40%,>60%。如果胎盘不累及子宫下段及子宫颈,即便先前有过多次剖宫产手术史,侵入性胎盘发生率仍较低(1%)。

分娩期失血是很难预料的,产前确诊和实施控制性剖宫产术改善了手术结局。侵入性胎盘一般发生于子宫前壁,这种情况只要母体和胎儿平稳,尽量转入较好的医疗中心行剖宫子宫切除术。建议每个有子宫手术史或发现低位胎盘史的女性在产检初次或二次三维彩超检查时确认胎盘情况和评价侵入性胎盘指标。当超声不能确诊时,MRI 可能有助于确诊,并能确认胎盘穿透侵犯周围器官的程度。然而,MRI 结果阴性并不能排除侵入性胎盘。当与无明显超声影像的女性相比,在磁共振的基础上诊断为胎盘异常的女性更可能需要输血和围产期子宫切除,并且需要输注更多血制品。

在广泛胎盘侵入的情况下,最佳手术管理是直接剖出新生儿,然后缝合子宫,留胎盘在原位左侧,实施子宫切除术。对于麻醉科医师,最佳管理措施是确保足够的静脉通路和血制品应对大量失血、血流动力学和凝血功能监测(如建立中心静脉和外周动脉通路)、弹力袜用于防止静脉血栓栓塞,填充和定位预防神经压迫损伤,加温装置确保体温正常,术前切口前 1h 规范使用预防性抗生素并且在长时间手术(即≥3h)或大量出血中再次使用。倘若在这种情况下无法准确预计总失血量,根据面临大量出血时机构所能持续提供的能力来决定准备血制品的总量。积极加强宫缩、自体输血保护、大量输血、电解质和止血措施及管理在下面讨论。

腰硬联合麻醉或单纯硬膜外麻醉通常是可行的,能允许分娩时母亲保持清醒,可满足长时程手术;另一方面,全身麻醉更适合于气道水肿、液体过度负荷的肺水肿或输血相关的肺损伤(transfusion associated lung injury,TRALI)的大量输血病例。麻醉方法的选择取决于失血量的大小、手术准备程度、是否有额外麻醉人员帮助行全身麻醉的谈话和困难气道的预计风险。

在剖宫产前预防性的行髂前动脉或子宫动脉血管内栓塞导管以减少分娩出血,球囊应在胎儿娩出后再充气。其效果未经随机对照临床试验验证。由于疗效尚未被证实以及动脉损伤、脓肿形成、组织感染和坏死等潜在并发症,母婴医学协会并不推荐常规使用。逆行性主动脉血管内球囊闭塞(the retrograde endovascular balloon occlusion of the aorta,REBOA)本用于胸腹部穿通伤的治疗,而最近的研究表示,其能够用于产后出血。不论用哪种介入手术,硬膜外麻醉必须在置入股鞘前给药并起效,以保证操作的顺利实施及患者舒适。

41.6　遗传性凝血功能紊乱

血管性血友病,血友病 A、B 和 XI 因子缺乏约占遗传性出血紊乱的 90%。遗传性血小板紊乱(如巨大血小板综合征和血小板无力症)罕见。临床每个诊断中有其不同之处,应咨询血液科医师和血库人员将有助于对每一例患者解释最佳治疗方案。60% 患有血友病的女性将在分娩 24h 内出现产后出血,29% 将出现延迟性产后出血。

41.7　耶和华见证会和其他拒绝输血制品的女性

产前咨询应介绍所有血制品、替代品和血液保护措施来确定每例患者的可接受性。产前补铁和促红细胞生成素常常作为可接受的方式,提高血细胞比容达目标值35%,在产后发生大量失血时可继续输注。相比手术麻醉,椎管内麻醉一般更有利于减少失血量,而且清醒患者面对出血时可能会改变最初的想法。预防性早期使用氨甲环酸对于持续的失血有一定作用(减少出血量 <150ml)。

使用晶体液和胶体液的容量替代治疗能降低血液黏度,在保证氧供的条件下能改善周围灌注,减少心脏做功。然而,过度的胶体复苏会导致稀释性凝血功能障碍和胶体渗透压的降低。下文将讨论细胞保护自体血回输,拒绝血制品的患者往往能接受持续循环技术。大量失血和高度贫血(Hb≤4g/dl)会延长术后镇静、插管、体温调节和肌无力的时间,需要使用促红细胞生成素和静脉补铁来恢复患者的红细胞数量,从而减少氧耗。输注促红细胞生成素 48~72h,外周血网织红细胞有明显改变,10~14d 血红蛋白水平升高。实验室检验应当尽量减少使用儿科管和指血试验。

41.8　血制品制备风险分层

择期剖宫产很少需要输血(<1%),但伴有产前贫血,胎盘前置或多胎妊娠的产妇其风险增加,尤其同时合并多个风险因素。在择期剖宫产前 1~3d 常规采集血样本可减少不必要的手术延误。

在分娩前可确定输血的风险因素(如前置胎盘),在自然分娩方面(如产前出血)、自然分娩之后(如绒毛羊膜炎或产程延长)或转为产后护理方面,建议在围产期积极和持续监测。大约 40% 的产后出血发生在先前有低风险的产妇。

表 41.1 中的建议综合了来自斯坦福大学、西北大学和其他文章中报道的危险因素的评估。

表 41.1　基于输血风险评估的血液制品准备

风险分级和建议	条件
预计≥2U PRBC 风险 >10%	• 严重贫血(产前 Hct<25%) 　○ 轻微贫血(Hct 25.1%~29.9%)+其他风险因素 　○ 血小板减少症(血小板 <100k)+其他风险因素 • 多胎妊娠 + 其他风险因素 • 入院后活动性出血 • 凝血功能紊乱包括 HELLP • 因胎盘前置、IUFD 或绒毛羊膜炎行剖宫产
抗体阳性	• T&S 抗体阳性 † • 交叉配血困难 • 镰状细胞疾病需要广泛交叉配血

续表

风险分级和建议	条件
血型和交叉配型‡ ● 4~20U PRBC ● 4~20U FFP ● 1~4U 血小板	● ≥3 次剖宫产史,且瘢痕子宫或胎盘前置 ● 影像学提示侵入性胎盘、胎盘植入、胎盘穿透 ● 择期行子宫切除术

(fresh frozen plasma,FFP):新鲜冰冻血小板;Hct:血细胞比容;HELLP:溶血、肝酶升高、血小板降低综合征;(packed red blood cells,PRBC):浓缩红细胞

† 需要额外的时间鉴别 RhoGAM 的抗 -D 抗体和其他与血型和交叉配型有关的抗体

‡ 具体数量根据患者大量失血危险以及医疗机构快速获得额外血制品的能力评估

41.9 未预计的产后出血

41.9.1 系统因素

明确的多学科指引和常规技术培训(多学科演习)能够减少产后大出血的发生率,被英国产妇儿童查询中心推荐给所有部门。为应对产科出血的基础模拟培训能够揭示具体管理缺陷,因此有利于目标质量的提高和人员教育。

累积的证据显示治疗延迟大幅度增加严重产科出血和出血相关的产妇死亡风险。固定的人员、设备和药物资源能确保床边快速可靠的分娩。呼叫系统能迅速召集妇产科医学急救小组,包括产科主治医师、重症监护医师、麻醉科医师、呼吸治疗师和多名护士。同样,产科出血手推车可用于储存基本设备。产科出血急救药物包括子宫收缩剂,应在急诊时及时获取。出血处理预案可用于评估需要子宫收缩剂应用的时间。

值得关注的是不论临床结局,产后出血是一种特殊创伤并发症。逐渐认识到产妇、家庭和医务人员在出血发生的过程中和之后的支持十分重要,尤其对良好的恢复和减轻创伤后压力疾病等并发症。

41.9.2 策划的方法

产科安全国家协会针对产后出血并基于产后出血的四个阶段,推荐了一套带有核查表的急救管理方案。

41.9.2.1 阶段 0

阶段 0 是分娩的开始,应关注发生出血的风险评估和第三产程的积极管理。预防性使用缩宫素可减少产后出血,且减少额外宫缩药的使用。有效的肌肉牵引和子宫按摩优于单独使用缩宫素。剖宫产时子宫可接受的缩宫素的初始剂量低于先前预计的,择期剖宫产给予350mU,急诊剖宫产给予 3IU。初始给予 18IU/h(如 500ml含 30IU,输注速度为 300ml/h)可有效使 90% 择期剖宫产的产妇在 5min 内达到可接受的子宫张力。此外,一些专家建议在去氧肾上腺素维持血压的情况下,15s 给予负荷剂量 3IU。对既往有剖宫产史的产妇使用缩宫素加快产

程,与单独使用缩宫素相比,缩宫素和麦角新碱的联合使用可减少额外子宫收缩剂的药物用量,但麦角新碱的额外使用增加恶心但不减少出血。卡贝缩宫素是一种稳定的缩宫素制剂,可能比缩宫素更有优势,但在美国尚未上市。

对于分娩后持续出血、生命体征、子宫基底厚度、子宫张力应该有系统的评估。准确的失血量估算可通过可测量血量的洞巾或比色的方法,由专业的医护人员评估及测量。血液在可吸水材料中(例如棉垫、海绵)可以通过减去原有重量,再进行称重,通常 1g 重量 =1ml 血液。

因为出血常常被隐蔽或低估,所以启动更高级护理的监护是必需的。产科早期预警评分系统是一个重要评分系统,在英国用于重症产妇的诊断。产科早期预警评分系统提示,若心率超过 120 次 /min 需要进一步评估;后期出血指征包括:低血压、脉压差减小、面色苍白或发绀、发冷和四肢湿冷、少尿[<0.5ml/(kg·h)]、焦虑、烦躁、意识障碍、心悸、昏迷、出汗和呼吸困难或缺氧。产科休克指数(HR/SBP)>1 对产后出血的判断有较高的特异性,且与输血风险的相关性增加。

41.9.2.2 阶段 1:产后出血,预估出血量(estimated blood loss,EBL)>1 000ml,轻快涌出或子宫松弛,或血块多,生命体征平稳

床旁严密监测生命体征和 EBL,目标治疗包括合适的静脉通路、初始液体复苏、子宫收缩药,在初始产程给予镇痛来探究和控制出血来源。

快速静脉输注缩宫素可能引起周围血管舒张、低血压、潮红、恶心、胸痛、心肌缺血和大出血、心血管衰竭。限制缩宫素输注速度≤30IU/h 可将低血压和缺血效应减轻至最小。当持续出血时,给予最大剂量缩宫素的同时,也可给予二线药物,包括:①甲基麦角新碱 200μg,若患者没有高血压每 15min 重复给药;②前列腺素 $F_{2\alpha}$ 250μg 肌肉注射,每 15~20min 达到 8 个总剂量(贫血的女性避免使用)。甲基麦角新碱是二线药物中的首选,有临床证实,当与前列腺素 $F_{2\alpha}$ 合用时效果明显增加。相比之下,在使用缩宫素的情况下加用米索前列醇似乎并没有益处。

41.9.2.3 阶段 2:阶段 1 干预累及失血量 <1 500ml,但仍持续出血

当持续产后出血时,产科医师和麻醉科医师联合的床旁多学科处置能够改善预后。确保大静脉通路及采血通路,监测血红蛋白、血小板、纤维蛋白原和黏弹性。交叉配血至少 2U 红细胞常规准备,且推荐启用红细胞制品急救方案。纤维蛋白原≤2g/L(或 FIBTEM A5≤12mm)预示着后续严重出血的发生。氨甲环酸和纤维蛋白原制剂将于下文具体讨论。应处理正在进行的宫缩、调节体温、使用广谱抗生素以及做好静脉血栓栓塞的预防。关于患者输血的讨论,根据患者的情况、失血速度和产科医师有效控制出血来源的程度,要求额外血制品、启动大量输血预案、改为全身麻醉、启动血细胞回收,并建立有创血流动力学监测。

41.9.2.4 阶段 3:EBL>1 500,给予 PRBC>2U,生命体征不稳定,凝血功能障碍或正在出血

阶段 3 为产后出血的主要阶段。手法探查和修复裂

伤后,手术治疗的逐步升级包括宫内气囊(如 Bakri 气囊)、压迫子宫肌层(如大面积)、选择性栓塞、产后子宫切除术和腹部加压。某些情况下,术中需要外科通过主动脉压迫或钳夹控制出血。真空子宫栓塞控制出血还在研究阶段。子宫翻转需要行麻醉使子宫松弛以便手法复位。

输血一般使血红蛋白达到 7g/dl 合适,而正在出血时的实验室值是不准确的,对这些患者输血应当经验性处理而不应该等待实验室结果。在出现终末器官衰竭的急性产科出血期间,足够的血细胞比容无法维持。虽然低灌注比复苏(FFP∶PRBC 和血小板∶PRBC 为 1∶1~1∶2)能减少针对产后出血的介入手术干预,但是有几个原因可以解释为何首选目标导向治疗。血浆和血小板具有促炎作用,导致接受≤4~6U 红细胞的患者肺损伤的风险增高(如 TRALI)。考虑到妊娠时的生理变化,即使中度失血,相关止血指标的浓度也可能超过非妊娠献血者血液制品中的浓度。除了肺结核凝血紊乱及先天性血小板减少症,累计血液丢失超过 5L 前很少考虑输注血小板。血栓弹力图(thromboela-stogram,TEG)和 ROTEM 制定的目标导向治疗可以减少血浆和血小板输注,减少主要并发症的危险,如输血相关的急性容量负荷(transfusion related acute circulatory overload,TACO)。

虽然针对产后出血的大量输血协议已经撰写,但是标准制度指南才是最普遍最实用的,长时间认可的更高的输注阈值是纤维蛋白原(≥2g/L)。电话启动有效协议,如有必要允许初次给予非交叉配型血制品,而且推荐使用的血制品接近 1∶1∶1 的比例。随后继续准备配型的血制品维持血制品的供给。

然而,实验室应当每 30~60min 发送完整的实验室数据(如血细胞比容、血小板计数、Ca^{2+}、K^+、凝血酶原时间、纤维蛋白原、乳酸、TEG/ROTEM),用于建立趋势图。交叉凝血试验比单次测试更有利于评价复苏效果和凝血障碍的程度。需要额外 FFP 维持凝血酶原时间≤1.5 倍正常值,维持血小板数目超过 $50×10^9$/L,用冷沉淀或浓缩纤维蛋白原 4g 维持纤维蛋白原超过 2g/L。中心实验室运转时间在 20min 以内是合理的,但通过床旁实时显示中央黏弹性监测是目前有利于目标导向性治疗的更佳方法。

发生未预料的大量出血时,建立额外静脉通路的同时,骨穿针快速插入肱骨近端,用于启动液体复苏。方案包括腿抬高、手法压迫脐动脉和非充气式抗休克服。允许性低血压(平均动脉压 50mmHg)可能有利于减少出血,但在产后出血患者中不好实施。

41.9.3　辅助方法

国际母婴抗纤维蛋白溶解试验检测氨甲环酸(1g 以上,10min,需要时 30min 追加 1 次),试验收集了低收入及中收入国家 20 060 例孕妇,在诊断严重产后出血后 3h 内给予氨甲环酸,可以将出血相关性死亡率从 1.9% 降低至 1.5%,并且未增加癫痫发生率、血栓、脏器衰竭等问题。虽然群体数据并不能证实大剂量用药的好处,但一些专家推荐在每个患者的出血阶段 2 常规给予治疗。对于存

在纤溶症状的患者(如溶解速度加快、早剥、ROTEM 分解指数为 30min >3%)也可持续给药。但是有报道氨甲环酸在腰麻联合全身麻醉的情况下出现过致命的后果。

有报道冻干浓缩纤维蛋白原 2~4g 对产妇有利。冻干浓缩纤维蛋白原虽然来源于人体血清,但是它有可以适用的标准浓度,而且在低灌注时可以快速输注。研究表明,对于低纤维蛋白原血症的产妇,目标导向治疗给予纤维蛋白原有明显益处。只有当纤维蛋白原浓度低于 2g/dl(FIBTEM A5<12mm)时,更换药物才有益。

重组因子Ⅶa 说明书中的使用剂量为≤90μg/kg,但这尚未证实能够提高生存率。第一时间最大限度控制体温、酸中毒、钙浓度、血小板和纤维蛋白原才能发挥最大的止血效果。难治性出血的产妇羊水栓塞时,使用重组因子Ⅶa 能明显减少血栓并发症。有人建议可以在胎盘床局部用药,但并没有得到严格的安全数据支持。

细胞回收——大量产妇在阴道分娩或剖宫产时接受了自体血。该技术获得认同,而且由于新一代的机器具有白细胞滤过技术,已证明能有效清除胎儿鳞状细胞、磷脂层状体、血浆肝素、细胞因子和其他凝血功能中介物,减少对羊水栓塞风险的担忧。已经证实在输注细胞回收的红细胞时使用去除白细胞的滤器与急性低血压相关。血液细胞回收的确含有高达 2% 胎儿红细胞;Rh 阴性的患者需要调整抗 Rh 球蛋白的剂量。紧急细胞回收可能最适合用于研究,因为它所使用的细胞回收装置是常规的,并且配备专业技术人员。

41.9.4　报道和系统学习

立即组织短小的临床小组会议决定产后出血事件的后续治疗,规划团队协作和确立治疗方向。此外,联合委员会和国家产科安全协作组织建议对严重出血事件进行正式深入的多学科会诊(若患者输注≥4U 红细胞以上或收入 ICU)(www.safehealthcareforeverywoman.org)。

(费苗苗　译,周懿　校)

参考文献

Obstet Gynecol. 2017; 130(4): 923-5.

Callaghan WM, et al. *Obstet Gynecol.* 2014; 123(5): 978-81.

Collins P, et al. *J Thromb Haemost.* 2016; 14(1): 205-10.

Bateman BT, et al. *Anesth Analg.* 2010; 110(5): 1368-73.

Crozier TM, et al. *Aust N Z J Obstet Gynaecol.* 2011; 51(3): 233-8.

Mhyre JM, et al. *Anesthesiology.* 2014; 120(4): 810-8.

Bateman BT, et al. *Am J Obstet Gynecol.* 2012; 206(1): 63 e1-e8.

Hernandez JS, et al. *Obstet Gynecol.* 2012; 119(6): 1137-42.

Mhyre JM, et al. *Obstet Gynecol.* 2013; 122(6): 1288-94.

Creanga AA, et al. *Obstet Gynecol.* 2017; 130(2): 366-73.

Munoz M, et al. *Anaesthesia.* 2017; 72(2): 233-47.

Silver RM, et al. *Obstet Gynecol.* 2006; 107(6): 1226-32.

Wright JD, et al. *Am J Obstet Gynecol.* 2011; 205(1): 38 e1-

e6.

Silver RM, et al. *Am J Obstet Gynecol.* 2015; 212(5): 561-8.

Omowanile YA, et al. *A A Case Rep.* 2017; 9(1): 1-3.

American College of Obstetricians and Gynecologists. *Obstet Gynecol.* 2012; 120(1): 207-11.

Weiniger CF, et al. *Anaesthesia.* 2005; 60(11): 1079-84.

Belfort MA. *Am J Obstet Gynecol.* 2010; 203(5): 430-9.

Markley JC, et al. *Br J Anaesth.* 2018; 121(1): 97.

Nguyen-Lu N, et al. *Can J Anaesth.* 2016; 63(11): 1233-44.

Salim R, et al. *Obstet Gynecol.* 2015; 126(5): 1022-8.

Stensaeth KH, et al. *PLoS One.* 2017; 12(3): e0174520.

Chow L, et al. *Hematol Oncol Clin North Am.* 2011; 25(2): 425-43, ix-x.

Silver RM, et al. *Clin Obstet Gynecol.* 2010; 53(1): 252-64.

Abdul-Kadir R, et al. *Transfusion.* 2014.

Pacheco LD, et al. *Am J Obstet Gynecol.* 2010; 203(3): 194-200.

Ventura SJ, et al. *Natl Vital Stat Rep.* 2012; 60(7): 1-21.

Belfort M, et al. *Am J Perinatol.* 2011; 28(3): 207-10.

Barth WH, Jr., et al. *N Engl J Med.* 2011; 365(4): 359-66.

Alam A, et al. *Transfus Med Rev.* 2015; 29(4): 231-41.

Waters JH, et al. *Anesth Analg.* 2000; 90(1): 229-30.

Rouse DJ, et al. *Obstet Gynecol.* 2006; 108(4): 891-7.

Boisen ML, et al. *Anesthesiology.* 2015; 122(1): 191-5.

McWilliams B, et al. *Transfusion.* 2012; 52(10): 2139-44; quiz 45.

Nyflot LT, et al. *BMC Pregnancy Childbirth.* 2017; 17(1): 17.

Dilla AJ, et al. *Obstet Gynecol.* 2013; 122(1): 120-6.

Cambic CR, et al. *Can J Anaesth.* 2010; 57(9): 811-6.

Stotler B, et al. *Transfusion.* 2011; 51(12): 2627-33.

Shields LE, et al. *Am J Obstet Gynecol.* 2011; 205(4): 368 e1-e8.

Shields LE, et al. *Am J Obstet Gynecol.* 2015; 212(3): 272-80.

Main EK, et al. *Am J Obstet Gynecol.* 2017; 216(3): 298 e1-e11.

Main EK, et al. *J Obstet Gynecol Neonatal Nurs.* 2015.

Cantwell R, et al. *BJOG.* 2011; 118 Suppl 1: 1-203.

Bonnet MP, et al. *Eur J Obstet Gynecol Reprod Biol.* 2011; 158(2): 183-8.

Driessen M, et al. *Obstet Gynecol.* 2011; 117(1): 21-31.

Gosman GG, et al. *Am J Obstet Gynecol.* 2008; 198(4): 367. e1-e7.

Lee SK, et al. *World J Emerg Med.* 2016; 7(4): 274-7.

Westhoff G, et al. *Cochrane Database Syst Rev.* 2013(10): CD001808.

Gulmezoglu AM, et al. *Lancet.* 2012; 379(9827): 1721-7.

Deneux-Tharaux C, et al. *Bmj.* 2013; 346: f1541.

Chen M, et al. *Obstet Gynecol.* 2013; 122(2 Pt 1): 290-5.

Balki M, et al. *Int Anesthesiol Clin.* 2014; 52(2): 48-66.

Dyer RA, et al. *Int J Obstet Anesth.* 2010; 19(3): 313-9.

George RB, et al. *Can J Anaesth.* 2010; 57(6): 578-82.

Lee AI, et al. *Int J Obstet Anesth.* 2014; 23(1): 18-22.

Dagraca J, et al. *Int J Obstet Anesth.* 2013; 22(3): 194-9.

Tsen LC, et al. *Int J Obstet Anesth.* 2010; 19(3): 243-5.

Kovacheva VP, et al. *Anesthesiology.* 2015; 123(1): 92-100.

Balki M, et al. *Bjog.* 2008; 115(5): 579-84.

Gallos ID, et al. *Cochrane Database Syst Rev.* 2018; 12: CD011689.

Koen S, et al. *S Afr Med J.* 2016; 106(4): 55-6.

Widmer M, et al. *N Engl J Med.* 2018; 379(8): 743-52.

Toledo P, et al. *Am J Obstet Gynecol.* 2010; 202(4): 400 e1-5.

Lilley G, et al. *Int J Obstet Anesth.* 2015; 24(1): 8-14.

Doctorvaladan SV, et al. *AJP Rep.* 2017; 7(2): e93-e100.

Singh S, et al. *Anaesthesia.* 2012; 67(1): 12-8.

Pacagnella RC, et al. *PLoS One.* 2013; 8(3): e57594.

Le Bas A, et al. *Int J Gynaecol Obstet.* 2014; 124(3): 253-5.

El Ayadi AM, et al. *PLoS One.* 2016; 11(2): e0148729.

Nathan HL, et al. *Bjog.* 2015; 122(2): 268-75.

Thomas JS, et al. *Br J Anaesth.* 2007; 98(1): 116-9.

Butwick AJ, et al. *Am J Obstet Gynecol.* 2015; 212(5): 642 e1-e7.

Bateman BT, et al. *Anesth Analg.* 2014; 119(6): 1344-9.

Quibel T, et al. *Obstet Gynecol.* 2016; 128(4): 805-11.

Collins PW, et al. *Int J Obstet Anesth.* 2019; 37: 106-17.

Charbit B, et al. *J Thromb Haemost.* 2007; 5(2): 266-73.

de Lloyd L, et al. *Int J Obstet Anesth.* 2011; 20(2): 135-41.

Novikova N, et al. *Cochrane Database Syst Rev.* 2015(6): Cd007872.

Wikkelso AJ, et al. *Br J Anaesth.* 2015; 114(4): 623-33.

Belfort MA, et al. *AJP Rep.* 2011; 1(1): 33-6.

Purwosunu Y, et al. *Obstet Gynecol.* 2016; 128(1): 33-6.

O'Brien D, et al. *Eur J Obstet Gynecol Reprod Biol.* 2010; 153(2): 165-9.

Pasquier P, et al. *Anesth Analg.* 2013; 116(1): 155-61.

Inaba K, et al. *J Am Coll Surg.* 2010; 210(6): 957-65.

Sambasivan CN, et al. *J Trauma.* 2011; 71(2 Suppl 3): S329-36.

Johnson JL, et al. *Arch Surg.* 2010; 145(10): 973-7.

Jones RM, et al. *Anaesthesia.* 2016; 71(6): 648-56.

Mallaiah S, et al. *Anaesthesia.* 2015; 70: 166-75.

Collis RE, et al. *Anaesthesia.* 2015; 70 Suppl 1: 78-86, e27-8.

Burtelow M, et al. *Transfusion.* 2007; 47(9): 1564-72.

Gutierrez MC, et al. *Int J Obstet Anesth.* 2012; 21(3): 230-5.

Holcomb JB, et al. *Curr Opin Anaesthesiol.* 2013; 26(2): 215-20.

O'Brien KL, et al. *Transfusion.* 2016; 56(9): 2165-71.

Cortet M, et al. *Br J Anaesth.* 2012; 108(6): 984-9.

Chandler WL, et al. *Transfusion.* 2010; 50(12): 2547-52.

Solomon C, et al. *Br J Anaesth.* 2012; 109(6): 851-63.

Chatterjee DJ, et al. *Anaesthesia.* 2011; 66(4): 306-10.

Miller S, et al. *PLoS One.* 2013; 8(10): e76477.

Lancet. 2017; 389(10084): 2105-16.

Gillissen A, et al. *PLoS One.* 2017; 12(11): e0187555.

Patel S, et al. *Anesth Analg.* 2015; 121(6): 1570-7.

Bell SF, et al. *Int J Obstet Anesth.* 2010; 19(2): 218-23.

Butwick AJ. *Int J Obstet Anesth.* 2013; 22(2): 87-91.

Sorensen B, et al. *Br J Haematol.* 2010; 149(6): 834-43.

Alfirevic Z, et al. *Obstet Gynecol.* 2007; 110(6): 1270-8.

Leighton BL, et al. *Anesthesiology.* 2011; 115(6): 1201-8.

Schjoldager B, et al. *Am J Obstet Gynecol.* 2017; 216(6): 608 e1- e5.

Milne ME, et al. *Obstet Gynecol.* 2015; 125(4): 919-23.

Goucher H, et al. *Anesth Analg.* 2015; 121(2): 465-8.

Lim G, et al. *Blood Transfus.* 2017: 1-4.

Rogers WK, et al. *Anesth Analg.* 2013; 117(2): 449-52.

McDonnell NJ, et al. *Anaesth Intensive Care.* 2010; 38(3): 492-9.

第42章

如何保障子痫前期患者的安全

Brian T. Bateman

42.1 简介

高血压病是妊娠期最常见的内科疾病,是胎儿和孕产妇发病和死亡的主要原因。在过去的 20 年中,美国高血压病的患病率显著上升,至少在一定程度上源于孕产妇肥胖率的上升以及高龄孕产妇的比例增加。

高血压病,尤其是子痫前期和子痫,对麻醉科医师的管理提出了许多重要挑战。通常,在产房工作的麻醉科医师,对于管理这些危重症患者方面经验丰富,因此在确保取得良好预后方面发挥了重要作用。在进修课程讲座(refresher course lecture, RCL)中,我们将提供一个基于循证的、最新的关于这些高危患者管理方法的概述。

42.2 高血压病的分类

目前使用的妊娠期高血压病的分类是以 2013 年美国妇产科医师学会(American College of Obstetricians and Gynecologists, ACOG)妊娠高血压特别工作组的报告为依据。妊娠期高血压病的类型包括妊娠期高血压、轻度子痫前期、重度子痫前期和慢性高血压。

妊娠期高血压是妊娠期最常见的高血压类型。严重时,不良结局的发生率与子痫前期相似。相当一部分有妊娠期高血压的妇女将进展为子痫前期。妊娠期高血压通常是妊娠 37 周后分娩的指征。

子痫前期的特征是妊娠 20 周后新发高血压和蛋白尿。轻度子痫前期的定义是妊娠 20 周后血压(blood pressure, BP)>140/90mmHg 和蛋白尿(尿蛋白>300mg/24h、蛋白质 - 肌酐比值 >0.3 或尿试纸测试蛋白质 1+)。轻度子痫前期通常也是妊娠 37 周后分娩的指征。

满足以下 1 项或多项标准可以归为重度子痫前期:BP>160/110mmHg、血小板减少(血小板计数 <100 000/mm^3)、血清肌酐 >1.1mg/dl 或 >2 倍基线血清肌酐、肺水肿、新发的大脑或视觉障碍或肝功能受损[以血中肝酶浓度

升高(>2 倍正常值)和严重的持续性右上腹或上腹部疼痛为标志]。不论胎龄如何,重度子痫前期通常是分娩的指征。

HELLP 综合征的特征是溶血、肝酶升高和血小板数量减少。一些人认为这是重度子痫前期的一种特殊类型,但这是有争议的,因为有人认为它具有独特的病理生理学。

42.3 高血压急症的管理

妊娠期高血压病,特别是子痫前期,会显著增加出血性脑卒中发生的风险,因为子痫前期不仅会导致高血压,而且会导致大脑自身调节功能的丧失,导致大脑高灌注。伴随子痫前期的血小板减少和凝血功能障碍会加剧这种风险。如果孕妇或产后妇女的收缩压≥160mmHg 或舒张压≥110mmHg,持续时间超过 15min,则应视为高血压急症,应立即降压以降低脑卒中的风险。

在这种情况下,静脉注射拉贝洛尔或肼屈嗪是治疗高血压的一线疗法,如果患者没有静脉通路或对一线疗法有禁忌,那么口服硝苯地平也是一种合理的选择。如果这些药物不能很好地控制高血压,应考虑输注二线药物。二线药物包括尼卡地平,艾司洛尔或硝普钠;没有数据可以支持选择这些药物优于其他药物,而决定使用哪种药物应基于临床医师对药物及其已知副作用的熟悉程度。在这种情况下,一般应避免使用硝酸甘油,因为它对子宫张力有影响(引起松弛)。如果需要输注,应考虑放置动脉导管。降压的目标不是降低至正常血压,而是要将血压降低至基线以下 15%~20%[假设收缩压(systolic blood pressures, SBP)<150mmHg]。血压下降超过这个值会导致子宫灌注减少,从而影响胎儿的健康。

请注意,二线子宫收缩药马来酸甲基麦角新碱对于妊娠期高血压病患者是相对禁忌的,因为它会引起血管收缩和血压升高,如果需要的话,应该使用另一种二线子宫收缩药(如卡前列素)。

42.4　区域麻醉

对于子痫前期患者应尽可能使用区域麻醉,因为子痫前期可能会增加与全身麻醉相关的风险。子痫前期可引起气道水肿,这可能使插管更加困难,与喉镜检查相关的高血压反应可能会增加出血性脑卒中的风险。

传统观念认为对于严重子痫前期患者,腰麻是相对禁忌的,因为考虑到子痫前期会伴随血管内容量减少,担心会发生明显的低血压。但是,过去 20 年来进行的研究得出的可靠数据表明,事实并非如此,只要没有其他禁忌证,腰麻可以安全地用于该人群。

一般来说,患有子痫前期的孕妇处于高凝状态。然而,孕妇常常出现血小板减少,并且可能发生弥散性血管内凝血,特别是在同时发生胎盘早剥的情况下。硬膜外血肿在产科患者中极为罕见,但是已经有关于子痫前期 /HELLP 患者的病例报道。因此,对重度子痫前期的患者行椎管内麻醉之前应先测定血小板计数。历史经验认为血小板计数为 100 000 个 /mm³ 是椎管内镇痛 / 麻醉的安全截点。虽然数据有限,但大多数临床医师认为椎管内麻醉的血小板计数的安全截点约为 80 000 个 /mm³(假如没有其他异常的凝血参数),而 50 000 个 /mm³ 妨碍其安全实施——若计数在 50 000~80 000 个 /mm³,需要仔细权衡对于患者的潜在风险和收益(如患者是否存在困难气道的迹象)。

重度子痫前期患者应在分娩时每隔一定时间检测血小板计数,以便在需要硬膜外镇痛时提供近期的测量值。对于血小板计数下降的患者,在血小板计数降至低于安全实施硬膜外麻醉之前尽早实施硬膜外麻醉是明智的。

如果血小板计数 >100 000 个 /mm³,通常可以不检查凝血酶原时间 / 血浆凝血酶时间(prothrombin time/plasma thrombin time,PT/PTT),安全地实施椎管内麻醉(假设患者没有早剥或其他凝血障碍的危险因素)。但是,低于此水平的计数有时会导致其他凝血参数的异常,在这种情况下,应检查 PT/PTT。

42.5　全身麻醉

当因为凝血障碍或紧急分娩而需要全身麻醉时,应尝试在诱导前稳定产妇血压(目标 ~140/90 或更低),然后应使用药物(如瑞芬太尼、艾司洛尔)来抑制喉镜操作所致的高血压反应。应考虑在诱导前放置动脉导管。考虑到子痫前期患者存在上呼吸道水肿,应做好准备以应对可能出现的插管困难。注意镁可以增加非去极化肌松剂的作用强度和作用时间。一些突发事件也会导致血压急剧升高,需要加以控制。

42.6　基于系统的改进

美国国家孕产妇安全联盟最近发布了一份高血压手册,其中包括在所有临产和分娩单元实施的关于高血压病管理的实践建议。麻醉科医师应该与他们的护理和产科同事合作,在他们的单位里实施本手册中所描述的实践指南。随着手册发布,*Anesthesia and Analgesia* 杂志出版一篇社论,特别强调了手册中与麻醉科医师相关的要素。

(蒲君浍　译,韩烨　校)

参考文献

Kuklina EV, Ayala C, Callaghan WM. Hypertensive disorders and severe obstetric morbidity in the United States. *Obstet Gynecol.* Jun 2009; 113(6): 1299-1306.

Wanderer JP, Leffert LR, Mhyre JM, Kuklina EV, Callaghan WM, Bateman BT. Epidemiology of obstetric-related ICU admissions in Maryland: 1999-2008*. *Crit Care Med.* Aug 2013; 41(8): 1844-1852.

Mhyre JM, Tsen LC, Einav S, Kuklina EV, Leffert LR, Bateman BT. Cardiac arrest during hospitalization for delivery in the United States, 1998-2011. *Anesthesiology.* Apr 2014; 120(4): 810-818.

Creanga AA, Berg CJ, Syverson C, Seed K, Bruce FC, Callaghan WM. Pregnancy-related mortality in the United States, 2006-2010. *Obstet Gynecol.* Jan 2015; 125(1): 5-12.

https://www.cdc.gov/reproductivehealth/maternalinfanthealth/pregnancy-complicationsdata.htm Accessed 6/12/18.

Podovei M, Bateman BT. The Consensus Bundle on Hypertension in Pregnancy and the Anesthesiologist: Doing All the Right Things for All the Patients All of the Time. *Anesthesia and analgesia.* Aug 2017; 125(2): 383-385.

American College of Obstetricians and Gynecologists Taskforce on Hypertension in Pregnancy. *Hypertension in pregnancy.* Washington, DC: ACOG; 2013.

Buchbinder A, Sibai BM, Caritis S, et al. Adverse perinatal outcomes are significantly higher in severe gestational hypertension than in mild preeclampsia. *American journal of obstetrics and gynecology.* Jan 2002; 186(1): 66-71.

Bateman BT, Schumacher HC, Bushnell CD, et al. Intracerebral hemorrhage in pregnancy: frequency, risk factors, and outcome. *Neurology.* Aug 08 2006; 67(3): 424-429.

Leffert LR, Clancy CR, Bateman BT, Bryant AS, Kuklina EV. Hypertensive disorders and pregnancyrelated stroke: frequency, trends, risk factors, and outcomes. *Obstetrics and gynecology.* Jan 2015; 125(1): 124-131.

Bateman BT, Olbrecht VA, Berman MF, Minehart RD, Schwamm LH, Leffert LR. Peripartum subarachnoid hemorrhage: nationwide data and institutional experience. *Anesthesiology.* Feb 2012; 116(2): 324-333.

Martin JN, Jr., Thigpen BD, Moore RC, Rose CH, Cushman J, May W. Stroke and severe preeclampsia and eclampsia: a paradigm shift focusing on systolic blood pressure. *Obstetrics and gynecology.* Feb 2005; 105(2): 246-254.

Bernstein PS, Martin JN, Jr., Barton JR, et al. National Partnership for Maternal Safety: Consensus Bundle on Severe Hypertension During Pregnancy and the Postpartum Period. *Obstetrics and gynecology.* Aug 2017; 130(2): 347-357.

Cantwell R, Clutton-Brock T, Cooper G, et al. Saving Mothers' Lives: Reviewing maternal deaths to make motherhood safer: 2006-2008. The Eighth Report of the Confidential Enquiries into Maternal Deaths in the United Kingdom. *BJOG : an international journal of obstetrics and gynaecology.* Mar 2011; 118 Suppl 1: 1-203.

Duley L, Meher S, Jones L. Drugs for treatment of very high blood pressure during pregnancy. *The Cochrane database of systematic reviews.* Jul 31 2013(7): CD001449.

Munnur U, de Boisblanc B, Suresh MS. Airway problems in pregnancy. *Crit Care Med.* Oct 2005; 33(10 Suppl): S259-S268.

Huang CJ, Fan YC, Tsai PS. Differential impacts of modes of anaesthesia on the risk of stroke among preeclamptic women who undergo Caesarean delivery: a population-based study. *Br J Anaesth.* Dec 2010; 105(6): 818-826.

Henke VG, Bateman BT, Leffert LR. Focused review: spinal anesthesia in severe preeclampsia. *Anesthesia and analgesia.* Sep 2013; 117(3): 686-693.

Bateman BT, Mhyre JM, Ehrenfeld J, et al. The risk and outcomes of epidural hematomas after perioperative and obstetric epidural catheterization: a report from the Multicenter Perioperative Outcomes Group Research Consortium. *Anesthesia and analgesia.* Jun 2013; 116(6): 1380-1385.

Lee LO, Bateman BT, Kheterpal S, et al. Risk of Epidural Hematoma after Neuraxial Techniques in Thrombocytopenic Parturients: A Report from the Multicenter Perioperative Outcomes Group. *Anesthesiology.* Jun 2017; 126(6): 1053-1063.

Koyama S, Tomimatsu T, Kanagawa T, et al. Spinal subarachnoid hematoma following spinal anesthesia in a patient with HELLP syndrome. *International journal of obstetric anesthesia.* Jan 2010; 19(1): 87-91.

Leduc L, Wheeler JM, Kirshon B, Mitchell P, Cotton DB. Coagulation profile in severe preeclampsia. *Obstetrics and gynecology.* Jan 1992; 79(1): 14-18.

Pant M, Fong R, Scavone B. Prevention of peri-induction hypertension in preeclamptic patients: a focused review. *Anesthesia and analgesia.* Dec 2014; 119(6): 1350-1356.

第六部分

小 儿 麻 醉

第43章

小儿麻醉并发症

Linda J. Mason

43.1 苏醒期躁动

苏醒期躁动(emergence agitation, EA)是一种出现在儿童或成人术后即刻的常见现象。

苏醒期躁动是一种意识分离状态,在这种状态下,儿童无法被安抚、出现暴躁、不让步或不合作,典型表现有激烈扭动、哭泣、呻吟或语无伦次。此外,有些儿童还会同时出现偏执。这类儿童的特点是不能识别熟悉或已知的物体或人。目睹这一状态的父母会主诉孩子这种行为是不正常和罕见的。尽管一般情况下 EA 是自限性的(5~15min),但严重的可能会对孩子的身体造成伤害,尤其是手术部位。

苏醒期躁动并不是一种新发现象,在每一种新的麻醉药物引入后都有报道,包括大多数吸入麻醉药以及静脉麻醉药物如咪达唑仑、瑞芬太尼和丙泊酚。其他已知与 EA 有关的药物包括:①阿托品或东莨菪碱;②氯胺酮;③氟哌利多;④巴比妥类;⑤苯二氮䓬类药物。

术后总体患者苏醒期躁动的发生率为 5.3%,儿童的发生率更高(12%~13%)。氟烷、异氟烷、七氟烷、地氟烷使用后的苏醒期躁动发生率为 2%~55%。

据推测,因为七氟烷和地氟烷的血气溶解度低使得苏醒迅速,使得此类麻醉药物使用的增加,导致这种现象变得更加受到关注。苏醒前缺乏足够镇痛的快速苏醒或许是诱发或导致这个问题的原因。Davis 对此表示支持,他指出,在氟烷麻醉或七氟烷麻醉下进行鼓膜切开术后,给予酮咯酸可将躁动的发生率降低 3~4 倍。一些研究表明,术中静脉给予 2.5μg/kg 或麻醉诱导后经鼻给予 2.0μg/kg 的芬太尼(每个鼻孔 1μg/kg),可减少 EA 的发生。

然而,有其他的研究表明,七氟烷麻醉后的儿童尽管进行了有效的区域神经阻滞来预防术后疼痛,仍会出现 EA。这些研究显示,躁动更常见于 1~5 岁的学龄前儿童,一般持续 5~15min,往往自行缓解。

也有一些研究质疑镇痛管理是否是导致 EA 的原因,在接受七氟烷或氟烷麻醉 MRI(非手术)的患儿中,吸入

七氟烷的儿童 EA 发生率为 33%,而吸入氟烷的儿童 EA 发生率为 0;但是在使用七氟烷麻醉进行 MRI 的患者中,停止麻醉前 10min 静脉注射芬太尼 1μg/kg 的患者出现躁动的发生率为 12%,而安慰剂组为 56%。尽管 2 组患儿出院时间相似,但芬太尼的应用是否会导致唤醒时间变慢? 该研究未对这一问题给出解答。

此外,一些研究发现尽管疼痛得到了很好的控制但患者仍然会出现 EA,因此这些研究也质疑疼痛和快速苏醒是否是引起 EA 的原因。Murray 证明,预先给予羟考酮可降低接受氟烷麻醉的儿童麻醉后躁动,但不能降低接受七氟烷麻醉的儿童麻醉后躁动。

必须认识到的是,在这些研究中,可能很难将疼痛相关的躁动与其他诱因区分开来。尽管不能完全排除疼痛是引起 EA 的诱发因素,但相关数据确实提示了有其他机制的影响。将疼痛视为一个引起躁动的潜在因素是十分重要的,特别是在接受短小外科手术的儿童中,镇痛的峰值效应可能会延迟到他们完全清醒时。

其他麻醉技术也与 EA 发生率的降低有关。接受丙泊酚和七氟烷麻醉的学龄前儿童,七氟烷的 EA 发生率为 38%,而丙泊酚为 0。但是,七氟烷麻醉与丙泊酚麻醉比较,患者在麻醉后监测治疗室(postanesthesia care unit, PACU)停留时间更短,Cohen 也证实了这一点,七氟烷麻醉患者中,EA 发生率占 23.1%,而丙泊酚组为 3.7%。

在 2~7 岁拟行包皮环切术的 40 例男童中,麻醉后静脉给予另外一种麻醉药物可乐定 2μg/kg,可乐定组只有 2 位患儿出现 EA,而安慰剂组有 16 位患儿出现躁动,其中 6 例出现了严重的 EA。在疼痛管理上术前均给予阴茎神经阻滞。

术前用药对 EA 而言,是利大还是弊大? 与可乐定相似,术前给予咪达唑仑与安慰剂相比可以降低 EA 的发生率,但这可能是由于苏醒变慢而非焦虑。

术前口服咪达唑仑糖浆 0.2mg/kg,EA 发生率为 47%,而生理盐水安慰剂组患者 EA 的发生率为 81%,此外,术前应用咪达唑仑不会延长 PACU 的停留时间。据报道,七氟烷在高浓度时能增强 γ- 氨基丁酸 A(γ-aminobutyric acid A，GABA_A）受体介导的抑制性突触后电流（inhibitory postsynaptic currents，IPSC），而在低浓度时能阻断 GABA_A 受体介导的 IPSC。七氟烷对 GABA_A 受体介导的 IPSC 的双相作用是否与七氟烷诱导的 EA 有关尚不清楚。七氟烷诱导丙泊酚麻醉维持可使苏醒更加安静平稳，这些证据确实支持了增强 GABA_A 受体介导的 IPSC 可以提高七氟烷的恢复质量。我们推测，苯二氮䓬类药物（如咪达唑仑）能增强 GABA_A 受体的抑制作用，因而有望成为改善七氟烷麻醉恢复质量的药物。这项研究还证实，5 岁以下的儿童在七氟烷麻醉后更容易出现 EA。Ben-Ari 等指出，由于兴奋性信号输入的增加，出生后早期阶段的 GABA_A 受体处于兴奋而非抑制状态，随着小儿年龄的增长，GABA_A 受体逐渐变为抑制状态。GABA_A 受体的这种发育是由于神经元中氯含量从高到低的转变所致。神经递质和神经调节因子的发育差异可能与年龄相关。有一项研究发现，接受咪达唑仑的儿童比没有接受咪达唑仑的儿童更容易发生 EA，并观察到躁动持续的时间更长。

尽管 Kain 等证明了使用咪达唑仑的患儿术后几周的不良适应行为发生率有所降低，但接受咪达唑仑的儿童与未接受咪达唑仑的儿童在 EA 发生方面并无差异。此外，苯二氮䓬类药物本身与矛盾反应及躁动有关并可被氟马西尼逆转。

因此，必须寻找其他引起 EA 的原因。这可能是由于偏执引起对环境刺激的错误感知，异常的中枢神经系统效应、交感兴奋或某种类型的精神运动效应。已知七氟烷麻醉的脑电图不同于氟烷麻醉的患者。

在全身麻醉下行门诊择期手术的 512 例 3~7 岁儿童，96 例（18%）出现了 EA，平均持续时间为 14min，个别持续时间长达 45min。52% 有躁动症状的儿童需要药物干预，与未发生 EA 的儿童相比，PACU 停留的时间要延长 16min。与 EA 相关的 10 个因素包括：①年龄较小（4.8 岁 vs. 5.9 岁）；②无手术史；③适应性差；④眼科手术；⑤耳鼻喉科手术；⑥七氟烷；⑦异氟烷；⑧七氟烷／异氟烷；⑨镇痛药；⑩提前唤醒。在这些耳鼻咽喉科手术中，苏醒时间和异氟烷被证明是独立的危险因素。EA 的出现往往会导致五类不良事件：手术部位出血增加、引流管拔出、静脉输液针被拔出、手术部位的疼痛增加、护士的轻伤可能增高。

有趣的是，接受七氟烷和异氟烷联合麻醉诱导和麻醉维持的儿童发生 EA 的可能性是任何其他麻醉方式的 2 倍。

与没有发生 EA 的 86% 的儿童相比，几乎所有发生 EA 的儿童（98%）术中都使用了镇痛药。2 组的麻醉持续时间无差异，但是 EA 组的苏醒时间较短，分别为（14±14）min 和（26±23）min。术前使用咪达唑仑的患者和未使用咪达唑仑的患者 EA 发生率相似（分别为 15% 和 19%）。

适应能力差的儿童与镇静失败相关。Kain 发现，没有上托儿所、没有兄弟姐妹以及非常冲动的儿童，在手术后 2 周或 2 周以上出现消极行为变化的风险更大，例如分离焦虑、噩梦和尿床。在气质与 EA 发生的相关方面还需要更多的研究。

EA 的诊断可以通过儿童麻醉苏醒期谵妄评估量表（pediatric anesthesia emergence delirium，PAED）完成，分值为 0~20。大于 10 或 12 分可诊断为 EA。目前已经制定了针对儿童 EA 发生的风险量表，其中包括 4 个预测因素：年龄（低龄）、手术操作（斜视手术、扁桃体切除术）、术前行为评分（呼喊或尖叫，流泪和／或退缩但可配合诱导）、麻醉时间（超过 2h）。该风险等级范围为 1~23 分，高于 11 分预示 EA 发生的可能，这可以用来预测 EA 并进行预防性治疗。

诊断 EA 的儿童表现为没有眼神交流，对周围环境的无意识，疼痛时表现为异常的面部表情、哭泣和不安。

EA 的治疗包括阿片类药物、咪达唑仑、丙泊酚和氟马西尼。丙泊酚（0.5mg/kg，静脉注射）或咪达唑仑（0.02mg/kg，静脉注射）均已成功用于治疗儿童 EA。当决定治疗时要记住，有些孩子使用咪达唑仑后可能出现矛盾反应，其特点是情绪激动或无法被安抚。如果怀疑这种反应是咪达唑仑引起的，可以考虑静脉注射 0.01mg/kg 的氟马西尼，每隔 1~2min 1 次（每次最多不超过 0.2mg），最大剂量不超过 1mg。大于 12 岁的儿童：每次 0.2mg，间隔 1~2min，总量不超过 1mg。

右美托咪定已被证明可降低 EA 的发生率。静脉注射剂量是 0.3~1μg/kg 都是有效的。手术结束前，5min 内快速静脉注射 0.5μg/kg 的右美托咪定，既可有效预防 EA，又可作为其治疗手段。另一种预防方法是在七氟烷麻醉结束后 3min 内，3mg/kg 丙泊酚静脉注射，可降低接受 MRI 检查儿童的 EA 发生率、严重程度和持续时间。

最重要的是要谨记威胁生命的因素（如缺氧、严重高碳酸血症、低血压、低血糖、颅内压增高）也可能导致定向障碍和精神状态改变，必须及时诊断和治疗。膀胱扩张也会产生类似的临床表现。

43.2　喉痉挛

喉痉挛在小儿麻醉中十分常见。总人群发病率为的 8.7/1 000，0~9 岁儿童发病率为 17.4/1 000，其中 1~3 岁发病率最高——是其他年龄组发病率的 3 倍多。尽管喉痉挛已经被视为一种自限性并发症，但有 5/1 000 的喉痉挛患者可能发生心搏骤停。其他并发症包括支气管痉挛、缺氧、反流误吸、心律失常和苏醒延迟。此外，肺水肿作为一种严重的并发症，也有报道。

43.2.1　病因学

喉痉挛是声门或声门下黏膜受到刺激的反应并在刺激消失后持续很长时间。其危险因素包括低龄、鼻胃管或口腔通气道的放置、内窥镜检查或食管镜检查、上呼吸道感染或挥发性麻醉药（异氟烷和地氟烷诱导）。

关于喉痉挛的发生风险，最近有两个方面受到关注。首先是，在日间手术室接受全身麻醉的 15 183 例小儿中，发生喉痉挛的患儿有活动性上呼吸道感染（upper respiratory infection，URI）的人数是没有 URI 的 2.05 倍，也可能是由于更年幼或是正接受气道手术。有 URI 的儿童进行麻醉时，需要插管的小儿发生并发症的风险更高。气管插管的患者支气管痉挛的发生率更高。研究发现，在 URI 的儿童中，使用喉罩（laryngeal mask airway，LMA）替代气管插管，两组患者喉痉挛的发生率相同，但插管组的轻度支气管痉挛发生率较高。因此，如果决定对有 URI 的儿童进行麻醉，LMA 可能是一个合适的选择。但是，使用 LMA 时，对于存在任何 2 个危险因素（感冒 <2 周、喘息 <12 个月、运动时喘息、夜间干咳、湿疹、被动吸烟、花粉过敏 / 哮喘 / 湿疹家族史）的儿童，采用静脉注射丙泊酚诱导较吸入七氟烷诱导更有利于减少呼吸道不良事件。

其次，对暴露于烟草烟雾环境（environmental tobacco smoke，ETS）中的儿童进行了研究。发现那些暴露于 ETS 的儿童 9.4% 会发生喉痉挛，而那些没有 ETS 暴露的儿童只有 0.9% 会发生喉痉挛，全部都发生在全身麻醉后。如果被动吸烟的来源是看护者，发生喉部痉挛的风险更大。

43.2.2　管理

喉痉挛可表现为完全或不完全的气道阻塞。如果是不完全气道阻塞，会出现诸如呼噜声、吸气相高调短尖音。完全或不完全气道阻塞初期治疗应采取托下颌方法，双手中指置于"喉痉挛"切迹，即双侧耳垂后面，它的前界是与髁突相邻的下颌升支，后界是颞骨乳突，头端是颅底。用双手中指同时用力向内压向颅底，以与其身体平面成直角的角度提起下颌骨（托颌法或使下颌骨向前位移），这将在一次或两次呼吸中把喉痉挛转变为喉喘鸣，然后转变为呼吸通畅，同时需要给予 100% 的氧气和轻柔的正压通气。一定要记住不完全的气道阻塞可能很快变成完全性气道阻塞。

完全气道阻塞与不完全气道阻塞有许多相同的症状——气管拖拽、胸壁收缩、明显的腹式呼吸，但完全气道阻塞没有声音。当完全气道阻塞时，正压通气不能"打断"喉痉挛状态，它可能会迫使声门上组织向下进入声门开口而加重喉痉挛。快速充气阀产生的高压会稀释麻醉气体，导致麻醉减浅，也可能使气体沿食道进入胃部而使通气更加困难。如有静脉通道，可给予琥珀胆碱 1.5mg/kg 和阿托品 0.02mg/kg，如无静脉通路，建议在三角肌注射 4mg/kg 的琥珀胆碱。舌内含服阿托品和琥珀胆碱可引起氟烷麻醉患者发生室性心律失常。如果喉痉挛持续且儿童极度缺氧，则可能需要在不使用肌肉松弛剂的情况下插管。如果这些措施没有成功建立稳定的气道，则可能需要进行环甲膜切开术或气管切开术。

43.2.3　预防

黏膜刺激和气管内吸痰只能在深麻醉下进行。利多卡因的作用是有争议的。拔管前 1min 静脉注射利多卡因 2mg/kg 可能会减弱或预防喉痉挛的发生，但 Leicht 提出，利多卡因静脉注射并不能预防出现吞咽后拔管的患者发生喉痉挛。要从利多卡因中获益，患者必须在吞咽开始前拔管。

43.3　麻醉相关的心搏骤停

在过去的 20 年里，随着儿科患者治疗实践的进展，患儿发生心搏骤停的病因已经发生了变化。1993 年儿科非公开索赔研究中心表明，呼吸事件是最常见的索赔类别，占 43%，其中有一半的呼吸事件是通气不足。这类通气不足事件的典型特征是，健康、非肥胖儿童自主呼吸吸入氟烷后先出现低血压或心动过缓而后发生心搏骤停。这些儿童很难复苏成功，70% 死亡，30% 有永久性的中枢神经系统损伤。7% 的非公开索赔案例采用了脉搏血氧监测，5% 的案例采用了 CO_2 监测。近期小儿围术期心搏骤停（perioperative cardiac arrest，POCA）登记处提供了一些新的数据，在 1 089 200 件麻醉案例中，有 150 例心搏骤停被认为与麻醉相关（1.4/10 000），在分析这些数据时，认为有以下几点是相关的：

首先，心血管原因的发生率增加（32%），这不同于 1993 年儿科非公开索赔研究中只有 13% 的索赔来自心血管原因，这可能是由于使用胸部按压作为 POCA 登记的入项标准所产生的研究偏倚，或是由于在心搏骤停发生前，98% 的患者采用血氧饱和度监测和 86% 的患者采用 CO_2 监测，这对于呼吸事件的预防效果强于心血管事件的预防。大多数的心搏骤停（82%）发生在麻醉诱导期或维持期。心动过缓（54%）、低血压（49%）、SpO_2 异常（46%）或测量不出血压（25%）是最常见的先行事件，21% 的心搏骤停发生于急诊手术中。

其次，婴儿的患病风险增加。小于 1 岁的婴儿占麻醉相关心搏骤停的 55%。几项儿科研究证实，小于 1 岁的婴儿麻醉风险最高，死亡率与年龄成反比，小于 1 个月的年龄组风险最高。值得注意的是这可能与伴有潜在的疾病（尤其是先天性疾病）引起的美国麻醉科医师协会（American Society of Anesthesiologists，ASA）生理状态（physical status，PS）分级较高相关，也可能与吸入麻醉药对心血管的抑制作用相关。在小于 30d 的婴儿中氟烷的肺泡最低有效浓度（minimum alveolar concentration，MAC）值是 0.87，而 1~6 个月大的孩子的 MAC 值是 1.08。对于异氟烷，早产儿（<32 周）的 MAC 值为 1.28，32~37 周为 1.41，足月儿（0~1 个月）为 1.60，1~6 个月是 1.87。对于七氟烷，新生儿和小于 1 个月的婴儿的 MAC 值恒定在 3.2%~3.3%，1~6 个月降至 3%，7 个月 ~12 岁降至 2.5%~2.8%。

最近的研究表明，和氟烷相比，七氟烷较少引起心肌抑制，在婴儿中产生心动过缓的可能性更小。对于先天性心脏病的儿童来说七氟烷更安全。氟烷麻醉的患儿术中严重低血压的发生率是七氟烷麻醉患儿的 2 倍。相较于七氟烷，氟烷麻醉的患者升压药使用量增加，且低血压会反复出现。与大龄儿童相比，小于 1 个月的小儿低血压发生率高，术前有发绀患儿吸入氟烷后可能发生严重的缺氧。因此，七氟烷相对于氟烷在婴幼儿和先天性心脏病患儿中更具有血流动力学优势。

再次，发生在术前 ASA 为 1 级和 2 级的健康患者中的33%的麻醉相关性心搏骤停——大部分是药物相关的错误（64%）。50%由氟烷所致心血管抑制引起的心搏骤停其激发浓度为2%或更低，年龄中位数为6个月。控制通气可加速氟烷浓度的增加，同时静脉注射困难会延长暴露时间。4例心搏骤停发生于血管内注射局麻药后。这些发生于氟烷和骶管联合麻醉时，尽管试验剂量和回抽试验都呈阴性，注射0.25%布比卡因加入1/200 000肾上腺素，仍然发生了心搏骤停现象。他们均发生于针筒和管道给药时，所有患者均表现为室性心律失常，但均成功复苏，无损伤。

ASA 3~5级患者心搏骤停的死亡率为37%，而ASA 1~2级的患者死亡率为4%。ASA 3~5级是死亡率的最强预测因子，其次是急诊。总的来说，所有心搏骤停的死亡率是26%。

自最初的系列报告发表后，又有397例额外的病例被提交到POCA登记处，其中49%的病例与麻醉有关。在1998—2004年的数据中，情况又发生了更改，与药物相关的原因已从总数的37%下降到18%，这可能是由于七氟烷的使用代替了氟烷使得吸入性药物导致的心血管抑制病例的减少。呼吸原因从20%上升到27%，最常见的病因是喉痉挛。心血管原因引起的心搏骤停从32%上升到41%。低血容量（通常由于脊柱融合术或颅骨切开术/开颅术中的出血引起），大量输血的代谢异常（通常是高钾血症）或使用琥珀胆碱引起的高钾血症是这类疾病中最常见的原因。在心血管分类的某些病例中，无法确定确切的心搏骤停原因，这些病例通常是患有先天性心脏病和ASA 3~5级的儿童。设备问题（主要是中心静脉导管放置引起的并发症）在儿科患者中一直是一个相当稳定的心脏停搏原因，1994—1997年为7%，1998—2004年为5%。

自1998年以来，人口统计结构也发生了变化，ASA 1，2级人口所占的百分比由33%下降到25%，而小于1岁的患儿由56%下降到了38%。这可能是由于因吸入麻醉药而报告的心搏骤停人数减少。这些心搏骤停更可能发生在ASA 1或2级年龄小于1岁的患儿。两个时期的死亡率没有变化，分别为26%和28%。

另一项研究评估了1998—2005年来自三级医疗转诊中心的92 881例患者的数据，结果显示与麻醉相关的心搏骤停发生率为0.65/10 000（低于最初的POCA数据）。心搏骤停的发生率和死亡率在接受心脏手术的新生儿（0~30d）中最高。大多数围手术期心搏骤停的患者（88%）有潜在的先天性心脏病。

在另一份报告中，先天性心脏病患者在心脏手术中麻醉相关的心搏骤停的发生率为27.1/10 000，无死亡率报告。新生儿心搏骤停发生率最高。

APRICOT研究提供了33个欧洲国家的儿科麻醉情况，并评估了参与中心的严重危急事件的发生率、性质和结果。过敏反应和神经系统事件很少发生，而心搏骤停的发生率与此前文献报道的相似。然而，呼吸和心脏严重危急事件的总发生率高于之前公布的数据，且在欧洲各参与中心之间差异很大。严重危急事件最重要的危险因素是低龄、病史、合并症和身体状况。因此，3岁以下儿童和有早产、残疾（代谢性或遗传性疾病或神经功能损害）、打鼾、呼吸道过敏病史以及正在发烧或正在接受药物治疗的小儿，发生严重危急事件的风险增高，应该由一位经验丰富并且接受过足够儿科培训且有持续的儿科麻醉经验的麻醉科医师进行麻醉，否则如果可以的话，考虑推迟手术。

小儿心搏骤停的预防策略：

（1）新型吸入药和先进的监测设备已经起到了一定的作用；

（2）选择毒性较小的局麻药物如罗哌卡因；

（3）区域阻滞技术应注意回抽无血、给予试验剂量、逐步递增给药而非单次足量注射；

（4）琥珀酰胆碱慎用于快速气道建立和喉痉挛的治疗；

（5）确保静脉通道通畅，及时补充术中失血；

（6）预防琥珀胆碱或输血所致高钾血症（警惕库存辐照血）；

（7）喉痉挛的早期治疗应意识到静脉通道的重要性；

（8）采用更安全的CVP放置技术——例如使用二维超声/多普勒；

（9）把高危儿童交给有经验的人员。

（李荣岩 译，陈芳 校）

参考文献

Eckenhoff JE, Kneale DH, Dripps RD. The incidence and etiology of postanesthetic excitement. Anesthesiology 1961; 22: 667-673.

Jerome EH. Recovery of the pediatric patient from anesthesia. In: Gregory GA, ed. pediatric anesthesia. 2nd ed. New York: Churchill Livingstone, 1989: 629.

Olympio MA. Postanesthetic delirium: Historical perspectives. J Clin Anesth 1991; 3: 60-63.

Wells LT, Rasch DK. Emergence "delirium" after sevoflurane anesthesia: A paranoid delusion? Anesth Analg 1999; 88: 1308-1310.

Veyckemans F. Excitation phenomena during sevoflurane anaesthesia in children. Curr Opin Anaesthesiol 2001; 14: 339-343.

Grundmann U, Uth M, Eichner A, et al. Total intravenous anaesthesia with propofol and remifentanil in paediatric patients: A comparison with a desflurane-nitrous oxide inhalation anaesthesia. Acta Anaesthesiol Scand 1998; 42: 845-850.

Smessaert A, Schehr CA, Artusio JFJ. Observations in the immediate postanaesthesia period. II. Mode of recovery. Br J Anaesth 1960; 32: 181-185.

Lerman J, Davis PJ, Welborn LG, et al. Induction, recovery, and safety characteristics of sevoflurane in children undergoing ambulatory surgery: A comparison with halothane. Anesthesiology 1996; 84: 1332-1340.

Welborn LG, Hannallah RS, Norden JM, et al. Comparison of emergence and recovery characteristics of sevoflurane, desflurane, and halothane in pediatric ambulatory patients. Anesth Analg 1996; 83: 917-920.

Valley RD, Ramza JT, Calhoun P, et al. Tracheal extubation of deeply anesthetized pediatric patients: A comparison of isoflurane and sevoflurane. Anesth Analg 1999; 88: 742-745.

Sury MR, Black A, Hemington L, et al. A comparison of the recovery characteristics of sevoflurane and halothane in children. Anaesthesia 1996; 51: 543-546.

Aono J, Ueda W, Mamiya K, et al. Greater incidence of delirium during recovery from sevoflurane anaesthesia in preschool boys. Anesthesiology 1997; 87: 1298-1300.

Davis PJ, Greenberg JA, Gendelman M, Fertal K. Recovery characteristics of sevoflurane and halothane in preschool-aged children undergoing bilateral myringotomy and pressure equalization tube insertion. Anesth Analg 1999; 88: 34-38.

Cohen IT, Hannallah RS, Hummer KA. The incidence of emergence agitation associated with desflurane anesthesia in children is reduced by fentanyl. Anesth Analg 2001; 93: 88-91.

Galinkin JL, Fazi LM, Cuy RM, et al. Use of intranasal fentanyl in children undergoing myringotomy and tube placement during halothane and sevoflurane anesthesia. Anesthesiology 2000; 93: 1378-1383.

Cravero JP, Thyr B, Beach M, Whalen K. The effects of intravenous fentanyl on agitation in pediatric patients. Anesthesiology 2001; 95: A1222.

Finkel JC, Cohen IT, Hannallah RS, et al. The effect of intranasal fentanyl on the emergence characteristics after sevoflurane anesthesia in children undergoing surgery for bilateral myringotomy tube placement. Anesth Analg 2001; 92: 1164-1168.

Cohen IT, Finkel JC, Hannallah RS, et al. The effect of fentanyl on the emergence characteristics after desflurane or sevoflurane anesthesia in children. Anesth Analg 2002; 94: 1178-1181.

Beskow A, Westrin P. Sevoflurane causes more postoperative agitation in children than does halothane. Acta Anaesthesiol Scand 1999; 43: 536.

Bastron RD, Moyers J. Emergence delirium. JAMA 1967; 200: 179.

Cravero J, Surgenor S, Whalen K. Emergence agitation in paediatric patients after sevoflurane anaesthesia and no surgery: A comparison with halothane. Paediatric Anaesthesia 2000; 10: 419-424.

Cravero JP, Beach M, Thyr B, Whalen K. Effect of low dose fentanyl on the emergence characteristics of pediatric patients after sevoflurane anesthesia without surgery. Anesth Analg 2003; 97: 364-367.

Cohen IT, Hannallah RS, Hummer K. Emergence agitation following sevoflurane vs. propofol anesthesia in young children. Anesth Analg 2000; 90: S354.

Uezono S, Goto T, Terui K, et al. Emergence agitation after sevoflurane versus propofol in pediatric patients. Anesth Analg 2000; 91: 563-566.

Murray DJ, Cole JW, Shrock CD, et al. Sevoflurane versus halothane: Effect of oxycodone premedication on emergence behaviour in children. Paediatr Anaesth 2002; 12: 308-312.

Kulka PJ, Bressem M, Tryba M. Clonidine prevents sevoflurane-induced agitation in children. Anesth Analg 2001; 93: 335-338.

Lapin SL, Auden SM, Goldsmith LJ, Reynolds AM. Effects of sevoflurane anaesthesia on recovery in children: a comparison with halothane. Paediatr Anaesth 1999; 9: 299-304.

Fazi L, Jantzen EC, Rose JB, et al. A comparison of oral clonidine and oral midazolam as preanesthetic medications in the pediatric tonsillectomy patients. Anesth Analg 2001; 92: 56-61.

Ko Y, Huang C, Hung Y, et al. Premedication with low-dose oral midazolam reduces the incidence and severity of emergence agitation in pediatric patients following sevoflurane anesthesia. Acta Anaesthesiol Scand 2001; 39: 169-177.

Hapfelmeier G, Schneck H, Kochs E. Sevoflurane potentiates and blocks GABA-induced currents through recombinant alpha1beta2gamma2 GABAA receptors: Implications for an enhanced GABAergic transmission. Eur J Anaesthesiol 2001; 18: 377-383.

Viitanen H, Tarkkila P, Mennander S, et al. Sevoflurane-maintained anesthesia induced with propofol or sevoflurane in small children: Induction and recovery characteristics. Can J Anaesth 1999; 46: 21-28.

Olsen RW, Yang J, King RG, et al. Barbiturate and benzodiazepine modulation of GABA receptor binding and function. Life Sci 1986; 39: 1969-1976.

Fan KT, Lee TH, Yu KL, et al. Influences of tramadol on emergence characteristics from sevoflurane anesthesia in pediatric ambulatory surgery. Kaohsiung J Med Sci 2000; 16: 255-260.

Ben-Ari Y, Tseeb V, Raggozzino D, et al. Gamma-Aminobutyric acid (GABA); A fast excitatory transmitter which may regulate the development of hippocampal neurones in early postnatal life. Prog Brain Res 1994; 102: 261-273.

Herlenius E, Lagercrantz H. Neurotransmitters and neuromodulators during early human development. Early Hum Dev 2001; 65: 21-37.

Kain ZN, Mayes LC, Wang SM, et al. Parental presence during induction of anesthesia versus sedative premedication:

Which intervention is more effective. Anesthesiology 1998; 89: 1147-1156.

Thurston TA, Williams CG, Foshee SL. Reversal of a paradoxical reaction to midazolam with flumazenil. Anesth Analg 1996; 83: 192.

Beskow A, Westrin P. Sevoflurane causes more postoperative agitation in children than does halothane. Acta Anaesth Scand 1999; 43: 536-541.

Constant I, Dubois MC, Piat V, et al. Electroencephalographic changes during induction of anesthesia with halothane or sevoflurane in children. Anesthesiology 1998; 89: A1254.

Voepel-Lewis T, Malviya S, Tait AR. A prospective cohort study of emergence agitation in the pediatric postanesthesia care unit. Anesth Analg 2003; 96: 1625-1630.

Voepel-Lewis T, Malviya S, Prochaska G, Tait AR. Sedation failures in children undergoing MRI and CT: Is temperament a factor? Paediatr Anaesth 2000; 10: 319-323.

Kain ZN, Mayes LC, O'Connor TZ, Cicchetti DV. Preoperative anxiety in children: predictors and outcomes. Arch Pediatr Adolesc Med 1996; 150: 1238-1245.

Sikich N, Lerman J. Development and psychometric evaluation of the Pediatric Anesthesia Emergence Delirium Scale. Anesthesiology 2004; 100: 1138-45.

Hino M, Mihara T, Miyazaki S, et al. Development and validation of a risk scale for emergence agitation after general anesthesia in children: A prospective observational study. Anesth Analg 2017; 125: 550-5.

Somaini M, Engelhardt T, Fumagalli R, Ingelmo PM. Emergence delirium or pain after anaesthesia - how to distinguish between the two in young children: a retrospective analysis of observational studies. Br J Anaesth 2016; 116: 377-83.

Guler G, Akin A, Tosun Z, et al. Single-dose dexmede-tomidine reduces agitation and provides smooth extubation after pediatric adeontonsillectomy. Paediatr Anaesth 2005; 15: 762-6.

Ibacache ME, Munoz HR, Brandes V, Morales AL. Single-dose dexmedetomidine reduces agitation after sevoflurane anesthesia in children. Anesth Analg 2004; 98: 60-3.

Isik B, Arslan M, Tunga AD, Kurtipek O. Dexmedetomidine decreases emergence agitation in pediatric patients after sevoflurane anesthesia without surgery. Paediatr Anaesth 2006; 16: 748-53.

Hauber JA, Davis PJ, Bendel LP, et al. Dexmedetomidine as a rapid bolus for treatment and prophylactic prevention of emergence agitation in anesthetized children. Anesth Analg 2015; 121: 1308-15.

Costi D, Ellwood J, Wallace A, et al. Transition to propofol after sevoflurae anesthesia to prevent emergence agitation: a randomized controlled trial. Paediatr Anaesth 2015; 25: 517-23.

Olsson GL, Hallen B. Laryngospasm during anaesthesia. A computer aided incidence study in 136, 929 patients. Acta Anaesthesiol Scand 1984; 28: 567-75.

Lee KWT, Downes JJ. Pulmonary edema secondary to laryngospasm in children. Anesthesiology 1983; 59: 347-9.

Schreiner MS, O'Hara IO, Markakis DA, Politis GD. Do children who experience laryngospasm have an increased risk of upper respiratory tract infection? Anesthesiology 1996; 85: 475-80.

Rolf N, Cote CJ. Frequency and severity of desaturation events during general anesthesia in children with and without upper respiratory infections. J Clin Anesth 1992; 4: 200-3.

Cohen MM, Cameron CB. Should you cancel the operation when a child has an upper respiratory tract infection? Anesth Analg 1991; 72: 282-8.

Tait AR, Pandit UA, Voepel-Lewis T, et al. Use of the laryngeal mask airway in children with upper respiratory tract infections: A comparison with endotracheal intubation. Anesth Analg 1998; 86: 706-11.

Ramgolam A, Hall GL, Zhang G, et al. Inhalational versus intravenous induction of anesthesia in children with a high risk of perioperative respiratory adverse events. Anesthesiology 2018; 128: 1065-74.

Lakshmipathy N, Bokesch PM, Cowan DE, et al. Environmental tobacco smoke: A risk factor for pediatric laryngospasm. Anesth Analg 1996; 82: 724-7.

Skolnick ET, Vomvolakis MA, Buck KA, et al. Exposure to environmental tobacco smoke and the risk of adverse respiratory events in children receiving general anesthesia. Anesthesiology 1998; 88: 1144-53.

Larson CP. Laryngospasm - the best treatment. Anesthesiology 1998; 89: 1293-4.

Berry FA. Anesthesia for the child with a difficult airway. In: Berry FA, ed. Anesthetic Management of Difficult and Routine Pediatric Patients. 2nd ed. New York: Churchill Livingstone, 1990: 183.

Mazze RI, Dunbar RW. Intralingual succinylcholine administration in children: An alternative to intravenous and intramuscular routes? Anesth Analg 1968; 47: 605-15.

Leicht P, Wisborg T, Chraemmer-Jorgensen B. Does intravenous lidocaine prevent laryngospasm after extubation in children? Anesth Analg 1985; 64: 1193-6.

Morray JP, Geiduschek JM, Caplan RA, et al. A comparison of pediatric and adult anesthesia closed malpractice claims. Anesthesiology 1993; 78: 461-7.

Morray JP, Geiduschek JM, Ramamoorthy C, et al. Anesthesia-related cardiac arrest in children: Initial findings of the pediatric perioperative cardiac arrest (POCA) registry. Anesthesiology 2000; 93: 6-14.

Lerman J, Sikich N, Kleinman S, Yentis S. The pharmacology of sevoflurane in infants and children. Anesthesiology

1994; 80: 814-24.

Wodey E, Pladys P, Copin C, et al. Comparative hemody-namic depression of sevoflurane versus halothane in infants: An echocardiographic study. Anesthesiology 1997; 87: 795-800.

Russell IA, Hance WCM, Gregory G, et al. The safety and efficacy of sevoflurane anesthesia in infants and children with congenital heart disease. Anes Analg 2001; 92: 1152-8.

Bhananker SM, Ramamoorthy C, Geiduschek JM, et al. Anesthesia-related cardiac arrest in children: Update from the pediatric perioperative cardiac arrest registry. Anesth Analg 2007; 105: 344-50.

Flick RP, Sprung J, Harrison TE, et al. Perioperative cardiac arrests in children between 1988 and 2005 at a tertiary referral center. Anesthesiology 2007; 106: 226-37.

Odegard KC, DiNardo JA, Kussman BD, et al. Frequency of anesthesia-related cardiac arrests in patients with congenital heart disease undergoing cardiac surgery. Anesth Analg 2007; 105: 335-43.

Habre W, Disma N, Virag K, et al. Incidence of severe critical events in paediatric anaesthesia (APRICOT): a prospective multicenter observational study in 261 hospitals in Europe. Lancet Respir Med 2017; 5: 412-25.

第44章

小儿气道管理

James Peyton

所有的麻醉科医师都是气道管理专家。这是这么多年实践中我们培养技能中关键的一个方面。幸运的是，小儿气道管理通常直接明了。不幸的是，一旦不是这种情况的话严重并发症会迅速发生。相对较高的耗氧量、较低的功能残气量、较小的尺寸及气道解剖结构的差异，可能会使新生儿及婴幼儿的气道管理工作面临挑战。本讲座将讨论麻醉科医师在处理困难气道儿童时所面临的困难，强调在气道管理中的供氧及准备早期使用先进气道技术。

气道管理的关键是尽早识别出潜在困难气道患者。有很多典型的与气道解剖异常相关的综合征以及可能预测困难的解剖特征。值得注意的是，大约 20% 的困难插管是不可预测的。

44.1 麻醉前气道评估

任何可能的情况下，都应获得之前的麻醉记录或者手术室以外的气道管理记录。理想情况下，这些内容应包括之前的面罩或声门上通气以及气管插管的详细信息。需要考虑的细节包括用于管理气道的设备，如果使用直接喉镜或视频喉镜可获得的视野，在插管过程中应使用哪个设备以及所需的尝试次数。如果没有上述的气道管理细节，应寻找可预测困难气道的解剖特征。这些总结见表 44.1。

应在开始任何气道管理之前对患者进行全面评估，并制订计划，以便在遇到意外困难时，通过不同的气道技术快速进行处理。

44.2 气道管理

气道管理可分为三大类：

- 面罩通气；
- 声门上通气；
- 气管插管。

这三种技术是我们所有气道技术的基础，幸运的是，这三者同时困难的情况很罕见。

表 44.1 可预测困难气道的解剖特征

解剖特征	与气道困难有关的临床表现
头颈部活动受限	喉镜检查时头部活动能力降低
脖子的长度和宽度	脖子短，喉偏前 / 近，可能难以看清
张口受限	插入气道设备 / 喉镜困难
上颚畸形	可能会使识别气道解剖中线更加困难
小颌畸形	伴有困难的面罩密封，上 / 前喉和较小的空间，放置声门上通气装置（supraglottic airway devices，SGA）困难
气道周围的软组织肿块（肿瘤、脓肿、烧伤、瘢痕等）	可能导致气道直接阻塞，或阻止其他结构活动
颅面不对称	可能会阻碍张口并导致气道中线解剖异常
巨舌	较大的舌头可导致直接阻塞，并且难以通过气道附件和插管进行控制
气道阻塞的临床体征（喘鸣，已知的阻塞性睡眠呼吸暂停（Obstructive sleep apnea，OSA），肋间 / 肋下 / 气管后退）	麻醉后预先存在的气道阻塞可能加重

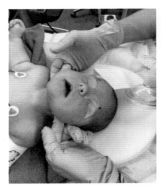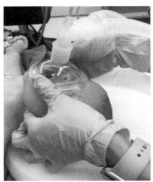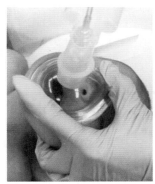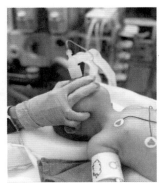

图 44.1 面罩通气期间新生儿下颌的最佳位置

44.3 面罩通气

大约 6% 的儿童会出现面罩通气困难。8% 的困难插管儿童也存在面罩通气困难。面罩通气困难的危险因素包括：

- 小 / 后颌畸形；
- 颅面畸形；
- 颈椎畸形；
- 肥胖；
- 阻塞性睡眠呼吸暂停。

较小的儿童发生胃胀气的风险较高。胃和肠管会迅速扩张，阻碍了通气和氧合的能力。如果发生面罩通气困难，可尝试使用以下几种策略来解决该问题：

- 改变患者位置；
- 尽早使用口 / 鼻咽通气道；
- 双手托下颌；
- 双人技术（一人控制气道，另一人控制呼吸）；
- 胃减压；
- 尽早使用替代技术，尤其是声门上气道。

新生儿和婴儿面罩通气期间常见的错误是在仰卧位时无法充分地向外和向上移动下颌，无法保持嘴巴张开，无法将舌根从喉部抬起。理想的托下颌方法如图 44.1 所示。

44.4 声门上通气装置（supraglottic airway devices，SGA）

SGA 被设计为通过口腔进入后咽部，挤开舌根及软组织，顶端位于食管，喉出口位于声门上方，装置的下部在声门周围形成一个密封。应当注意的是，其并非被简单地设计为气道辅助设备以改善气道通畅性，而是能主动提供正压通气。SGA 通常用于选择性气道管理以及在非预期的困难面罩通气或插管情况下用于气道救援装置。最初的声门上通气装置（喉罩气道）在 1983 年首次出现。从那时起，对最初的设计进行了很多改进。通常将保留原始设计元素的设备称为"第一代"设备。"第二

代"设备是指那些设计经过了改进的设备，使顶端不仅能堵住食管，而且还包含一个允许置入胃管的通道，以便进行胃减压，或者在可能会发生误吸的情况下允许胃内容物排出气道。它们的套囊设计通常也略有不同，允许在声门周围的区域产生更高的密封压力。现有很多装置可用于儿童，总结如下：

- LMA Classic，Unique，Flexible，Supreme and Proseal；
- King Laryngeal tube；
- I-gel；
- Cobra；
- Softseal；
- AirQ and AirQ SP；
- Ambu Aura Once，AuraGain and Aura-I；
- Pro-Breathe；
- SLIPA。

SGA 使用时最应该关注的是设备故障率。不同的设备其故障率不同，并且儿童患者的 SGA 故障率更高。Mihara 等最近进行的一项网络 meta 分析试图解决在儿科人群中应使用哪种 SGA 的问题。表 44.2 列出了各种设备的故障率。

表 44.2 儿童中 SGA 的失败率

声门上装置	失败 / 案例	失败率	95% CI
LMA Classic	4/1 118	0.36%	0.14%~0.92%
King Laryngeal Tube	2/108	1.90%	0.51%~6.5%
I-gel	37/1 079	3.40%	2.5%~4.7%
Cobra	4/301	1.30%	0.52%~3.4%
LMA Proseal	6/1 211	0.50%	0.23%~1.1%
Softseal	0/36	0	0~9.6%
LMA Supreme	9/488	1.80%	0.97%~3.5%
AirQ	0/126	0	0~3.0%

续表

声门上装置	失败/案例	失败率	95% CI
Ambu AuraOnce	2/132	1.50%	0.42%~5.4%
LMA Unique	2/410	0.49%	0.1%~1.8%
Ambu Aura-i	0/32	0	0~10.7%
AirQ SP	1/69	1.40%	0.26-7.8%
LMA Flexible	0/69	0	0~5.3%
Ambu AuraGain	0/50	0	0~7.1%
Pro-Breathe	6/100	6%	2.8%~12.5%
SLIPA	0/50	0	0~7.1%
总计	73/5 379	1.40%	1.1%~1.7%

来源：Mihara T，Asakura A，Owada G，Yokoi A，Ka K，Goto T. A network meta-analysis of the clinical properties of various types of supraglottic airway device in children. Anaesthesia 2017；72（10）：1251-64.

应当指出，对于在儿童中应使用哪种 SGA 的问题，并没有明确的答案。选择最佳的 SGA 将取决于患者所面临的情况。例如，一名患儿面临意外的困难插管，并且在面罩通气的过程中出现明显的胃胀气，最好使用"第二代"喉罩（如 Proseal 或 LMA Supreme），这样可以在避免中断通气的情况下同时进行胃减压，并且在正压通气期间较高的咽密封压力可以承受更大的通气压力。或者需要通过 SGA 进行气管插管的儿童将受益于专门设计用于辅助气管插管的 SGA（例如插管 LMA 或 AirQ 喉罩）。

之前介绍了一种在气管插管时采用 AirQ 和支气管软镜持续通气的技术，这将在气管插管章节进一步讨论。

44.5　气管插管

为了获得稳定的气道，必须经鼻/口或者经气管造口进行气管插管。关于困难插管儿童的数据很少，但在美国儿童麻醉学会的主持下，于 2012 年建立了儿童困难插管注册表（Pediatric Difficult Intubation Registry，PeDIR）。这是一个多中心、跨国的数据库，旨在收集困难插管儿童的信息。1 岁以上的人群中约有 1% 发生这种情况，但 1 岁以下婴儿中这种情况的发生率可能高达 5%。在 PeDIR 开始的同时，还创建了其他重要的气道数据，以调查小儿重症监护治疗病房（pediatric intensive care unit，PICU）和新生儿重症监护治疗病房（neonatal intensive care unit，NICU）中的儿童气道并发症。

来自 PeDIR 的数据表明，困难插管的儿童是一类高风险的人群。近 9% 的病例发生严重缺氧，2% 的病例出现心搏骤停。所有的心搏骤停均由缺氧导致。这些数据显著高于预期，并明确表明，在气管插管过程中尽量减少缺氧是至关重要的。

PeDIR 的后续出版文献集中在不同气道技术的成功率上。总结如下（表 44.3）：

表 44.3　不同气道技术的首次成功率和最终成功率

技术	首次成功率	最终成功率
直接喉镜	4%	21%
滑行镜视频喉镜	53%	82%
柔性支气管镜	55%	未报告
通过 SGA 的柔性支气管镜	59%	89%

值得注意的是，与插管相关的并发症发生率与插管尝试次数成正比，而与使用哪种设备无关。

44.6　直接喉镜

直接喉镜（direct laryngoscopy，DL）技术是近 1 个世纪以来插管技术的主流，并且仍然是一种流行的插管技术。PeDIR 中将近一半的病例，4 岁以下小儿 PICU 数据库中 97% 的病例将 DL 作为首选技术。DL 的优点在于操作简单，实际上依赖于在操作者注视下将喉轴、咽轴和口腔轴对齐。如果成功，将获得清晰的喉部视图并创建一条近直线，以使气管插管易于通过声门放置。不幸的是，对于解剖结构异常使这些轴线难以对齐或无法对齐的儿童而言，DL 的成功率非常低。应该建议对于预期的困难插管，DL 不应该作为首选技术。如果决定使用 DL，则应严格限于一次尝试，并且应立即提供更高级的技术。能够确保这一点的方法是使用视频喉镜检查设备，该设备可以在一次尝试中同时使用 DL，视频辅助 DL 和间接视频喉镜（video laryngoscopy，VL）技术。这些设备使用传统形状的喉镜片，因此可作为 DL，但在喉镜片的远端部分还具有高清广角摄像机，可在视频监视器上看到解剖结构的第二个视图（例如 Storz C-Mac 系统）。

44.7　视频辅助直接喉镜（video-assisted DL，VADL）

VADL 描述了使用具有传统形状镜片的视频喉镜进行 DL 的技术。麻醉科医师进行 DL 操作，如果视野良好，则进行气管插管。VADL 的优势在于，在 DL 视野较差的情况下，来自摄像机的间接 VL 视图可能比 DL 视图更清晰，并使操作者能够查看屏幕并进行间接插管。另一个优点是，房间中的其他人也可以看到视频屏幕上的视图，特别是指导老师可以帮助指导受训者的技术，如果镜片位于错误的位置（例如食管）还可以进行纠正，并且可以通过屏幕看到气管导管通过声带，而不是依靠受训者的描述（图 44.2）。

截至撰写本文时，尚无研究探讨 VADL 在儿科人群中的使用，但是鉴于喉镜检查尝试次数与并发症之间存在明确的联系，因此允许使用一种喉镜进行多种技术操作的设备似乎是明智的。

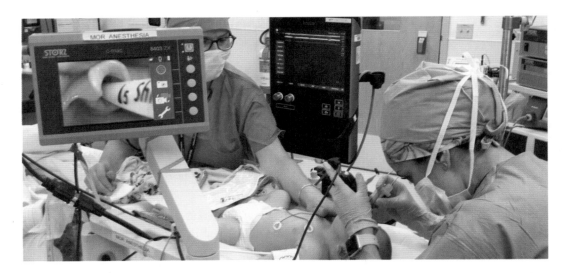

图 44.2　视频辅助直接喉镜检查(VADL),其中受训者执行 DL,而其指导老师则通过视频屏幕上的视图引导他们,并且可以看到气管导管通过声门

44.8　视频喉镜(videolaryngoscopy, VL)

VL 是一种通过位于镜叶远端的高清晰度广角摄像机对喉部进行可视化的技术。传统上,它们被分类为通道型或非通道型设备,即是否为气管内导管进入声门提供了通道。临床中常更将它们分为标准镜片 VL(如 Storz C-Mac Miller 和 Mac 镜片,Verathon Glidescope Mac 镜片和 McGrath Series 5 Mac 镜片)和超角度 VL(如 Storz C-Mac D-Blades、Verathon Glidescope 超角度镜片和 McGrath Series 5 X 镜片)。标准镜片 VL 在上面的 VADL 部分中进行了讨论。超角度 VL 的镜片呈弧形,并设计成能顺应气道的形状,以有效地看到咽后部的拐角处并仰视喉部。无法用这些镜片执行 DL。因此,人们一直担心与“盲探”插管相关的损伤风险,据报道这种情况发生率大约 1%。对于困难插管的儿童,超角度 Glidescope VL 的成功率与可弯曲支气管镜气管插管相似,并且两种技术之间的损伤率没有差异。超角度 VL 的主要问题是通常可以获得清晰的喉部视野,但很难引导气管导管通过喉部。多种方法可以使气管导管通过声门,所有这些都需要使用大角度的管芯或可弯曲支气管镜。

不同的患者可能会从不同类型的视频喉镜中受益。但在撰写本文时,没有充分的证据推荐在儿童中使用一种设备而不是另一种设备。Glidescope 是第一个现成的 VL,因此大部分证据都来自 Glidescope,这显然与困难插管儿童的成功率增加有关,但其他 VL 设备的成功率也可能相近。目前,还没有一个全面的 VL 系统,从新生儿到成年人都可以使用各种规格的标准和超角度镜片,因此,儿科麻醉科至少需要两种不同的系统来提供全面的选择。

44.9　可弯曲支气管镜引导下插管(flexible bronchoscopic Intubation, FBI)

FBI(也称为光纤插管,但是较新的头端不再是光纤,而是在可弯曲头端装有小型高清摄像机)是成人气道管理的“金标准”,通常可以在清醒状态下完成。这在儿科麻醉中偶尔是可能的,但通常对于儿童而言,清醒状态下完成是不可能的。FBI 是张口受限和 / 或颈椎不稳儿童的有用工具。对于困难插管的儿童,其成功率与 Glidescope VL 相似,但与 VL 或 SGA 配合时,它也可能是一种有用的辅助手段。在这些情况下,可弯曲头端可作为可控性的管芯,并且可以进行导航。

44.10　经声门上通气装置可弯曲支气管镜插管

这是一种允许在尝试气管插管的同时持续通气的技术。在儿科麻醉中,最常用的 SGA 是 AirQ 喉罩。AirQ 具有一个可拆卸的连接管,具有较大的内径以允许较粗的气管导管(带有先导球囊)通过以及一个小的三角形斜面可将导管或镜头前端向前推向喉部。从 AirQ 上取下连接管后,可以将气管导管插入 AirQ 中,给导管套充气,并创建混合式气管内插管(endotracheal tube, ETT)/SGA。可以将其连接到呼吸回路上,并借助带有橡胶密封孔的角形件供 FBI 通过,患者可以像 SGA 一样进行通气。然后可以通过 ETT 执行 FBI,而无须中断通气。一旦镜头到达隆凸处,就可以将 ETT 沿着支气管镜,送入气管。主要困难在于插管成功后要移除 AirQ,因为需要通过 ETT 移除 AirQ,这可能会导致意外气管导管拔出(图 44.3)。

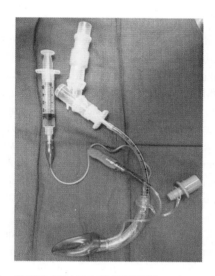

图 44.3　设置为通过具有连续通风的 AirQ LA 启用 FBI
来源：Pete Kovatsis and John Fiadjoe

44.11　控制通气与自主呼吸技术

传统教学的重点是在困难气道的儿童尝试气管插管时保留自主呼吸。这在解剖阻塞（例如肿瘤或脓肿）处于气道装置无法通过阻塞的位置时可能很重要。在气道正常的新生儿中，已证明使用肌松剂时气管插管会更容易成功。持续自主呼吸的技术需要确保足够的麻醉深度，以避免喉痉挛和患者体动。深麻醉需要相对较大剂量的吸入或静脉麻醉药，这对于不稳定的危重患者可能是不合适的。在年龄较大的儿童和成人中，使用肌松剂与气管插管成功率增加，并发症减少有关。

44.12　插管期间供氧管理

低氧血症发生在 9% 的儿童中，并发生在 PeDIR 报道的所有心搏骤停之前，也是 PICU 和 NICU 中的常见并发症。在进行困难插管时，必须考虑到能够减少气管插管时低氧血症的措施。这些可以包括使用通过 SGA 进行插管的组合技术，或在插管过程中输送补充氧气。可以通过标准经鼻导管、高流量经鼻导管、喉镜或放置在鼻/口咽中的气道设备/ETT 进行输送。有证据表明，所有这些技术都会增加去饱和时间。由于患者的去饱和，插管的尝试通常会被放弃，因此任何可以延长尝试时间的措施都会潜在地限制所需的尝试次数，只会允许更少的插管尝试并降低发生并发症的风险。

44.13　总结

儿童的气道管理应着重于保持氧饱和度，同时制订计划以尽可能有效地保护气道。并发症与气道管理尝试的次数有关，因此应选择首次成功率高的技术，并在气道管理过程中保证氧供。失败的技术应该放弃而不是重复，

失败的人员应该被替换，理想的情况是在前两次尝试都失败之后，由经验最丰富的人员代替。

（陆军　译，范晓华　校）

参考文献

Fiadjoe JE, Nishisaki A, Jagannathan N, et al. Airway management complications in children with difficult tracheal intubation from the Pediatric Difficult Intubation (PeDI) registry: a prospective cohort analysis. *Lancet Respir Med* 2016; 4: 37-48.

Mort TC. Emergency tracheal intubation: complications associated with repeated laryngoscopic attempts. *Anesth Analg* 2004; 99: 607-13, table of contents.

Peterson GN, Domino KB, Caplan RA, Posner KL, Lee LA, Cheney FW. Management of the difficult airway: a closed claims analysis. *Anesthesiology* 2005; 103: 33-9.

Auroy Y, Benhamou D, Pequignot F, Bovet M, Jougla E, Lienhart A. Mortality related to anaesthesia in France: analysis of deaths related to airway complications. *Anaesthesia* 2009; 64: 366-70.

Russo SG, Becke K. Expected difficult airway in children. *Curr Opin Anaesthesiol* 2015; 28: 321-6.

Valois-Gomez T, Oofuvong M, Auer G, Coffin D, Loetwiriyakul W, Correa JA. Incidence of difficult bag-mask ventilation in children: a prospective observational study. *Paediatr Anaesth* 2013; 23: 920-6.

Brain AI. The laryngeal mask--a new concept in airway management. *Br J Anaesth* 1983; 55: 801-5.

Brain AI. The Oesophageal Vent-Laryngeal Mask. *Br J Anaesth* 1994; 72: 727.

Mihara T, Asakura A, Owada G, Yokoi A, Ka K, Goto T. A network meta-analysis of the clinical properties of various types of supraglottic airway device in children. *Anaesthesia* 2017; 72: 1251-64.

Kovatsis PG. Continuous ventilation during flexible fiberscopic-assisted intubation via supraglottic airways. *Paediatr Anaesth* 2016; 26: 457-8.

Heinrich S, Birkholz T, Ihmsen H, Irouschek A, Ackermann A, Schmidt J. Incidence and predictors of difficult laryngoscopy in 11, 219 pediatric anesthesia procedures. *Paediatr Anaesth* 2012; 22: 729-36.

Graciano AL, Tamburro R, Thompson AE, Fiadjoe J, Nadkarni VM, Nishisaki A. Incidence and associated factors of difficult tracheal intubations in pediatric ICUs: a report from National Emergency Airway Registry for Children: NEAR4KIDS. *Intensive Care Med* 2014; 40: 1659-69.

Foglia EE, Ades A, Sawyer T, et al. Neonatal Intubation Practice and Outcomes: An International Registry Study. *Pediatrics* 2019; 143.

Burjek NE, Nishisaki A, Fiadjoe JE, et al. Videolaryngoscopy versus Fiber-optic Intubation through a Supraglottic Airway in Children with a Difficult Airway: An Analysis from the Multicenter Pediatric Difficult Intubation Registry. *Anesthesiology* 2017.

Park R, Peyton JM, Fiadjoe JE, et al. The efficacy of GlideScope(R) videolaryngoscopy compared with direct laryngoscopy in children who are difficult to intubate: an analysis from the paediatric difficult intubation registry. *Br J Anaesth* 2017; 119: 984-92.

Aziz MF, Healy D, Kheterpal S, Fu RF, Dillman D, Brambrink AM. Routine clinical practice effectiveness of the Glidescope in difficult airway management: an analysis of 2, 004 Glidescope intubations, complications, and failures from two institutions. *Anesthesiology* 2011; 114: 34-41.

Sakles JC, Kalin L. The effect of stylet choice on the success rate of intubation using the GlideScope video laryngoscope in the emergency department. *Acad Emerg Med* 2012; 19: 235-8.

Sakles JC, Patanwala AE, Mosier J, Dicken J, Holman N. Comparison of the reusable standard GlideScope(R) video laryngoscope and the disposable cobalt GlideScope(R) video laryngoscope for tracheal intubation in an academic emergency department: a retrospective review. *Acad Emerg Med* 2014; 21: 408-15.

Dupanovic M. Angled or curved stylet for intubation with the GlideScope? *Canadian journal of anaesthesia = Journal canadien d'anesthesie* 2007; 54: 487-8; author reply 8.

Mazzinari G, Rovira L, Henao L, et al. Effect of Dynamic Versus Stylet-Guided Intubation on First-Attempt Success in Difficult Airways Undergoing Glidescope Laryngoscopy: A Randomized Controlled Trial. *Anesth Analg* 2019; 128: 1264-71.

Sawyer T, Foglia EE, Ades A, et al. Incidence, impact and indicators of difficult intubations in the neonatal intensive care unit: a report from the National Emergency Airway Registry for Neonates. *Arch Dis Child Fetal Neonatal Ed* 2019.

Aouad MT, Yazbeck-Karam VG, Mallat CE, Esso JJ, Siddik-Sayyid SM, Kaddoum RN. The effect of adjuvant drugs on the quality of tracheal intubation without muscle relaxants in children: a systematic review of randomized trials. *Paediatr Anaesth* 2012; 22: 616-26.

Julien-Marsollier F, Michelet D, Bellon M, Horlin AL, Devys JM, Dahmani S. Muscle relaxation for tracheal intubation during paediatric anaesthesia: A meta-analysis and trial sequential analysis. *Eur J Anaesthesiol* 2017.

Roberts KD, Leone TA, Edwards WH, Rich WD, Finer NN. Premedication for nonemergent neonatal intubations: a randomized, controlled trial comparing atropine and fentanyl to atropine, fentanyl, and mivacurium. *Pediatrics* 2006; 118: 1583-91.

Cros AM, Lopez C, Kandel T, Sztark F. Determination of sevoflurane alveolar concentration for tracheal intubation with remifentanil, and no muscle relaxant. *Anaesthesia* 2000; 55: 965-9.

Humphreys S, Lee-Archer P, Reyne G, Long D, Williams T, Schibler A. Transnasal humidified rapid-insufflation ventilatory exchange (THRIVE) in children: a randomized controlled trial. *Br J Anaesth* 2017; 118: 232-8.

Ramachandran SK, Cosnowski A, Shanks A, Turner CR. Apneic oxygenation during prolonged laryngoscopy in obese patients: a randomized, controlled trial of nasal oxygen administration. *J Clin Anesth* 2010; 22: 164-8.

Riva T, Pedersen TH, Seiler S, et al. Transnasal humidified rapid insufflation ventilatory exchange for oxygenation of children during apnoea: a prospective randomised controlled trial. *Br J Anaesth* 2018; 120: 592-9.

Steiner JW, Sessler DI, Makarova N, et al. Use of deep laryngeal oxygen insufflation during laryngoscopy in children: a randomized clinical trial. *Br J Anaesth* 2016; 117: 350-7.

Taha SK, Siddik-Sayyid SM, El-Khatib MF, Dagher CM, Hakki MA, Baraka AS. Nasopharyngeal oxygen insufflation following pre-oxygenation using the four deep breath technique. *Anaesthesia* 2006; 61: 427-30.

Windpassinger M, Plattner O, Gemeiner J, et al. Pharyngeal Oxygen Insufflation During AirTraq Laryngoscopy Slows Arterial Desaturation in Infants and Small Children. *Anesth Analg* 2016; 122: 1153-7.

第 45 章

小儿麻醉的争议——FDA 的警告是否会影响小儿麻醉的实施

Dean B. Andropoulos

对于美国和全球每年数百万接受麻醉的幼儿而言，麻醉药的潜在神经毒性是一个至关重要的问题。尽管包括其他灵长类动物在内的动物实验资料已经清楚地表明，γ- 氨基丁酸（γ-aminobutyric acid，GABA）激动剂和 *N-* 甲基 -*D-* 天冬氨酸（N-methyl-D-aspartic acid，NMDA）拮抗剂类麻醉药和镇静药均可诱发神经变性，并具有长期的神经行为学影响，但人类的相关研究结论却仍并不明确。本课程将重点介绍过去 2 年中发表的人体研究结果，这些研究代表了迄今为止可获得的最高质量的数据。本文也将介绍一些目前仍在进行中的研究，这些研究虽然仍未获得最终的结果，但可以用以介绍目前主要的临床相关研究的方法。

45.1 已发表的研究

45.1.1 GAS 研究

全身麻醉与脊髓麻醉（脊麻）的比较研究（General Anesthesia vs. Spinal Anesthesia，GAS 研究）旨在比较采用七氟烷全身麻醉或脊髓麻醉对 6 个月以下婴儿的影响。此项多中心的跨国性研究招募了 722 例婴儿，主要研究结果是对患儿 5 岁时依据 Weschler 学龄前和小学智力量表测定的全面智商（full scale intelligence quotient，FSIQ）的影响。次要研究结果是患儿 2 岁时的婴儿和学步期儿童发育的 Bayley 量表 -Ⅲ评分。患儿 2 岁时，无论是采用意向性治疗或按预案治疗，两组间所有的测试均不存在显著差异。麻醉的中位时间为 54min。2019 年初 GAS 研究有关患者在 5 岁时的主要研究结果已发表。清醒条件下区域麻醉组患儿的平均 FSIQ 为 99.08（SD 18.35），而全身麻醉组为 98.97（SD 19.66），两组均数差异为 0.23（95% CI 2.59~3.06），这有力地证明了，两种麻醉方法对患儿神经发育结局的影响相同。另外，两组间次要研究结果亦无差异。该研究中涵盖了多个领域的测试，包括言语和

语言能力、感知 / 空间视觉能力、处理速度、注意力和执行能力、记忆和学习能力、感觉运动能力以及学术水平的直接测试等；还包括父母有关患儿行为学方面的问卷调查。这仍是迄今为止唯一的有关麻醉方法对儿童神经发育结局影响的完全前瞻性随机对照研究。

45.1.2 PANDA 研究

小儿麻醉与神经发育评估（Pediatric Anesthesia and Neurodevelopment Assessment，PANDA）研究对 108 对年龄在 8~15 岁的孪生子进行了一系列神经心理学方面的评测。每一对孪生子中的一人在 3 岁之前曾行全身麻醉下腹股沟疝修补术，另一人则无手术麻醉史。研究发现，全身麻醉对神经发育的结局无明显影响，尤其是在 FSIQ、语言能力以及操作智商（intelligence quotient，IQ）方面。麻醉时间的中位数为 80min。

45.1.3 瑞典的队列研究

瑞典进行的一项大型回顾性研究中，将 33 514 例 4 岁之前有过 1 次麻醉史的儿童与 159 619 例没有麻醉史的匹配对照儿童进行了比较。主要结果是 16 岁时的学校成绩和 18 岁时的 IQ。与无麻醉史的儿童相比，有过 1 次麻醉史的儿童的学习成绩低 0.41%，IQ 低 0.97%。有多次麻醉史的影响与单次麻醉相同，即不大于单次麻醉的影响。麻醉的影响很小；其影响程度甚至低于患儿性别、母亲的受教育程度、甚至同一年的不同出生月份的影响。

45.1.4 Mayo 医学中心的回顾性研究

Mayo 医学中心最近发表的一项研究比较了 3 岁之前有麻醉史的患儿与无麻醉史的倾向性配对对照组患儿间学习障碍（学校或医疗记录的回顾性调查）发病率的影响。与无麻醉史的患儿相比，有单次麻醉史的 457 例患儿在 19 岁之前学习障碍的发生率无明显差异。但有 2 次或 2 次以上麻醉史患儿学习障碍的发病率升高 1 倍，

达 29.9%；且 2 组的 95% CI 无重叠，表明结果存在统计学差异。另外，麻醉时间超过 90min 也与学习障碍的发生率显著升高有关，其风险比为 1.82。

45.1.5　MASK 研究

Mayo 医学中心儿童麻醉安全性（Mayo Anesthetic Safety in Kids，MASK）研究于 2018 年 7 月发布。超过 500 例 3 岁前有全身麻醉史的患儿被召回进行了有关神经心理学方面多领域的正规测试。7~11 岁组 250 例，15~19 岁组 250 例；每组中各有 100 例患儿有多次麻醉史。倾向性配对对照组的患儿数量相同，但无麻醉史。MASK 研究证明，主要研究结果即 FSIQ 无显著差异。但 3 岁前有多次麻醉史、麻醉平均时间 187min 的儿童或青少年在精细运动能力和阅读任务的处理能力（影响程度 3%~5%）方面有所降低。有多次麻醉史患儿的父母报告说患儿出现行为学、阅读和执行能力障碍等方面的问题增多。

45.2　正在进行的研究

45.2.1　识别记忆研究

一项独特的有关儿童识别记忆能力和其他神经心理学测试的研究正在进行中。研究对象为 6~11 岁的儿童，分为四组：0~2 岁接受过 >2h 麻醉的患儿，0~2 岁接受过 <30min 麻醉的患儿，4~7 岁接受过 >2h 麻醉的患儿，以及无麻醉史的 6~11 岁儿童（对照组）。该研究的目的在于阐明接受麻醉时的年龄及麻醉时间的影响，目前已完成患者的招募，已处于数据分析阶段，相关结果有望明年发布。

45.2.2　TREX 研究

右美托咪定是一种具有镇静作用的 α_2 受体突触前激动剂，已被用于临床镇静和全身麻醉辅助用药。包括啮齿动物和非人灵长类动物在内的动物实验表明，与其他吸入麻醉药和作用于 GABA 或 NMDA 受体的镇静药不同的是，右美托咪定作为一种临床常用药，不会引起神经元凋亡或其他神经退行性变。动物实验也表明，阿片类药物，如瑞芬太尼的短期使用也不会引起神经退行性变。瑞芬太尼和右美托咪定的毒性（Toxicity of Remifentanil and Dexmedetomidine，TREX）研究的目的在于评估上述两种药物的组合是否能改善患儿麻醉后神经发育的结局。TREX 的先导研究评估了 60 例 1~12 个月的下腹部手术的患儿使用右美托咪定 + 瑞芬太尼复合骶管麻醉的方案。该方案是安全可行的，没有明显的不良事件发生，87.5% 的患儿骶管麻醉作用良好，无须使用七氟烷或丙泊酚作为救援药物。该研究是一项有关右美托咪定复合低剂量七氟烷麻醉与标准剂量七氟烷麻醉对比的多中心跨国随机对照研究，研究对象为 2 岁前接受过 >2.5h 麻醉的儿童。目前研究正在组织进行中，已招募约 100 例研究对象。主要研究结果是患儿 3 岁时的 FSIQ。计划将招募超过 500 例患儿，预计数年内无法获得研究结果。

45.2.3　右美托咪定的心脏研究

一项有关 6 个月以下接受心脏矫形手术患儿使用右美托咪定麻醉的安全性及其药代动力学（pharmacokinetics，PK）的 I 期先导研究已完成病例招募。该研究采用剂量递增法建立右美托咪定的 PK 模型，并在 II 期研究中加以验证。已构建了稳定的 PK 模型，其安全性优良，发表的论文中阐述并证明了此 PK 模型，并给出了推荐剂量。此项先导性研究是设计有关右美托咪定在婴儿心脏矫形手术麻醉中神经保护作用的多中心随机对照研究的基础，该研究正处于拨款提交阶段。

45.2.4　MRI 诊断阳性率 / 麻醉研究

每年有成千上万的婴幼儿因需要进行有关发育迟缓、惊厥或自闭症等方面的诊断而需要在镇静或麻醉下行 MRI 检查。对于无神经系统检查异常的患者而言，脑部 MRI 的诊断阳性率极低，这就导致了对于此类患者究竟是否应该进行此项检查的质疑。得克萨斯州儿童医院进行了一项有关此种情况下小于 3 岁的患儿进行脑部 MRI 检查的回顾性数据分析，重点关注 MRI 检查的阳性率及麻醉和镇静的影响。我们假设此类患者的 MRI 诊断阳性率为 10%，并详尽分析了有关麻醉和镇静药物相关的影响。初步的数据分析显示，561 例因总体发育迟缓或出现新发惊厥症状而需在镇静下行 MRI 检查的患儿中，21% 能得到病因学诊断结果，8.5% 的患儿因此改变了治疗方案。我们正在构建一个风险模型，以帮助确定何种患者的 MRI 诊断阳性率可能更高。正如所期望的那样，患儿麻醉药物的暴露量很低，平均麻醉时间为（61.9±20.6）min（中位数为 58min），不论是否合并使用丙泊酚，七氟烷的暴露量为每小时 0.4~0.7MAC。

45.3　FDA 的警示

2016 年 12 月 14 日，美国食品药品管理局（Food and Drug Administration，FDA）发布了一项药物安全通讯（Drug Safety Communication，DSC），主要针对 3 岁以下接受 3h 以上长时间麻醉或反复麻醉的儿童中使用的全身麻醉和镇静药物作出了安全警示。其指出，"小于 3 岁的婴幼儿手术或操作中反复或长时间使用麻醉药和镇静药……可能影响儿童的脑部发育。"该 DSC 回顾了现有的动物和临床研究相关数据，并得出结论："……数项研究结果已经增加了人们对长时间或反复麻醉药物暴露可能导致不同的认知或行为学异常的担忧，这些影响包括神经发育迟缓相关的诊断、学习障碍以及注意力下降性多动症等。"该 DSC 导致与 GABA 和 NMDA 受体作用相关的 11 种常用全身麻醉药和镇静药的处方标识作出了修改，其中包含所有的麻醉性气体，如七氟烷和异氟烷以及静脉使用药物，如氯胺酮、丙泊酚、咪达唑仑、劳拉西泮、苯巴比妥和依托咪酯。该 DSC 还同时强调，"（患儿）父母……应当与患儿的专业医务人员探讨有关麻醉对脑发育的潜在不利影响以及为了不危及患儿的健康而不能推迟进行操作时的适当的手术操作时机。"在 FDA 的药物警示名单中囊括了所有常用的镇静药(阿片类药物除外)、氧化亚氮和右美托咪定。

FDA 的警示在儿科麻醉科医师和镇静医师中引起了巨大的争议和广泛讨论。该警示推出的时机非常出人意料,因为近期两项精心设计的研究(GAS 研究和 PANDA 研究)指出,婴幼儿腹股沟疝修补术中短时间单次麻醉并未导致患儿神经发育评分下降。包括得克萨斯州儿童医院在内的一些机构已经启动了针对 3 岁以下需要接受长时间或反复麻醉的患儿(FDA 警示中针对的患者)父母和相关临床医务人员的前瞻性培训计划。在患者的宣教材料和讨论要点中指出了相关的问题,其中强调了目前相关研究发现中存在的不确定性,并鼓励就相关手术或诊断性操作的必要性进行讨论,即是否可以在不危及患儿安全的前提下,推迟相关的手术或操作?绝大多数情况下,这些手术或操作都有明确的指征,因为与低风险且尚未经证实的麻醉或镇静药对患儿神经发育的可能长期影响相比,推迟相关操作的风险几乎总是更大。但存在很大争议的是,有些操作(如对没有症状或神经学检查异常的患者行 MRI 检查)的诊断阳性率是否够高;这类问题需要仔细加以研究,以决定有些操作是否必要。在得克萨斯州儿童医院,这种医院内部的方法受到了家长的广泛好评,家长们对能得到相关的信息并能进行深入的讨论都高度赞赏;几乎没有操作因为 FDA 的警示而被推迟进行。该培训计划已经推广到了所有需要镇静的区域和加强医疗病房(intensive care unit,ICU)。

许多权威人士和知名的机构都对 FDA 警示的有效性提出了质疑,并主张不要改变目前对家长和临床医务人员进行有关麻醉药物神经毒性方面知识培训的方法。只有在患儿家长询问有关麻醉药物的神经毒性方面的问题时,才会与他们进行相关的讨论。他们强烈认为,FDA 警示背后的证据缺乏有关人类的数据,而动物实验的数据无论多么令人信服,都不足以让他们改变自己的现有做法。

得克萨斯州设有一个医学信息公开专家组,专门负责规范所有医疗和手术操作以及麻醉和镇静的知情同意书的表达方式,并强制要求患者或其父母在任何操作之前都必须阅读、理解并签署相应的知情同意书。知情同意书中涵盖了所有操作中公认的风险,专家组决定的这些风险的纳入标准是:作为一个通情达理的患者或家属,在同意进行某项操作前所想要了解的风险。至于有关婴幼儿长时间或反复麻醉可能导致麻醉药和镇静药相关的神经毒性的问题,专家组认为这是作为一个通情达理的患者想要了解的风险,因而被纳入了知情同意书的标准文本中。

所谓"无毒性"的麻醉和镇静药物的研发正在进行中,迄今为止,在包括非人灵长类动物在内的有关右美托咪定的十余项动物实验结果提示,这种药物不会引起神经元凋亡 / 神经元变性或长时程的神经行为学副作用,除非在使用远大于临床剂量的超大剂量时才可能出现。另外,动物模型发现,右美托咪定还可以改善由异氟烷、氯胺酮或丙泊酚等药物引起的神经元变性和长期神经行为

学改变等副作用。有关右美托咪定作为婴幼儿麻醉主要麻醉药的人体先导性研究正在完成,结果提示这一方法是安全可行的。旨在明确右美托咪定是否可改善神经行为预后的相关随机对照试验正在开始进行。预计这一研究结果在数年内可能无法获得。

45.4　结论

过去 2 年中已经发表了很多人体研究的重要数据,未来 2~5 年预计将会发布更多的数据。GAS 和 PANDA 研究让人们确信,短暂的单次麻醉不会导致神经发育相关测试的得分降低。但新近的 Mayo 医学中心的回顾性研究提示,多次或长时间麻醉可能导致患儿学习障碍的发生率升高。MASK 研究提供了有关反复使用麻醉药对神经心理学多领域评测结果影响的重要信息;而 TREX 研究也将在未来几年内提供新的重要数据。动物研究证实,右美托咪定不会引起神经元变性,正在成为临床有关与神经发育结局相关性的研究中的主要药物。总而言之,与 10~16 年前刚刚开始关注麻醉药物的神经毒性及其对患儿的影响这一重要的公共话题时相比,目前的担心已经少了很多。但是,仍有许多问题有待解决,包括长时间或反复麻醉暴露、ICU 长时间镇静,以及对既往存在神经行为学异常儿童的影响等。

(赵君峰　译,陈玲　校)

推荐阅读

U.S. Food and Drug Administration Website: http: //www. fda.gov/Drugs/DrugSafety/ucm532356.htm; accessed December 23, 2016.

Andropoulos DB, Greene MF. Anesthesia and Developing Brains - Implications of the FDA Warning. N Engl J Med. 2017; 376: 905-907.

Polaner DM, Zuk J, McCann ME, Davidson A. Warnings, uncertainty, and clinical practice. Lancet. 2017; 389: 2174-2176.

Hansen TG. Use of anaesthetics in young children: Consensus statement of the European Society of Anaesthesiology, the European Society for Paediatric Anaesthesiology, the European Association of Cardiothoracic Anaesthesiology and the European Safe Tots Anaesthesia Research Initiative. Eur J Anaesthesiol. 2017; 34: 327-328.

Andropoulos DB. Effect of Anesthesia on the Developing Brain: Infant and Fetus. Fetal Diagn Ther. 2017 Jun 7. [Epub ahead of print].

Pinyavat T, Warner DO, Flick RP, McCann ME, Andropoulos DB, Hu D, Sall JW, Spann MN, Ing C. Summary of the Update Session on Clinical Neurotoxicity Studies. J Neurosurg Anesthesiol. 2016; 28: 356-360.

Bjur KA, Payne ET, Nemergut ME, Hu D, Flick RP. Anesthetic-Related Neurotoxicity and Neuroimaging in

Children: A Call for Conversation. J Child Neurol. 2017; 32: 594-602.

Davidson AJ, Disma N, de Graaff JC, et al. Neurodevelopmental outcome at 2 years of age after general anaesthesia and awake-regional anaesthesia in infancy (GAS): an international multicentre, randomized controlled trial. Lancet. 2016; 387: 239-50.

Sun LS, Li G, Miller TL, et al. Association Between a Single General Anesthesia Exposure Before Age 36 Months and Neurocognitive Outcomes in Later Childhood. JAMA. 2016; 315: 2312-20.

Davidson AJ, Disma N, de Graaff JC, et al. Neurodevelopmental outcome at 2 years of age after general anaesthesia and awake-regional anaesthesia in infancy (GAS): an international multicentre, randomized controlled trial. Lancet. 2016; 387(10015): 239-50.

Sun LS, Li G, Miller TL, et al. Association Between a Single General Anesthesia Exposure Before Age 36 Months and Neurocognitive Outcomes in Later Childhood. JAMA. 2016; 315: 2312-20.

Glatz P, Sandin RH, Pedersen NL, et al. Association of Anesthesia and Surgery During Childhood With Long-term Academic Performance. JAMA Pediatr. 2017; 171: e163470.

Hu D, Flick RP, Zaccariello MJ, et al. Association between Exposure of Young Children to Procedures Requiring General Anesthesia and Learning and Behavioral Outcomes in a Population-based Birth Cohort. Anesthesiology. 2017; 127: 227-240.

Pinyavat T, Warner DO, Flick RP, et al. Summary of the Update Session on Clinical Neurotoxicity Studies. J Neurosurg Anesthesiol. 2016; 28: 356-360.

Warner DO, Zaccariello MJ, Katusic SK, Schroeder DR, Hanson AC, Schulte PJ, Buenvenida SL, Gleich SJ, Wilder RT, Sprung J, Hu D, Voigt RG, Paule MG, Chelonis JJ, Flick RP. Neuropsychological and Behavioral Outcomes after Exposure of Young Children to Procedures Requiring General Anesthesia: The Mayo Anesthesia Safety in Kids (MASK) Study. Anesthesiology 2018; 129: 89-105.

McCann ME, de Graaff JC, Dorris L, Disma N, Withington D, Bell G, Grobler A, Stargatt R, Hunt RW, Sheppard SJ, Marmor J, Giribaldi G, Bellinger DC, Hartmann PL, Hardy P, Frawley G, Izzo F, von Ungern Sternberg BS, Lynn A, Wilton N, Mueller M, Polaner DM, Absalom AR, Szmuk P, Morton N, Berde C, Soriano S, Davidson AJ; GAS Consortium. Neurodevelopmental outcome at 5 years of age after general anaesthesia or awake-regional anaesthesia in infancy (GAS): an international, multicentre, randomised, controlled equivalence trial. Lancet. 2019; 393(10172): 664-677.

Szmuk P, Andropoulos D, McGowan F, Brambrink A, Lee C, Lee KJ, McCann ME, Liu Y, Saynhalath R, Bong CL, Anderson BJ, Berde C, De Graaff JC, Disma N, Kurth D, Loepke A, Orser B, Sessler DI, Skowno JJ, von Ungern-Sternberg BS, Vutskits L, Davidson A. An open label pilot study of a dexmedetomidine-remifentanil-caudal anesthetic for infant lower abdominal/lower extremity surgery: The T REX pilot study. Paediatr Anaesth. 2019; 29: 59-67.

Zuppa AF, Nicolson S, Wilder N, Ibla J, Gottlieb E, Burns K, Sylianou M, Trachtenberg F, Ni B, Skeen T, Andropoulos D, Pediatric Heart Network Investigators. Results of a Phase I Multicentre Investigation of Dexmedetomidine Bolus and Infusion in Corrective Infant Cardiac Surgery. Br J Anaes 2019 (in press) Sinton JW, Andropoulos DB, Jiminez-Gomez A, Herring R, Kukreja M, Zhu H, MRI Indications Study Group. Retrospective review of indications and diagnostic yield of brain MRI with anesthesia in children under 3 years of age and quantification of anesthetic exposure. Presented at International Anesthesia Research Society and Association of University Anesthesiologists Meetings, Chicago IL, April 26-28, 2018.

第 46 章

足月儿和早产儿麻醉的注意事项

Jennifer K. Lee

早产或足月妊娠的新生儿具有独特的生理特点,在围手术期容易发生心血管损害和终末器官损伤。本篇文章专为监护双心室正常新生儿的普通儿科麻醉科医师而编写,因此我们没有回顾单心室的生理学。通常,在妊娠37周之前出生的婴儿被归为早产儿,而在妊娠37周或之后出生的婴儿则被视为足月儿。新生儿期是指生命的第1个月。我们将讨论足月儿和早产儿的生理学特点,回顾一般急症和急诊手术的麻醉管理,并提供改善新生儿围手术期安全性的策略。

46.1 支气管肺发育不良

早产的新生儿缺乏肺泡表面活性物质并且肺部发育不全,容易导致表现为呼吸急促和低氧血症的呼吸窘迫综合征。吸氧和正压通气治疗可促使支气管肺发育不良的新生儿气道炎症好转和重塑,这是早产最常见的并发症之一。支气管肺发育不良的病因是多方面的,脓毒症和动脉导管未闭会加重其严重程度。支气管肺发育不良的最常见预测因素包括低胎龄和需要机械通气,支气管肺发育不良的严重程度随着胎龄的增加而降低。

尽管避免过度通气和给氧可能会降低呼吸系统疾病的严重程度,但对于没有发绀型心脏病的新生儿而言,在手术室中最低限度给氧通常并不安全。鲜有证据支持早产儿或足月新生儿围手术期特定动脉血氧饱和度(arterial oxygen saturation,SaO_2)的阈值。因此,我们收集一般的新生儿医学文献作为指导。一项 Cochrane 回顾研究了5项随机对照试验中近5 000例小于28周新生儿的转归,将早产儿随机分为2周内,临床目标$SaO_2 \leqslant 90\%$ 或 $>90\%$。$SaO_2 \leqslant 90\%$ 的新生儿在18~24个月内死亡,在18~24个月时严重残疾或死亡或在出院前死亡的可能性显著增加。而$SaO_2 > 90\%$ 组早产儿视网膜病变的风险下降。因此,我们可以假设,对于没有发绀型心脏病的新生儿而言,围手术期目标$SaO_2 > 90\%$ 最为安全。较高的SaO_2 还使麻醉科医师有时间对手术期间的缺氧事件做出反应。

46.2 过渡期循环

从胎儿循环到成人循环的过渡包括卵圆孔和动脉导管的闭合。胎儿循环可能会持续存在,但是伴有早期缺氧、酸中毒或体温过低。胎儿循环的延续可能导致新生儿持续的肺动脉高压,从而加剧低氧血症和酸中毒。

此外,没有氧合的血液可能从卵圆孔和动脉导管右向左分流并进入全身循环。与没有呼吸窘迫综合征的足月或早产新生儿相比,患有呼吸窘迫综合征的早产新生儿在导管未闭的情况下持续存在较高的收缩期肺动脉压的风险更大。高肺动脉压力甚至可能接近体循环压力,导致双向血流经动脉导管发生发绀。新生儿持续性肺动脉高压常伴有先天性膈疝、胎粪吸入、脓毒症、肺炎、出生窒息和呼吸窘迫综合征。

要安全地对动脉导管和卵圆孔未闭的新生儿实施麻醉,需要平衡肺循环和体循环的阻力,并促使血流流向肺部以防止发绀,同时也要保证主动脉血流以防止血压过低。必须避免血容量不足,因为其会降低肺血流量,但是容量过多会加重肺部疾病,并增加充血性心力衰竭发生的风险。导致肺血管收缩的因素包括缺氧、体温过低、酸中毒和疼痛。高氧供可能会增加肺血流量和氧合,但是经动脉导管从主动脉分流到肺循环的血液如果过多,则会增加体循环低灌注的风险。另外,减少肺血管阻力和增加肺血流的方法包括过度通气、治疗代谢性酸中毒、加深麻醉、阿片类药物、神经肌肉阻滞和吸入一氧化氮(inhaled nitric oxide,iNO)。必须严格避免体温过低,因为这会加重肺动脉高压,还可以通过谨慎补液或使用小剂量的升压药来提高体循环血压,以促使血流流入肺循环。

动脉导管前和动脉导管后的氧饱和度可以监测术中血管内血流量和氧合的平衡情况。通常右手被认为是动脉导管前的饱和度,但就某些患儿而言,右手和左手都可能反映动脉导管前的饱和度。因此,监测足部的动脉导管后氧饱和度就更为准确。因为大脑会接受大量的动脉导管前的供血,所以必须避免动脉导管前缺氧。

肺动脉高压的新生儿低心排血量的原因是多方面的。其中包括毛细血管渗漏、由于机械通气引起的高胸腔压力导致的静脉回流不畅、麻醉或其他药物引起的全身血管扩张、心室功能不全，以及右心室负荷过重并有室间隔偏入左心室的情况。此外，高肺血管阻力会导致回流到心脏的静脉血减少，并出现复合性低血压。将 iNO 浓度增加至 20ppm 会改善氧合指数。但是随着 iNO 浓度的升高，改善作用变得微乎其微。而且，在支气管肺发育不良的新生儿中，应用 iNO 以改善氧合存在着个体差异性。一些婴儿在使用 iNO 后，氧合功能会有明显改善，而另一些婴儿则没有改善。

46.3　围手术期注意事项

46.3.1　呼吸暂停

所有的新生儿都应视为术后呼吸暂停的高危人群。在健康的成人中，CO_2 与分钟通气量呈线性关系。也就是说，较高的 CO_2 水平会导致分钟通气量的增加。然而，这种线性关系在新生儿中并不是一直存在的，尤其是麻醉以后，因为高碳酸血症可能不会按比例地增加通气量。当母亲在怀孕期间有吸烟或药物滥用问题时，其所生的新生儿极有可能对高碳酸血症的通气反应变得迟钝。

46.3.2　低体温

新生儿低体温的风险也很高。可能需要采取多种干预措施，以确保婴儿在转运到手术室、进行手术以及转运回新生儿重症监护室期间保持正常的体温。一些干预措施包括确保新生儿在转运到手术室之前的最低核心温度为 36.0℃，使用电池供电的恒温箱或运输加热器，并在婴儿身下放置加热凝胶包等。手术室的所有临床医师必须通过提高室温，使用对流加热器并用温暖的毯子覆盖婴儿以保暖。还应该避免体温过高，一旦核心温度达到 37.0℃，过热的风险就会增加。应当监测直肠或食管温度，因为仅仅监测皮肤温度是不够的。

46.3.3　低碳酸血症

必须严格避免低碳酸血症的发生，因为它会导致脑血管收缩并减少脑血流量。对于出生后窒息导致的新生儿脑病患儿而言，动脉 CO_2 水平越低，脑损伤越严重。因此对于已有脑损伤的新生儿而言，目标 $PaCO_2 \geq 35mmHg$ 比较合适。

46.3.4　局麻药中毒

区域麻醉技术在新生儿中应用地越来越普遍，因为它降低了阿片类药物导致的术后呼吸暂停的风险并促进术后康复。酰胺类局麻药的名称在"-caine"之前有"i"，很容易通过名称来识别，与 α_1 酸性糖蛋白和白蛋白结合。与年龄较大的儿童相比，新生儿的 α_1 酸性糖蛋白水平较低，因此增加了局麻药中毒的风险。尽管手术可能会导致术后最初 2d α_1 酸性糖蛋白水平增高，但在使用局麻药时仍需谨慎；应假定新生儿仍处于局麻药中毒的高风险中。

46.4　特殊手术的麻醉处理

46.4.1　坏死性小肠结肠炎

坏死性小肠结肠炎最常见于极低体重新生儿。由于腹部膨隆和呼吸窘迫综合征，通气和氧合可能变得很困难。而发生心肺功能衰竭的高风险患儿，通常复合有肠损伤、肾功能衰竭、出血和高输血需求的凝血疾病所导致的酸中毒。麻醉科医师、外科医师和重症医师之间的良好沟通至关重要。有些新生儿最好在进行侵入性的手术前，进行腹腔引流以稳定病情。而坏疽性肠炎的患儿则需要行剖腹和肠切除术。床边手术可降低体温过低、因通气模式改变而导致的心肺衰竭以及因婴儿体位变化导致的心血管衰竭的风险。用于液体和血液制品复苏的多个静脉输液管路是必不可少的，如果可行有创动脉压监测也是有益的。重症监护室的术前准备包括纠正凝血功能障碍、酸中毒和电解质异常；使用升压药和正性肌力药；进行液体和血液制品的复苏。同时，复苏应该持续至术中。当手术中打开腹腔时，麻醉科医师应做好随时应对突发性低血压的准备。

46.4.2　气管食管瘘

气管食管瘘围手术期的管理同样具有挑战性。在插管过程中，气管插管的尖端最好能超越瘘管口，以减少进入胃部的空气量。如果瘘管口位于气管隆嵴处，则定位就很困难，并且可能需要单肺通气。应尽量减少正压通气，以减少通过瘘管进入胃的空气量。诱导期间，手术医师应在手术室中，以防需要胃肠减压，幸运的是该事件发生的概率很低。

46.4.3　腹腔镜手术

许多新生儿疾病，包括气管食管瘘、食管闭锁和先天性膈疝，都是通过腹腔镜手术治疗的。由于直接压缩胸腔内结构，新生儿的胸腔镜检查可导致严重的低氧血症和血流动力学不稳定。对于新生儿而言，CO_2 吸收胸腔镜超过了腹腔镜，而高碳酸血症可能导致脑血管扩张，颅内压升高，并使血压的自动调节下限变高。腹腔镜或通气时的极高胸压可能会阻碍头部回流并影响颅内压。例如用腹腔镜行幽门环切术，可能会因通气、静脉回流减少和液体复苏不足而导致低血压。

46.4.4　脑积水

脑积水手术在脑室内出血的早产儿中很常见。早产儿大脑脆弱的血管解剖结构和过度生长的血管会增加出血的风险。因为颅内压升高会使血压下限自动调节至较高压力，所以应避免血压过低。由于新生儿"低血压"和"高血压"的定义尚不清楚，因此几乎不可能确定新生儿的最佳血压目标。在没有更好的血流动力学指南且没有神经系统监测的情况下,麻醉科医师只能在正常的神经系统活动期间,以婴儿的术前血压范围为目标来调整血压。

46.4.5 幽门狭窄

幽门狭窄是一种内科急症,而不是外科急症。在进行外科手术修复之前,婴儿必须充分补水,并保持电解质水平正常。对最佳的围手术期和外科治疗的意见各不相同。一些医院会使用术前口或鼻胃管,而其他医院则不使用。在进入手术室时,应假定婴儿饱胃,并且使用大号(10F)多孔胃管将胃里的内容物排空。该操作不能保证完全清除所有胃内容物,不管怎样麻醉科医师应考虑进行快速顺序诱导或在插管前尽量减少高压通气。幽门环切术可采用腹腔镜或开放手术进行,椎管内麻醉和全身麻醉均可采用。与椎管内麻醉相比,全身麻醉可能增加术中低血压的风险。另外,这类患儿发生术后呼吸暂停的风险也很高。

(马昌盛 译 刘佳 校)

参考文献

Jobe AH. The new bronchopulmonary dysplasia. *Curr Opin Pediatr*. 2011 Apr; 23(2): 167-172.

Randala M, Eronen M, Andersson S, Pohjavuori M, Pesonen E. Pulmonary artery pressure in term and preterm neonates. *Acta Paediatr*. 1996 Nov; 85(11): 1344-1347.

Ruegger C, Bucher HU, Mieth RA. Pulse oximetry in the newborn: Is the left hand pre- or post-ductal? *BMC Pediatr*. 2010 May 21; 10: 35-2431-10-35.

Sharma V, Berkelhamer S, Lakshminrusimha S. Persistent pulmonary hypertension of the newborn. *Matern Health Neonatol Perinatol*. 2015 Jun 3; 1: 14-015-0015-4. eCollection 2015.

Lonnqvist PA. Inhaled nitric oxide in newborn and paediatric patients with pulmonary hypertension and moderate to severe impaired oxygenation: Effects of doses of 3-100 parts per million. *Intensive Care Med*. 1997 Jul; 23(7): 773-779.

Banks BA, Seri I, Ischiropoulos H, Merrill J, Rychik J, Ballard RA. Changes in oxygenation with inhaled nitric oxide in severe bronchopulmonary dysplasia. *Pediatrics*. 1999 Mar; 103(3): 610-618.

Goldberg S, Ollila HM, Lin L, Sharifi H, Rico T, Andlauer O, Aran A, Bloomrosen E, Faraco J, Fang H, Mignot E. Analysis of hypoxic and hypercapnic ventilatory response in healthy volunteers. *PLoS One*. 2017 Jan 3; 12(1): e0168930.

Ali K, Wolff K, Peacock JL, Hannam S, Rafferty GF, Bhat R, Greenough A. Ventilatory response to hypercarbia in newborns of smoking and substance-misusing mothers. *Ann Am Thorac Soc*. 2014 Jul; 11(6): 933-938.

Engorn BM, Kahntroff SL, Frank KM, Singh S, Harvey HA, Barkulis CT, Barnett AM, Olambiwonnu OO,

Heitmiller ES, Greenberg RS. Perioperative hypothermia in neonatal intensive care unit patients: Effectiveness of a thermoregulation intervention and associated risk factors. *Paediatr Anaesth*. 2017 Feb; 27(2): 196-204.

Stanger R, Colyvas K, Cassey JG, Robinson IA, Armstrong P. Predicting the efficacy of convection warming in anaesthetized children. *Br J Anaesth*. 2009 Aug; 103(2): 275-282.

Lopez Laporte MA, Wang H, Sanon PN, Barbosa Vargas S, Maluorni J, Rampakakis E, Wintermark P. Association between hypocapnia and ventilation during the first days of life and brain injury in asphyxiated newborns treated with hypothermia. *J Matern Fetal Neonatal Med*. 2017 Nov 27: 1-9.

Calder A, Bell GT, Andersson M, Thomson AH, Watson DG, Morton NS. Pharmacokinetic profiles of epidural bupivacaine and ropivacaine following single-shot and continuous epidural use in young infants. *Paediatr Anaesth*. 2012 May; 22(5): 430-437.

Gentili A, Landuzzi V, Lima M, Baroncini S. Anesthesiological management in ELBW infants: Like ductal ligation, does necrotizing enterocolitis similarly lie between 'simple anesthesia' and 'extreme art'? *Paediatr Anaesth*. 2013 Feb; 23(2): 200-201.

Bishay M, Giacomello L, Retrosi G, Thyoka M, Nah SA, McHoney M, De Coppi P, Brierley J, Scuplak S, Kiely EM, Curry JI, Drake DP, Cross KM, Eaton S, Pierro A. Decreased cerebral oxygen saturation during thoracoscopic repair of congenital diaphragmatic hernia and esophageal atresia in infants. *J Pediatr Surg*. 2011 Jan; 46(1): 47-51.

Neunhoeffer F, Warmann SW, Hofbeck M, Muller A, Fideler F, Seitz G, Schuhmann MU, Kirschner HJ, Kumpf M, Fuchs J. Elevated intrathoracic CO2 pressure during thoracoscopic surgery decreases regional cerebral oxygen saturation in neonates and infants-A pilot study. *Paediatr Anaesth*. 2017 Jul; 27(7): 752-759.

Nusbaum DM, Brady KM, Kibler KK, Blaine Easley R. Acute hypercarbia increases the lower limit of cerebral blood flow autoregulation in a porcine model. *Neurol Res*. 2016 Mar; 38(3): 196-204.

Toung TJ, Aizawa H, Traystman RJ. Effects of positive end-expiratory pressure ventilation on cerebral venous pressure with head elevation in dogs. *J Appl Physiol (1985)*. 2000 Feb; 88(2): 655-661.

Simpao AF, Ahumada LM, Galvez JA, Bonafide CP, Wartman EC, Randall England W, Lingappan AM, Kilbaugh TJ, Jawad AF, Rehman MA. The timing and prevalence of intraoperative hypotension in infants undergoing laparoscopic pyloromyotomy at a tertiary pediatric hospital. *Paediatr Anaesth*. 2017 Jan; 27(1): 66-76.

Rorke LB. Anatomical features of the developing brain

implicated in pathogenesis of hypoxic-ischemic injury. *Brain Pathol.* 1992 Jul; 2(3): 211-221.

Brady KM, Lee JK, Kibler KK, Easley RB, Koehler RC, Czosnyka M, Smielewski P, Shaffner DH. The lower limit of cerebral blood flow autoregulation is increased with elevated intracranial pressure. *Anesth Analg.* 2009 Apr; 108(4): 1278-1283.

Ing C, Sun LS, Friend AF, Kim M, Berman MF, Paganelli W, Li G, Williams RK. Differences in intraoperative hemodynamics between spinal and general anesthesia in infants undergoing pyloromyotomy. *Paediatr Anaesth.* 2017 Jul; 27(7): 733-741.

第47章

儿科创伤救治最新进展

Rosalie F. Tassone

47.1 背景

在美国，儿童创伤导致的死亡例数比其他所有原因导致的儿童死亡例数之和还多（如不明原因的婴儿猝死、癌症和传染病等）。据估计，每年每4名儿童中就有1名发生意外受伤，需要医疗服务。由于这些患儿可能需要长期治疗，每年的医疗费用超过500亿元。美国儿科学会指出，"为改善受伤儿童的预后，需要将儿童受伤问题看作是一个重大公共卫生问题。"医院系统在儿童医疗方面的改变或许能满足这一需求。

47.2 创伤救治体系

创伤中心提供必要的人力和物力资源，以合理救治创伤患者。目前，美国外科医师学院（American College of Surgeons，ACS）划分了四个级别的创伤救治中心，以便为受伤患者提供最佳治疗，总结如下。

47.2.1 第一级

该级中心能够为整个地区提供全面的创伤医疗服务，能够引领创伤医疗领域的教育、科研和系统规划。一级中心能随时提供创伤外科医师、麻醉科医师、内科专家、护士和复苏设备。ACS对创伤中心的定量标准进一步规定，一级中心每年收治1 200例住院患者，或每年收治240例严重创伤患者，或平均每位外科医师治疗35例严重创伤患者。

47.2.2 第二级

该中心提供全面的创伤治疗，作为大城市一级创伤中心的补充，或者作为人口较少地区的牵头医院。二级中心必须满足与一级中心基本相同的标准，但定量标准不是必需的，可能取决于所服务的地理区域大小。该中心不必在教学和科研方面发挥带头作用。

47.2.3 第三级

该中心提供迅速的评估、复苏、紧急手术，创伤患者稳定后按指示将其转移到一级或二级中心。三级中心通常服务于不能立即将患者送入一级或二级创伤中心的社区。

47.2.4 第四级

四级中心提供对受伤患者的初步评估，但大多数患者将需要转移到更高级别的创伤中心。四级中心必须有内科医师或具有中级水平的医师24h随时待命。专科医师可能需要，但配备训练有素的复苏团队更为重要。

47.3 麻醉科医师为临床协作专家

麻醉服务在创伤患者的治疗中至关重要。ACS进一步肯定了麻醉医疗服务的重要性。麻醉医疗服务对严重创伤患者的管理至关重要，麻醉科医师必须在30min内到场以便进行急诊手术和解决气道问题。

在一级和二级创伤中心，必须每日24h提供麻醉医疗服务。麻醉医疗服务可由麻醉科高年资住院医师或注册麻醉护士（certified registered nurse anesthetists，CRNA）提供，他们能够评估创伤患者的紧急情况并针对症状提供有效治疗，包括开始急诊手术麻醉。麻醉科高年资住院医师或CRNA现场评估时，必须通知值班的麻醉科主治医师，在需要时他们能够在30min内到场，手术过程中他们也需要在场。

在三级中心医院，不需要院内值班，但麻醉科医师或CRNA必须能在30min内到场。因此，必须制订规程，以确保麻醉提供者在收到通知后30min内及时到达患者床边。此外，三级中心必须规定熟练掌握紧急气道管理的医师在院。在三级中心，手术麻醉也可以由CRNA在现场医师的监督下实施。

表 47.1　儿童外科中心分级及医疗服务范畴

特征	一级	二级	三级
患者年龄	不限	不限	>6 个月
ASA 分级	1~5	1~3	1~2
合并症的多学科治疗	多个内科和外科专业；儿科麻醉	单一外科专业；新生儿科；儿科麻醉	无
手术	严重的先天性异常和复杂疾病的手术，包括那些不常见的或需要多学科协作的手术	儿童外科专业治疗的常见先天性异常和疾病，不需多专业协作治疗	通常由单一专科医师实施的常见低风险手术
日间手术	儿科麻醉科医师负责围术期安全，ASA 1~3 级的足月和早产儿可作为日间手术患者；医疗中心一般要求出生 <4 周的足月儿或矫正胎龄 <50 周的早产儿，术后监测需大于 12h	儿科麻醉科医师负责围术期安全，ASA 1~3 级的足月和早产儿可作为日间手术患者；医疗中心一般要求出生 <4 周的足月儿或矫正胎龄 <50 周的早产儿，术后监测需大于 12h	其他方面健康的 ASA 1~2 级、年龄 >1 岁的儿童

47.4　儿科系统

同样，在 2014 年，美国外科医师协会发表了一份声明，主张对行儿科患者手术的机构制定分级标准。ACS 与儿童外科护理委员会合作制定了标准，以改善儿童外科患者的手术医疗服务。这些标准得到了美国儿外科协会和儿科麻醉学会的支持，并作为美国儿童外科服务多个领域的专业标准。"儿童外科医疗服务最佳资源配置"标准详细介绍了有关资源配置标准、质量改进和安全流程、数据收集和认证流程的原则。该标准分为三个等级，对应儿科医院的医疗服务范畴，见表 47.1。

应注意，一级中心要求医务人员中必须有 2 名或 2 名以上的儿科麻醉科医师，必须有 1 名主要负责所有 2 岁或 2 岁以下儿童的儿科麻醉科医师，应该有 1 名主要负责所有 5 岁或 5 岁以下，或美国麻醉科医师协会（American Society of Anesthesiologists，ASA）3 级或以上儿童的儿科麻醉科医师。儿科麻醉科医师作为手术的主要麻醉服务提供者在手术过程中必须在场。在二级中心，要求至少有 1 名全年 24h 待命的儿外科医师，有需要时 60min 内能提供医疗服务，并能像一级中心一样为 5 岁或 5 岁以下的儿童提供相关医疗服务。三级中心必须具有儿科经验的麻醉科医师全年 24h 待命，在需要时 60min 内到场。其中必须有 1 人主要负责 2 岁或 2 岁以下儿童的麻醉科医师，另外需有 1 人主要负责所有 5 岁或 5 岁以下儿童的麻醉科医师。"儿童外科医疗服务最佳资源配置"标准中对儿科麻醉科医师有特殊定义。该定义中儿科麻醉科医师包括美国麻醉学委员会认证的儿科麻醉科医师以及未取得此认证但具有其他证书的麻醉科医师。

47.5　儿科创伤系统

截至 2012 年，在美国，仅有 35 个一级和 32 个二级儿科创伤中心通过美国外科医师协会的验证。儿科创伤中心，除了满足儿科资源要求外，还必须满足与成人创伤中心相同的资质要求。此外，儿科创伤中心应具有处理严重儿科创伤的容量和能力。一级儿科创伤中心必须每年接纳≥200 例 15 岁以下的创伤儿童。二级儿科创伤中心必须每年接纳≥100 例 15 岁以下的创伤儿童。这些病例包括住院患者或接受 23h 观察的患者，但应排除因溺水、中毒、异物、窒息就医或到达医院时死亡的患者。

47.6　总结

随着外科创伤患者救治体系及儿童外科医疗体系的改进，儿童创伤患者的救治水平也不断提高。但是，专业化的儿童创伤中心仍然很少，还远远不够。

（尹光敏　译，倪丽亚　校）

参考文献

Hamilton BE et al. Annual summary of vital statistics: 2010-2011. Pediatrics. 2013; 131(3): 548-558.

Danseco ER, et al. Incidence and costs of 1987-1994 childhood injuries: demographic breakdowns. Pediatrics. 2000; 105(2).

Finklestein EA, et al. Incidence and Economic Burden of Injuries in the United States. Oxford, United Kingdom: Oxford University Press; 2006.

American Academy of Pediatrics, Committee on Pediatric Emergency Medicine, Committee on Medical Liability, Task Force on Terrorism. The pediatrician and disaster preparedness. Pediatrics. 2006; 117(2): 560-565. Reaffirmed September 2013.

Management of Pediatric Trauma. Committee on Pediatric Emergency Medicine, Council on Injury, Violence, and Poison Prevention, Section on Critical Care, Section on Orthopaedics, Section on Surgery, Section on Transport

Medicine, Pediatric Trauma Society, and Society of Trauma Nurses Pediatric Committee. Pediatrics. Vol 138 (2) August 2016.

Resources for the optimal care of the injured patient 2014. Committee on Trauma. American College of surgeons. 2014.

Optimal Resources for Children's Surgical Care v.1. American College of Surgeons. 2014.

Wesson DE. Pediatric Trauma Centers: Coming of Age. Coselli JS, ed. *Texas Heart Institute Journal*. 2012; 39 (6): 871-873.

第48章

先天性心脏病患儿接受急诊非心脏手术的管理

Nina Deutsch

随着治疗水平的提高,小儿先天性心脏病患者的人数仍在持续增加。这导致我们在非心脏手术的麻醉中会遇到很多此类患者。然而多项研究表明,这类患者的麻醉并发症风险显著增加。此外,必须实施的急诊手术可能会使情况更加复杂化。本章将主要探讨以下几个方面的问题:

(1) 先天性心脏病患儿的基本特点;

(2) 心搏骤停风险增加的患儿人群;

(3) 先天性心脏病患儿接受急诊非心脏手术的麻醉管理方法。

48.1 先天性心脏病患儿的基本特点

对所有的先天性心脏病患者来说,了解精确的解剖结构以及影响血流方向与分流量的压力种类是十分重要的。血液沿着阻力最小的路径流动,几乎总是从左(体循环)向右(肺循环)分流。然而,分流量取决于分流的限制程度(图48.1)。在非限制性分流中,血流取决于两边血管床的相对血管阻力并可致使一定容量的血流进入肺循环系统。这与限制性分流不同,在限制性分流中,一定程度的狭窄将会产生最大阻力并限制可能发生的分流量。

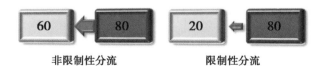

图 48.1 分流量与分流限制程度的关系

最终,其目的是确定肺循环(pulmonary perfusion,Qp)与体循环(systemic perfusion,Qs)的相对血流量,以确定血液循环的"平衡"程度(表48.1)。Qp:Qs 的比值通常是在心导管室通过 Fick 定律确定的。然而,这些数据并不总能在紧急情况下获得,也不可能在所有患者中随时获得。

因此,当患者吸空气时(且没有严重的肺疾病),Qp:Qs 的比值可以通过脉搏血氧饱和度(pulse oxygen saturation,SpO₂)来估测。在没有分流的患者中,Qp:Qs 的比值应该等于1。在充分混合的病变中,即前往主动脉的血液是来自体静脉和肺静脉回流血液的混合物(例如单心室生理学),如果 Qp:Qs 的比值为1,吸空气时 SpO₂ 应该为75%~85%。

表 48.1 肺循环(Qp)与体循环(Qs)的相对血流量及临床表现

Qp:Qs	相对血流	临床表现
<1	右向左分流	发绀
1~1.5	轻度左向右分流	无症状、杂音、正常心电图
1.5~3	中度左向右分流	有或无症状;轻微慢性心力衰竭
3~5	重度左向右分流	慢性心力衰竭伴明显症状;发育停滞

在术前阶段,确定和了解患者先天性心脏病的精确解剖是非常重要的。绝大多数患者都会有一个最近的超声心动图检查结果,这将是评估病情的关键。应当注意分流、反流和跨瓣压力梯度的存在。重要的是,同时还能确定心功能。患者既往心脏手术史也需要进行回顾,以确定已经采取了哪些姑息或纠正性手术。

一旦评估这些数据后,应确认这些数据是否与患者的生命体征和 SpO₂ 相一致。如果出现巨大的分歧,应考虑是否有其他原因可以解释? 例如,一个在等待第一阶段姑息心脏手术的单心室患者,如果氧饱和度明显低于预期,可能有几种解释,包括其原有的肺疾病(肺炎、肺动脉高压)和通过缺损的右向左分流增加。另一方面,如果 SpO₂ 明显高于预期,这可能是肺循环血流增加而减少了体循环,这可能导致低灌注而引起代谢性酸中毒。对于每种情况都必须确定吸氧会产生什么效果,是正性的还是负性的,以便管理氧合。

最后,考虑拟施手术和麻醉对患者生理的影响是十分重要的。对所有患者来说,禁食水时间延长、脱水、麻醉剂和系统性感染性疾病会引起全身血管阻力的降低,而疼痛、缺氧、高碳酸血症和肺不张会增加肺血管阻力。在这些情况下,当分流存在时肺血流与全身血流量的相对比例可能会发生变化,并最终使围手术期患者管理复杂化。在急诊手术情况下,通常没有机会推迟手术以充分优化患者状态。因此,应制订合理的麻醉计划来监测、治疗和缓解这些问题。

48.2　心搏骤停风险增加的患儿人群

1994 年,美国成立了一个小儿围手术期心搏骤停登记处(pediatric perioperative cardiac arrest,POCA),即一个多机构的数据库,以便探索麻醉中儿童心搏骤停的原因。虽然起初登记处的报告显示心搏骤停发生率和药物明显相关,但随着时间的推移,心搏骤停的原因随着麻醉药物的改进而逐渐演变。自 2010 年以来的最新报告显示,血容量不足、输血相关的高钾血症和呼吸问题成为大部分心搏骤停的原因。然而,34% 的心搏骤停发生于先天性心脏病儿童。其中,50% 以上发生在单心室生理、分流性或梗阻性病变,特别是主动脉狭窄。75% 的死亡是由以下三种原因造成的:单心室、心肌病和主动脉狭窄。此外,这些心搏骤停事件更可能发生在一般手术室而不是心脏手术室或心导管室。患有肺动脉高压的患者围手术期风险同样增加。

与先天性心脏病风险调整(risk adjustment in congenital heart surgery,RACHS)评分低的儿童相比,4~6 级的高评分患儿更有可能进行非心脏手术。特别是具有单心室生理学的患者,需要进行各种类型的非心脏手术,最常见的是放置外周或中心静脉导管、经皮胃造瘘术(经皮或腹腔镜)和气道操作。在这类患者中,麻醉相关并发症的发生通常在 11%~15%,但在年长的 Fontan 患者中高达 31%。在一项近期的回顾性研究中,3 000 例先天性心脏病患者接受了非心脏手术,心血管事件的发生率为 11.5%,与美国麻醉科医师协会(American Society of Anesthesiologists,ASA)≥3 级、急诊、严重的冠心病、单心室生理、心室功能障碍、矫形手术、普外科手术、神经外科手术及肺部手术有关。呼吸事件发生率为 4.7%,与 ASA≥4 级、耳鼻喉手术、胃肠道手术、普外科手术及颌面部手术有关。

由于这些患者群体的风险增加,几个中心根据年龄和 / 或疾病的复杂性将患者进行风险分层,使术前评估标准化并决定是否需要亚专科心脏麻醉科医师在围手术期对患儿进行治疗。由于各中心之间的具体分层标准可能有所不同,所以应根据可行性和各组麻醉科医师的培训情况制定某些特定的分层标准。然而在紧急情况下,术前可能无法等待亚专科团队,麻醉科医师必须了解这些患者基本情况的复杂性,并将这些知识应用到他们的治疗中,直到亚专科团队到达。

48.3　先天性心脏病患儿接受急诊非心脏手术的麻醉管理方法

48.3.1　术前

正如所有手术患者一样,在围手术期必须对先天性心脏病患者进行全面的术前评估以便他们得到最好的治疗。虽然在紧急情况下这可能很难,但至少应该完成超声心动图检查和任何可以获得的心脏检查(如上所述)。此外,患者的临床表现应与这些检查提供的数据相一致,如果有分歧,则应明确其原因。强烈推荐术前请患儿的管理团队会诊,这对于明确患者当前的情况非常有帮助。

在对患者进行初步评估期间,应尽可能完整地进行系统评估。许多心脏病患者也可能有明显的合并症,如肺部疾病、气道异常、肝肾功能不全以及神经系统发育迟缓。这些合并症可能从多方面影响麻醉,包括药物吸收和代谢、插管难易程度和通气等。回顾用药情况也是必要的。许多患者平时可能会长期服用抗凝药。这需要考虑是否有必要(或可能)在术前逆转其药效从而减少术中出血。此外,在紧急情况下,由于血流动力学不稳定,可能会需要输注多巴胺、肾上腺素或加压素等药物。如果尚未开始使用这些药物,麻醉诱导和手术本身也可能导致患者需要使用正性肌力药物,因此应该准备合理浓度的紧急药物以便可以立即使用。

需要考虑禁食水时间延长的影响。高风险组患者(单心室、肺动脉高压、左室流出道梗阻)应该静脉输液,以防止大量脱水。时间允许的话,任何液体缺失都应被纠正,从术前开始并持续到术中阶段,然后再开始维持输液。在年龄更小的人群中,还应根据患者年龄决定维持的液体中是否应包含适当浓度的葡萄糖。

除了标准的 ASA 监护之外,还需要根据患者潜在的心脏疾病、功能状态以及手术的特点进行额外的有创监测,如动脉导管或中心静脉导管。在许多短小手术中,如果有一个功能良好的无创血压袖带和精确的脉搏血氧,则无须额外的监护。然而,如果术中或术后需要正性肌力药物的可能性很大,大多数医师会选择预先放置额外的监护。

48.3.2　术中

使用任何麻醉剂,都应该根据潜在的心脏疾病和拟施手术来选择药物和麻醉方式。依托咪酯、阿片类药物和氯胺酮等药物均具有良好的血流动力学特征,使得最复杂的先天性心脏病患者也能顺利地进行静脉诱导。然后可以使用较低最小肺泡有效浓度(minimum alveolar concentration,MAC)值(0.5~1MAC)的挥发性药物进行麻醉维持。尽管气管插管与正压通气在第二、三阶段单心室生理期间通常是不可取的,但是许多手术需要术中完全肌松以获得最佳手术条件。该情况下限制吸气峰压和呼气末正压(positive end expiratory pressure,PEEP)使静脉回流不受阻碍是非常关键的。

由于腹部手术是该患者群体中最常见的非心脏手术之一，关于腹腔镜手术是否安全的问题已经得到广泛研究。随着充气、全身血管阻力的改变以及静脉回流的减少都可能引起血流动力学的不稳定，尤其对单心室患者。Gillory等学者对先天性心脏病患儿进行了一项为期10年的回顾性研究，包括121例腹腔镜手术与50例开腹手术。他们发现在血流动力学不稳定方面没有区别。其他研究也证实了单心室患者使用腹腔镜的安全性，并指出充气压力应保持在低流量8~12mmHg。

48.3.3　术后

最后，术后是否拔管取决于多方面因素，包括手术的时间长短、液体入量、术中血流动力学稳定性和术后疼痛管理。术后处置也需要进行考虑。根据手术的复杂性和患者的状况，许多患者由于血流动力学可能不稳定和需要术后机械通气，应该在加强医疗病房内苏醒。存在疑问时应常规在大多数急诊手术后将患者送到加强医疗病房进行更密切的观察。

48.4　特殊高危心脏病患儿的麻醉管理

48.4.1　单心室

在非心脏手术中，单心室患者是最高危的治疗人群。虽然有许多不同的解剖变异属于单心室生理学范畴，但是在血液流出心脏之前，它们都既有体循环血流又有肺循环血流。在治疗过程中，这些患者将进行三个阶段的心脏外科手术，从而将肺循环和体循环血流分开。因此，在每个阶段之后，将会有不同的生理意义和管理原则。

第一阶段姑息手术后：这是一种分流依赖性生理学，在体循环到肺循环间建立通道来能满足肺血流。最常见的术式为Sano分流术（右心室至肺动脉）或改良BT分流术（锁骨下动脉或颈动脉至肺动脉）。为了保持分流通畅，这些患者常常采取某种方式进行抗凝。这被认为是一个脆弱的循环，即使是氧气、通气、pH或温度的微小变化都可能影响肺部和全身血流的平衡。治疗目标是将SpO_2保持在75%~85%的范围内。避免高吸入气中氧浓度(fraction of inspiration oxygen)FiO_2是非常重要的，因为这可能导致肺血流量增加而全身血流量减少。此外，由于单心室要处理全身和肺静脉的回流和流出，它非常依赖前负荷，而不能很好地耐受后负荷增加。因此，这些患者不应该过长地进行术前禁食。由于第三间隙的液体丢失和失血，应当谨慎地进行液体管理。用正性肌力药和充足的静脉输液维持适当的体循环阻力是必要的。

双向Glenn和Fontan术后：第二阶段的姑息治疗，即Glenn手术，将上腔静脉(superior vena cava, SVC)回流的静脉血转移至肺动脉。来自下腔静脉(inferior vena cava, IVC)的非饱和血液继续在共同心房中与饱和的肺静脉回流混合，产生大约85%的动脉血氧饱和度。静脉回流

部分转移到肺循环显著减少了心室的容量负荷，从而改善第一阶段姑息手术后血流动力学状态。到第三阶段，Fontan手术，下腔静脉的血流也转移到肺循环，引起更高的肺血流量和更高的氧饱和度（当存在开窗术时可达85%~92%）。

由于来自上腔静脉（Glenn）或上腔静脉和下腔静脉（Fontan）的被动流动是肺血流的来源，因此它更可能受到胸内或腹内压力、容量状态、肺血管阻力和血红蛋白水平的影响。虽然自主呼吸是理想的生理状态，能增加静脉回流，但许多手术需要肌松和正压通气。因此，限制吸气峰压和PEEP，使静脉回流不受阻碍是关键。轻度通气不足（$PaCO_2$约40~45mmHg）实际上可改善氧合。通过改善脑血管扩张，从脑血管进入上腔静脉的血液和最终的肺部血液可以更好地进行氧气交换。

因此，管理的目标包括维持充足的血管容量和适当的肺血管阻力。静脉回流减少的情况，如低血压、血容量不足和心动过速应该采用合适的液体治疗。增加肺血管阻力的因素，如低氧血症、高碳酸血症、酸中毒和气道压力过高，会导致肺血流量减少和缺氧，因此应该避免。

48.4.2　肺动脉高压

肺动脉高压可继发于以下的原因之一：

- 左心疾病将高压转移至肺血管；
- 左向右分流增加导致肺血流显著增加；
- 内在的肺部疾病；
- 特发性肺动脉高压。

所有的这些情况均可致肺内血管变化伴血栓形成，最终导致纤维化和小动脉闭塞。这使得患者出现肺动脉高压危象的风险增加。随着肺血管阻力的突然增加（由于缺氧、高碳酸血症、酸中毒或交感神经刺激），肺动脉压力超过体循环血压，右心室功能急剧下降。在心房分流的患者中，患者会出现右向左分流和发绀。然而，当没有分流时，肺血流量减少将导致心排血量减少和双心室衰竭。

多项研究表明，肺动脉高压患儿的麻醉风险增加。主要并发症的发生率与肺动脉高压基线的严重程度有关。肺动脉压大于等于体循环压力的患者，其并发症的发生率远高于那些低于体循环压力的患者。围手术期死亡与肺动脉高压的危险因素包括晕厥史、功能状态差、心律失常、SpO_2低于85%、严重右心功能不全和唐氏综合征。

在肺动脉高压患者中，预防麻醉下肺血管阻力的急剧增加是非常关键的。诱导时尤为困难。一些药物如依托咪酯、阿片类药物或氯胺酮已被证实能提供稳定的血流动力学状态。应采取积极措施避免高碳酸血症、缺氧和酸中毒，包括适当的早期控制通气。适当的液体复苏同样重要。没有特异的麻醉剂或技术可以预防所有患者的肺动脉高压危象。相反，应当使用平衡的理念，以避免任何一种药物在较高剂量时出现的有害作用。如果发生肺动脉高压危象，应设FiO_2为1.0，过度通气，纠正酸中毒和一氧化氮治疗都是可以选择的治疗方法。同时还需要血流动力学支持和改善右心室功能的药物。

48.4.3　心肌病

心肌病是心肌的异常,根据病因学和生理学将心肌病分为以下几类:

- 扩张型心肌病(dilated cardiomyopathy,DCM);
- 限制性心肌病(restrictive cardiomyopathy,RCM);
- 肥厚型心肌病(hypertrophic cardiomyopathy,HCM);
- 致心律失常性右心室心肌病(arrhythmogenic right ventricular cardiomyopathy,ARVC);
- 未分类心肌病。

每个亚型都有一个特定的临床表现,绝大多数最终发展为心力衰竭。在2010年的POCA登记报告中,心肌病患者的死亡率为50%。那些在超声心动图中射血分数小于16%的心肌病患者在麻醉状态下心搏骤停的风险最高。

在许多心肌病患者中,基线血压相对较低的原因主要包括利尿治疗、使用血管紧张素转化酶(angiotensin converting enzyme,ACE)抑制剂、β受体阻滞剂和心功能较差。在围手术期,禁食时脱水会进一步恶化。这种脱水和相对低血压会使麻醉诱导和维持复杂化,因为几乎所有麻醉剂都有血管舒张作用继而引起前负荷降低。Kipps及其同事在对26例心力衰竭患者的麻醉管理中发现,大约38%的患者在麻醉中出现并发症,最常见的是明显的低血压并需要正性肌力药物。与肺动脉高压一样,麻醉技术的选择通常是平衡使用几种较低剂量的药物,以避免单独大剂量的任何药物的副作用。对这些患者来说,正性肌力药物的支持是防止心肌缺血恶化或心律失常发展的关键。

48.4.4　阻塞性病变

阻塞性病变可能发生在心室流出道的任何地方,包括瓣膜本身、瓣膜上方或下方。某些疾病状态,如Williams综合征,可能与左右心室流出道梗阻有关。尤其是左心室流出道梗阻,这往往会导致更严重的并发症,有发生心搏骤停的可能。梗阻严重时,左心室变得肥厚,增加了室壁张力和氧耗。肥厚也可影响冠状动脉血流导致心内膜下缺血。

在这些患者中,任何降低冠脉血流量(降低全身血管阻力或引起心肌抑制)或增加心肌耗氧量(心动过速或心律失常)的药物都可能使局部缺血恶化并导致心搏骤停。此外,麻醉的诱导和苏醒与交感神经活动增加有关,这可能引起高血压、心动过速和氧耗增加。

这些患者的麻醉目标包括:

- 维持前负荷、收缩力和全身血管阻力;
- 保持正常的窦性心律;
- 防止肺血管阻力增加;
- 避免使用会导致心动过速或显著血管舒张的麻醉剂。

容量充足是关键,在诱导前通常给予一定的液体负荷量。依托咪酯和阿片类药物是常用的诱导药。氯胺酮虽然可引起一定程度的心动过速,但已成功应用于重度瓣膜狭窄的儿童患者。右美托咪定会降低心率和增加全身血管阻力,可以用作平衡麻醉技术的一部分。如果心肌缺血恶化,如心电图ST段改变或心律失常,迅速使用α

受体激动剂如去氧肾上腺素进行治疗是至关重要的。应该立即改善心肌氧供和氧需的平衡。对于最高风险患者,应该在手术前保证体外膜氧合(extracorporeal membrane oxygenation,ECMO)随时可用,以便在需要时能够做出最快的反应。

(沈怡佳　译,王嘉锋　校)

参考文献

Ramamoorthy C, Haberkern CM, Bhananker SM, et al. Anesthesia-related cardiac arrest in children with heart disease: data from the Pediatric Peri-operative Cardiac Arrest (POCA) Registry. Anesth Analg 2010; 110: 1376-1382.

van der Griend BF, Lister NA, McKenzie IM, et al. Postoperative mortality in children after 101, 885 anesthetics at a tertiary pediatric hospital. Anesth Analg 2011; 112: 1440-7.

Friesen RH, Williams GD. Anesthetic management of children with pulmonary arterial hypertension. Pediatr Anesth 2008; 18: 208-216.

Lynch J, Pehora C, Holtby H, et al. Cardiac arrest upon induction of anesthesia in children with cardiomyopathy: an analysis of incidence and risk factors. Paediatr Anaesth 2011; 21: 951-957.

Matisoff AJ, Olivieri L, Schwartz JM, Deutsch N. Risk assessment and anesthetic management of patients with Williams syndrome: a comprehensive review. Paediatr Anaesth 2015; 25: 1207-15.

Brown M, DiNardo JA, Odegard KC. Patients with single ventricle physiology undergoing noncardiac surgery are at high risk for adverse events. Paediatr Anaesth 2015; 25: 846-51.

Morray JP, Geiduschek JM, Ramamoorthy C, et al. Anesthesia-related cardiac arrest in children: initial findings of the Perioperative Cardiac Arrest (POCA) Registry. Anesthesiology 2000; 93: 6-14.

Sulkowski JP, Cooper JN, McConnell PI, et al. Variability in noncardiac surgical procedures in children with congenital heart disease. J Pediatr Surg 2014; 49: 1564-9.

Christensen RE, Gholami AS, Reynolds PI, Malviya S. Anaesthetic management and outcomes after noncardiac surgery in patients with hypoplastic left heart syndrome: a retrospective review. Eur J Anaesthesiol 2012; 29: 425-30.

Rabbitts JA, Groenewald CB, Mauermann WJ, et al. Outcomes of general anesthesia for noncardiac surgery in a series of patients with Fontan palliation. Paediatr Anaesth 2013; 23: 180-7.

Lee S, Reddington E, Koutsogiannaki S, et al. Incidence and risk factors for perioperative cardiovascular and respiratory adverse events in pediatric patients with congenital heart disease undergoing non-cardiac procedures. Anesth Analg 2018; 127: 724-9.

White MC, Peyton JM. Anaesthetic management of children with congenital heart disease for non-cardiac surgery. Contin Educ Anaesth Crit Care Pain 2012; 12: 17-22.

Saettele AK, Christensen JL, Chilson KL, Murray DJ. Children with heart disease: risk stratification for non-cardiac surgery. J Clin Anesth 2016; 35: 479-84.

Gillory LA, Megison ML, Harmon CM, et al. Laparoscopic surgery in children with congenital heart disease. J Pediatr Surg 2012; 47: 1084-8.

Slater B, Rangel S, Ramamoorthy C, et al. Outcomes after laparoscopic surgery in neonates with hypoplastic left heart syndrome. J Pediatr Surg 2007; 42: 1118-21.

Mariano ER, Boltz MG, Albanese CT, et al. Anesthetic management of infants with palliated hypoplastic left heart syndrome undergoing laparoscopic Nissen fundoplication. Anesth Analg 2005; 100: 1631-33.

Faraoni D, Zurakowski D, Vo D, et al. Post-Operative Outcomes in Children With and Without Congenital Heart Disease Undergoing Noncardiac Surgery. J Am Coll Cardiol. 2016; 67: 793-801.

Bradley S.M., Simsic J.M., Mulvihill D.M. Hypoventilation improves oxygenation after bidirectional superior cavopulmonary connection. J. Thorac. Cardiovasc. Surg. 2003; 126: 1033-1039.

Carmosino MJ, Friesen RH, Doran A, Ivy DD. Perioperative complications in children with pulmonary hypertension undergoing noncardiac surgery or cardiac catheterization. Anesth Analg. 2007; 104: 521-7.

Taylor CJ, Derrick G, McEwan A, et al. Risk of cardiac catheterization under anaesthesia in children with pulmonary hypertension. Br J Anaesth. 2007 May; 98: 657-61.

Friesen RH, Twite MD, Nichols CS, et al. Hemodynamic response to ketamine in children with pulmonary hypertension. Paediatr Anaesth 2016; 26: 102-8.

Rosenthal DN, Hammer GB. Cardiomyopathy and heart failure in children: anesthetic implications. Paediatr Anaesth 2011; 21: 577-584.

Kipps AK, Ramamoorthy C, Rosenthal DN, Williams GD. Children with cardiomyopathy: complications after noncardiac procedures with general anesthesia. Paediatr Anaesth 2007; 17: 775-81.

第49章

儿童气道异物以及吞食纽扣电池给我们的经验教训

Debnath Chatterjee

49.1 气道异物

气管支气管异物吸入是一种可能危及生命的事件，尤其在 2 岁以下的儿童中。在美国，气道异物引起的窒息是导致婴幼儿意外死亡的主要原因，也是年长儿童意外死亡的第五大常见原因。气道异物多见于 3 岁以下的儿童，所占比例约 80%，其中 1~2 岁幼儿是气道异物发生的高峰。2 岁以内的婴幼儿易发生气道异物原因包括，该年龄段儿童喜欢把东西放进嘴里，但是他们的磨牙还没有发育到可以很好地咀嚼食物的程度；他们吞咽的协调能力不完善，进食时容易分心。年幼儿童由于其气道直径较小而更易造成气道阻塞。

食物如花生、坚果类（葵花子和西瓜子）和爆米花是婴幼儿最常见的气道异物。非食物类异物中小玩具、硬币、回形针、别针和笔帽，在年长儿童中更常见。致命性儿童气道异物中最常见的是玩具气球和充气手套或避孕套。圆形的气道异物更易造成气道完全阻塞。此外，不易破碎且表面光滑的不可压缩物体更加危险。吸入的食物和蔬菜成分，吸水后会膨胀，可能碎裂成许多块。而吸入的油性物体（例如坚果）会引起化学性肺炎。此外，尖锐的物体可能对气道造成损伤。大多数气道异物位于主支气管内，右侧支气管异物多于左侧。大的或者锋利的、不规则边缘的气道异物可能会卡在喉或气管中。

气道异物的临床表现取决于以下几个因素：气道阻塞程度、气道异物的位置、儿童的年龄、气道异物的特点（大小和成分），以及发生误吸时间的长短。急性窒息发生后，气道异物可能会被咳出或被咳上来吞咽下去。否则气道异物可能会导致部分或完全气道阻塞。气道异物所致儿童气道部分阻塞更常见。尽管目击异物误吸事件对诊断气道异物高度敏感，但看护人可能不记得这一事件的发生。气道异物最常见的症状是咳嗽，其次是呼吸急促和喘鸣，常伴有局限性的单调哮鸣音或吸气减少。局部的通气变化是诊断的重要线索。喘鸣、咳嗽和呼吸音减弱的典型表现并不是普遍存在。临床表现还取决于气道异物的位置。喉气管阻塞不常见，多表现为喘鸣和呼吸困难，预示急性呼吸窘迫。存在主支气管阻塞的儿童通常会表现为咳嗽和喘鸣。远端气道异物的儿童在最初窒息发作之后症状可能消失。儿童在误吸后数天至数周可能出现呼吸道感染或炎症，包括发热和肺炎。

49.1.1 麻醉注意事项

对疑似气道异物的儿童进行术前评估时，应首先详细了解症状发作史和严重程度。体格检查应包括上呼吸道的评估以及肺部呼吸音听诊是否对称。必须回顾麻醉史和相关并发症。术前应检查患者的胸片。然而，在有相关临床表现的情况下，胸片"正常"不能排除气道异物。虽然在 X 线片上可以看到不透射线的物体，但儿童通常会吸入透射线的物体（例如食物），而这些物体无法在 X 线片上显示。下呼吸道异物的特征性影像学表现包括肺过度膨胀、肺不张，纵隔向健侧肺偏移。异物存留时间延长可能导致肺脓肿或肺炎。

气管支气管异物的治疗目标是清除异物。喉气管异物造成呼吸窘迫的情况需要紧急处理。选择硬支气管镜检查是因为它可以控制气道，同时检查和清除异物。很少病例需要行开胸手术，除非气道异物在硬支气管镜下可以看见但不能取出。充分预吸纯氧后，进行吸入或静脉麻醉诱导。 除标准美国麻醉科医师协会（American Society of Anesthesiologists，ASA）监护外，还必须建立足够的静脉通道。麻醉诱导后，放置直接喉镜，气管内采用表面麻醉。然后将手术台交给外科医师。在整个操作过程中，麻醉科医师和外科医师对气道状况进行密切沟通至关重要。

外科医师进行直接喉镜检查，然后将可通气的支气管镜插入气管。支气管镜侧孔连接麻醉回路以提供氧气。直视下支气管镜进入远端气道。必要时，可轻轻吸引气道分泌物。一旦看到气道异物，再用纤维支气管镜抓钳，抓紧气道异物，并尽量将气道异物整体取出。成功取出气道异物后，继续进行支气管镜检查以排除是否存留其他气道异物。然后患者在保留自主呼吸或气管插管下麻醉苏醒。气道异物取出过程中最关键的步骤就是异物通过喉口。如果气道异物在声门下意外脱落，可能导致气道完全梗阻。这种情况下，必须将异物从主气管推向远端支气管，以使对侧肺通气。

广泛使用的通气模式有保留自主呼吸和控制通气两种，选择保留自主呼吸还是控制通气是基于麻醉科医师和外科医师的个人经验。Litma 等人的研究表明，通气方式对不良事件的发生没有影响。保留自主呼吸时，术中以吸入麻醉药维持，也可用全凭静脉麻醉如丙泊酚复合瑞芬太尼输注维持。控制通气时，充分预给氧，全身麻醉采用丙泊酚和琥珀胆碱诱导。然后通过支气管镜侧孔进行间歇正压通气（positive pressure ventilation，PPV）。

保留自主呼吸和控制通气各有利弊。在全身麻醉期间保留自主呼吸可确保小儿的呼吸不会中断。对于阻塞性病变，保留自主呼吸产生的胸腔负压可能更有利于气体流动和通气血流灌注匹配。保留自主呼吸的儿童也能自我调节麻醉深度，减少 PPV 的使用。然而，保留自主呼吸时，对饱胃患者的预防措施常常不足。若使用吸入麻醉药，通常需要较高吸入浓度。此外，麻醉可能过浅导致呛咳，这增加了气道异物移位或气管损伤的风险。

控制通气可确保气道稳定，并降低咳嗽的风险。麻醉深度控制较好，麻醉苏醒较快。对于饱胃患者来说，误吸的风险也降低了。然而，控制通气时小儿自主呼吸消失，这可能导致氧饱和度下降更快。理论上还存在气道异物向远端移位、通气恶化和产生球阀效应的风险。控制通气时，要有足够的呼气时间，避免由于叠加呼吸而导致空气滞留。

总之，气管支气管异物是一种潜在的威胁生命的事件，特别是对 2 岁以下的儿童。婴幼儿通常吸入各种食物和非食物类的异物。早期识别和高度怀疑气道异物至关重要。术前评估应包括详细询问病史和重点部位的体格检查，听诊呼吸音的对称性。典型的胸片表现为肺过度膨胀，纵隔移位。操作主要是硬质支气管镜下气道异物取出。整个操作过程中，麻醉科医师和外科医师对气道状态的密切沟通是至关重要的。

49.2　摄入纽扣电池

摄入异物在儿科人群中也比较常见，6 个月~6 岁发生率最高。纽扣电池（button batteries，BB）是一种小而圆的金属圆盘，大小不一，在家中随处可见。据美国国家首都中毒中心报道，每年大约有 3 500 例 BB 中毒事件发生，这对儿童是潜在威胁。自 1977 年以来，儿童摄入 BB 已造成 59 例死亡和 241 例出现严重并发症。尽管在过去的 30 年里，每 100 万人中 BB 的误食率一直保持稳定，但严重并发症和因误食 BB 而死亡的比率增加了近 7 倍。这一急剧增长背后的原因与 2006 年推出 20mm 3V 的锂电池有关，这种电池比之前的电池更大、更强劲。锂电池已经成为首选的电池类型，因为它的保质期更长，在低温下稳定性更好，重量更轻，能够承受 2 倍的电压。在 6 岁以下吞食 20mm 锂 BB 的儿童中，12.6% 发生食管穿孔、

食管主动脉瘘、食管气管瘘、声带麻痹或食管狭窄等主要并发症。

当一个大直径的 BB 被一个小孩或有食管狭窄病史的患者吞食时，它会卡在食管内。食管黏膜连接 BB 的正极和负极，从而形成完整的回路，电流流动。这导致氢氧自由基的产生和局部组织 pH 的升高，导致烧伤性损伤和凝固性坏死。高电压的 BB 会造成更广泛的损害。即使剩余电压为 1.2V 的 BB 也会造成组织损伤。BB 暴露 15min 就产生可见的组织损伤，不发生损伤清除 BB 的时间窗为吞入 BB 2h 内。负极或窄的电极接触的组织损伤最严重。Litovitz 等用"3 个 N"（negative，narrow，necrosis）来帮助临床医师记忆组织损伤风险最高的部位。吞食 BB 组织损伤的严重程度取决于儿童的年龄、BB 的位置、大小和电压、摄入的时间和食管已有的病变。

误食 BB 的儿童可能无症状。大多数的摄入是未被看到的，但必须对高度疑似者做出正确的诊断。其常见症状有吞咽困难、易激惹、流涎、发热和咳嗽。X 线图像显示的特点是双环或光晕征，区别于硬币更均质的外观。然而，这一征象并不总是可靠的，如果怀疑有硬币或纽扣电池摄入，应当作摄入纽扣电池处理。诊断为食管 BB 后，必须迅速评估风险，并调动所有必要的人员。5 岁以下儿童吞食的 BB≥20mm 时，并发症发生率和死亡率最高。BB 摄入后的严重并发症是致命的出血性主动脉 - 食管瘘。事实也证明误食 BB 后 80% 的死亡原因是主动脉 - 食管瘘导致的出血。在这些病例中，约有 70% 情况稳定的患者会有出血先兆。因此，有出血先兆的患者应立即加强监护。一旦诊断为食管 BB，必须在全身麻醉下进行急诊内镜下清除。如果患者病情稳定、风险低，可以在手术室内由胃肠科医师或普通外科医师进行手术。如果患者病情不稳定或高危，特别是有出血先兆，手术最好在有心血管外科医师或心脏介入医师的导管室或心脏手术室内进行。对于这些患者，建议建立额外的静脉通路进行容量和血液制品复苏。

49.2.1　缓解损害的策略

一级预防是解决 BB 摄入的理想方法。然而，尽管有针对父母的立法干预和教育活动，但 BB 吞食仍有发生。随后，已经测试了几种减少 BB 摄入后减轻伤害的缓解策略。在猪仔尸体食管模型中，用常见的家用酸性饮料如柠檬汁和橙汁来中和高碱性环境下组织损伤显示出积极的效果。在一项后续研究中，与生理盐水对照组相比，只有蜂蜜和硫糖铝将高碱性 pH 中和至临床最佳水平并具有统计学意义。在活体猪仔食管试验中，蜂蜜是最有效中和 BB 暴露相关的高碱性 pH，其次是硫糖铝，从而减轻局部的损伤。蜂蜜是一种高黏度的弱酸，可包裹 BB，而硫糖铝是一种弱酸性的悬浮液，用于治疗十二指肠溃疡，可在 BB 周围形成物理屏障。此外，清除 BB 后用 0.25% 的乙酸冲洗猪仔的食管可减少焦痂的形成。

根据这些体外和在体动物研究，美国国家首都毒物中心最近更新了其指南，该指南规定，如果 12 个月或 12 个月以上可吞咽的小儿，在 12h 内摄入了锂 BB，则应立

即服用蜂蜜并送往急诊室。每隔 10min 应口服 10ml 蜂蜜，最多 6 次。在 X 线检查证实 BB 后，等待内镜取出时，应给予硫糖铝（每 10min 口服 10ml，最多 3 次）。值得注意的是，蜂蜜和硫糖铝的使用都不能代替紧急 BB 清除术。因此，不应该因为用了这些物质延误其急诊就诊及随后的内镜检查。

49.2.2　麻醉注意事项

有了这些修订后的指南，麻醉科医师将会遇到更多术前已摄入大量蜂蜜和 / 或硫糖铝、需行内镜下 BB 清除术的儿童。在这种情况下，食管持续损伤的风险远远超过肺误吸的风险，因此不应该推迟手术。为了减少肺部误吸的风险，术前应建立静脉通路，并强烈建议采用快速顺序诱导进行气管插管。在内镜检查期间应注意预防意外气管插管脱出。清除 BB 后，必须彻底检查食管以评估损伤的严重程度，如果没有食管穿孔的征象，则用 50~150ml 0.25% 的乙酸冲洗食管。应考虑使用软或硬支气管镜检查来排除气管损伤，特别是当 BB 的负极正对食管前方时。在中度或重度食管损伤时，可以在直视下插入一根软的鼻胃管，让食管旷置，并进行肠内营养。手术结束后患者完全清醒后可以拔管。由于中度或重度的碱损伤可能持续数日至数周，因此术后这类患者必须收住入院，并进行磁共振成像或计算机断层扫描检查，在此期间患者仍然有发生多种并发症的风险。

（李路路　译，杨宇光　校）

■ 参考文献

Ruiz FE. (2018). Airway foreign bodies in children. In Hoppin AG (Ed.), UpToDate. Retrieved May 1st, 2019, from https://www.uptodate.com/contents/airway-foreign-bodies-in-children.

Eren S, Balci AE, Dikici B, et al. Foreign body aspiration in children: experience of 1160 cases. Ann Trop Paediatr. 2003; 223(1): 31-7.

Tan HK, Brown K, McGill T, et al. Airway foreign bodies: a 10-year review. Int J Otorhinolaryngol. 2000; 5692): 91-9.

Zur KB, Litman RS. Pediatric airway foreign body retrieval: surgical and anesthetic perspectives. Pediatr Anaesth 2009. 19 (Suppl. 1): 109-117.

Litman RS, Ponnuri J, Trogan I. Anesthesia for tracheal or bronchial foreign body removal in children: an analysis of ninety-four cases. Anesth Analg. 2000; 91: 1389-91.

Farrell PT. Rigid bronchoscopy for foreign body removal: anesthesia and ventilation. Pediatr Anaesth 2004: 14: 84-89.

Liu Y, Chen L, Li S. Controlled ventilation or spontaneous respiration in anesthesia for tracheobronchial foreign body removal: a meta-analysis. Pediatr Anaesth 2014: 24: 1023-1030.

National Capital Poison Center. Button battery ingestion statistics. https://www.poison.org/battery/stats. Accessed date: May 1st, 2019.

Litovitz T, Whitaker N, Clark L, et al. Emerging battery-ingestion hazard: clinical implications. Pediatrics. 2010; 125: 1168-77.

Jatana KR, Rhoades K, Milkovich S, et al. Basic mechanism of button battery ingestion injuries and novel mitigation strategies after diagnosis and removal. Laryngoscope. 2017; 127: 1276-82.

Anfang RR, Jatana KR, Linn RL, et al. pH-neutralizing esophageal irrigations as a novel mitigation strategy for button battery ingestion. Laryngoscope 2018.

National Capital Poison Center. Button battery ingestion triage and treatment guideline. https://www.poison.org/battery/guideline. Accessed date: May 1st, 2019.

Ing RJ, Hoagland MA, Mayes L, et al. The anesthetic management of button battery ingestion in children. Can J Anaesth. 2018; 65: 309-18.

Hoagland MA, Ing RJ, Jatana KR, et al. Anesthetic implications of the new guidelines for button battery ingestion in children. Anesth Analg. 2019 (Feb).

第 50 章

齐心协力共筑儿科麻醉安全

Anita Honkanen, Anne Boat

保障儿科安全麻醉操作及环境不仅仅需要个人能力和意愿,还需要建立一整套系统性方法,该方法必须在每个环节都有所保障。本文将通过严谨的思路帮助麻醉科医师思考患儿安全问题。

目标:

(1) 了解创建安全操作的关键部分;

(2) 了解各种系统问题,有助于识别自身操作问题;

(3) 团队建设方法,介绍日常操作可用的策略;

(4) 了解团队变动可能会影响安全操作。

本章将从以下四个领域探讨严重影响患儿围手术期安全的主要问题:

环境:关注安全。

系统:标准化流程,防止错误程序。

负责制:防止系统和人员失误。

团队合作:建立高效团队。

首先讨论环境安全。只有在一个以安全为第一要素的工作环境中,才能理解这种思维方法的重要性。当机构的使命和价值观专注于患者安全时,从政策制定、日程安排到设备和耗材购买的所有措施都与患者安全息息相关。手术室鼓励大家报告无过之失,以避免再发生事故,并以手术室而不是个人为出发点来审查体制的不足,以避免再次发生错误,确保医务人员能够自如地汇报和讨论以往出现的失误。建立安全文化,需要在机构的各个层次上坚持且不懈地关注各自安全规范,身为领导,尤其要以麻醉安全和可靠性原则为准则,时时处处强调患者安全至上也不过分。

其次是工作系统安全。有些系统建立能使人成功,并易于执行,也有使人失败的系统。试着想象一下这种做法,如果一个麻醉科医师同时负责术中患者以及苏醒室中的患者,那么一旦当麻醉后监测治疗室(postanesthesia care unit,PACU)中的患者出现呼吸窘迫并需要重新插管时,这位麻醉科医师就要将正在手术患者抛下,而去快速处理 PACU 患者。这种做法注定失败,并且将患者置于额外的危险中。很多工作环境下会出现体制问题,以下列出其中一些问题仅供参考(框 50.1):

框 50.1　工作系统常见问题

- 设备 / 用品不足
- 人员不足 / 人员流动率高
- 安排不当
- 政策制定不当
- 沟通流程不良
- 环境障碍
- 培训不足
- 特免权不足
- 文化规范

提升医务人员表现的方法包括:创建可靠的系统和标准化流程。将辅助认知工具应用在工作环境中,加强可靠性和促进标准化。在紧急时刻,人脑不再像没有压力时那样有效而充分地发挥作用。在抢救重症患者中记起正确的步骤可能很难,记忆提取可能会失败。使用核查单可以帮助团队成员成功完成危重患者管理中的必要步骤。

美国儿科麻醉质量控制学会创建了儿科患者紧急核查单,可从其网站下载和打印。手机 APP 应用程序可以打开紧急核查单,即使无法从网站快速下载打印纸质副本,也可以通过手机快速访问核查单。

确保识别并严格执行麻醉管理关键步骤的另一种方法是将流程单嵌入电子麻醉记录中。许多医院正在采用电子病历清单和提醒,将关键步骤直接纳入麻醉管理的"待办事项"清单。的确,在电子记录中放置各种自动警报可以帮助避免用药失误,保证适当时机用药(如抗生素管理以减少手术部位感染)并防止许多其他潜在的错误。标准化医疗服务,可以减少系统的差异,评估医疗服务对患者安全和结果的影响。

负责制即要求在儿科手术室工作的每个医师都具有高度的个人和集体意识,并对他们的行为和手术室安全性负责。这也意味着个人能够发现问题并及时向领导汇报现存的安全隐患,并且不会因为工作环境中无法控制的体制问题而受到刁难。负责制不仅意味着个人需要受过良好训练并采取负责任的行动,还包括管理层需要及时识别安全隐患并在发生安全隐患时做出恰当反应。不断寻找体制现存的问题,并创建一个能够持续改进性能的体制,对于建立手术室安全文化至关重要。经典的计划/执行/检查/执行（plan/do/check/act，PDCA）流程取决于管理层不断收集有关手术室运行状况的数据，针对已确定的问题调整计划并实施更改，然后从该周期继续执行。部门负责人定期在部门会议上发布安全数据并让麻醉科医师参与流程改进，这对于建立高水平的手术室至关重要。

建立运转良好的团队是影响患者预后的重要因素之一。大量文献证实了同一团队合作和改善患者预后之间的联系。这导致许多机构就复杂的儿科手术案例（如儿科心脏手术、小儿肝移植、胎儿手术等）创建了高效的团队。但是在繁忙多变的临床实践中，很难确保团队成员步调始终保持一致，我们经常依靠组建临时团队来为患者提供治疗。临时团队缺乏团队身份和既往合作团队间的内在信任，这在压力加剧时尤其明显。为了实现高水平的运作，临时团队必须快速建立有效的沟通，明确各自的角色以及组建团队文化，让每个团队成员都感到自己的贡献是有价值的。

模拟演练已被用于帮助团队实践动态决策和在危急情况下协调救治患者。多学科模拟演练包括重现团队角色。尽管他们可能囊括将来会参与真实病例的特定人员，但当紧急情况实际发生时，这些人员并不在一起，但是模拟演练仍然会影响患者的治疗效果。因为团队曾有效的模拟过学习和实践特定技能，包括扮演领导和追随者角色。

模拟演练后，可以进一步确认并讨论团队遇到的挑战变化。例如，团队成员依照角色不同，分别具有不同权限。外科医师通常会向团队的其他成员发出命令，并期望他们毫无疑问地遵守他的指示。当团队成员对其正在采取的行动质疑但又不敢说出时，可能导致发生致命性错误。

"提出质疑"通常是困难的，对所有团队成员来说，重要的是意识到这一做法的重要性及可能产生的影响。帮助大家勇敢提出质疑的一个经典做法是在手术开始前采取"TIME OUT"。手术前所有团队成员都表明自己的身份，包括他们的角色和名字，鼓励每个人都说出他们所做的工作，并且使用名字消除了植根于文化中的许多社会制约。

模拟演练也可以用来帮助识别环境中的问题。在日常工作环境中进行模拟演练时，我们可以识别出所有问题，如供应不足、流程沟通不畅、对政策的误解，以及设备运行出现障碍。通过这种方式识别出实际问题后，就可以在对患者造成伤害之前提前进行调整。

无论手术室里的团队是既定的，还是临时组建的，心理安全是构成高水平团队功能的关键因素。心理安全描述了一种允许团队成员之间的信任和积极参与的文化规范，并确保团队中的每个人都有机会畅所欲言，不必担心被嘲笑或遭到报复。手术室环境中的心理安全，很大程度上受团队领导的影响。一项关于在心脏手术室内引入新技术的观察性研究发现，当领导（外科医师）提出了令人信服的改变理由，解释清楚手术成功需要整个团队的参与，并最小化干预反对发言时，工作更有效。当团队成员对患者的安全或团队的表现高度负责，但心理安全水平较低时，焦虑和沮丧的情绪就会侵入工作环境。这可能会导致工作乐趣减少、精力耗尽、人员流动增加、患者管理安全性和医疗质量下降。然而，在团队成员强大的心理安全环境下，高度责任感会建立更好的沟通、决策制定，以及持续的学习和改进。通过术前讨论和模拟演练，在手术室中培养一个强有力的双麻醉科医师领导体制，有助于减少无效领导，促进一个具有高度心理安全的协作、包容的工作环境。

儿科手术室是一个复杂、相互联系，甚至有时是动荡的环境。团队成员必须具有清晰的角色和能力，但在出现意外挑战时也必须具有极强的适应能力。通过对麻醉管理或手术过程中关键步骤的共同理解以及与手术可能造成并发症进行讨论，可以增强团队的适应能力。这种讨论通常被称为术前讨论，最好是面对面的会议，但是也可以通过电子邮件传达。提前准备，解决潜在挑战，可以化被动为主动。一些儿科医院还为手术室引入了病例分层系统，根据患儿可能发生并发症的风险级别将病例指定为红色、橙色或绿色。该系统在团队成员之间建立了共享的心理模型，提高了整个手术室的安全意识，从而可以根据实际情况迅速调动更多资源。为有效起见，团队的所有成员均有权根据其对患者观察和案例复杂性，将案例分级为红色、橙色或绿色，从而使层次结构更加简明易于理解。

如前所述，在儿科手术室中必须不断评估四个主要领域：环境、系统、负责制和团队合作精神。在理想的安全环境中，团队的领导者支持并提升对安全的不懈关注。通过安全事件报告系统收集安全数据，并定期与围手术期工作人员共享。所有医务工作者都要对患者的安全负责，将报告接近混乱/安全事件视为改善管理提升系统的机会，而不是个人得失。在手术室快节奏的环境中，通过在电子病历中内置程序：辅助认知工具和流程单/警报，可以加强安全管理。多学科团队成员之间的互动可以通过模拟演练、"TIME OUT"、手术室碰头会、术前讨论和案例分级系统来最大化保障团队沟通的有效性与高效性。配备了以上安全方案，即使是临时团队也能够快速组建并进行良好的协作。安全至上是指导决策并提供团队语言的指导原则。最重要的是，保障小儿麻醉安全，不仅凭一己之力，还需要整个团队和医疗机构的齐心协力。

（耿长振　译，吴倩　校）

参考文献

Edmondson, AC. Speaking up in the operating room: how team leaders promote learning in interdisciplinary action teams. Journal of Management Studies. 40: 6 September 2003.

Cooper, JB. Critical role of the surgeon-anesthesiologist relationship for patient safety. Anesthesiology. 2018; 129: 402-405.

Leach, LS, Myrtle, CM, Weaver, FA. Surgical teams: role perspectives and role dynamics in the operating room. Health Services Management Research. 2011; 24: 81-90.

第51章

儿科镇静：提高安全性的方法

Jerrold Lerman

为了满足医疗和外科手术领域对安全、高效、有效镇静的需求，儿科镇静呈指数级增长。这一增长包含了在各种医疗和外科手术条件下接受过镇静的儿童，在包括传统环境与非传统环境内如医院内的非手术室地点、独立门诊中心以及牙科诊所等，由麻醉科医师和非麻醉科医师实施，后者包括重症监护和急诊医师等。种类繁多的镇静药物及其组合被用于儿童镇静，各种监护和各类人员都参与其中。来自多个数据库的数据和随机化研究描绘了一幅清晰的画面：由熟练的镇静人员提供的镇静其风险很小。然而，包括致死在内的镇静期严重事件时有发生，其中绝大部分采用标准安全方法都是可以预防和避免的。在镇静中，80% 的严重不良事件是由呼吸问题引起的。在对所有年龄患者镇静的索赔报告中，手术室外的呼吸事件是手术室内的 2 倍，氧合/通气不足的发生率手术室外是手术室内的 7 倍，对 16 岁以下的儿童是 2 倍（11% vs. 6%）。在消化科，从儿科镇静研究协会的数据来看，在超过 12 000 例病例中，总不良事件发生率 4.8%，没有死亡和心搏骤停，但有持续低氧血症（1.5%）、呼吸道梗阻（1%）和喉痉挛（0.6%）。严重不良事件发生率为婴儿 15%，儿童 8%，大龄儿童 4%。在急诊科，一篇研究氯胺酮镇静的 meta 分析特别指出年龄（<2 岁或 >13 岁）、大剂量的氯胺酮和复合应用抗胆碱药物或苯二氮䓬类药物是增加急性气道/呼吸事件的风险因素。在牙科诊所，对 2~5 岁儿童实施镇静存在极高的死亡风险，参差不齐的监测是其促成因素。在本文中，你会学到如何在实施镇静中最大限度地提高安全性。

为了实施镇静质量的标准化和结果的最优化，在多个国内组织的支持下制定了一些方案和指南，本章记录了一些有关小儿镇静的争议话题，包括以下七个方面：

(1) 需要何种水平的镇静；

(2) 谁可以实施镇静；

(3) 需要哪些技能来安全实施镇静；

(4) 基本设备；

(5) 术前对小儿的评估；

(6) 监护；

(7) 需要哪些镇静药物。

51.1 需要何种水平的镇静

镇静深度可以包含从觉醒到全身麻醉。尽管已经详细定义了各级的镇静水平，但小儿的镇静水平会来回浮动。以至于实施者必须准备好应对深于目标水平的镇静水平。这些镇静水平的各种术语已经修订如下：

最低镇静：抗焦虑药允许小儿对语音指令有反应；心肺反应存在。

中度镇静：镇静药允许小儿对语音指令或者光线、触觉刺激有反应；心肺反应存在。

深度镇静：不保留意识；对痛觉和反复语音刺激有反应；自主呼吸可能不足并需要支持，气道可能梗阻且反射减弱；心血管反应可能存在也可能需要最低限度的支持。

全身麻醉：无意识状态，疼痛刺激无法唤醒儿童；自主呼吸可能存在，但频率或深度减低，但是窒息常见；心血管反应需要支持。

总的来说，儿童由于年龄（无法合作和对检查/治疗的性质缺乏理解），需要镇痛（如骨髓活检虽然可以接受体动，但需要镇静和镇痛，相反 MRI 检查只需要镇静防止体动，不需要镇痛），医疗条件，儿童恐惧和/或焦虑等，需要深度镇静或全身麻醉。因此，不可能期望单一药物能为所有儿童的每一项治疗提供足够的条件。

51.2 谁可以实施镇静

麻醉科医师、重症医学科医师、急诊内科医师、儿科医师、麻醉护士都可以实施镇静。证据表明所有经过培训的镇静医师实施镇静发生严重不良事件的概率是相似的。医务人员（包括医师和护士）要对儿童实施镇静需要获得儿科高级生命支持的证书，拥有识别可能的呼吸和循环问题的技能；使用面罩/正压通气建立人工气道和稳定循环的技能以及所需的高级气道技能。在后一种情况下，虽然有气道专家（麻醉科医师）可以满足要求，但首先要让镇静实施者拥有插入喉罩或气管插管的技能。维持镇静实施者的技能可能是具有挑战性的，因为罕有发生的问题（如喉痉挛），不能对这些技能持续训练，导致技能荒废。实施镇静的医师可以通过在麻醉科轮转来维持自己在气道管理上的技能。也可以轮流参加模拟场景训练。总的来说，针对获得特定操作（如喉镜）的技能最低水平的训练根据研究设计需要进行50~100次成功的尝试。在所有的不良事件的报道中，都存在一个共同的关键因素包括未能及时识别出即将出现的气道梗阻或呼吸暂停。如果已确定是气道问题，则许多有用的干预措施可能会有助于缓解阻塞的气道并恢复有效的通气，这些干预措施并未得到广泛的推广（因为今天小儿麻醉中大多数都会对气道使用器械辅助），这些干预措施将会在本文中进行回顾和强调。

51.3 需要哪些技能来安全实施镇静

严重不良事件的主要原因是与镇静相关的气道问题：部分或完全气道梗阻、呼吸暂停、喉痉挛和低氧血症。不良事件在ASA分级在3/4级的儿童和较深的镇静水平（深度镇静）下更易发生。需要一系列的技能鉴别呼吸方面的异常情况，包括：保持警觉，观察胸壁起伏（患儿是否呼吸，是否有胸壁起伏，有没有上呼吸道梗阻的证据——三凹征？），观察监测仪屏幕，听监护仪的声音（氧饱和度和CO_2波型怎么样），呼吸道梗阻听诊的提示，以及对报警声响的听觉反应（氧饱和度仪的低氧音）。这些需要专业人员（在中度和深度麻醉水平）和性能良好的监护仪来进行相应的诊断和干预。

对于心肺功能正常的儿童来说，如果患儿有呼吸，通过给予外源性的氧气（鼻导管或面罩给氧）就可以维持充足的氧供。

而另一方面，由于没有外源性气源维持通气，诊断充足的通气可能更具挑战：在大多数情况下，不需要全身麻醉的所有镇静的深度下，不管有无气道支持都需要自主呼吸。

当镇静深度相对于刺激程度不足时，会出现部分上呼吸道梗阻。梗阻可能表现为全程或部分可闻及的吸气相喘鸣音、钝圆的呼气末CO_2波形、血红蛋白氧饱和度的降低和/或反常的胸廓运动。最近的证据表明，将钟型听诊器放在气管上听诊空气进出肺部是检测气道阻塞最为有效的方式。结合气管前听诊、血氧测定和CO_2波形可以诊断镇静中的呼吸道梗阻和通气不足。缓解气道阻塞必须与增加麻醉深度相结合。气道阻塞会减缓吸入药物的起效，所以通常会使用静脉药物（最主要是丙泊酚）来实现的。

当有外源性氧源时（鼻导管或面罩），尽管气道发生梗阻，仍可保持氧饱和度，从而延迟了干预的开始。但是一旦氧饱和度下降至低于90%就需要干预，因为氧饱和度的下降会加速，特别是气道完全梗阻的时候。很多手段可以用来解除气道梗阻，包括重新调整头/颈部的位置、

置入口咽或鼻咽通气道、颈部后伸和托下颌等。实施镇静的医师关注的重点是根据需要调整头颈部的位置和托下颌解除气道梗阻。正确的托下颌手法没有广泛普及，因为大多数人托下颌时，只托下颌角而不是下颌骨的上部或下颌骨的升支。后面的那种手法不仅仅通过转动颞下颌关节解除了声门上的气道梗阻，也是一种疼痛的刺激，使孩子张开声带并发声（即惊吓和逃跑动作），从而解除初期的喉痉挛。如果发生反流，则应将儿童转到侧卧位。这不仅为反流物排出口腔（远离喉部）提供了途径，而且还增宽了镇静儿童的上呼吸道。

51.4 基本设备

镇静需要有氧源、吸引器和废气排污系统（有氧化亚氮和其他吸入麻醉药时使用）。除了需要这些最基本的需求，对于所有的镇静病例要时刻保持由首字母缩写成SOAPME的设备随时可用：

- S是指尺寸合适的吸引管和设备[包括一个杨克氏管（译者注：吸引器头）]。
- O是指氧源包括流量表和控制阀。
- A是指合适的气道（口或鼻），包括面罩、口咽和鼻咽通气道、喉罩、喉镜片和气管导管。
- P是指有药房保障供应足够所需的镇静/镇痛药物和复苏的药品。
- M是指监护仪包括各年龄使用的氧饱和度探头、血压计袖带、心电图、呼吸末CO_2和心前区听诊器。应当备有体温监测。
- E是指特殊设备/药物（如除颤仪）。

应当有完整的术前访视记录、镇静病历（纸质或者电子）、术后恢复表。转出标准应当是标准的恢复室转出标准。

经常被忽视的是一条从镇静的地点到心肺复苏室的通道。这在MRI检查室中特别重要，在那里停搏的儿童必须脱离磁场环境到一个包括除颤仪等复苏设备都立即可用的房间进行复苏。医院的大部分区域包括大多数镇静的场所都有立即可用的复苏设备，但是更重要的是熟悉它们的位置。

51.5 术前对小儿的评估

儿童应按照美国麻醉科医师协会（American Society of Anesthesiologists，ASA）的各项指南为镇静/麻醉做常规准备。大多数ASA评分在1~2级的儿童不需要特殊的术前检查（对已有月经的女性需要做妊娠测试）。评分在ASA 3~4级的儿童需要根据现有疾病进行术前检查（如先天性心脏病的儿童检查超声心动图）。有严重阻塞性睡眠呼吸暂停（obstructive sleep apnea，OSA）的儿童和胎龄<60周的过早产儿需要仔细选用药物（如有OSA的儿童如有夜间氧饱和度下降报告时对阿片类药物的剂量）或延长观察的时间，或计划术后住院直到他们没有术后不良事件的风险。有肥胖、唐氏综合征、肌肉疾病（包括恶性高热）的

儿童,一定要评估在远离手术室进行镇静的适应证和住院的需要,因为发生严重不良事件概率高,特别是气道事件,在这些儿童中存在实实在在的风险。在英国一项关于儿童镇静的共识性声明中,已经确定了一些严重疾病必须保证麻醉科医师的参与。

需要避免在远离手术室外对气道畸形的患儿进行镇静。绝大多数困难插管的器械不兼容 MRI,因此这些器械不能被带进 MRI 和其他空间有限的地点,这给实施者 / 镇静医师带来了挑战,特别在紧急的情况下。对困难气道的儿童进行镇静时,在可以立即获得援助和设备的地点(如手术室)以确保呼吸道安全是明智之举。控制气道后,可以将孩子转移到进行镇静 / 手术的地点,然后再返回进行拔管。每一个病例都要根据个人情况进行评估,要与医疗团队和家庭一致合作,保证达到一个满意的结果。

所有要实施择期镇静的儿童要根据 ASA 禁食指南进行禁食。一些儿科协会将术前的禁食清饮料的标准放宽至 0 或 1h,部分是以解决患者禁食间隔延长的问题;其次是基于证据表明误吸的风险与禁食间隔无关。如果父母不遵守禁食准则,那么工作应侧重于如何确保父母遵循给定的禁食准则。在我们的机构中,我们并未更改清饮料禁食要求,而是在手术过程中以及在恢复室中为健康儿童静脉滴注 20~30ml/kg 的平衡盐溶液。围术期大容量静脉输液可以恢复血容量,并减少术后恶心呕吐的概率。

如果是急诊病例(如急诊室内镇静),尚不知道从进食到意外之间多长的时间间隔能将反流误吸的风险降至择期镇静水平。在急诊病例中,胃内容物残留的风险与最后进食到事故、疼痛发生或镇痛药起效之间的时间间隔成反比。这样的患儿最好选择气管插管,以减少肺误吸的风险。

必须记录完整的病史和体格检查,包括当前的医疗状况、过去的麻醉困难、有记录的药物(以及乳胶)过敏,意外麻醉并发症的家族病史也必须进行评估和记录。体格检查要注重对麻醉的关键要素包括气道、呼吸和循环系统。由于镇静中绝大多数气道没有任何器械辅助,要小心仔细确保适当的体位保证气道通畅。在镇静之前,需要取得向父母、未成年人监护人或许可的青少年概括了风险、益处和替代选择等的知情同意书(根据当地习惯,书面或语音记录)。

51.6 监护

对各种水平的镇静 / 麻醉的基本监测包括心电图、血压、脉搏氧饱和度、CO_2 监测仪、体温。更高级的监测包括麻醉深度监测和在使用肌松药的情况下使用肌松监测。一项研究表明,气管前听诊可能是监测气道通畅中非常有用的辅助手段(见上文)。

每一种监护提供一种孤立的信息,可能有助于了解患者的总体情况。心电图是必需的,不仅仅记录了心率还有心律失常发生时可进行鉴别。不使用心电图监测会耽误严重心律失常的诊断和治疗。脉搏血氧仪显示血氧饱和度和心率,但不能识别节律紊乱。一些人将脉搏

血氧饱和度作为通气监测的替代方式,但存在辅助供氧时,即使发生通气不足或呼吸暂停仍能保持氧饱和度,因此脉搏氧饱和度只能作为通气的二线指标。CO_2 图显示 CO_2 分压波形,是对通气的真正监测。实际上,证据表明 CO_2 波形可以早期发现呼吸暂停(比缺氧早 4.4min)和减少 50% 的氧饱和度降低。如果可以,我们更愿意选择监测镇静时潮气量的减少作为即将发生窒息和可能的低氧血症的早期警报,但目前没有什么设备可以提供这种监测。正在开发的两种新的监护仪可能提供此类问题的预警信号。

51.7 镇静药物的选择

在过去的 30 年中,新的镇静药和麻醉药完全被纳入儿童镇静的处方。早期主要由护理人员和非麻醉科医师使用的镇静药包括咪达唑仑、芬太尼、戊巴比妥和水合氯醛。在儿童身上,0.1mg/kg 的咪达唑仑起效时间为 1min,最大作用 3~5min。它被 CPY3A4 代谢,作用时间 30~60min。如果进行输注,它的时量相关半衰期会随输注时间延长。使用咪达唑仑有一个巨大的好处,静注 20μg/kg 氟马西尼可以拮抗咪达唑仑的临床作用。芬太尼是短效阿片类药物,可提供轻度的镇静和镇痛,但是对呼吸有很强的抑制。像咪达唑仑一样,它能被纳洛酮拮抗(20μg/kg)。护士过去对婴儿和幼儿使用戊巴比妥和水合氯醛。我们在口腔科门诊对进行单颗牙齿或磨牙拔除的认知能力不全的儿童提供镇静。我们比较了口服和鼻内咪达唑仑,鼻内咪达唑仑复合芬太尼透黏膜口含剂以及鼻内咪达唑仑复合鼻内芬太尼。这四种镇静方法效果相同,可以达到 73% 的成功率。

氯胺酮广泛用于急诊科镇静,是一种有效的麻醉 / 镇静 / 镇痛药物,且严重不良事故的发生率不高,但是会增加术后恶心呕吐和喉痉挛。在口腔诊室,包括鼻内滴注右旋美托咪定、舒芬太尼或咪达唑仑以及芬太尼透黏膜口含剂等截然不同的药物配置被用于磨牙拔除和其他小型口腔科手术的儿童镇静。

严重的不良事件与多种镇静药物同时使用、氧化亚氮和幼儿相关。

新型药物丙泊酚和右旋美托咪定替代了用于镇静的许多旧药物。丙泊酚起效迅速、失效迅速、清除率高,大于肝脏血流量。它有一个长的终末消除(3~9h),这会导致在长时间输注后苏醒延迟(随着年龄减小,时量相关半衰期增加)。丙泊酚(1~4mg/kg)静脉注射完成麻醉诱导。维持镇静或麻醉状态,需要继续输注。对绝大多数的操作,儿童的输注速率是 150~300μg/(kg·min)[9~18mg/(kg·h)]。对于进行 MRI 检查,2~8 岁的儿童通常需要 250~300μg/(kg·min)(在七氟烷面罩诱导以后)来保证 MRI 检查期间没有体动;和之前的报道一样,更小的剂量会导致体动。在更小的婴儿和认知能力没有发育完全的儿童输注速率更大;在一些案例中,速率需要短时间内调高到 400μg/(kg·min)来防止体动。为了确保这些扫描成功完成,需要一个肩托伸展颈部,以最大程度地降低呼吸道梗阻风险,

因为上呼吸梗阻可能导致呼吸时头部转动。

当从细的静脉中注射丙泊酚,丙泊酚会引起注射痛。可以通过面罩吸入 70% 的氧化亚氮或静脉注射 1mg/kg 利多卡因来改善。单次静脉推注丙泊酚可能会引起呼吸暂停,特别是在与其他镇静剂合用的时候;同时和右旋美托咪定类似,对有 OSA 的儿童可减小上呼吸道直径。丙泊酚输注综合征是一种罕见的并发症,在儿童进行操作镇静中从没有报道。目前没有药物拮抗丙泊酚的镇静作用。

右旋美托咪定是 α_2 受体激动剂,比可乐定对受体有更高的亲和性。它没有常规在儿童镇静中使用,因为它比其他药物更昂贵且有较长的半衰期。负荷剂量 $1\mu g/kg$ 后输注 $0.7\mu g/(kg \cdot h)$ 用于儿童镇静,但不常作为唯一药剂,因为此剂量下不能保持没有体动。与丙泊酚不同,右旋美托咪定没有静脉注射痛。在 MRI 检查中,需要给予更大剂量的右旋美托咪定,如 $2\sim3\mu g/(kg \cdot h)$ 和随后 $1\sim2\mu g/(kg \cdot h)$ 输注,或联合使用药物如咪达唑仑 0.1mg/kg 来避免体动。尽管它的优点是既不会抑制呼吸也不会减少上呼吸道直径,但这种药物可能会导致低血压和心动过缓(发生率 3%),在婴儿和幼儿中更容易发生。同时,重要的是避免使用抗胆碱能药物治疗右美托咪定相关的心动过缓,因为可能发生阵发性和严重高血压。麻黄碱是治疗心动过缓和低血压的最合适药物。尽管医院出院标准通常是相同的,由于右旋美托咪定的时量相关半衰期,可预测其用于 MRI 检查后在早期恢复中的速度要比对等剂量的丙泊酚的恢复慢。

镇静剂的组合,如丙泊酚与右美托咪定以及丙泊酚与氯胺酮,已经被研究,以充分利用每种药物的优势,同时最大限度地减少两者的弊端。然而,对于大多数临床医师而言,用一个泵来管理一种药物更为简单。

新的镇静药物继续在发展。每种药物都具有新颖的特性,可能在特定情况下有用,但我认为最激动人心的突破是在阿片类药物研发中,能够激活 G 蛋白偶联受体(伤害控制),同时又不激活 β-arrestin 2 受体(介导阿片类药物的副作用,包括呼吸抑制)的化合物合成。这些新的镇痛药可能会增加 OSA 儿童中阿片类药物的安全性。在术前用药方面,最近已将口服咪达唑仑与环糊精一起配制,以减少天然药物的苦味。该制剂表现出与没有环糊精的制剂相似的药代动力学,并且证明是有用的临床药物。

(郭品豪　译,侯炳　校)

参考文献

Cravero JP, Beach ML, Blike GT, et al. The incidence and nature of adverse events during pediatric sedation/anesthesia with propofol for procedures outside the operating room: a report from the pediatric sedation research consortium. Anesth Analg 2009: 108; 795-804.

Couloures KG, Beach M, Cravero JP, et al. Impact of provider specialty on pediatric procedural sedation complication rates. Pediatrics 2011: 127; e1154-60.

Khawaja AA, Tumin D, Beltran RJ, et al. Incidence and causes of adverse events in diagnostic radiological studies requiring anesthesia in the wake-up safe registry. J Patient Saf 2018: [Epub ahead of print] Ramaiah R, Bhananker S. Pediatric procedural sedation and analgesia outside the operating room: anticipating, avoiding and managing complications. Expert Rev Neuro 2011: 11; 755-63.

Metzner J, Posner KL, Domino KB. The risk and safety of anesthesia at remote locations: the US closed claims analysis. Curr Opin Anaesthesiol 2009: 22; 502-8.

Biber JL, Allareddy V, Allareddy V, et al. Prevalence and predictors of adverse events during procedural sedation anesthesia-outside the operating room for esophagogastroduodenoscopy and colonoscopy in children; age is an independent predictor of outcomes. Pediatr Crit Care Med 2015: 16; e251-9.

Green SM, Roback MG, Krauss B, et al. Predictors of airway and respiratory adverse events with ketamine sedation in the emergency department: an individual-patient data meta-analysis of 8, 282 children. Ann Emerg Med 2009: 54; 158-68.

Lee HH, Milgrom P, Starks H, Burke W. Trends in death associated with pediatric dental sedation and general anesthesia. Pediatr Anesth 2013: 23; 741-6.

Chicka MC, Dembo JB, Mathu-Muju KR, et al. Adverse events during pediatric dental anesthesia and sedation: a review of closed malpractice insurance claims. Pediatr Dent 2012: 34; 231-8.

Krauss B, Green SM. Procedural sedation and analgesia in children. Lancet 2006: 367; 766-80.

Fehr JJ, Chao J, Kuan C, Zhong J. The important role of simulation in sedation. Curr Opin Anaesthesiol 2016: 29 (Suppl 1); S14-S20.

Bernhard M, Mohr S, Weigand MA, et al. Developing the skill of endotracheal intubation: implication for emergency medicine. Acta Anaesthesiol Scan 2012: 56; 164-71.

Mulcaster JT, Mills J, Hung OR, et al. Laryngoscopic intubation: learning and performance. Anesthesiology 2003: 98; 23-7.

Motas D, McDermott NB, Vansickle T, Friesen RH. Depth of consciousness and deep sedation attained in children as administered by non-anesthesiologists in a children's hospital. Pediatr Anesth 2004: 14; 252-60.

Boriosi JP, Zhao Q, Preston A, Hollman GA. The utility of the pretracheal stethoscope in detecting ventilator abnormalities during propofol sedation in children. Pediatric anesthesia 2019: 00; 1-7.

Keidan I, Gravenstine D, Berkanstadt H, et al. Supplemental oxygen compromises the use of pulse oximetry for detection of apnea and hypoventilation during sedation in simulated pediatric patients. Pediatrics 2008: 122; 293-8.

Coté CJ, Wilson S, AAP, AAPD. Guidelines for monitoring and management of pediatric patients before, during and after sedation for diagnostic and therapeutic procedures: update 2016. Pediatrics 2016: 138; e20161212.

Larson PC Jr. Laryngospasm-the best treatment. Anesthesiology 1998: 89; 1293-4.

Litman RS, Wake N, Chan L-ML, et al. Effect of lateral positioning of upper airway size and morphology in sedated children. Anesthesiology 2005: 103; 484-8.

Kang J, Vann WF Jr, Lee JY, Anderson JA. The safety of sedation for overweight/obese children in the dental setting. Pediatr Dent 2012: 34; 392-6.

Scherrer PD, Mallory MD, Cravero JP, et al. The impact of obesity on pediatric procedural sedation-related outcomes: results from the Pediatric Sedation Research Consortium. Pediatr Anesth 2014: 25; 689-97.

Zielinska M, Bartkowska-Sniatkowska A, Becke K, et al. Safe pediatric procedural sedation and analgesia by anesthesiologists for elective procedures: a clinical practice statement from the European Society for Paediatric Anaesthesiology. Pediatr Anesth 2019: 00; 1-8.

Beach ML, Cohen DM, Gallagher SM, Cravero JP. Major adverse events and relationship to *Nil per Os* status in pediatric sedation/anesthesia outside the operating room: a report of the pediatric sedation research consortium. Anesthesiology 2016: 124; 80-8.

Bhatt M, Johnson DW, Taligaard M, et al. Association of preprocedural fasting with outcomes of emergency department sedation in children. JAMA Pediatrics 2018: 172; 678-85.

Andersson H, Hellstrom PM, Frykholm P. Introducing the 6-4-0 fasting regimen and the incidence of prolonged preoperative fasting in children. Pediatr Anesth 2018: 28; 46-52.

Thomas M, Morrison C, Newton R, Schindler E. Consensus statement on clear fluids fasting for elective pediatric general anesthesia. Pediatr Anesth 2018: 28; 411-14.

Sayed JA, Riad MAF, Ali MOM. Comparison of dexamethasone or intravenous fluids or combination of both on postoperative nausea, vomiting and pain in pediatric strabismus surgery. J Clin Anesth 2016; 34; 137-42.

Bricker SRW, McLuckie A, Nightingale DA. Gastric aspirates after trauma in children. Anaesthesia 1989: 44; 721-4.

Kannikeswaran N, Chen, Sethuraman U. Utility of end-tidal carbon dioxide monitoring in detection of hypoxia during sedation for brain magnetic resonance imaging in children with developmental disabilities. Pediatr Anesth 2011: 21; 1241-6.

Friedrich-Rust M, Welte M, Welte C, et al. Capnographic monitoring of propofol-based sedation during colonoscopy. Endoscopy 2014: 46; 236-44.

Anderson JL, Junkins E, Pribble C, Guenther E. Capnography and depth of sedation during propofol sedation in children. Ann Emerg Med 2007: 49; 9-13.

Voscopoulos CJ, MacNabb CM, Brayanov J, et al. The evaluation of a non-invasive respiratory volume monitor in surgical patients undergoing elective surgery with general anesthesia. J Clin Monit Comput 2015: 29; 223-30.

Lerman J, Feldman D, Feldman R, et al. Linshom respiratory monitoring device: a novel temperature-based respiratory monitor. Can J Anaesth 2016: 63; 1154-80.

Hansen TG, Sedative medications outside the operating room and the pharmacology of sedatives. Curr Opin Anaesthesiol 2015: 28; 446-52.

Heard C, Smith J, Creighton P, et al. A comparison of four sedation techniques for pediatric dental surgery. Pediatr Anesth 2010: 20; 924-30.

Grunwell JR, Travers C, McCracken CE, et al. Procedural sedation outside of the operating room using ketamine in 22, 645 children: a report from the pediatric sedation research consortium. Pediatr Crit Care med 2016: 17; 1109-16.

Bellolio MF, Puls HA, Anderson JL, et al. Incidence of adverse events in paediatric procedural sedation in the emergency department: a systematic review and meta-analysis. BMJ Open 2016: 6; e011384.

Hitt JM, Corcoran T, Michienzi K, et al. An evaluation of intranasal sufentanil and dexmedetomidine for pediatric dental sedation. Pharmaceutics 2014: 21; 175-84.

Coté CJ, Karl HW, Noterman DA, et al. Adverse sedation events in pediatrics: analysis of medications used for sedation. Pediatrics 2000: 106; 633-44.

McFarlan CS, Anderson B, Short TG. The use of propofol infusions in paediatric anaesthesia: a practical guide. Pediatr Anesth 1999: 9; 209-16.

Usher AG, Kearney R, Tsui BCH. Propofol total intravenous anesthesia for MRI in children. Pediatr Anesth 2005: 15; 23-8.

Jalota L, Kalira V, George E, et al. Prevention of pain on injection of propofol: systematic review and metaanalysis. BMJ 2011: 342; d1110.

Mahmoud M, Jung D, Salisbury S, et al. Effect of increasing depth of dexmedetomidine and propofol anesthesia on upper airway morphology in children and adolescents with obstructive sleep apnea. J Clin Anesth 2013: 25; 529-41.

Mason KP, Zurakowski D, Zgleszewski E, et al. High dose dexmedetomidine as the sole sedative for pediatric MRI. Pediatr Anesth 2008: 18; 403-11.

Heard C, Burrows F, Johnson K, et al. A comparison of dexmedetomidine-midazolam with propofol maintenance of anesthesia in children undergoing magnetic resonance imaging. Anesth Analg 2008: 107; 1832-9.

Gong M, Many Y, Fu Q. Incidence of bradycardia in

pediatric patients receiving dexmedetomidine anesthesia: a meta-analysis. Int J Clin Pharm 2017: 39; 139.

Wu J, Mahmoud M, Schmitt M, et al. Comparison of propofol and dexmedetomidine techniques in children undergoing magnetic resonance imaging. Pediatr Anesth 2014: 24; 813-8.

Schmitz A, Weiss M, Kellenberger C, et al. Sedation for magnetic resonance imaging using propofol with or without ketamine at induction in pediatrics-a prospective randomized double-blinded study Pediatr Anesth 2018: 28; 264-74.

Joshi VS, Kollu SS, Sharma RM. Comparison of dexmedetomidine and ketamine versus propofol and ketamine for procedural sedation in children undergoing minor cardiac procedures in cardiac catheterization laboratory. Ann Card Anaesth 2017: 20; 422-6.

Chitilian HV, Eckenhoff RG, Raines DE. Anesthetic drug development: novel drugs and new approaches. Surg Neurol Int 2013: 4; 52-10.

Gin T. Hypnotic and sedative drugs-anything new on the horizon? Curr Opin Anaesthesiol 2013: 26; 409-13.

Singla N, Minkowitz HS, Soergel DG, et al. A randomized, Phase IIb study investigating oliceridine (TRV130), a novel μ-receptor G-protein pathway selective (μ-GPS) modulator, for the management of moderate to severe acute pain following abdominoplasty. J Pain Res 2017: 10; 2413-24.

Guittet C, Manso M, Burton I, et al. A two-way randomized cross-over pharmacokinetic and pharmacodynamic study of an innovative oral solution of midazolam (ADV6209). Pharm Res 2017: 34; 1840-8.

Marcon F, Guittet C, Manso MA, et al. Population pharmacokinetic evaluation of ADV6209, an innovative oral solution of midazolam containing cyclodextrin. Eur J Pharm Sci 2018: 114; 46-54.

第七部分

特殊患者麻醉

第52章

困难气道患者的拔管——关注患者预后

Maged Argalious

美国麻醉科医师协会（American Society of Anesthesiologists，ASA）"已结案赔偿项目"的数据显示，17% 的脑损伤和死亡发生在手术室或麻醉后监护室（postanesthesia care unit，PACU）气管拔管后。施行困难插管管理指南后，麻醉诱导时气道相关损害的赔偿明显减少，而拔管时气道相关损害的赔偿保持不变。2000 年以来报道的拔管失败的 16 项赔偿中，造成死亡和永久性脑损伤的比例达到 94%（15 项），其中 8 例患者在苏醒期拔管后出现气道管理困难，全部导致死亡或脑损伤。

52.1 制订困难气道患者安全拔管的步骤方法

拔除气管导管是一步步进行选择的过程，应逐步考虑。拔管前需要遵循以下步骤：

（1）遵守循证医学的拔管标准（表 52.1）。

（2）确定拔管失败的潜在原因（表 52.2）。

（3）决定清醒拔管还是深麻醉下拔管。困难气道的患者（插管困难或通气困难）、有误吸风险的患者、基础意识水平较差和肥胖患者不适合深麻醉下拔管。

（4）预先制订拔管失败后重新插管的计划，包括准备所需的设备和药物。

（5）通过围术期团队（手术医师、麻醉科医师、呼吸治疗师、护理人员）的密切沟通，建立指导复杂手术后拔管时机的方案。例如颈椎前后路手术，阻塞性睡眠呼吸暂停（obstructive sleep apnea，OSA）患者上颌骨前移术。

（6）拔管前考虑常规的纤维支气管镜检查，确保特定手术中咽喉部水肿已得到缓解。

表 52.1　拔管标准

一般标准	呼吸力学标准	化学标准
患者清醒、合作	潮气量≥6ml/kg	pH≥7.25
在不使用或使用微量血管收缩剂的基础上血流动力学稳定	肺活量≥15ml/kg	$PaO_2/FiO_2>300$
无手术出血或凝血障碍	吸气负压≥30cmH$_2$O	$FiO_2≥0.4$ 时 $PaO_2≥65mmHg$
体温≥36℃	浅快呼吸指数（呼吸频率/潮气量）<100	最小 PEEP 为 5~8cmH$_2$O
		可接受的 $PaCO_2$（$PaCO_2≤50mmHg$）
		稳定的代谢状态（血清 $HCO_3≥20mmHg$）

PEEP：positive end-expiratory pressure，呼气末正压

表 52.2　拔管失败的危险因素

分类	原因
咽部阻塞	舌后坠，潮气量降低，咳嗽强度降低，气道分泌物积聚，或咽后部血肿（颈椎前路手术）
气管阻塞	喉头水肿，喉痉挛，声带麻痹，气管软化
肺部病因	肺水肿（心源性肺水肿、非心源性负压性肺水肿），肺不张，气胸，肺炎，ARDS
出血或肿块病变	外部或内部血肿/出血压迫或阻塞气道，或存在气道、胸骨后及纵隔肿块

ARDS：acute respiratory distress syndrome，急性呼吸窘迫综合征

52.2　气囊漏气试验的正确操作和说明

拔管后喘鸣和上呼吸道梗阻由多种原因引起,可能是由于喉 - 气管水肿、插管损伤、气囊压力过大和黏膜溃疡,以及长时间插管继发炎症和肉芽肿的形成所致。

采用气囊漏气试验(cuff leak test,CLT)可预测拔管后上呼吸道阻塞并降低拔管失败的发生率。通过对气管导管(endotracheal tube,ETT)气囊放气,阻塞 ETT 的开口,并在患者自主呼吸时听 ETT 周围有无漏气声来进行 CLT 定性检验。气囊漏气试验的定量检测可以提高 CLT 对拔管后喘鸣预测的准确性。Miller 和 Cole 描述了将呼吸机设为辅助控制(A/C)通气模式,潮气量(VT)为 10~12ml/kg 时的气囊漏气试验检查方法。口咽吸痰和 ETT 气囊放气后,记录 1 次吸气潮气量(tidal volume,VT)和随后的 6 个呼气 VT 值。气囊漏气的测量值是预设的吸气 VT 与随后 6 个呼气 VT 值中 3 个最低值平均值之间的差值。通过监测呼吸机的工作特征图来确定气囊漏气量。当漏气量小于 110ml 认为 CLT 阳性,表明患者存在继发喉部水肿引起拔管后喘鸣的危险。

气囊漏气定量测量可以用绝对漏气体积或与吸气 VT 的百分比来表示。当气囊漏气量小于 110~130ml 或小于吸气 VT 的 10%~15.5% 时,拔管后喘鸣的风险显著升高。自主呼吸下持续气道正压(continuous positive airway pressure,CPAP)模式辅助的患者定量测量气囊漏气时,漏气量以气囊充气时呼气 VT 与气囊放气时呼气 VT 之差来计算。

研究表明,即使采用定量测量气囊漏气量,其预测拔管后喘鸣的敏感性和阳性率也较低。这种情况是由几个因素造成的,包括缺乏统一标准化的 ETT 与喉直径的比率(相同的喉直径选择较大的 ETT 将导致较小的气囊漏气量,增加预测的假阳性率),以及呼吸回路的呼气端与呼吸机可能会增加气道阻力,从而增加气囊漏气量,增加预测的假阴性率。大多数关于气囊漏气量的研究表明,气囊漏气量高于一定阈值(大于吸气 VT 的 15% 或大于 140ml)的患者拔管后发生喘鸣的概率较低,具有较高的特异性和阴性预测价值。将 CLT 纳入临床决策,可以避免在其他拔管标准达标时,因担心拔管后喘鸣而不必要的延迟拔管。虽然目前尚无证据表明 CLT 阳性患者延迟拔管可改善其预后,但应将气囊漏气阳性视为拔管失败的危险因素,并应针对上述情况制订逐步拔管方法。

52.3　在困难气道拔管中正确、安全地使用气道交换导管

尽管气道交换导管(airway exchange catheter,AEC)不能保证再插管的成功,但据报道使用气道交换导管再插管成功率很高。此外,通过气道交换导管吹入的氧气可以维持氧合,直至采取确切的措施获得稳定气道(例如气管插管、环甲膜切开术和气管切开术)。

可以使用的 AEC 很多,但是必须正确使用这些设备,因为如果选择了错误的尺寸、类型或技术,会造成气道并发症(例如气管支气管穿孔、ETT 无法通过 AEC、气压伤)。

AEC 成功使用的建议包括:

(1)应避免使用外径很小的 AEC,因为其易发生弯折,难以引导新 ETT 建立通道。

(2)将 AEC 的标记与 ETT 上的刻度标记相匹配,避免 AEC 过度推进刺激隆凸并引起支气管损伤和出血。

(3)使用带有中空内腔的 AEC,可以通过喷射通气或气囊阀装置进行氧气吹入。

(4)当 ETT 通过 AEC 置入过程中遇到阻力时,可以使用喉镜(如果可行)帮助推进 ETT。以 90°持续旋转 ETT 有助于其尖端通过杓状软骨。尖端柔软的 ETT 有同样的作用,它可以防止导管尖端被杓状软骨卡住。

(5)避免用力推进 AEC 和 ETT,因为可能导致气道结构损伤。

(6)AEC 的外部涂抹硅酮喷雾或润滑剂凝胶可促进导管推进。

(7)在撤回 AEC 前应确认新 ETT 的位置。可通过支气管镜转换器进行呼气末二氧化碳监测。

(8)双腔管可使用更长的 AEC,并可采用相同的预防措施。

52.4　拔管失败患者(包括颈部血肿患者)的气道管理步骤

预先制订拔管失败的气道重建计划是拔管计划的重要一步,包括:

(1)多学科协作,确保有经验的人员立即到位(麻醉科医师和外科团队、呼吸治疗师)。

(2)气道管理设备(氧气源、吸引装置、AEC、口咽和鼻咽通气道、声门上通气装置、不同大小的气管导管、各种喉镜和纤维支气管镜、喷射通气,以及环甲膜切开套件)。

(3)复苏和诱导药物。

(4)ASA 监测,包括二氧化碳监测。

(5)拔管的环境,手术室、PACU 或 ICU 配备床控装置,易于接近患者气道。

(6)特定手术的拔管策略,如气道手术、颈部手术、颌面部手术。框 52.1 概述了颈部广泛血肿患者的治疗步骤。

框 52.1　术后颈部血肿的处理

首先　按压出血部位 　　　通知手术和麻醉科医师团队(寻求帮助) 　　　考虑逆转残余抗凝作用 　　　严密的血压控制 **根据结果进行后续处理(A,B,C)** A:血肿没有进一步扩大 ● 与外科团队沟通

- 标记血肿边界,以便及早发现是否进一步扩大
- 在重症监护治疗病房密切观察并延长监测时间(8~12h)

B:血肿持续扩大,无气道压迫

- 无论是在 PACU 还是立即转移到手术室后,应经局部麻醉后行清醒(纤维支气管镜)插管,然后在全身麻醉下行颈部血肿探查和引流
- 术后评估神经系统状况
- 考虑术后保留患者气管插管,直到反应性气道水肿消失

C:颈部血肿扩大并很快出现气道压迫

按 ASA 流程紧急插管:

- 可通气但不能插管:使用面罩、口鼻咽通气道、喉罩通气:
  - 考虑立即行颈部血肿引流术,然后进一步尝试建立稳定气道
- 不能插管,不能通气:
  - 建立外科气道(紧急环甲膜切开术、经皮或外科气管切开术)
  - 血肿清除及伤口探查
  - 神经系统评估
  - 术后保持气道安全

52.5 使用科氏(Kirkpatrick)培训效能评价模型(表52.3),了解困难气道患者拔管的安全性对患者预后的影响

关于拔管过程中发生的气道相关并发症(包括死亡和神经损伤)的大部分数据来自 ASA 已结案赔偿项目数据库。虽然这是一个重要的数据来源,但使用已结案赔偿数据来确定并发症发生率仍然有一些限制,包括:

(1)从受伤之日到赔偿进入已结案的赔偿项目数据库平均需要 5 年的时间,这一反馈耗时非常长。

(2)已结案的赔偿偏向于更严重的伤害,这意味着常规的拔管失败和未发生事故的病例不包括在数据库中。

(3)并非所有的与气道相关的严重伤害案件都会导致赔偿,这意味着数据中的数字代表性不足。

那么,我们如何才能改善患者预后,并减少拔管失败和拔管相关并发症的发生:

(1)采用循证医学建立的拔管方案(特殊情况、特殊手术、特殊对待)。

(2)建立健全、准确的机制,在质量委员会的监督下,由地方(部门)识别和报告拔管失败案例,并进行同行评审,在短期内提供反馈建议。

使用通用的拔管失败定义,允许向关注质量和绩效改进的国家组织报告其发生率,这些组织包括麻醉绩效改进和报告交流平台(Anesthesiology Performance Improvement and Reporting Exchange,"Aspire")和麻醉质量研究所(Anesthesia Quality Institute,AQI)。

(1)通过同行评审的出版物分享各麻醉部门间的最佳实践和基于证据的拔管方案。

(2)避免单纯使用拔管失败作为一个质量指标,因为这可能会导致在手术结束时患者不能拔管的发生率异常增加。应考虑跟踪其他相关的质量指标,例如机械通气时间延长。

(3)使用收集到的气道损伤各类数据更新气道管理流程。

表 52.3 科氏(Kirkpatrick)培训效能评价模型与患者预后的联系

分层	定义	评估方法
反应层	受训人员对学习活动反应良好	受训者调查
学习层	受训人员在培训中获得知识、技能和态度转变	培训前后问卷调查
行为层	受训人员返回工作时会运用他们在课程中学习的知识	模拟场景,OSCE,质量指标,同行分析发病率和死亡率,根本原因分析
效果层	患者预后	拔管失败率,PACU 再插管率,24h 内再插管率,急救医疗队处理术后气道相关问题的频率

OSCE:Objective Structured Clinical Examination,客观结构性临床检查

通过重视实践变化并跟踪协议遵守情况,识别最佳实践,并且在更短时间内将信息反馈给临床科室,以改善患者预后。

(翟学花 译,王薇 校)

参考文献

Peterson GN, Domino KB, Caplan RA, Posner KL, Lee LA, Cheney FW. Management of the Difficult Airway. A Closed Claims Analysis. The Journal of the American Society of Anesthesiologists. 2005 Jul 1; 103(1): 33-9.

Apfelbaum JL, Hagberg CA, Caplan RA, Blitt CD, Connis RT, Nickinovich DG, Benumof JL, Berry FA, Bode RH, Cheney FW, Guidry OF. Practice Guidelines for Management of the Difficult AirwayAn Updated Report by the American Society of Anesthesiologists Task Force on Management of the Difficult Airway. The Journal of the American Society of Anesthesiologists. 2013 Feb 1; 118(2): 251-70.

Cavallone LF, Vannucci A. Extubation of the difficult airway and extubation failure. Anesthesia & Analgesia. 2013 Feb 1;

116(2): 368-83.

Li KK, Riley RW, Powell NB, et al. Postoperative airway findings after maxillomandibular advancement for obstructive sleep apnea syndrome. Laryngoscope 2000; 110: 325-7.

Argalious M. Postoperative Anesthesia Care. In Basic Clinical Anesthesia 2015 (pp. 575-584). Springer New York.

Argalious M. Management of Postanesthesia Care Unit Emergencies. ASA Refresher Courses in Anesthesiology. 2009 Jan 1; 37(1): 1-2.

Epstein SK. Preventing postextubation respiratory failure. Crit Care Med 2006; 34(5): 1547-1548.

Potgieter PD, Hammond JM. "Cuff" test for safe extubation following laryngeal edema. Crit Care Med 1988; 16(8): 818.

Miller RL, Cole RP. Association between reduced cuff leak volume and postextubation stridor. Chest 1996; 110(4): 1035-1040.

Jaber S, Chanques G, Matecki S, Ramonatxo M, Vergne C, Souche B, et al. Postextubation stridor in intensive care unit patients. Risk factors evaluation and importance of the cuff-leak test. Intensive Care Med 2003; 29(1): 69-74.

De Bast Y, De Backer D, Moraine JJ, Lemaire M, Vandenborght C, Vincent JL. The cuff leak test to predict failure of tracheal extubation for laryngeal edema. Intensive Care Med 2002; 28(9): 1267-1272.

Sandhu RS, Pasquale MD, Miller K, Wasser TE. Measurement of endotracheal tube cuff leak to predict postextubation stridor and need for reintubation. J Am Coll Surg 2000; 190(6): 682-687.

Antonaglia V, Vergolini A, Pascotto S, Bonini P, Renco M, Peratoner A, et al. Cuff-leak test predicts the severity of postextubation acute laryngeal lesions: a preliminary study. Eur J Anaesthesiol 2010; 27(6): 534-541.

Engoren M. Evaluation of the cuff-leak test in a cardiac surgery population. Chest 1999; 116(4): 1029-31.

Argalious MY. The Cuff Leak Test: Does It "Leak" Any Information?. Respiratory care. 2012 Dec 1; 57(12): 2136-7.

Mort TC: Continuous airway access for the difficult extubation: The efficacy of the airway exchange catheter. Anesth Analg 2007; 105: 1357-62.

Loudermilk EP, Hartmannsgruber M, Stoltzfus DP, Langevin PB: A prospective study of the safety of tracheal extubation using a pediatric airway exchange catheter for patients with a known difficult airway. Chest 1997; 111: 1660-5.

Takata M, Benumof JL, Ozaki GT: Confirmation of endotracheal intubation over a jet stylet: In vitro studies. Anesth Analg 1995; 80: 800-5.

Benumof JL: Airway exchange catheters: Simple concept, potentially great danger.Anesthesiology 1999; 91: 342-4.

Cooper RM: The use of an endotracheal ventilation catheter in the management of difficult extubations. Can J Anaesth 1996; 43: 90-3.

Benumof JL: Airway exchange catheters for safe extubation: The clinical and scientific details that make the concept work. Chest 1997; 111: 1483-6.

Argalious M, Ritchey M, deUngria M, Doyle DJ: An airway exchange catheter contributing to airway obstruction. Can J Anaesth 2008; 55: 128-9.

Argalious M, Doyle DJ: Questioning the length of airway exchange catheters. Anesthesiology 2007; 106: 404.

Argalious M: Airway challenges in PACU/ICU. Anesthesiol News 2005; 31: 57-61.

Argalious M: Postoperative hematoma and airway compromise after carotid endarterectomy . In Case Studies in Neuroanesthesia and Neurocritical Care, edited by George A. Mashour and Ehab Farag, Cambridge University Press, 2011.

Kirkpatrick DL. Evaluating training programs: The four levels Berrett-Koehler. San Francisco. 1994.

第53章

成人患者儿科疾病的管理

Elizabeth B. Malinzak

53.1 引言

随着医疗水平的不断提高,先天性和后天性的儿科疾病患者现在很容易存活至成年。这些患者通常具有较长的病史,将要面临在成人医疗机构中接受手术和麻醉。从小儿到成人系统的转变,以及发生这种转变的年龄尚未标准化。"成人"麻醉科医师将会更频繁地遇到这些患者,因此,应熟悉常见的儿科疾病。遗憾的是,指导这类患者的围手术期医疗和麻醉管理的文献很少。在这里,我们将回顾三种非心脏儿科疾病及其相关的麻醉问题:唐氏综合征、囊性纤维化和早产儿。

53.2 唐氏综合征(21 三体综合征)

唐氏综合征的全球总体患病率是每 1 000 个活产儿中就会有 1 个患有唐氏综合征。外科技术和先心病治疗的进步,已使死亡的中位年龄从 20 世纪 70 年代的不到 10 岁增加到 20 世纪 80 年代的 35 岁,直至今日的 60 岁。目前,痴呆占唐氏综合征死亡人数的 1/3。因此,唐氏综合征不再被视为儿科疾病。

表 53.1 总结了唐氏综合征患者的常见儿科疾病和年龄获得性合并症。重要的是麻醉科医师应知道哪些儿科表现会持续到成年。唐氏综合征患者仅有儿科相关指南。

表 53.1 唐氏综合征的合并症

系统	小儿合并症	生存到成年?	长期合并症
心血管系统	先天性心脏病	是	心脏瓣膜病
五官	阻塞性睡眠呼吸暂停	是	呼吸系统疾病(肺炎、流感)
	气管狭窄	是	
	牙齿病变	是	
消化系统	先天性巨结肠	否	胃食管反流 吞咽困难 乳糜泻
内分泌系统	甲状腺功能障碍	是	肥胖
	糖尿病	是	骨质疏松
血液 / 肿瘤,免疫	白血病	否	感染增加
神经系统	寰枢椎不稳	是	痴呆或阿尔茨海默病
	听力损失	是	颈椎退行性变
	视力问题	是	癫痫
行为	自闭症	是	抑郁或焦虑 强迫症
肌肉骨骼			骨关节炎

缺乏对此类患者成年后慢性疾病的发展和病状的循证依据，因此，筛查建议或治疗共识尚未存在。麻醉科医师在为此类患者进行术前评估和围术期管理计划时应做好这方面准备。

在患有唐氏综合征的成人患者中，心血管和呼吸系统疾病占发病率和死亡率的大部分。先天性心脏病（congenital heart disease，CHD）占该患者人群的 40%~50%。随着先天性心脏病的治疗或未治疗，患者会发展为肺动脉高压、艾森门格综合征、左心室流出道梗阻和心律不齐。那些没有冠心病的患者成年后会发展成瓣膜疾病，尤其是反流性病变和心力衰竭。对于从小没有做过超声心动图的患者，或出现了新的杂音、心力衰竭迹象的患者，应当检查超声心动图。与一般人群相比，唐氏综合征患者的冠状动脉疾病和高血压的发病率降低，但缺血性心脏病、外周血管疾病和脑血管疾病的死亡率增加。此外，久坐不动的生活方式导致肥胖和功能状态低下的发生率高达 31%~47%，这会使患者围术期并发症发生的风险更高。与一般人群相比，这些患者的糖尿病患病率也更高。

唐氏综合征患者由于其特征性面容而易患阻塞性睡眠呼吸暂停，其特征性面容包括面部中部发育不全、巨舌症、小颌畸形、高腭弓、牙列差和上呼吸道短小。成年患者常见胃食管反流（gastroesophageal reflux，GERD）和吞咽困难，有误吸的风险。已知唐氏综合征患者儿童时期存在寰枢椎不稳的现象，这种现象会一直持续到成年。唐氏综合征成年后发展成退行性颈椎病。所有这些因素提示潜在困难气道并可能给诱导期和苏醒期带来挑战。此外，由于细胞和体液免疫功能低下，呼吸道解剖结构缺陷、阻塞性睡眠呼吸暂停、吞咽困难和胃食管反流，使得这类患者的呼吸道感染率较高。这也是术后需要特别考虑的，因为这些患者更容易发生感染相关性并发症，包括肺炎、吸入性肺炎和尿路感染，导致住院时间更长，随年龄的增长，与感染相关的死亡率也会增加。

如前所述，痴呆（包括阿尔茨海默病）是唐氏综合征中常见的年龄相关性疾病。对于这类患者而言，诊断变得更加困难，因为它通常以人格和行为的改变作为首发症状，而不是普通人群中常见的短期记忆和语言缺陷。大多数小型精神状态检查并未考虑到智力障碍，因此并不可靠。针对该人群有经过验证的测量办法，例如唐氏综合征的痴呆量表。此外，癫痫发作也可能与痴呆发生有关。

成年唐氏综合征患者可能需要进行几类手术。先天性心脏病可能需要行瓣膜置换或其他手术。骨质疏松症、骨关节炎和韧带松弛的患病趋势导致矫形外科手术的需求，如关节置换、脊柱手术和骨折或脱位修复。患有唐氏综合征的成年人患实体瘤的风险较低，例如子宫颈癌、乳腺癌、肺癌或前列腺癌，但患卵巢和睾丸肿瘤的风险较高，可能需要手术治疗。与普通人群相比，甲状腺疾病的高发可能需行甲状腺切除术。视力和听力的丧失以及牙齿病损发生率均较高，需要眼科、耳鼻喉科和口腔科手术。另外，唐氏综合征患者中痴呆或其他行为障碍（例如自闭症）的出现，可能需要在麻醉状态下进行检查。唐氏综合征男性患者不育，唐氏综合征女性患者可行妇产科

筛查。尽管这些女性的生育率确实比一般人群低，但仍有 50% 的可能性生下唐氏综合征的孩子，值得警惕。

当麻醉科医师负责成年唐氏综合征患者治疗时，应根据此处讨论的事项和表 53.1 中列出的事项进行详细的病史和体格检查。但是，由于患者的视听障碍和心智状态可能会导致患者交流或知情同意的能力较弱。因此，可能需要签署委托书，寻求律师、监护人和 / 或看护人的协助。由于此类合并多种疾病的唐氏综合征患者有机会生存至成年，因此在制订这些患者的围手术期计划时需要有几点考虑。表 53.2 概述了这些决策。

表 53.2　成人唐氏综合征患者管理的围手术期注意事项

时间段	决策	要考虑的合并症
术前	使用抗焦虑药	精神状态或行为问题
	使用抽吸预防措施	GERD、吞咽困难
	潜在的挑战性血管通路	多次手术 / 检查、肥胖
	区域麻醉 vs. 全身麻醉	精神状态 / 痴呆和气道病史
诱导期	清醒 vs. 睡眠插管	精神状态 / 痴呆和气道病史
	吸入 vs. 静脉 vs. 快速序列诱导	精神状态 / 痴呆、GERD、吞咽困难
	通气和 / 或插管困难	阻塞性睡眠呼吸暂停、气道检查、肥胖
	采取颈椎保护措施	颈椎退行性变、寰枢椎不稳
	使用较小的气管导管	气道病史
术中	潜在的挑战性体位	肥胖、骨质疏松
	血流动力学控制和液体管理	心脏疾病
	预防性抗生素的使用	先天性心脏病
	麻醉与非麻醉性镇痛药	阻塞性睡眠呼吸暂停
	无菌技术	高感染风险
	药物相互作用的可能性	治疗痴呆的药物
术后	术后监测	阻塞性睡眠呼吸暂停
	疼痛控制：PCA vs. 计划 vs. 区域阻滞	阻塞性睡眠呼吸暂停、精神状态
	术后认知功能障碍的风险	痴呆

53.3　囊性纤维化

1990 年，囊性纤维化（cystic fibrosis，CF）患者中只有 30% 超过 18 岁。2014 年，超过 50% 的 CF 患者活至成年，

目前存活的中位年龄为 41 岁。这些患者中有许多一生中接受了 2 次或 3 次肺移植,生存期得以延长。该病最初常见于白种人,随着患病率的升高,在西班牙裔和非裔美国人中也很常见。

囊性纤维化跨膜传导调节因子(CF transmembrane regulator,CFTR)是外分泌腺上皮细胞顶端的一个氯离子通道,其中 F508del 突变,导致气道、胃肠道、汗腺和泌尿生殖系统发生病理变化。囊性纤维化(CF)患者的临床严重程度差异很大。肺部疾病占发病率和死亡率的 90% 以上。CFTR 缺陷会导致杯状细胞肥大、黏液分泌,以及肺部黏液 - 纤毛清除率降低,从而导致慢性炎症、低氧血症和高碳酸血症,以及多种细菌和病毒感染。鼻息肉在 CF 患者主诉多见,常引起慢性鼻窦炎。随着患者年龄的增长,慢性炎症和低氧血症导致肺血管阻力增加和肺心病的发生。老年晚期肺部疾病患者中,肺出血和气胸多见,死亡率分别为 6.3%~14.3% 和 5.8%~16.1%。

胰腺外分泌疾病在 90% 以上的 CF 患者中有表现,并且随着年龄的增长,这些患者极有可能发展为糖尿病和胰腺炎。胰腺导管上皮细胞中 CFTR 的缺失会触发级联反应,导致胰腺自身消化、β 细胞破坏和纤维化。在老年 CF 患者中,糖尿病的微血管并发症(包括视网膜病变、肾病和神经病变)比大血管并发症(如动脉粥样硬化和冠状动脉疾病)更多见。除糖尿病外,胰腺由于自身消化,影响了蛋白质和脂肪的吸收,从而导致脂溶性维生素缺乏和营养不良。维生素 K 缺乏会使患者面临凝血障碍的风险,而维生素 D 吸收不良和营养状况不佳会导致骨密度低。随着这些患者年龄的增长,他们更容易发生骨折,尤其是肋骨和椎弓压缩性骨折,并且脊柱侧凸和后凸畸形的患病率更高,这会进一步使他们的肺部状况恶化。胰腺纤维化也可引起胆总管狭窄,大约 10% 的患者会发展为胆石症。CF 的其他胃肠道影响包括肝胆疾病和远端肠梗阻综合征。1/3 的 CF 患者肝功能检查异常,可能会发展为脂肪肝或肝硬化、门脉高压。肝硬化是继呼吸衰竭后 CF 患者第二大常见的死亡原因。远端肠梗阻综合征包括结肠和回肠末端反复发作的肠梗阻,并且几乎仅发生在患有胰腺功能不全的成人 CF 患者中。最后,CF 患者的结肠癌风险提高 5~10 倍,通常发生在 40 岁左右,比非 CF 患者大约早 20~30 年。

由于 CF 会随着患者年龄的增长而呈现多系统表现,麻醉科医师将有可能接触到此类患者的鼻窦手术、胸外科手术、眼科手术、肝胆外科手术(包括移植)、结直肠外科和矫形外科手术,或者在手术室以外的地方提供介入治疗或胃肠道检查的麻醉。大多数 CF 患者对自己的病情十分了解,并与他们的医疗团队有长期的联系,而麻醉科医师通常只在患者病重时才会见到其本人,了解 CF 的广泛变异性和波动性,从患者对自身健康的角度与患者合作,可以获得患者的信任。正在向成人系统过渡的年轻 CF 患者可能在独立做出更复杂的决定和应对健康恶化方面存在困难,因此获得社会心理支持可能会有所帮助。对于晚期肺病患者,在手术前应与患者讨论预先指示和生命终止问题。

在术前评估中,通过询问患者咳嗽、黏液分泌、感染、气道反应性、近期住院病史和运动耐量来充分评估患者的呼吸状况是十分重要的。胸部 X 线检查有助于观察是否存在肺部过度膨胀和脊柱后凸侧弯。肺功能检测显示,随着肺部疾病的发展,FEV_1 和 FEV_1/FVC 下降,而 TLC、RV 升高。血气分析基础值和肝功能检查可能会有所帮助。参考呼吸科医师和内分泌科医师的建议确保患者的治疗方案得到优化,建议包括胸部物理治疗、抗生素治疗,以及使用重组人脱氧核糖核酸酶、高渗盐水雾化液和沙丁胺醇等。

男性由于先天性输精管缺如和无精子症而导致不育,女性的生育能力下降,但是随着成年 CF 患者的患病率增加,预计会有更多的妊娠 CF 患者出现。怀孕对 CF 患者的肺功能有严重的生理影响。她们可能无法满足自身分钟通气量和氧合增加的需求。血容量和心排血量的增加会加重右心衰竭或导致肺心病的发展。轻度至中度肺部疾病的患者在怀孕期间往往免于疾病进展,可以较好地耐受椎管内麻醉。产科 CF 患者预后不良的预测因素包括妊娠期体重增加较少、FVC<50%、肺部感染频繁、糖尿病或胰腺功能不全。

术中和术后时期,CF 患者的主要治疗目标是使通气抑制降至最低。表 53.3 概述了实现此目标的建议,以及 CF 患者术中处理的挑战。

53.4 早产儿

自从 20 世纪 60 年代新生儿重症监护治疗病房(neonatal intensive care unit,NICU)建立,早产儿的存活率提高了,这意味接受现代新生儿管理的这一批人现在已经四五十岁了。每 10 个婴儿中大约有 1 个是早产儿,95% 的早产儿可以存活成年,22~28 周之间出生的婴儿存活率为 76%。这意味着,目前美国约有 9.5% 的成年人出生在 37 周之前,医师将会越来越多地遇到早产儿出生的成年患者。尽管存活率有所提高,这些患者在早期病程中发生呼吸、心血管、肾脏、代谢和神经精神疾病的高风险持续存在。在一项对早产的年轻人的队列研究中,这一人群与足月出生的成年人相比死亡率增加了 40%,而这一差异并未能通过社会人口统计学差异或先天异常来解释。早产儿的存在可能会以未来的健康和社会风险为代价,增加医疗负担,因此"早产"应被视为成年人多种长期疾病的危险因素。

子宫内特定的发育时期发生的事件是如何重新程序化细胞、组织、器官的发育,从而导致功能改变,这被称为"健康与疾病的发育起源"理论,早产是最常见的例子。这些变化不一定在出生时就能明显观察到,但却可能导致慢性病的风险增加。疾病的风险程度通常与早产的程度成正比,肺和脑是最容易受到早产影响的器官。

在足月出生的患者中,肺功能通常在成年早期达到高峰。早产儿出身的成年人患有特殊的呼吸系统疾病,包括无嗜酸性粒细胞增多的气流受限、肺发育异常和肺实质损害。此外,新生儿干预措施如反复插管或长时间的机械通气,可能会导致声门下狭窄、气管软化或支气管

表 53.3　成人囊性纤维化患者的术中面临的挑战和建议

考虑因素	挑战	建议
诱导	避免由于鼻息肉引起的鼻咽气道狭窄 鼻窦炎可能引起支气管痉挛 肌肉松弛药使用带来的通气困难的风险,肌肉松弛状态下,气道失去支撑	使用区域麻醉可避免气道问题并降低术后肺部并发症的风险 尽早使用口咽通气道,以免气道阻塞 挥发性支气管扩张剂耐受性好
通气和氧合	为了避免缺氧和高碳血症,可能需要较高的气道压力,但这会增加肺损伤的风险 通气不匹配很常见,并可能发展为肺心病	经常使用吸痰管或支气管镜经气管插管(endotracheal tube,ETT)吸引分泌物,必要时灌洗 保持气体湿润和温暖,避免分泌物增加 使用支气管扩张剂治疗反应性气道 考虑进行胸部物理治疗和肺复张促进分泌物排出并避免肺不张 恢复自主呼吸时应计划尽早拔管,因为长时间机械通气会增加肺部感染概率 考虑在麻醉复苏室用 Bipap 模式来纠正 CO_2 潴留
镇痛	谨慎使用阿片类药物以避免呼吸抑制 椎管内麻醉可能由于呼吸对辅助呼吸肌的依赖而耐受性差	考虑使用区域麻醉和辅助用药以避免疼痛对呼吸机械学的不利影响
其他	肝病可导致药物代谢改变和凝血异常 由于长期治疗,静脉通道建立可能会很困难	每小时监测血糖 必要时夜间监测

软化,从而进一步影响肺功能。早产儿出生的成年人中,可能会存在肺功能峰值低,达到峰值后下降迅速,并且还可能由于污染、感染和吸烟等外部环境因素而恶化。慢性肺病的患病率与出生时的胎龄有关,尽管早产产前糖皮质激素的使用使得 1999 年以后出生的患儿的预后得到了改善,在患有支气管肺发育不良(bronchopulmonary dysplasia,BPD)的早产儿中,肺部疾病更加严重。之前为早产儿的患者肺功能检查显示 FEV_1 降低、呼吸道阻力增加,以及一氧化碳弥散量降低。与围手术期评估有关,这可能表现为运动耐量下降、呼吸道症状增加(例如咳嗽和气喘),以及被诊断哮喘、慢性阻塞性肺疾病(chronic obstructive pulmonary disease,COPD)和阻塞性睡眠呼吸暂停的可能性增加。哮喘确实与早产患者的慢性肺部疾病有共同的临床特征,但在这些患者群体中,反复发作的支气管阻塞是肺生长发育异常的结果,而不是嗜酸性粒细胞介导的炎症和特异反应。少数成年患者可能在童年时期或成年后没有任何症状,但是由于气流受限一直存在,一旦麻醉,他们可能会显示出气道阻塞的迹象。随着患者年龄的增长,新生儿临床经验的累积发展和越来越多的低胎龄儿的存在可能会对肺部疾病的性质有新的理解。由于没有针对这类患者的循证指南,因此有必要确定肺部疾病的病理并进行相应治疗,而不能单纯认为是哮喘或 COPD。

许多早产儿终身存在神经发育缺陷,从临床疾病如脑瘫(cerebral palsy,CP)或癫痫到行为和精神病学表现不等。与肺部疾病一样,低胎龄的患者更容易产生神经功能障碍。尽管 CP 是较常见的残疾之一,但患病率由于新生儿治疗的改善一直在下降。早产儿感觉障碍(如失明和耳聋)增加,年龄段在 20 岁左右的视网膜脱离手术增加了 9 倍。精神疾病(包括焦虑症、抑郁症和人格障碍)的发病率更高。行为方面,这类患者的自闭症患病率较高,并存在智商降低、记忆力较差,以及难以适应学校生活的情况。虽然早产儿出生的成年人大脑成像显示脑灰质和白质的较少、小脑体积缩小,但异常的大脑结构与功能结局之间的相关性并不一致,这可能是由于大脑的可塑性所致。神经学测试显示高级认知过程存在缺陷。对这类患者群体的最新研究发现,心血管疾病、肾脏疾病和代谢性疾病在之前为早产的成年人中呈上升趋势。该患者人群更可能具有较高血压。这可能是由于血管树生长异常、内皮功能异常、肾发生过程异常或母亲孕期先兆子痫和高血压所致。差异可能仅为 2~8mmHg,但随着时间的延长,这可能导致高血压的较早发生和其他心血管后果。关于该患者人群是否容易患冠心病和脑卒中尚无定论,但早产出生的成年人具有更高的心脏代谢危险因素,包括血脂异常、较低的瘦体重指数和血糖调节受损,以及糖尿病高发。另外他们运动量较小,可能是由于运动协调性差、视力差和肺功能下降导致。作为麻醉科医师,我们知道运动耐量和心肺储备是围手术期的重要因素。早产儿有更高的概率发生术中和术后并发症,而这些因素目前可能无法解释。

早产的成年表现是一个新现象,我们对其程度和临床相关性了解甚少。需要更多的研究来确定收集病史时筛查早产的益处。麻醉科医师要意识到这些患者的特殊性,并对各个年龄段的患者早产情况有所了解。

53.5　护理过渡

负责此类儿科疾病的成年患者的麻醉科医师应认识到，患者与医疗系统，特别是与儿科系统有长期联系。这些患者可能会预先认为麻醉科医师应该熟知他们的病情，以帮助他们适应新的医疗环境。例如，患者可能会习惯于围手术期儿童生活专家的陪伴，来倾诉患者本人及其家属的特定的焦虑。当成年后，他们不再享有儿童时期专属的特殊照顾，不再有儿童生活专家的陪伴，可能需要麻醉科医师花费更多的时间与患者解释麻醉计划和交流问题。此外，患者父母可能会积极参与他们的治疗过程。患者父母要求在诱导室和苏醒室内陪伴也就不足为奇。麻醉科医师应熟悉相关政策，并准备向家属解释这些政策，以免引起不满。尽管大多数患有儿科疾病的成年患者能够在清醒时耐受静脉通路建立，但是许多患者仍习惯于接受吸入诱导。但是慢性病的病史和潜在的对针头的恐惧可能会给血管通路建立带来挑战。麻醉科医师在确定诱导计划时应创新和灵活，以确保安全和舒适。此外，对于这些患者而言，清醒时接受区域麻醉可能是一种新的体验，因为儿科麻醉科医师通常会先给予镇静或其他麻醉药物做基础，等患者处于非清醒状态时再进行神经阻滞和椎管内麻醉。麻醉科医师可能需要根据患者的配合，平衡清醒或睡眠两种麻醉状态下进行手术的利与弊。

53.6　结论

越来越多的先天性和慢性疾病儿童存活至成年。随着医疗保健服务的不断改善，该患者群体的存活率和预期寿命也将继续增加。因此，麻醉科医师将有更大的概率在手术室和围手术期中遇到患有儿科疾病的成年人。了解儿童时期常见的慢性疾病及其在成年期的表现才能更好地向该患者人群提供最优的术中保障。

（杨心月　译，许涛　校）

参考文献

Jensen, K.M. and P.D. Bulova, Managing the care of adults with Down's syndrome. BMJ, 2014. 349: p. g5596.

Malt, E.A., et al., Health and disease in adults with Down syndrome. Tidsskr Nor Laegeforen, 2013. 133(3): p.290-4.

Bull, M.J. and G. Committee on, Health supervision for children with Down syndrome. Pediatrics, 2011. 128(2): p. 393-406.

Ross, W.T. and M. Olsen, Care of the adult patient with Down syndrome. South Med J, 2014. 107(11): p. 715-21.

Smith, D.S., Health care management of adults with Down syndrome. Am Fam Physician, 2001. 64(6): p. 1031-8.

Boylan, M.R., et al., Down Syndrome Increases the Risk of Short-Term Complications After Total Hip Arthroplasty. J Arthroplasty, 2016. 31(2): p. 368-72.

Capone, G.T., et al., Co-occurring medical conditions in adults with Down syndrome: A systematic review toward the development of health care guidelines. Am J Med Genet A, 2018. 176(1): p. 116-133.

Huffmyer, J.L., K.E. Littlewood, and E.C. Nemergut, Perioperative management of the adult with cystic fibrosis. Anesth Analg, 2009. 109(6): p. 1949-61.

Hadjiliadis, D., et al., Cystic Fibrosis Colorectal Cancer Screening Consensus Recommendations. Gastroenterology, 2018. 154(3): p. 736-745 e14.

Elborn, J.S., et al., Report of the European Respiratory Society/European Cystic Fibrosis Society task force on the care of adults with cystic fibrosis. Eur Respir J, 2016. 47(2): p. 420-8.

Raju, T.N.K., et al., Adults born preterm: a review of general health and system-specific outcomes. Acta Paediatr, 2017. 106(9): p. 1409-1437.

Crump, C., K. Sundquist, and J. Sundquist, Adult outcomes of preterm birth. Prev Med, 2016. 91: p. 400-401.

Crump, C., Birth history is forever: implications for family medicine. J Am Board Fam Med, 2015. 28(1): p. 121-3.

Saigal, S. and L.W. Doyle, An overview of mortality and sequelae of preterm birth from infancy to adulthood. Lancet, 2008. 371(9608): p. 261-9.

Raju, T.N.K., et al., Long-Term Healthcare Outcomes of Preterm Birth: An Executive Summary of a Conference Sponsored by the National Institutes of Health. J Pediatr, 2017. 181: p. 309-318 e1.

Bolton, C.E., et al., Lung consequences in adults born prematurely. Thorax, 2015. 70(6): p. 574-80.

Saigal, S., Functional outcomes of very premature infants into adulthood. Semin Fetal Neonatal Med, 2014.19(2): p. 125-30.

Kajantie, E. and P. Hovi, Is very preterm birth a risk factor for adult cardiometabolic disease? Semin Fetal Neonatal Med, 2014. 19(2): p. 112-7.

Brennan, L.J. and P.M. Rolfe, Transition from pediatric to adult health services: the perioperative care perspective. Paediatr Anaesth, 2011. 21(6): p. 630-5.

第54章

困难气道患者的肺隔离术

Peter Slinger

54.1 本章要点

（1）在体格检查和影像学检查的基础上，建立一种系统的方法来预测可能干扰肺隔离的上、下气道异常。

（2）回顾麻醉设备的新进展，这种新设备可能有助于在有困难气道的患者中实现肺隔离。

（3）制订需要进行肺隔离手术的已知或明确的上、下困难气道患者的管理策略。

54.2 临床病例

75 岁老年女性患者，在右肺切除术后第 6 日突然出现严重呼吸困难和端坐呼吸。患者突发不适咳出大量浆液性痰液并且血氧饱和度降到 70%。胸部 X 线提示右主支气管残端裂开导致支气管胸膜瘘。对患者进行紧急右侧开胸术，以修复支气管破损部位。该患者应如何进行气道管理和麻醉诱导？本章将在对该话题进行总体回顾后再进行讨论。

54.3 引言

完全和可靠的肺隔离术对开放性和微创性胸科与心脏手术来说越来越必要。随着肺隔离术适应证范围的扩大，医师可能需要为已知或未预料到的困难气道患者实施肺隔离。本章将简单介绍一种为上、下气道异常的患者提供肺隔离的方法。

肺隔离术通常需要采取三项连续的气道操作步骤：①面罩通气；②喉镜辅助下气管插管；③支气管插管。对于某特定患者，这些操作中的任何一个或所有步骤都可能出现困难。对于第一步和第二步，如何对有潜在问题的患者进行预测和管理在文献中已经得到了较好的阐述。ASA 困难气道管理流程是一项实用指南，在临床实践中得到了麻醉科医师的普遍认同。然而，对第三步可能出现的问题目前并没有得到很好的解答，如何管理下

气道异常的患者也没有达成共识。在过去的 70 年中，支气管隔离插管技术的三个基本概念没有改变：单腔支气管导管、双腔导管或支气管封堵器。然而，设备本身和放置方法已经发展。麻醉科医师必须在诱导前仔细查看胸部影像检查结果，从而了解气道解剖结构，并制订肺隔离方案。

54.4 声明

为了更好地阐述本专题所提出的问题，本章需要针对一些插管和肺隔离术的新型商业化设备展开讨论。作者将主要介绍其所使用的或者曾经使用过的技术和设备，因此，可能并不能覆盖所有读者熟悉或喜好的技术与设备。本章将讨论作者所认可和不认可的某些设备，但也会尽量客观地阐述其喜好的理由。与作者的个人经验相比，其会尽可能遵从合理的随机对照临床研究或系列病例报道。在此作者想强调其与任何设备的制造商都没有任何商业联系。

54.5 肺隔离的三种基本装置

54.5.1 单腔气管插管

标准的单腔气管内插管（endotracheal tube，ETT）可以以儿童纤维支气管镜（fiberoptic bronchoscope，FOB）进行引导使其进入单侧主支气管，从而作为单腔支气管插管（endobronchial tube，EBT）实现肺隔离术。该过程需要使用 FOB 直接观察气管导管远端开口并将导管引导进入所需支气管。这与改良 Seldinger 方法相反（即先将 FOB 送入支气管，然后利用 FOB 引导将 ETT 盲插入支气管）。儿童支气管镜通常不够硬，无法用作改良的导丝引导插管。这种盲插技术的失败率较高，且支气管损伤的机会也会增加（见下文）。

单腔管并不是肺隔离术的优先选择，因为无法通过它对非通气肺进行吸痰、复张、持续气道正压（continuous

267

positive airway pressure,CPAP)通气和观察等。通常标准尺寸的成人 ETT 从远端开口到气囊近端边缘的距离为 3~4cm。将其放置在右主支气管(平均成人长度为 2cm)时 ETT 会几乎完全阻塞右肺上叶(因此只有右肺中叶和下叶通气)。将其放置在左主支气管时(成人左主支气管长度约 4cm 长)误差范围很小,气囊容易向隆突上方移位(从而失去隔离作用)或远端开口进入左肺下叶(从而部分或完全阻塞左肺上叶)。

　　然而,在某些特定临床情况下,单腔 EBT 可能是一个合理的选择:如一些紧急或创伤情况(特别是当患者已经插管时),或大量咯血,或第二部分所描述的临床病例。由于支气管在隆突处的成角特点,气管插管容易进入右主支气管。因此将一个管道(单腔插管、双腔插管或支气管封堵器)插入左主支气管可能会出现困难(见下文)。

　　日本富士公司的 Phycon 单腔气管/支气管导管是作者所知在北美的唯一商业化单腔支气管导管。它的长度约为 34cm,气囊较短(2cm),无 Murphy 侧口(内径 5.5mm,6.5mm 和 7.5mm)。它可用作气管导管,并且可以根据需要送至主支气管主干。它较适用于左支气管主干,在一些成年患者中也可用于右支气管而不阻塞右肺上叶。它在隆突手术中非常有用。在没有商用化 EBT 的情况下,可以将两个小直径的 ETT(例如内径 5mm 或 6mm)和一个连接器(例如 ETT 接口的远端部分)临时组装成一个单腔 EBT。

54.5.2　支气管封堵器

　　20 世纪 80 年代开始出现一次性使用的支气管封堵器(bronchial blocker,BB),当时富士公司推出了 Univent 管。这种单腔管有一个支气管封堵器被包在同轴通道内。然而,这是一个硬管,对大多数困难气道的患者来说并不适用。第一个可以通过标准单腔 ETT 的一次性封堵器是 Arndt 封堵器(Cook Critical Care,印度)。该封堵器远端有一个环,可利用儿童 FOB 将该封堵器滑入指定位置。这种封堵器在 20 世纪 90 年代被引入,是困难气道患者肺隔离技术发展的里程碑。在 2001—2015 年期间,Arndt 封堵器是北美使用最广泛的封堵器。随后,其他封堵器也陆续被发明出来,这些封堵器可通过标准的单腔气管导管在 FOB 直视下插入支气管,例如 Cohen 封堵器(Cook Critical Care,印度),Fuji 单腔封堵器(富士公司,日本)。目前,北美似乎倾向于偏好 Fuji 单腔封堵器。最近出现了一种新的 EZ 封堵器(Teleflex Medical,美国)。EZ 封堵器有一个 Y 形末端,每个末端的远端都有一个封堵器,可在 FOB 引导下置于隆突上。尽管它在欧洲已非常流行,但似乎北美的共识是尽管它定位满意后会比其他封堵器更稳定,但其放置到位的难度更高。

　　有一种普遍的误解认为使用封堵器时非通气性肺的塌陷比使用双腔气管导管更慢一些。这并不正确,使用封堵器来实施肺隔离术时可使用几个技巧来促进肺塌陷(框 54.1)。

框 54.1　用支气管封堵器改善肺塌陷的技巧

- 肺塌陷前去氮处理。在封堵器气囊充气前用 FiO_2 1.0 的氧气通气 5min,以加速非通气侧肺的塌陷。
- 开始单肺通气时可在封堵器气囊充气前直接监视下断开通气 30s。这可导致通气侧肺也出现肺不张,一旦开始单肺通气后需行肺复张手法使其复张。
- 单肺通气开始时即对封堵器的吸引通道采取持续负压吸引(−20cmH$_2$O),直到肺完全塌陷。
- 在单肺通气期间使用压力控制通气。如果采用容量控制单肺通气,患者咳嗽时高气道压将会迫使气体从周围突破封堵器气囊从而使非通气肺部分复张。
- 使用封堵器时应告知外科医师。如果外科医师尽量减少对肺门的操纵,那么单肺通气期间气囊移位的可能性也会降至最低。

　　尽管有这些技巧存在,支气管封堵器在气道稳定性方面仍然比双腔气管导管差。在单肺通气期间出现肺隔离效果变差的迹象时应在第一时间准备好重复 FOB 检查并重新定位封堵器。支气管封堵器为许多上气道或下气道异常而需要肺隔离的患者提供了一个非常有用的选择。然而,它们并不总是一种好的选择:例如,在第二部分所描述的临床病例中,封堵器并不适用,当外科医师需要修复右侧主支气管时封堵器无法满足临床需求。在世界范围内,大多数麻醉科医师首选的肺隔离方法仍是双腔气管导管。然而,对于困难气道患者而言,在封堵器和双腔气管导管之间的选择通常需结合肺隔离的解剖形态和临床背景具体分析(表 54.1)。

表 54.1　困难气道肺隔离术的选择:支气管封堵器(BB)vs. 双腔气管导管(DLT)

临床内容	支气管封堵器	双腔气管导管
肺切除术	+	++
胸内非肺部手术	++	++
上气道异常	++	+
下气道异常	++	+
存在对侧肺污染的风险	+	+++
漏气	+	++
经鼻插管	++	0
气管造口术/喉切除术	++	0/+
多发伤	++	+
患者需术后通气支持	++	+

注:0= 可能性较低;+= 可以接受的选择;++= 不错的选择;+++= 强烈推荐

　　使用支气管封堵器时 ETT 尺寸的选择:在使用支气管封堵器管理困难气道之前,麻醉科医师必须始终确保所使用的 ETT 能够同时容纳 FOB 和封堵器。这在使用 ETT 进行清醒气管插管时尤为重要。大多数成人封堵器大小为 9F(Arndt 封堵器的尺寸包含 7F,EZ 封堵的主体大小为 7F)。4mm 的 FOB 和 9F 封堵器可同时通过 8.0 号 ETT。根据儿童 FOB 的大小,可能可使用 7.5 号 ETT。有时如果封堵器(最大直径)的气囊在置入 FOB 之前能完全通过 ETT,也可以使用 7.0 号 ETT。如果需要更小的 ETT,则可以在 ETT 外的声门内置入封堵器或 FOB,另一个则从 ETT 内通过。

54.5.3　双腔气管导管(double-lumen tubes,DLT)

Carlens 在 1949 年推出了最初的左侧 DLT,后来被替换为一次性的 PVC 材料 DLT,其左右两侧导管的设计都是基于 Robertshaw 在 20 世纪 70 年代和 80 年代的作品。这些设计仍在不断发展,阻碍其在远端困难气道患者中成功使用的原因可能是麻醉科医师并未完全掌握 FOB 下气管支气管的解剖知识。目前已证实,一个免费的在线 FOB 模拟器(www.ThoracicAnesthesia.com/Bronchoscopy Simulator)可提高麻醉科医师和住院医师在这方面的知识。

在某特定情况下面对困难气道患者优先考虑使用 DLT 时,通常最简单的计划是先置入单腔 ETT(无论是清醒或者诱导后),然后在全身麻醉期间直视下使用可视喉镜和 DLT 交换导丝将 ETT 替换为 DLT。目前北美唯一合适的交换导丝是印度 Cook Critical Care 公司生产的绿色 11F 和 14F 导丝。首选 14F 导丝,因为它比较硬,但它无法通过 35F DLT 的管腔。交换导管进入气管的深度不应超过 25~30cm(从门齿处开始计算),否则可能会穿破远端支气管。手术结束后,如果需要用单腔 ETT 进行术后通气,则重复这一步骤。富士公司的 Silbroncho DLT 在远端支气管腔上有一个 45° 斜角,这有助于利用交换导丝将 ETT 替换为 DLT。

如果患者隆突或支气管解剖异常,那么在放置 DLT 时应在直视下将 DLT 插入支气管。这需要两名人员操作并使用带监视屏的 FOB。首先 DLT 支气管腔通过声带(由第一个人员操作)后,将 FOB 置入 DLT 的支气管腔末端(由第二个操作员操作),然后在观察到隆突后,再将支气管腔在直视下送至正确的主支气管(由两名操作者协同配合移动)。这在后文所述病例中是一个非常有用的 DLT 插管策略。最好先在气道解剖正常的患者身上进行练习,从而使操作者对这项技术驾轻就熟。

右侧 DLT:大多数麻醉科医师将左侧 DLT 用于右胸或左胸手术。一些麻醉科医师更喜欢在右胸手术患者中使用右侧 DLT。在某些外科手术中,右侧 DLT 显然是最佳选择。这些手术包括左侧全肺切除、左侧主支气管梗阻、左侧支气管袖状切除。所有商业化的一次性右侧 DLT 都有一个通气侧口(类似于 ETT 的 Murphy 侧孔)来给右肺上叶进行通气。这个侧口通常距离 DLT 远端约 1cm 并且长度为 1cm(不同制造商会有一些细微的变化)。放置右侧 DLT(或右侧支气管封堵器)之前,可在 CT 扫描冠状面或普通胸片(如果可见)测量右主支气管的长度。成人右主支气管的正常长度为 2.5cm。然而,不同个体间右主支气管的长度差异较大。在极少数患者中,右侧肺叶可能存在隆突以上开口(即所谓的“气管性支气管”或“猪支气管”)。如果右肺上叶开口解剖异常,那么右侧 DLT(或封堵器)将难以取得良好效果。若右主支气管长度小于 1cm,那么右侧 DLT 或封堵器的置入是有困难的。

VivaSight DLT:如果不提及新开发的 VivaSight DLT(Ambu 公司,美国),则关于 DLT 的综述是不完整的。这种一次性 DLT 的气管腔开口平面有一个小型摄像头用来定位,以便在手术期间连续监测隆突的视野。虽然在一些中心已经开始流行使用这种 DLT,因为它在胸科手术中可以减少 FOB 的使用,但目前尚不清楚它是否在困难气道时为麻醉科医师增加了一个气道管理的选择。

54.6　临床病例(续)

支气管胸膜瘘的麻醉管理目标:
(1) 避免来自患侧肺分泌物对健侧肺的污染。
(2) 避免正压通气时张力性气胸的发生。
(3) 通过减少患侧肺的漏气来保证健侧肺的充分通气。

传统上,对这类患者的处理方法是保留自主呼吸直至开始实施肺隔离术(麻醉诱导之前或之后)。然而,对于这个伴有严重呼吸困难的老年患者来说这并不是一个令人满意的选择。此患者应在诱导前在局部麻醉下放置右胸引流管,以避免诱导过程中可能出现的张力性气胸。然后,在左肺正压通气和手术前,应采取改良快序贯诱导的方法将 ETT 或 DLT 置入左主支气管(如前文所述)进行麻醉。这将避免 DLT 远端支气管腔穿过右主干支气管瘘。

54.6.1　支气管角度异常与肺叶插管

麻醉科医师可能会遇到这样的情况,即先前的手术或病变改变了主支气管的角度。或者,对于肺功能储备有限的某些特定患者,术中只需要隔离 1 个肺叶。DLT 是为正常的气管支气管解剖设计的,如果远端气道异常,通常会出现问题。在这种情况下,支气管封堵器通常是最好的选择。在可用的封堵器中,Arndt 往往是最好的选择,因为它在 FOB 引导下更容易通过或绕过异常的解剖结构。

左上叶切除术后会出现一种肺隔离术的特殊情况。在这些病例中,术后左下叶剩余部分的扩张导致左主支气管在隆突处的角度增大。如果可在左主支气管置入一个标准的左 DLT(这或许不可能),支气管口往往斜靠在支气管内壁,从而导致部分或完全阻塞。右侧 DLT 或左侧封堵器在这些病例中可能更有用,具体情况取决于适应证和手术部位。如果临床医师更愿意放置左侧 DLT,富士公司的 Silbroncho DLT 的远端具有可弯曲的钢丝强化管腔,更易于在超大角度支气管中保持正中位置,从而减少开口阻塞的可能性。

54.6.2　气管造口术或喉切除术

当气管造口或喉切除术后的患者需要行肺隔离术时,通常最好的选择是使用大口径 ETT 插入通气口并使用支气管封堵器。Arndt 和 Cohen 封堵器可能是最有用的,因为它们比其他封堵器更灵活,更容易操作。新近的气管切开(持续时间小于 2 周)最好在原位带套囊的气管切开处置入封堵器和 FOB,这在 8 号或 10 号气管切开导管中通常可顺利完成。对于 6 号气管切开导管,标准尺寸的小儿 FOB 和封堵器通常难以通过内套管。可拆除内套管并将 7 号 ETT 接头置入外套管,这样封堵器和 FOB 则可穿过外套管用来实现肺隔离术。

对于一个陈旧性气管造口(超过 2 周),可取出原位气管切开装置并换之以 7.5 号或 8 号 ETT(必要时可使用导管交换导丝)。然后可以常规的方式置入封堵器和 FOB。EZ 封堵器需要 ETT 远端开口与隆突之间保持约 4cm 的距离,以便封堵器的两个末端易于展开。如果导管远端与隆突之间的距离很短,那么放置 EZ 封堵器可能会出现困难。

在极少情况下也可经口进入声门和气道(常规的经口入路)。这可能发生于因呼吸衰竭而非上呼吸道阻塞而进行气管造口的患者。在这些患者中,可以选择在麻醉诱导和移除气管造口装置后以常规方式置入 DLT。目前也有针对气管造口患者特殊设计的 DLT 被开发出来,但目前北美市场还未见此类产品。通过气管造口部位将 ETT 作为单腔支气管导管使用也是一种选择。这可能(暂时)是在某些特殊情况下的最佳选择,例如来自无名动脉破裂的大量咯血。

54.6.3　可视喉镜

可视喉镜是过去 20 年气道管理领域中的主要进步。目前有许多不同类型的商业化可视喉镜。虽然有通道型的可视喉镜片设计,但对于肺隔离术来说最有用的可视喉镜叶片是更常见的非通道型喉镜片。这些喉镜片可分为两大类:①超弯曲喉镜片,如 GlideScope(Verathon Inc,美国)和 Storz C-Mac D 型喉镜片(Karl Storz,美国);②Macintosh 型喉镜片(视野方面得以改进),如 Storz C-Mac C 型喉镜片。其他商业化可视喉镜片大多属于这两类喉镜片的范畴。目前尚缺乏一个合理的随机对照试验来比较这两类可视喉镜在肺隔离术中的应用效果。似乎不同类型喉镜片均有适用的困难插管患者群体。每一位操作者也都可能会找到最适合其操作的喉镜片类型。

超弯曲喉镜片是根据头颈部矢状 CT 扫描影像中舌的正常曲度而设计的。这种喉镜片可在保持颈椎活动最小化的情况下提供一个理想的会厌视野,这对开口度和颈椎活动度受限的患者中尤为重要。然而,它们并不能提供像直视喉镜那么大的咽后间隙,所以使用这种喉镜

片可能会增加 DLT 插管的难度。如果作者选择使用超弯曲可视喉镜片(基于气道检查),通常作者会先用单腔 ETT 进行插管(视情况而定诱导前还是诱导后插管),然后在诱导后以如前文所述的方法在可视喉镜辅助下交换导管。虽然有一些商业化导丝(如 GlideRite DLT 导丝)可以辅助 DLT 插管,但在使用超弯曲可视喉镜片时,作者更喜欢使用 ETT 插管后进行 DLT 换管。

改善视野的可视喉镜片在那些困难气道患者中更有用,这些患者有足够的张口和 C 形脊柱运动,但 Mallampati 视野较差。这些通常是非常肥胖的患者。当使用这些喉镜片之一时,如果可以获得声门的合理视野,通常可以采用最简单的方法直接用 DLT 插管而不需要交换导管。

54.6.4　右美托咪定

右美托咪定对于清醒气管插管中表面麻醉复合镇静策略来说是一种非常有用的辅助药物。右美托咪定已被描述为用于清醒纤维支气管镜引导气管插管的"唯一"镇静药物。就个人而言,作者认为右美托咪定作为唯一镇静药物并非十分可靠。但是作者会将其作为清醒插管标准流程的重要辅助药物。本章作者的标准操作流程是:格隆溴铵静脉注射,利多卡因表面麻醉,咪达唑仑静脉注射和低剂量的瑞芬太尼泵注。作者不认为清醒插管的方法比其他任何麻醉科医师的方法更好。现在作者会增加一个维持 10min 的右美托咪定负荷剂量,然后再开始实施作者的标准流程(观察有无心动过缓和低血压)。在充分的镇静和表面麻醉后,联合右美托咪定和可视喉镜操作可以在大多数患者中达到"清醒状态"喉镜检查的效果。如果"清醒状态"可提供充足的会厌视野,则进一步通过声门向气道内喷入利多卡因(等待 1~2min 的起效时间),然后就可以直接开始气管插管了。如果视野并不充分,则要请另一位经过训练的操作者利用纤维支气管镜引导进行插管,而原来那位操作者利用可视喉镜保持对会厌的最佳暴露。

54.7　总结

气道管理的进步提高了麻醉科医师为上气道或下气道困难气道患者提供安全可靠的肺隔离术的能力,这些进步包括儿童可视支气管镜、可视喉镜、新型支气管封堵器,以及改进的双腔气管导管。麻醉科医师应始终牢记肺隔离术的基本原则,可概括为"ABC":

A:掌握正常气管支气管解剖和解剖异常。

B:尽量使用纤维支气管镜,最好是可视支气管镜来定位 DLT 或支气管封堵器。避免在气道解剖异常患者中进行盲视操作。

C:在诱导前查看胸部影像学检查结果,以制订最佳的肺隔离计划和替代计划。

(赵芝佳　译,王嘉锋　校)

参考文献

Collins S, et al. Lung isolation in the patient with a difficult airway. Anesth Analg 2018; 126: 1968-78.

Apfelbaum J, et al. Practice guidelines for the management of the difficult airway. Anesthesiology 2013; 118: 251-70.

Cooper R. Preparation for and management of "failed" laryngoscopy and/or intubation. Anesthesiology 2019, 130: 833-49.

Tran D, Popescu W. Lung isolation in patients with difficult airways. Chapt. 18 in Principles and Practice of Anesthesia for Thoracic Surgery 2nd ed. Slinger P, Ed. Springer, Switzerland, 2019.

Narayanaswamy M, et al. Choosing a lung isolation device for thoracic surgery: a randomized trial of three bronchial blockers versus double-lumen tubes. Anesth Analg. 2009; 108: 1097-1101.

Campos J, et al. Devices for Lung Isolation Used by Anesthesiologists with Limited Thoracic Experience. Anesthesiology 2006, 104: 261-6.

Slinger P. Acquisition of competence in lung isolation: simulate one, do one, teach…repeat prn. J Cardiothorac Vasc Anesth 2014, 28: 861-4.

Gamez R, Slinger P. A simulator study of tube exchange with 3 different designs of double-lumen tubes. Anesth Analg 2014, 119: 449-53.

Bussieres J, et al. Right upper lobe anatomy revisited. Can J Anesth 2019 (epub ahead of print).

Heir J, et al. A retrospective evaluation of the use of video-capable double-lumen endotracheal tubes in thoracic surgery. J Cardiothorac Vasc Anesth 2014, 28: 870-2.

Campos J, et al. Lung Isolation techniques in patients with early-stage or long term tracheostomy. J Cardiothorac Vasc Anesth 2019, 33: 433-9.

Abdelmalak B, et al. Dexmedetomidine as sole sedative for awake intubation in management of the critical airway. J Clin Anesth 2007, 19: 370-3.

第 55 章

老年患者的麻醉

Ruben J. Azocar, Maurice F. Joyce, Marek Brzezinski

55.1 老年患者围术期医疗

在美国,每日有 10 000 人达到 65 岁,其中 85 岁或以上人口增长更快。老年人口的加速增长意味着到 2030 年,美国 65 岁以上的人口预计将达到 20%,这将对医疗保健产生巨大影响。1970 年,65 岁及以上的人群仅占人口的 10%,占出院人数的 20%,占住院治疗日数的 33%。到了 2007 年,65 岁及以上人口的比例增长到 13%,医院使用率剧增,占出院人数的 37% 和住院日数的 43%。2006 年,35.3% 的住院治疗和 32.1% 的门诊治疗为老年患者。

不幸的是,与年龄小于 65 岁的患者相比,这些患者的围术期愈后明显更差。在一项对 1 064 例接受非心脏手术的患者进行的前瞻性观察研究中,Monk 等报道,65 岁以上患者 1 年死亡率为 10.3%,几乎是其他人群(5.5%)的 2 倍。这些发现表明高龄患者 1 年后死亡率的相对风险为 4.458,存在不少于 3 种合并症或 ASA 分级为 3 级或 4 级患者,高龄仍是最高的风险因素。这些发现与美国进行的一项着眼于手术死亡率的流行病学研究结果相似,在美国,65 岁以上患者的死亡率显著增加。2002 年 2 月 24 日至 2005 年 6 月 30 日,国家手术质量改善计划数据库的审查结果显示,7 696 例手术病例的发病率为 28%,死亡率为 2.3%;令人震惊的是,在 80 岁以上的老年人群中,发病率为 51%,死亡率为 7%。

并发症也与发病率和死亡率显著相关。Hamel 等发表的数据显示,80 岁以上的老年患者术后并发症的发生率为 20%。发生并发症的患者 30 日死亡率高于没有并发症的患者(26% vs. 4%,P<0.001)。死亡率不应是作者们调查的唯一长期结果,因为生活质量对患者和家人也相当重要。重要的是,依赖他人进行日常活动与老年人围术期并发症有关。

老年患者围术期并发症及其与死亡率的关系已有较明确的阐述。涉及中枢神经系统、心血管系统、呼吸系统和肾脏系统的并发症很常见,并对预后有很大影响。

美国外科医师学院与其他专业协会合作,于 2012 年发布了老年患者围术期最佳评估指南。这些指南是评估和优化老年手术的良好资源。虽然在多数情况下,这些建议与先前建立的评估和管理任何年龄和特定合并症患者的指南没有什么不同。但是,在预测预后时,老年患者的功能评估可能与患者的合并症同等重要,甚至更重要。如果我们认为,即使在健康状况良好的情况下,衰老也意味着对应激的反应能力丧失,尽管基础功能相对稳定,将虚弱的概念理解为围手术期评估老年人的更好方法并不困难。多项研究表明,功能储备量和虚弱程度的评估可能是评估老年患者预后的一种更好指标。Malaky 等创建了一个衡量虚弱程度标准的五维量表:过去 1 年无意识中体重减轻超过 10 磅,握力下降(根据性别和 BMI 调整),疲惫(通过询问关于努力程度和主观能动性的问题确定),低体力活动和低步行速度。得分为 2 分或 3 分者归类为中度虚弱,得分为 4 分或 5 分者归类为虚弱。基于这一量表,已报道术前虚弱与下列事件有关:术后并发症风险增加(中度虚弱:优势比 2.06,95CI 1.18~3.60,虚弱:OR 为 2.54,95%CI 1.12~5.77);住院时间延长(中度虚弱:发生率比 1.49,95%CI 1.24~1.80,虚弱:发生率比 1.69,95%CI 1.28~2.23);出院后转送至专业医疗机构或生活辅助机构的可能性增加(中度虚弱:优势比 3.16,95%CI 1.0~9.99,虚弱:优势比 20.48,95%CI 5.54~75.68)。即使只考虑活动能力差这一指标,也有类似的结果。一项系统回顾研究了 23 例具有不同手术病理的患者,得出的结论是,虚弱可以预测术后死亡率、并发症,并与较长的住院时间相关。

就认知情况的预后而言,认知储备较少(认知虚弱)的患者术后发生谵妄的风险较高。Monk 还发现,除了年龄增加外,术后 3 个月认知功能障碍的独立危险因素是较低的教育水平和既往脑血管外史而没有后遗症。

与术前功能状态差与不良预后相关的概念一致,预适应旨在改善术前功能状态的新概念。预适应并不意味着忽视对接受手术的老年患者进行完整的围术期评估和优化,主要是通过改善无氧健康和营养状况来优化。其他研究者补充指出,需要帮助患者管理围术期应激(对手术的担心),并联合创造了新的术语"预适应项目"。

多篇发表的文献支持这些概念作为单一或组合干预措施。一项随机对照试验评估了结直肠癌肝转移接受择期肝切除的患者。干预组 4 周(12 次)高强度周期间歇训练计划。预适应组经历了术前无氧阈摄氧量和高峰期运动的改善。这与生活质量评分提高有关。另一项试验观察了 144 例择期行腹部大手术的高危患者(受试者:超过 70 岁和 / 或 ASA 3/4 级)。训练前的干预措施包括激励性访谈、高强度耐力训练和增强体力活动。干预组每名患者在有氧耐量、生活质量,以及减少并发症方面都有改善。在心血管事件、感染和麻痹性肠梗阻方面,并发症的减少最为显著。在一项随机对照试验中,预康复训练组在手术前 4 周开始接受以家庭为基础的有氧和抗阻运动、蛋白质补充的营养咨询、放松运动。2 组均在术后 8 周内完成该计划项目。干预组的功能储备量(通过 6min 步行TST 测量)显著提高。Mazzola 等将 41 例接受上消化道恶性肿瘤手术的虚弱患者与以往患者对照进行了比较。干预组患者接受多学科的术前管理计划,包括营养干预、体力或呼吸功能强化,以及正在进行的治疗方案优化。研究发现,干预组 30d 和 3 个月的死亡率、总体和严重并发症发生率显著降低($P<0.05$)。目前,加拿大正在进行一项基于家庭的术前运动训练与标准医疗相比较的单中心平行随机对照试验。60 岁以上接受择期癌症手术的虚弱患者随机参加 3 周的预适应康复训练(力量、有氧和拉伸)。主要指标是术后第一次就诊时进行 6min 步行试验。次要结果包括短期体能储备、与健康相关的生活质量、无残疾生存、并发症和卫生资源利用。认知预适应的概念也在研究中,有三个正在进行的研究利用手持的认知锻炼应用程序,并探讨其对术后认知功能的影响。身体和认知预适应对老年患者接受手术和麻醉的结果是否有积极的影响,很快就能得到研究结果。

55.2　老年患者的术中医疗:需要知道什么

虽然衰老本身并不是病理性的,但会发生相当多的生理变化,导致对应激的反应能力降低,包括手术治疗。对老年患者的术中医疗采取周到和以患者为中心的方法将最终导致更好的结果。

首先必须考虑到衰老对手术中常用药物的药代动力学和药效学的巨大影响,特别是苯二氮䓬类药物、阿片类药物和催眠药。由于血浆蛋白量的减少和瘦体重的减少,药物再分布的速度延长,导致药物的血浆浓度随着时间的推移而升高。此外,任何由肝脏或肾脏代谢的药物代谢半衰期都将延长。年龄每增长 10 年,吸入性麻醉药物效力增加约 6%,还有数据表明医师对老年患者使用的吸入性麻醉药物减幅不足。

重要的是,老年患者的大脑往往对镇静药物、催眠药、阿片类药物和吸入性大脑麻醉药物更敏感。脑白质质量、脑血流量和神经递质受体(包括乙酰胆碱、多巴胺和血清素)数量都有下降。考虑到有很大比例的老年患

者预先存在认知功能缺陷(如痴呆)和其他合并症(如慢性疼痛),这就不难理解为什么该类患者术后谵妄的风险如此之高,以及为什么量身定制和个性化的麻醉方案显得如此重要。此外,采取预防术后谵妄的措施是至关重要的,是并发症和死亡率的独立危险因素。如何最有效地为老年患者量身定制麻醉方案,目前还没有明确的共识。在双频指数引导的麻醉管理方面、麻醉技术的选择(即神经阻滞还是全身麻醉),以及轻度还是深度镇静方面,现有的文献仍然没有明确的答案,并且意见不一。各项研究也曾尝试寻找预防药物,如右美托咪定,但目前文献中仍然没有一致意见。

衰老相关的心血管变化在很大程度上与心血管系统硬化有关。动脉硬化导致全身性高血压,由此增加左心室压力,导致左心室肥厚。值得注意的是,血管硬化已被看作术后死亡率上升的标志。心室肥大导致的舒张功能障碍最终导致左房充盈压力在可接受的范围内降低。此外,老年患者对儿茶酚胺的反应性降低,最终使左心室更依赖于足够的充盈量来维持每搏输出量。心血管储备量的下降,再加上交感神经张力对手术刺激产生的功能波动反应,可能是老年患者术中血压不稳定的原因。

基于这些因素,术中低血压应通过使用外周血管收缩剂和正确的容量管理来解决。容量管理应根据低血容量的确凿证据,而不仅仅是根据血压低。在手术室中给予大量液体治疗可能效果不明显,这是由于麻醉相关的静脉张力降低,导致外周血容量积聚。然而,术后容量可能会使中央循环过载,导致肺充血甚至明显的肺水肿。

跟预防术后谵妄的麻醉技术缺乏共识一样,术中低血压的定义也没有明确的共识。虽然长期低血压很明显是有害的,不仅是低血压的程度有很大影响,低血压时间的长短也很重要,但是平均动脉压到何程度为低血压的标准仍未明确,更倾向于根据不同的患者把握。最近的文献表明,既往使用的平均动脉压 65mmHg 的标准可能太低了,特别是对于老年患者。

高龄引起的呼吸系统的生理变化包括肺弹性蛋白的丢失和肺实质顺应性增加。这种顺应性的增加最终导致通气 - 血流比减小和小气道功能下降。后者必须增加肺闭合容积,以防止肺的相关部分发展为肺不张。有两种策略可用于保持肺容积高于闭合容积:大潮气量通气或肺保护性潮气量通气结合呼气末正压(positive end-expiratory pressure,PEEP)。最近的研究表明,后一策略与术后肺部并发症下降有关。

除了肺实质的变化外,胸壁硬化和顺应性丧失导致呼吸做功增加。用力呼气的效率降低,当胸腔内压力上升压迫肺部时,小气道功能下降不能防止气道塌陷。由于这些物理因素和咽部反射的丧失,咳嗽和排痰效率也降低,使该类患者的误吸风险增高。因此,老年患者拔管时镇静和神经肌肉阻滞的残留可能造成灾难性后果。

最后,体温调节系统会随着年龄的增长而受损。老年患者在手术室中更容易出现体温过低的情况。应

该使用传统的体温调节方法,在老年患者中可能更应谨慎。

55.3　术后并发症和长期预后

随着美国老年人口的增长,手术后对老年患者的麻醉医疗越来越受重视。老年医疗正在迅速变成一个关键性领域,麻醉科医师可以在其中对患者的诊治体验产生重要的积极影响,包括患者的生理和情感健康,都可能转化为患者更好的临床预后和对医疗团队和机构更高的满意度。为了实现这些目标,麻醉科医师需要熟悉并考虑到老年患者潜在和独特的因素,以及了解老年患者群体复杂医学问题中的关键问题和主要并发症。感兴趣的读者可以参考最佳实践,为老年患者围术期的管理提供指导(https://www.facs.org/quality-programs/acs-nsqip/geriatric-periop-guideline)。术后医疗的总体目标可以概括为:保持老年患者的精神和体力充沛(即多模式疼痛控制),防止并发症(如 DVT、感染、脏器功能退化、认知问题),体温正常和营养充足(即防止 N/V、肠梗阻),以促进恢复和伤口愈合,同时认识到肾或肝功能降低和老年人普遍存在的服用多种药物——多学科方法是解决问题的方法。

55.3.1　与老年患者术后医疗相关的独特因素

高龄影响基础生理功能,以及机体对应激和药物的反应。因此,老年患者的临床医师必须熟悉这些变化:

- 老年患者的药代动力学和药效学变化。
  - 衰老通常与脂肪组织质量增加相关,同时伴有骨骼肌质量、瘦体重和全身水分的下降;肾和肝功能下降(见下文),以及营养不良(低白蛋白)。因此,老年患者存在:
- 蓄积增加,清除时间延长,脂溶性药物(如阿片类和苯二氮䓬类)的持续时间或效果增加。
- 白蛋白结合药物(如安定或丙泊酚)蓄积减少,可能导致游离药物的血浆浓度升高。
- 药物分布体积减少,水溶性药物的血浆浓度更高,临床效果更好。
  - 因此,老年患者通常需要减少药物剂量。
- 老年患者常服用多种药物,40% 每周服用超过 5 种药物和 20% 每周服用超过 10 种药物。
- 肾脏功能会逐渐下降。事实上,临床医师应该假设老年患者的肾小球滤过率降低 30%~50%。老年手术患者电解质和液体变化的风险较高,术后急性肾功能衰竭的风险也升高。
- 肝功能下降,导致总体代谢和常用麻醉药物的清除率下降。
- 大脑老化可能与认知能力的下降,以及药物敏感性的增加有关。此外,呼吸驱动力下降,就像对缺氧和高碳酸血症的自主神经反应一样(减少 40%~50%)。因此,老年患者对镇静药物更敏感(例如,比正常高出 2 倍的敏感性 / 呼吸抑制的风险)。
- 随着年龄的增长,胃肠道也发生了重大变化。胃内

药物吸收延迟,即存在不一致的剂量(时间)反应关系。老年患者普遍存在吞咽功能障碍和呛咳反射的丧失,导致吸入性肺炎的风险较高,高达 30% 患者会诊断出胃肠反流性疾病(gastroesophageal reflux disease, GERD)。萎缩性胃炎也非常普遍,因此胃肠出血的风险也上升。最后,高达 30% 的老年患者在术前有服用泻药以治疗慢性便秘。

- 普遍存在合并症。常患有慢性阻塞性肺疾病、冠心病、心力衰竭、糖尿病等,使得围术期发病率和死亡率的风险增高。
- 尽管腰麻和硬膜外麻醉方式有许多优点,但可能与老年患者术后低血压、头晕、救护延迟和术后尿潴留的风险增高有关。

55.3.2　术后疼痛管理

有效的疼痛控制可能是预防或减少老年人术后并发症的关键,疼痛会对术后恢复的重要因素产生负面影响,包括步行、深静脉血栓(deep vein thrombosis, DVT)、呼吸和胃肠道功能和认知。此外,有研究发现接受手术也会加剧慢性非手术疼痛,如腰背痛。考虑到上述的与年龄相关的变化,在老年患者中实施有效的疼痛控制非常具有挑战性。老年患者疼痛控制的两个原则包括:①老年患者的用药个体化,以应对药物起效的难预测性、药物效应时间和清除时间的延长;②使用不同的止痛药物和多模式的镇痛方法,以尽量减少阿片类药物的不良反应。虽然多模式镇痛的全部范围显然超出了本章的讨论范围,但这里要陈述几个临床相关的要点:

- 对乙酰氨基酚(口服或静脉注射)是老年患者最安全的止痛药之一,通常不需要调整剂量。
- 使用局麻药行周围神经阻滞是减少术后疼痛和麻药使用量的极佳方法。局麻药中可添加糖皮质激素、可乐定或非甾体抗炎药以增加阻滞的持续时间。
- 糖皮质激素已被发现可减少手术疼痛,并增强局部麻醉(区域神经阻滞)的效果。
- 非甾体抗炎药虽然有效,但应谨慎使用,可能会增加胃肠道出血或肾功能衰竭的风险。环氧合酶 -2(cyclooxygenase-2, COX-2)抑制剂可作为一种短期替代药物(但应注意长期使用与心血管系统并发症有关)。
- 此外,现在也发现有很多的非传统药物可以减少术后疼痛,值得根据患者情况个体化考虑,包括加巴喷丁、氯胺酮、可乐定和右美托咪定。
- 肾功能不全的患者中:
  - 不应使用可待因和哌替啶。
  - 使用下列药物时应注意剂量调整:吗啡(活性代谢物在肾功能衰竭时积累),羟考酮(80% 在肝脏代谢,20% 不经代谢直接在尿液中排泄),氢吗啡酮(在肝脏代谢,但 3- 葡萄糖醛酸代谢物可以积累并产生神经兴奋作用)。
  - 肾功能不全患者使用芬太尼似乎是安全的。
- 肝功能障碍患者:
  - 不应使用可待因、美沙酮和哌替啶。

○ 吗啡、氢吗啡酮和羟考酮可能不容易转化为活性代谢产物。

○ 使用芬太尼似乎是安全的。

55.3.3 老年患者的术后并发症

术后认知功能下降是一种常见的并发症,有两个独立的表现形式。

55.3.3.1 术后谵妄(postoperative delirium,POD)

一种急性、早发性和短暂的意识障碍,其特征是注意力不集中和认知障碍,其病程起伏不定。POD是老年手术患者最常见的并发症之一。临床上,POD可以表现为三种不同的亚型:亢奋型谵妄(即"典型的"好斗和躁动的谵妄患者),低动型谵妄(平静和安静的患者,运动活动减少),以及混合亚型。通常,POD使用ICU意识混乱评分方法(Confusion Assessment Method for ICU Patient,CAM-ICU)或意识混乱评估方法(CAM,针对病房患者)进行诊断。POD诊断要点包括:

● 急性起病或病程起伏:患者是否与之前的基础状态不同;患者在过去24h内是否有精神状态的波动?

● 注意力不集中。要测试这一点,您可以说:"每当您听到字母A时请捏紧作者的手",然后说一系列包含字母A的10个字母。例如,"S-A-V-E-A-H-E-A-R-T"或"C-A-S-A-B-L-A-N-C-A"。出现超过2个错误表示注意力不集中。

● 意识水平的改变(RASS ≠ 0)和/或杂乱无章(没有逻辑)的思维(例如,询问CAMICU中的四个问题:"石头会浮在水面上吗""海里有鱼吗""你能用锤子敲钉子吗""1磅比2磅重吗")。多于1个错误表明思维混乱。

据报道,术后谵妄的发生率从5%至15%不等,在高危人群(如髋部骨折患者)中的发生率高达16%~62%。已经确定了发生术后谵妄的多种危险因素,预先存在的认知障碍和高龄是术后谵妄的高危因素。谵妄的发生发展与死亡率的增加、住院风险的增加、进展为痴呆症、住院时间的增加,以及严重并发症的风险上升有关。谵妄的发生可以作为预测长期认知功能障碍的因素。

预防:根据两篇Cochrane综述,30%~40%的谵妄病例是可以使用多方位干预措施预防的,包括个性化医疗、疼痛管理、认知功能重新定向、日常动员(活动)、对感观剥夺的关注、预防便秘、促进睡眠,以及针对员工进行老年患者医疗的专项培训等。

治疗:建议从上述多方位非药物干预开始,然后是抗精神病药物,如氟哌啶醇,从口服0.5~1mg开始。然而,氟哌啶醇的干预效果常常不尽人意。在一项针对430例接受择期髋关节手术的老年患者(超过70岁)的RCT研究中,预防性使用氟哌啶醇时,其未能降低术后谵妄的发生率。但是,预防性使用氟哌啶醇可以显著减少术后谵妄的持续时间和严重程度。与氟哌啶醇相比,非典型抗精神病药物奥氮平显著减少了术后谵妄的发生率,但同时显著增加了术后谵妄的持续时间和严重程度。总体而言,关于抗精神病药物在预防术后谵妄中的作用的数据过于

有限,无法得出确切的结论。同样,胆碱酯酶抑制剂盐酸多奈哌齐和利斯的明未能减少术后谵妄的发生率或住院时间。最后,虽然没有明确的证据表明褪黑素可以减少术后谵妄的发生率,但多项研究报告使用褪黑素激动剂可以减少谵妄发生。

55.3.3.2 术后认知功能障碍(postoperative cognitive dysfunction,POCD)

与术前基础状态相比,POCD术后认知水平下降的持续时间更长。它包括急性(以周计)、中短期(以月计)和长期(以年计)的认知下降。高达50%的患者在接受主要的非心脏手术后的最初几周会经历POCD。虽然大多数患者随着时间的推移逐渐恢复,但已经有报道称部分患者出现永久性的认知水平下降。高龄、脑血管意外史、较低的教育水平和酗酒已被证明是术后3个月出现POCD的独立危险因素。已经发现POCD与不良的短期和长期预后相关,包括抑郁、日常活动能力下降、独立生活能力丧失、过早失业,以及可能的永久性痴呆。以下是几个临床相关的要点:

● 目前没有强有力的证据表明麻醉药品或麻醉技术是POCD的危险因素。针对全身麻醉(general anesthesia,GA)与区域麻醉(regional anesthesia,RA)的两个meta分析未能证明GA是POCD的危险因素。在最近的两个临床试验中,在RA或MAC下接受手术的患者中,POCD的发生率至少与GA组一样高。

● 此外,虽然在动物模型上已发现吸入性麻醉药可以加速AD的神经病理学进程,但所有在人类中的研究到目前为止都未能显示出这种关系。

● POCD的发生机制尚不清楚。

● POCD的预防或治疗:目前没有任何预防或治疗措施能够持续和可预测地降低POCD的发病率。

55.3.3.3 卧床、跌倒风险

早期下床活动、每日进行体育锻炼和避免跌倒是预防术后脏器功能衰退,以及呼吸、血栓栓塞和认知功能障碍等并发症的关键。许多老年患者有基础疾病,如基础脏器功能障碍、营养不良、肌肉减少症、关节炎、感观系统障碍(视觉、听觉等)等,卧床不起或跌倒的风险更高。此外,手术和麻醉可能进一步引起术后疼痛、应用镇静药物和镇痛药等因素,这可能使老年患者的日常活动更加艰难,同时增加跌倒的风险。跌倒是一个需要真正重视的问题,据报道1.5%的外科住院患者在术后出现跌倒。

预防跌倒/早期下床活动:建议采取多维度干预措施,包括早期干预评估、早期进行理疗、在监护和协助下进行锻炼、保持患者对呼叫装置随手可及、在相关区域放置扶手、使用防滑鞋,以及对员工进行针对老年人治疗的培训等。显然,无痛和认知功能正常的患者更可能早期下床活动并且有更低的跌倒风险——所以必须对患者进行有效的疼痛控制和预防谵妄。

55.3.3.4 术后补水时期

全身水分的丧失、肾小球滤过率(glomerular filtration rate,GFR)的下降、尿浓缩能力的降低、游离水清除率下

降，以及口渴在老年人中是非常常见的问题，这使其体液、电解质异常和酸碱失衡等疾病的风险上升。同时考虑到其肾功能已受损，老年患者术后急性肾功能损害的风险也更高。

预防：尽早恢复口服用药、液体管理中注意电解质的平衡、维持血压平衡，以及避免使用肾毒性药物，特别是在老年患者常常服用多种药物的背景下，这些至关重要。老年患者术后记得测量电解质，并且意识到老年人血浆肌酐水平正常也可能是由于骨骼肌质量下降而导致 GFR 下降的指标。

55.3.3.5　术后营养支持

众所周知，老年患者常常发生术后营养不良。事实上，高达 40% 的住院患者有营养不良。慢性便秘、食欲不振或社交孤立是增加老年患者营养不良风险的额外因素。手术或麻醉伴随着肠梗阻、恶心或呕吐和食欲不振的风险，进一步加剧营养不良。

预防或治疗：尽早恢复经口进食（每日对口服的摄入量进行评估），如果不能经口摄入，则进行肠道鼻饲，营养不良患者进行营养补充是降低营养不良风险的关键。此外，应有意识进行早期下床活动，疼痛管理中减少阿片类药物和正常的液体摄入，以预防肠梗阻。

55.3.3.6　伤口愈合及压疮

多种常见的合并症，如营养不良、肌肉减少症、糖尿病、循环及氧合问题等，会影响到老年患者伤口的愈合。因此，术后应避免液体超负荷、低血压、缺氧、低体温、肠梗阻或高血糖，并给予合适的抗生素。同样，老年患者术后发生压疮的风险较高。

预防：早期介入进行理疗、定时翻身、经口进食或鼻饲、补充营养，以及并发症的处理等可使患者受益。

55.3.3.7　心血管和肺部并发症

心血管系统和肺部疾病的负担随着年龄的增长而增加。事实上，心脏病变是老年手术患者最常见的死亡原因。

预防：术后患者管理应注意维持血流动力学、氧合和电解质的稳定，并且及早重启术前用药以应对已有的并发症。医疗过程中应谨慎进行液体管理（特别是避免液体过量），预防肺不张和肺炎（使用激励性肺活量计、直立姿势、肺部洁净、呼吸支持治疗），早期下床活动，以及经口进食液体和食物。

55.3.4　老年患者的长期预后

老年患者术后的远期疗效虽然越来越重要，但仍是一个有待发展的领域。评估非老年患者和老年患者长期预后的一个关键区别在于：非老年患者的预后通常使用标准化量表的定义，如发病率（如卒中、心肌梗死、肌酐、肌钙蛋白、住院时间等）和死亡率，而老年患者的强调点是生活质量、认知功能、主观的健康感受，以及恢复到术前基础身体水平的程度，从而让患者可以自主、充实地生活。在这一重要领域还需要更多的研究来指导老年手术患者的术后医疗。

（王翰　译，周懿　校）

参考文献

Chow WB, Rosenthal RA, Merkow RP, Ko CY, Esnaola NF, American College of Surgeons National Surgical Quality Improvement P and American Geriatrics S. Optimal preoperative assessment of the geriatric surgical patient: a best practices guideline from the American College of Surgeons National Surgical Quality Improvement Program and the American Geriatrics Society. Journal of the American College of Surgeons. 2012; 215: 453-66.

Vincent GK and Velkoff VA. U.S. Census Bureau. The next four decades, the older population in the United States: 2010 to 2050, population estimates and projections. Current Population Reports 2010: 25-1138.

DeFrances CJ, Lucas CA, Buie VC and Golosinskiy A. 2006 National Hospital Discharge Survey. Natl Health Stat Report.2008: 1-20.

Hall MJ, DeFrances CJ, Williams SN, Golosinskiy A and Schwartzman A. National Hospital Discharge Survey: 2007 summary.Natl Health Stat Report. 2010: 1-20, 24.

Cullen KA, Hall MJ and Golosinskiy A. Ambulatory surgery in the United States, 2006. Natl Health Stat Report. 2009; 11: 1-25.

Monk TG, Saini V, Weldon BC and Sigl JC. Anesthetic management and one-year mortality after noncardiac surgery. Anesth Analg. 2005; 100: 4-10.

Li G, Warner M, Lang BH, Huang L and Sun LS. Epidemiology of anesthesia-related mortality in the United States, 1999-2005. Anesthesiology. 2009; 110: 759-65.

Turrentine FE, Wang H, Simpson VB and Jones RS. Surgical risk factors, morbidity, and mortality in elderly patients. J Am Coll Surg. 2006; 203: 865-77.

Hamel MB, Henderson WG, Khuri SF and Daley J. Surgical outcomes for patients aged 80 and older: morbidity and mortality from major noncardiac surgery. J Am Geriatr Soc 2005; 53: 424-9.

Manku K and Leung JM. Prognostic significance of postoperative in-hospital complications in elderly patients. II. Long-term quality of life.Anesth Analg 2003; 96: 590-4.

Manku K, Bacchetti P and Leung JM. Prognostic significance of postoperative in-hospital complications in elderly patients. I. Long-term survival. Anesthesia and Analgesia. 2003; 96: 583-9.

Cook DJ and Rooke GA. Priorities in perioperative geriatrics. Anesthesia and Analgesia. 2003; 96: 1823-36.

Makary MA, Segev DL, Pronovost PJ, et al: Frailty as a predictor of surgical outcomes in older patients. J of the American College of Surgeons. 2010; 210: 901-8.

S, Marsh AP, Rustowicz L, Roach C, Leng XI, Kritchevsky SB, Rejeski WJ and Groban L. Self-reported Mobility in

Older Patients Predicts Early Postoperative Outcomes after Elective Noncardiac Surgery. Anesthesiology. 2016; 124: 815-25.

Robinson TN, Wu DS, Pointer L, Dunn CL, Cleveland JC, Jr. and Moss M. Simple frailty score predicts postoperative complications across surgical specialties. Am J Surg. 2013; 206: 544-50.

Lin HS Watts JN, Peel NM, Hubbard RE: Frailty and post-operative outcomes in older surgical patients: a systematic review. BMC Geriatr. 2016; 31; 16: 157.

Tow A, Holtzer R, Wang C, et al Cognitive Reserve and Postoperative Delirium in Older Adults.J Am Geriatr Soc. 2016 ; 64: 1341-6.

Monk TG1, Weldon BC, Garvan CW, et al : Predictors of cognitive dysfunction after major noncardiac surgery. Anesthesiology. 2008; 108: 18-30.

Whittle J, Wischmeyer PE, Grocott MPW: Surgical Prehabilitation: Nutrition and Exercise.Anesthesiol Clin. 2018; 36: 567-580.

Arora RC, Brown CH 4th, Sanjanwala RM, McKelvie R: "NEW" Prehabilitation: A 3-Way Approach to Improve Postoperative Survival and Health-Related Quality of Life in Cardiac Surgery Patients Can J Cardiol. 2018; 34(7): 839-849.

Dunne DF, Jack S, Jones RP: Randomized clinical trial of pre-habilitation before planned liver resection. Br J Surg. 2016; 103: 504-12.

Barberan-Garcia A, Ubré M, Roca J: Personalised Prehabilitation in High-risk Patients Undergoing Elective Major Abdominal Surgery: A Randomized Blinded Controlled Trial Ann Surg. 2018; 267: 50-56.

Gillis C1, Li C, Lee L, Awasthi R, et al: Prehabilitation versus rehabilitation: a randomized control trial in patients undergoing colorectal resection for cancer.Anesthesiology. 2014; 121: 937-47.

M, Bertoglio C, Boniardi M: Frailty in major oncologic surgery of upper gastrointestinal tract: How to improve postoperative outcomes. Eur J Surg Oncol. 2017; 43(8): 1566-1571.

McIsaac D, Saunders C, Hladkowicz E , et al : PREHAB study: a protocol for a prospective randomised clinical trial of exercise therapy for people living with frailty having cancer surgery. BMJ Open. 2018 Jun 22; 8(6): e022057.

Humeidan ML, Otey A, Zuleta-Alarcon A, et al: Perioperative Cognitive Protection-Cognitive Exercise and Cognitive Reserve (The Neurobics Trial): A Single-blind Randomized Trial Clin Ther. 2015; 37(12): 2641-50.

Cognitive Training for the Prevention of Postoperative Delirium https: //clinicaltrials.gov/ct2/show/NCT02963961.

Prevention of Early Postoperative Decline (PEaPoD) https: // clinicaltrials.gov/ct2/show/NCT02908464.

Rooke GA. Anesthesia for the older patient. Clinical Anesthesia. 7th ed. Philadelphia: Lippincott Williams & Wilkins; 2013: 891- 904.

Van Cleve WC, Nair BG and Rooke GA. Associations Between Age and Dosing of Volatile Anesthetics in 2 Academic Hospitals. Anesthesia and analgesia. 2015; 121: 645-51.

Guthrie PF, Rayborn S, Butcher HK. Evidence-Based Practice Guideline: Delirium. Journal of gerontological nursing. 2018 Jan 30; 44(2): 14-24.

Chan MT, Cheng BC, Lee TM, Gin T, CODA Trial Group. BIS-guided anesthesia decreases postoperative delirium and cognitive decline. Journal of neurosurgical anesthesiology. 2013 Jan 1; 25(1): 33-42.

Patel, Vanisha et al. "Effect of regional versus general anaesthesia on postoperative delirium in elderly patients undergoing surgery for hip fracture: a systematic review." BMJ open vol. 8, 12 e020757. 4 Dec. 2018.

Sieber FE, Neufeld KJ, Gottschalk A, Bigelow GE, Oh ES, Rosenberg PB, Mears SC, Stewart KJ, Ouanes JP, Jaberi M, Hasenboehler EA. Effect of Depth of sedation in older patients undergoing hip fracture repair on postoperative delirium: The STRIDE Randomized Clinical Trial. JAMA surgery. 2018 Nov 1; 153(11): 987-95.

Duan X, Coburn M, Rossaint R, Sanders RD, Waesberghe JV, Kowark A. Efficacy of perioperative dexmedetomidine on postoperative delirium: systematic review and meta-analysis with trial sequential analysis of randomised controlled trials. British journal of anaesthesia. 2018 Jun 22.

Barodka VM, Joshi BL, Berkowitz DE, Hogue CW, Jr. and Nyhan D. Review article: implications of vascular aging. Anesthesia and analgesia. 2011; 112: 1048-60.

Upadhya B, Taffet GE, Cheng CP and Kitzman DW. Heart failure with preserved ejection fraction in the elderly: scope of the problem. J Mol Cell Cardiol. 2015; 83: 73-87.

Rooke GA. Cardiovascular aging and anesthetic implications. J Cardiothorac Vasc Anesth. 2003; 17: 512-23.

Bijker JB, Persoon S, Peelen LM, Moons KG, Kalkman CJ, Kappelle LJ and van Klei WA. Intraoperative hypotension and perioperative ischemic stroke after general surgery: a nested case-control study. Anesthesiology. 2012; 116: 658-64.

Monk TG, Bronsert MR, Henderson WG, Mangione MP, Sum-Ping ST, Bentt DR, Nguyen JD, Richman JS, Meguid RA and Hammermeister KE. Association between Intraoperative Hypotension and Hypertension and 30-day Postoperative Mortality in Noncardiac Surgery. Anesthesiology. 2015; 123: 307-19.

Sessler DI, Sigl JC, Kelley SD, Chamoun NG, Manberg PJ, Saager L, Kurz A and Greenwald S. Hospital stay and mortality are increased in patients having a "triple low" of low blood pressure, low bispectral index, and low minimum alveolar concentration of volatile anesthesia. Anesthesiology. 2012; 116: 1195-203.

Khanna AK, Maheshwari K, Mao G, Liu L, Perez-Protto SE, Chodavarapu P, Schacham YN, Sessler DI. Association Between Mean Arterial Pressure and Acute Kidney Injury and a Composite of Myocardial Injury and Mortality in Postoperative Critically Ill Patients: A Retrospective Cohort Analysis. Critical care medicine. 2019 Apr.

Serpa Neto A, Hemmes SN, Barbas CS, Beiderlinden M, Biehl M, Binnekade JM, Canet J, Fernandez- Bustamante A, Futier E, Gajic O, Hedenstierna G, Hollmann MW, Jaber S, Kozian A, Licker M, Lin WQ, Maslow AD, Memtsoudis SG, Reis Miranda D, Moine P, Ng T, Paparella D, Putensen C, Ranieri M, Scavonetto F, Schilling T, Schmid W, Selmo G, Severgnini P, Sprung J, Sundar S, Talmor D, Treschan T, Unzueta C, Weingarten TN, Wolthuis EK, Wrigge H, Gama de Abreu M, Pelosi P, Schultz MJ and Investigators PN. Protective versus Conventional Ventilation for Surgery: A Systematic Review and Individual Patient Data Meta-analysis. Anesthesiology. 2015; 123: 66-78.

Murphy GS, Szokol JW, Avram MJ, Greenberg SB, Shear TD, Vender JS, Parikh KN, Patel SS and Patel A. Residual Neuromuscular Block in the Elderly: Incidence and Clinical Implications. Anesthesiology. 2015; 123: 1322-36.

McLean DJ, Diaz-Gil D, Farhan HN, Ladha KS, Kurth T and Eikermann M. Dose-dependent Association between Intermediateacting Neuromuscular-blocking Agents and Postoperative Respiratory Complications. Anesthesiology. 2015; 122: 1201-13.

Thilen SR and Bhananker SM. Qualitative neuromuscular monitoring: How to optimize the use of a peripheral nerve stimulator to reduce the risk of residual neuromuscular blockade. . Curr Anesthesiol Rep. 2016; 6: 164-9.

Vaughan MS, Vaughan RW and Cork RC. Postoperative hypothermia in adults: relationship of age, anesthesia, and shivering to rewarming. Anesthesia and analgesia. 1981; 60: 746-51.

Optimal Perioperative Management of the Geriatric Patient. https: //wwwfacsorg/quality-programs/acsnsqip/ geriatric-periopguideline. 2016.

Aurini L and White PF. Anesthesia for the elderly outpatient. Curr Opin Anaesthesiol. 2014; 27: 563-75.

Crossley L and Pentakota S. Now is the time for paradigm shift in geriatric anesthesia. ASA Monitor. 2016; 80: 40-41.

Murthy S, Hepner DL, Cooper Z, Bader AM and Neuman MD. Controversies in anaesthesia for noncardiac surgery in older adults. British journal of anaesthesia. 2015; 115 Suppl 2: ii15-25.

Schlitzkus LL, Melin AA, Johanning JM and Schenarts PJ. Perioperative management of elderly patients. Surg Clin North Am. 2015; 95: 391-415.

Moyce Z, Rodseth RN and Biccard BM. The efficacy of perioperative interventions to decrease postoperative delirium in noncardiac surgery: a systematic review and meta-analysis. Anaesthesia. 2014; 69: 259-69.

Murphy EJ. Acute pain management pharmacology for the patient with concurrent renal or hepatic disease. Anaesth Intensive Care. 2005; 33: 311-22.

Dean M. Opioids in renal failure and dialysis patients. J Pain Symptom Manage. 2004; 28: 497-504.

Tegeder I, Lotsch J and Geisslinger G. Pharmacokinetics of opioids in liver disease. Clin Pharmacokinet. 1999; 37: 17-40.

American Psychiatric Association. Diagnostic and Statistical Manual of Mental Disorders. 4th ed. Washington DC: American Psychiatric Association; 2000.

Ely EW, Inouye SK, Bernard GR, Gordon S, Francis J, May L, Truman B, Speroff T, Gautam S, Margolin R, Hart RP and Dittus R. Delirium in mechanically ventilated patients: validity and reliability of the confusion assessment method for the intensive care unit (CAM-ICU). Jama. 2001; 286: 2703-10.

Bitsch MS, Foss NB, Kristensen BB and Kehlet H. Acute cognitive dysfunction after hip fracture: frequency and risk factors in an optimized, multimodal, rehabilitation program. Acta Anaesthesiol Scand. 2006; 50: 428-36.

Marcantonio ER, Goldman L, Mangione CM, Ludwig LE, Muraca B, Haslauer CM, Donaldson MC, Whittemore AD, Sugarbaker DJ, Poss R and et al. A clinical prediction rule for delirium after elective noncardiac surgery. Jama. 1994; 271: 134-9.

Witlox J, Eurelings LS, de Jonghe JF, Kalisvaart KJ, Eikelenboom P and van Gool WA. Delirium in elderly patients and the risk of postdischarge mortality, institutionalization, and dementia: a meta-analysis. Jama. 2010; 304: 443-51.

Siddiqi N, Stockdale R, Britton AM and Holmes J. Interventions for preventing delirium in hospitalized patients. Cochrane Database Syst Rev. 2007: CD005563.

Clegg A, Siddiqi N, Heaven A, Young J and Holt R. Interventions for preventing delirium in older people in institutional long-term care. Cochrane Database Syst Rev. 2014: CD009537.

Aldecoa C, Bettelli G, Bilotta F, Sanders RD, et al., European Society of Anaesthesiology evidence-based and consensus-based guideline on postoperative delirium. Eur J Anaesthesiol 2017; 34: 192-214.

Pandharipande P, Wesley E, Arora RC, et al., The Intensive Care delirium research agenda: A multinational, interprofessional perspective. Intensive Care Med 2017; (43): 1329-1339.

Van den Boogaars M, Slooter AJC, Brueggemann RJM, et al., Effect of Haloperidol on survival among critically ill adults with a high risk of delirium: The REDUCE randomized controlled trial. JAMA 2018; 319: 680-690.

Zayed Y, Barbarawi M, Kheiri B, Banifadel M et al., Haloperidol for the management of delirium in adult intensive care unit patients: A systemic review and meta-analysis of randomized controlled trials. J Crit Care 2019; 50: 280-286.

Carnes M, Howell T, Rosenberg M, Francis J, Hildebrand C and Knuppel J. Physicians vary in approaches to the clinical management of delirium. J Am Geriatr Soc. 2003; 51: 234-9.

Kalisvaart KJ, de Jonghe JF, Bogaards MJ, Vreeswijk R, Egberts TC, Burger BJ, Eikelenboom P and van Gool WA. Haloperidol prophylaxis for elderly hip-surgery patients at risk for delirium: a randomized placebocontrolled study. J Am Geriatr Soc. 2005; 53: 1658-66.

Larsen KA, Kelly SE, Stern TA, Bode RH, Jr., Price LL, Hunter DJ, Gulczynski D, Bierbaum BE, Sweeney GA, Hoikala KA, Cotter JJ and Potter AW. Administration of olanzapine to prevent postoperative delirium in elderly joint-replacement patients: a randomized, controlled trial. Psychosomatics. 2010; 51: 409-18.

Gamberini M, Bolliger D, Lurati Buse GA, Burkhart CS, Grapow M, Gagneux A, Filipovic M, Seeberger MD, Pargger H, Siegemund M, Carrel T, Seiler WO, Berres M, Strebel SP, Monsch AU and Steiner LA. Rivastigmine for the prevention of postoperative delirium in elderly patients undergoing elective cardiac surgery--a randomized controlled trial. Crit Care Med. 2009; 37: 1762-8.

Sampson EL, Raven PR, Ndhlovu PN, Vallance A, Garlick N, Watts J, Blanchard MR, Bruce A, Blizard R and Ritchie CW. A randomized, double-blind, placebo-controlled trial of donepezil hydrochloride (Aricept) for reducing the incidence of postoperative delirium after elective total hip replacement. Int J Geriatr Psychiatry. 2007; 22: 343-9.

Marra A, McGrane TJ, Henson CP, Pandharipande PP. Melatonin in Critical Care. Crit Care Clin 35 (2019) 329-340.

Perkisas SM, Vandewoude MFJ Ramelteon for Prevention of Delirium in Hospitalized Older Patients. JAMA Psychiatry. 2014; 71(4): 397-403. doi: 10.1001/jama-psychiatry.2013.3320.

Miyata R, Omasa M, Fujimoto R, Ishikawa H, et al., Efficacy of Ramelteon for delirium after lung cancer surgery. Interact Cardiovasc Thorac Surg 24(1): 8-12 DOI: 10.1093/icvts/ivw297.

Terrando N, Brzezinski M, Degos V, Eriksson LI, Kramer JH, Leung JM, Miller BL, Seeley WW, Vacas S, Weiner MW, Yaffe K, Young WL, Xie Z and Maze M. Perioperative cognitive decline in the aging population. Mayo Clinic proceedings. 2011; 86: 885-93.

Newman S, Stygall J, Hirani S, Shaefi S and Maze M. Postoperative cognitive dysfunction after noncardiac surgery: a systematic review. Anesthesiology. 2007; 106: 572-90.

Moller JT, Cluitmans P, Rasmussen LS, Houx P, Rasmussen H, Canet J, Rabbitt P, Jolles J, Larsen K, Hanning CD, Langeron O, Johnson T, Lauven PM, Kristensen PA, Biedler A, van Beem H, Fraidakis O, Silverstein JH, Beneken JE and Gravenstein JS. Long-term postoperative cognitive dysfunction in the elderly ISPOCD1 study. ISPOCD investigators. International Study of PostOperative Cognitive Dysfunction. Lancet. 1998; 351: 857-61.

Maze M and Todd MM. Special issue on postoperative cognitive dysfunction: selected reports from the journalsponsored symposium. Anesthesiology. 2007; 106: 418-20.

Monk TG, Weldon BC, Garvan CW, Dede DE, van der Aa MT, Heilman KM and Gravenstein JS. Predictors of cognitive dysfunction after major noncardiac surgery. Anesthesiology. 2008; 108: 18-30.

Steinmetz J, Christensen KB, Lund T, Lohse N and Rasmussen LS. Long-term consequences of postoperative cognitive dysfunction. Anesthesiology. 2009; 110: 548-55.

Jackman NA, Lewis MC and Brzezinski M. A pragmatic update on postoperative cognitive dysfunction. ASA Monitor. 2016; 80: 54-56.

Evered L, Scott DA, Silbert B and Maruff P. Postoperative cognitive dysfunction is independent of type of surgery and anesthetic. Anesthesia and analgesia. 2011; 112: 1179-85.

Guay J. General anaesthesia does not contribute to long-term post-operative cognitive dysfunction in adults: A meta-analysis. Indian J Anaesth. 2011; 55: 358-63.

Harris RA and Eger EI, 2nd. Alzheimer's disease and anesthesia: out of body, out of mind..or not? Annals of neurology. 2008; 64: 595-7.

Mason SE, Noel-Storr A and Ritchie CW. The impact of general and regional anesthesia on the incidence of post-operative cognitive dysfunction and post-operative delirium: a systematic review with meta-analysis. Journal of Alzheimer's disease : JAD. 2010; 22 Suppl 3: 67-79.

Silbert BS, Evered LA and Scott DA. Incidence of postoperative cognitive dysfunction after general or spinal anaesthesia for extracorporeal shock wave lithotripsy. British journal of anaesthesia. 2014; 113: 784-91.

Czernicki M, Kukreja J, Motraghi T, Johanson CA and Brzezinski M. Volatile Anesthetics: Neuroprotective or Neurodamaging? . J Anesthe Clinic Res. 2012; 3: e104. doi: 10.4172/2155-6148.1000e104.

Steinmetz J, Siersma V, Kessing LV, Rasmussen LS and Group I. Is postoperative cognitive dysfunction a risk factor for dementia? A cohort follow-up study. British journal of anaesthesia. 2013; 110 Suppl 1: i92-7.

Seitz DP, Reimer CL and Siddiqui N. A review of epidemiological evidence for general anesthesia as a risk factor for Alzheimer's disease. Progress in neuro-psychopharmacology & biological psychiatry. 2013; 47: 122-7.

Hauck JN, Terrando N, Kukreja J and Brzezinski M. Does general anesthesia promote Alzheimer's disease? J Anesthe Clinic Res. 2012; 3.

Deiner S and Silverstein JH. Long-term outcomes in elderly surgical patients. Mt Sinai J Med. 2012; 79: 95-106.

第八部分

非住院患者麻醉

第56章

门诊患者的术前评估

Bobbie Jean Sweitzer

56.1 引言

经过适当的选择和优化治疗,门诊手术对大多数患者是安全的。术前即刻接受评估对许多门诊患者而言也是安全的。而病情较复杂的患者能从术前评估中受益。合理运用美国麻醉科医师协会身体状况分类标准(American Society of Anesthesiologists physical status, ASA-PS),能将患者进行分类。传统观点认为 ASA-PS Ⅰ~Ⅱ级的患者施行门诊手术很安全。而欧洲的一项多中心研究对 57 709 例 ASA-PS Ⅲ级的手术患者进行调查,发现主要并发症如卒中,心肌梗死(myocardial infarction, MI),肺栓塞发生率均较低,且没有与手术直接相关死亡病例。

术前评估可对患者筛选、评估及干预治疗,使其达到理想状态,从而降低并发症发生率和死亡率,同时也能预测围手术期预后。术前评估包抑明确患者是否适合门诊手术。风险评估可能导致手术地点、治疗方案的变化,手术方案和麻醉方案的更改,并且有利于制订合理的医疗方案。术前评估和优化治疗不充分与围手术期死亡率相关,可增加并发症发生率和医疗成本,导致手术推迟或取消。

根据患者并存疾病和风险因素,低风险 ASA-PS Ⅰ级、ASA-PS Ⅱ级患者较容易被筛选出来。ASA-PS Ⅲ级、ASA-PS Ⅳ级的患者则能从术前进一步的评估和优化治疗中受益。严重系统疾病或高风险的患者(如身体虚弱、功能状况差、之前未得到充分治疗)需要进一步检查、监护及额外的时间进行治疗干预。术前健康调查主要是筛选那些需要术前进一步当面评估的合并疾病,对于较健康的患者可以进行电话调查或在手术当日完成调查,最好是在手术计划制订时就完成患者健康调查。

无论何时进行术前评估,麻醉科医师的主要任务是评估患者身体状况,决定患者是否适合门诊手术,以及决定手术地点(如独立的门诊手术中心或是挂靠医院的门诊手术中心)。合并心脏或神经系统疾病(如缺血性心肌病、心力衰竭、未确诊的瓣膜杂音、瓣膜病、卒中或神经

肌肉接头疾病),高血压或糖尿病的患者较为常见,该类患者具有较大风险。老年患者术后并发症发病率及再次入院率都较高。针对病情较复杂的患者[如心脏植入电子设备(cardiac implantable electronic devices, CIED)的患者,透析患者或慢性疼痛患者]进行适当的医护协调,能明显提高围手术期疗效。减少围手术期检查能简化治疗,降低医疗成本。本章主要分析了门诊手术患者术前评估带来的挑战。

56.2 常见医疗疾病和患者群

56.2.1 缺血性心脏疾病

心脏疾病的风险评估和优化治疗是术前评估的必要项目。2014 年美国心脏病学会/美国心脏协会(American College of Cardiology/American Heart Association, ACC/AHA)关于非心脏手术患者围手术期心血管评估指南包括针对高危或冠心病(coronary artery disease, CAD)患者的逐步决策方法。该决策方法第三步中结合患者和手术因素来评估严重心脏不良事件(major adverse cardiac events, MACE)的风险。各种风险评估工具包括:MI 或心脏停搏(Myocardial Infarction or Cardiac Arrest, MICA),国家手术质量改善项目(National Surgical Quality Improvement Project, NSQIP)数据库风险模型,以及修订的心脏风险指数(Revised Cardiac Risk Index, RCRI)。MICA 提供互联网查询 www.surgicalriskcalculator.com/miorcardiacarrest。NSQIP 提供免费互联网资源 www.riskcalculator.facs.org。对于风险较低的手术,不同的评估工具在预测心脏并发症时差异很大。采用不同风险评估工具可能导致手术决策不同。评估工具为讨论手术的可行性提供帮助,并可指导下一步的检查项目。当心脏检查的结果可能影响到手术决策时,术前需进行心脏检查。但额外检查会增加医疗成本,且进一步的检查也可能给患者带来伤害。无症状的低 MACE 风险患者一般不需要术前干预治疗。白内障和整形小手术一般被认为风险较低,术前不需要进行心脏检

查。采用 NSQIP 计算法则是确定手术风险的最佳方法。

MI 患者由于 MACE 发生率较高建议推迟 60d 进行手术。需要术前停用血小板"双抗"治疗（dual-antiplatelet therapy，DAPT）的手术在金属裸支架置入后至少应推迟 1 个月，或药物洗脱支架（drug-eluting stent，DES）置入后推迟 6 个月。因急性冠脉综合征（acute coronary syndrome，ACS）行 DES 的患者则需在 DES 置入 12 个月后才能停用 DAPT，然后进行手术。当手术延迟风险 > 支架血栓形成风险时，DES 患者可在 3~6 个月后停用 DAPT 进行急诊手术。以上高危患者不适于门诊手术。指南导向药物治疗（guideline-directed medical therapy，GDMT），包括他汀类药物、阿司匹林以及在某些情况下 β 受体阻滞剂的使用，都可降低围手术期风险。

56.2.2　心力衰竭（heart failure，HF）

HF 是术后预后不良的独立风险因素，并增加 CAD 患者行非心脏手术后死亡率。收缩型 HF、射血分数降低、失代偿型 HF 都会增加手术风险。失代偿型 HF 是 MACE 的主要风险因素。射血分数严重降低的患者或失代偿型 HF 正接受心内科治疗的患者择期手术应推迟。HF 患者呼吸困难加重或临床症状变化时，需进行经胸超声心动图（transthoracic echocardiography，TTE）评估（推荐Ⅱa 级），在近 1 年内未重新评估的 HF 患者也建议行 TTE 评估（推荐Ⅱb 级）。B 型利钠肽（B-type natriuretic peptide，BNP）或 N 末端脑利钠肽前体（N-terminal pro-brain natriuretic peptide，NT-proBNP）可用于评估 HF 或可疑的 HF。BNP 是由心肌细胞在心室充盈压力和心脏室壁张力刺激下生成的血浆生物标记物。心脏或非心脏的合并疾病（如 HF、ACS、心脏瓣膜疾病、房颤、高龄及肺动脉高压）都能导致 BNP 升高，但是低 BNP 能有效地排除严重的心脏病。HF 患者 BNP 基线水平较高，连续监测可指导评估及决定手术时机。建议推迟手术到 BNP 达到基线水平。

56.2.3　未确诊的杂音

收缩期杂音的鉴别诊断主要包括主动脉狭窄或硬化、二尖瓣或三尖瓣反流、肺动脉狭窄、室间隔缺损、肥厚性心肌病和高动力状态。二尖瓣狭窄引起的舒张期杂音具有重要的临床意义。术前进行 TTE 检查以确定是否有新的杂音。当患者出现新的病理杂音后，应立即安排心内科医师进行持续处理。

56.2.4　心脏瓣膜疾病（valvular heart disease，VHD）

VHD 患者必须坚持随访，麻醉科医师在评估时需了解患者近期检查结果以及瓣膜介入治疗的适应证。无症状的患者或症状轻微的患者不需要进一步术前评估或治疗。有症状的患者或症状严重的患者在行非心脏手术前可在心内科医师联合会诊后确定是否适宜于进行瓣膜置换或成形术。随着 VHD 疾病的进展，定期 TTE 监测非常必要。出现呼吸困难、晕厥、运动受限、心绞痛等症状

表明病情加重。一些严重主动脉瓣狭窄（aortic stenosis，AS）患者的运动量可能不足以诱发症状。严重 AS 患者（瓣膜面积 ≤1.0cm²，V_{max}>4m/s 或平均压力梯度 >40mmHg），如无症状且心室功能正常适合完成小手术。ACC/AHA 推荐了瓣膜置换术的适应证。二尖瓣狭窄（mitral stenosis，MS）较 AS 少见。重度 MS 患者通常二尖瓣面积 <1.5cm² 且肺动脉收缩压升高超过 30mmHg。风湿性心脏瓣膜病伴严重狭窄的患者可在术前行经皮球囊瓣膜成形术。确定 VHD 患者严重程度能指导有创监测、手术地点的选择以及是否适合出院。是否中断抗凝治疗或实施桥接治疗需与具体负责医师协调。

56.2.5　高血压

血压（blood pressure，BP）升高较难控制。目前不能进行手术的高血压值还不明确。BP<140/90mmHg 可降低如 HF、卒中、慢性肾脏疾病等慢性疾病的发病率。2017 年 ACC/AHA 成人高血压管理组建议（Ⅱb 级）：收缩压（systolic blood pressure，SBP）≥180mmHg 或舒张压（diastolic blood pressure，DBP）≥110mmHg 的患者应考虑推迟择期大手术，而对于低风险手术则无相关建议。麻醉诱导前 SBP>200mmHg 是术后心肌损伤或院内死亡的独立危险因素。当决定推迟手术时应考虑患者基础血压和诱导前血压的差异。焦虑通常会导致血压升高。最佳的血压测量条件包括放松的环境，患者坐位伸臂 1min，心律不规则时重复测量，动态 BP 监测及手工测量的方法，但日间手术时很难满足这些条件。如动态监测患者血压或在初级医疗机构血压已控制，术前单次血压升高不需要推迟手术。

大不列颠和爱尔兰麻醉科医师协会和英国高血压学会联合发布指南提供了有实际意义的建议。为提高资源利用率以及避免因高血压引起日间手术不必要的取消，联合协会建议在初级医疗机构完成筛查，近 1 年内血压控制在 SBP<160mmHg 及 DBP<100mmHg 内的患者可行择期手术。指南建议患者手术前应充分控制高血压。鉴于术前高血压通常控制不理想，对于缺乏血压记录的患者、不配合治疗的患者或在适当治疗管理下血压控制仍不理想的患者，如术前血压低于 180/100mmHg 可考虑完成手术。降低心血管并发症风险所需时间远较血压控制在理想范围内的时间长。

因调整血压水平而推迟手术时，临床医师需在患者高血压明确诊断后开始积极治疗，并与初级医疗机构医师协调治疗 6~8 周以使血管弹性恢复正常。围手术期低血压风险 > 高血压，尤其对慢性高血压患者。抗高血压治疗须避免发生围手术期低血压。血管紧张素转化酶抑制剂（angiotensin-converting enzyme inhibitors，ACEI）和血管紧张素Ⅱ受体阻滞剂（angiotensin Ⅱ receptor blockers，ARB）会导致术中出现难以控制的低血压。因而麻醉科医师通常不采用这两种药物来控制患者麻醉诱导前的高血压。一项随机临床试验表明，门诊手术当天停用 ACEI 和 ARB 不会明显增加术前血压或导致手术取消。其他药物控制血压在理想水平的高血压患者推荐日间手术时继

续维持降压治疗。为避免术中发生低血压，不建议术前使用β受体阻滞剂。

56.2.6　糖尿病（diabetes mellitus，DM）

DM可引起胃瘫、肾功能不全、CAD及神经系统疾病。慢性高血糖会导致代谢改变、氧化应激以及粒细胞功能损伤，进而导致伤口愈合延迟，手术部位感染，围手术期死亡率增加。这类患者术前评估主要包括血糖控制状况，复查的糖化血红蛋白水平（glycosylated hemoglobin，HbA1c），药物治疗情况及低血糖和高血糖发生情况。对于HbA1c控制在什么水平才能实施手术的争议一直存在。HbA1c>8%与术后伤口延迟愈合明显相关。英国糖尿病联合协会共识指南推荐术前控制HbA1c<8.5%。门诊麻醉学会（Society for Ambulatory Anesthesia，SAMBA）推荐只有在出现严重脱水、酮症酸中毒或高渗性非酮症糖尿病时才推迟手术，而不是根据特定的血糖水平。术前应避免低血糖，维持水电解质平衡，防止血糖明显升高和酮症酸中毒。间断使用的短效胰岛素应继续维持治疗，超长时效的胰岛素也按照治疗方案继续应用。胰岛素泵通常调整至最低夜间泵注速率，中时效胰岛素或混合型胰岛素可减至原剂量的1/3~1/2。2018年法国糖尿病专家一致建议，日间手术当日持续口服降糖药物，包括二甲双胍。无肝肾功能衰竭时，二甲双胍导致的乳酸中毒极为罕见。使用造影剂后，如果肾功能未恢复到基线水平，应避免重新应用二甲双胍。日间手术患者通常继续口服降糖药，这类患者不应推迟手术。

56.2.7　白内障手术

白内障手术是美国最常见手术。白内障手术术后并发症发生率低，对生理功能影响小，无血液丢失或体液转移，不需要中断常规药物治疗。虽然大多数白内障手术患者为合并多种疾病的老年患者，但常规术前检查或筛查并不能改善手术安全性。只有当患者合并严重疾病，即使不进行手术也需要对合并疾病进行医学评估时，才需要进行术前检查。当患者能保持平躺，正常沟通并能执行简单指令，麻醉方式主要以局部或区域麻醉为主时，白内障手术也很少被取消。推迟白内障手术前，必须考虑到因视力下降导致跌倒率增加和髋部骨折，以及生活质量下降等风险。白内障术前评估需要一个过程，因为这类手术操作通常在高危老年患者群中进行。但是，只要患者能配合，且能保持平躺30~60min，患者就能在最小剂量镇静药物或无镇静情况下完成手术。白内障手术术后并发症风险极低。大多数术前检查和干预治疗比白内障手术本身的风险更大。

56.2.8　老年患者

2017年，美国65岁以上成年人占总人口数的15.2%，其中大部分人都接受过手术。老年患者术后并发症（肺部、心血管、感染等）风险较高。有研究报道，70岁以上患者门诊手术后30d内住院率较高，风险比为1.54（1.29~1.84）。老年患者中合并肾功能衰竭、慢性阻塞性肺疾病（chronic obstructive pulmonary diseases，COPD）、癌症治疗、DM以及接受截肢或血管重建手术者术后非计划住院风险明显增加。确保这类患者出院回家后能得到医疗帮助，包括伤口治疗、离院后的药物治疗、并发症监测以及能够适应日常功能受限。

美国外科医师学会（American College of Surgeons，ASC）和美国老年医学会（American Geriatrics Society，AGS）联合发布了老年患者最佳手术医医疗指南。大部分指南适用于门诊手术，包括确定预后目标、确定手术备用方案、尽可能限制围手术期液体入量、限制禁食、确保服用适当药物。该指南特别针对老年人特有的并存疾病情况给出指导意见。体弱、认知功能障碍、生理功能下降、跌倒史、营养状态不良都与术后并发症发生和死亡相关。

56.2.9　心脏植入式电子装置（cardiac implantable electronic devices，CIED）

携带CIED的患者，制订适当的设备管理计划能安全地完成门诊手术。CIED患者心脏的病理生理改变明显，通常依赖植入设备来维持心脏功能。心脏节律协会和ASA联合发布了CIED患者围手术期安全管理共识。单极电刀，射频消融，电休克疗法（electroconvulsive therapy，ECT），磁共振成像（MRI），脊髓刺激疗法或术中监护仪等带来的电磁干扰（electromagnetic interference，EMI）都会影响CIED功能，从而导致不良预后。起搏器对EMI的过度感知会导致设备不能正常起搏，从而导致心动过缓和血流动力学波动。植入性心脏除颤器（implantable cardiac defibrillator，ICD）对EMI的过度感知会导致不适当的心脏复律，从而引起患者术中体动或室性心律失常。单极电刀是EMI的最常见来源。一些措施的使用可降低EMI对CIED的影响。当回路电极片位于下肢时，脐下手术基本不会影响CIED。电灼烧控制在4~5s内可最大程度降低EMI的影响。回路电极位置必须能够防止电流环路通过CIED发生器或引线所在部位。只有某些特定的患者才需要将CIED设备重新编程。大部分患者都可在不调整设备或采用磁铁暂时影响设备功能的情况下安全完成手术。术前评估医师需要获得ICD 6个月内或起搏器12个月内的检测信息。此外，非常重要的一点是术前评估医师应了解CIED的类型，植入指征（如病态窦房结综合征、房室传导阻滞、晕厥及预防心搏骤停等），心脏自身的心率和节律，电池寿命是否为3个月以上，程序化的心率响应，起搏模式或是否具备ICD治疗模式，植入设备的磁反应（如起搏频率的变化）。在本文中，"起搏器依赖者"指在无起搏器时自主心率极低或无自主心率的患者。即使非"起搏器依赖者"也可能难以耐受起搏设备功能被抑制。

起搏器上放置磁铁会暂时导致非同步起搏，各种设备的非同步起搏频率由生产商设定。ICD上放置磁铁，其心动过速治疗会被关闭，但这不会影响ICD的起搏功能。如果术中EMI预计不会发生（如手术部位在脐以下使用单极电刀或仅使用双极电刀），此时不需要对起搏器重新程控或使用磁铁。当预计EMI会发生，ICD患者同时是"起搏器依赖者",此时 ICD 设备需要重新程控。当 EMI 可能发生,限于条件(如俯卧位)设备无法被评估时,起搏器也需要被重新程控。CIED 的重新设置必须在患者监护的情况下完成。当 EMI 可能发生或设备已被更改,体外除颤设备必须保持在位。心脏设备方面专家负责对设备的重新程控。在未将设备功能恢复至术前时患者不宜出院。ICD 患者往往患有心肌疾病、缺血性心脏病或严重致命性心律失常,这部分患者门诊手术不安全。

56.2.10　依赖透析治疗的患者

依赖透析治疗的患者感染、肺部和血管并发症风险增高,择期门诊矫形外科手术后非计划入院率较高。这类患者通常都有严重的并存疾病(如贫血、DM、高血压、HF、CAD、电解质异常、体液超负荷及透析管道部位并发症)。术前 1d 透析有助于确保患者较好的容量状态,电解质和酸碱平衡状态。透析后 24h 内安排择期手术有助于提高手术室工作效率以及避免高钾血症的发生。

透析管道部位并发症是依赖透析治疗的患者进行手术的最常见原因。这类患者通常存在高钾血症,尤其是因为透析通路阻塞而需要手术的患者。在门诊血液透析患者中,14% 的患者存在中度(5.7~6.3Eq/L)至重度(>6.3mEq/L)高钾血症,建议轻度高钾血症(<5.7mEq/L)时进行手术,中度至重度高钾血症患者建议保守治疗。有研究发现在 1 350 例建立透析通路手术的患者中,3.3% 的患者血钾 >6.0mEq/L。在另一项研究中,17 例服用聚苯乙烯钠或接受透析前治疗的患者中,7 例复查血钾水平正常,8 例血钾在 6.1~8.0mEq/L 范围内接受了手术。接受规律透析、无酸中毒、术后可接受透析治疗的患者,血钾轻度升高时可接受门诊手术。

56.2.11　慢性疼痛患者

长期使用阿片类药物的慢性疼痛患者常常因为疼痛控制不足、过度镇静或呼吸抑制而延迟出院。阿片依赖或滥用患者常因阿片类药物过量或急性疼痛再次入院。长期应用阿片类药物的患者群中,25% 存在中枢性睡眠呼吸暂停,尤其是每天服用剂量相当于 200mg 吗啡以上镇痛药物的患者,这会增加此类患者术后呼吸抑制的风险。美沙酮通常用于治疗慢性疼痛及阿片类药物依赖。美沙酮半衰期较长(8~59h),围手术期应继续使用以防止戒断反应。美沙酮可延长 QT 间期,当与其他延长 QT 间期的药物联合应用时会导致心律失常(如尖端扭转型室速)。预计术后疼痛控制困难的患者可在术前制订镇痛方案,包括区域 / 椎管内麻醉、多模式镇痛,以及应用阿片替代药物的治疗。建议患者术前适当使用非甾体抗炎药(non-steroidal anti-inflammatory drugs,NSAID)、塞来昔布、对乙酰氨基酚、加巴喷丁或普瑞巴林等药物。周围神经置管能明显控制出院后疼痛。

服用阿片受体激动 - 拮抗剂患者需要特殊管理。丁丙诺啡是一类半合成阿片药物,是 μ 阿片受体部分激动剂,发挥镇痛作用,同时它也是 κ 受体拮抗剂,具有抗焦虑作用。服用丁丙诺啡的患者需要大剂量阿片类药物来

镇痛,往往需要持续到停药数天后。停用丁丙诺啡后药物成瘾复发的风险需与术后疼痛管理难度相权衡。通过咨询疼痛或药物成瘾治疗专家,丁丙诺啡至少应用到术前 3d,在术后疼痛消失时开始使用。有药物滥用复发风险的患者术前可改用美沙酮替代治疗。预计术后轻度至中度疼痛,并可使用辅助镇痛药物或局部镇痛时,可继续使用丁丙诺啡。围手术期可舌下含服丁丙诺啡,但由于天花板效应,疗效有限。

阿片类药物依赖或酒精滥用患者可能使用了纳曲酮缓释注射悬浮液。纳曲酮可阻滞阿片受体长达 30d,在此期间除非使用极高剂量的阿片类药物,否则镇痛无效。手术可安排在疗程的第 4 周,此时纳曲酮作用减弱,阿片类药物可拮抗阿片受体阻滞剂的作用。美国食品药品管理局建议,使用阿片类药物 7~10d 内不要给予纳曲酮,以避免诱发戒断症状,因此这类患者术后康复中何时开始服用纳曲酮需要外科医师和药物成瘾医师的协商处理。

56.2.12　术前检查(非心脏)

门诊手术前血液,胸部 X 线片,心电图(electrocardiography,ECG)的常规检查或筛查临床价值极低,增加医疗成本并可能导致不必要的手术推迟。ASA-PS I 级和 II 级患者门诊手术前或任何病情稳定的患者在白内障手术前取消常规检查并不会增加不良事件的发生率。患者处于疾病状态或临床风险较高时需要进行术前检查,其结果可能会影响手术是否进行,决定合适的手术地点以及手术和麻醉管理的方案。

56.3　结论

美国每年要完成数百万例的门诊手术。绝大多数患者在术前即刻评估是安全的。无论是在日间手术当天或在术前门诊对患者进行安全评估,麻醉科医师都需要鉴别和处理影响患者安全的临床情况。特别是在独立的手术中心进行门诊手术时,选择合适的患者和协作治疗才能保证围手术期安全,切实使患者受益。

(谢滔　译,刘毅　校)

参考文献

Majholm B, Engbaek J, Bartholdy J, et al. Is day surgery safe? A Danish multicenter study of morbidity after 57, 709 day surgery procedures. Acta Anaesethesiol Scand 2012; 56; 323-31.

American Society of Anesthesiology Task Force on Preanesthesia Evaluation. Practice advisory for preanesthesia evaluation. A report by the ASA Task force on preanesthesia evaluation. Anesthesiology 2012; 116: 522-38.

Blitz JD, Kendale SM, Jain SK, et al. Preoperative evaluation clinic visit is associated with decreased risk of in-hospital postoperative mortality. Anesthesiology 2016; 125:

280-94.

Sessler DI, Sigl JC, Manberg PJ, et al. Broadly applicable risk stratification system for predicting duration of hospitalization and mortality. Anesthesiology 2010; 113: 1026-37.

Ferschl MB, Tung A, Sweitzer B, et al. Preoperative clinic visits reduce operating room cancellations and delays. Anesthesiology 2005; 103: 855-9.

Fleisher LA, Fleischmann KE, Auerbach AD, et.al. 2014 ACC/AHA guideline on perioperative cardiovascular evaluation and management of patients undergoing noncardiac surgery: a report of the American College of Cardiology/American Heart Association Task Force on practice guidelines. J Am Coll Cardiol 2014; 64: e77-137.

Gupta PK, Gupta H, Sundaram A, et al. Development and validation of a risk calculator for prediction of cardiac risk after surgery. Circulation 2011; 124: 381-7.

Bilimoria KY, Liu Y, Paruch JL, et al. Development and evaluation of the universal ACS NSQIP surgical risk calculator: a decision aid and informed consent tool for patients and surgeons. J Am Coll Surg 2013; 217: 833-42.

Lee TH, Marcantonio ER, Mangione CM, et al. Derivation and prospective validation of a simple index for prediction of cardiac risk of major noncardiac surgery. Circulation 1999; 100: 1043-9.

Glance LG, Faden E, Dutton RP, et al. Impact of the choice of risk model for identifying low-risk patients using the 2014 American College of Cardiology/American Heart Association Perioperative Guidelines. Anesthesiology 2018 Jul 12; [Epub ahead of print] doi: 10.1097/ALN.0000000000002341.

Schiefermueller J, Myerson S, Handa A. Preoperative assessment and perioperative management of cardiovascular risk. Angiology 2013; 64: 146-50.

Levine GN, Bates ER, Bittl JA, et al. 2016 ACC/AHA Guideline focused update on duration of dual antiplatelet therapy in patients with coronary artery disease: A Report of the American College of Cardiology/American Heart Association Task Force on Clinical Practice Guidelines. J Am Coll Cardiol 2016; 68: 1082-115.

Hernandez AF, Whellan DJ, Stroud S, et al. Outcomes in heart failure patients after major noncardiac surgery. J Am Coll Cardiol 2004; 44: 1446-53.

Yancy CW, Jessup M, Bozkurt B, et al. 2017 ACC/AHA/HFSA Focused update of the 2013 accf/aha guideline for the management of heart failure: A report of the American College of Cardiology/American Heart Association Task Force on Clinical Practice Guidelines and the Heart Failure Society of America. J Am Coll Cardiol 2017; 70: 776-803.

Hennis PJ, Meale PM, Grocott MP. Cardiopulmonary exercise testing for the evaluation of perioperative risk in non-cardiopulmonary surgery. Postgrad Med J 2011; 87: 550-7.

Nishimura RA, Otto CM, Bonow RO, et al. 2014 AHA/ACC guideline for the management of patients with valvular heart disease. J Am Coll Cardiol 2014; 63: e57-e185.

Whelton PK, Carey RM, Aronow WS, et al. 2017 ACC/AHA/AAPA/ABC/ACPM/AGS/APhA/ASH/ASPC/NMA/PCNA guideline for the prevention, detection, evaluation, and management of high blood pressure in adults: A report of the American College of Cardiology/American Heart Association Task Force on Clinical Practice Guidelines, J Am Coll Cardiol 2018; 71: e127-e248.

Wax DB, Porter SB, Lin HM, Hossain S, Reich DL. Association of preanesthesia hypertension with adverse outcomes. J Cardiothorac Vasc Anesth 2010; 24: 927-30.

Hartle A, McCormack T, Carlisle J, et al. The measurement of adult blood pressure and management of hypertension before elective surgery Joint Guidelines from the Association of Anaesthetists of Great Britain and Ireland and the British Hypertension Society. Anaesthesia 2016; 71: 326-37.

Bijker JB, van Klei WA, Vergouwe Y, et al. Intraoperative hypotension and 1-year mortality after noncardiac surgery. Anesthesiology 2009; 111: 1217-26.

Bijker JB, Persoon S, Peelen LM, et al. Intraoperative hypotension and perioperative ischemic stroke after general surgery: a nested case-control study. Anesthesiology 2012; 116: 658-64.

Twersky RS, Goel V, Narayan P, Weedon J. The risk of hypertension after preoperative discontinuation of angiotensin-converting enzyme inhibitors or angiotensin receptor antagonists in ambulatory and same-day admission patients. Anesth Analg 2014; 118: 938-44.

POISE Study Group, Devereaux PJ, Yang H et al. Effects of extended-release metoprolol succinate in patients undergoing non-cardiac surgery (POISE trial): a randomized controlled trial. Lancet 2008; 371: 1839-47.

Akhtar S, Barash PG, Inzucchi SE. Scientific principles and clinical implications of perioperative glucose regulation and control. Anesth Analg 2010; 110: 478-97.

Richards JE, Kauffmann RM, Zuckerman SL, et al. Relationship of hyperglycemia and surgical-site infection in orthopaedic surgery. J Bone Joint Surg Am 2012; 94: 1181-6.

Christman AL, Selvin E, Margolis DJ, et al. Hemoglobin A1c predicts healing rate in diabetic wounds. J Invest Dermatol 2011; 131: 2121-7.

Dhatariya K, Levy N, Kilvert A. NHS Diabetes guideline for the perioperative management of the adult patient with diabetes. Diabet Med 2012; 29: 420-33.

Joshi GP, Chung F, Vann MA, et al. Society for Ambulatory Anesthesia consensus statement on perioperative blood glucose management in diabetic patients undergoing ambulatory surgery. Anesth Analg 2010; 111: 1378-87.

Cosson E, Catargi B, Cheisson G, et al. Practical management of diabetes patients before, during and after surgery: A joint French diabetology and anaesthesiology position statement. Diabetes Metab 2018; 44: 200-16.

Salpeter SR, Greyber E, Pasternak GA, Salpeter EE. Risk of fatal and nonfatal lactic acidosis with metformin use in type 2 diabetes mellitus. Cochrane Database Syst Rev 2010; Issue 4: CD002967.

Schein OD, Katz J, Bass EB, et al. The value of routine preoperative medical testing before cataract surgery. Study of Medical Testing for Cataract Surgery. N Engl J Med 2000; 342: 168-75.

Keay L, Lindsley K, Tielsch J, et al. Routine preoperative medical testing for cataract surgery. Cochrane Database Syst Rev. 2012; 3: CD007293.

MacPherson R. Structured assessment tool to evaluate patient suitability for cataract surgery under local anaesthesia. Br J Anaesth 2004; 93: 521-4.

Hodge W, Horsley T, Albiani D. The consequences of waiting for cataract surgery: a systematic review. CMAJ 2007; 176: 1285-90.

United States Census Bureau. The nation's older population is still growing, Census Bureau Reports. www.census.gov/newsroom/press-releases/2017/cb17-100.html Accessed May 31st, 2018.

Oresanya LB, Lyons WL, Finlayson E. Preoperative assessment of the older patient: a narrative review. JAMA 2014; 311: 2110-20.

De Oliveira GS, Holl JL, Lindquist LA, et al. Older adults and unanticipated hospital admission within 30 days of ambulatory surgery: An analysis of 53, 667 ambulatory surgical procedures. J Am Geriatr Soc 2015; 63: 1679-85.

Chow WB, Rosenthal RA, Merkow RP, et al. Optimal preoperative assessment of the geriatric surgical patient: a best practices guideline from the American College of Surgeons National Surgical Quality Improvement Program and the American Geriatrics Society. J Am Coll Surg 2012; 215: 453-66.

Mohanty S, Rosenthal RA, Russell MM, et al. Optimal perioperative management of the geriatric patient: A best practices guideline from the American College of Surgeons National Surgical Quality Improvement Program and the American Geriatrics Society. J Am Coll Surg 2016; 222: 930-47.

Crossley GH, Poole JE, Rozner MA, et al. The Heart Rhythm Society (HRS)/American Society of Anesthesiologists (ASA) expert consensus statement on the perioperative management of patients with implantable defibrillators, pacemakers and arrhythmia monitors: facilities and patient management. Heart Rhythm 2011; 8: 1114-54.

Tam SF, Au JT, Chung PJ, et al. Is it time to rethink our management of dialysis patients undergoing elective ventral hernia repair? Analysis of the ACS NSQIP database. Hernia 2015; 19: 827-33.

Noureldin M, Habermann EB, Ubl DS, Kakar S. Unplanned readmissions following outpatient hand and elbow surgery. J Bone Joint Surg Am 2017; 99: 541-9.

Siracuse JJ, Shah NK, Peacock MR, et al. Thirty-day and 90-day hospital readmission after outpatient upper extremity hemodialysis access creation. J Vasc Surg 2017; 65: 1376-82.

Renew JR, Pai SL. A simple protocol to improve safety and reduce cost in hemodialysis patients undergoing elective surgery. Middle East J Anaesthesiol 2014; 22: 487-92.

Ross J, DeatherageHand D. Evaluation of potassium levels before hemodialysis access procedures. Semin Dial 2015; 28: 90-3.

Olson RP, Schow AJ, McCann R, et al. Absence of adverse outcomes in hyperkalemic patients undergoing vascular access surgery. Can J Anesth 2003; 50: 553-7.

Gupta A, Nizamuddin J, Elmofty D, et al. Opioid abuse or dependence increases 30-day readmission rates after major operating room procedures: A National Readmissions Database Study. Anesthesiology 2018; 128: 880-90.

Correa D, Farney RJ, Chung F, et al. Chronic opioid use and central sleep apnea: a review of the prevalence, mechanisms, and perioperative considerations. Anesth Analg 2015; 120: 1273-85.

Vadivelu N, Mitra S, Kaye AD, Urman RD. Perioperative analgesia and challenges in the drug-addicted and drug-dependent patient. Best Pract Res Clin Anaesthesiol 2014; 28: 91-101.

Chou R, Gordon DB, de Leon-Casasola OA, et al. Management of postoperative pain: A clinical practice guideline from the American Pain Society, the American Society of Regional Anesthesia and Pain Medicine, and the American Society of Anesthesiologists' Committee on Regional Anesthesia, Executive Committee, and Administrative Council. J Pain 2016; 17: 131-57.

Vadivelu N, Chang D, Lumermann L, et al. Management of patients on abuse-deterrent opioids in the ambulatory surgery setting. Curr Pain Headache Rep 2017; 21: 1-7.

Curatolo C, Trinh M. Challenges in the perioperative management of the patient receiving extended-release naltrexone. A A Case Rep 2014; 3: 142-4.

Chung F, Yuan H, Yin L, et al. Elimination of preoperative testing in ambulatory surgery. Anesth Analg 2009; 108: 467-75.

第57章

非手术室麻醉:挑战、安全、效益与领导

Basem Abdelmalak

57.1　引言

目前,越来越多的麻醉需求来自传统手术室以外,这衍生出一项独特的麻醉服务,称为非手术室麻醉(non-operating room anesthesia,NORA)。非手术室麻醉数量增长稳定(框 57.1),与标准手术室中进行的麻醉数量形成了鲜明的对比。这大多归因于操作技术上的进步——许多手术不需要功能齐全的手术室(如内镜手术)或需要复杂且不可移动的设备(如介入放射)。在这些情况下,往常由术者在操作过程中仅实施镇静处理已经不能满足需要。

框 57.1　非手术室麻醉(NORA)服务的场地

胃肠内镜室
支气管镜室
心导管检查室
电生理实验室
MRI(诊断和外科操作)
核医学
PACU(电休克治疗)
疼痛治疗室

57.2　非手术室麻醉的挑战

除了更先进、更复杂医疗操作的开展,科技的进步也为传统创伤性手术难以处置的高危患者提供了新的治疗选择。由于新的医疗操作技术较为复杂,术者需要更多关注操作本身而非担心患者的镇静效果不佳,此类情况下实施麻醉是必然选择,这可能需要在空间紧张的房间内增加人员和设备。既有的内镜室和手术区(如介入放射)是主要根据手术操作者的需求布置的,在这些不甚理想的环境(空间狭小且通常比较昏暗)中进行麻醉时,麻醉团队往往需要缩减设备,这可能影响到麻醉提供的质量。

难以给患者提供进一步复杂的医疗措施,而且传统手术室中常备的药品、物资和抢救设备也不易获取。此外,麻醉科医师可能成为"陌生环境中的陌生人",这也是非手术室麻醉与传统手术室内麻醉的区别。在陌生环境中工作会影响到团队合作,并可能对患者的治疗造成负面影响。在只有放射科技术人员的协助下为儿科 MRI 检查患者实施麻醉与在标准手术室医疗和手术团队的协助下在 MRI 室内为开颅术中 MRI 实施麻醉,其团队需求和实施条件上存在较大差异。另一个挑战来自术前评估,与手术室患者相比,非手术室麻醉前评估可能不够彻底或完整。通常患者会被转诊到只了解其移交病历而不熟悉其本人的术者处。而最终,手术同事们抱有很高的(或许是不切实际的)期望:患者静止不动,周转近乎转瞬。

确实有时麻醉科医师并不愿意在这些场地提供麻醉。许多团队决定将这项"高压负担"平均分摊给所有人来试图减少职业性心身耗竭,但是情况并非一直如此。用于治疗患者的先进技术被引入临床后,麻醉科医师就应义不容辞地参与到这些场地的规划中,参与最初的讨论,探索新建构、扩张和 / 或重建既有功能区,从而保证患者和麻醉科医师的需求得到满足。参与其中不仅可以加强和帮助团队的建立,使团队在临床工作中协调一致,还可以促进沟通、建立规章,设置期望和关键要素,帮助发展服务并提供最优质的医疗。表 57.1 列举了一些挑战和建议的解决方案。

表 57.1　导致 NORA 复杂性的原因和推荐的解决方案

挑战	问题	解决方案
空间	事后才想到需要麻醉,用于放置麻醉机或者麻醉耗材的空间不足	在设计之初就参与其中,确保这些场地设置了麻醉专用空间
设备	设备不足和 / 或陈旧	确保设备标准与主流手术室相同。参与初始计划以启动资金预算

续表

挑战	问题	解决方案
人员	术者及其团队不熟悉与麻醉团队的合作	有效沟通、团队建设、设置明确的期望
患者	需要治疗高危患者	建立和优化术前评估，维持监测标准，建立正式的呼救系统，指定训练有素的复苏团队和复苏场地
手术	新颖、复杂、更多有创的操作和更高风险的手术	有效沟通，术前暂停并核对，包括：手术方式、麻醉关注点、潜在并发症和相应的处理方案、患者苏醒地点，以及出室计划

以上是常见挑战的总结，每个特定的 NORA 场地有其独特的挑战和临床问题，例如胃肠镜室和支气管镜室，详情请参阅参考文献。

57.3　在 NORA 场地进行安全麻醉的最低需求

美国麻醉科医师协会（American Society of Anesthesiologists，ASA）为协助其麻醉科医师应对这一挑战、设计建造一个能为患者提供高质量安全医疗的环境，在与术者、医院建筑师和管理人员讨论后，发布了一道声明，就空间、设备和人员方面列举了对这些场地的最低需求：

- 具备可靠的氧气源和供给方法（鼻导管、面罩），以及灌满氧气的备用氧气罐；
- 具备吸力足够的吸引器；
- 具备回收使用吸入麻醉药后产生的废气装置；
- 具备能提供 90% 氧气并进行正压通气的自充气呼吸球囊，以供呼吸窘迫时使用；
- 维持手术所需的充足的麻醉药物、齐全的监测设备与耗材；
- 充足的光源与电源插座，用于提供恰当的视野与保证麻醉设备的运行；
- 具备麻醉科医师及其他必要人员所需的空间以及通向患者、麻醉设备与急救物品的无障碍通道；
- 具备心肺复苏所需除颤仪和急救药物的抢救车；
- 遵守所有适用的建筑法规和设施标准；
- 具备训练有素的能为麻醉科医师提供即时协助的人员，同时具备可靠的双向沟通机制以获得额外的协助；
- 提供到位的麻醉后监测，包括训练有素的人员和相应设备，以确保将患者安全地转移到指定苏醒区域。

满足这些条件后，麻醉科医师才能真正专注于医治患者。

57.4　患者监测

需要强调的是，在 NORA 场地监测患者时，也应采用与传统手术室相同的监测标准。ASA 的声明已强调了麻醉中监测患者重要性，而其中首要且最关键的一条规范是，"实施所有全身麻醉、区域麻醉与监测下麻醉时，必须有符合资质的麻醉人员在场。"相应的，患者的监测应同时包括临床观察（视、听、触）和专业监测设备（框57.2）。

框 57.2　麻醉期间常用的监测设备

心电图仪
血压计（手动、自动、动脉内置管）
脉搏氧饱和度仪
二氧化碳描记图
氧分析仪
麻醉药物浓度分析仪
体温计（必要时）
气流 / 肺量计（部分麻醉机）
气道压力监测仪（部分麻醉机）
气道管路断开报警设备
周围神经刺激仪（使用非去极化肌松药时）
尿比重计（适当时测量尿量）
催眠深度监测仪（可选择项，TIVA 中更优）

57.5　监测下麻醉后的苏醒和出院标准

在 NORA 使用的麻醉药应该使患者能够快速苏醒，因为他们通常是接受微创手术的门诊患者。应特别注意术后疼痛管理，避免、预防和处理术后恶心呕吐。同时，每个区域应当制订适合其特定患者和手术的苏醒和出院方案。苏醒和出院标准应当与主流麻醉后监测治疗室（postanesthesia care unit，PACU）一致。医师应该能够以简单、清晰、可重复的方式评估是否具备离院的标准。医疗法规要求医师记录客观证据，证明患者符合出院标准，提供出院医嘱并记录在医疗记录中。应充分告知患者，做好回家准备不代表具有驾驶汽车或立即返回工作的能力。

57.6　NORA 中的监测下麻醉

监测下麻醉（monitored anesthesia care，MAC）是在NORA 中提供的常见麻醉服务之一，提供不同程度的镇静，需要时可以转换为全身麻醉。提供镇静的过程可能会很复杂：由于患者很容易进入比预期更深的镇静状态，因此需要时刻保持警惕。考虑到上述问题，人们对 NORA 期间患者安全的担忧就不足为奇了。ASA 已结案的索赔数据库显示了一些有趣的信息：回顾 MAC 病例，由绝对或相对过量的镇静药物引起的呼吸抑制占 MAC 相关索赔的 21%,而通过更完善的监测,可以预防一半以上的此类不良事件。与手术室索赔相比,NORA 相关索赔通常与患者死亡、通气问题和更高的支出相关。此外,对 2010—2012 年间 ASA 已结案索赔数据的最新分析也证实了一些调查结果。例如,NORA 中与死亡相关的索赔是与手术室中的 2 倍,而呼吸相关索赔的发生率是手术室的 2 倍以上。作者们进一步了解到,NORA 中误吸相关的索赔比手术室中要多得多。美国国家麻醉临床结局注册中心(National Anesthesia Clinical Outcomes Registry,NACOR)还通过并发症发生率的数据来提供 NORA 的安全性信息。手术室患者的总体死亡率比 NORA 患者高,分别为 0.4% 和 0.2%,但在心脏病放射介入区域的 NORA 患者死亡率为 0.5%,显著高于手术室。NORA 患者的血流动力学不稳定与呼吸相关并发症的发生率分别为 0.1% 和 0.09%,均低于手术室患者。这些结果在最新的分析中得到了重复验证。

从以上信息可以明显看出,NORA 患者的呼吸功能不全是一个重大问题。镇静药物可以抑制呼吸中枢并导致气道阻塞和呼吸抑制。通气不足、呼吸暂停和低氧血症是镇静相关的主要并发症。在中度镇静的情况下,这些风险不太明显,但中度镇静的患者可以发展到深度镇静,增加呼吸功能损害的可能性。此外,亚催眠剂量的镇静药物可能导致明显的吞咽功能障碍。当患者从清醒状态进入无意识状态时,肌电图显示其颏舌神经的活动明显下降,这可能导致气道阻塞。通气功能不足的监测非常重要,可以使作者们采取干预措施来预防与镇静相关的并发症。因此,通气监测是确保镇静患者获得优质医疗的重要组成部分。用临床观察通气情况来评估呼吸状态并不可靠,所以建议采取常规观察和脉搏血氧饱和度以外的监测方法,包括二氧化碳描记图、胸壁阻抗监测技术和声信号监测。

脉搏血氧饱和度仪不能充分地监测通气。它可以检测出动脉氧饱和度下降(通气不足的结果),但不能灵敏地反映肺泡的通气情况。在额外供氧的情况下出现呼吸抑制时,用脉搏血氧饱和度来检测肺泡通气不足会延迟。因此一些临床医师不选择额外供氧,这样脉搏血氧饱和度的下降便预示着通气不足。不进行额外供氧可能有助于及早发现通气不足,但这样做有危害而且相当危险。低氧血症合并通气不足比单纯的通气不足危害更大。

与脉搏血氧饱和度监测相比,在接受镇静的患者中,使用二氧化碳描记图可以更早地发现通气的抑制情况,如果技术允许应尽可能使用。此外,与基于脉搏血氧仪的监护相比,基于二氧化碳描记图的干预可以减少低氧血症和呼吸暂停的发生。一项 meta 分析显示,与常规监测相比,使用二氧化碳描记图可以显著提高发现通气抑制的可能性(17.6 倍)。2011 年,ASA 修订了其麻醉基础监测标准,建议在中度和深度镇静期间监测呼气末二氧化碳。但并非所有研究都显示使用二氧化碳描记图有益。无论是否使用二氧化碳描记图,接受妇产科小手术但未吸氧的患者,其低氧血症的发生率没有差异。一项小型

研究显示,在不使用额外供氧的情况下,由消化科医师为结肠镜检查实施中度镇静时,无论是否使用二氧化碳描记图,患者低氧血症的发生率都没有差异。因此,一些非麻醉科医师同事为其患者进行中度镇静时,并不相信二氧化碳描记图的作用。

还有其他呼吸监测的方法。一种方法是可以分析喉部监测到的呼吸音。可使用简单的设备,如将心前区听诊器置于胸骨切迹处,也有一种已问世的商用声音监测仪:the rainbow Acoustic Monitor™(Masimo Inc.,美国)。镇静期间,与二氧化碳描记图相比,该技术表现出类似检测呼吸暂停的能力,且误报频率更低。另一种方法是监测通气期间胸壁的阻抗变化。该监视器在很大程度上消除了声门闭合引起的呼吸尝试中的假阳性问题。Respiratory Volume Monitor(RVM,Respiratory Motion Inc.,美国)是一种呼吸容量监测仪,它可以在很大程度上避免声门闭合时尝试呼吸的假阳性问题。在结肠镜检查中,RVM 检测出的通气不足的患者比例比二氧化碳描记图高。最终,还是需要更多的研究来确定最佳的监测方法,以确保在 NORA 镇静期间充分通气。

57.7　麻醉科医师使用丙泊酚镇静时的新问题

麻醉科医师认为由他们为 NORA 手术提供镇静,能够增强患者的安全性并有助于改善临床结局,尤其是与非麻醉科医师实施的镇静治疗相比。最近有些报道对这一设想提出了质疑。Medicare 数据库中包含 2000—2009 年间接受诊断性结肠镜检查患者的数据,一项研究回顾了其中 5% 的样本,比较了有无麻醉科规范服务的患者间并发症的发生率。结果显示,在麻醉医疗组中,患者符合吸入性肺炎诊断标准的发生率更高。从一个规模更大的行政索赔数据库中,研究者调查了 2008—2011 年间 3 168 228 例 40~64 岁患者接受结肠镜检查 30d 后的结局。他们发现,接受麻醉服务后 30d 内各类并发症的发生风险增加 13%,尤其是穿孔、出血、腹痛、麻醉和卒中继发的并发症的发生率升高。另一项研究使用临床结局研究计划国家内镜数据库(美国 84 个站点组成的网络),调查比较了由麻醉科医师和消化科医师为结肠镜检查提供镇静时,相关严重不良事件(serious adverse events,SAE)的发生率。他们发现接受结肠镜检查患者的 SAE 没有差异,但麻醉科医师参与的、接受上消化道内镜检查的患者,其 SAE 发生率显著增高,尤其是 ASA Ⅰ级和 ASA Ⅱ级患者。这些研究存在用账单数据反映临床结局的问题,缺乏风险校正(如,这些病例是否因存在复杂的合并症而选择了麻醉服务)与随机性。尽管如此,消化病学文献中的编辑们仍然对麻醉科介入消化科 NORA 镇静的价值提出了尖锐的质疑。

57.8　经济效益与合规性

NORA 会对资源利用产生重大影响,尤其是人力资

源。在麻醉科医师仅进行执业活动时,可将 NORA 与其他任何地方一样进行人员分配,但进行麻醉医疗团队工作或督导住院医师时,计费和资格认证规定会使人员分配变得更加复杂。由于医疗导向的计费规则,NORA 所在地分散而偏远会导致经济效益低下。例如,在医院内镜室中有一个房间适合麻醉科医师单独提供医疗,但如果以麻醉医疗团队模式执业(采用麻醉护士或麻醉助理医师,为简单起见,都将其称为麻醉助理),麻醉科医师必须同时指导至少 3 个地点,经济上才合算。1 名麻醉科主治医师可以通过住院医师和麻醉助理(达到住院医师认证标准)的组合在医学上指导最多 2 个地点,或者最多 4 名麻醉助理(或麻醉助理与住院医师的组合),如果他们同时位于 1 个手术室(符合计费标准)。介入放射室的设置通常比较单一,而其中进行的手术很复杂,但对应的麻醉团队通常只由 1 名医师及 1 名麻醉助理或住院医师组成,因此效率低下。这些房间通常离手术室很远,位于单独的楼层或侧翼,因此很难满足医疗指导中"立即可用"这一标准。如果介入放射室有多个手术室,可以由放射科、神经科和心脏内科等多科室共享,让麻醉科医师指导介入室中同时进行的手术可以使麻醉服务得到更高效的利用。对于规模较小的机构,设计多功能的房间可能会提高其整体利用率,而对于大型四级转诊中心,每个专科可以拥有专用的房间,因为他们可能有足够多的病例,也有能力同时进行多台手术。鼓励某个机构建造可以被多个专科使用的房间,可以提高术者和该机构的运营及经济效率。将视野扩展到更多可同时进行麻醉的地点,尽管看起来能够令术者满意,但按每年每个地点的手术量来衡量,则可能使麻醉生产率明显下降,同时给麻醉科增加了额外雇用医师的负担。这可能导致麻醉团队向该机构要求分享从手术中获得的部分利润,以支持经济效益低下(从麻醉服务的角度出发)的麻醉服务。

57.9　麻醉服务的时间安排

如果手术量足够大,安排专用时间(成块时间)可以提高利用率,确保利用好未分配的时间(开放时间)可以提高经济效益。安排整天(无论是 8h,10h 还是 12h),而不是 1d 中的部分时间段,可以提高效率。若手术量较少,这可能意味着每隔 1 周有一个漫长的工作日,而不是每周的工作时段都较短。经济目标之一是减少过度使用的时间,这比未充分利用的时间要昂贵得多(需要支付加班费且积极性降低)。如果手术量大需要更长的时间,最好安排 10~12h/d 的工作时间,并且将期望透明化,而不是安排 8h 麻醉工作却常规加班,这会让麻醉人员感到不满。将需要麻醉服务的患者安排在手术室外通常很麻烦(不包括在院内需要术者进行轻度或中度镇静以接受治疗的患者)。应将调度程序集成到手术室电子系统中,以确保分配合理,并且全院范围内的调度对于术者和患者而言更加方便,并且可以改善预约和指令的协调性。

57.10　麻醉者的问题

人力资源还有其他方面需要考虑。指派到 NORA 的人员在这些环境中工作愉快吗? 如果不愉快,并且将 NORA 视为一项繁琐的工作,那么由此造成的工作满意度下降可能会导致人员流动增加,同时招聘和培训的成本也很高。

据估计,招聘和培训的平均成本是训练有素的员工年薪的 1.5 倍,因此,人员流动的增加不仅影响对患者的医疗,甚至严重打击了经济效益。非技术性能力(任务处理、团队合作、态势感知和决策能力)虽然对所有麻醉科医师都很重要,但对 NORA 及其工作人员的选择和评估更为重要,因为这些能力是可以实现的。

57.11　NORA 的领导

制订 NORA 的领导方案并不仅限于确定地点和人员配备。造成医疗伤害的最大原因之一就是沟通问题。NORA 中的沟通问题主要在于三个方面:麻醉医疗团队和手术间工作人员之间,麻醉医疗团队和术者之间,麻醉医疗团队和其他麻醉者之间。麻醉团队与 NORA 所在地的手术间团队的沟通至关重要。因为有害环境(如暴露于电离辐射或磁场)可能会对医疗人员或患者造成直接危害。NORA 场景下有许多因素会阻碍信息的有效传递,包括高敏感度的环境和跨专业的信息共享。

麻醉科医师和手术医师之间的沟通也至关重要。清楚地了解手术进程和可能发生的事件在所有麻醉中都很重要。在 NORA 中,患者的选择和特殊问题的术前讨论十分关键。虽然术者可能会更愿意在内镜室中进行手术,但患者因素可能会影响是否应在没有标准手术室提供支持的情况下在 NORA 下进行手术。例如,需要专门有创监护的危重患者可能在手术室会得到更好的支持。在这种情况下,麻醉科医师应与手术医师进行协商,以权衡哪一方的专用设备和支持设施更便携。如果必须在 NORA 现场进行手术(如介入神经科需要装有专业软件包的特定成像设备),则事先进行细致地计划可以避免在 NORA 环境中工作的许多风险。

最后,在制订 NORA 方案或场所时,麻醉科医师负责人应制订援助方案。在传统手术室中,通常有一个寻呼系统,该系统可以呼叫"任何麻醉科医师"来协助并可以期望那些不亲自提供麻醉医疗的人也会做出反应。但在 NORA 地区,麻醉团队该如何寻求帮助? 从需要更多药物标签到严重事件。启动"紧急呼救"也许可以找到帮助,但这个"急救团队"不一定熟悉麻醉下患者的需求和问题。再比如更具体的内容,发生意外插管困难需要帮助怎么办? 拥有无线电、移动电话或其他系统,并指导非手术室人员如何激活援助系统,可以挽救患者的生命,并且无疑会减轻麻醉科医师的压力和困难。预先设置如何寻求帮助以及谁将响应是一项重要的领导职能。

客户满意度始终是重要的问题。作为提供 NORA 服务的麻醉科医师,确定客户是关键。患者是作者们的首要且最重要的客户,确保安全、有效和及时的麻醉是作者们的主要目标。合理的术前评估以及解决患者/患者代理人和家人的顾虑,对该类客户的满意将大有帮助。另一类客户是手术医师。尽管手术医师有许多驱动因素,例如竞争职责、咨询、门诊患者就诊等,但最终,他们有着医治患者这一相同的目标。与其他医师进行交流不仅有助于改善医疗,还可以达到很高的满意度。最后,第三类客户是医院管理部门。他们希望医疗服务及时并高效,从而改善患者的预后。麻醉科医师应领导 NORA 的流程设计工作,以帮助满足各类客户的需求。

NORA 的另一主要领导内容涉及麻醉科医师的督导工作,其内容为基督教医学学会(Christian Medical Society,CMS)授权术者进行的手术镇静。麻醉科医师在 NORA 的存在将促进此类服务,并加强他们与手术镇静团队的关系,以提高患者的安全性和结局。此外,在 NORA 执业的麻醉科医师需要充分利用其经验,负责或至少主导 NORA 服务政策和流程的制订,以使手术室中的患者安全、标准执行、手术效率达到最优化。

57.12　NORA 与美国医疗保健系统的变化

一个迫在眉睫的问题是,作为麻醉科医师,如何适应 NORA 朝着基于价值的医疗保健和人群健康的消费方向迈进。公开报道的包括成本指标在内的绩效评估日趋频繁,拥有高免赔额医疗保险的患者越来越多,自付费用有可能成为患者在哪里接受医疗服务的重要推动力。根据当前的服务收费系统,NORA 病例可能无法减少医院的收费,因为它们依赖于诊断相关协议(diagnosis related codes,DRG)和门诊手术协议(Ambulatory Procedure Codes,APC)进行计费。但是,NORA 数量的增加可能会增加总病例数,并缩短住院时间,从而帮助医疗保健系统实现三重目标,即通过更快的服务来改善患者的健康状况,提高患者在接受治疗时的体验和结局以及降低医疗总费用。由于某些手术(牙科、内镜手术)不需要手术室的无菌环境,医疗机构能够在建造和维护成本较低的设施中提供这些服务。医院的空余状况如何(通过减少住院时间和住院需求)体现了卫生保健系统在实现三重目标方面的成功程度。在人群普遍健康的状况下,手术医师将成为医疗机构的成本中心而非收入中心。也就是说,医疗机构不再将手术医师看作是带来美元的人,而是把医疗保险费上额外的钱、本应流入医疗机构底线的钱花掉的人。麻醉科医师需要在如何实现医疗保健三重目标方面处于领导地位。

57.13　结论

NORA 的未来是光明的,随着越来越多的微创手术取代常规手术,手术室外对麻醉科医师的需求将不断扩大。因此,麻醉科医师必须离开手术室的熟悉环境,探索

进入陌生的医院政策和手术领域,以确保非手术室患者获得与手术室相同的高质量医疗。成功而安全地提供 NORA 需要深思熟虑的计划和组织(框 57.3)。NORA 领域的患者安全至关重要,如果想通过更好的培训、更好地利用技术和药理学来最大程度地提高安全性,就必须做出更多的努力。从新的研究结果中补充知识将提高麻醉工作者在这个领域的效能,并适应越来越多需要麻醉工作者们服务的患者和专科医师。麻醉科医师必须继续提供安全医疗、开发循证药物,以体现价值并改进医疗实践。

框 57.3　成功实施 NORA 的八个有效习惯

1. 领导的确定和正式化(麻醉科医师、手术医师、护士)
2. 充足的麻醉设备和可靠的支持
3. 改进工作时间安排
4. 改进术前评估
5. 改进 NORA 的 PACU
6. 提高麻醉服务的收费
7. 使麻醉参与到手术(中度)镇静中督导
8. 建立临床结局数据库

(黄捷　译,余喜亚　校)

参考文献

Chang B, Kaye AD, Diaz JH, Westlake B, Dutton RP, Urman RD: Complications of Non-Operating Room Procedures: Outcomes From the National Anesthesia Clinical Outcomes Registry. J Patient Saf 2015.

Nagrebetsky A, Gabriel RA, Dutton RP, Urman RD: Growth of Nonoperating Room Anesthesia Care in the United States: A Contemporary Trends Analysis. Anesth Analg 2017; 124: 1261-1267.

Manser T: Teamwork and patient safety in dynamic domains of healthcare: a review of the literature. Acta Anaesthesiol Scand 2009; 53: 143-51.

Bhavani SS, Abdelmalak B: Nonoperating Room Anesthesia: Anesthesia in the Gastrointestinal Suite. Anesthesiol Clin 2019; 37: 301-316.

Abdelmalak B GT, Doyle J: Anesthesia For Bronchoscopy. Current Pharamceutical Design 2012: In Press 6. American Society of Anesthesiologists (ASA) Statement on Nonoperating Room Anesthetizing Locations, Reaffirmed by the ASA House of Delegates: October 17, 2018 (original approval: October 19, 1994).

American Society of Anesthesiologists (ASA) Standards for Basic Anesthetic Monitoring. last ammended by the ASA House of Delegates on October 28, 2015 (original approval: October 21, 1986); Committee of Origin: Standards and Practice Parameters.

Apfelbaum JL, Silverstein JH, Chung FF, Connis RT, Fillmore RB, Hunt SE, Nickinovich DG, Schreiner MS, Silverstein JH, Apfelbaum JL, Barlow JC, Chung FF, Connis RT, Fillmore RB, Hunt SE, Joas TA, Nickinovich DG, Schreiner MS, American Society of Anesthesiologists Task Force on Postanesthetic C: Practice guidelines for postanesthetic care: an updated report by the American Society of Anesthesiologists Task Force on Postanesthetic Care. Anesthesiology 2013; 118: 291-307.

Chang B, Kaye AD, Diaz JH, Westlake B, Dutton RP, Urman RD: Interventional Procedures Outside of the Operating Room: Results From the National Anesthesia Clinical Outcomes Registry. J Patient Saf 2018; 14: 9-16.

Bhananker SM, Posner KL, Cheney FW, Caplan RA, Lee LA, Domino KB: Injury and liability associated with monitored anesthesia care: a closed claims analysis. Anesthesiology 2006; 104: 228-34.

Metzner J, Posner KL, Domino KB: The risk and safety of anesthesia at remote locations: the US closed claims analysis. Curr Opin Anaesthesiol 2009; 22: 502-8.

Woodward ZG, Urman RD, Domino KB: Safety of Non-Operating Room Anesthesia: A Closed Claims Update. Anesthesiol Clin 2017; 35: 569-581.

Gerstenberger PD: Capnography and patient safety for endoscopy. Clin Gastroenterol Hepatol 2010; 8: 423-5.

Sundman E, Witt H, Sandin R, Kuylenstierna R, Boden K, Ekberg O, Eriksson LI: Pharyngeal function and airway protection during subhypnotic concentrations of propofol, isoflurane, and sevoflurane: volunteers examined by pharyngeal videoradiography and simultaneous manometry. Anesthesiology 2001; 95: 1125-32.

Hillman DR, Walsh JH, Maddison KJ, Platt PR, Kirkness JP, Noffsinger WJ, Eastwood PR: Evolution of changes in upper airway collapsibility during slow induction of anesthesia with propofol. Anesthesiology 2009; 111: 63-71.

Vargo JJ, Zuccaro G, Jr., Dumot JA, Conwell DL, Morrow JB, Shay SS: Automated graphic assessment of respiratory activity is superior to pulse oximetry and visual assessment for the detection of early respiratory depression during therapeutic upper endoscopy. Gastrointest Endosc 2002; 55: 826-31.

Abdelmalak B, Wang J, Mehta A: Capnography monitoring in procedural sedation for bronchoscopy. J Bronchology Interv Pulmonol 2014; 21: 188-91.

Fu ES, Downs JB, Schweiger JW, Miguel RV, Smith RA: Supplemental oxygen impairs detection of hypoventilation by pulse oximetry. Chest 2004; 126: 1552-8.

Arakawa H, Kaise M, Sumiyama K, Saito S, Suzuki T, Tajiri H: Does pulse oximetry accurately monitor a patient's ventilation during sedated endoscopy under oxygen supplementation? Singapore Med J 2013; 54: 212-5.

Cacho G, Perez-Calle JL, Barbado A, Lledo JL, Ojea R, Fernandez-Rodriguez CM: Capnography is superior to pulse oximetry for the detection of respiratory depression during colonoscopy. Rev Esp Enferm Dig 2010; 102: 86-9.

Qadeer MA, Vargo JJ, Dumot JA, Lopez R, Trolli PA, Stevens T, Parsi MA, Sanaka MR, Zuccaro G: Capnographic monitoring of respiratory activity improves safety of sedation for endoscopic cholangiopancreatography and ultrasonography. Gastroenterology 2009; 136: 1568-76; quiz 1819-20.

Waugh JB, Epps CA, Khodneva YA: Capnography enhances surveillance of respiratory events during procedural sedation: a meta-analysis. J Clin Anesth 2011; 23: 189-96.

van Loon K, van Rheineck Leyssius AT, van Zaane B, Denteneer M, Kalkman CJ: Capnography during deep sedation with propofol by nonanesthesiologists: a randomized controlled trial. Anesth Analg 2014; 119: 49-55.

Mehta PP, Kochhar G, Albeldawi M, Kirsh B, Rizk M, Putka B, John B, Wang Y, Breslaw N, Lopez R, Vargo JJ: Capnographic Monitoring in Routine EGD and Colonoscopy With Moderate Sedation: A Prospective, Randomized, Controlled Trial. Am J Gastroenterol 2016; 111: 395-404.

Goudra BG P, LC, Speck RM, Sinha, AC. : Comparison of acoustic respiration rate, impedance pneumography and capnometry monitors for respiration rate accuracy and apnea detection during GI endoscopy anesthesia. OJAnes 2013; 3: 74-9.

Voscopoulos C, Brayanov J, Ladd D, Lalli M, Panasyuk A, Freeman J: Special article: evaluation of a novel noninvasive respiration monitor providing continuous measurement of minute ventilation in ambulatory subjects in a variety of clinical scenarios. Anesth Analg 2013; 117: 91-100.

Ebert TJ, Middleton AH, Makhija N: Ventilation monitoring during moderate sedation in GI patients. J Clin Monit Comput 2015.

Cooper GS, Kou TD, Rex DK: Complications following colonoscopy with anesthesia assistance: a populationbased analysis. JAMA Intern Med 2013; 173: 551-6.

Vargo JJ, Niklewski PJ, Williams JL, Martin JF, Faigel DO: Patient safety during sedation by anesthesia professionals during routine upper endoscopy and colonoscopy: an analysis of 1.38 million procedures. Gastrointest Endosc 2016.

Rex DK, Vargo JJ: Anesthetist-Directed Sedation for Colonoscopy: A Safe Haven or Siren's Song? Gastroenterology 2016; 150: 801-3.

Abouleish A ET: The Fallacy of Field of Dreams Business Plan: a Downward Trend in Anesthesiology Productivity American Society of Anesthesiology Newsletter, 2009.

Dexter F, Wachtel RE: Scheduling for anesthesia at geographic locations remote from the operating room. Curr

Opin Anaesthesiol 2014; 27: 426-30.

Strum DP, Vargas LG, May JH: Surgical subspecialty block utilization and capacity planning: a minimal cost analysis model. Anesthesiology 1999; 90: 1176-85.

Dexter F, Xiao Y, Dow AJ, Strader MM, Ho D, Wachtel RE: Coordination of appointments for anesthesia care outside of operating rooms using an enterprise-wide scheduling system. Anesth Analg 2007; 105: 1701-10, table of contents.

Waldman D KF, Aurora S, Smith H, : The Shocking Cost of Turnover in, Health Care Health Care Management Review, January/February/March 2004. issue 1, pp 2-7.

Williams ES, Skinner AC: Outcomes of physician job satisfaction: a narrative review, implications, and directions for future research. Health Care Manage Rev 2003; 28: 119-39.

Fletcher G, Flin R, McGeorge P, Glavin R, Maran N, Patey R: Anaesthetists' Non-Technical Skills (ANTS): evaluation of a behavioural marker system. Br J Anaesth 2003; 90: 580-8.

Starmer AJ, Spector ND, Srivastava R, West DC, Rosenbluth G, Allen AD, Noble EL, Tse LL, Dalal AK, Keohane CA, Lipsitz SR, Rothschild JM, Wien MF, Yoon CS, Zigmont KR, Wilson KM, O'Toole JK, Solan LG, Aylor M, Bismilla Z, Coffey M, Mahant S, Blankenburg RL, Destino LA, Everhart JL, Patel SJ, Bale JF, Jr., Spackman JB, Stevenson AT, Calaman S, Cole FS, Balmer DF, Hepps JH, Lopreiato JO, Yu CE, Sectish TC, Landrigan CP, Group IPS: Changes in medical errors after implementation of a handoff program. N Engl J Med 2014; 371: 1803-12.

Weller J, Boyd M, Cumin D: Teams, tribes and patient safety: overcoming barriers to effective teamwork in healthcare. Postgrad Med J 2014; 90: 149-54.

Berwick DM, Nolan TW, Whittington J: The triple aim: care, health, and cost. Health Aff (Millwood) 2008; 27: 759-69.

Campbell K, Torres L, Stayer S: Anesthesia and sedation outside the operating room. Anesthesiol Clin 2014; 32: 25-43.

第58章

门诊手术患者的快速康复

Girish P. Joshi

58.1 引言

快速康复路径(enhanced recovery pathways,ERP)或术后快速康复(enhanced recovery after surgery,ERAS)路径整合了多模式、多学科具有循证医学证据的干预措施,用以减轻手术应激反应带来的不适。ERP能够减少术后并发症,缩短住院时间(length of stay,LOS)。此外,ERAS路径可以使围手术期治疗标准化,从而减少治疗的差异性,改善围手术期预后。

ERP通常由术前、术中、术后大约15~20个干预单元组成(框58.1)。但最初推荐的干预措施基于理论上获益,或证据来源于ERP之外的研究,因此这些措施还缺乏明确的临床证据。尽管联合多种干预措施改善了术后结局,但单一干预的相对作用仍然未知。最近的研究表明,LOS主要受三个干预措施的影响:手术微创、术后早期进食、术后早期下床活动。然而,LOS并不是手术后康复的最终标志。

康复的定义是"身体、脑力和体力恢复到正常状态"。康复包括多层含义,如身体、生理、症状、功能和情绪的恢复。术后康复是指患者身体功能恢复到术前基线水平。患者预后可以定义为三部分:身体上(疼痛、恶心、呕吐、睡眠障碍、疲劳、食欲好、行走、排尿及日常活动),精神上(焦虑、抑郁、认知功能及自信心)和社交(社会角色和社会活动能力)。

ERP的实施,使得一些复杂手术操作可以在门诊完成,如大的关节成形术、脊柱手术、乳房切除术、前列腺切除术和甲状腺切除术。门诊手术患者在手术当天或术后23h内出院,而ERP的实施应能进一步加快康复。本章讨论的即是ERP实施提高成人患者门诊手术的安全性以及帮助他们早日恢复日常生活活动。

框 58.1　快速康复路径

术前措施
- 合适的患者及手术的选择
- 优化合并疾病的治疗
- 患者和家属的宣教指导
- 最短的术前禁食时间以及禁食期间充分水化
- 提前康复训练
  - 增加肌肉力量和心血管功能
  - 营养支持
  - 戒烟

术中措施
- 术前避免咪达唑仑
- 快通道麻醉技术(最少的药物联合,短效麻醉药物及最低剂量)
  - 避免深麻醉
  - 术中阿片药物使用最小化
  - 肌松药使用最小化,手术结束给予肌松拮抗
- 维持液体平衡
- 肺保护通气
- 基于手术的、节省阿片药物的多模式疼痛管理
- 多模式预防呕吐
- 维持正常体温(中心体温 36~38℃)
- 抗生素和静脉血栓预防
- 血糖控制

术后措施
- 术后活动和理疗
- 经口进食

58.2　术前考虑

58.2.1　手术类型和患者选择

为使日间手术安全有效,仔细选择手术类型和患者

至关重要。是否适合在门诊实施手术是由患者合并疾病、手术大小、麻醉技术以及社会因素和门诊条件(如能提供23h短期停留的门诊手术中心,或是独立运行的门诊手术中心)共同决定的。所以患者选择的最佳方法是制订手术操作相关的排除标准(如,不适合门诊手术的患者标准)。

一般认为,并存疾病较重的患者,特别是病情不稳定的患者[美国麻醉科医师协会(American Society of Anesthesiologists,ASA)>3级]不适合门诊手术,尤其是需要全身麻醉时。不符合条件的患者(如ASA 4级)包括近期(<3个月)心肌梗死(myocardial infarction,MI),冠状动脉支架置入,脑血管疾病,新发或不稳定或严重心绞痛,新发或失代偿性心力衰竭,严重的瓣膜功能障碍,高级别房室传导阻滞,急性呼吸系统疾病,未进行规律透析的终末期肾病,脓毒症,弥散性血管内凝血。年龄、体重和睡眠呼吸障碍等不应被单独作为门诊手术是否可行的因素。

58.2.2 评估和优化

越来越多的老年人和病情较重的患者在门诊接受手术,因此术前评估和优化处理合并疾病显得尤为重要。这样做会降低合并疾病的风险,使患者可接受日间手术。医学界现已认识到功能障碍、认知障碍和衰弱与术后并发症的增加有关。

围手术期并发症的发生与衰弱相关,与患者年龄、麻醉类型和合并疾病无关,因此建议选择门诊手术患者时,将衰弱作为考虑因素,而非年龄。

58.2.3 患者及家属宣教

围手术期患者和家庭的宣教(书面和口头指导)是ERP的重要组成部分,这既可以提高治疗的透明度,又能促使患者积极参与围手术期治疗(如积极参与术前准备工作、术后疼痛管理及活动)。鼓励、指导和支持吸烟者在手术前4~8周戒烟。提前进行康复训练,增加心肺储备和肌肉力量,能够影响术后康复,对明显衰弱患者也有益。然而,门诊手术前康复训练项目缺乏。应该鼓励患者禁食期间适当水化(如饮水),术后尽快恢复进食。术前碳水化合物摄入的益处尚不明确。

58.3 术中考虑

58.3.1 麻醉方法

麻醉方法应确保患者意识和神经保护反射快速恢复,以及最小的镇静作用残留。重要的是,麻醉技术应该有助于患者术后早期进食和活动。

术前苯二氮䓬药物(如咪达唑仑1~2mg静脉注射)常用来缓解焦虑。临床应该避免常规使用咪达唑仑,因为它会延迟恢复和增加术后认知功能障碍的风险。

尽可能优先选择局部/区域麻醉,可避免全身麻醉药物对身体的影响。此外,这些技术提供术后镇痛并减少阿片类药物的需求及相关不良反应。区域麻醉的患者手术中不要深度镇静,因其可能抵消区域麻醉的益处。

全身麻醉中常用药物(如咪达唑仑、丙泊酚、吸入麻醉药、阿片类药物、肌松药、α₂受体激动剂)的残留作用削弱缺氧/高碳酸血症刺激通气的反应,降低气道保护能力,引起咽喉部功能障碍,这不仅会在术后早期造成不良后果,也会导致长期的不良结果(如30d内再次住院)。因此,最佳的全身麻醉方法包括使用最少的药物组合,必须使用时药物(镇静催眠药、肌肉松弛药和阿片类药物)应选短效的,剂量尽可能小。避免深度麻醉至关重要,因为它与恢复延迟和术后认知功能障碍增加相关。使用吸入麻醉时,根据年龄调整的最小肺泡浓度(minimum alveolar concentration,MAC)值为0.7~1时足以预防术中知晓。但是,应将MAC<0.7设置为麻醉气体浓度过低的报警值,或是术中使用麻醉深度监测(如BIS监测)。对于接受全凭静脉麻醉的患者,建议根据麻醉深度监测结果调整丙泊酚输入剂量。

氧化亚氮可以减少镇静催眠药(如吸入麻醉药和丙泊酚)和止痛药物(阿片类药物)的使用量,由于没有残余作用,因此有助恢复。鉴于氧化亚氮可能造成术后恶心呕吐和封闭空间膨胀(如肠扩张),门诊手术通常会避免使用氧化亚氮,但并无明确临床证据支持。

应谨慎使用阿片类药物,因为阿片类药物相关的不良事件(如镇静、恶心、呕吐、尿潴留、肠梗阻和便秘)可能延迟恢复和妨碍康复。此外,术中较高的阿片类药物剂量可增加30d内再入院率。术中心动过速和/或高血压常被认为是需要阿片类药物的表现,但心动过速和高血压可能不是由疼痛引起(如腹腔镜检查时腹内压力增加或止血带充气引起的高血压)。此外,实施"严格的"血流动力学控制可能需要更大剂量的阿片类药物。值得注意的是,尽管有人建议无阿片类药物的麻醉,但是其益处还未被证实,而其具有潜在的副作用。氯胺酮、右美托咪定、利多卡因和镁剂在术中使用的益处并不肯定,且存在对其副作用的担心,因此并不推荐门诊手术中使用。

即使是术后微弱的肌松残余(成串刺激比例<0.9)也会增加麻醉后监测治疗室(postanesthesia care unit,PACU)中严重呼吸事件的发生率,增加再次插管率,延长恢复时间,增加术后并发症发生率,因此应慎重使用肌松药。包括腹腔镜手术在内的大多数门诊手术通常不需要深肌松状态。在手术结束时,肌松残余应适当拮抗。

58.3.2 机械通气

采用肺保护性通气策略[例如潮气量调整为6~8ml/kg理想体重,使用呼气末正压(positive end expiratory pressure,PEEP)5~10cmH₂O]已被证明可减少术后肺部并发症,该策略已成为一种标准治疗。此外,ETCO₂应保持在40mmHg左右,而非传统的30~35mmHg,新的研究表明ETCO₂40mmHg左右可以改善组织和器官的灌注。

58.3.3 液体管理

术中液体管理的目标是实现液体"零"平衡。考虑到患者在禁食期间已适当水化,门诊手术术中失血和输液较少,多数患者术后能立即恢复进食,围手术期液体不平衡极少发生。因此,没有必要在门诊手术中使用目标导向液体治疗(goal directed fluid therapy,GDFT)。术中基础补液量为 1~3ml/(kg·h)的平衡液。有趣的是,有研究显示开放的液体管理方案(剂量为 20~40ml/kg)可减少术后口渴、恶心、头晕、疼痛和疲劳。

58.3.4　疼痛管理

除非有禁忌证,否则降低阿片类药物用量的多模式镇痛最佳方案应至少联合使用对乙酰氨基酚片(扑热息痛)和非甾体消炎药(non-steroidal anti-inflammatory drugs,NSAID)或环氧化酶(cyclooxygenase,COX)-2 特异性抑制剂。值得注意的是,对乙酰氨基酚和 NSAID 联合用药优于单独用药。另外静脉给予地塞米松 8~10mg 有止吐、镇痛作用。因此,除非有禁忌证(如未控制的糖尿病),患者都应使用地塞米松。此外,局部 / 区域镇痛可以进一步缓解疼痛,并减少阿片类药物的需求。

周围神经阻滞有益于肢体大手术患者的镇痛,如臂丛神经阻滞用于上肢大手术,腘窝坐骨神经阻滞用于足踝的大手术。然而,单次周围神经注射阻滞持续时间短(最多 8h),神经阻滞作用消退后会引起疼痛反弹。虽然有几种辅助药物(如可乐定和地塞米松)可延长周围神经阻滞的持续时间,但它们的作用仍存在争议。持续的周围神经阻滞延长了镇痛的持续时间,但导管放置在技术上有一定难度,并且存在相关的管理问题(如导管移位、扭折或渗漏),需要全天候接受患者咨询。因此,连续周围神经阻滞在临床上的应用受到限制。接受躯干部位手术的患者可能受益于平面阻滞(如腹横肌筋膜平面阻滞)。如果不能或没有周围神经阻滞或平面阻滞的指征,应实施手术部位浸润麻醉,因为它能提供良好的镇痛,且没有潜在的不良反应。在组织 / 皮肤缝合前,直视下小心翼翼地在手术切口各层都进行浸入麻醉。例如,在接受开腹手术的患者中,腹膜、肌筋膜和真皮下平面都应实施浸润麻醉。根据患者体重计算局麻药最大用量,如成年人布比卡因最多为 150mg,罗哌卡因最多为 300mg。用生理盐水将局麻药稀释至适当容积(由切口大小决定,一般 60~100ml)。

实施侵入性镇痛技术前,有必要权衡疼痛与镇痛技术造成不良事件的风险和收益。例如,腹腔镜手术后的疼痛通常可用基础镇痛药物控制,因此没有必要使用腹横肌平面阻滞。与此相反,接受开放性腹部手术如疝修补术的患者,接受腹横肌平面阻滞可能是有益的。

同样,即使镇痛干预已被证明是有益的,也应权衡其潜在的、对预后有影响的不良事件。例如,加巴喷丁类药物(如加巴喷丁和普瑞巴林)已被证明可减少术后阿片类药物的需求,对于阿片类药物耐受和术后持续疼痛发生率高的手术患者可能是有益的。然而,镇静、视觉障碍、头晕和呼吸抑制等不良反应,可能会限制其在门诊手术患者中的使用。

此外,氯胺酮已被证明可减少术后阿片类药物的需求,但这些研究存在不足,因为它们没有以"基础"镇痛技术结合局部镇痛作为对照研究。考虑到氯胺酮的不良反应(如噩梦和睡眠障碍)和不确定的临床优势,门诊手术患者并不推荐常规使用氯胺酮,特别是单次给药。

58.3.5　预防术后恶心呕吐

除非有禁忌证,否则所有患者均应采用常规的多模式止吐预防措施,包括静脉注射地塞米松 8~10mg(麻醉诱导后使用),静脉注射昂丹司琼 4mg(手术结束时使用)。术后恶心呕吐(postoperative nausea and vomiting,PONV)风险极高的患者(如晕车史、既往 PONV 史、为缓解疼痛需要大阿片类药物),可以接受额外的止吐治疗(如东莨菪碱透皮给药或氟哌啶醇 0.5mg 静脉注射)和 / 或全凭静脉麻醉。使用 3 种以上的止吐剂进行预防没有临床益处。

58.4　术后考虑

术后并发症包括:疼痛,恶心呕吐,呼吸系统并发症(如气道阻塞、通气不足、喉痉挛、支气管痉挛及胃内容物反流误吸),心血管并发症(麻醉药残留、低血容量和心脏病导致的低血压、低氧血症、高碳酸血症、疼痛、焦虑、体温过低、尿潴留、高血容量、停药等诱发的高血压、心肌缺血及心律失常),不能站立(表现为早期运动时头晕、恶心、呕吐、视力模糊或晕厥),体温异常,谵妄和手术并发症。

58.4.1　疼痛以及术后恶心呕吐

PACU 中至重度疼痛的患者应尽快接受急救镇痛,包括静脉给予小剂量、作用时间短的阿片类药物(如芬太尼)或口服止痛药(非阿片类药物或阿片类药物)。如果条件允许,术前没有进行周围神经阻滞的患者可在术后接受周围神经阻滞以缓解疼痛。

需要紧急止吐治疗的 PACU 患者可以使用小剂量的异丙嗪(静脉注射 6.25mg)或茶苯海明(1mg/kg)。如果术中使用过 5-HT$_3$ 拮抗剂,术后重复使用同样的药物无效。出院后恶心呕吐(post-discharge nausea and vomiting,PDNV)发生风险高的患者,可使用东莨菪碱贴剂(如果该药在术前未给予)。

58.4.2　谵妄

术后谵妄(postoperative delirium,POD)与独立性功能丧失、认知功能减退、术后主要并发症、意外入院及住院时间延长有关。术后谵妄往往在筛查时才被发现,因此临床中可能对其认识不足。谵妄的症状包括:躁动,觉醒水平的变化(如嗜睡、觉醒减弱、过度警觉时觉醒增强),专注度下降,难以集中注意力,新发生记忆问题,定向障碍,难以交流及不能遵从指令。高危人群应避免诱发谵妄的因素,如脱水、苯二氮䓬类药物、阿片类药物和麻醉过深。此外,有报道显示,减少老年患者阿片类药物的多模式镇痛可减少 POD 的发生。精神错乱的患者如果焦虑不安严重,或对自己和 / 或他人有造成实质性伤害的危险,可以给予抗精神病药物(如氟哌啶醇、利培酮),应在尽可能短的时间内使用最低的有效剂量。同样,有必要鼓励患者术后立即进食和活动,并促进良好的睡眠模式和睡眠卫生。

58.4.3 出院标准

康复措施的改进应提高门诊中心患者出入量,其中包括从基于时间的出院标准转变为基于临床情况的出院标准。应制订明确的出院流程,确保患者安全及时出院回家。在患者出院回家前,以患者为中心的出院指导、出院计划、药物调节和开具多模式镇痛药处方都是至关重要的。

58.5 出院后注意事项

在出院回家前,并非所有的患者并发症都是明显的。与治疗相关的并发症可在出院后的数小时或数天内发生,并可能需要到急诊就诊或住院治疗。

58.5.1 出院回家后的疼痛管理

随着越来越多的外科大手术在门诊进行,出院后的疼痛管理越来越具有挑战性。在无任何禁忌证的情况下,所有外科手术患者都应规律地联合使用对乙酰氨基酚和 NSAID 或 COX-2 特异性抑制剂。阿片类药物是按"需要"而非按计划使用的"急救"止痛药。使用阿片类药物(如羟考酮和曲马多)时最好不要与对乙酰氨基酚联合使用。应避免使用可卡因,因为 15%~20% 的患者存在 P450 代谢异常。患者还应了解减轻术后疼痛的非药理学方法,如冰敷、患肢抬高、听音乐和调节认知行为。

58.5.2 恶心呕吐

PDNV 有时会严重影响康复。PDNV 的独立预测因素包括:女性、年龄 <50 岁、PONV 史、在 PACU 使用阿片类药物及在 PACU 出现恶心。它可能是由活动、晕车和阿片类药物诱发。使用东莨菪碱贴剂等长效止吐药可有效预防 PDNV。治疗还包括使用昂丹司琼和其他非处方止吐药。

58.5.3 认知障碍

术后认知功能障碍(postoperative cognitive dysfunction,POCD)已被证明会延迟康复。POCD 可能的危险因素包括年龄、术前认知功能下降、教育程度低、大手术、住院等。麻醉方法对其影响仍然存在争议。POCD 是可逆的,在手术后几天或几个月内,患者认知功能可恢复到基础水平。患者及其家属应认识到 POCD 的短暂性,帮助患者完成需要认知力的任务,并为患者提供稳定、可预测和安全的环境。接受 ERP 的患者中,POCD 的发生率较低。

58.5.4 疲劳

术后疲劳,表现为身体和/或精神疲劳或虚弱。其较为常见,术后可能持续数周。疲劳会延迟行走和日常活动能力。门诊手术后疲劳的发生率、严重程度和持续时间未知。虽然疲劳的病因还不清楚,但它可能与外科手术的侵入(组织损伤和炎症反应)、术前心理问题和社会因素有关。此外,术中镇静催眠药、肌松药、阿片类药物的残留作用以及术后阿片类药物的使用也可能导致疲劳。

58.5.5 手术并发症

手术并发症,尤其是出血/血肿、感染和手术伤口问题,是急诊和出院后再入院的最常见原因。伤口护理问题包括渗液和出血。伤口发红和表面白色分泌物需要清洁,使用局部抑菌液或软膏,或给予全身性抗生素治疗。提前告知患者伤口护理方案和可能出现的问题,能够避免不必要的急诊科就诊。应指导患者根据手术类型和自身的危险因素来辨识特殊的感染(如局部疼痛、发红、压痛及发烧)和出血征象。对接受腹部手术的患者,腹膜炎可能会导致脓毒症和多器官衰竭。因此,应指导患者识别腹膜炎以及发展成脓毒症的迹象。另一种并发症包括组织缺血和筋膜间隙综合征,可表现为疼痛加重和/或麻木。应指导患者注意这些症状,一旦出现应立即寻求医疗帮助。

患者应在出院回家后(通常是手术后 1d)与医院联系,以评估术后过程,并确保药物正确使用和其他措施得到充分理解和实施。在手术后第 1 个晚上,应该有人可以照顾患者,如果需要,能够帮助患者获得紧急医疗服务。

58.6 结论

实施 ERP 对门诊手术的成功非常重要。这需要建立综合性、多学科、手术相关的临床路径,往往会涉及整个围手术期团队(麻醉科医师、外科医师、药剂师和护理人员)。必须说明一点,人们通常错误地认为术中的监护治疗对重要或长期术后结局影响甚微。但是,术中镇静催眠药、肌肉松弛药和阿片类药物的残留作用,可增加术后并发症发病率,延迟术后康复。术中尽量减少这些药物的使用,如果必须使用,应选择作用时间短的药物,并尽量给予最小剂量。出院后的治疗计划应包括预防和治疗术后并发症,特别是疼痛和恶心呕吐。

住院患者术后恢复主要目标是早期走动和早期进食,而门诊手术患者的主要目标应该是改善患者报告的术后恢复情况以及尽早使患者恢复日常生活活动的能力。ERP 实施过程中依从性的检测,对评价 ERP 是否成功或是否需要进一步改进非常重要。评估 ERP 效果的指标包括:并发症发生率(如疼痛、恶心呕吐、心肺功能不稳定及手术并发症),术后手术中心停留时间(即 PACU 停留时间和二期病房的停留时间),非计划住院率,30d 内再入院率,以及回归日常生活活动的时间。而最终 ERP 的效果应根据患者报告的术后康复情况来评价,以患者围手术期的感受来定义最佳 ERP。

(苏畅 译,刘毅 校)

参考文献

Kehlet H, Joshi GP. Enhanced recovery after surgery: current controversies and concerns. Anesth Anlag 2017; 125: 2154-5.

Joshi GP, Kehlet H. Enhanced recovery pathways: looking into the future. Anesth Analg 2019; 128: 5-7.

Joshi GP. Sick adult patients and day surgery: the new paradigm in ambulatory surgery. International Anesthesia Research Society Review (IARS) Review Course Lectures 2015; 20-4.

ASA Physical Status Classification System, October 2014. Available at: https://www.asahq.org/resources/clinical-information/asa-physical-status-classification-system Watt J, et al. Identifying older adults at risk of harm following elective surgery: a systematic review and metaanalysis. BMC Medicine 2018; 16: 2.

Seib CD, et al. Association of patient frailty with increased morbidity after common ambulatory general surgery operations. JAMA Surg 2018; 153: 160-6.

Amer MA, et al. Network meta-analysis of the effect of preoperative carbohydrate loading on recovery after elective surgery. Br J Surg 2017; 140: 187-97.

Joshi GP. Fast-tracking in outpatients surgery. Curr Opin Anaesthesiol 2001; 14: 635-9.

Joshi G. Rapid recovery from ambulatory surgery: the new paradigm in ambulatory anesthesia. International Anesthesia Research Society (IARS) Review Course Lectures 2013; 11-16.

Avidan MS, Mashour GA. Prevention of intraoperative awareness with explicit recall: making sense of the evidence. Anesthesiology 2013; 118: 449-56.

Joshi GP, Pennant JP, Kehlet H. Evaluation of Nitrous oxide in the Gas Mixture for Anesthesia (ENIGMA) trials: the tale of two studies. Anesth Analg 2017; 124: 2077-9.

Long DR, et al. Association between intraoperative opioid administration and 30-day readmission: a prespecified analysis of registry data from a healthcare network in New England. Br J Anaesth 2018; 120: 1090-102.

Mauermann E, et al. Different protocols used today to achieve total opioid-free general anesthesia without locoregional blocks. Best Prac Res Anaesthesiol 2018.

Bronsert MR, et al. Intermediate-acting nondepolarizing neuromuscular blocking agents and risk of postoperative 30-day morbidity and mortality, and long-term survival. Anesth Analg 2017; 124: 1476-83.

Bruintjes MH, et al. Deep neuromuscular block to optimize surgical space conditions during laparoscopic surgery: a systematic review and meta-analysis. Br J Anaesth 2017; 118: 834-42.

Gertler R, Joshi GP. Modern understanding of intraoperative mechanical ventilation in normal and diseased lungs.

Advances in Anesthesia 2010; 28: 15-33.

Joshi GP. The role of carbon dioxide in facilitating emergence from inhalation anesthesia: then & now. Anesth Analg 2012; 114: 933-4.

Grune F, et al. Moderate hyperventilation during intravenous anesthesia increases net cerebral lactate efflux. Anesthesiology 2014; 120: 335-42.

Joshi GP, Kehlet H. CON: Perioperative goal-directed fluid therapy is an essential element of an enhanced recovery protocol? Anesth Analg 2016; 122: 1261.

Yogendran S, et al. A prospective randomized double-blinded study of the effect of intravenous fluid therapy on adverse outcomes on outpatient surgery. Anesth Analg 1995; 80: 682-6.

Holte K, et al. Liberal versus restrictive fluid administration to improve recovery after laparoscopic cholecystectomy: a randomized, double-blind study. Arch Surg 2004; 240: 892-9.

Joshi GP, Schug S, Kehlet H. Procedure specific pain management and outcome strategies. Best Pract Res Clin Anaesthesiol 2014; 28: 191-201.

Joshi GP, Kehlet H, on behalf of the Prospect Working Group: Guidelines for perioperative pain management: need for re-evaluation. Br J Anaesth 2017; 119: 703-6.

Martinez V, et al. Non-opioid analgesics in adults after major surgery: systematic review with network metaanalysis of randomized trials. Br J Anaesth 2017; 118: 22-31.

Thybo KH, Hagi-Pedersen D, Dahl JB, et al. Effect of combination of paracetamol (acetaminophen) and ibuprofen vs either alone on patient-controlled morphine consumption in the first 24 hours after total hip arthroplasty the PANSAID randomized clinical trial. JAMA 2019; 321: 562-71.

Corcoran T, et al. Intraoperative dexamethasone does not increase the risk of postoperative wound infection: a propensity score-matched post hoc analysis of the ENIGMA-II trial (EnDEX). Br J Anaesth 2017; 118: 190-9.

Toner AJ, et al. Safety of perioperative glucocorticoids in elective noncardiac surgery: a systematic review and meta-analysis. Anesthesiology 2017; 126: 234-48.

Joshi GP, et al. Peripheral nerve blocks in the management of postoperative pain: challenges and opportunities. J Clin Anesth 2016; 35: 524-9.

Gasanova I, et al. Transversus abdominis plane (TAP) block *versus* wound infiltration for pain management after open total abdominal hysterectomy: a prospective, randomized, controlled trial. Anesth Analg 2015; 121: 1383-8.

Joshi GP, Haas E, Janis J, Ramshaw BJ, Nihira MA, Dunkin BJ. Surgical site infiltration for abdominal surgery: a novel neuroanatomical-based approach. Plastic Reconstructive Surg Global Open Plast Reconstr Surg Glob Open 2016; 4: e1181.

Cavalcante AN, et al. Multimodal analgesic therapy with

gabapentin and its association with postoperative respiratory depression. Anesth Analg 2017; 125: 141-6.

Avidan MS, et al: Intraoperative ketamine for prevention of postoperative delirium or pain after major surgery in older adults: an international, multicenter, double-blind, randomized clinical trial. Lancet 2017; 390: 267-75.

American Geriatrics Society Expert Panel on postoperative delirium in older adults. Postoperative delirium in older adults: best practice statement from the American Geriatrics Society. J Am Coll Surg. 2015; 220: 136-48.

Hole J, Hirsch M, Ball E, Meads C. Music as an aid for postoperative recovery in adults: a systematic review and meta-analysis. Lancet 2015; 386: 1659-71.

Apfel CC, et al. Who is at risk for postdischarge nausea and vomiting after ambulatory surgery? Anesthesiology 2012; 117: 475-86.

Chow WB, et al. Optimal preoperative assessment of the geriatric surgical patient: a best practices guideline from the American College of Surgeons National Surgical Quality Improvement Program and the American Geriatrics Society. J Am Coll Surg 2012; 215: 453-66.

Krenk L, et al. Cognitive dysfunction after fast-track hip and knee replacement. Anesth Analg 2014; 118: 1034-40.

Rosero EB, Joshi GP. Hospital readmission after ambulatory laparoscopic cholecystectomy: incidence and predictors. J Surg Res 2017; 219: 108-115.

第九部分

重症医学

第59章

中心静脉置管现存争议和最佳实践

Avery Tung

59.1 引言

麻醉科医师参与的中心静脉导管置入逐渐减少。自2007年起，由麻醉科医师所行的非隧道置管的医疗保险索赔下降35%，矛盾的是中心静脉置管的安全性反而没有提高。动态超声的广泛应用、操作步骤的系统性改进、训练方法的优化和对降低并发症发生率的信心，可能显著降低了中心静脉置管并发症，如置管失败、导管相关性感染、气胸、气体栓塞、误入动脉和导丝滞留的预防、诊断和治疗。

高清二维超声技术的发展是中心静脉置管技术的重要进展。这些设备不仅使临床医师能比以前更明确中心静脉的解剖，还使静脉置管实时可视化，定位导丝和导管尖端，避免气胸等潜在并发症。现有文献几乎一致认为，超声可以减少中心静脉置管的并发症。一项2015年的Cochrane系统评价强调，超声提高了中心静脉首次穿刺成功率，降低动脉穿刺、血肿形成的风险，并缩短成功置管的时间。超声引导锁骨下、腋窝和锁骨上静脉置管的发展也得益于超声的应用。

中心静脉置管安全性另一个重要进展是逼真的情景模拟增多。在许多大型教学医院，传统的"看一做一"方法已被多样化培训项目代替，包括视频、电脑为基础的培训、模拟实践和真实置管。通过这些先进的教育方法，初学者可以熟悉相关材料、患者解剖、超声图像、无菌技术、补救或解决问题的策略，真实患者的风险因此大幅降低。现有证据显示，模拟实践增加学习者的信心且减少并发症的发生。

最后，静脉置管步骤的改进使置管简单易行且并发症减少。特别是核查表、材料供应车和电子病历路径的使用，增加了依从置管集束化治疗的便捷性和静脉置管的益处。大量证据表明，这种实用可行的方法是有效的。2006年的一项报告指出，使用核查表减少了中心静脉导管感染，来自国家数据库的数据表明在使用特定步骤时中心静脉导管感染显著减少。常用核查表中，避免选择

股静脉置管和拔除不必要的静脉导管，均对导管感染率有明显影响。

由于这些进展，许多医学专业协会已经制定了静脉置管指南。美国麻醉科医师协会（American Society of Anesthesiologists, ASA），美国外科医师协会，英国国家临床规范研究院，澳大利亚临床规范委员会（Clinical Excellence Commission, CEC），瑞典麻醉和重症协会及亚太传染病控制学会和疾病控制中心均已发布相关指南。本章将回顾关于中心静脉置管的现有文献（包括这些指南中相关部分），确定最佳实践的适用范围，并简要讨论静脉置管的特殊并发症。

59.2 置管前

59.2.1 适应证

全面地讨论中心静脉放置适应证（和禁忌证）超出本篇文章范围。临床实践中的两种趋势值得注意。其一是减少对中心静脉用于术中和急诊时血流动力学监测的强调。当中心静脉压力测量和Swan-Ganz导管用于血流动力学监测时，两者均不能改善预后。除心力衰竭外，肺动脉导管的使用也在减少。其二是用于静脉输液的经外周中心静脉置管（peripherally inserted central access, PICC）导管增加，而隧道式深静脉导管减少。实际上，美国大部分隧道式中心静脉导管由影像科医师放置。

59.2.2 定位和材料准备

如时间允许，使用超声定位中心静脉置管穿刺点能够明确可能使置管复杂化的解剖问题。"预扫描"在有其他静脉植入物、中心静脉置管史、颈部手术史和/或静脉血栓形成的患者中很有用。运用超声可能识别未预测到的目标静脉大小/位置畸形、血肿或血凝块和/或异物。在一项超声监测研究中，颈内静脉不能可视化的患者多达2.5%。在确定颈内静脉位置方面，预扫描能够确定穿刺点在颈动脉与颈内静脉间距最大处。头部过度旋转

会增加颈动脉与颈内静脉重叠部分,增加误穿颈动脉的风险。

虽然无证据支持,但 ASA 和 CEC 指南都推荐基础级别的辅助支持用于中心静脉置管。中心静脉穿刺的基础支持包括,允许使用无菌技术、培训过的助手、监护设备,以及可快速获得的复苏设备及药物。

59.2.3　穿刺点选择

以往股静脉穿刺路径的感染风险被认为高于颈内静脉和锁骨下静脉途径。但最近数据表明,穿刺点间感染风险差异在减小。一篇 2012 年的系统综述发现,置管途径在导管相关性感染或血栓无显著差别,还发现"锁骨下静脉和颈内静脉导管相关并发症总体无差异"。由于管理的改进和及时拔除导管,这可以部分解释不同穿刺点中心静脉置管间感染风险差距缩小的现象。此外,发现股静脉(与锁骨下静脉相比)有更多的血栓和机械并发症,但较颈内静脉机械并发症少,还发现在机械或血栓并发症方面锁骨下静脉和颈内静脉穿刺无差别。

2015 年发表的"3Sites"研究是关于中心静脉穿刺点和并发症的一项最大样本量的随机对照研究。这项多中心研究将 3 471 例置管随机分为锁骨下静脉、股静脉、颈内静脉三组,结果表明锁骨下静脉组静脉血栓和导管相关性感染发生率更低,机械并发症(原发性气胸)发生率更高。超声使用的差异(颈内静脉是锁骨下静脉或股静脉的 2 倍),穿刺失败率(锁骨下静脉是颈内静脉 2 倍),导管相关性感染发生率的异常增高(>1∶1 000)使研究难以推广。

在静脉穿刺点选择上,相对于左侧而言,解剖结构更支持右侧颈内静脉穿刺点,因为右侧颈内静脉更粗、更直,右侧胸膜顶更低,无胸导管,便于右手操作。虽然现存的证据并不明确支持颈内静脉优于锁骨下静脉,但已有许多锁骨下静脉置管导致的动脉损伤、血胸和心包填塞的案例报道。文献综述还表明,右侧锁骨下静脉途径动脉穿刺风险稍高,可能是由于扩张血管时导丝扭结所致。2002 年(使用预超声)的一项 meta 分析评估了 6 项试验,包括 >2 000 例颈内静脉和锁骨下静脉置管,发现颈内静脉发生动脉穿刺更多,锁骨下静脉置管发生位置不当更多,在出血和气胸上两者无差别。超声应用后的数据很大程度上证实了这些危险因素。

超声的使用也可能影响穿刺点位置选择。由于解剖结构的关系,颈内静脉较锁骨下静脉超声图像更佳。抗凝治疗或有困难置管史的患者,采用颈内静脉置管可能获益更多。粗导管置入导致锁骨下静脉狭窄,最新的美国疾病预防控制中心(Center for Disease Control and Prevention,CDC)指南和美国肾脏基金会反对选择锁骨下静脉作为透析通路。非零仰角小面积相控阵探头可以增加针尖显影而减少气胸的发生率,这可能改变上述的选择。

综上所述,这些数据和指南建议了以下"最佳实践"方法来选择置管位置:

(1) 确定可用位置。尽量避免有既往手术、已知血栓、破损/感染皮肤或存在置入物(例如经静脉起搏器)的位置。需要注意的是,案例报告提示左颈内静脉比右侧更有可能出现并发症,锁骨下静脉比颈内静脉更有可能发生动脉损伤/心包填塞,并且越迫近的右侧锁骨下静脉越易出现由导丝扭结导致的动脉损伤。

(2) 股静脉仍有血栓和感染控制的顾虑,特别是预计导管留置时间较长时。在需要紧急建立静脉通路时,可选择股静脉置管,待患者病情稳定后再选择感染发生率较低的置管部位。

(3) 扫描穿刺部位确定潜在的障碍。

(4) 如果放置大直径的导管,需要考虑左侧颈内位置的解剖多变,还需要考虑到留置粗导管时锁骨下静脉有狭窄的风险。

(5) 由于超声引导下锁骨下静脉置管不能观察到完整的针尖,气胸风险增加。

59.2.4　无菌技术

虽然集束化治疗减少中心静脉导管感染风险减少的机制不明,但其有效。集束化治疗项目包括实施操作者戴帽子、口罩、无菌衣和无菌手套、操作前洗手。在美国,改进静脉置管的组织因素使中心静脉导管相关感染显著降低。在集束化治疗项目中,避免股静脉途径、拔除不需要的导管对减少导管相关感染至关重要,即使部分遵守集束化治疗也能降低感染率。

在皮肤准备上,由于有争议指南的推动,氯己定和酒精联合使用已很大程度上代替碘伏(聚维酮碘)。目前对比两者策略的最大试验发现,氯己定预防导管相关性感染更有优势,但也增加了皮肤反应的发生率。2016 年的一项 Cochrane 系统评价发现,相较于聚维酮碘,氯己定具有微弱优势。氯己定/酒精的说明书推荐,为了充分渗透皮肤,使用"来回"的刷洗方式取代碘伏"由内到外"的画圈方式。

一个新的问题是氯己定过敏。氯己定可能存在于医疗物品中,如洗发水、直肠和妇科凝胶、漱口水和牙膏等,因此在医疗机构中会经常接触氯己定。2017 年美国食品药品管理局(Food and Drug Administration,FDA)曾警告,自 2015 年 6 月以来报告的 43 例氯己定过敏病例中,超过一半发生在 2010 年后。典型病例是局部皮肤准备时发生严重、持续的低血压。在 2016 年的一项研究中,反复过敏反应最常见的原因是中心静脉导管置入。

关于抗感染中心静脉导管,2013 年的一篇系统评价发现,导管血栓和相关性感染的减少仅发生在重症监护治疗病房(intensive care unit,ICU),并且不影响患者死亡率。2016 年的一项试验发现,氯己定浸渍导管不减少导管相关性感染。CDC 指南推荐抗感染导管仅应用于需长期留置导管者,或用于综合策略减少感染无效时。

59.3　置入

腹部压迫、胸腔内压增加和头低脚高位使颈内静脉充盈增加,对锁骨下静脉无影响。临床中头低脚高位在两种穿刺方法中均降低空气栓塞的风险。行颈内静脉置管时应限制头部扭转,因头部扭转角度的增加将增加颈内静脉和颈动脉的重叠。证据表明,头位于正中位置时锁骨下静脉管径增加。

使用超声前的观察性研究表明,中心静脉通路并发症发生率增加与穿刺次数相关,操作者经验越丰富,成功率越高。基于这些数据,如果同一操作者多次穿刺不成功,应该考虑更换操作者或操作技术。

本文列出的所有指南均推荐应用超声辅助中心静脉置管。应用超声的一项重要警告是要确定针尖的位置。在短轴平面中,针尖和针体超声显像相同,缺乏经验的操作者未行远端扫描而误认针头,增加颈动脉穿刺或气胸风险。长轴平面中可视化图像可降低(但不能消除)这种风险,但目前没有专门对长轴和短轴平面的数据进行比较。在置入过程中注重超声影像而非患者可能导致进针过深。CDC 指南将培训作为 1B 类推荐,CEC 指南明确规定"事先培训或运用经验是这项技能有效性的保证"。倾斜探头使超声波束和针成 90 度°,使超声波束对准胸部追踪锁骨下导丝是辅助针和导丝显影的两个临床要点。

导丝置入的并发症包括腔静脉滤器移位和变形、三尖瓣处导丝打结和完全性心脏传导阻滞。上述文献表明,最佳操作应该避免导丝置入过深。导丝一旦置入,强烈推荐确认导丝在目标静脉位置。区分静脉和动脉位置的可疑证据包括压力波形分析、血液颜色、血气分析、或无搏动性血流。其他方法包括 X 线透视、动态心电图、经食管超声心动图或证据力度较弱的胸片。目前普遍认为,经食管超声"双腔平面"的右心房观测是右心房内导丝定位的最可靠方法。经胸超声也可用于观察导丝位置。

目前验证导管位于静脉内的最强证据是测压法。可运用水柱高度或压力传感器测量血管内压力。2009 年的一篇综述回顾了 15 年内 9 348 例中心静脉置管,用测压法检查无扩张器置入相邻动脉的案例报道。作者指出,测压法避免了 56 例扩张器误入动脉。

验证技术的选择取决于置管技术。Seldinger 技术运用测压法验证导丝放置,必须手动固定针尖完成。显而易见,这种方法需要高度的动手能力,特别是当穿刺困难、患者自主呼吸或体动时。与此相反,改良 Seldinger 技术在空心针上套有塑料导管在穿刺针进入静脉后放置套管,测压法可以通过导管执行。

总之,现有证据不足以决定置管的"最佳实践"。不过,根据个案报道、观察性试验、临床经验和专家意见,可完整地推荐一个关于置管程序的合理实践:

(1) 因动脉穿刺后果严重,ASA 和 CEC 指南强力推荐验证目标静脉(相对于动脉)穿刺。

(2) 血液颜色、波形分析和 / 或搏动血流错误率高,故不推荐。

(3) 个案报道和观察性试验支持使用 X 线透视、导管头端心电图或经食管超声心动图。

(4) 两种有最大程度证据支持的验证方法是,目标血管的压力换能(测压法)和目标血管内导管的超声成像。

(5) 验证技术的选择应取决于操作者经验、技术问题和验证策略。

关于导管前端位置问题仍存争议。导管前端位于右心房易导致穿孔和心包填塞。尸检研究表明,心包返折可出现在上腔静脉中 1/3 处。此外,左锁骨下静脉或颈内静脉途径导管置入过浅易导致血栓 / 功能障碍,可能形成急性上腔静脉打折并致穿孔。确认导管尖端不低于右主支气管的底部界线对预防导管置入心房有益。CEC 指南制定了根据患者身高和置入位置决定置管深度的表格。

59.4 并发症和术后护理

中心静脉置管并发症多,包括动脉穿刺、血肿、血胸、气胸、动脉损伤、腔静脉或心房穿孔、心包填塞、置入鞘内、导丝留滞、胸导管损伤、心律失常和导管相关感染。2003 年发表于《新英格兰医学杂志》的一篇综述,估计颈内静脉和锁骨下静脉途径动脉穿刺的发生率分别是 6%~9% 和 3%~5%,颈内静脉和锁骨下静脉途径气胸发生率分别是 0.1%~0.2% 和 6%~11%。随着超声的应用,颈内静脉途径动脉穿刺的发生率 <1%。

1970—2004 年中心静脉导管并发症医疗事故结案索赔分析,有 110 例导管相关性损伤索赔。最常见的是导丝 / 导管栓子(20 例),随后是心包填塞、颈动脉穿刺 / 置管和血胸 / 气胸。因此,置管后最佳操作应该包括对导致损伤的可能性保持高度警惕。每日评估对中心静脉通路的需求,导管不必要时应立即拔除,可明显减少留置时间和感染并发症。目前文献不推荐常规更换中心静脉导管,也不推荐使用抗生素软膏和导丝引导的导管更换。

59.5 2019 年指南修订

ASA 于 2019 年对 2012 年中心静脉置管指南予以首次修订。尽管大多数指导建议相同,但也有一些细微变化:

(1) 2019 版指南去除中心静脉导管拔除、置管期凝血障碍管理和能力评估涵盖的主题。很少有数据提及中心静脉导管的移除。预防空气进入静脉的大多数方案包括头低脚高位、敷料和胸腔内正压联合使用。尚无安全管理围置管期凝血功能的血小板计数或 INR/FFP 输血阈值。虽然模拟培训可提高医师能力,但尚无相关评估的共识。

(2) 2019 版指南不再推荐训练有素的助理(尽管仍建议助理)。

(3) 置管的集束化治疗作为减少并发症经验性策略被普遍接受,调查结果不再以百分比分解集束化治疗单项成分。

(4) 在 2012 版指南中,与颈内静脉相比,建议使用锁骨下静脉来尽量减少导管相关性感染。2019 版指南只推荐上半身置管(与股静脉相比)。这些变化与发现置管位置的选择对感染风险影响较小的最新数据一致。

(5) 2019 版指南推荐,对含有氯己定的敷料应每天观察是否有刺激、过敏、坏死迹象。

（6）2012 版指南建议，使用颈内静脉来尽量减少导管相关性血栓并发症的风险，而 2019 版建议与股静脉相比只使用上半身部位。

（7）2019 版指南回应了颈内静脉内径增宽与头低脚高位不一致的新数据。

（8）2019 版指南回顾了比较薄穿刺针与管内针置管技术的数据。对锁骨下入路，一项研究发现薄穿刺针具有优势。

（9）2019 版指南强调动态（与静态相比）超声用于置管。

（10）2019 版指南增补导丝定位策略，将经胸超声纳入其中。

（11）2019 版指南指出，使用管内针置管技术时，如果导管易置入静脉并且测压确认导管在静脉内，则不需要进行导丝位置验证。

59.6 结论

中心静脉置管技术的进展，对中心静脉导管并发症关注的增多和改良培训策略，显著改进了中心静脉置管。最佳实践包括使用有序系统的方法进行穿刺培训、导管置入，在可行的情况下使用静态和动态超声，以证据为基础的位置选择，确认导丝位置，定位导管头端和穿刺后护理。

（席鹏　译，许涛　校）

参考文献

For general review: Tung A. Best practices for central line insertion. Int Anesthesiol Clin. 2013; 51(1): 62-78.

Ablordeppey EA, Drewry AM, Beyer AB, Theodoro DL, Fowler SA, Fuller BM, Carpenter CR. Diagnostic Accuracy of Central Venous Catheter Confirmation by Bedside Ultrasound Versus Chest Radiography in Critically Ill Patients: A Systematic Review and Meta-Analysis. Crit Care Med. 2017; 45(4): 715-724.

Wu SY, Ling Q, Cao LH, Wang J, Xu MX, Zeng WA. Real-time Two-dimensional Ultrasound Guidance for Central Venous Cannulation: A Meta-analysis. Anesthesiology. 2013; 118(2): 361-75.

Brass P, Hellmich M, Kolodziej L, Schick G, Smith AF. Ultrasound guidance versus anatomical landmarks for internal jugular vein catheterization. Cochrane Database Syst Rev 2015 Jan 9; 1: CD006962. doi: 10.1002/14651858. CD006962.pub2.

Schulman PM, Gerstein NS, Merkel MJ, Braner DA, Tegtmeyer K. Ultrasound-Guided Cannulation of the Subclavian Vein. N Engl J Med. 2018 Jul 5; 379(1): e1.

Senussi MH, Kantamneni PC, Omranian A, Latifi M, Hanane T, Mireles-Cabodevila E, Chaisson NF, Duggal A, Moghekar

A. Revisiting Ultrasound-Guided Subclavian/Axillary Vein Cannulations: Importance of Pleural Avoidance With Rib Trajectory. J Intensive Care Med 2017; 32(6): 396-99.

Beccaria PF, Silvetti S, Lembo R, Landoni G, Monti G, Zambon M, Mamo D, Zangrillo A. The Brachiocephalic Vein as a Safe and Viable Alternative to Internal Jugular Vein for Central Venous Cannulation. Anesth Analg. 2018 Apr 19 [epub].

Alsaad AA, Bhide VY, Moss JL Jr, Silvers SM, Johnson MM, Maniaci MJ. Central Line Proficiency Test Outcomes after Simulation Training versus Traditional Training to Competence. Ann Am Thorac Soc. 2017 Apr; 14(4): 550-554.

Soffler MI, Hayes MM, Smith CC, Central venous catheterization training: current perspectives on the role of simulation. Adv Med Educ Pract. 2018; 9: 395-403.

Barsuk JH, McGaghie WC, Cohen ER, O'Leary KJ, Wayne DB. Simulation-based mastery learning reduces complications during central venous catheter insertion in a medical intensive care unit. Crit Care Med. 2009; 37: 2697-701.

Pronovost P, Needham D, Berenholtz S, Sinopoli D, Chu H, Cosgrove S, Sexton B, Hyzy R, Welsh R, Roth G, Bander J, Kepros J, Goeschel C. An intervention to decrease catheter-related bloodstream infections in the ICU. N Engl J Med. 2006; 355: 2725-32.

Furuya EY, Dick AW, Herzig CT, Pogorzelska-Maziarz M, Larson EL, Stone PW. Central Line-Associated Bloodstream Infection Reduction and Bundle Compliance in Intensive Care Units: A National Study. Infect Control Hosp Epidemiol. 2016; 37: 805-10.

Hsu YJ, Weeks K, Yang T, Sawyer MD, Marsteller JA. Impact of self-reported guideline compliance: Bloodstream infection prevention in a national collaborative. Am J Infect Control. 2014; 42: S191-6.

ASA Task Force on Central Venous Access. Practice Guidelines for Central Venous Access. Anesthesiology 2012; 116: 539-73.

American College of Surgeons Revised statement on recommendations for use of real-time ultrasound guidance for placement of central venous catheters. http: //www.facs.org/fellows_info/statements/st-60.html, accessed June 2, 2012.

https: //www.nice.org.uk/guidance/ta49, accessed June 16, 2017.

http: //www1.health.nsw.gov.au/pds/ActivePDSDocuments/PD2011_060.pdf, accessed June 16, 2017.

Frykholm P1, Pikwer A, Hammarskjöld F, Larsson AT, Lindgren S, Lindwall R, Taxbro K, Oberg F, Acosta S, Akeson J. Clinical guidelines on central venous catheterisation. Swedish Society of Anaesthesiology and Intensive

Care Medicine. Acta Anaesthesiol Scand. 2014; 58: 508-24.

Ling ML, Apisarnthanarak A, Jaggi N, Harrington G, Morikane K, Thu le TA, Ching P, Villanueva V, Zong Z, Jeong JS, Lee CM. APSIC guide for prevention of Central Line Associated Bloodstream Infections (CLABSI). Antimicrob Resist Infect Control. 2016; 5: 16.

O'Grady NP et al. Guidelines for the Prevention of Intravascular Catheter-related Infections. Clinical Infectious Diseases 2011; 52: e162-e193.

Marik PE, Baram M, Vahid B. Does central venous pressure predict fluid responsiveness? A systematic review of the literature and the tale of seven mares. Chest. 2008; 134: 172-8.

Sandham JD, Hull RD, Brant RF, Knox L, Pineo GF, Doig CJ, Laporta DP, Viner S, Passerini L, Devitt H, Kirby A, Jacka M; Canadian Critical Care Clinical Trials Group. A randomized, controlled trial of the use of pulmonary-artery catheters in high-risk surgical patients. N Engl J Med. 2003; 348: 5-14.

Gershengorn HB, Wunsch H. Understanding changes in established practice: pulmonary artery catheter use in critically ill patients. Crit Care Med. 2013; 41: 2667-76.

Ikuta K, Wang Y, Robinson A, Ahmad T, Krumholz HM, Desai NR. National Trends in Use and Outcomes of Pulmonary Artery Catheters Among Medicare Beneficiaries, 1999-2013. JAMA Cardiol. 2017; 2(8): 908-13.

Duszak R Jr1, Bilal N, Picus D, Hughes DR, Xu BJ. Central venous access: evolving roles of radiology and other specialties nationally over two decades. J Am Coll Radiol. 2013; 10: 603-12.

Karakitsos D, Labropoulos N, De Groot E, Patrianakos AP, Kouraklis G, Poularas J, Samonis G, Tsoutsos DA, Konstadoulakis MM, Karabinis A: Real-time ultrasound-guided catheterisation of the internal jugular vein: a prospective comparison with the landmark technique in critical care patients. Crit Care 2006; 10: R162.

Sulek CA, Gravenstein N, Blackshear RH, Weiss L Head rotation during internal jugular vein cannulation and the risk of carotid artery puncture. Anesth Analg. 1996; 82: 125-8.

Arvaniti K, Lathyris D, Blot S, Apostolidou-Kiouti F, Koulenti D, Haidich AB. Cumulative Evidence of Randomized Controlled and Observational Studies on Catheter-Related Infection Risk of Central Venous Catheter Insertion Site in ICU Patients: A Pairwise and Network Meta-Analysis. Crit Care Med. 2017; 45: e437-e448.

Ge X, Cavallazzi R, Li C, Pan SM, Wang YW, Wang FL. Central venous access sites for the prevention of venous thrombosis, stenosis and infection. Cochrane Database Syst Rev. 2012 Mar 14; 3: CD004084.

Timsit JF, Bouadma L, Mimoz O et al. Jugular versus femoral short-term catheterization and risk of infection in intensive care unit patients. Causal analysis of two randomized trials. Am J Respir Crit Care Med. 2013; 188(10): 1232-9.

Parienti JJ, Mongardon N, Mégarbane B, Mira JP, Kalfon P, Gros A, Marqué S, Thuong M, Pottier V, Ramakers M, Savary B, Seguin A, Valette X, Terzi N, Sauneuf B, Cattoir V, Mermel LA, du Cheyron D; 3SITES Study Group. Intravascular Complications of Central Venous Catheterization by Insertion Site. N Engl J Med. 2015; 373: 1220-9.

Sulek CA, Blas ML, Lobato EB. A randomized study of left versus right internal jugular vein cannulation in adults. J Clin Anesth 2000; 12: 142-5.

Muralidhar K. Left internal versus right internal jugular vein access to central venous circulation using the Seldinger technique. J Cardiothorac Vasc Anesth 1995; 9: 115-6.

Ruesch S, Walder B, Tramèr MR. Complications of central venous catheters: internal jugular versus subclavian access--a systematic review. Crit Care Med. 2002; 30(2): 454-60.

Heidemann L, Nathani N, Sagana R, Chopra V, Heung M. A Contemporary Assessment of Mechanical Complication Rates and Trainee Perceptions of Central Venous Catheter Insertion. J Hosp Med. 2017; 12(8): 646-51.

Agarwal AK. Central vein stenosis. Am J Kidney Dis. 2013; 61(6): 1001-15.

O'Grady NP et al. Guidelines for the Prevention of Intravascular Catheter-related Infections. Clinical Infectious Diseases 2011; 52: e162-e193.

MMWR March 4, 2011/60(08); 243-8.

Jeong IS, Park SM, Lee JM, Song JY, Lee SJ. Effect of central line bundle on central line-associated bloodstream infections in intensive care units. Am J Infect Control. 2013; 41: 710-6.

Liang HW, Lin HL. Compliance with central line insertion bundles in an intensive care unit. Am J Infect Control. 2014; 42: 581-2.

For information on the controversial NQF report recommending Chloraprep and legal action against Carefusion, see: http: //www.justice.gov/opa/pr/2014/January/14-civ-021.html (accessed June 10, 2018).

Mimoz O, Lucet JC, Kerforne T, Pascal J, Souweine B, Goudet V, Mercat A, Bouadma L, Lasocki S, Alfandari S, Friggeri A, Wallet F, Allou N, Ruckly S, Balayn D, Lepape A, Timsit JF; CLEAN trial investigators. Skin antisepsis with chlorhexidine-alcohol versus povidone iodine-alcohol, with and without skin scrubbing, for prevention of intravascular-catheter-related infection (CLEAN): an open-label, multicentre, randomised, controlled, two-by-two factorial trial. Lancet. 2015 Nov 21; 386(10008): 2069-77.

Lai NM, Lai NA, O'Riordan E, Chaiyakunapruk N, Taylor JE, Tan K. Skin antisepsis for reducing central venous catheter-related infections. Cochrane Database Syst Rev

2016; 7: CD010140.

Brown E, Wenzel RP, Hendley JO. Exploration of the microbial anatomy of normal human skin by using plasmid profiles of coagulase-negative staphylococci: search for the reservoir of resident skin flora. J Infect Dis. 1989; 160: 644-50.

https: //www.fda.gov/Drugs/DrugSafety/ucm530975.htm, accessed June 10, 2018.

Sharp G, Green S, Rose M. Chlorhexidine-induced anaphylaxis in surgical patients: a review of the literature. ANZ J Surg. 2016; 86(4): 237-43.

Lai NM, Chaiyakunapruk N, Lai NA, O'Riordan E, Pau WS, Saint S. Catheter impregnation, coating or bonding for reducing central venous catheter-related infections in adults. Cochrane Database Syst Rev. 2013; 6: CD007878.

Storey S, Brown J, Foley A, Newkirk E, Powers J, Barger J, Paige K. A comparative evaluation of antimicrobial coated versus nonantimicrobial coated peripherally inserted central catheters on associated outcomes: A randomized controlled trial. Am J Infect Control. 2016; 44: 636-41.

Lobato EB, Florete OG Jr, Paige GB, Morey TE. Cross-sectional area and intravascular pressure of the right internal jugular vein during anesthesia: effects of Trendelenburg position, positive intrathoracic pressure, and hepatic compression. J Clin Anesth. 1998; 10: 1-5.

Fortune JB, Feustel P. Effect of patient position on size and location of the subclavian vein for percutaneous puncture. Arch Surg. 2003; 138(9): 996-1000.

Mansfield PF, Hohn DC, Fornage BD, Gregurich MA, Ota DM. Complications and failures of subclavian-vein catheterization. N Engl J Med. 1994; 331: 1735-8.

Sznajder JI, Zveibil FR, Bitterman H, Weiner P, Bursztein S. Central vein catheterization. Failure and complication rates by three percutaneous approaches. Arch Intern Med. 1986; 146: 259-61.

Chittoodan S, Breen D, O'Donnell BD, Iohom G. Long versus short axis ultrasound guided approach for internal jugular vein cannulation: a prospective randomised controlled trial. Med Ultrason. 2011; 13: 21-5.

Vogel JA, Haukoos JS, Erickson CL, Liao MM, Theoret J, Sanz GE, Kendall J. Is long-axis view superior to short-axis view in ultrasound-guided central venous catheterization? Crit Care Med. 2015; 43: 832-9.

Blaivas M, Adhikari S. An unseen danger: frequency of posterior vessel wall penetration by needles during attempts to place internal jugular vein central catheters using ultrasound guidance. Crit Care Med. 2009; 37: 2345-9.

Chattar-Cora D, Tutela RR Jr, Tulsyan N, Patel R, Cudjoe EA, Onime GD. Inferior vena cava filter ensnarement by central line guide wires--a report of 4 cases and brief review. Angiology. 2004; 55: 463-8.

Hoda MQ, Das G, Mamsa KA, Salimullah H. Unusual site of guide-wire entrapment during central venous catheterization. J Pak Med Assoc. 2006; 56: 139-41.

Chhabra L, Spodick DH. Complete heart block-an underappreciated serious complication of central venous catheter placement. J Electrocardiol. 2012; 45: 790-2.

Amir R, Knio ZO, Mahmood F, Oren-Grinberg A, Leibowitz A, Bose R, Shaefi S, Mitchell JD, Ahmed M, Bardia A, Talmor D, Matyal R. Ultrasound as a Screening Tool for Central Venous Catheter Positioning and Exclusion of Pneumothorax. Crit Care Med. 2017; 45: 1192-8.

Ezaru CS, Mangione MP, Oravitz TM, Ibinson JW, Bjerke RJ. Eliminating arterial injury during central venous catheterization using manometry. Anesth Analg. 2009; 109: 130-4.

Shamir MY, Bruce LJ. Central venous catheter-induced cardiac tamponade: a preventable complication. Anesth Analg. 2011; 112: 1280-2.

Bayer O, Schummer C, Richter K, Fröber R, Schummer W. Implication of the anatomy of the pericardial reflection on positioning of central venous catheters. J Cardiothorac Vasc Anesth. 2006; 20: 777-80.

Cadman A, Lawrance JA, Fitzsimmons L, Spencer-Shaw A, Swindell R. To clot or not to clot? That is the question in central venous catheters. Clin Radiol. 2004; 59: 349-55.

Gravenstein N, Blackshear RH. In vitro evaluation of relative perforating potential of central venous catheters: comparison of materials, selected models, number of lumens, and angles of incidence to simulated membrane. J Clin Monit. 1991; 7: 1-6.

Albrecht K, Nave H, Breitmeier D, Panning B, Tröger HD. Applied anatomy of the superior vena cava-the carina as a landmark to guide central venous catheter placement. Br J Anaesth. 2004; 92: 75-7.

McGee DC, Gould MK. Preventing complications of central venous catheterization. N Engl J Med. 2003; 348: 1123-33.

Domino KB, Bowdle TA, Posner KL, Spitellie PH, Lee LA, Cheney FW. Injuries and liability related to central vascular catheters: a closed claims analysis. Anesthesiology. 2004; 100: 1411-8.

Cook D, Randolph A, Kernerman P, Cupido C, King D, Soukup C, Brun-Buisson C. Central venous catheter replacement strategies: a systematic review of the literature. Crit Care Med. 1997; 25: 1417-24.

Maki DG, Band JD. A comparative study of polyantibiotic and iodophor ointments in prevention of vascular catheter-related infection. Am J Med. 1981; 70: 739-44.

第60章

关于机械循环支持的进展

Sheela Pai Cole

60.1 引言

广义上的机械循环支持（mechanical circulatory support，MCS）包括用于治疗难以单靠药物治疗的急性心力衰竭的临时和永久装置。

60.1.1 心脏衰竭的流行病学

根据美国疾病控制与预防中心公布的数据，心力衰竭的发病率仍然较高，美国有 570 万成年人患有心脏衰竭，其中每 9 个人中就可能有 1 人死于心力衰竭相关的并发症。尽管在治疗方面取得了进展，但在所有被诊断为心力衰竭的患者中，有近 50% 在确诊后 5 年内死亡。在这个医疗成本不断上升的时代，心力衰竭每年给美国带来约 300 亿美元包括服务、药物和人力方面的经济损失。

60.1.2 MCS 的依据

MCS 的研究始于 20 世纪 60 年代。在过去 20 年里，已从患者必须在重症监护治疗病房（intensive care unit，ICU）里住几周至几个月接受 MCS，发展到能够使用耐用的 MCS 可植入设备出院回家。在 20 世纪 70 年代和 20 世纪 80 年代，研究人员集中精力开发可植入的脉动泵，以减少与外部机器相关的一些风险。2001 年，充血性心力衰竭机械辅助治疗装置的随机评估试验（Randomized Evaluation of Mechanical Assistance for the Treatment of Congestive Heart Failure，REMATCH）将其中一种设备 HeartMate VE 与标准药物治疗进行了比较。结果表明，接受 HeartMate VE 治疗的终末期心力衰竭患者 1 年生存率高于仅接受药物治疗的患者。此外，Slaughter 等在 2009 年研究表明，连续血流左心室辅助装置（continuous flow left ventricular assist device，CF-LVAD）在晚期心力衰竭管理中的有效性和持久性，最初的脉冲 LVAD 设备寿命为 2 年，而 CF-LVAD 的设备寿命可超过 10 年。脉动流左心室辅助装置（pulsatile flow LVAD，PF-LVAD）和 CF-LVAD 的生理作用相仿，因其降低了左心室负荷，从而降低 LV 舒张末期压力和心室做功，但

CF-LVAD 增加大动脉压和血管阻力。

60.1.3 MCS 适应证

短期或临时 MCS 包括可植入数周至数月的设备，这些装置通常置于体外，期望心脏最终能够恢复。患者只能待在 ICU 直到设备可以移除或作为等待心脏移植的过渡。短期设备包括可以辅助右心或左心的装置。右心短期装置［右心室辅助装置（right ventricular assist device，RVAD）］可与氧合器配合使用，以实现体外氧合。体外膜氧合（extracorporeal membrane oxygenation，ECMO）是一种短期的 MCS，可作为最终治疗方案或恢复的桥梁。

长期的 MCS 装置，主要是 LVAD，患者体内植入一小部分驱动线而大部分置于体外，这些设备可让患者离开医院，恢复正常生活。长期设备已被美国食品药品管理局（Food and Drug Administration，FDA）批准用于左心室辅助治疗，放置的适应证包括桥接移植（bridge to transplant，BTT），永久性治疗（destination therapy，DT），等待治疗决策（bridge to decision，BTD）的患者。BTT 和 LVAD 有望帮助患者重要脏器的灌注，让患者在等待心脏移植的同时有康复可能；DT 可改善慢性心力衰竭患者的生活质量；BTD 让临床医师有时间辨别患者重要脏器能否承受心脏移植。BTD 最有益，因为 BTT 患者可能有植入后并发症，故不适合进行心脏移植。现有设备技术的进步可准许患者出院，但感染、血栓和卒中等并发症仍然存在。

60.1.4 技术

Slaughter 等在 2009 年证明了 CF-LVAD 的有效性后，目前所有植入装置均为 CF-LVAD。CF-LVAD 通过在左心尖插管（流入套管）经控制器（小型计算机）将血液泵入升主动脉来降低左心室负荷，该控制器为电动（经皮插入传动系统），电池寿命 4~12h。早期 CF-LVAD 如 Heartmate Ⅱ 从 LV 到控制器的插管经过放置在膈下的囊袋再经过流入套管把血液泵入主动脉；新一代 CF-LVAD 心脏心室辅助装置和 Heartmate Ⅲ 是直接植入的胸内装置，装置植入左心室心尖部，没有流入套管、控制囊和升

主动脉插管。这些装置在血液流经泵的方式上也有所不同。Heartmate Ⅱ 装置是一个轴向配置的泵,其转子与血流平行。人工心脏心室辅助装置(heartware ventricular assist device,HVAD)是一种微型离心泵,只包含一个电磁悬浮驱动部件,通过流体动力和离心力来驱动血液。Heartmate Ⅲ 由一个用于驱动和轴承的被动磁铁的转子、带有电磁线圈的定子以及包括霍尔 / 距离传感器和微控制器在内的悬浮装置组成,这个装置使血液流动无接触、无摩擦,尽可能使它们携带的血液量最小以缩小这些装置的体积,但却能产生高达 10L/min 的流量。

60.1.5　MCS 的术前考虑

难治性慢性心力衰竭和心脏再同步治疗(cardiac resynchronization therapy,CRT)的患者,可考虑心脏移植或心室辅助装置治疗。虽然心室辅助装置(ventricular assist device,VAD)治疗的适应证可能与心脏移植重叠,但存在一些差异。例如,虽然肺动脉高压和合并恶性肿瘤是移植禁忌证,但可以植入 VAD。同样,复杂先天性心脏病合并明显右心室功能障碍的患者,心脏移植的预后优于 VAD 植入。

VAD 植入的其他考虑因素包括年龄、重要脏器灌注、右心室功能、主动脉反流、室性心动过速、凝血功能障碍、感染及社会心理因素等。下面将逐项简要讨论。

60.1.5.1　年龄

年龄本身不是 LVAD 植入的禁忌证。年龄 >70 岁、有明显的重要脏器功能障碍和虚弱的患者被认为是 VAD 植入的相对禁忌证,此类患者住院时间容易延长。但经过精心挑选的 >70 岁、重要脏器功能良好的患者,可能具有良好的存活率和生活质量。Adamson 等的一项小型单中心研究表明,>70 岁的患者 3 年存活率为 70%。

60.1.5.2　右心功能评估

在 LVAD 植入过程中,右心室(right ventricular,RV)功能的评估非常重要,需在最佳负荷状态下逐步进行详细评估。ECMO 的应用、持续输注血管活性药物和不合适的负荷状态可能严重低估了持续存在的 RV 功能障碍。同样,顽固的肺动脉高压因为右心室无法克服高的肺血管阻力从而影响 LVAD 的充盈。有高中心静脉压(central venous pressure,CVP)或呼吸机依赖的 LVAD 植入患者常需要有效的右心室支持,包括临时机械的右心室支持。寻找新发 RV 功能障碍的客观风险计算方法的研究正在进行。LVAD 植入后 RV 障碍可考虑原发性心肌病变的进展。VAD 植入后,如果出现需要药物或机械支持 >14d 的 RV 功能障碍者,死亡率和发病率增加 13%~40%。

60.1.5.3　主动脉反流

明显的主动脉反流(aortic regurgitation,AR)对 LVAD 预期效果提出了挑战,因其泵出血液逆向流入左心室,阻碍了其正向血流,同时增加左心室前负荷,从而形成恶性循环。大多数中心建议,对 > 中度水平的 AR,考虑在植入 LVAD 时进行主动脉瓣修复或置换,对 < 中度水平的 AR,植入 DT LVAD 也需慎重。植入 VAD、长时间 VAD 治疗和高龄,都与 LVAD 治疗期间 AR 恶化有关。LVAD

治疗期间 AR 恶化在 Heartmate Ⅱ 等轴流设备中已进行了较为深入的研究,但似乎也出现在 HVAD 等离心运行设备中,并与不良预后相关。AR 恶化机制是多因素的,可能继发于少见的 AV 开放、流出道套管尺寸 <主动脉尺寸,以及主动脉内的连续血流状态。

60.1.5.4　室性心动过速

在慢性心力衰竭患者中,室性心律失常的出现常继发于左心室收缩不良导致的左心室扩张,通常在 LVAD 植入和左室负荷下降后好转。然而,室性心动过速也可在植入 VAD 后发生。在外周血管阻力(peripheral vascular resistance,PVR)和 RV 功能正常时,上述心律失常在血流动力学方面可能有较好的耐受性,但应密切观察新发 RV 功能障碍的迹象。若有新发休克或右心室功能障碍的证据,则需增强心肌收缩力,包括右心室机械支持。预防性使用可植入性心律转复除颤器尚有争议,不推荐常规使用。新型的抗交感神经疗法如星状神经节阻滞有助于减轻心律失常的发生,但其在 VAD 中的疗效有待进一步阐明。

60.1.5.5　感染

全身真菌和细菌感染而非局部感染是 LVAD 植入的禁忌证。稳定的病毒感染,如丙型肝炎病毒(hepatitis virus C,HCV)和人类免疫缺陷病毒(human immunodeficiency virus,HIV),不是 LVAD 植入的禁忌证。

60.1.5.6　社会心理方面的考虑

LVAD 植入后能获得较好生存状态者,多为积极的、对药物治疗依从性好的患者。部分患者可自我激励,而部分患者则需要社会帮助,这些都是 VAD 植入前应考虑的因素。对存在成瘾行为者,如酗酒或药物依赖,不应植入 VAD。应通过多学科团队选择患者,包括社会工作和姑息治疗团队,以助于确定移植后期的挑战。

60.1.5.7　围手术期超声心动图在 MCS 的应用

超声心动图在 LVAD 的计划制订、植入和植入后期起着不可或缺的作用。在 LVAD 计划阶段,能帮助鉴别一些心腔内不适合植入 LVAD 的情况。美国超声心动图学会已为 LVAD 患者建立了详细的超声心动图指南。

在计划阶段,必须同时使用 2D 和 3D 指标量化左室舒张末期容量(LV end-diastolic volumes,LVEDV)和左室收缩末期容量(LV end- systolic volumes,LVESV)来确认左室射血分数(ejection fraction,EF)。LVEDV 和左室舒张末期容积(LV end-diastolic dimension,LVEDD)表示植入后左心室的负荷。在 LV 定量分析中,左室舒张末期直径(LV internal dimension at end-diastole,LVIDd)测量至关重要,如果 LVIDd<63mm 可能存在血流进入 LVAD 装置障碍的风险,导致较高的死亡率和病残率风险。另外,如果没有对心内血栓,尤其是左心室心尖部(VAD 入口位置)和左心耳血栓进行彻底详细的检查,LVAD 超声心动图评估则不完整。

RV 评估需要多视图来了解 RV 功能障碍,RV 扩张,三尖瓣反流情况,下腔静脉(inferior vena cava,IVC)直径以及充盈压力。RV 的 2D 和 3D 的定性和定量测量,有助于描述 VAD 植入后 RV 功能。对 RV 功能的评估没有推荐的单一指标,必须使用多个数据,如结合 RV 节段性变化(fractional area change,FAC)和三尖瓣环平面的收缩偏移(tricuspid annular plane systolic excursion,TAPSE)来了解 RV 功能,尽早发现 RV 功能障碍,便于积极进行药物和右心室机械支持。

在 LVAD 植入过程中,评估患者自身瓣膜和人工心脏瓣膜是另一重要因素,明显的 AR 和二尖瓣狭窄(mitral stenosis,MS)可能阻碍适当的 LVAD 血流,在植入前需要纠正,详细的 2D 和 3D 多平面成像有助于识别瓣膜病变并对瓣膜病变严重程度进行分级。若之前曾接受主动脉生物瓣置换,瓣膜功能正常者可直接植入 LVAD。连续血流的 LVAD 预示着有较高的血栓形成风险,主动脉机械瓣不能保证在每一次心脏跳动时都能打开,因此即使机械瓣膜功能正常也要换生物瓣。不论二尖瓣反流(mitral regurgitation,MR)严重程度如何,在植入 LVAD 后均可耐受并倾向于改善,但重度三尖瓣反流需心脏外科和内科团队讨论。

超声心动图发现的心内分流,如卵圆孔未闭(patent foramen ovale,PFO),房间隔缺损(atrial septal defect,ASD)和室间隔缺损(ventricular septal defects,VSD)等,都需要在 LVAD 植入前修复。心内膜炎或全身感染是 LVAD 植入的绝对禁忌证。

启动 LVAD 和体外循环(cardio-pulmonary bypass,CPB)停机期间,需进行详细的超声心动图检查。植入 LVAD 术后检查应包括,LVAD 启动中是否有气体、插管位置和流入套管是否有压差,以及随着 LVAD 的运行对室间隔和房间隔影响。如果速度设置过快,LV 压力降低导致 RV 容量负荷突然增大,可能出现 RV 功能障碍的风险。房间隔和室间隔的位置有助于了解 LVAD 与右心室之间的关系。如果室间隔位于中线,则 LV 压力充分降低,RV 能够承受从 LVAD 中增加的血流。如果室间隔向左移位,应评估血容量状态:如果血容量过低,左心室压力极度降低,就会发生抽吸事件,应该立即降低 LVAD 速度并补充血容量,还可应用小剂量血管活性药物如肾上腺素或去氧肾上腺素临时维持血流动力学稳定;相反,如患者因右心室功能障碍导致 LV 充盈不足,表现为右心室增大和左心室缩小伴室间隔左移,则应按照右心室功能障碍来处理,如应用上述血管活性药物和可能的右心室机械支持治疗。其他还需确认的情况包括,有无卵圆孔未闭和房间隔缺损,注意右心室压力增加后可能导致之前沉寂的卵圆孔未闭的开放。使用超声评估已经存在的瓣膜疾病的严重程度。最后,十分重要的是,要确保心脏手术没有新的医源性并发症,如主动脉夹层、胸腔积液或心包积液。

60.2　植入 MCS 者接受非心脏手术的围手术期管理

根据 2017 年的第 8 次"机械辅助循环支持跨部门登记"(Interagency Registry for Mechanically Assisted Circulatory Support,INTERMACS)报告,在 2006—2016 年,超过 22 000 例患者接受 FDA 批准使用的 LVAD 植入,美国平均每年大约使用 2 500 个 VAD。Heartmate Ⅲ 装置不是 FDA 批准的设备,INTERMACS 报告内没有使用 Heartmate Ⅲ 的患者。鉴于连续血流装置 CF-LVAD 的安全性和耐久性,植入占比超过 90%。此外,超过 40% 的此类装置用于 DT 治疗,且在过去几年中存活率有显著提高。

这一患者群体除需常规医疗外,还有 20%~50% 患者需进行非心脏手术。一项对心血管麻醉科医师协会(SCA)成员的调查显示,三级医院和社区医院的麻醉科医师对 LVAD 植入患者进行各种非心脏手术都很关注。最近几个病例提示,LVAD 植入患者可安全进行非心脏手术,且效果良好。因此,麻醉科医师必须了解这种患者群体所带来的独特生理挑战,并准备好解决围手术期诸多问题。

由于 LVAD 管理的特殊性,择期手术应在 LVAD 植入中心进行。急诊可就近在综合医疗中心进行。装有 LVAD 的患者进行手术时应通知心脏外科医师到场。非心脏科医师应熟悉此类患者和设备的细微差别。在 LVAD 植入后一段时间,患者可能仍在使用血管活性药物,因此,谨慎做法是由心脏麻醉科医师负责。然而,一旦患者病情稳定并出院回家,便不需要心脏麻醉科医师。

在 LVAD 医疗机构对多学科 LVAD 团队进行培训。在非心脏手术后,确认术后恢复地点十分重要。在斯坦福大学附属医院,由灌注医师和床边护士陪伴患者进行不需要麻醉的手术。对于接受麻醉的患者,灌注医师和 PACU 护士一起监测麻醉后过程。麻醉由训练有素的心脏麻醉科医师(顾问角色)和非心脏麻醉科医师(初级治疗人员)共同实施。如今,随着超声心动图和加强即时超声(point-of-care ultrasound,POCUS)的普及,使得麻醉科医师能了解经胸或经食管超声心动图的知识,有助于麻醉科医师优化管理麻醉后 LVAD 的流量。

常规的血流动力学监测,包括脉搏血氧饱和度和自动无创血压(non-invasive blood pressure,NIBP)监测,在 CF-LVAD 患者中不一定可靠,这可能因为患者原本左心室有一定的功能及主动脉瓣的开放,导致出现一些搏动性血流。在所有病例中,均可在多普勒超声引导下手动测量血压。脑血氧测定最近被认为是一种有用的额叶皮层氧合监测方法,并可替代心排血量监测。根据患者的基本血流动力学状态和合并症情况,以及预期的血流动力学或容量改变,选择合适的有创监测,包括动脉置管和中心静脉置管或肺动脉导管。当 NIBP 监测不可靠和频繁多普勒手动检查不可行时,有创动脉监测则有必要。Li 等最近的一项研究,对比 1 933 对通过袖带和有创动脉监测获得的成对血压监测数据,发现两者具有可比性。对那些需要保持平均动脉压 <85mmHg 以避免脑血管并发症的患者,适当和准确的无创血压监测很重要。

对于麻醉管理,应常规予以中心静脉置管,以防外周静脉通道建立困难或有创操作中出现大量失血。脑电图监测(即双谱监测)可提供额外的信息。

60.3　麻醉方法

麻醉方法的选择(如全身麻醉和监护麻醉)应根据手术类型和患者情况决定。使用抗凝剂必须考虑出血风险,不考虑行椎管内麻醉。患者焦虑等因素不利于手术的镇静,血流动力学因素也会影响麻醉选择。同样,在进行全身麻醉时,应根据患者的呼吸和循环来决定是否在手术室内气管拔管。术前有右心室功能障碍的患者,任何增加肺血管阻力的因素都是有害的。

60.3.1　了解 LVAD 控制台

CF-LVAD 有一个外部控制台,提供关于前负荷、RV收缩性和后负荷的血流动力学信息。我们需要理解的重要概念包括速度[每分钟转数(revolutions per minute,RPM)],流量,功率,搏动指数(pulsatility index,PI),抽吸事件和模式。

60.3.1.1　转速(RPM)

每个设备速度或 RPM 都根据容量状态、RV 功能和患者后负荷,在控制台上设置。在最初的植入阶段,由于正性肌力药物支持和 RV 功能恢复,速度变化可能会很频繁。当速度增加时,一定要关注 RV 负荷,速度调整的目标是使左心室排空的同时不增加 RV 负荷。超声心动图在速度调整中起重要作用,室间隔位置(中线为理想)和主动脉瓣开放(理想的是每隔几次开放一次,而不是每一次都开放或从不开放)是最佳速度设置的关键决定因素。另外,使用肺动脉导管监测心排血量也可辅助调整速度。

60.3.1.2　流量

流量(Q)与叶轮的转速和流入流出套管的压力梯度成正比。因此,在一定转速下,当流量减小时,流入和流出套管之间的压力梯度增大。因此,在一定的压力梯度下,增加转速或速率会增加流量。CF-VAD 中的压力梯度是指流入(左室心尖)、流出(升主动脉)、左室与主动脉之间的瞬时压力梯度。因此,除低 RPM 速率外,低流速还可能由一系列降低装置前负荷的情况引起,如血管内容量减少、RV 障碍、心包填塞、血栓或流入套管的扭结。当MAP>90mmHg 或存在流出梗阻时,会出现低流量状态。

60.3.1.3　功率

LVAD 泵功率是对施加在发动机上的电流和电压的测量,并直接随泵的速度和流量变化而变化。当与转子接触无关的流量被阻塞时功率降低,转子上形成血栓时功率增加(流量减少)。

60.3.1.4　搏动指数

PI 是测量流经设备的搏动流量,即瞬时峰值流量和最小瞬时流量的差值。这些装置以不同的方式描绘波形。Heartmate 在控制台上产生一个数字,而 HVAD 用波峰和波谷来描述波形,波峰和波谷分别代表瞬时峰值流量和最小瞬时流量,其差值是 PI。

60.3.1.5　抽吸事件

最后要阐明的概念是抽吸事件。当 RPM 设置过高,而患者又处于某种容量状态时,LV "向下吸"并阻塞流入套管,导致的低流量状态就是抽吸事件。低血容量和出血常导致抽吸事件,造成前负荷的绝对下降。RV 障碍、心包填塞和流入套管阻塞也可通过降低左心室充盈而引起抽吸事件,从而降低前负荷。

60.4　VAD 的并发症

60.4.1　凝结

连续血流装置需要抗凝并密切监测装置血栓形成。此外,LVAD 植入患者获得性血管性血友病的风险较高,增加了出血风险,在植入前可以静脉注射肝素。应由多学科的团队来决定停止和恢复抗凝的最佳时间。Stone 等建议,除进行神经外科、眼科和急诊手术等外,LVAD 植入患者在围手术期应维持抗凝下限。应注意确保止血完善,手术完成后要进行适当的随访。术中出血应根据情况输血。应谨慎使用凝血因子,仅在出血无法控制的情况下使用。在存在苏醒延迟和凝血障碍的情况下,降低患者转入 ICU 的标准。

60.4.2　室性心律失常

室性心律失常[室性心动过速(ventricular tachycardia,VT)和室颤(ventricular fibrillation,VF)]在 VAD 患者中很常见,其原因可能有低容量状态、电解质紊乱、拟交感神经药物治疗以及既往有 VT/VF 病史。2013 年的 ISHLT 指南建议纠正血流动力学稳定患者的代谢因素,对导致 VAD 疗效差和血流动力学不稳定的 VT 进行心脏复律治疗。对没有除颤器的不稳定 VT 患者,需放置经皮除颤电极板。

60.4.3　AICD/ 起搏器

许多终末期心力衰竭患者需要放置起搏器和 / 或自动植入性心律转复除颤器(implantable cardioverter defibrillators,AICD),这些设备在 LVAD 放置后仍需保持原位。在非心脏手术期间,麻醉科医师必须熟悉 LVAD患者的这些设备及其管理。这些装置的管理取决于手术计划、手术的血流动力学状态和患者围手术期起搏需要。电凝止血产生的电磁干扰可导致这些装置故障,包括不适当地抑制起搏器导致心动过速或休克的发生。术前可能需要重新编程起搏器或使用磁铁。此外,电凝止血可能损伤脉冲发生器或重新编程设备,术后需要对设备重新评估。

60.5　结论

对合适的患者而言,LVAD 是一种重要的治疗手段,在非心脏手术中也可能遇到植入 LVAD 的患者。多学科讨论对理解这些患者和设备的细微差别很重要。对此类患者实施血流动力学监护时,需了解这些连续血流装置的细微差别。围手术期 RV 功能障碍时,应积极寻找原因,应用正性肌力药支持。应及早诊断并处理气管拔管后的疼痛、酸中毒、高碳酸血症，以避免增加肺血管阻力和右心室功能障碍。这些设备需要抗凝，在围手术期需要密切观察。应谨慎使用血液和血液制品，以平衡足够的前负荷。还应积极调整电解质和纠正代谢紊乱，以减少心律失常的发生。

（李之娥　译，严晓晴　校）

参考文献

Mozaffarian D, Benjamin EJ, Go AS, et al. Heart Disease and Stroke Statistics—2016 Update. *Circulation*. 2016; 133(4): 1-e48. doi: 10.1161/CIR.0000000000000350.

Heidenreich PA, Trogdon JG, Khavjou OA, et al. Forecasting the future of cardiovascular disease in the United States: a policy statement from the American Heart Association. In: Vol 123. Lippincott Williams & Wilkins; 2011: 933-944. doi: 10.1161/CIR.0b013e31820a55f5.

Rose EA, Gelijns AC, Moskowitz AJ, et al. Long-term use of a left ventricular assist device for end-stage heart failure. *The New England journal of medicine*. 2001; 345(20): 1435-1443. doi: 10.1056/NEJMoa012175.

Slaughter MS, Rogers JG, Milano CA, et al. Advanced Heart Failure Treated with Continuous-Flow Left Ventricular Assist Device. *NEJM*. 2009; 361(23): 2241-2251. doi: 10.1056/NEJMoa0909938.

Rose EA, Gelijns AC, Moskowitz AJ, et al. Long-Term Use of a Left Ventricular Assist Device for End-Stage Heart Failure. *The New England journal of medicine*. 2001; 345(20): 1435-1443. doi: 10.1056/NEJMoa012175.

Slaughter MS, Slaughter MS, Pagani FD, et al. Clinical management of continuous-flow left ventricular assist devices in advanced heart failure. *The Journal of heart and lung transplantation : the official publication of the International Society for Heart Transplantation*. 2010; 29(4 Suppl): S1-S39. doi: 10.1016/j.healun.2010.01.011.

Gustafsson F, Rogers JG. Left ventricular assist device therapy in advanced heart failure: patient selection and outcomes. *Eur J Heart Fail* . 2017; 19(5): 595-602. doi: 10.1002/ejhf.779.

Adamson RM, Stahovich M, Chillcott S, et al. Clinical Strategies and Outcomes in Advanced Heart Failure Patients Older Than 70 Years of Age Receiving the HeartMate II Left Ventricular Assist Device: A Community Hospital Experience. *Journal of the American College of Cardiology*. 2011; 57(25): 2487-2495. doi: 10.1016/j.jacc.2011.01.043.

Atluri P, Atluri P, Goldstone AB, et al. Predicting right ventricular failure in the modern, continuous flow left ventricular assist device era. *The Annals of thoracic surgery*. 2013; 96(3): 857-63-discussion863-4.doi: 10.1016/j.athoracsur.2013.03.099.

Cowger J, Sundareswaran K, Rogers JG, et al. Predicting Survival in Patients Receiving Continuous Flow Left Ventricular Assist Devices. *Journal of the American College of Cardiology*. 2013; 61(3): 313-321.doi: 10.1016/j.jacc.2012.09.055.

MCh NPPMM, MCh PNMMM, MD AS, et al. Preoperative predictors and outcomes of right ventricular assist device implantation after continuous-flow left ventricular assist device implantation. *The Journal of Thoracic and Cardiovascular Surgery*. 2015; 150(6): 1651-1658. doi: 10.1016/j.jtcvs.2015.07.090.

Kormos RL, Teuteberg JJ, Pagani FD, et al. Right ventricular failure in patients with the HeartMate II continuous-flow left ventricular assist device: incidence, risk factors, and effect on outcomes. *The Journal of thoracic and cardiovascular surgery*. 2010; 139(5): 1316-1324. doi: 10.1016/j.jtcvs.2009.11.020.

Truby LK, Garan AR, Givens RC, et al. Aortic Insufficiency During Contemporary Left Ventricular Assist Device Support: Analysis of the INTERMACS Registry. *JACC: Heart Failure*. 2018; 6(11): 951-960. doi: 10.1016/j.jchf.2018.07.012.

Schroder JN, Milano CA. Is it Time to Get More Aggressive With Aortic Valve Insufficiency During LVAD Implantation? *JACC: Heart Failure*. 2018; 6(11): 961-963. doi: 10.1016/j.jchf.2018.09.003.

Fine NM, Park SJ, Stulak JM, et al. Proximal thoracic aorta dimensions after continuous-flow left ventricular assist device implantation_ Longitudinal changes and relation to aortic valve insufficiency. *The Journal of Heart and Lung Transplantation*. 2016; 35(4): 423-432. doi: 10.1016/j.healun.2015.10.029.

Agrawal S, Garg L, Nanda S, et al. The role of implantable cardioverterdefibrillators in patients with continuous flow left ventricular assist devices — A meta-analysis. *International Journal of Cardiology*. 2016; 222: 379-384. doi: 10.1016/j.ijcard.2016.07.257.

HAYASE J, PATEL J, NARAYAN SM, KRUMMEN DE. Percutaneous Stellate Ganglion Block Suppressing VT and VF in a Patient Refractory to VT Ablation. *J Cardiovasc Electrophysiol*. 2013; 24(8): 926-928. doi: 10.1111/jce.12138.

Loree HM, Bourque K, Gernes DB, et al. The HeartMate III: Design and In Vivo Studies of a Maglev Centrifugal Left Ventricular Assist Device. *Artificial organs*. 2001; 25(5): 386-391. doi: 10.1046/j.1525-1594.2001.025005386.x.

Chatterjee A, Feldmann C, Hanke JS, et al. The momentum of HeartMate 3: a novel active magnetically levitated centrifugal left ventricular assist device (LVAD). *J Thorac Dis*. 2018; 10(Suppl 15): S1790-S1793. doi: 10.21037/jtd.2017.10.124.

Stainback RF, Estep JD, Agler DA, et al. Echocardiography in the Management of Patients with Left Ventricular Assist

Devices: Recommendations from the American Society of Echocardiography. *Journal of the American Society of Echocardiography: official publication of the American Society of Echocardiography*. 2015; 28(8): 853-909. doi: 10.1016/j.echo.2015.05.008.

Topilsky Y, Oh JK, Shah DK, et al. Echocardiographic predictors of adverse outcomes after continuous left ventricular assist device implantation. *JACC Cardiovascular imaging*. 2011; 4(3): 211-222. doi: 10.1016/j.jcmg.2010.10.012.

Stainback RF, Estep JD, Agler DA, et al. Echocardiography in the Management of Patients with Left Ventricular Assist Devices: Recommendations from the American Society of Echocardiography. *Journal of the American Society of Echocardiography*. 2015; 28(8): 853-909. doi: 10.1016/j.echo.2015.05.008.

Grant ADM, Grant ADM, Smedira NG, et al. Independent and incremental role of quantitative right ventricular evaluation for the prediction of right ventricular failure after left ventricular assist device implantation. *Journal of the American College of Cardiology*. 2012; 60(6): 521-528. doi: 10.1016/j.jacc.2012.02.073.

Matthews JC, Koelling TM, Pagani FD, Aaronson KD. The Right Ventricular Failure Risk Score. *Journal of the American College of Cardiology*. 2008; 51(22): 2163-2172. doi: 10.1016/j.jacc.2008.03.009.

Aissaoui N, Salem J-E, Paluszkiewicz L, et al. Assessment of right ventricular dysfunction predictors before the implantation of a left ventricular assist device in end-stage heart failure patients using echocardiographic measures (ARVADE): Combination of left and right ventricular echocardiographic variables. *Archives of Cardiovascular Diseases*. 2015; 108(5): 300-309. doi: 10.1016/j.acvd.2015.01.011.

Feldman D, Pamboukian SV, Teuteberg JJ, et al. The 2013 International Society for Heart and Lung Transplantation Guidelines for mechanical circulatory support: Executive summary. *The Journal of Heart and Lung Transplantation*. 2013; 32(2): 157-187. doi: 10.1016/j.healun.2012.09.013.

Saeed D, Kidambi T, Shalli S, et al. Tricuspid valve repair with left ventricular assist device implantation: Is it warranted? *The Journal of Heart and Lung Transplantation*. 2011; 30(5): 530-535. doi: 10.1016/j.healun.2010.12.002.

Song HK, Gelow JM, Mudd J, et al. Limited Utility of Tricuspid Valve Repair at the Time of Left Ventricular Assist Device Implantation. *ATS*. 2016; 101(6): 2168-2174. doi: 10.1016/j.athoracsur.2016.03.040.

Kirklin JK, Pagani FD, Kormos RL, et al. Eighth annual INTERMACS report: Special focus on framing the impact of adverse events. *The Journal of Heart and Lung Transplantation*. 2017; 36(10): 1080-1086. doi: 10.1016/j.healun.2017.07.005.

Stehlik J, Nelson DM, Kfoury AG, et al. Outcome of Noncardiac Surgery in Patients With Ventricular Assist Devices. *The American Journal of Cardiology*. 2009; 103(5): 709-712. doi: 10.1016/j.amjcard.2008.11.021.

Mathis MR, Sathishkumar S, Kheterpal S, et al. Complications, Risk Factors, and Staffing Patterns for Noncardiac Surgery in Patients with Left Ventricular Assist Devices. *Anesthesiology*. 2017; 126(3): 450-460. doi: 10.1097/ALN.0000000000001488.

Davis J, Sanford D, Schilling J, Hardi A, Colditz G. Systematic Review of Outcomes After Noncardiac Surgery in Patients with Implanted Left Ventricular Assist Devices. *ASAIO* Journal. 2015; 61(6): 648-651. doi: 10.1097/MAT.0000000000000278.

Hwang K-Y, Hwang NC. Facilitating noncardiac surgery for the patient with left ventricular assist device: A guide for the anesthesiologist. *Ann Card Anaesth*. 2018; 21(4): 351-362. doi: 10.4103/aca.ACA_239_17.

Maldonado Y, Singh S, Taylor MA. Cerebral near-infrared spectroscopy in perioperative management of left ventricular assist device and extracorporeal membrane oxygenation patients. *Current opinion in anaesthesiology*. 2014; 27(1): 81-88. doi: 10.1097/ACO.0000000000000035.

Green MS, Sehgal S, Tariq R. Near-Infrared Spectroscopy: The New Must Have Tool in the Intensive Care Unit? *Seminars in cardiothoracic and vascular anesthesia*. 2016; 20(3): 213-224. doi: 10.1177/1089253216644346.

Li S, Beckman JA, Welch NG, et al. Accuracy of Doppler blood pressure measurement in continuous-flow left ventricular assist device patients. *ESC Heart Failure*. 2019; 133: e38. doi: 10.1002/ehf2.12456.

Uriel N, Morrison KA, Garan AR, et al. Development of a Novel Echocardiography Ramp Test for Speed Optimization and Diagnosis of Device Thrombosis in Continuous-Flow Left Ventricular Assist Devices. *Journal of American College of Cardiology*. 2012; 60(18): 1764-1775. doi: 10.1016/j.jacc.2012.07.052.

Nir Uriel MD M, MD DM, Teruhiko Imamura MD P, et al. Echocardiographic Changes in Patients Implanted With a Fully Magnetically Levitated Left Ventricular Assist Device (Heartmate 3). *Journal of Cardiac Failure*. 2019; 25(1): 36-43. doi: 10.1016/j.cardfail.2018.11.015.

Jonathan D Rich DB. HVAD Flow Waveform Morphologies: Theoretical Foundation and Implications for Clinical Practice. *ASAIO Journal*. 2017; 63(5): 526-535. doi: 10.1097/MAT.0000000000000557.

Burkhoff D, Sayer G, Doshi D, Uriel N. Hemodynamics of Mechanical Circulatory Support. *Journal of the American College of Cardiology*. 2015; 66(23): 2663-2674. doi: 10.1016/j.jacc.2015.10.017.

Sen A, Larson JS, Kashani KB, et al. Mechanical circulatory assist devices: a primer for critical care and emergency physicians. *Critical Care*. 2016; 20(1): 153. doi: 10.1186/s13054-016-1328-z.

Slaughter MS, Pagani FD, Rogers JG, et al. Clinical management of continuousflow left ventricular assist devices in advanced heart failure. *The Journal of heart and lung transplantation*: *the official publication of the International Society for Heart Transplantation*. 2010; 29(4 Suppl): S1-S39. doi: 10.1016/j.healun.2010.01.011.

Stone M, Hinchey J, Sattler C, Evans A. Trends in the Management of Patients With Left Ventricular Assist Devices Presenting for Noncardiac Surgery: A 10-Year Institutional Experience. *Seminars in cardiothoracic and vascular anesthesia*. 2015; 20(3): 197-204. doi: 10.1177/1089253215619759.

Bhat G, Kumar S, Aggarwal A, et al. Experience with noncardiac surgery in destination therapy left ventricular assist devices patients. *ASAIO J*. 2012; 58(4): 396-401. doi: 10.1097/MAT.0b013e31825b8d36.

第61章

临床血流动力学:评估与管理

Jeffery S. Vender

为手术患者快速输注一定量的液体后,麻醉科医师往往能够得到的直接反馈就是患者血压升高和/或尿量增加。人们将该过程解读为"液体反应性"或心排血量改善(经由前负荷/每搏量的增加)。人们最终期望这种干预可改善终末器官灌注并有益于患者的临床结局。实际上,要把这种愿望转变为现实,需要掌握更高层次的知识,应用科学以及适当的治疗性干涉方法,这通常需要多方努力才能实现。

临床医师需要具备基本的血流动力学知识,以正确解读不同临床条件下患者生理反应。根据心脏功能和静脉回流功能(即前负荷)可预测心排血量(cardiac output, CO)= 每搏量(stroke volume, SV)× 心率(heart rate, HR)。在 100 多年前,Frank 和 Starling 证实心脏舒张末期容量增加往往可导致心肌收缩力增强,进而提高心排血量。目前,医学院基础生理学课程教授的著名 Frank-Starling 曲线认为,后负荷、心率和心肌收缩力都是常数[CO= 平均动脉压(mean arterial pressure, MAP)– 右房压(right atrial pressure, RAP)/ 体循环阻力(systemic circulation resistance, SVR)]。心率增快、心肌收缩力增加或后负荷降低时,心排血量都会随前负荷增加而增加(该曲线左移)。然而,在某一点(平台)之后,前负荷(舒张末期容量)进一步增加将不再增加心排血量。此时可能引起心室过度扩张,心室过度充盈,结果导致终末器官灌注减少。"进来的东西必须出去"在 Frank-Starling 学说中得以完美体现。

决定心排血量的另一重要因素是静脉回流(venous return, VR)功能。静脉回流取决于静脉容量血管的弹性回缩。平均循环压力(mean circulatory pressure, Pms)减去 RAP 除以静脉血回流阻力(resistance to venous return, RVR)等于静脉回流量[VR=(Pms–RAP)/RVR]。心脏通过降低右房压力控制血液回流。应激性容量(容量扩张静脉)增加可导致回流功能曲线右移。静脉阻力也能改变回流曲线,即在右房压力不变的条件下,静脉阻力增加将引起静脉回流减少。最后,静脉总容积(总压力下的静脉总容量)是限制循环系统反应性的另一个因素。静脉收缩能力较小,当达到阈值时,即所谓"无应激容量"时,

就不能进一步改善心排血量。Gelman 新近一篇论文充分讨论了这个话题。

将心功能曲线和静脉回流功能曲线绘于同一张图上,可清晰显示这两个重要因素之间的工作关系。在某些情况下能测试推断患者的生理和病理状态(如休克)。例如,给低血容量休克患者快速输注液体可能改善相关性心排血量。然而,给超过 Frank-Starling 曲线平台部分的患者快速输注液体可导致容量过负荷,进而恶化心肺状态。本文将讨论(低血容量性、心源性、分布性和梗阻性)休克的定义和病理生理解析。

临床医师可能对休克样(或心功能/回流功能关系异常)患者应用目标导向性疗法(goal-directed therapy, GDT)。实际上,当根据可改变结局的信息采取治疗性干预措施(处理)时,人们一直太多地依赖监护和测定(评估),以改变患者结局。应用 GDT 的临床医师应当认识到下述决定患者结局的最常见因素:患者结局取决于医疗的适当性(即正确解读数据并采用合适的治疗方法)、医疗的时效性以及医疗的反应性(合适的目标人群)。这些通则对于任何临床医师能否成功应用 GDT 至关重要。

大多数 GDT 研究证实,在较高危人群发生终末器官功能损害前,应用合适的治疗性措施使患者的生理指标达到合适的终点可改善临床结局。但最困难的是,应用哪个生理终点指标并如何精确地获得。复苏终点可被分成两类:上游和下游。上游终点可能包括血流动力学{前负荷[中心静脉压(central venous pressure, CVP),肺动脉楔压(pulmonary artery obstruction pressure, PAOP),肺静脉压(pressure of pulmonary venous, PPV)],心肌收缩力(SV),后负荷(MAP, SVR)},以及全身氧供参数(动脉血氧饱和度和氧含量)。下游的代谢性终点指标包括乳酸、混合静脉血氧饱和度(venous oxygen saturation, S_VO_2)、pH、碱缺失、组织氧合、炎症介质等。这两类指标的中间环节固然是微循环,但目前尚没有被临床广泛适用的监测系统来持续评估微循环。

通过恰当地监测终点指标,并采取及时有效的治疗方案,才能从根本上改善患者临床结局。本文重点介绍

几种静态和动态的血流动力学监测方法。然而,监测手段并不总是能够改善临床结局,如死亡率。Shoemaker,Kern,Berlauk 和 Boyd 等都曾证实,在器官衰竭前优化通过肺动脉导管(pulmonary artery catheter,PAC)得到的血流动力学参数可改善高危患者的临床结局。然而,随后应用有创 PAC 的临床研究显示患者并未特殊获益。这些研究常有缺陷,且没有采纳上述讨论的"结局通则"而一直被质疑。然而,这些阴性的 PAC 研究推动了数种其他创伤较小有创监测设备和技术的发展,以获得与 PAC 相似的参数(如食管多普勒超声、脉搏波曲线分析、脉搏压力变异度、生物阻抗、生物电阻抗、部分 CO_2 复吸入和经胸超声心动图等)。目前仍不清楚这些创伤较小的监测设备是否能够提供所需要的精确数据,以有助于临床医师完善有利的治疗方案。但新近研究已证实,联合应用某些无创监测技术与 GDT 有益于围手术期患者。以后将进一步讨论这些有创或创伤较小的血流动力学监护的优势和适用性。

(王春　译,翟蓉　校)

推荐阅读

Pinsky M. Hemodynamic Evaluation and Monitoring in the ICU. Chest 2007; 132: 2020-2029.

Lobo S, Mendes C, Rezende E, Dias F. Optimizing perioperative hemodynamics: what is new? Curr Opin Crit Care 2013; 19: 346-352.

Rinehart J, Liu N, Alexander B, Cannesson M. Closed-Loop Systems in Anesthesia: Is There Potential for Closed-Loop Fluid Management and Hemodynamic Optimization? Anesth Analg 2012; 114: 130-43.

Geisen M, Rhodes A, Cecconi M. Less- invasive approaches to perioperative haemodynamic optimization. Curr Opin Crit Care 2012; 18: 377-384.

Majder S. Fluid status and fluid responsiveness. Curr Opin Crit Care 2010: 16: 289-296.

Pinsky M. Recent advances in the clinical application of heart-lung interactions. Curr Opin Crit Care 2002; 8: 26-31.

Pinsky M. Functional haemodynamic monitoring. Curr Opin Crit Care. 2014; 20: 288-293.

Pinsky M. My paper 20 years later: Effect of positive end-expiratory pressure on right ventricular function in humans. Intensive Care Med 2014; 40: 935-941.

Cove M, Pinsky M. Perioperative hemodynamic monitoring. Best Practice and Research Clinical Anaesthesiology 2012; 26: 453-462.

Maas J, Pinsky M, Aarts L, Jansen J. Bedside Assessment of Total Systemic Vascular Compliance, Stressed Volume, and Cardiac Function Curves in Intensive Care Unit Patients. Anesth Analg 2012; 115: 880-887.

Gomez H, Mequida J, Hermus L, Polanco P, Kim H, Zenker S, Torres A, Namas R, Vodovotz Y, Clermont G, Puyana J, Pinsky M. Physiologic responses to severe hemorrhagic shock and the genesis of cardiovascular collapse: Can irreversibility be anticipated? Journal of Surgical Research 2012; 178: 358-369.

Maas J, Wilde R, Aarts L, Pinsky M, Jansen J. Determination of Vascular Waterfall Phenomenon by Bedside Measurement of Mean Systemic Filling Pressure and Critical Closing Pressure in the Intensive Care Unit. Anesth Analg 2012; 114: 803-810.

Pinsky M, Brophy P, Padilla J, Paganini E, Pannu N. Fluid and volume monitoring. Int J Artif Organs 2008; 31: 111-126.

Gelman S. Venous function and central venous pressure: a physiologic story. Anesthesiology 2008; 108: 735-748.

Ospina-Tascon FA, Cordioli RL, Vincent JL. What type of monitoring has been shown to improve outcomes in acutely ill patients? Intensive Care Med 2008; 34(5): 800-820.

Marik P, Monnet X, Teboul JL. Hemodynamic parameters to guide fluid therapy. Ann Intensive Care 2011; 1: 1.

Marik P, Cavallazzi R, Vasu T, Hirani A. Dynamic changes in arterial waveform derived variables and fluid responsiveness in mechanically ventilated patients: A systematic review of the literature. Crit Care Med 2009; 37: 2642-2647.

Marik P, Baram M, Vahid B. Does central venous pressure predict fluid responsiveness? Chest 2008; 134(1): 172-177.

Jones AE, Shapiro NI, Trzeciak S, et al. Lactate clearance vs central venous oxygen saturation as goals of early sepsis therapy: A randomized clinical trial. JAMA 2010; 303(8): 739-746.

Hamilton M, Cecconi M, Rhodes A. A systematic review and meta-analysis of preemptive hemodynamic interventions to improve postoperative outcomes in moderate and high risk surgical patients. Anesth Analg 2011; 112: 1392-1402.

Vender J Pulmonary artery catheter utilization: the use, misuse abuse. J Cardiothorac Vasc Anesth 2006: 20: 295-299.

Pinsky, Michael R. Advances In Hemodynamic Monitoring. Critical Care Clinics 31: 1: i.

Marik P. A rational approach to fluid therapy in sepsis. BJA 2016; 116: 339-49.

Bai X Early versus late administration of norepinepherine in patients with septic shock. Critical Care.2014; 18: 532.

第62章

急性围手术期脑功能障碍的预防和管理进展

Christopher Hughes

62.1 引言

患者因急性脑功能紊乱出现精神状态波动即发生了谵妄。所有住院患者都有发生谵妄的风险,围手术期患者也不例外。谵妄的发生风险取决于年龄、既往相关病史、伴发疾病和手术严重程度。老年患者是谵妄易感人群,尤其是认知和功能障碍患者,其发生术后谵妄的风险特别高。术后谵妄是老年患者术后最常见的并发症,同时伴随更糟糕的预后。针对外科患者的研究发现,谵妄患者的住院时间延长,医疗费用增加,再次入院率更高,与持续的神经认知障碍、痴呆和死亡有关。随着人口的老龄化和疾病严重化,鉴于谵妄多发且恶化患者预后,了解其疾病过程、危险因素和管理对麻醉科医师十分重要。

62.2 定义和诊断

框 62.1 谵妄的症状

精神状态较基线改变的急性发作
精神状态变化
意识水平较基线的改变
注意力不集中,无法集中注意力,容易分心
思维混乱,思维过程不连贯
运动活动不足或过度活跃

诊断围手术期谵妄首先需掌握其定义:定向力及注意力集中、维持和转移能力的紊乱,同时伴有无法用神经认知障碍或严重降低的唤醒水平来解释的认知改变(记忆缺失、定向障碍或知觉紊乱)。注意力和认知改变起病急,时有波动,精神运动可减少和/或增强。活动过少型谵妄的特征是精神反应迟缓、嗜睡和活动减少,其更常见于老年人。由于临床表现不如躁动不安的活动过多型谵妄明显,通常需要谵妄评估工具诊断。活动过多型谵妄的特征是躁动不安。围手术期常见的另一种谵妄形式为

苏醒期谵妄,主要指停用麻醉药物后的躁动。麻醉后监测治疗室(postanesthesia care unit,PACU)谵妄是指发生于苏醒后但达到离开 PACU 评分之前发生的精神状态的改变。术后谵妄是指在患者达到离开 PACU 评分标准后出现的精神状态的改变,无论发生于病房或重症监护治疗病房(intensive care unit,ICU)中。它通常发生于术后7d 内的住院患者,而术后出院 30d 内出现的脑功能障碍常被认为是神经认知恢复延迟,术后 30d 以上脑功能障碍则被认为是持续性神经认知障碍。

谵妄的诊断非常重要,但围手术期镇静镇痛药物的使用以及全身麻醉苏醒可影响对谵妄的判断。重要的是,若不使用常规筛查工具,大多数谵妄得不到诊断。而且,谵妄评估阳性应当提示医务工作者原发疾病(如休克、卒中、低氧血症)的加剧或出现继发性损伤(如感染、药物治疗)。谵妄的常见症状如框 62.1 所示。诊断谵妄的"金标准"是由精神科医师根据第 5 版《精神障碍诊断与统计手册》(*Diagnostic and Statistical Manual of Mental Disorders*,Fifth Edition,DSM-5)标准评估患者。对大多数医院这并不常规可行,临床上有其他有效方法帮助临床医师进行诊断。然而,并没有有效方法注重于 PACU 环境下的谵妄评估,以帮助围手术期任何阶段的谵妄诊断。临床医师必须做的第一件事是评估患者的觉醒水平。如果患者对声音没有反应,就不能进行谵妄评估。最常用的唤醒量表是里士满躁动镇静量表(Richmond Agitation Sedation Scale,RASS)和镇静躁动量表(Sedation Agitation Scale,SAS)。在患者达到一个可对言语刺激做出反应的觉醒水平后,意识状态评估法(Confusion Assessment Method,CAM),4AT,护理谵妄症状核查表(Nursing Delirium Symptom Checklist,NuDESC),ICU 意识状态评估法(Confusion Assessment Method for Intensive Care Unit,CAM-ICU),重症监护谵妄筛查检查表(Intensive Care Delirium Screening Checklist,ICDSC)或其他有效评估方法才可以使用。NuDESC 和CAM-ICU 是 PACU 中研究最多的工具量表。大多数筛查工具对谵妄的特异性比敏感性更强。尽管一些谵妄病例可能被漏诊,但只要这些评估工具检测为阳性者就很可

能患有谵妄。然而,围手术期谵妄的最佳评估手段仍需进一步探讨。

62.3　发病率

围手术期谵妄发病率因患者人群、定义和使用的评估工具而异。在 400 例接受非心脏手术的患者中,19% 的患者在麻醉后存在活动过多的躁动。使用 CAM-ICU 评分表时,PACU 的患者 37% 存在谵妄,其中 47% 为活动过少型谵妄,而 53% 为活动过多型谵妄。在满足 PACU 转出标准前,16% 的患者存在谵妄,其中 92% 为活动过少型。满足 PACU 转出标准后,5% 的患者发生谵妄。在一组年龄 >70 岁患者的小规模研究中,45% 的患者手术麻醉恢复后出现谵妄。约有 50% 患者在心脏手术、矫形外科手术和重大非心脏手术后出现围手术期谵妄(表 62.1)。这种情况一般发生在术后 1d 或 2d。如果患者术后转入 ICU,需要机械通气,谵妄发生率可高达 80%。在病房和 ICU 中,活动过少型谵妄较躁动型更为常见。

表 62.1　按手术分类的谵妄发生率

手术	发生率
耳鼻喉	12%
普外	13%
血管	29%
矫形外科	40%
上腹部	50%
心脏	51%

62.4　病因和危险因素

谵妄的病理生理机制尚不清楚,机制也因患者和临床情况而异。这些机制包括全身炎症反应、神经系统炎症、内皮细胞和血脑屏障功能障碍、胆碱能受体缺乏和 5-羟色胺或去甲肾上腺素神经递质紊乱。研究表明,神经解剖学变化与谵妄有关,包括大脑萎缩和脑白质改变,这些变化可能导致认知能力下降。

一些已知的危险因素对识别高危患者具有重要意义(表 62.2)。一般而言,危险因素不限于表中所列内容,例如年龄增长、原来存在的认知障碍,以及越来越多的并存相关疾病。因此,认知减退和身体储备较低的患者在手术应激时维持正常脑功能的能力下降。术前短期筛选试验可识别患者以前未确诊的认知障碍,并且预测包括谵妄在内的术后并发症。理解这些高危因素对改变临床治疗方案,减少谵妄的发生极其重要。此外,文献报道的围手术期谵妄风险因素可能受外科手术大小和围手术期应用镇静和 / 或镇痛药物的影响。目前已知,苯二氮䓬类药物的使用与术后谵妄的风险增加有关。已证实镇痛效果

不佳会增加术后谵妄风险,但阿片类药物对谵妄的影响目前尚不明确(尽管哌替啶和吗啡似乎会增加其风险)。

表 62.2　谵妄风险因素

发病诱因	诱发因素
持续增长的年龄	手术复杂性 / 方法
之前存在的认知功能障碍	手术时长
虚弱	心肺分流术
充血性心力衰竭	深度镇静 / 抑制
局部缺血性心脏病	感染
残疾	低氧血症
卒中	机械通气
抑郁症	酒精 / 药物停药史
糖尿病	睡眠障碍
贫血	哌替啶、吗啡
慢性肾病	苯二氮䓬类药物包括术前用药
阻塞性睡眠呼吸暂停	抗胆碱能药物
营养不良	镇痛不完善
ASA 分级 ≥3 级	房颤

62.5　谵妄的预防

谵妄可使患者预后恶化且几乎没有有效的循证治疗方法。预防谵妄的发生至关重要。

62.5.1　麻醉技术

麻醉药物或麻醉方式对围手术期谵妄的影响,尚无确凿证据。静脉泵注丙泊酚与吸入麻醉比较,七氟烷与地氟烷比较,患者围手术期谵妄发生率无明显差异。氙气或氧化亚氮似乎也不影响谵妄发生率。有研究应用处理后的脑电图(electroencephalogram,EEG)来探讨麻醉深度对谵妄的影响,但区分究竟是麻醉深度还是 EEG 处理的影响有一定困难,且两者数据并不一致。一些早期研究表明,应用处理后的 EEG 可能降低患者围手术期谵妄的发生风险。随后一项大型研究则发现,应用处理后的 EEG 并不能减少围手术期谵妄的发生率或持续时间。在一项研究中,应用处理后的 EEG 同时维持麻醉平均深度较浅时,可能降低谵妄的发生率。另一项研究则显示,只采用处理后的 EEG 而不控制麻醉平均深度也可降低谵妄的发生率。但在最近的研究中,应用处理后的 EEG 同时减少吸入麻醉药使用并不降低谵妄发生率。也有研究表明,患者需要的吸入麻醉药浓度较低时似乎发生谵妄的风险更高。椎管内麻醉时也存在麻醉或镇静深度与谵妄的不相关性,较浅或较深的镇静深度对术后谵妄发生率的影响存在相互矛盾的结果。

部分研究观察了与区域/神经阻滞相比，全身麻醉作为主要麻醉技术对谵妄的影响。全身麻醉似乎不会增加谵妄的发生风险，包括那些原有认知障碍的患者。一项回顾性研究发现，神经阻滞可以明显降低谵妄的发生率，但整体术后谵妄的发生率仅为 2.2%，由此不得不质疑其谵妄诊断的普遍性和可靠性。重要的是，这些研究结果主要针对下肢矫形手术患者，对其他外科手术患者可能并不适用。

目前，预防老年患者围手术期谵妄的临床指南指出，区域阻滞可改善镇痛并有助预防谵妄，因为有研究已证实镇痛不佳与谵妄的高发生率相关。区域阻滞用于矫形外科和结肠手术患者镇痛降低了谵妄的发生率，通常作为手术操作后快速康复的措施之一。关节置换手术后使用帕瑞昔布，心脏手术后使用对乙酰氨基酚可以降低谵妄的发生。但围手术期应用区域阻滞、加巴喷丁、氯胺酮并不能降低其他手术人群的谵妄发生。事实上，单次注射氯胺酮可能会增加术后脑功能障碍的风险。因此，确保充分的疼痛控制似乎有利于预防谵妄，但实际结果可能因患者和特定手术而定。

62.5.2 药物预防

关于药物预防是否可减少谵妄发病或持续时间的研究结果并不明确，且大多为阴性结果。抗精神病类药物、镇静药、镇痛药、类固醇、他汀类药物及其他药物用于预防谵妄的作用，已经通过随机对照试验得到了验证。

总的来说，预防性给予抗精神病药物，包括氟哌啶醇、奥氮平和利培酮在预防围手术期患者谵妄方面的研究较少，且研究质量较低，研究结果不一。一项 meta 分析认为，抗精神病药物并不能预防围手术期谵妄。一项大型多中心研究认为，氟哌啶醇对预防手术和创伤患者 ICU 中的谵妄没有帮助。此外，抗精神病药可引起镇静、锥体外系症状、低血压和心律失常。

已有研究验证了预防性输注右美托咪定（相对于输注右美托咪定用于镇静）作为预防围手术期谵妄的方法。结果表明，对关节置换术后老年患者、入外科 ICU 的非心脏手术老年患者以及夜间给药，右美托咪定可降低围手术期谵妄的发生率，但对于行重大非心脏手术和心脏手术的老年患者，预防性使用右美托咪定并没有帮助。

氯胺酮由于具有抗炎和改善术后疼痛的作用，已被用于预防谵妄的研究。在一项针对老年患者进行大型心脏和非心脏手术的试验中，全身麻醉诱导后给予氯胺酮并不影响谵妄的发生率、持续时间和严重程度。事实上，接受氯胺酮治疗的患者术后更多出现幻觉和噩梦。关于氯胺酮是否可以减少谵妄的发生，目前并无有效数据支持。

包括类固醇和他汀类药物在内的抗炎药物，由于炎症在谵妄中的潜在作用而引发对其关注。一些大型研究并没有提示类固醇可以降低围手术期谵妄发生率。术前使用他汀类药物，不同研究提示可以减少谵妄发生，或无影响，或增加术后谵妄发生风险。围手术期使用他汀类药物与安慰剂的随机对照试验发现，对围手术期谵妄的

发生率和持续时间并无差异。对危重患者的队列研究认为，预防性应用他汀类药物对谵妄发生率并无影响，但另两项对 ICU 患者的研究认为，他汀类药物可降低谵妄的整体发生率。此外，长期使用他汀类药物的患者，停药时间的延长可增加谵妄发生风险，可能是由停用他汀类药物引起的炎症反弹所致。一项他汀类药物与安慰剂的随机对照试验提示，他汀类药物并不降低谵妄的发生率。

虽然胆碱能递质的消耗可能在谵妄的发展中存在作用，但利凡的明和多奈哌齐等乙酰胆碱酯酶抑制剂在减少谵妄发生率方面并无作用。乙酰胆碱酯酶抑制剂并不能降低谵妄的发生率或持续时间。预防性应用褪黑素、昂丹司琼和色氨酸等其他各类药物，也不能降低围手术期谵妄的发生率。

62.5.3 多元化干预措施

框 62.2 多元化干预措施

重新定位
护理人员连续性
减少约束
拔除导管
助听器和眼镜
药物审核
营养优化
睡眠保证
早期活动

多项研究已经证实，基于循证医学的多元化集束联合预防措施可降低外科和内科非 ICU 患者的谵妄发生率和总天数。但是，其所包含的集束化多元措施因不同机构而不一样，同时不能明确其中特异性的措施。框 62.2 列出了一些成功的干预措施。"围手术期医院老年人生命计划"可减少谵妄发生和缩短住院时间。围手术期老年医学科会诊可能会降低老年髋部骨折患者的谵妄发生率，但对其他人群中可能无效。

62.5.4 ICU 管理

ICU 的部分研究已经明确了一些预防谵妄的成功技术。注重以觉醒水平为目标的镇静方案和轻度镇静对谵妄的发生率有积极影响，应用镇静药物和深度镇静被证实与谵妄风险增加有关。与劳拉西泮、咪达唑仑、丙泊酚和吗啡的随机对照试验发现，机械通气过程中使用右美托咪定镇静可改善谵妄的预后。也有少量研究发现，使用右美托咪定在镇静目标、镇静轻度和谵妄转归方面与常规护理组相比并无区别。

睡眠卫生对预防围手术期谵妄非常重要，因为碎片化睡眠与谵妄发生率增加有关。减少睡眠干扰和改善正常的昼夜节律时，ICU 患者谵妄的发生率降低。然而，在日常感知睡眠质量评级和发展为谵妄之间，没有发现任何联系。应尽可能使用非药物性睡眠辅助手段，只有在必要时才使用安眠药。鉴于睡眠紊乱在谵妄发生率增加

中的作用,褪黑素成为预防谵妄发生的研究兴趣点。研究发现,预防性使用褪黑素对降低谵妄的发生率存在相互矛盾的结果。一项系统回顾的结论指出,睡眠干预可能是改善谵妄的一个有效方法,但目前的研究结果受到各种方法和明显偏倚的限制。

已证明早期物理及职业治疗可减少 ICU 和住院患者的谵妄。经典的治疗手段包括被动活动、主动运动、床上锻炼、坐、站立和行走,这些措施取决于患者的镇静状态和身体能力。

ICU 干预措施包括反复地评估和控制疼痛、苏醒和呼吸协调试验,轻度镇静,尽量减少苯二氮䓬类药物的使用,谵妄的监测和管理,以及早期活动(即"ABCDEF 集束化干预"),这些干预可以改善谵妄预后。多家医院的"ABCDEF 集束化干预"研究发现,提高干预治疗的依从性可改善患者生存率,增加无谵妄或昏迷的天数。围手术期减少谵妄的推荐策略见框 62.3。

框 62.3　减少谵妄的围手术期护理策略

避免或尽量减少诱发药物的使用(如苯二氮䓬类药物、哌替啶、抗胆碱类药物)

通过区域阻滞技术和非阿片类辅助药物充分控制疼痛

避免全身麻醉、过度镇静

多元化干预措施

注意电解质紊乱

早期活动

术后应用右美托咪定和轻度镇静

对高龄高危患者提供会诊

62.6　谵妄的治疗

目前没有明确的指南或大型临床试验支持用于谵妄治疗的特异性药物。药物的使用仅限于非药物预防策略失败和使自身或他人处于风险之中的患者。最常用的药物是抗精神病药物(如氟哌啶醇、奥氮平、喹硫平)和右美托咪定。然而,这些药物都没有经 FDA 批准用于治疗谵妄。

氟哌啶醇与奥氮平用于谵妄治疗时,谵妄的持续时间并无差异。在一项对需要静脉注射氟哌啶醇患者的小范围研究中,受试者随机给予安慰剂、喹硫平以及氟哌啶醇治疗,喹硫平组患者最早出现谵妄。另一项关于睡前小剂量喹硫平的小型研究发现,它能降低谵妄的严重程度。然而,迄今为止规模最大的抗精神病药物治疗谵妄的研究并没有发现氟哌啶醇、齐拉西酮和安慰剂在治疗谵妄、降低死亡率、缩短住院时间和其他结果上的差异。

一项随机对照试验比较了右美托咪定与安慰剂对接受机械通气的危重症患者发生活动过多型谵妄发生率的影响。接受右美托咪定治疗的患者非机械通气时间较长且谵妄症状缓解更快。一项非随机研究检验了右美托咪定用于非插管 ICU 患者活动过多型谵妄抢救治疗的有效性。对静脉注射氟哌啶醇未能控制的躁动性谵妄患者注射右美托咪定,对静脉注射氟哌啶醇能控制躁动性谵妄的患者继续注射氟哌啶醇。接受右美托咪定的患者达到镇静目标的时间百分比更高,过度镇静较少,ICU 留滞时间缩短且较少发生血流动力学波动。本研究的另一个关键结论是氟哌啶醇的总体失败率为 43%,说明抗精神病药物治疗谵妄的疗效有限。

治疗谵妄的策略很少,而且缺乏单一药物治疗的证据。用非药物手段预防仍然是最佳的治疗方案。用于预防或治疗谵妄的药物存在着影响感觉中枢和显著副作用的弊端。例如,抗精神病药可引起镇静、呼吸抑制、延长 QT 间期和神经阻滞剂恶性综合征;输注右美托咪定通常需要在 ICU 完成,并可引起心动过缓。右美托咪定和其他口服或注射的 α_2 受体拮抗剂(如胍法辛、可乐定)作为谵妄的预防和治疗一线药物的有效性,需要更多的研究来证实。

62.7　结论

谵妄是围手术期常见问题,与重要的临床结果无必然联系。了解谵妄的危险因素、诱发因素和管理对麻醉科医师在患者围手术期管理中至关重要。重要的是,非精神科医师应用筛选和评估工具诊断活动过少型谵妄和活动过多型谵妄是容易可行的。鉴于有证据的谵妄治疗药物选择很少,且目前使用的药物治疗效果有限,所以预防谵妄至关重要。

(杨锴　译,万小健　校)

参考文献

Vasilevskis et al. Best Pract Res Clin Anaesthesiol 2012; 26: 277-287.

Oresanya et al. JAMA 2014; 311: 2110-20.

Gleason et al. JAMA Surg 2015; 1-7.

Neufeld et al. Anesth Analg 2013; 117: 471-478.

Sharma et al. Anesth Analg 2005; 101: 1215-20.

Hernandez et al. Br J Anaesth 2017; 119: 288-290.

Hesse et al. Br J Anaesth 2019; 122: 622-634.

Franco K et al. Psychosomatics 2001; 42: 68-73.

Brown et al. J Am Geriatr Soc 2016; 64: 2101-2108.

Bickel et al. Dement Geriatr Cogn Disord 2008; 26: 26-31.

Rudolph et al. J Am Geriatr Soc 2010; 58: 643-9.

Abelha et al. Crit Care 2013; 17: R257.

Hughes et al. Ann Surg 2017; 265: 1126-1133.

Saczynski et al. N Engl J Med 2012; 367: 30-39.

Inouye et al. Alzheimers Dement 2016; 12: 766-75.

Lingehall et al. Crit Care Med 2017; 45: 1295-1303.

Brown et al. Anesthesiology 2018; 129: 406-416.

Sprung et al. Br J Anaesth 2017; 119: 316-323.

Neerland et al. PLoS One 2017; 12: e0180641.

Diagnostic and statistical manual of mental disorders, Fifth Edition. Washington, DC, 2013.

Evered et al. Anesth Analg 2018; 127: 1189-1195.

Sessler et al. Am J Respir Crit Care Med 2002; 166: 1338-1344.

Riker et al. Crit Care Med 1999; 27: 1325-1329.

Inouye et al. Ann Intern Med 1990; 113: 941-948.

Bellelli et al. Age Ageing 2014; 43: 496-502.

Gaudreau et al. J Pain Symptom Manage 2005; 29: 368-375.

Ely et al. JAMA 2001; 286: 2703-2710.

Bergeron et al. Intensive Care Med 2001; 27: 859-864.

Neufeld et al. Br J Anaesth 2013; 111: 7.

Gusmao-Flores et al. Crit Care 2012; 16: R115.

Card et al. Br J Anaesth 2015; 115: 411-7.

Hughes et al. Curr Opin Crit Care 2012; 18: 518-26.

Gunther et al. Crit Care Med 2012; 40: 2022-2032.

Morandi et al. Crit Care Med 2012; 40: 2182-2189.

Hayhurst et al. Anesthesiology 2016; 125: 1229-1241.

Culley et al. Anesthesiology 2017; 127: 765-774.

Lepouse et al. Br J Anaesth 2006; 96: 747-753.

McPherson et al. Crit Care Med 2013; 41: 405-13.

Lynch et al. Anesth Analg 1998; 86: 781-5.

Vaurio et al. Anesth Analg 2006; 102: 1267-73.

Robinson et al. Medsurg Nurs 2010; 19: 79-83; quiz 84.

Pandharipande et al. J Trauma 2008; 65: 34-41.

Francis et al. JAMA 1990; 263: 1097-101.

Dubois et al. Intensive Care Med 2001; 27: 1297-1304.

Agarwal et al. J Burn Care Res 2010; 31: 706-715.

Morrison et al. J Gerontol A Biol Sci Med Sci 2003; 58: 76-81.

Sieber et al. J Am Geriatr Soc 2011; 59: 2256-2262.

Royse et al. Anaesthesia 2011; 66: 455-464.

Tanaka et al. J Clin Anesth 2017; 39: 17-22.

Nishikawa et al. Acta Anaesthesiol Scand 2004; 48: 162-8.

Miller et al. Cochrane Database Syst Rev 2018; 8: CD012317.

Meineke et al. Med Gas Res 2014; 4: 6.

Magni et al. Anesth Analg 2009; 109: 567-71.

Leung et al. Br J Anaesth 2006; 96: 754-60.

Stoppe C et al. Br J Anaesth 2013; 111: 406-16.

Al Tmimi et al. Br J Anaesth 2015; 115: 550-9.

Coburn et al. Br J Anaesth 2018; 120: 127-137.

Radtke et al. Br J Anaesth 2013; 110: i98-105.

Chan et al. J Neurosurg Anesthesiol 2013; 25: 33-42.

Whitlock et al. Anesth Analg 2014; 118: 809-17.

MacKenzie et al. Anesthesiology 2018; 129: 417-427.

Wildes et al. JAMA 2019; 321: 473-483.

Sieber et al. Mayo Clin Proc 2010; 85: 18-26.

Sieber et al. JAMA Surg 2018; 153: 987-995.

Guay et al. Cochrane Database Syst Rev 2016; 2: CD000521.

Slor et al. J Am Geriatr Soc 2011; 59: 1313-1319.

Mason et al. J Alzheimers Dis 2010; 22 Suppl 3: 67-79.

Weinstein et al. Br J Anaesth 2018; 120: 999-1008.

American Geriatrics Society Expert Panel. J Am Geriatr Soc 2015; 63: 142-50.

Mouzopoulos et al. J Orthop Traumatol 2009; 10: 127-33.

Kinjo et al. BMC Anesthesiol 2012; 12: 4.

Krenk et al. Br J Anaesth 2012; 108: 607-611.

Kurbegovic et al. Langenbecks Arch Surg 2015; 400: 513-6.

Jia et al. Langenbecks Arch Surg 2014; 399: 77-84.

Mu et al. Anesth Analg 2017; 124: 1992-2000.

Subramaniam et al. JAMA 2019; 321: 686-696.

Mann et al. Anesthesiology 2000; 92: 433-41.

Strike et al. J Cardiothorac Vasc Anesth 2018.

Leung et al. Anesthesiology 2017; 127: 633-644.

Nielsen et al. Pain 2017; 158: 463-470.

Jouguelet-Lacoste et al. Minerva Anestesiol 2016; 82: 1069-1076.

Krystal et al. Arch Gen Psychiatry 1994; 51: 199-214.

Fukata et al. Surg Today 2017; 47: 815-826.

Wang et al. Crit Care Med 2012; 40: 731-739.

Larsen et al. Psychosomatics 2010; 51: 409-418.

Hakim et al. Anesthesiology 2012; 116: 987-97.

Prakanrattana et al. Anaesth Intensive Care 2007; 35: 714-719.

Fukata et al. Surg Today 2014; 44: 2305-13.

Page et al. Lancet Respir Med 2013; 1: 515-523.

Kalisvaart et al. J Am Geriatr Soc 2005; 53: 1658-1666.

Neufeld et al. J Am Geriatr Soc 2016; 64: 705-14.

van den Boogaard et al. JAMA 2018; 319: 680-690.

Muench et al. Am Fam Physician 2010; 81: 617-22.

Liu et al. Aging Clin Exp Res 2016; 28: 729-36.

Su et al. Lancet 2016; 388: 1893-1902.

Skrobik et al. Am J Respir Crit Care Med 2018; 197: 1147-1156.

Yang et al. Aging Clin Exp Res 2017; 29: 115-126.

Deiner et al. JAMA Surg 2017: e171505.

Li et al. PLoS One 2017; 12: e0170757.

Avidan et al. Lancet 2017; 390: 267-275.

Perbet et al. Anaesth Crit Care Pain Med 2018.

Sauer et al. Anesth Analg 2014; 119: 1046-52.

Mardani et al. J Res Med Sci 2013; 18: 137-43.

Royse et al. Anesthesiology 2017; 126: 223-233.

Whitlock et al. Lancet 2015; 386: 1243-1253.

Katznelson et al. Anesthesiology 2009; 110: 67-73.

Mariscalco et al. Ann Thorac Surg 2012; 93: 1439-47.

Redelmeier et al. CMAJ 2008; 179: 645-52.

Billings et al. JAMA 2016; 315: 877-88.

Morandi et al. Crit Care Med 2014; 42: 1899-909.

Page et al. Am J Respir Crit Care Med 2014; 189: 666-73.

Needham et al. Lancet Respir Med 2016; 4: 203-12.

Page et al. Lancet Respir Med 2017; 5: 727-737.

Gamberini et al. Crit Care Med 2009; 37: 1762-1768.

Liptzin et al. Am J Geriatr Psychiatry 2005; 13: 1100-6.

Marcantonio et al. J Am Geriatr Soc 2011; 59 Suppl 2: S282-S288.

van Eijk et al. Lancet 2010; 376: 1829-1837.

de Jonghe et al. CMAJ 2014; 186: E547-56.

Sultan SS. Saudi J Anaesth 2010; 4: 169-73.

Papadopoulos et al. Minerva Anestesiol 2014; 80: 444-51.

Robinson et al. J Am Geriatr Soc 2014; 62: 1764-71.

Inouye et al. N Engl J Med 1999; 340: 669-676.

Marcantonio et al. J Am Geriatr Soc 2001; 49: 516-522.

Siddiqi et al. Cochrane Database Syst Rev 2016; 3: CD005563.

Bjorkelund et al. Acta Anaesthesiol Scand 2010; 54: 678-88.

Lundstrom et al. Scand J Caring Sci 1999; 13: 193-200.

Milisen et al. J Am Geriatr Soc 2001; 49: 523-32.

Chen et al. J Am Coll Surg 2011; 213: 245-52.

Chen et al. JAMA Surg 2017; 152: 827-834.

Deschodt et al. J Am Geriatr Soc 2012; 60: 733-9.

Hempenius et al. PLoS One 2013; 8: e64834.

Shehabi et al. Crit Care Med 2018; 46: 850-859.

Stephens et al. Crit Care Med 2018; 46: 471-479.

Shehabi et al. Crit Care Med 2013; 41: 1983-91.

Dale et al. Ann Am Thorac Soc 2014.

Hager et al. Crit Care Med 2013.

Needham et al. Arch Phys Med Rehabil 2010; 91: 536-542.

Djaiani et al. Anesthesiology 2016; 124: 362-8.

Pandharipande et al. JAMA 2007; 298: 2644-2653.

Riker et al. JAMA 2009; 301: 489-499.

Shehabi et al. Anesthesiology 2009; 111: 1075-1084.

Maldonado et al. Psychosomatics 2009; 50: 206-17.

Ji et al. Circulation 2013; 127: 1576-84.

Ji et al. J Cardiothorac Vasc Anesth 2014; 28: 267-73.

Jakob et al. JAMA 2012; 307: 1151-1160.

Kawazoe et al. JAMA 2017; 317: 1321-1328.

Shehabi et al. N Engl J Med 2019; Epub.

Kamdar et al. Crit Care Med 2013; 41: 800-9.

Kamdar et al. Crit Care Med 2015; 43: 135-41.

Flannery et al. Crit Care Med 2016.

Schweickert et al. Lancet 2009; 373: 1874-1882.

Schaller et al. Lancet 2016; 388: 1377-1388.

Balas et al. Crit Care Med 2014; 42: 1024-36.

Barnes-Daly et al. Crit Care Med 2017; 45: 171-178.

Pun et al. Crit Care Med 2019; 47: 3-14.

Skrobik et al. Intensive Care Med 2004; 30: 444-449.

Devlin et al. Crit Care 2011; 15: R215.

Tahir et al. J Psychosom Res 2010; 69: 485-90.

Girard et al. N Engl J Med 2018; 379: 2506-2516.

Reade et al. JAMA 2016; 315: 1460-8.

Carrasco et al. Crit Care Med 2016; 44: 1295-306.

第63章

重症监护治疗病房的气道管理

Vivek K. Moitra

63.1 引言

重症监护治疗病房(intensive care unit,ICU)的气道管理始于1952年哥本哈根脊髓灰质炎流行期间。麻醉学科推动了现代危重患者的治疗,全世界许多ICU都是由麻醉科医师管理的。自此,麻醉学和危重医学专业互相促进得以逐步发展。由于ICU危重患者开始由多学科管理,国际气道管理指南将重心放在手术室患者。然而,生理学观察和结果数据表明,手术室患者的气道管理不同于危重患者的气道管理。

63.2 ICU与手术室患者的气道管理结果是否不同?

相对于手术室插管并发症,ICU插管并发症的发生率更高。结果差异可能由多种因素造成,如患者激动、误吸风险增加、设备和监测仪器的可用性、认知负担过重以及床位拥挤等。一项前瞻性观察研究比较了有同等经验的麻醉科医师在手术室和ICU(1个月内)插管,结果发现ICU环境与声门暴露、首次插管低成功率以及中度及困难插管增加有关。在一项由至少有1年经验的住院医师组成的7个ICU中心联合开展的研究中发现,28%的插管出现了严重并发症,如低氧血症和心搏骤停。与手术室内相比,据英国国家报告和学习中心报告,大多数气道并发症(82%)发生于插管后。气管导管的定位以及重新定位,可能会需要调整移动人工气道的位置导致重新插管并增加并发症的发生风险。气管切开术后的并发症包括阻塞、出血和气胸。对于气管造口患者存在气管切开导管移位而无法更换,应制订再插管计划,否则有可能导致严重的并发症,甚至死亡。

63.3 困难气道与生理性困难气道

63.3.1 生理储备

困难气道的概念传统上仅限于影响常规插管的解剖困难。然而,危重患者可能存在生理紊乱,如低氧血症、精神状态改变、代谢异常和循环障碍,从而增加心血管衰竭和呼吸系统损害的风险。危重患者的生理储备受时间限制,这就要求快速、安全有效地建立人工气道。

63.3.2 增加生理储备

63.3.2.1 肺

处于仰卧位镇静的ICU危重患者常伴发功能残气量(functional residual capacity,FRC)降低。储备氧存在于肺或血液中,预充氧合关键是在氧弥散入血耗尽之前增加肺的氧储备。使用持续气道正压通气并将患者置于头高脚低位可改变膈肌形态,改善FRC,延长氧去饱和时间。预充氧、使用高流量经鼻导管或气囊面罩通气,可通过增加安全呼吸暂停时间从而增加氧储备。滴定剂量的镇静剂如氯胺酮或右美托咪定,有益于躁动患者保留自主呼吸慢诱导插管的预充氧。

63.3.2.2 心血管

插管时血流动力学波动的不良后果包括短暂的低血压到心血管系统衰竭。插管前无创正压通气可降低左心室后负荷,改善心肌功能。危重患者的插管过程相当于快速失血500ml,插管前评估液体反应性和心排血量至关重要。插管前的补液和使用血管活性药物可明显抵消静脉回流减少影响。

63.3.2.3 药物

经典的诱导药物包括依托咪酯、氯胺酮、阿片类药物或丙泊酚联合血管活性药物。这些药物应根据血流动力学效果进行滴定使用。因依托咪酯有抑制肾上腺功能的作用,故其使用存在争议。肌松药物的使用可减少并发症、改善插管条件和声门上置管以及改善胸壁顺应性。琥珀酰胆碱会增加制动危重患者高钾血症的发生率。舒更葡糖应考虑用于急性逆转罗库溴铵的作用。

63.3.3　插管前需要思考：治疗不局限于增加吸入氧浓度（fraction of inspiration oxygen，FiO_2）或呼气末正压（positive end expiratory pressure，PEEP）

气道管理之前明确危重患者为什么会发生低氧血症非常重要。

63.3.3.1　通气不足

肺泡通气减少，肺泡含氧量降低。但是低通气患者肺泡与动脉血氧分压差正常。

解决方案：增加 FiO_2，增加通气。

63.3.3.2　分流

部分血液不参与气体交换，血液中的含氧量与混合静脉血的含氧量相当。肺分流的特点是肺泡内充满脓液（肺炎），水［急性呼吸窘迫综合征（acute respiratory distress syndrome，ARDS），充血性心力衰竭（congestive heart failure，CHF）］或血液（肺泡出血）。肺不张导致的分流在 ICU 很常见。氧疗对真性分流造成的低氧血症是难治的。肺表面活性物质减少和气道阻塞可导致通气不足。分流生理学也可发生在心脏，如卵圆孔未闭。

解决方案：肺不张——肺复张手法；

　　　　　肺炎——抗生素；

　　　　　CHF，ARDS——减少肺内液体（利尿剂、减轻后负荷）。

63.3.3.3　无效腔

无效腔导致 V/Q 不匹配的患者常存在无效通气。这种现象与肺泡和末梢毛细血管氧分压差最小的低通气形成对比。在肺栓塞患者中，血栓倾向于向高血流量区域移动。因此，血液会重新分配到以前的低血流量区域。因通气没有改变，新的不匹配区域会导致低氧血症。

解决方案：增加 FiO_2；

　　　　　增加心排血量；

　　　　　肺栓塞：抗凝、取栓术和右心室支持。

63.3.3.4　弥散异常

弥散能力和肺转移因素在多种情况下受损。肺气肿可破坏肺泡结构，降低弥散能力。在运动或是严重疾病状态，经过毛细血管的弥散输送时间减少会破坏气体交换的稳态以及阻碍气体充分交换。肺复张过程中，动脉血氧分压升高而静脉回流和心排血量会降低。除慢性 CHF 合并肺水肿外，弥散异常很少限制氧从肺泡到动脉的弥散。

解决方案：调整心排血量。

63.4　心搏骤停期间如何管理患者的气道？记住不要让气道的处理阻碍循环处理！

插管过程的心搏骤停与低氧血症、气管插管误入食管和多次尝试插管有关。心肺复苏（cardiopulmonary resuscitation，CPR）过程中的气道管理具有挑战性，正压通气会损害冠状动脉灌注。尽管传统上认为气管内插管是心搏骤停时气道管理的首选方法，但经对院外心搏骤停的研究发现，气囊面罩通气或声门上气道通气可能是首选方法。一项关于院内心搏骤停患者的观察性队列研究显示，如果在复苏过程的前 15min 内插管，结果会更糟。然而，这些数据需要考虑一些混杂因素，如需立即插管患者的病情。过度通气在所有低血流状态下都是有害的，会阻碍循环。休克期通气研究强调以下原则：在低血流状态下，胸腔内压升高的持续时间与通气频率、潮气量、吸气时间成正比，与冠状动脉和脑动脉的灌注成反比。例如，CPR 过程中，20 次 /min 的通气比 10 次 /min 存活率更低。与颈动脉或股动脉搏动触诊相比，呼末二氧化碳（end tidal carbon dioxide，$ETCO_2$）监测是一个更可靠的自主循环恢复的指标。值得注意的是，$ETCO_2$ 监测提示为 0mmHg（与心搏骤停时观察到的低 $ETCO_2$ 相比），临床医师应考虑导管插入食管内的可能。因正压通气减少了静脉回流，而通气不足似乎不会造成伤害，所以对休克患者采用最低呼吸机设置通气维持氧饱和度 ≥90% 是合理的。

63.5　应制订哪些备用计划

63.5.1　折弯或堵塞的管 / 气囊失效

由于气囊撕裂或气管导管堵塞，气管内导管可能需要更换。更换这些导管是一项高风险的干预措施，应考虑使用气道交换管和视频喉镜。换管过程准备应包括预给氧、胃排空和考虑肌松药物。

气道管理与 CPR 的协同流程图 63.1 所示。

63.5.2　不能插管，不能给氧

在不能插管的情况下，放置第二代声门上气道装置应被视为一种抢救选择。如果声门上装置放置不成功，操作者即可宣布，不能插管，不能给氧，并为手术开放气道做好准备。

处理危重患者困难气道的方案如图 63.2 所示。

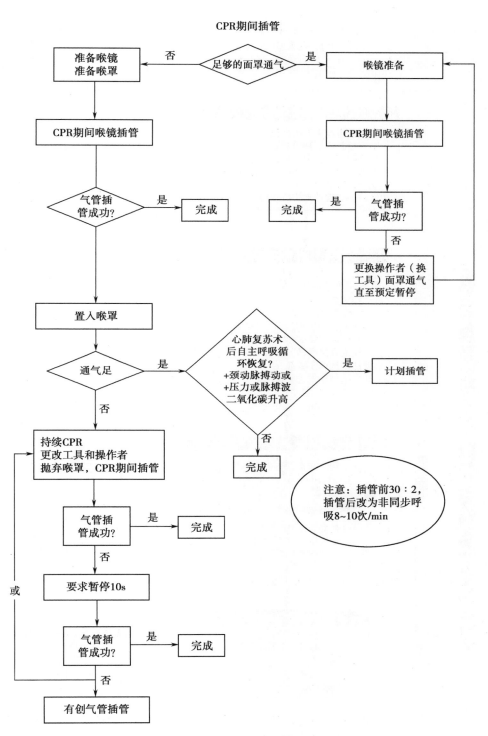

图 63.1　气道管理与 CPR 的协同流程

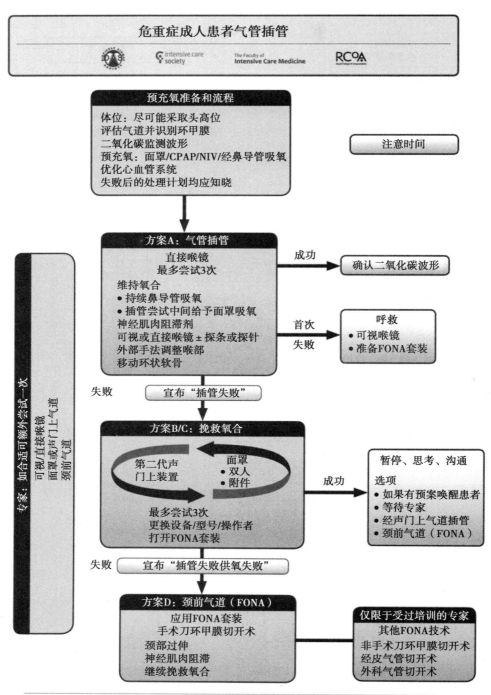

图 63.2　危重症成人患者气管插管处理流程

（郭玉　译，朱科明　校）

参考文献

Higgs A et al. on behalf of Difficult Airway Society, Intensive Care Society, Faculty of Intensive Care Medicine, Royal College of Anaesthetists (2018) Guidelines for the management of tracheal intubation in critically ill adults. Br J Anesth 2018; 120(2): 323-352.

A. Higgs, T. M. Cook, B. A. McGrath, Airway management in the critically ill: the same, but different, Br J Anesth 2016; 117 (suppl 1): i5-i9.

Jaber S, Amraoui J, Lefrant J-Y et al. Clinical practice and risk factors for immediate complications of endotracheal intubation in the intensive care unit: A prospective, multiple-center study. Crit Care Med 2006; 34: 2355-61.

Thomas AN, McGrath BA. Patient safety incidents associated with airway devices in critical care: a review of reports to the UK National Patient Safety Agency. Anaesthesia 2009; 64: 358 -65.

Mosier JM, Joshi R, Hypes C, Pacheco G, Valenzuela T, Sakles JC. The Physiologically Difficult Airway. West J Emerg Med. 2015; 16(7): 1109-1117.

Casey JD, Janz DR, Russell DW, et al. Bag-Mask Ventilation during Tracheal Intubation of Critically Ill Adults. The New England journal of medicine. 2019; 380(9): 811-821.

Dixon BJ, Dixon JB, Carden JR, et al.Preoxygenation is more effective in the 25 degrees head-up position than in the supine position in severely obese patients: a randomized controlled study. Anesthesiology 2005; 102: 1110-5.

Glenny RW: Determinants of regional ventilation and blood flow in the lung. Intensive Care Med 2009; 35: 1833-42.

Rodriguez-Roisin R, Roca J: Mechanisms of hypoxemia. Intensive Care Med 2005; 31: 1017-9.

Andersen LW, Holmberg MJ, Berg KM, Donnino MW, Granfeldt A. In-Hospital Cardiac Arrest: A Review. JAMA. 2019; 321(12): 1200-1210.

Manuel Taboada, Patricia Doldan, Andrea Calvo, et al. Comparison of Tracheal Intubation Conditions in Operating Room and Intensive Care Unit: A Prospective, Observational Study. Anesthesiology 2018; 129(2): 321-328.

Moitra VK, Einav S, Thies KC, et al. Cardiac arrest in the operating room: resuscitation and management for the anesthesiologist: Part 1. Anesth Analg 2018; 126: 876-888.

第64章

围手术期高级生命支持

Gerald A. Maccioli

64.1 手术室心搏骤停的管理：心搏骤停前的状态分析、围手术期心搏骤停的高危因素和治疗方法

在手术室和术后即刻发生的心搏骤停可能是一个灾难性事件，基本上能够被及时发现。由于患者术中有严密监测，心搏骤停一般能够被迅速识别和治疗。现有的指南和标准的复苏方法，包括美国心脏协会心脏生命支持指南，也只制定了院外的心搏骤停方案，并未专门制定围手术期的方案。麻醉科医师在有效管理术中和术后即刻的心搏骤停方面发挥着举足轻重的作用。确切诊断和快速应用合适的干预措施来治疗围手术期心搏骤停的潜在原因，对于患者的预后极其重要。虽然也会发生抢救失败，但是数据表明其失败发生率要比预想的低。所有麻醉科医师需要一个在围手术期条件下用来即刻评估和处理心搏骤停的标准操作流程。本章将主要聚焦于心搏骤停前的状态分析、触发围手术期心搏骤停事件的高危因素，以及基于潜在原因的治疗方法。

64.2 围手术期心搏骤停的发生率、预后和原因

围手术期心搏骤停是一种可能导致灾难性后果的并发症。了解患者合并症和潜在的病理生理学，找到诱发因素，及时发现心搏骤停并积极复苏和复苏后监护，这些是取得成功的基本因素。美国麻醉临床数据登记处，作为可查询的关于围手术期和麻醉相关预后的统计资源，2010~2013年的数据结果分析表明，心搏骤停的发生率为5.6/10 000，相关死亡率为58.4%。

接受急诊手术的患者中，美国麻醉科医师协会（American Society of Anesthesiologists, ASA）评级较高，新生儿和老年患者围手术期心搏骤停发生率最高。

常规高级心脏生命支持（advanced cardiac life support, ACLS）中未明确涵盖围手术期心搏骤停的常见原因包括：①手术操作引起的迷走神经反射，迷走神经类麻醉药，麻醉药的副交感作用，β受体阻滞剂，以及行椎管内麻醉的患者由于 T_1~T_4 阻断引起的心脏加速神经纤维被抑制；②困难气道导致的缺氧；③血容量不足导致的无脉性电活动（pulseless electrical activity, PEA）；④由于内源性呼气末正压（auto-positive end-expiratory pressure, auto-PEEP）和吸入麻醉剂过量引起的循环衰竭。另外，八种高风险事件触发可能导致手术室出现心搏骤停，即严重的过敏反应、张力性气胸、局部麻醉药的全身毒性反应、恶性高热、严重的高钾血症、高血压危象、创伤性心搏骤停和肺栓塞。这些复杂的围手术期风险因素将在本章后续部分阐述，需要迅速实施基于病因的复苏流程，以防止心搏骤停引起死亡。

64.3 不稳定患者心搏骤停前的注意事项

为防止患者发生心搏骤停，麻醉科医师必须保持高度警惕即将发生或已经发生的危象。围手术期有很多困难会阻碍对危象的早期识别，包括：患者处于镇静状态或全身麻醉状态时无法识别其精神状态改变；机械通气掩盖了呼吸急促、通气不足或呼吸暂停；术中抗利尿激素水平升高，导致尿量减少；手术无菌单覆盖，患者体位和手术室环境昏暗，这些都会妨碍评估。

64.3.1 高危患者处理

64.3.1.1 监护升级

麻醉科医师必须确认患者何时需要加强监测。依据包括：患者病史、基础病理和病理生理、当前临床状况、麻醉方法和手术方式。循环不稳定的患者应该建立有创动脉监测，并通过动脉血气结果评估包括氧合、通气、碱剩余和乳酸水平来加强管理。有创动脉穿刺不应该延误对潜在因素的处理及评估。当需要中心静脉压和中心静

脉血氧饱和度帮助指导复苏,或预计需使用儿茶酚胺或正性肌力药时,应当建立中心静脉通路。如果条件允许,在进行有创监护的同时,可以采用连续无创测量动脉血压和 / 或心功能作为桥接监测手段。在过去 10 年里,临床医师已经越来越多地开展超声,用于快速诊断和危机处理。

64.3.1.2　危机进展

建议输注适量的血管活性药物(即去氧肾上腺素、麻黄碱、加压素、去甲肾上腺素和肾上腺素)。当逐渐增加儿茶酚胺的剂量升压失败时,小剂量加压素的输注[精氨酸加压素(arginine vasopressin,AVP)0.5~2U 静脉注射]通常会改善血流动力学。此外,在应用血管紧张素 Ⅱ 受体阻滞剂(angiotensin Ⅱ receptor blockers,ARB)和血管紧张素转化酶抑制剂(angiotensin-converting enzyme inhibitors,ACEI)的情况下,应考虑使用加压素处理低血压性血管麻痹。亚甲蓝已成功用于伴有低血压性血管麻痹的心肺搭桥术管理。血管紧张素 Ⅱ 在不稳定患者的术中和围手术期管理中可能发挥的作用尚不明确。

64.3.1.3　左心衰竭

超声心动图和有创监测如肺动脉导管可以指导左心衰竭的治疗。非容量性左心室功能不全低血压性休克患者,在绝大多数情况下可以应用正性肌力药物来处理。在已知存在显著舒张功能障碍的患者中,使用扩血管强心剂如米力农可以增强心室舒张和改善心排血量。机械支持包括主动脉球囊反搏、心室辅助装置和体外生命支持(extra-corporeal life support,ECLS)[也被称为体外膜肺氧合(extra-corporeal membrane oxygenation,ECMO)],正在越来越多地用于严重左心衰竭的住院患者。

64.3.1.4　右心衰竭

类似于左心衰竭,右心衰竭最好应用诸如肺动脉导管之类的有创监测和 / 或超声心动图指导治疗。在大多数情况下,肺血管阻力急剧上升(通常有引起肺动脉高压的慢性原因)引起和导致持续右心衰竭。可联合使用正性肌力药、全身性动脉血管收缩药和肺动脉血管扩张药例如一氧化氮处理这些患者。救治难治性右心衰竭患者越来越多地应用机械支持,包括 ECMO/ECLS 和心室辅助装置。

64.3.1.5　低血容量性低血压和动态指数

血容量减少是围手术期低血压、循环危象和休克的最常见原因。正常情况下,动态指数包括脉压变异率(pulse pressure variability,PPV),收缩压变异率(systolic pressure variation,SPV)或每搏输出量变异率(stroke volume variation,SVV)和体积描记变异性指数(plethysmographic variability index,PVI)是低血压患者的重要容量反应指标。

在与呼吸机同步的机械通气插管患者中,当潮气量(tidal volume,TV)≥8ml/kg 且有规律的 r-r 间期时,这些指标是最可靠的。尽管存在争议,但最近文献表明动态指数可用于评估清醒的、有自主呼吸患者的容量反应性。阻塞性障碍和右心衰竭可导致 SPV 和 PPV 的假性升高。满足所有条件,低血压患者相关动态指数低于 10%,提示液体复苏无法改善低血压和休克。至关重要的是要认识

到在"灰色区域"范围动态指标的环境中不能排除低血容量性低血压。在这种情况下,必须考虑其他评估容量反应性的方法,例如对心搏量变化的容量反应监测。虽然超声评估随呼吸运动下腔静脉直径变异量可以预测容量反应,但对于腹部、心脏和普胸手术及侧卧、俯卧或坐位患者而言,使用受限。

64.3.1.6　严重休克或心搏骤停期间的通气

基础生命支持(basic life support,BLS)指南仍然强调在心肺复苏(cardiopulmonary resuscitation,CPR)期间避免过度通气。插管患者通气频率应该 ≤10 次 /min,吸气时间 1s。当患者使用呼吸球囊或类似装置通气时,潮气量的选择仅限于可观察到"胸廓起伏"即可(70kg 成人大约 500ml)。关于休克期间通气的研究,反复证明了胸腔内压持续增高与通气频率、潮气量和吸气时间成正比。因为正压通气减少静脉回流,通气不足似乎不会造成危害,休克患者应设置能保证血氧饱和度 >90% 的最低通气参数。

64.3.1.7　内源性 PEEP

内源性 PEEP 也称为气体闭陷,存在于阻塞性肺部疾病患者中。在这些患者中,机械通气不能保证足够的肺泡复张时间和适当的肺泡压力增加(呼气末压力)。这个压力被传递到肺毛细血管,减少静脉回流和心排血量。只要呼气流量波形在呼吸间歇不返回到基线就能推断内源性 PEEP 的存在。对内源性 PEEP 高危患者应设置其能承受的最小潮气量和呼吸频率。一般小潮气量(<6ml/kg)、低呼吸频率(<10 次 /min)和短吸气时间(1.2~2s)(这会使吸气压力峰值在合理范围内增加)会将与内源性 PEEP 相关的循环抑制风险降至最低。

64.4　围手术期心搏骤停的高危因素

64.4.1　严重的过敏反应

出现严重过敏症状时,应立即静脉注射中等剂量的肾上腺素(100~300μg)抑制肥大细胞脱颗粒。可能需要根据患者对药物的反应性,加大肾上腺素剂量反复给药。如果患者存在有效射血波,肾上腺素的单次静脉注射剂量不应超过 1mg。如果患者已无有效射血波,可以考虑单次静脉注射 >1mg 的肾上腺素。虽然肾上腺素在心搏骤停中的作用受到越来越多的争议,但对于任何怀疑有过敏反应的患者,仍应使用肾上腺素。由于这类患者喉部水肿进展迅速,故应当立即行气管插管。对进展期的过敏反应处理还应包括持续静脉输注肾上腺素[0.05~0.3μg/(kg·min)]。

64.4.2　张力性气胸

"单向"阀泄漏的空气导致胸膜内和胸腔内压力病理性升高,如果未识别或处理不当,可能会致命。这种并发症常发生于正压通气的患者,因为正压通气增加胸腔内压力,减少回心血量,从而导致心排血量减少,低血压,心动过速,低氧血症。如果不进行纠正,还会导致心搏骤停(无脉电活动,PEA)。体格检查经常会发现皮下气肿。对

于此类患者应当立即给予纯氧通气,并由经过培训的人员在第二肋间隙的锁骨中线水平置入胸腔引流管或大口径外周静脉导管。

64.4.3 局部麻醉药的全身毒性反应(local anesthetic systemic toxicity,LAST)

这是由于局麻药入血过多导致危及生命的不良反应。

LAST 患者可能出现神经系统症状,包括低毒性的金属味和/或高毒性的耳鸣、躁动、迟钝及惊厥发作。心血管并发症可能包括心律失常、高血压、心动过速和/或进行性低血压和心动过缓。

LAST 的最初治疗包括确保充足的氧合和通气,并使用苯二氮䓬类药物预防惊厥发作。早期输注 20% 的脂肪乳剂(infusion of lipid emulsion,ILE)治疗 LAST,被认为可以预防或减轻心血管并发症。如果最终发生循环衰竭,高质量的 CPR 会使脂肪乳剂分布至全身,在几乎没有永久性器官损伤的情况下恢复自主循环(recovery of spontaneous circulation,ROSC)。当充分的治疗和足够的 CPR 后没有 ROSC 时,应当建立体外生命支持措施。

64.4.4 恶性高热(malignant hyperthermia,MH)

这是一种罕见的危及生命的疾病,因使用挥发性麻醉剂(氟烷、安氟烷、异氟烷、地氟烷或七氟烷)或琥珀酰胆碱而诱发。在易感人群中,这些药物会引起剧烈和严重的骨骼肌氧化代谢失控(高分解代谢状态),导致氧耗增加,二氧化碳蓄积和体温骤升。如果不立即治疗,将导致循环衰竭和死亡。

MH 用丹曲林(2.5mg/kg 静脉注射)治疗,可以使死亡率从 80% 降至 1.4%。MH 的早期征象是高碳酸血症和窦性心动过速,伴全身肌肉僵硬,体温升高和呼吸急促。MH 患者血气分析通常提示呼吸性和代谢性酸中毒。丹曲林的给药时机与 MH 的发病率和死亡率直接相关,因此早期诊断至关重要。如果怀疑 MH,应立即停用全部挥发性麻醉剂。

64.4.5 严重高钾血症

高钾血症是少数可能致命的电解质紊乱之一。及时发现和迅速处理严重的高钾血症可以挽救生命。围手术期发生严重的急性高钾血症比较罕见,血钾升高最常见的原因是肾脏病变和药物的肾毒性。

患者可能出现心动过缓、低血压、心电图出现 T 波高尖、QRS 波变宽、P 波低平改变和一系列心律失常,包括房室传导阻滞、室性心动过速和室颤。高钾血症的神经系统可表现为由于弛缓性肌肉瘫痪引起的肌肉无力和呼吸衰竭。

用 β_2 受体激动剂(沙丁胺醇)和葡萄糖与胰岛素治疗可以促进钾向细胞内转移。如果已有心电图改变,推荐使用钙作为膜稳定剂。适当应用利尿剂使患者产生尿液。肾脏替代治疗往往用于少尿或无尿的患者。如果考虑抗药性高钾血症是可逆的,可以适当应用体外生命支

持(extracorporeal life support,ECLS)。

64.4.6 高血压危象

血压的剧烈升高可导致心血管和神经系统并发症。术中高血压常见且容易控制,然而,持续高血压可能导致器官功能障碍和不良预后。与高血压危象发生率相关的原因包括心肌缺血、二尖瓣反流、收缩性心力衰竭、颅内高压、肺水肿、急性肾损伤、主动脉夹层和血管吻合口出血。高血压危象的原因包括手术刺激、主动脉阻断、麻醉过浅、气道狭窄、停用降压药物、气管导管置入过深和高碳酸血症。

如果高血压难以控制,病因的鉴别诊断应包括:嗜铬细胞瘤、甲状腺功能亢进、MH、颅内压升高、类癌综合征、脊髓损伤引起的自主神经反射不良、循环超负荷。

64.4.7 创伤性心搏骤停(traumatic cardiac arrest,TCA)

创伤性心搏骤停是一个潜在的灾难性事件,死亡率高。导致 TCA 的可能原因包括出血、血管舒张性低血压、心脏损伤(急性心包填塞、局部缺血、穿透伤)、缺氧、酸中毒、电解质紊乱、神经反射、药物的使用,以及麻醉和/或手术。TCA 需要采取一切可能的措施同时进行多方面支持治疗。快速诊断和目标导向治疗所有可逆的病理表现或并发症是 TCA 成功救治的关键。

如果 TCA 是由低血容量引起的,那么主要的治疗目标是立即止血和重建血管内容量。压迫止血要比输血输液简单易行。应通过直接或间接压力、敷料、止血带和局部止血剂来压迫止血。无法进行压迫止血的出血管理更加困难。患者转运期间,使用外部夹板/外压、血液制品、静脉输液和氨甲环酸(tranexamic acid,TXA),直到患者实施手术控制出血。目前,TCA 患者液体复苏首选血液和血液制品。更详细的关于 TCA 管理超出了摘要的范围,不在此赘述。

TCA 的后续管理包括损伤控制复苏(damage control resuscitation,DCR),DCR 是指容许性低血压结合损伤控制手术实现止血复苏。容许性低血压使静脉输液容量足以维持桡动脉脉搏,收缩压维持在 80~90mmHg。止血复苏是指早期应用血液制品防止出血,以及血液成分的稀释和创伤诱发的凝血功能障碍。TXA 可提高创伤性出血的存活率,被纳入大多数日常管理 TCA 机构的监护流程。

64.4.8 肺栓塞(pulmonary embolism,PE)

全身麻醉下 PE 的表现包括:①原因不明的低血压同时伴有 $ETCO_2$ 降低;②增加 FiO_2 仅能轻微改善饱和度;③伴有气道阻力增加的一过性支气管痉挛;④心率加快(经常表现为心律失常或者短暂心动过速后出现心动过缓);⑤不明原因的中心静脉压(central venous pressure,CVP)或所有肺血管压力(pulmonary pressures,PAC)增加;⑥迅速进展的心搏骤停(通常是 PEA)。

血栓栓塞、静脉气体栓塞(venous gas embolism,VGE)和脂肪栓塞是可能发生在麻醉和手术过程中的并发症,同

时也被认为是围手术期患者发生肺栓塞的最常见原因。

血栓栓塞通过机械性梗阻和释放炎症介质导致循环系统危象，进而引起右心室（right ventricular，RV）后负荷增加。在严重的情况下，肺血管阻力急剧增加以致右心室不能维持心排血量。当 RV 衰竭时，通常会引起右心室扩张，导致室间隔偏向左心室，进一步阻碍左室充盈，从而降低左心排血量。

急性血栓栓塞导致心搏骤停发生率约为 5%。右心室休克患者典型的超声心动图表现是右心室扩张和功能障碍，同时伴有左心室欠充盈。术中或围手术期血栓栓塞的处理主要取决于手术和患者。治疗措施包括支持治疗、抗凝及溶栓，以及在极少数情况下的血栓清除术。

同血栓栓塞一样，气体栓塞是循环骤停的重要原因。患者发生气体栓塞表现为呼吸困难，持续性咳嗽和心律失常，心肌缺血，伴有呼气末二氧化碳下降的急性低血压和心搏骤停。当手术区域位于右心房上方时，静脉空气吸入和栓塞的风险增加。当然，在手术中使用其他气体（二氧化碳或氩气）时，应高度怀疑除空气以外的静脉气体栓塞。临床管理包括立即抑制气体的进一步转入，消除右心室"气闸"（如果存在）以及血流动力学支持的重点在于改善 RV 功能。

增加气体栓塞相关的手术包括腹腔镜手术，支气管内激光手术，中心静脉置管或拔出导管，宫腔镜检查，伤口加压灌洗，俯卧位脊柱手术，坐位后颅窝手术和内镜胰胆管逆行造影。

应特别关注存在 VGE 风险的手术步骤。右胸骨旁心前区多普勒（parasternal precordial doppler，PPD）超声对空气栓塞具有非常高的灵敏度（88%）。经食管超声心动图能够识别空气栓塞的大小和评估心室功能。栓塞事件中存活的患者可能需要在重症监护室进行持续的评估和管理。

表 64.1 列出了手术室中导致心搏骤停高危因素的管理流程。

表 64.1　在手术室中导致心搏骤停的高危因素的管理

	严重的过敏反应	气胸	LAST	MH	严重高钾血症	高血压危象	PE
初始治疗	心搏骤停前：停止可疑药物的使用；若可，暂缓手术；纯氧通气；立即行气管插管，以防呼吸衰竭；静脉注射 100~300μg 肾上腺素，并根据给药反应不断增加剂量或者静脉注射 2U 加压素；H₁ 受体阻滞剂（苯海拉明 50mg 静脉注射）；H₂ 受体阻滞剂（法莫替丁 20mg 静脉注射）或激素（氢化可的松 50~150mg 静脉注射或甲泼尼龙 1~2mg/kg 静脉注射）	不稳定患者：胸腔穿刺	心搏骤停前：停止局麻药物的使用；立即行气管插管，进行纯氧通气；有症状的心动过缓，放置起搏器；静脉注射 20% 脂肪乳剂 1.5ml/kg 的负荷剂量，然后 0.25ml/（kg·min）（20ml/min）维持；苯二氮䓬类药物治疗癫痫发作	停用吸入性麻醉剂，更换氧源并转为手动球囊通气；持续 ETCO₂ 监测；必要时暂停手术；考虑全凭静脉麻醉；给予丹曲林 2.5mg/kg 或者 1mg/kg 重复给药；冰袋降温使体温维持在 38℃以下	心脏保护：静脉注射氯化钙或葡萄糖酸钙 1~2g，根据心电图高钾征象可重复给药	加深麻醉，必要时给予降压药；将患者置于反向 Trendelenberg 体位；必要时暂停手术操作	心搏骤停前：停止气体进入或者让外科医师用液面封闭手术区域；显著呼吸困难或者难治性低氧血症的患者，行纯氧通气或气管插管；将患者置于 Trendelenberg 体位左侧卧位；液体复苏维持血压，必要时使用升压药、β 受体激动剂
	心搏骤停：如果颈动脉搏动消失 10s，立即行 CPR；肾上腺素 100~1 000μg 静脉注射，可 3~5min 重复给药或者静脉注射 40U 加压素；如果怀疑 auto-PEEP，间断断开呼吸机并执行如上的辅助治疗（H₁ 和 H₂ 受体阻滞剂和激素）；体外生命支持装置可帮助患者获得良好的心肺复苏	稳定患者：放置胸腔引流管	心搏骤停：持续 CPR（至少 60min）；如果怀疑 LAST，立即给予 10~100μg 肾上腺素静脉注射；使用碳酸氢钠维持患者 pH>7.25；应用 H₁ 和 H₂ 受体阻滞剂治疗；胺碘酮用于室性心律失常；如果诊断明确，ECLS 是可行的	及时处理高钾血症、代谢性酸中毒、呼吸性酸中毒、肌红蛋白尿伴少尿及心律失常；必要时行有创动脉血压监测；如果发生 DIC，给予支持治疗	消除钾或促进钾排出：呋塞米 20~40mg 静脉注射，如果仍然少尿，可以增加呋塞米剂量至 1~1.5mg/kg；30g 或 60g 乙烯磺酸钠树脂 OG/NG/PR；肾脏替代治疗，通过输注洗涤红细胞（降低钾和吸收血清钾）；高钾血症引起的心搏骤停可以使用 ECLS		心搏骤停：循环衰竭的患者进行 CPR；条件许可的话考虑 CPB/急诊溶栓治疗

续表

	严重的过敏反应	气胸	LAST	MH	严重高钾血症	高血压危象	PE
后续治疗	确定血类胰蛋白酶水平;ICU 监护至少24h,避免复发	明确留置胸腔引流管的指征;若由肺损伤导致气胸,应立即手术治疗	严密监测避免复发或者延迟性毒性反应	严密监护 72h并进行降温治疗;发病后可以考虑咖啡因 - 氟烷肌肉活检	连续监测血钾,继续治疗高钾血症的病因	严密监测血压;循环衰竭应当进行CPR	考虑右心衰竭的治疗

（邓瑜　译,朱科明　校）

参考文献

Moitra, Vivek K.; Einav, Sharon; Thies, Karl-Christian; Nunnally, Mark E.; Gabrielli, Andrea; Maccioli, Gerald A.; Weinberg, Guy; Banerjee, Arna; Ruetzler, Kurt; Dobson, Gregory; McEvoy, Matthew D.; O'Connor, Michael F: Cardiac Arrest in the Operating Room: Resuscitation and Management for the Anesthesiologist Part 1. Anesth Analg 2018; 126(3): 876-888.

McEvoy, Matthew D.; Thies, Karl-Christian; Einav, Sharon; Ruetzler, Kurt; Moitra, Vivek K.; Nunnally, Mark E.; Banerjee, Arna; Weinberg, Guy; Gabrielli, Andrea; Maccioli, Gerald A.; Dobson, Gregory; O'Connor, Michael F; Cardiac Arrest in the Operating Room: Part 2 - Special Situations in the Perioperative Period. Anesth Analg 2018; 126(3): 889-903.

Kleinman ME, Brennan EE, Goldberger ZD, Swor RA, Terry M, Bobrow BJ, Gazmuri, RJ, Travers AH, Rea T: Part 5: Adult basic life support and cardiopulmonary resuscitation quality: 2015 American Heart Association guidelines for cardiopulmonary resuscitation and emergency cardiovascular care science. Circulation 2015; 132: S414-35.

Link MS, Berkow LC, Kudenchuk PJ, Halperin HR, Hess EP, Moitra VK, Neumar RW, O'Neil BJ, Paxton JH, Silvers SM, White RD, Yannopoulos D, Donnino MW: Part 7: Adult advanced cardiovascular life support: 2015 American Heart Association guidelines update for cardiopulmonary resuscitation and emergency cardiovascular care. Circulation 2015; 132: S444-64.

Truhlar A, Deakin CD, Soar J, Khalifa GE, Alfonzo A, Bierens JJ, Bratte G, Brugger H, Dunning J, Hunyadi-Anticevic S, Koster RW, Lockey DJ, Lott C, Paal P, Perkins GD, Sandroni C, Thies KC, Zideman DA, Nolan JP: European resuscitation council guidelines for resuscitation 2015: Section 4. Cardiac arrest in special circumstances. Resuscitation 2015; 95: 148-201.

Moitra VK, Gabrielli A, Maccioli GA, O'Connor MF: Anesthesia advanced circulatory life support. Can J Anaesth 2012; 59: 586-603.

Nunnally ME, O'Connor MF, Kordylewski H, Westlake B, Dutton RP: The incidence and risk factors for perioperative cardiac arrest observed in the national anesthesia clinical outcomes registry. Anesth Analg. 2015; 120: 364-70.

UK National Institute for Health and Care Excellence MTG3: CardioQ-ODM oesophageal Doppler monitor, March 2011. http://www.nice.org.uk/guidance/MTG3. Accessed September 24, 2016.

Hickling KG, Walsh J, Henderson S, Jackson R: Low mortality rate in adult respiratory distress syndrome using low-volume, pressure-limited ventilation with permissive hypercapnia: a prospective study. Crit Care Med 1994; 22: 1568-78.

Wang CH, Tsai MS, Chang WT, Huang CH, Ma MH, Chen WJ, Fang CC, Chen SC, Lee CC: Active compression-decompression resuscitation and impedance threshold device for out-of-hospital cardiac arrest: a systematic review and metaanalysis of randomized controlled trials. Crit Care Med 2015 43: 889-96.

Sutton RM, French B, Meaney PA, Topjian AA, Parshuram CS, Edelson DP, Schexayder S, Abella BS, Merchant RM, Bembea M, Berg RA, Nadkarni VM: Physiologic monitoring of CPR quality during adult cardiac arrest: A propensity-matched cohort study. Resuscitation 2016; 106: 76-82.

Carron M, Veronese S: Atropine sulfate for treatment of bradycardia in a patient with morbid obesity: what may happen when you least expect it. BMJ Case Rep 2015 Jan 29; 2015 pii: bcr2014207596.

Navarro LHC, Bloomstone JA, Auler JOC Jr, Cannesson M, Della Rocca G, Gan TJ, Kinsky M, Magder S, Miller TE, Mythen M, Perel A, Reuter DA, Pinsky MR, Kramer GC. Perioperative Fluid Theory: An Opinion Statement from the International Fluid Optimization Group. Perioperative Medicine 2015. Perioper Med (Lond). 2015; 4: 3.

Bloomstone J, Raghunathan K, McGee W. Why the Gray Zone May Shift Within the Fog. Anesthesiology. 2012 Mar; 116(3): 739-40; author reply 741-3. doi: 10.1097/ALN.

Bloomtone J, Nathanson BH, McGee WT. Dynamic Indices: Use with caution in Spontaneously Breathing Patients. Anesth Analg 2018; 127(3): p e47-e48.

第十部分

疼痛医学

第65章

急性疼痛治疗——患者至上

Eugene Viscusi

急性疼痛治疗比以往任何时候都更具挑战性。作为麻醉科医师，面临复杂的治疗及日益增多的治疗需求，我们必须继续把患者的利益放在首位。急性疼痛治疗和区域阻滞麻醉与术前准备和术后镇痛治疗一样需要时间。围手术期医学中的这部分治疗对患者预后及满意度影响很大。大多数患者术后某些时间点的剧烈疼痛仍未得到有效的治疗。镇痛间隙期（爆发痛发作期间）对大多数患者来说仍是问题。过去1年来，阿片类药物的滥用，甚至包括因为急性疼痛短期应用阿片类药物的情况都得到了空前的关注。有证据表明，术前无阿片类应用史而仅在围手术期短暂应用镇痛的患者，在康复出院以后长期使用阿片类药物的风险也增高。使术中、术后以及出院后阿片类药物用量最小化的问题已是重要的关注点。

最新研究表明，6%~10%术中应用阿片类药物的患者会持续性使用阿片类药物。这项研究中最令人担忧的结果是，手术的严重程度并不是阿片类药物长期用药的危险因素，这表明阿片类药物长期用药的危险因素是阿片类药物本身而不是疼痛程度。美国疾病预防控制中心（Center for Disease Control and Prevention，CDC）最新数据表明，阿片类药物应用超过5d，其长期用药的风险增加，并随着阿片类药物使用时间的延长而显著增加。

对阿片类药物副作用的认知也日益深入，常采用多模式镇痛技术来最大程度地降低阿片类药物的用量。阿片类药物相关的呼吸抑制和睡眠呼吸暂停是目前术后主要关注的问题。2012年8月，不良事件预警委员会强调使用阿片类药物时应高度重视以下问题：患者的风险分级、加强监护及降低对阿片类药物的依赖。在另一方面，当存在阿片类药物耐受或长期应用阿片类药物的情况时，术后疼痛治疗也是一种挑战。术后慢性疼痛将是另一个新的话题。2016年出版的术后疼痛治疗的多协会联合指南继续关注急性疼痛的非阿片类药物多模式应用及非药物方法镇痛。

围手术期之家（Perioperative Surgical Home，PSH）是近期该专业的一个重要进展。在众多专科医师中，麻醉科

医师有可能成为围手术期医学的指导者和领导者，但这仍存在争议与竞争。急性疼痛治疗的相关预后是PSH中不可或缺的一部分。急性疼痛治疗从来就是PSH努力的一部分，同样也是创建术后快速康复（Enhanced Recovery After Surgery，ERAS）路径的一部分。在急性疼痛治疗中把患者利益放在首位，改善预后将是PSH和ERAS的一个重要组成部分，麻醉学将在手术室之外起重要的作用。即使目前关注的是节约成本，但相对于简单的技术也能带来长久的收益，ERAS和PSH的最终目标是改善患者的预后及术后康复。随着这一领域的发展，涌现出大量可能包含多个不必要环节的ERAS路径，也可能是一场关于所有权的"拉锯战"（外科学或麻醉学，或管床医师）。重要的是，我们不要把问题复杂化以至于给实施造成障碍。最近Mariano提醒，这可能是对PSH的误解。PSH和ERAS不单纯是一项大任务，必须针对每个机构情况来制订。即使是简单的方法，任何源于系统途径的证据也都是有效的。

本次更新讲座将提出急性疼痛治疗领域中最新的理念，其中一部分仍存有争议。本次讲座将强调麻醉科医师对患者远期预后的作用，及在急性疼痛治疗中所担任的角色。

65.1 CDC和FDA阿片类药物应用指南

急性疼痛应用阿片类药物的相关风险与慢性非癌性疼痛应用阿片类药物的相关风险一样，都是目前主要的关注点，CDC发布了非癌性疼痛的阿片类药物应用特别指导意见。早在2013年，美国食品药品管理局（Food and Drug Adminstration，FDA）就改变了阿片缓释制剂的标签，明确强效阿片类药物只能用于其他药物治疗无效时稳定的慢性疼痛。2016年3月，FDA发布指南更改了常用于急性疼痛的速释型阿片类药物的标签。总结这些变更，阿片类药物显然不再是一线镇痛药物，而且只能用于其他药物治疗无效的中重度疼痛。此外，即便使用也应使

用最小有效剂量。最后,阿片类药物只能短期应用。目前最流行的讨论主题是重新评价阿片类药物在疼痛治疗的作用,大部分急性疼痛可以不用阿片类药物就能得到有效控制,或把阿片药物作为急性疼痛短期治疗的辅助药物。

65.2　多模式镇痛

以前,术后镇痛主要依赖阿片类药物的单一应用。阿片类药物在表现出强力有效的镇痛作用的同时,也带来相当的副作用。通常患者会在忍受副作用和镇痛之间作出平衡,即宁可忍受一定的疼痛也不能忍受阿片类药物所带来的恶心呕吐。这些胃肠道副反应使患者感到痛苦,也是患者拒绝镇痛治疗的最常见原因。另外,阿片类药物对某些类型的疼痛效果有限,尤其是内脏痛和神经病理性疼痛。术后急性疼痛通常是一种含有多种疼痛成分的混合性疼痛综合征,因此,单独应用阿片类药物不能很好地完全缓解。应用包括区域/局部麻醉技术的多模式镇痛时,可以减少阿片类药物的用量,甚至有些患者可不用阿片类药物。

20 世纪 90 年代初,Kehlet 在介绍"平衡"镇痛的优点时,将多模式镇痛的概念引入急性疼痛领域。如今,多模式镇痛将作用于不同的疼痛通路和作用机制不同的两种或多种镇痛药联合应用,认为是增强镇痛效果、使阿片类药物依赖性最小化的标准方法。ASA 急性疼痛治疗指南支持按时给予非阿片类药物镇痛而以阿片类药物为补充用药。常见的非阿片类镇痛药物有:局部麻醉药、对乙酰氨基酚、NSAID、COX-2 选择性抑制剂、加巴喷丁、普瑞巴林和氯胺酮等。曾经认为这些药物的镇痛作用弱于阿片类药物,但最近的研究表明某些情况下它们可起到相似或更大的作用。阿片类药物"减量"或"节省",是急性疼痛治疗众多挑战与争议的核心问题。单纯阿片类药物减量是不够的!真正的阿片类药物"节省"不仅需要减少阿片类药物的总量,同时还要减少阿片类药物的副作用。未来急性疼痛治疗策略似乎侧重于极大地减少依赖阿片类药物的应用。

65.3　阿片类药物相关的呼吸抑制和睡眠呼吸暂停

阿片类药物对呼吸的影响众所周知。阿片类药物抑制低氧血症和高二氧化碳血症时的呼吸反应。近年来,对严重呼吸事件的关注日益增加。联合委员会强调"疼痛是第五大生命指征"的观念可能促使医疗机构增加阿片类药物的用量。通常认为睡眠呼吸暂停发生率上升与肥胖发生率上升有关,同时也是阿片类药物应用的危险因素。

阻塞性睡眠呼吸暂停(obstructive sleep apnea,OSA)与肥胖,打鼾及其他呼吸道梗阻症状相关。但是,多数 OSA 患者没有得到诊断并且许多患者也不肥胖。而且,OSA 可能合并有中枢性睡眠呼吸暂停(central sleep apnea,CSA)。已经证实阿片类药物引起 OSA 患者呼吸抑制是通过中枢机制而不是外周呼吸道梗阻。5% 长期存在阿片依赖的患者会表现为 CSA。CSA 的严重程度与慢性阿片类药物日用量成正相关,吗啡用量超过 200mg/d 是一个重要的危险因素。长期服用阿片类药物可减少 REM 睡眠的时间,长期服用阿片类药物的患者,在非 REM 睡眠期间,CSA 可以进一步增加呼吸意外事件发生的风险。术后睡眠呼吸障碍是目前公认的术后呼吸意外事件的危险因素。Chung 及其同事发现,至少 18.3% 的 CSA 患者术后存在中至重度的术后睡眠呼吸障碍。

呼吸抑制(respiratory depression,RD)定义广泛,是一个严重问题,据报道它的发生率从 1% 到接近 40% 不等。而这些研究中,RD 的定义包括了短暂的氧饱和度下降和短暂的分钟呼吸频率低于 10 次的情况。对这些事件不能掉以轻心,很难预测哪种情况或有多少事件会发展成需要干预的严重事件。一项对超过 2 000 例患者应用自控镇痛泵镇痛的观察显示,严重 RD 的发生率为 0.1%~0.3%。存在的争议是对接受阿片类药物治疗的患者如何进行适度的监护以及如何减少阿片类药物的用量。

一个 ASA 工作组发布了 OSA 患者处理指南。该指南没有明确推荐哪一种镇痛药最好,但更倾向于使用小剂量阿片类药物和多模式镇痛。鼓励采用局部麻醉技术、硬膜外镇痛,不用阿片类药物。

推荐用于 OSA 患者的监护技术有多种,但没有明确规定必须采用哪一种方法。尽管血气分析更敏感,但通常推荐使用的还是脉搏血氧饱和度。在 PACU 用 OSA 筛选工具对患者进行风险分级评估,可以帮助我们确定哪些患者能从强化监护中得益。STOP-Bang 评分系统,在危险患者的筛选确定中,显示出一定的优势。

应用 STOP-Bang 调查问卷,一个研究小组发现,使用常规标准评估筛选的择期手术患者中 41.5% 存在 OSA。同时,该研究小组发现 OSA 患者心肺并发症的发病风险增加 10 倍。很明显,OSA 患者可以从预先计划中获益。早期确诊是关键,可以让我们在选择麻醉方案时,尽量减少术中、术后阿片类药物的用量,同时设计出合适的多模式镇痛路径并对患者进行恰当的监护。

术后持续气道正压(continuous positive airway pressure,CPAP)呼吸机的作用仍存有争议。Liao 及其同事发现,OSA 患者术后应用自动触发 CPAP 呼吸机可以降低呼吸暂停低通气指数(apnea-hypopnea index,AHI),但是只有 26%~48% 的患者夜间应用 CPAP 装置超过 4h。Nagappa 的一篇系统回顾发现,尽管术后应用 CPAP 呼吸机可以降低 AHI,但是在术后不良事件方面与不用 CPAP 呼吸机相比并无差别。

索赔案例分析发现,绝大多数事件发生在术后 24h 内,且大多数可以预防。阿片类药物与非阿片类镇静药有共同的问题,阿片类药物通过输注(静脉或椎管内)持续给药是一个重要的因素。这与口服缓释/长效阿片类药导致呼吸抑制死亡一致。加强监护可以减少阿片类药物引起的严重不良事件,明确的是阿片类药物是导致不良事件的关键因素。如果可能,尽量减少阿片类药物用量是必要的。

65.4 阿片类药物的最新观点

μ 阿片受体广泛存在于中枢神经系统(central nervous system,CNS)和外周。阿片类药物在 CNS 的镇痛机制众所周知,阿片的副作用与中枢及外周受体都相关。外周阿片受体在以下方面起一定的作用:肠梗阻、便秘、内分泌失调、肿瘤生长、血管再生和免疫功能等。阿片类药物持续应用 1 个月,大脑会发生长期改变。老年患者术后应用阿片类药物镇痛有导致长期用药的风险。

阿片类药物会降低癌症患者术后的生存期。已证实,围手术期处理计划中如能减少阿片类药物用量,则会提高乳腺癌、前列腺癌和肠癌患者术后的生存期。这涉及局部麻醉技术(椎旁阻滞、硬膜外麻醉)的应用。目前我们已知,阿片类药物具有通过促进血管再生进而促进肿瘤生长及抑制免疫应答反应来改变生存期的作用。最近在啮齿动物中的试验研究证实,拮抗外周阿片受体可以抑制肿瘤生长。

65.5 阿片耐受与痛觉过敏

阿片类药物长期应用会产生耐受或效价下降并需要不断增加剂量。部分阿片类药物长期使用者会表现为痛觉过敏或疼痛敏感性改变。众所周知,与该表现一致,长期使用阿片类药物控制疼痛者或者美沙酮维持用药者手术后会出现严重的疼痛问题,给临床治疗增加挑战。

目前有确切的证据表明,术中应用阿片类药物可促进阿片耐受和痛觉过敏形成。术中应用阿片类药物与术后阿片需求量增加有关。Collard 等发现,与艾司洛尔组相比,术中应用瑞芬太尼或芬太尼的患者在 PACU 中芬太尼补救剂量显著增多。再次强调,目前证据支持应用非阿片类药物进行多模式镇痛并减少阿片类药物用量,甚至在手术中也是如此。最近 Hayhurst 和 Durieux 的一篇综述中阐述了阿片耐受和痛觉过敏形成非常快速的证据,可以解释术后阿片类药物剂量需求增加。此外,阿片类耐受患者与非阿片类药物镇痛患者在相同镇痛水平下,呼吸抑制风险更大。术中应用阿片类药物可导致术后疼痛程度增加,阿片类药物需求量增加。

阿片耐受患者术后需要增加阿片类药物用量来镇痛,但往往单用阿片类药物是不能缓解疼痛的。阿片耐受患者能从包括局部麻醉在内的多模式镇痛中受益,氯胺酮对阿片耐受患者非常有效。Loftus 及其同事发现,实施脊柱手术的阿片耐受患者,术前、中给予氯胺酮会减轻术后即刻直至术后 6 周的疼痛和阿片类药物的需求量。现在,通常会给予阿片耐受患者小剂量氯胺酮。但何时、何地应用氯胺酮仍存有争议,Loftus 及其同事发现术前和术中给药有益。术后使用氯胺酮是阿片类药物长期用药患者术后多模式镇痛方案中有效的一部分。

65.6 术后慢性疼痛

慢性疼痛可能是手术的后果。迄今为止,处理急性疼痛已成为常规,术后长期疼痛的危害已越来越显著。开胸手术和根治性乳腺切除术后长期疼痛的发生率超过50%。腹股沟疝修补术后长期疼痛发生率为 19%~40%。目前认为伤口愈合的同时发生了神经可塑性改变,导致术后慢性疼痛(chronic postsurgical pain,CPSP)的发生,CPSP 与严重的急性疼痛相关。开胸手术后,如果患者急性疼痛强度大且持续时间较长,则发生 CPSP 的风险就很高。Kehlet 证实不仅急性疼痛的强度,还有神经损伤、强烈的炎性反应都和 CPSP 发生相关。

手术引起局部炎症介质释放,进而会导致严重的外周炎症反应。这种"炎症池"产生外周敏化进而引起中枢敏化(中枢炎症因子释放),最终加重痛觉过敏。即使阻断所有神经(如腰麻),中枢仍然存在对外周炎症的体液应答。因此,单纯局部麻醉技术并不能抑制这种中枢敏化。

据报道,全膝置换术后 CPSP 发生率接近 9%。最近的一项对全膝置换患者应用多模式镇痛的研究结果显示:普瑞巴林可以显著地降低慢性神经病理性疼痛的发生。虽然这只是一项研究,但是它为多模式镇痛可作为一种能潜在降低 CPSP 发病率的方法提供了研究基础。同时,另一项关于人工关节置换后慢性疼痛的研究也证实,严重的抑郁症、其他的慢性疼痛是患者术后发生 CPSP 的易感因素。有一些证据表明,CPSP 与试验性疼痛模型所产生的疼痛反应相关。

许多外科手术模型研究证明,围手术期单独应用普瑞巴林或复合多模式镇痛可以减轻手术后即刻疼痛乃至术后几个月的疼痛。最近有研究发现,术中输注利多卡因可以降低乳腺癌患者术后慢性疼痛,氯胺酮也可能降低 CPSP。

术后慢性疼痛的最后发生与初始的多种因素相关。目前最好的证据提示,多模式镇痛是目前减轻术后长期疼痛发生的最好方法。如果将来可以对高危因素进行个体化鉴别,就可以进行靶向的个体化治疗。最近的一份报告中,Eisenach 和 Brennan 对目前治疗慢性手术后疼痛方法的证据表示不乐观。

越来越清楚的是,我们必须区分正常急性疼痛、长期急性疼痛和慢性手术后疼痛。每个路径可能不同但有部分重叠。应用包含多模式镇痛的加强康复路径,大多数患者可以减轻疼痛、降低阿片类用量及促进早期出院,但不影响慢性疼痛的进展及异常情况下的长期疼痛。

65.7 麻醉与远期预后

除了癌症生存期和慢性疼痛,术中麻醉管理对生活质量也有重要的影响。最近一项研究表明,体外循环下心脏手术时,切皮前应用氯胺酮可以减轻术后认知功能障碍。同时 C 反应蛋白降低。出乎意料的是大剂量地塞米松并没有减轻认知功能障碍,所以氯胺酮的这一作用并不源于其抗炎特性。复杂脊柱手术中应用利多卡因可以提高术后 3 个月内的生活质量、减轻疼痛,同时还可以轻微地降低术后 30d 内的并发症的发生。利多卡因除了具有局部麻醉药的作用外,还有有效的抗炎性能。

目前有大量文献支持围手术期输注利多卡因。除了自身的抗炎作用外,利多卡因还有减轻肠梗阻、减少阿片类药物用量及镇痛作用。利多卡因在软组织损伤模型中尤为有效。利多卡因除了改善生活质量指标外,还可以改善腹腔镜减重手术患者的恢复质量。

利多卡因具有潜在的抗肿瘤活性作用,它能诱导肝癌细胞凋亡及抑制肿瘤细胞迁移。根据多种交叉检测结果,支持围手术期应用利多卡因的证据越来越多。

65.8 氯胺酮的新作用

氯胺酮在术中及术后的应用日益增多。尽管氯胺酮的有效性得到认可,但其可能的副作用限制了它的应用。一项研究表明在标准化病房常规使用氯胺酮,与阿片类药物副作用相比,氯胺酮有显著的安全性。其他研究者术后应用氯胺酮作为降低阿片类药物副作用的一种方法。氯胺酮特别适用于阿片耐受患者。最近研究证明氯胺酮可以改善患者远期预后。对存在阿片依赖的脊柱椎体融合术患者,Nielson 等发现氯胺酮可以改善患者的疼痛并减少 6 个月内因持续性疼痛所应用的阿片量,且不会增加恶心、呕吐、幻觉或噩梦的发生率。

65.9 多协会联合指南

美国疼痛协会、美国区域麻醉协会和 ASA 制定的术后疼痛治疗指南是综合性术后疼痛治疗的很好的证据来源。强烈推荐每一位管理外科患者的人员阅读该文件。这个以证据支持为基础的指南支持多模式镇痛,尤其是术中应用氯胺酮和利多卡因、非药物方法、设定预期效果及安全指南。

65.10 药物滥用(substance use disorder,SUD)

SUD 患者无论是在药物滥用活动期还是在戒断康复期,围手术期都面临着独特的挑战。虽然这些患者与阿片类药物耐受患者存在相同问题,但这些患者出院后 1 个月内死亡风险增加,不仅是手术并发症,还存在阿片类药物相关致死性呼吸意外。增加阿片类药物对这类患者无效,其主诉更多是源于对药物的需求而非疼痛。接受美沙酮或丁丙诺啡药物辅助治疗的患者,围手术期应继续药物辅助治疗。丁丙诺啡是一种有效的非阿片类镇痛药。"平稳交接"对恢复计划或药物辅助治疗医师来说至关重要。药物滥用活动期患者在出院前,应尽一切努力使其过渡到可接受丁丙诺啡或美沙酮治疗计划。

65.11 结论

急性疼痛治疗仍极具挑战性。尽管在许多领域有了显著的进展,但特殊人群及外科疼痛的模式及机制仍需进一步研究。目前已经明确,阿片类药物的不良反应,尤其呼吸抑制会对预后产生严重的不良影响。多模式镇痛是目前公认的标准治疗方法,同时也被外科团队所熟知。最新文献支持,从术前开始至整个恢复期,采用减少阿片类药物用量的镇痛技术和多模式镇痛。将多模式镇痛理念整合入麻醉方案中,会促进术前、术中早期应用以使收益最大化。快速康复通路和围手术期医学对患者治疗及我们未来专业化越来越重要。鉴于阿片类药物的最新研究信息,未来该类药物在急性疼痛治疗中的作用会逐渐下降。对手术患者来说,麻醉科医师对其远期预后有着潜在、深远的影响,而不只是其围手术期管理的专科医师。

(樊玉花 译,熊源长 校)

参考文献

ApfelbaumJL, Chen C, Mehta SS, et al. Postoperative pain experience: results from a national survey suggest postoperative pain continues to be undermanaged. Anesth Analg 2003; 97: 534-40.

Sun EC, Darnall BD, Baker LC, et al: Incidence of and risk factors for chronic opioid use among opioid-naïve patients in the postoperative period. JAMA Intern Med 2016; 176: 1286-93.

Brummett CM, Waljee JF, Goesling J, et al: New persistent opioid use after minor and major surgical procedures in US adults. JAMA Surg 2017; 152(6): e170504.

Shah A, Hayes CJ, Martin BC: Characteristics of initial prescription episodes and likelihood of long-term pioid use – United States, 2006-2015. MMWR 2017; 66(10): 265-69.

Chou R, Gordon DB, de Leon-Casasola OA, et al: Management of postoperative Pain: a clinical practice guideline from the American Pain Society, the American Society of Regional Anesthesia and Pain Medicine, and the American Society of Anesthesiologists' Committee on Regional Anesthesia, Executive Committee, and Administrative Council. J Pain 2016; 17: 131-57.

Kain ZV, Fitch JCK, Kirsch JR, et al. Future of anesthesiology is perioperative medicine. Anesthesiology 2015; 122: 1192-5.

Colquhoun AD, Zuelzer W, Buttworth JF. Improving the management of hip fractures in the elderly. Anesthesiology 2014; 121: 1144-6.

Kehlet H: Accelerated recovery after surgery: a continuous multidisciplinary challenge. Anesthesiology 2015; 123: 1219-20.

Miller TE, Thacker JK, White WD, et al. Reduced length of

hospital stay in colorectal surgery after implementation of an enhanced recovery protocol. Anesth Analg 2014; 118: 1052-61.

Clarke DJ: Perioperative surgical home and the integral role of pain medicine. Pain Med 2015; 16: 1666-72.

Mariano E, Vetter TR, Kain ZN: The perioperative surgical home is not just a name. Anesth Analg 2017; 125(5): 1443-5.

www.cdc.gov/drugoverdose/prescribing/guideline.html.

Gan TJ, Lubarsky DA, Flood EM, et al. Patient preferences for acute pain treatment. Brit J Anaesth 2004; 92: 681-8.

Kehlet H, Dahl JB. The value of "multimodal" or "balanced analgesia" in postoperative pain treatment. Anesth Analg 1993; 77: 1048-56.

Moore RA, Derry S, McQuay HJ, et al. Single dose oral analgesics for acute postoperative pain in adults. Cochrane Database of Systematic Reviews 2011, Issue 9.

Weinger MB. Dangers of postoperative opioids: APSF workshop and white paper addresses prevention of postoperative respiratory complications. APSF Newsletter 2006-07; 21: 61, 63-7.

Overdyk FJ. Letter to the editor: Postoperative opioids need system-wide overhaul. APSF Newsletter 2009- 10; 244, 61.

Young T, Evans L, Finn L, et al. Estimation of clinically diagnosed proportion of sleep apnea syndrome in middle-aged men and women. Sleep 1997; 20: 705-6.

Badr MS, Toiber F, Skatrud JB, et al. Pharyngeal narrowing/occlusion during central sleep apnea. J Appl Physiol 1995; 78: 1806-15.

Bernards CM, Knowlton SL, Schmidt DF, et al. Respiratory and sleep effects of remifentanil in volunteers with moderate obstructive sleep apnea. Anesthesiology 2009; 110: 41-49.

Ecker DJ, Jordan AS, Merchia P, et al. Central sleep apnea: pathophysiology and treatment. Chest 2007; 131: 595-607.

Correa D, Farney RJ, Chung F, et al. Chronic opioid use and central sleep apnea: a review of the prevalence, mechanisms, and perioperative considerations. Anesth Analg 2015; 120: 1273-85.

Hillman DR. Sleep, pain, and breathing. Anesth Analg 2015; 120: 1182-3.

Mogri M, Desai H, Webster L, et al. Hypoxemia in patients on chronic opiate therapy with and without sleep apnea. Sleep Breath 2009; 13: 49-57.

Walker JM, Farney RJ, Rhondeau SM, et al. Chronic opioid use is a risk factor for the development of central sleep apnea and ataxic breathing. J Clin Sleep Med 2007; 3: 455-62.

Mogri M, Khan MI, Grant BJ, et al. Central sleep apnea induced by acute ingestion of opioids. Chest 2008; 133: 1484-8.

Chung F, Liao P, Yang Y, et al. Postoperative sleep-disordered breathing in patients without preoperative sleep apnea. Anesth Analg 2015; 120: 1214-24.

Overdyk FJ, Carter R, Maddox RR, et al. Continuous oximetry/capnometry monitoring reveals frequent desaturation and bradypnea during patient-controlled analgesia. Anesth Analg 2007; 105: 412-8.

Viscusi ER, Sicardi M, Damaraju CV, et al. The safety and efficacy of fentanyl iontophoretic transdermal system compared with moprhine intravenous patient-controlled analgesia for postoperative pain management: an analysis of pooled data from three randomized, active-controlled clinical studies. Anesth Analg 2007; 105: 1428-36.

ASA Task Force on Perioperative Management of Patients with OSA Anesthesiology 2006; 104: 1081-1952.

Gali B, Whalen FX, Schroeder DR, et al. Identification of patients at risk for postoperative respiratory complications using a preoperative obstructive sleep apnea screening tool and postanesthesia care assessment. Anesthesiology 2009; 110: 869-77.

Chung F, Yegneswaran B, Liao P, et al. STOP questionnaire: a tool to screen patients for obstructive sleep apnea. Anesthesiology 2008; 108: 812-21.

Vasu T, Doghramji K, Cavallazzi R, et al. Obstructive sleep apnea syndrome and postoperative complications. Arch Otolaryngo Head Neck Surg 2010; 136: 1020-4.

Liao P, Luo Q, Elsaid H, et al. Perioperative auto-titrated continuous positive airway pressure treatment n surgical patients with obstructive sleep apnea. Anesthesiology 2013; 119: 837-47.

Nagappa M, Mokhlesi B, Wong J, et al. The effects of continuous positive airway pressure on postoperative outcomes in obstructive sleep apnea patients undergoing surgery: a systematic review and meta-analysis. Anesth Analg 2015; 120: 1013-23.

Lee LA, Caplan RA, Stephens LS, et al. Postoperative opioid-induced respiratory depression. Anesthesiology 2015; 122: 659-65.

Younger JW, Chu LF, D'Arcy NT, et al. Prescription opioid analgesics rapidly change the human brain. Pain 2011; 152(8): 1803-10.

Alam A, Gomes T, Zheng H, et al. Long-term analgesia use after low-risk surgery: a retrospective cohort study. Arch Intern Med 2012; 172(5): 425-30.

Lennon FE, Moss J, Singleton PA. The u-opioid receptor in cancer progression: is there a direct effect? Anesthesiology 2012; 116(4): 1-6.

Mathew B, Lennon F, Siegler J, et al. The novel role of the mu opioid receptor in lung cancer progression: a laboratory investigation. Anesth Analg 2011; 112(3): 558-67.

Angst M, Clark D. Opioid-induced hyperalgesia: a qualitative systematic review. Anesthesiology 2010; 113: 514-5.

Hayhurst CJ, Durieux ME: Differential opioid tolerance and

opioid-induced hyperalgesia. Anesthesiology 2016; 124: 483-8.

Collard V, Mistraletti G, Taqi A, et al: Intraoperative esmolol infusion in the absence of opioids spares postoperative fentanyl in patients undergoing ambulatory laparoscopic cholecystectomy. Anesth Analg 2007; 105: 1255-62.

Hayhurst CJ, Durieux ME: Differential opioid tolerance and opioid-induced hyperalgesia. Anesthesiology 2016; 124(2): 483.

Viscusi ER, Pappgallo M. A review of opioids for in-hospital pain management. Hospital Practice 2012; 40(1): 149-59.

Loftus RW, Yeager MP, Clark JA, et al. Intraoperative ketamine reduces perioperative opiate consumption in opiate-dependent patients with chronic back pain undergoing back surgery. Anesthesiology 2010; 113: 639-46.

Angst MS, Clark JD. Ketamine for managing perioperative pain in opioid-dependent patients with chronic pain: a unique indication? Anesthesiology 2010,113: 514-5.

Domino EF. Taming the ketamine tiger. Anesthesiology 2010; 113: 678-86.

Pluijms WA, Steegers MA, Verhagen AF, et al. Chronic post-thoracotomy pain: a retrospective study. Acta Anaesthesiol Scand 2006; 50: 804-8.

Kehlet H, Jensen TS, Woolf CJ. Persistent postsurgical pain: risk factors and prevention. Lancet 2006; 367: 1618-25.

Woolf CJ, Salter MW. Neuronal plasticity: increasing he gain in pain. Science 2000; 288: 1765-8.

Buvanendran A, Kroin JS, Della Valle CJ, et al. Perioperative oral pregabalin reduces chronic pain after total knee arthroplasty: a prospective, randomized, controlled trial. Anesth Analg 2010; 110: 199–207.

Wylde V, Hewlett S, Learmouth ID, et al. Persistent pain after joint replacement: prevalence, sensory qualities, and postoperative determinants. Pain 2011; 152: 566-73.

Werner MU, Mjobo HN, Nielsen PR, et al. Prediction of postoperative pain: a systemic review of predictive experimental pain studies. Anesthesiology 2010: 112: 1494-502.

Kim JC, Choi YS, Kim KN, et al. Effective dose of peri-operative oral pregabalin as an adjunct to multimodl analgesic regimen in lumbar spinal fusion surgery. Spine 2011; 36: 428–33.

Burke SM, Shorten GD. Perioperative pregabalin improves pain and functional outcomes 3 months after lumbar discectomy. Anesth Analg 2010; 110: 1180-5.

Gianesello L, Pavoni V, Barboni E, et al. Perioperative prebagalin for postoperative pain control and quality of life after major spinal surgery. J NeurosurgAnesthesiol 2012; 24(2): 121-6.

Trabulsi EJ, Patel J, Viscusi ER, et al. Preemptive multimodal pain regimen reduces opioid analgesia for patients undergoing robotic-assisted laparoscopic radical prostatectomy. J Urology 2010; 76(5): 122-4.

Balaban F, Yagar S, Ozgok A, et al. A randomized, placebo-controlled study of pregabalin for postoperative pain intensity after laparoscopic cholecystectomy. J Clin Anesth 2012; 24: 175-8.

Bornemann-Cimenti H, Lederer AJ, Wejbora M, et al. Preoperative prebagalin administration significantly reduces postoperative opioid consumption and mechanical hyperalgesia after transperitoneal nephrectomy. Br J Anaesth 2012; 108: 845-9.

Grigoras A, Lee P, Sattar F. Perioperative intravenous lidocaine decreases the incidence of persistent pain after breast surgery. Clin J Pain 2012; 28(7): 567-72.

Eisenach JC, Brennan TJ: Pain after surgery. Pain 2018; 159(6): 1010-11.

Hudetz JA, Iqbal Z, Gandhi SD, et al: Ketamine attenuates post-operative cognitive dysfunction after cardiac surgery. Acta Anaesthesiol Scand 2009; 53: 864-72.

Ottens TH, Dieleman JM, Sauer AMC, et al. Effects of dexamethasone on cognitive decline after cardiac surgery. Anesthesiology 2014; 121: 492-500.

Farag E, Ghobrial M, Sessler DI, et al: Effect of perioperative intravenous lidocaine administration on pain, opioid consumption, and quality of life after complex spine surgery. Anesthesiology 2013; 119(4): 932-40.

Dunn LK, Durieux ME: Perioperative use of intravenous lidocaine. Anesthesiology 2017; 126: 729-37.

De Oliveira GS, Duncan K, Fitzgerald P, et al: Systemic lidocaine to improve quality of recovery after laparoscopic bariatric surgery: a randomized double-blinded placebo-controlled trial. Obes Surg 2014; 24: 212- 8.

Xing W, Chen DT, Pan JH, et al: Lidocaine induces apoptosis and suppresses tumor growth in human hepatocellular carcinoma cells in vitro and in a xenograft model in vivo. Anesthesiology 2017; 126: 868-81.

Schwenk ES, Goldberg SF, Patel RD, et al: Adverse drug effects and preoperative medication factors related to perioperative low-dose ketamine infusions. Reg Anesth Pain Med 2016; 41: 482-7.

Sobey CM, King AB, McEvoy MD: Postoperative ketamine: time for a paradigm shift. Reg Anesth Pain Med 2016; 41; 424-6.

Nielsen RV, Fomsgaard JS, Siegel H, et al: Intraoperative ketamine reduces immediate postoperative opioid consumption after spinal fusion in chronic pain patients with opioid dependency: a randomized, blinded trial. Pain 2017; 158: 463-70.

第66章

疼痛介入治疗中药物相关的安全问题

Honorio T. Benzon

66.1 引言

已有经椎间孔硬膜外注射类固醇后损伤中枢神经相关报道，阐述了相关发病机制，并提出了减少相关并发症的措施。此外，一些研究还指出了椎板间入路（interlaminar，IL）和椎间孔入路（transforaminal，TF）硬膜外类固醇（epidural steroid injections，ESI）注射的最低有效剂量。

通过注入造影剂确认针尖位置，造影剂主要成分是碘或钆。在疼痛介入治疗中使用造影剂导致的超敏反应一直是一个值得关注的问题。最近文献指出这些反应可能与造影剂的用量有关。如钆可能会引起肾血管纤维化，重复注射钆剂会使钆在大脑中沉积，同样意外鞘内注射钆可致脑病。

66.2 椎间孔入路硬膜外注射类固醇药物对中枢神经系统的损害

椎间孔入路硬膜外注射类固醇导致的中枢神经系统损伤包括经椎间孔穿刺引起的脊髓损伤。一项最新的研究表明，在全身麻醉或镇静的患者中，更容易造成脊髓损伤（67%）甚至截瘫（25%）。有76%的患者在透视下进行，然而只有57%的患者注射造影剂。文献称在透视下使用造影剂可防止49%的患者发生损伤。椎间孔入路硬膜外注射类固醇后出现的脑损伤和截瘫，很可能继发于类固醇栓塞。其栓塞的途径主要包括颈升动脉和颈深动脉（两根动脉均靠近上关节突，为椎间孔入路硬膜外注射的止点），椎动脉（颈升动脉和颈深动脉与椎动脉吻合）及与神经根伴行的根动脉。颗粒性类固醇包括甲基泼尼松龙、曲安奈德和倍他米松；地塞米松为非颗粒性。倍他米松的颗粒最小，直径在10~50μm内；曲安奈德为中等颗粒，其中有12%的颗粒直径>50μm；甲基泼尼松龙的颗粒最大，23%的颗粒直径>50μm，5%的颗粒在500μm范围内。

当这些颗粒聚集在一起时，使得颗粒（特别是甲基泼尼松龙和曲安奈德）足够大，误入血管可导致血管阻塞。应指出，所有的类固醇药物经椎间孔入路硬膜外注射后，都可能造成截瘫。所有颗粒性类固醇造成的截瘫都是永久性的，而仅有两个非颗粒性注射剂（利多卡因和碘帕醇）造成的截瘫是暂时性的。椎间孔入路注射非颗粒性地塞米松出现截瘫一例，其发生机制包括血管痉挛、透明膜形成或动脉夹层。

曾发表过硬膜外注射类固醇研究报告的多名专家组成的多学科工作组就如何提高该手术的安全性发表专家共识。美国食品药品管理局通过审议，并未对其提出修改意见。这些建议包括以下内容：

（1）所有颈椎、腰椎椎板间入路硬膜外注射类固醇均应在影像学引导下进行，注入试验剂量的造影剂，并进行前后位、侧位或双斜位的透视。

（2）注射对患者可能造成损害的药物前，椎间孔入路进行颈椎和腰椎硬膜外注射类固醇均在透视或数字减影成像下注射造影剂。

（3）所有椎板间入路颈椎硬膜外注射类固醇，建议在C7~T1进行，最好不要高于C6~C7。

（4）无影像学检查证明目标节段的硬膜外间隙足够大并能容纳针尖时，不应在任何颈椎节段行硬膜外类固醇注射。

（5）颗粒性类固醇不可用于颈椎椎间孔注射。如果目标神经根为C5，我们建议在C6~C7或C7~T1处进行穿刺，并将导管置入并推进至C5。疼痛科医师可注射利多卡因，或复合非颗粒性类固醇（如地塞米松），以帮助外科医师确认责任神经根。

（6）初次行椎间孔入路腰椎硬膜外注射时推荐使用非颗粒性类固醇（如地塞米松）。

（7）特殊情况下，颗粒性类固醇可用于椎间孔入路腰椎硬膜外注射（因为腰椎椎间孔比颈椎椎间孔大）。因颗粒性类固醇作用时间较短，一些医师会选择注射颗粒较小的类固醇以延长作用时间，如倍他米松或曲安奈德。

66.3　硬膜外注射类固醇的全身性副作用

我们已经提出了减少疼痛介入治疗并发症的相关措施。硬膜外注射类固醇引起的全身性并发症常被忽略。疼痛医师在临床上可能会在 1 年内行硬膜外注射类固醇超过 3 次,并且在根性症状加重时重复注射。类固醇注射的累计剂量应牢记,甲泼尼龙 1 年内累计注射剂量达 200mg 及 3 年内达 400mg 与骨密度的降低显著相关。硬膜外注射甲泼尼龙或曲安奈德 3 周后可出现血液中皮质醇水平的降低。在糖尿病患者中,单次注射 20mg 或 40mg 曲安奈德可造成血糖水平显著升高。椎板间注射时,甲强龙的使用剂量为 80~120mg,即使 40mg 与 80mg 效果相同且副作用较少。多节段椎间孔入路硬膜外注射时,临床上常用剂量为 6~10mg,虽然 4mg 与 12mg 的作用效果相似。因此,疼痛医师在行神经根注射治疗时应重视硬膜外注射类固醇引起的全身性副作用。

66.4　碘化造影剂引起的过敏反应

碘化造影剂(iodinated contrast medium,ICM)的大多数副作用是过敏反应或特异性反应,与特异性 IgG 或 IgE 抗体的释放无关。ICM 的超敏反应(hypersensitivity reactions,HSR)可能是剂量相关。Benzon 等学者总结了记录在案的 6 例对造影剂过敏的患者,当注射 1~3ml 小剂量 ICM(碘海醇、碘帕醇)时未出现过敏反应。有趣的是,这 6 例患者在 MRI 或 CT 检查注射较大剂量 ICM 时,其中 3 例出现过敏反应(荨麻疹、瘙痒、血管性水肿、喉咙肿胀)。之所以过敏反应小,可能与注射剂量小、硬膜外吸收较少或同时注射类固醇药物相关。无论是否会影响患者安全,我们都应尽量避免其发生。我们应核对造影剂类型及使用期限。(患者自述之前对造影剂不过敏,可能是因为以前使用的是钆造影剂,而非 ICM。而患者之所使用钆造影剂很可能是因为碘化造影剂过敏。)因此,应准备急救药品和复苏设备以备不时之需,密切观察患者生命体征,并随访是否出现迟发性过敏反应。重要的是对有 ICM 过敏史的患者无意间注射 ICM 后的观察时间。通过常规皮试观察对轻度过敏患者 1h 足够判断患者是否过敏,而无临床症状。并且过敏反应一般在 15min 内出现。对 ICM 有中度过敏史的患者,通常观察 2h。2h 是基于静脉激发试验的患者得出的。

66.5　钆造影剂的安全性问题

对 ICM 有过敏史的患者,如非必需可不注射造影剂,可给予类固醇或抗组胺药进行预处理并注射 ICM,或使用钆造影剂(gadolinium-based contrast agent,GBCA)。选择 GBCA 是因为其过敏发生率明显低于 ICM,GBCA 引起急性 HSR 的可能性为 0.013%~0.48%,严重并发症发生率为 0.01%~0.03%;而 ICM 引起急性 HSR 的可能性为 3%~13%,严重并发症发生率为 0.04%~0.03%。钆造影剂的使用与肾纤维化相关,反复给药可导致钆在脑中沉积,意外鞘内注射可能会引起的脑损害。

66.6　肾源性系统纤维化

钆类造影剂(GBCA)分为线性钆和大环类钆,也可根据其螯合物结构性质分为离子型和非离子型。线性 GBCA 是线性、开链的配体围绕钆离子周围,而环状 GBCA 是环状的有机物配体环绕在钆离子周围。环状 GBCA 的结构更紧密致离子释放较少。如线性 GBCA 包括钆双胺(商品名:Omniscan)、钆喷酸葡胺(商品名:Magnevist)、钆贝葡胺(商品名:Multihance)、钆弗塞胺(商品名:Optimark)和钆塞酸二钠盐(商品名:Primovist)。大环类 GBCA 包括钆布醇(商品名:Gadavist)、钆特醇(商品名:Prohance)和钆特酸葡甲胺(商品名:Dotarem)。

在肾病患者中,由于 GBCA 与肾源性系统纤维化(nephrogenic systemic fibrosis,NSF)相关。使用线性 GBCA 药物钆双胺、钆喷酸葡胺和钆弗塞胺,引发的 NSF 病例最多。NSF 继发于严重肾功能不全导致的半衰期延长,与肾功能不全的程度正相关。NSF 可能是由于钆离子释放刺激成纤维细胞形成。美国放射学会提议,钆双胺、钆喷酸葡胺和钆弗塞胺禁用于肾功能不全患者。随着人们对 NSF 意识的提高和 GBCA 在肾病患者中使用的减少,NSF 的发生率已显著降低。

66.7　重复给药后钆的脑沉积

目前的热点是重复给药会导致钆在大脑中的沉积。钆离子的释放是通过去螯合或金属置换。金属置换是其他内源性离子(如铁、铜、锌或钙)竞争性置管螯合物钆离子。有学者提出钆离子与其配体去螯合,与易于发生金属置换反应的组织(如齿状核)中的大分子结合,从而导致 MRI 平扫检查中 T1W1 出现高信号影。钆沉积主要出现在齿状核、苍白球和丘脑,且可持续存在数月至数年。钆沉积的确切机制尚不清楚,并已成为该领域的研究热点。最新研究指出,钆可沉积于肝脏、皮肤、骨骼等颅外组织。与 NSF 类似,线性 GBCA(如钆双胺和钆喷酸葡胺)比大环类 GBCA 出现钆沉积的概率高。目前,钆在脑中沉积的存在形式尚无研究证据。

由于缺乏钆沉积所致不良影响的数据,因此美国食品药品管理局(Food and Drug Adminstration,FDA)建议对 GBCA 的使用不作限制。但他们提出对 GBCA 所致脑沉积做更多的研究工作。欧洲药品管理局(European Medicines Agency,EMA)认为,大环状 GBCA 更稳定,沉积现象明显少于线性 GBCA。因此 GBCA 可以继续用于临床,且在 MR 平扫无法满足需要时给最低剂量。EMA 提出继续使用线性 GBCA 用于肝脏扫描。他们允许关节内给予低剂量钆喷酸葡胺。欧盟相关机构规定,为了避免任何钆引起脑沉积的风险,禁止静脉注射线性 GBCA(钆双胺、钆喷酸葡胺和钆弗塞胺)。

已有文献报道了反复进行 MRI 后出现钆在脑中沉积的 3 个病例报告。所有患者均反复行 MRI 检查，其中一例患者 12 年内行 35 次 MRI 检查，另一例患者连续 11 年每年行 MRI 检查。这两例患者线性 GBCA 的累计剂量分别为 0.27mmol/kg 和 0.45mmol/kg。增强信号的比率与 GBCA 的使用剂量成显著正相关。增强 MRI 检查超过 4 次或总剂量达到 76ml 时，齿状核 T1W1 出现高信号影的可能性增加。钆在脑中沉积剂量 0.68mmol/kg，相当于 70kg 的人中有 95.2ml 钆。据报道，肾功能衰竭患者钆离子浓度低至 0.27mmol/kg 和 0.45mmol/kg，仍与钆的脑沉积相关。

目前，尚无疼痛介入治疗后出现钆的脑沉积的报道。这可能与注射的剂量小（如每次 2~3ml）、硬膜外或关节间隙的造影剂吸收慢相关。其他原因包括很难识别疼痛介入治疗过程中是否只使用了钆造影剂，虽然大多数使用钆进行 MRI 增强检查。然而，后续的治疗中需反复注射 GBCA。反复注射后，GBCA 的累计剂量可能超过钆在脑中沉积的临界量。

66.8　鞘内注射引起的脑病

在个案报道中，硬膜外腔注射时，意外注入蛛网膜下腔 1.5ml 钆布醇引起脑病。患者无症状出院后 2h，出现意识障碍、呕吐和癫痫发作，并立即气管插管。24h 后拔管，最终完全康复。行 CT 和头颅 MRI 检查，未见大脑中信号强度的增加。而在另一个案报道中，行诊断性 CT 脊髓造影时，误将钆喷酸葡胺（而非 ICM）20ml 注入蛛网膜下腔。意识到错误后，注入 20ml 的 ICM（碘曲仑）。患者在 1h 内出现意识模糊、语言障碍和嗜睡。患者不仅无法讲话，而且无法做出指令动作。给予地塞米松无效。1h 后头颅 MRI 示蛛网膜下腔中出现钆强化信号，无脑水肿（脑实质中未见钆的增强信号）。最初血清钆离子浓度升高，而第 5 天钆消失。患者症状逐渐缓解，10d 后出院，仍遗留有步态不稳和四肢共济失调。56d 后随访，患者注意力不集中，神经系统检查示轻度共济失调步态。第 56 天，蛛网膜下腔未检测到钆。

66.9　结论

疼痛介入治疗中，应使患者意识到已被证实的药物可能引发的不良事件的安全性问题。应该备有复苏设备。为避免相关并发症，应详细了解患者病史，注射期间密切观察患者反应，选择特定的造影剂，并在一段时间内对患者进行随访观察（表 66.1）。疼痛医师应密切关注相关研究热点。

表 66.1　疼痛介入治疗中药物并发症的干预措施

并发症	推荐措施
椎间孔入路硬膜外注射类固醇引起的梗塞	遵循多学科疼痛工作组的建议

续表

并发症	推荐措施
硬膜外注射类固醇的全身性副作用	将甲强龙 1 年内的累积剂量不可超过 200mg，3 年内不可超过 400mg；进行多节段椎间孔入路硬膜外类固醇注射时，每个阶段地塞米松注射不可超过 4mg
碘造影剂引起的超敏反应	注射前应核对造影剂的保质期。对于有轻度过敏反应而无症状的患者应观察 1h。有中度超敏史的患者，应观察 2h
肾源性系统纤维化	使用大环类钆造影剂。肾功能不全的患者，应尽量减少钆剂的用量
重复给药导致脑沉积	应重视该患者使用钆造影剂的总量
意外鞘内注射导致的脑病	钆造影剂注射前，确认针尖未入蛛网膜下腔

（徐业好　译，孙莉　校）

参考文献

Rathmell Rathmell JP, Michna E, Fitzgibbon DR, Stephens LS, Posner KL, Domino KB. Injury and liability associated with cervical procedures for chronic pain. Anesthesiology. 2011; 114: 918-926.

Benzon HT, Chew TL, McCarthy RJ, Benzon HA, Walega DR. Comparison of the particle sizes of different steroids and the effect of dilution: a review of the relative neurotoxicities of the steroids. Anesthesiology. 2007; 106: 331-338.

Huntoon M. Anatomy of the cervical intervertebral foramina: vulnerable arteries and ischemic neurologic injuries after transforaminal epidural injections.Pain. 2005 Sep; 117: 104-11.

Karasek M, Bogduk N. Temporary neurologic deficit after cervical transforaminal injection of local anesthetic. Pain Med 2004; 5: 202-5.

McMillan McMillan MR, Crompton C: Cortical blindness and neurological injury complicating cervical transforaminal injection for cervical radiculopathy. Anesthesiology 2003; 99: 509-11.

Gharibo CG, Fakhry M, Diwan S, Kaye AD. Conus medullaris infarction after a right L4 transforaminal epidural steroid injection using dexamethasone. Pain Physician. 2016; 19: E1211-E1214.

Rathmell JP, Benzon HT, Dreyfuss P, et al. Safeguards to prevent neurologic complications after epidural steroid injections: consensus opinions from a multidisciplinary working group and national organizations. Anesthesiology. 2015; 122: 974-984.

Benzon HT, Huntoon MA, Rathmell JP. Improving the safety of epidural steroid injections. JAMA 2015; 313: 1713-4.

Benzon HT, Grider J, Provenzano D. Considerations to reduce medicolegal claims in interventional pain procedures. Anesth Analg (in press).

Kerezoudis F, Rinaldo L, Alvi MA, et al. The effect of epidural steroid injections on bone mineral density and vertebral fracture risk. A systematic review and critical appraisal of current literature. Pain Med 2018; 19: 569-79.

Friedly JL, Comstock BA, Heagerty PJ, et al. Systemic effects of epidural steroid injections for spinal stenosis. Pain 2018; 159: 876-83.

Kim WH, Sim WS, Shin BS, et al. Effects of two different doses of epidural steroid on blood glucose levels and pain control in patients with diabetes mellitus. Pain Physician 2013; 16: 557-68.

Owlia M B, Salimzadeh A, Alishiri Gh, Haghighi A. Comparison of two doses of corticosteroid in epidural steroid injection for lumbar radicular pain. Singapore Med J 20017; 48: 241-245.

Ahadian FM, McGreevy K, Schulteis G. Lumbar transforaminal epidural dexamethasone: a prospective, randomized, double-blind, dose-response trial. Reg Anesth Pain Med 2011; 36: 572-8.

Morzycki A, Bhatia A, Murphy K. Adverse reactions to contrast material: A Canadian update. Can Assn Radiol J 2017; 68: 187-193.

Brockow K, Romano A, Aberer W, et al.; European Network of Drug Allergy and the EAACI interest group on drug hypersensitivity. Skin testing in patients with hypersensitivity reactions to iodinated contrast media - a European multicenter study. Allergy 2009; 64: 234-241.

Benzon HT, Schechtman J, Zheng SC et al. Patients with a history of hypersensitivity reaction to iodinated contrast medium and given iodinated contrast during an interventional pain procedure Reg Anesth Pain Med 2019; 44: 118-121.

Sese L, Gaouar H, Autegarden JE, et al. Immediate hypersensitivity to iodinated contrast media: diagnostic accuracy of skin tests and intravenous provocation test with low dose. Clin Exp Allergy 2016; 46: 472-478.

Jung KW, Kang HR, Kim MH, et al. Immediate hypersensitivity reaction to gadolinium-based MR contrast media. Radiology 2012; 264: 414-22.

Kanal E. Gadolinium based contrast agents (GBCA): Safety overview after 3 decades of clinical experience. Magn Reson Imaging 2016; 34: 1341-5.

Masch WR, Wang CL, Davenport MS. Severe allergic-like contrast reactions: epidemiology and appropriate treatment. Abdom Radiol (NY) 2016; 41: 1632-39.

Kanda T, Oba H, Toyoda K, Kitajima K, Furui S. Brain gadolinium deposition after administration of gadolinium-based contrast agents. Jpn J Radiol 2016; 34: 3-9.

Edward Y, Quinn JA, Burden AD, Newton BB, Jardine AG. Effect of different classes of gadolinium-based contrast agents on control and nephrogenic systemic fibrosis-derived fibroblast proliferation. Radiology 2010; 256: 735-43.

Amet S, Launay-Vacher V, Clement O, et al. Incidence of nephrogenic systemic fibrosis in patients undergoing dialysis after contrast-enhanced magnetic resonance imaging with gadolinium-based contrast agents: the Prospective Fibrose Nephrogénique Systémique study. Invest Radiol 2014; 49: 109-15.

Olchowy C, Cebulski K, Lasecki M, et al. The presence of gadolinium based contrast agent depositions in the brain and symptoms of gadolinium neurotoxicity - A systematic review. PLOS one 2017 Feb 10; 12(2): e0171704.

Kanda T, Nakai Y, Oba H, Toyoda K, Kitajima K, Furui S. Gadolinium deposition in the brain. Magn Reson Imaging 2016; 34: 1346-1350.

Roberts DR, Lindhorst SM, Welsh CT, et al. High levels of gadolinium deposition in the skin of a patient with normal renal function. Invest Radiol 2016; 51: 280-9.

FDA Drug Safety Communication: FDA warns that gadolinium-based contrast agents (GBCAs) are retained in the body; requires new class warnings. Accessed 12/20/2017.

EMA's final opinion confirms restrictions on use of linear gadolinium agents in body scans.

Recommendations conclude EMA's scientific review of gadolinium deposition in brain and other tissues, 11/23/2017.
http://www.ema.europa.eu/docs/en_GB/document_library/Referrals_document/gadolinium_contrast_agents_31/European_Commission_final_decision/WC500240575.pdf. Accessed 5/20/2017.

Benzon HT, Liu BP, Patel A, Benzon HA. Caution in using gadolinium-based contrast agents in interventional pain procedures. Anesth Analg 2018; 127: 1452-1456.

McDonald RJ, McDonald JS, Kallmes DF, et al. Gadolinium deposition in human brain tissues after contrastenhanced MR imaging in adult patients without intracranial abnormalities. Radiology 2017; 285: 546-54.

Adin ME, Kleinberg L, Vaidya Zan E, Mirbagheri S, Yousem DM. Hyperintense dentate nuclei on T1-weighted MRI: relation to repeat gadolinium administration. AJNR Am J Neuroradiol 2015; 36: 1859-1865.

Barbieri S, Schroeder C, Froehlich JM, Pasch A, Thoeny HC. High signal intensity in dentate nucleus and globus pallidus on unenhanced T1-weighted MR images in three patients with impaired renal function and vascular calcification. Contrast Media Mol Imaging 2016; 11: 245-50.

Popescu A, Patel J, McCormick ZL, et al; on behalf of the Patient safety Committee of the Spine Intervention Society. FactFinders for Patient Safety: Are gadolinium-based contrast media safe alternatives to iodinated contrast agents for the safe performance of spinal injection procedures? Pain Med 2018 May 14 Epub ahead of print Arlt S, Cepek L, Rustenbeck HH, Prange H, Reimers CD. Gadolinium encepalopathy due to accidental intrathecal administration of gadopentetate dimeglumine. J Neurol 2007 2564: 810-2.

第67章

脊柱和主要关节的射频消融技术及其疗效的最新进展

Maxim Eckmann, Rene Przkora

67.1 引言

脊柱和大关节的慢性疼痛是导致美国和全世界疼痛和残疾的重要原因。未来几十年，脊柱手术和关节置换术的手术量预计将大幅增加，这可导致巨额的直接和间接医疗成本。自20世纪50年代发现高频交变电场可导致可控的组织加热以来，射频消融术（radiofrequency ablation，RFA）开始用于神经组织的姑息性去神经化。这项技术已经被应用于各种各样的慢性疼痛以试图缓解关节和神经的疼痛。介入疼痛医学的从业人员必须精通RFA相关应用的神经解剖学、选择标准、技术和并发症，包括腰椎、胸椎、颈椎、骶髂关节、髋关节、膝关节，以及未来还可能包括在肩关节的应用。

67.2 射频科学和消融范围的决定因素

67.2.1 组织效应

由RF探针提供的快速振荡电磁场导致组织内离子运动和通过摩擦产生二次加热。对于心脏传导系统，这种方法比直流电加热更具可预测性和安全性。因此，组织因素对决定消融的大小和形状有很大的影响，射频活性尖端的几何形状也是如此。关键因素包括组织电导率和阻抗的区域差异、组织热导率、循环热损失和电流密度。单极射频引起的组织消融形状一般是围绕RFA套管活动端周围的椭球体，因此，这是形成的电流密度最大的地方。射频损伤的径向中心比达到的峰值温度稍低。双极射频可以在两个套管密切接近和两个电极之间以交流电的形式来回振荡时形成。随着时间的推移，如果距离不是太大，双极射频消融可以连接形成一条凝固带。邻近组织层（即骨）的存在也可能由于阻抗和电返回路径的

改变而影响消融的几何形状。

67.2.2 增强效应

目前已经使用了一些方法来增加RFA损伤的大小以增加凝固区成功包围靶目标的机会。生理盐水增强显示可以增加消融范围大小，这项技术最初用于肿瘤的射频消融。最近的离体研究表明，在单极性射频消融期间高渗生理盐水可导致大部分消融范围增大，持续时间接近180s。通过针头几何设计增加活动电针头的接触可以增加消融范围的大小。多极探针和尖突探针可提高消融范围与神经解剖学匹配的效率；然而，这些设备是否能改善临床结局尚待证实。冷射频消融（cooled radiofrequency ablation，CRFA）不同于标准射频消融（standard radiofrequency ablation，SRFA），它是主动冷却探头的尖端，在一定程度上降低中心峰值温度，同时仍能实现热凝固。这样就可以在不产生炭化或蒸汽形成的情况下增加功率输送，从而使峰值温度进一步径向远离探头的中心轴线。CRFA消融的体积比SRFA的体积大8倍，其直径是SRFA消融范围的2倍。CRFA也可以采用双极型。较大的射频消融大小可能会稍微增加并发症的风险，包括已报道的体瘦患者的皮肤烧伤。

67.3 腰椎间关节消融术治疗慢性腰痛

67.3.1 解剖与技术

关节突关节（又名关节突或Z关节）由来自关节上方和水平的脊神经内侧分支神经支配。例如，L4/5小关节由L3神经根的下行内侧支和L4神经根的局部内侧支支配。内侧支神经直径小，腰支位于上关节突与横突交界处，深至副乳突韧带。尽管内侧支也支配其他结构，如多裂肌。1976年Shealy描述的腰内侧支神经RFA被用于

小关节源性腰痛的去神经治疗。目前的程序指南建议最大程度地消融与神经接触的区域，同时保持射频消融范围在椎间孔的后部，以避免脊神经损伤。所选择的患者应当无射频治疗禁忌证，并且在 X 线透视下进行相应的神经后支选择性诊断性阻滞有效。

67.3.2 SRFA

目前可用的 SRFA 探针和套管具有线性几何结构和弯曲或直的活动尖端，活动尖端长度通常在 5~10mm。SRFA 的射频范围取决于所使用的套管的规格，18 号规格套管可以产生约 4~5mm 的最大射频直径。最佳实践包括沿内侧分支神经的预期解剖路径放置活动尖端，以获得成功射频的最佳机会。建议多个透视图包括前/后（AP）、侧视图和斜视图，以便精确和安全地引导针头朝向目标。该方法可以使用一个下降的角度和一些倾角，以获得朝向和越过神经目标的最佳矢量。运动测试和侧位透视有助于医师避免可能过度进针并引起脊髓神经根损伤。数次轻微改变穿刺路径有助于增加成功射频神经的机会。运动反应通常表现为多裂肌抽搐，但不应引起下肢肌肉的反应。

67.3.3 CRFA

使用 CRFA 治疗腰椎小关节源性疼痛的基本概念与 SRFA 没有实质性的区别。然而，CRFA 有可能形成一个直径为 1cm 的球形射频范围，从射频针尖端向远端突出几毫米。理论上，单一入路比单采用 SRFA 更容易造成后支神经成功射频。这种新技术在腰椎内侧支射频消融术中有可能获得更好的疗效，但到目前为止这一假设尚未得到证实。

67.3.4 证据

腰椎内侧支 RFA 预后分析报告：与安慰剂相比，疼痛和功能的短期改善有中等质量的证据，但总体而言，受益时间较长（>1 个月）的证据不足。对亚组的分析表明，在对诊断性神经阻滞有很好反应（>80%）的情况下，结果得到改善，可作为进行 RFA 的选择标准。由 Nath 进行的一项阴性对照研究显示，治疗组在 6 个月时疼痛，背痛评分（NRS 评分与安慰剂组的 0.7 分相比，提高了 2.1 分），背部运动，髋关节运动和生活质量都得以改善，纳入的受试者在使用含利多卡因和布比卡因的盲法诊断性阻滞时，80% 的受试者表现为一致的作用时间。使用 22 号套管和 5mm 的活动针头在平行于内侧分支神经的解剖走向上进行 RFA 操作。

67.4 胸椎关节突关节消融术治疗慢性胸椎疼痛

67.4.1 解剖与技术

胸椎内侧支神经根据胸椎不同部分的特定表现呈现出不同的走行。下胸神经在 T11~T12 水平似乎接近上关节突的基部。在胸中段水平（T5~T8），神经可能位于横突顶端上方和内侧的横突间隙内，然后穿过横突的一部分，向内侧和尾端的小关节移动。在其他胸椎水平（T1~4，T9~T10），神经靠近横突尖端。

67.4.2 SRFA 和 CRFA

胸内侧支的消融有多种方法。用 SRFA 探针沿横突多次通过，或在横突上缘有冷却的 RFA 射频过程理论上都是合适的方法。这些水平的肋间神经或脊神经意外损伤不是最理想的结局，但与腰神经根相比，其功能缺陷较少。

67.4.3 证据

尽管理论上同样的诊断和治疗模式应该适用，但胸椎射频消融的证据非常薄弱，主要包括一系列的病例报告。增强 RFA 被认为是一种提高去神经支配成功率的方法。考虑到胸椎小关节源性疼痛的发病率较低和内侧支神经的走行不一，与其他应用 RFA 治疗慢性疼痛相比，脊柱这一区域的结果要少得多。

67.5 颈椎间突关节消融术治疗慢性颈椎痛

67.5.1 解剖与技术

颈内侧支神经一般位于颈椎关节柱的腰部，由神经根发出，向小关节后走行。内侧支的垂直分布随脊柱水平而变化，在 C7，C6 和 C3 水平，射频位点偏头端可取得最好效果，而其他水平则有一个相对中心的靶点。然而，由于个体的变异性，多个位点更可能增加成功射频消融的机会。运动测试可能导致局部脊柱肌肉抽搐，但是在适用的情况下应无上肢运动。注意不要让射频包围脊神经。少数患者术后可能有感觉障碍或皮肤灼热感。严重但罕见的并发症包括头下垂综合征和进行性后凸。

67.5.2 SRFA

内侧支神经的侧方、斜方和后方入路均可。后路入路需要俯视，以便沿神经走行放置活动端。弯曲的尖端可以促进转向和更加接近关节柱的腰部，或者可以使用具有多个角度的直角尖端。侧方入路可能对患者更为舒适，但也有缺点，包括脊髓损伤的可能性和射频消融范围与内侧分支的走向不匹配。

67.5.3 CRFA

颈椎 CRFA 是一种新兴的技术，需要更多的后路放置最终的尖端位置。目前没有关于临床结局或并发症的指导性文献，颈部附近血管损伤是一种理论上的并发症。

67.5.4 证据

以双对照诊断阻滞 100% 疼痛缓解和安慰剂阻滞无

反应作为 RFA 的标准进展进行阴性对照的 RCT 试验。采用多途径精细技术,治疗 C2/3 以下水平。患者确实获得了持久的疼痛缓解,疼痛缓解至少 50% 的时间中位数为 263d,而假手术组为 8d。椎旁压痛是一种与更大的改善预后机会相关的生理表现。相反,阿片类药物的使用与较少的获益机会相关。另外,在对其他可用研究进行分析的情况下,在干预后 12 个月,有疼痛缓解超过 50% 的 II 级证据。

67.6　骶髂关节消融术治疗慢性骶髂疼痛

67.6.1　解剖与技术

导致慢性骶髂关节炎(chronic sacroiliac, SI)疼痛的诊断和治疗仍然是一项挑战的原因众多。在诊断骶髂关节疼痛时,体格检查手法明显是非特异性的。骶髂关节的部分神经支配为后支,可以采用神经阻断或射频消融,但有些神经支配是腹侧的,不能用目前的技术进行治疗。侧支神经从骶孔出来,在骶骨上以不同的深度走行,侧向到骶髂关节。神经支配集中在 S1 和 S2 附近,但可包括 S3 和 L5 背支。诊断性阻滞操作被认为是预测侧支 RFA 适用性的最佳方法。

67.6.2　SRFA、CRFA 和多极

SRFA 可使用多极射频在背孔外侧、外侧上、外侧下三个方向进行。双极栅状条射频也可以用 SRFA 探针,CRFA 可以类似的方式应用。定制的多极探针技术可以在椎间孔和骶髂关节之间的单一路径中使用单极和双极射频联合以实施带状射频。

67.6.3　证据

SI 关节 SRFA 的结果显示中期疼痛改善的证据很低。最近的 meta 分析,包括 7 个冷射频消融的混合回顾性和前瞻性或安慰剂对照设计试验,随访 3~24 个月,显示 NRS 疼痛评分平均减少约 3.8 分,治疗后改良 Oswestry 残疾评分改善 18 分,尽管可能需要更高质量的前瞻性研究来提高这些研究发现的能力。多极 RFA 得到的观测数据需要更多的前瞻性研究来证明。

67.7　膝神经消融术治疗慢性膝关节疼痛

67.7.1　解剖与技术

膝神经是支配膝关节囊的关节感觉神经,由股神经和坐骨神经的多个分支发出。类似于腰椎和颈椎小关节消融的治疗模式。已经发现,对膝关节部分的神经支配,特别是前关节的神经支配可以被中断而不影响运动强度。膝关节 RFA 是治疗骨关节炎引起的顽固性疼痛的新

兴技术,有望在全膝关节置换术前缓解疼痛。

67.7.2　SRFA、CRFA、证据

两项早期随机、阴性对照试验在股骨外侧和内侧股骨近端及内侧胫骨近端应用 RF 消融。在晚期 OA 患者中,治疗组中疼痛缓解达 12 周的患者比例明显高于对照组。该技术应用于前后入路,针尖靠近骨膜,略超过股骨和胫骨中段深度。CRFA 已经适应了这一应用,早期前瞻性长期研究显示完全缓解疼痛的概率为 19%,最小临床重要差异的概率为 35%,包括至少"改善"的整体感知效果,≥50% 疼痛数字评价量表(numerical rating scale, NRS)疼痛改善和避免手术。使用超过 80% 的诊断阻滞缓解率明显增加了成功的概率,持续 5 年以下的疼痛也是如此。与皮质类固醇注射相比,CRFA 在 6 个月和 12 个月时有更高的反应率,骨关节炎的功能改善也更好。术前膝关节消融术是一个有趣的新概念,但尚未有改善疗效的论证。

67.8　闭孔股关节神经支消融术治疗慢性髋关节疼痛

67.8.1　技术

闭孔神经和股神经的关节神经分支分布于髋关节前部。髋关节后部由股方神经和臀上神经支配。前部神经已经成为射频消融的目标,以试图减轻严重的、不可手术的髋关节疼痛。类似的诊断神经阻滞的诊断模式被应用,理论上应该给 RFA 提供改进的机会,应保留髋关节屈曲和内收的力量。

67.8.2　SRFA、CRFA、证据

许多有关 SRFA 和 CRFA 的系列病例提示在髋臼上半部分和髋臼下半部分有消融的可能。入路可以在前、后、斜位透视下进行。截至本综述撰写之时,尚无随机对照试验证明这些技术可造成股神经和动脉损伤。CRFA 被应用于该手术以增加射频消融的成功率,但是潜在疗效的任何差异都是未经证实的。

67.9　肩射频消融术

67.9.1　解剖和注意事项

肩部是最复杂的主要关节,具有高度的活动性,受许多肌肉和神经支配。慢性肩痛可能源于多种原因,包括肩袖疾病,肩关节骨性关节炎(glenhumeral joint, GHJ),神经损伤及关节囊炎等。目前已知肩胛上、腋窝、胸肌外侧、肩胛下肌和肌皮神经支配 GHJ 疼痛范围。根据希尔顿关节神经支配定律,在理论上其他神经也可能分布到肩关节疼痛区域。上述关节支神经可能是未来的临床靶点。

67.9.2　证据

解剖学研究表明,利用关节支神经可能是实用和安全的。已经有应用主要的肩胛上神经射频消融缓解功能受限的肩关节疼痛的系列病例报道。虽然肩关节无力是一种理论上的并发症,但由于疼痛减轻和其他肌肉的补偿,患者往往可保持或改善肩关节功能。

（谢芳　译,马宇　校）

参考文献

Ahadian FM. Pulsed radiofrequency neurotomy: advances in pain medicine. Curr Pain Headache Rep. 2004 Feb; 8(1): 34-40. Review.

Organ LW. Electrophysiologic principles of radiofrequency lesion making. Appl Neurophysiol. 1976- 1977; 39(2): 69-76.

Cosman ER, Nashold BS, Ovelman-Levitt J. Theoretical aspects of radiofrequency lesions in the dorsal root entry zone. Neurosurgery. 1984 Dec; 15(6): 945-50.

Cosman ER Jr, Gonzalez CD. Bipolar radiofrequency lesion geometry: implications for palisade treatment of sacroiliac joint pain. Pain Pract. 2011 Jan-Feb; 11(1): 3-22.

Ec00ann MS, Martinez MA, Lindauer S, Khan A, Ramamurthy S. Radiofrequency ablation near the bonemuscle interface alters soft tissue lesion dimensions. Reg Anesth Pain Med. 2015 May-Jun; 40(3): 270-5.

Livraghi T, Goldberg SN, Monti F, Bizzini A, Lazzaroni S, Meloni F, Pellicanò S, Solbiati L, Gazelle GS. Saline-enhanced radio-frequency tissue ablation in the treatment of liver metastases. Radiology. 1997 Jan; 202(1): 205-10.

Provenzano DA, Watson TW, Somers DL. The interaction between the composition of preinjected fluids and duration of radiofrequency on lesion size. Reg Anesth Pain Med. 2015 Mar-Apr; 40(2): 112-24.

Schmidt PC, Pino CA, Vorenkamp KE. Sacroiliac joint radiofrequency ablation with a multilesion probe: a case series of 60 patients. Anesth Analg. 2014 Aug; 119(2): 460-2.

Walega D, Roussis C. Third-degree burn from cooled radiofrequency ablation of medial branch nerves for treatment of thoracic facet syndrome. Pain Pract. 2014 Jul; 14(6): e154-8.

Bogduk N, Dreyfuss P, Govind J. A narrative review of lumbar medial branch neurotomy for the treatment of back pain. Pain Med. 2009 Sep; 10(6): 1035-45.

Practice Guidelines, Spinal Diagnostic and Treatment Proc., 2004, first ed., p 192.

Bajaj PS, Napolitano J, Wang W, Cheng J, Singh JR. Cooled Versus Conventional Thermal Radiofrequency Neurotomy for the Treatment of Lumbar Facet-Mediated Pain. PM R. 2015 Oct; 7(10): 1095-101.

Leggett LE, Soril LJ, Lorenzetti DL, Noseworthy T, Steadman R, Tiwana S, Clement F. Radiofrequency ablation for chronic low back pain: a systematic review of randomized controlled trials. Pain Res Manag. 2014 Sep-Oct; 19(5): e146-53.

Maas ET, Ostelo RW, Niemisto L, Jousimaa J, Hurri H, Malmivaara A, van Tulder MW. Radiofrequency denervation for chronic low back pain. Cochrane Database Syst Rev. 2015 Oct 23; (10): CD008572.

Lee CH, Chung CK, Kim CH. The efficacy of conventional radiofrequency denervation in patients with chronic low back pain originating from the facet joints: a meta-analysis of randomized controlled trials. Spine J. 2017 Nov; 17(11): 1770-1780.

Nath S, Nath CA, Pettersson K. Percutaneous lumbar zygapophysial (Facet) joint neurotomy using radiofrequency current, in the management of chronic low back pain: a randomized double-blind trial. Spine (Phila Pa 1976). 2008 May 20; 33(12): 1291-7; discussion 1298.

Chua WH, Bogduk N. The surgical anatomy of thoracic facet denervation. Acta Neurochir (Wien). 1995; 136(3-4): 140-4.

Jasper JF. Radiofrequency cannula with active tip radio-opaque marker: image analysis for facet, gray ramus, and dorsal root ganglion techniques. Pain Physician. 2008 Nov-Dec; 11(6): 863-75.

Manchikanti KN, Atluri S, Singh V, Geffert S, Sehgal N, Falco FJ. An update of evaluation of therapeutic thoracic facet joint interventions. Pain Physician. 2012 Jul-Aug; 15(4): E463-81.

Bogduk N. The clinical anatomy of the cervical dorsal rami. Spine (Phila Pa 1976). 1982 Jul-Aug; 7(4): 319- 30.

Stoker GE, Buchowski JM, Kelly MP. Dropped head syndrome after multilevel cervical radiofrequency ablation: a case report. J Spinal Disord Tech. 2013 Dec; 26(8): 444-8.

Ahmed MM, Lake WB, Resnick DK. Progressive severe kyphosis as a complication of multilevel cervical percutaneous facet neurotomy: a case report. Spine J. 2012 Oct; 12(10): e5-8.

Lord SM, Barnsley L, Wallis BJ, McDonald GJ, Bogduk N. Percutaneous radio-frequency neurotomy for chronic cervical zygapophyseal-joint pain. N Engl J Med. 1996 Dec 5; 335(23): 1721-6.

Cohen SP, Bajwa ZH, Kraemer JJ, Dragovich A, Williams KA, Stream J, Sireci A, McKnight G, Hurley RW. Factors predicting success and failure for cervical facet radiofrequency denervation: a multi-center analysis. Reg Anesth Pain Med. 2007 Nov-Dec; 32(6): 495-503.

Falco FJ, Erhart S, Wargo BW, Bryce DA, Atluri S, Datta S, Hayek SM. Systematic review of diagnostic utility and therapeutic effectiveness of cervical facet joint interventions. Pain Physician. 2009 Mar- Apr; 12(2): 323-44.

Cox RC, Fortin JD. The anatomy of the lateral branches of the sacral dorsal rami: implications for radiofrequency ablation. Pain Physician. 2014 Sep-Oct; 17(5): 459-64.

Sun HH, Zhuang SY, Hong X, Xie XH, Zhu L, Wu XT. The efficacy and safety of using cooled radiofrequency in treating chronic sacroiliac joint pain: A PRISMA-compliant meta-analysis. Medicine (Baltimore). 2018 Feb; 97(6): e9809.

Burckett-St Laurant D, Peng P, Girón Arango L, Niazi AU, Chan VW, Agur A, Perlas A. The Nerves of the Adductor Canal and the Innervation of the Knee: An Anatomic Study. Reg Anesth Pain Med. 2016 May-Jun; 41(3): 321-7.

Tran J, Peng PWH, Lam K, Baig E, Agur AMR, Gofeld M. Anatomical Study of the Innervation of Anterior Knee Joint Capsule: Implication for Image-Guided Intervention. Reg Anesth Pain Med. 2018 May; 43(4): 407-414.

Franco CD, Buvanendran A, Petersohn JD, Menzies RD, Menzies LP. Innervation of the Anterior Capsule of the Human Knee: Implications for Radiofrequency Ablation. Reg Anesth Pain Med. 2015 Jul- Aug; 40(4): 363-8.

McCormick ZL, Korn M, Reddy R, Marcolina A, Dayanim D, Mattie R, Cushman D, Bhave M, McCarthy RJ, Khan D, Nagpal G, Walega DR. Cooled Radiofrequency Ablation of the Genicular Nerves for Chronic Pain due to Knee Osteoarthritis: Six-Month Outcomes. Pain Med. 2017 Sep 1; 18(9): 1631-1641.

Davis T, Loudermilk E, DePalma M, Hunter C, Lindley D, Patel N, Choi D, Soloman M, Gupta A, Desai M, Buvanendran A, Kapural L. Prospective, Multicenter, Randomized, Crossover Clinical Trial Comparing the Safety and Effectiveness of Cooled Radiofrequency Ablation With Corticosteroid Injection in the Management of Knee Pain From Osteoarthritis. Reg Anesth Pain Med. 2018 Jan; 43(1): 84-91.

Davis T, Loudermilk E, DePalma M, Hunter C, Lindley DA, Patel N, Choi D, Soloman M, Gupta A, Desai M, Cook E, Kapural L. Twelve-month analgesia and rescue, by cooled radiofrequency ablation treatment of osteoarthritic knee pain: results from a prospective, multicenter, randomized, cross-over trial. Reg Anesth Pain Med. 2019 Feb 16. pii: rapm-2018-100051.

Walega D, McCormick Z, Manning D, Avram M. Radiofrequency ablation of genicular nerves prior to total knee replacement has no effect on postoperative pain outcomes: a prospective randomized shamcontrolled trial with 6-month follow-up. Reg Anesth Pain Med. 2019 Apr 25.

Kapural L, Jolly S, Mantoan J, Badhey H, Ptacek T. Cooled Radiofrequency Neurotomy of the Articular Sensory Branches of the Obturator and Femoral Nerves - Combined Approach Using Fluoroscopy and Ultrasound Guidance: Technical Report, and Observational Study on Safety and Efficacy. Pain Physician. 2018 May; 21(3): 279-284.

Gooding I, et al. Femoral Nerve Injury Following Cooled Radiofrequency Lesioning For the Treatment of Hip Pain Despite Ultrasound Guidance and Motor Testing. Pain Pract. 2016; 16(S1): 147.

Eckmann MS. Reply to Dr Price. Reg Anesth Pain Med. 2018 Apr; 43(3): 334-335.

Eckmann MS, Bickelhaupt B, Fehl J, Benfield JA, Curley J, Rahimi O, Nagpal AS. Cadaveric Study of the Articular Branches of the Shoulder Joint. Reg Anesth Pain Med. 2017 Sep/Oct; 42(5): 564-570.

Tran J, Peng PWH, Agur AMR. Anatomical study of the innervation of glenohumeral and acromioclavicular joint capsules: implications for image-guided intervention. Reg Anesth Pain Med. 2019 Jan 11.

Simopoulos TT, Nagda J, Aner MM. Percutaneous radiofrequency lesioning of the suprascapular nerve for the management of chronic shoulder pain: a case series. J Pain Res. 2012; 5: 91-7.

第68章

持续性术后疼痛：机制和管理

David J. Clark

68.1 引言

当前术后疼痛的严重性正日渐明显。慢性疼痛影响了近25%的美国人，在某些人群中比例更高，如退伍军人的发生率可达50%以上。就成本而言，直接的医疗护理花费和劳动力损失导致的费用每年超过数千亿美元。此类不幸的人群在某种形式的创伤后可能会较大比例地发展为慢性疼痛。在疼痛门诊中遇到的慢性疼痛约20%是由包括手术损伤在内的创伤所致。虽然支持慢性疼痛的机制与课程中即将讨论的内容有较大的重叠，但根据初始创伤原因，引起慢性疼痛的创伤因素可进一步划分。工伤、机动车事故、运动伤和手术都是公认的慢性疼痛原因。在每一个病例中，疼痛的持续时间远远超过了组织愈合所预期的时间。为什么这种疼痛会持续存在，甚至影响到情绪、认知和其他生理功能？所谓的疼痛中枢化，即中枢神经系统内的变化导致了疼痛持续存在，可为我们提供这一棘手问题的重要答案。

68.2 术后疼痛的流行病学、费用

慢性手术后疼痛（chronic post-surgical pain，CPSP）在术后较为常见，也是普通人群慢性疼痛的常见病因。虽然对CPSP的定义尚未形成绝对共识，但许多文献回顾认为5%~85%的患者在术后会经历持续数月的疼痛。多数手术操作可导致确定发生率的CPSP，尤其是那些常发生神经损伤的手术发生率更高。截肢、开胸、乳腺手术和疝修补术是CPSP发生率最高的手术。横断面研究显示，20%以上的慢性疼痛患者，可以认定手术和疼痛之间存在因果关系。继发于创伤和手术的慢性神经病理性疼痛花费巨大，近年来，每年花费在这些患者的直接和间接费用大约分别为1.2万美元和3万美元。

68.3 疼痛消除的速度呈个体特异性

手术后疼痛的消除速度呈高度个体特异性。大手术如关节置换术和如腕管松解术的小手术的恢复速度具有较高水平的变异。除了极小的创伤外，几乎没有哪种类型的外伤或手术患者术后疼痛发生率可降至零。因此，我们在致力理解持续性术后疼痛时，除了确认可解释慢性术后疼痛的独特持续变化外，我们还应研究支配疼痛消除速度的过程。

基于此框架，我们可以识别出如伤口范围这些近期的和一过性过程因素。术后即刻至数天的相关因素包括致痛物质释放、炎症介质产生以及免疫细胞浸润。维持疼痛的中间过程可能涉及促进愈合的营养分子生成、损伤组织的敏化和神经再生。

简单的运动如呼吸或理疗康复过程中更大的力度作用于愈合组织可导致敏化愈合组织的破坏和重构。随着有时长达数月的愈合过程接近尾声，我们不得不寻找中枢性的变化以解释这种持续性疼痛。

68.4 需要区分充分愈合和持续病理存在时的持续性疼痛

对于损伤后持续疼痛患者的治疗，关键是排除持续性或复发性的疾病。当发现任何患者疼痛迁延或在评估疼痛加重时，很值得去慎重考虑是否存在手术或创伤所致并发症的可能。感染即为明显的例子，它是损伤表层或深层组织并加重疼痛的继发性过程。当发生深部脓肿或骨髓炎时，感染可能表现不太明显。这时可能需要进行恰当的体格检查、实验室检测及影像学检查。反映组织水平的问题而非伤害性信号的基本改变的其他疼痛原因包括：骨髓腔内植入物的断裂、缝钉或缝线错位所致神经发生物理压迫，以及制动引起的关节或软组织粘连。每一种疼痛病因都有不同的治疗方法，因此，需要我们尽快明确病因，不能延误。

68.5 风险因素

我们已经不同程度地识别出许多发生 CPSP 的风险因素,并在尝试制作一些预测工具。这方面的研究正在积极进行中,因为对特定风险因素的识别可有助于揭示 CPSP 的机制,为构建风险因素分层工具和建议防治手段提供方法。下面列出了一些目前与 CPSP 关系最密切的因素,其他因素还包括免疫系统反应性以及内源性疼痛控制系统的效果,亦正在评估之中。

68.5.1 围手术期疼痛

无论是术前已经存在的,还是术后剧烈的急性疼痛都是术后慢性疼痛的复制性相对较好的危险因素。最新证据表明 CPSP 所导致的慢性广泛性疼痛与大脑本身的通路有关。

68.5.2 心理特质

数个心理学结构与 CPSP 相关。研究最多和最为确切的是抑郁、焦虑和灾难化情绪。

68.5.3 阿片类药物使用

术前使用阿片类药物的患者术后急性和慢性疼痛的发病率明显提高。这种联系并不局限于某一类型的手术,但大多数研究都是在矫形和脊柱外科手术患者中进行的,这部分患者阿片类药物使用比例相对较高。

68.5.4 人口特征

人口特征非常易于评估,但可复制的广泛性关联尚未确定。至少一些证据表明,对于某些手术而言,年龄和男性可能对术后慢性疼痛具有保护性作用。还有一种特殊情况是,孕妇剖宫产术后慢性疼痛发生率极低。

68.5.5 遗传学和表观遗传学

与其他慢性疼痛情况相比,围手术期研究较少,但强烈感觉到其可影响急慢性疼痛。

68.5.6 外科手术技术

以快速康复的方式实施非 CPSP 特异性的手术,已得到外科领域相当一段时间的关注。为此,我们已经发展了腹腔镜和神经保护手术,且已有一些证据表明采用新型技术实施如疝修补术可改善疼痛预后。长时间的手术更容易导致 CPSP。

68.6 只是疼痛吗?

包括但不限于 CPSP 的慢性疼痛,逐步覆盖以下问题,即区分与伤害性感受信号相关和疼痛本身体验相关的问题。心理学评估和影像学研究的大量证据已证实慢性疼痛对情绪和认知的不良影响。在某种程度上,这些变化可被追溯到大脑的多功能区。疼痛的"中枢化"是一系列多维度的不良适应。已有建议把疼痛的中枢化定义为"引起行为学改变/病态的大脑回路出现疼痛诱发的改变",目的是捕捉中枢化的多面性。伤害性驱动可以启动这些变化,但尚不清楚是否需要持续的高水平的伤害性传入以维持这种不良适应。一旦确立是中枢的问题,那些局限于外周的治疗方法就可能不再有效。

影像学研究表明,伤害性传入不仅激活了通常与感觉功能相关的大脑区域,如丘脑和躯体感觉皮层,也激活了包括扣带皮层和脑岛在内的情感区域,前扣带皮层(anterior cingulate cortex, ACC)的疼痛调节区域,以及 ACC 和前额叶皮层的认知区域。同样,影像学显示其对慢性背痛和肢体疼痛患者的海马体积具有损害作用。总之,这些数据显示疼痛、认知和情感功能的中枢和回路在大脑水平的激活,可能会解释慢性疼痛与执行功能、记忆、抑郁和焦虑变化之间的关系。

68.7 疼痛的中枢化

68.7.1 脊髓:继发性痛觉过敏、兴奋、突触效率、神经胶质细胞

脊髓背角可能是与疼痛处理和镇痛机制相关的研究最为透彻的中枢神经系统区域。大量研究表明,脊髓背角对于多种类型的损害和伤害性刺激所致的中枢敏化至关重要。在周围神经损伤、炎症、切口、肿瘤生长和其他事件中,我们可以观察到脊髓背角的敏化和伤害性信号传输的增强现象。在脊髓介导的中枢敏化中,我们经常观察到继发性痛觉过敏、时间总和增强以及疼痛程度增加。在某些情况下这种变化是可逆的,但敏化比高强度伤害刺激的持续时间更持久,且可以通过低等的 C 纤维传入来维持。这些观察到的现象和脊髓敏化引起持续性疼痛的观点一致。

脊髓水平导致中枢敏化的关键事件包括:①类似于长时程增强(long-term potentiation, LTP)过程的突触效率提高在记忆研究领域得到了较好的研究。这种提高是由于传入神经元的神经递质释放扩大,次级神经元兴奋性增加所致;②神经胶质细胞的活化包括星形胶质细胞和小胶质细胞的活化,引起细胞因子、神经营养素和其他介质的释放增多,进而使伤害性感受神经元兴奋性增加;③来自低阈值机械感受器的原为非伤害性刺激传入具备激活伤害性回路的能力,从而成为痛觉超敏(allodynia)的神经生理学基础。了解这些过程亦为我们使用神经阻滞,脊髓麻醉和 N- 甲基 -D- 天冬氨酸受体(N-methyl-d-aspartate, NMDA)受体阻断剂来减轻脊髓敏化和加速术后疼痛消除的假设依据。

68.7.2 脑干:条件性疼痛调控,下行抑制和易化

伤害性信号转导以及最终的体验受包括下行调节在内的多种机制调节。下行调控可为抑制性或兴奋性。这些系统能调控急性和慢性疼痛,但临床上更多的证据显示慢

性形式的疼痛似乎与下行控制更为相关。主要的调节系统包括涉及蓝斑核(locus coeruleus,LC)的去甲肾上腺素能系统，以及涉及延髓头端腹内侧(rostral ventromedial medulla, RVM)的 5- 羟色胺能系统。导管周围灰质(periaqueductal gray,PAG)是下行抑制的主要控制中心，也是内源性和外源性阿片类镇痛药的主要作用位点。在脊髓水平，去甲肾上腺素通过 α_2 肾上腺素受体、5- 羟色胺通过 5-HT$_3$ 受体以及其他形式来控制伤害性信号的传递。多巴胺能系统通过下行抑制 D_1、D_2 和 D_5 受体参与疼痛的调节。

急性术后疼痛与术前评估的条件性疼痛调节(conditioned pain modulation,CPM)关系不大，但损伤后的较持续性的疼痛较多地受这些中心的调节。例如，开胸手术和腹部手术的患者在术前评估有效的 CPM 反应，则不大可能出现术后持续性疼痛。痛阈的简单测量并不能通过同样的方式进行预测。实验室研究结果可反应并延伸这些观察结果。例如 Peters 等证实在神经损伤后痛觉超敏的消除率依赖于至脊髓的去甲肾上腺素下行传入。有趣的是，术前 CPM 与脊神经结扎术后机械超敏反应消除的时程相关。在切开或其他形式损伤后，持续应用阿片类物质与净抑制控制减少和疼痛水平相关行为增强有关。已有影像学研究显示下行抑制在各种慢性疼痛中被中断。这些和其他的观察提示我们可以通过在术前测量 CPM 来预测延迟性疼痛消除，而且，增强下行调节回路是治疗术后疼痛的有效方法。

68.7.3　皮质 / 皮质下结构

手术切口和操作的强烈传入刺激不仅仅激活脊髓回路，伤害性刺激能激活如丘脑和躯体感觉皮层等大脑感觉结构，扣带皮层(情绪)和前额皮质(认知)等结构同样被激活。虽然有关术后慢性疼痛的脑成像研究数量有限，但很多涉及神经病变、肌肉骨骼和内脏疼痛的研究已经清楚地阐明了急性疼痛向慢性疼痛转变过程中的大脑改变。慢性疼痛患者大脑的这些变化被划分为激活状态、结构、连接和皮层组织。简言之，这些变化如下：

激活：对于慢性疼痛患者，前扣带和前额皮质区域与疼痛的情感成分有关，受到不同的调节。

结构：数项影像学研究观察了前扣带、丘脑、脑岛和海马体变化，结果发现灰质减少。

连接：此参数反映了大脑不同区域之间的沟通。其中一种可复制性较好的变化模式即所谓的"默认模式网络"。当一个人不专注于某项任务时，该网络反映了大脑各中心之间的协调活动。

皮质组织：截肢或脊髓损伤后，皮质再生和重组很常见。也可能发生在其他慢性疼痛综合征中。重组的程度和损伤后疼痛相关。同样地，皮层再生正常化与疼痛的减轻有关。

尚不清楚什么阶段或程度的变化是可逆的，又是哪些变化可以解释疼痛中枢化的各种症状。来自其他研究慢性疼痛大脑机制的证据表明，认知行为疗法(cognitive behavioral therapy,CBT)，氯胺酮，抗抑郁药物可能会逆转与疼痛相关的大脑变化并改善相关的疼痛、认知和情绪

症状。CBT 已经被证明在试验控制条件下可减轻痛觉过敏。目前仍未确定，何时应用以及如何应用影像学指标可以作为特定类型持续性疼痛的生物学标志。

68.8　预防慢性疼痛的策略

68.8.1　药物治疗

降低慢性术后疼痛发生率应在术后早期时间框架内尽早实施超前或预防性镇痛。有多个理由支持这种做法：①因为围手术期的剧烈疼痛可以预见术后持续疼痛的发生，积极减少围手术期的疼痛可以减少术后慢性疼痛；②一些特定的药物可作用于慢性疼痛相关的受体、结构或系统。

研究显示，减少术后慢性疼痛研究最为透彻的药物是加巴喷丁类药物和氯胺酮。加巴喷丁和普瑞巴林主要作用于某种钙离子通道的 $\alpha_2\delta$ 亚基。其整体作用可减少相关神经元的活性从而减少某些类型的疼痛尤其是神经病理性疼痛。已有很多研究着眼于这些药物对术后早期疼痛的作用。这些研究结果在一定程度上可能会受到一些特定手术类型的复合影响。同样，数项试验观察了围手术期使用加巴喷丁和普瑞巴林治疗疼痛的长期效果。这些系统评价的数据并未能得出其长期有效的确定性结论。我们仍缺乏对加巴喷丁类药物使用的统一剂量和治疗时程的了解。

氯胺酮是一种作用于包括 NMDA 受体在内的多靶点药物。此受体是形成 LTP 的关键，后者与损伤后疼痛的持续和记忆密切相关。已有许多关于氯胺酮的研究，多数研究涉及的使用方案是给予一定的负荷量后持续输注，直到切口缝合、转出 PACU 或在术后病房中的某个时候再停止。小剂量氯胺酮的耐受性很好，很少观察到相关的神经心理方面的不良反应。最近的 Cochrane 数据库回顾显示，这些方案对于减少术后慢性疼痛确实有效。这种药物对于应用阿片类药物止痛的患者的围手术期疼痛治疗具有特殊价值。目前，一项 ROCKet 的国际大型试验正在进行中，以期结论性评估氯胺酮在减少和预防术后疼痛中的作用。

68.8.2　神经阻滞

神经阻滞策略的理论依据是，防止或减少传入的强烈刺激可预防与慢性术后疼痛相关的脊髓和脑内的神经可塑性改变。这类应用局部麻醉药物的技术包括硬膜外麻醉、椎旁阻滞以及一些其他周围神经阻滞，留置或不留置导管。最近一项 Cochrane 综述显示，硬膜外麻醉和椎旁阻滞对开胸和乳腺手术患者的益处可持续 6~12 个月。其他的研究也显示区域阻滞技术可减少开腹手术、心脏手术以及其他类型手术患者的术后持续疼痛，尽管样本量还比较小。预防慢性疼痛需要达到的阻滞程度和持续时间尚未明确，但这些仍是重点研究的方向。

68.8.3　康复和心理

疼痛管理的药物和介入策略主要基于行为疗法和

康复疗法。近期"预康复"引起了大家的关注，即指在术前优化身体状况可以改善预后。虽然一些证据表明预康复能减少术后急性疼痛，但预康复对术后长期疼痛的影响的证据还较少。最近一项混合认知 - 行为 - 物理治疗（hybrid cognitive-behavioral-physical therapy，CBPT）的术后治疗项目被用于改善脊柱术高风险患者的预后。术后 6 周开始治疗，积极治疗组的疼痛和残疾改善程度均优于单纯患者宣教组。此类研究表明，对于疼痛相关结局差的高风险患者，即使是术后亦可以进行针对性的治疗。

68.9　结论

术后慢性疼痛极为常见，尽管直到最近才引起关注。除了疼痛，这些患者还会出现抑郁、焦虑和认知变化的高发生率。引起这类疼痛的病因很多，但术中神经损伤是一个明确病因。在引起术后慢性疼痛的神经系统的改变中，脊髓敏化和大脑的神经可塑性改变以及下行抑制缺失，均与持续性疼痛具有强烈关联。这种类型疼痛的预防和治疗的研究尚处于初期阶段。围手术期使用氯胺酮和加巴喷丁类药物，以及神经阻滞的应用有一些效果。关于预防术后疼痛中枢化和慢性化的尚未解答的最重要的问题为：①我们如何筛选出那些高危的患者？②我们如何帮助患者理解手术可能的并发症？③预防和治疗术后慢性疼痛的最佳策略是什么？

（李秀娟　译，熊源长　校）

参考文献

Relieving Pain in America: A Blueprint for Transforming Prevention, Care, Education, and Research. 2011: Washington (DC).

Johansen, A., et al., Persistent postsurgical pain in a general population: prevalence and predictors in the Tromso study. Pain, 2012. 153(7): p. 1390-6.

Parsons, B., et al., Economic and humanistic burden of post-trauma and post-surgical neuropathic pain among adults in the United States. J Pain Res, 2013. 6: p. 459-69.

Borsook, D., et al., Surgically induced neuropathic pain: understanding the perioperative process. Ann Surg, 2013. 257(3): p. 403-12.

Mutso, A.A., et al., Abnormalities in hippocampal functioning with persistent pain. J Neurosci, 2012. 32(17): p. 5747-56.

Althaus, A., et al., Development of a risk index for the prediction of chronic post-surgical pain. Eur J Pain, 2012. 16(6): p. 901-10.

Rashiq, S. and B.D. Dick, Post-surgical pain syndromes: a review for the non-pain specialist. Can J Anaesth, 2014. 61(2): p. 123-30.

Woolf, C.J., Central sensitization: implications for the diagnosis and treatment of pain. Pain, 2011. 152(3 Suppl): p. S2-15.

Ossipov, M.H., G.O. Dussor, and F. Porreca, Central modulation of pain. J Clin Invest, 2010. 120(11): p. 3779-87.

Kim, J.Y., et al., Spinal dopaminergic projections control the transition to pathological pain plasticity via a D1/D5-mediated mechanism. J Neurosci, 2015. 35(16): p. 6307-17.

Wilder-Smith, O.H., et al., Patients with chronic pain after abdominal surgery show less preoperative endogenous pain inhibition and more postoperative hyperalgesia: a pilot study. J Pain Palliat Care Pharmacother, 2010. 24(2): p. 119-28.

Yarnitsky, D., et al., Prediction of chronic post-operative pain: pre-operative DNIC testing identifies patients at risk. Pain, 2008. 138(1): p. 22-8.

Peters, C.M., et al., Individual differences in acute pain-induced endogenous analgesia predict time to resolution of postoperative pain in the rat. Anesthesiology, 2015. 122(4): p. 895-907.

Seifert, F. and C. Maihofner, Functional and structural imaging of pain-induced neuroplasticity. Curr Opin Anaesthesiol, 2011. 24(5): p. 515-23.

Seminowicz, D.A., et al., Cognitive-behavioral therapy increases prefrontal cortex gray matter in patients with chronic pain. J Pain, 2013. 14(12): p. 1573-84.

Becerra, L., et al., CNS Measures of Pain Responses Pre- and Post-Anesthetic Ketamine in a Patient with Complex Regional Pain Syndrome. Pain Med, 2015. 16(12): p. 2368-85.

Lopez-Sola, M., et al., Effects of duloxetine treatment on brain response to painful stimulation in major depressive disorder. Neuropsychopharmacology, 2010. 35(11): p. 2305-17.

Salomons, T.V., et al., A brief cognitive-behavioural intervention for pain reduces secondary hyperalgesia. Pain, 2014. 155(8): p. 1446-52.

Vachon-Presseau, E., et al., Corticolimbic anatomical characteristics predetermine risk for chronic pain. Brain, 2016.

Reddi, D., Preventing chronic postoperative pain. Anaesthesia, 2016. 71 Suppl 1: p. 64-71.

Loftus, R.W., et al., Intraoperative ketamine reduces perioperative opiate consumption in opiate-dependent patients with chronic back pain undergoing back surgery. Anesthesiology, 2010. 113(3): p. 639-46.

Andreae, M.H. and D.A. Andreae, Regional anaesthesia to prevent chronic pain after surgery: a Cochrane systematic review and meta-analysis. Br J Anaesth, 2013. 111(5): p. 711-20.

Archer, K.R., et al., Cognitive-Behavioral-Based Physical Therapy for Patients With Chronic Pain Undergoing Lumbar Spine Surgery: A Randomized Controlled Trial. J Pain, 2016. 17(1): p. 76-89.

第十一部分

围手术期医学

第 69 章

减少手术部位感染——何以为重

Keith Candiotti

69.1　手术部位感染的概率

手术部位感染(surgical site infections, SSI)占医院获得性感染的 20%,在所有医院感染中最为常见且耗费最高。SSI 不仅延长患者住院时间(平均 9.7d),而且可使患者死亡率上升 2~11 倍。SSI 使住院费用额外增加平均 2 万美元。所有的住院手术患者中 SSI 发生率为 2%~5%,在美国相当于每年约 16 万 ~30 万人。60% 的 SSI 是可预防的。如今 SSI 作为一项绩效考核指标,常成为品质检查 / 品质保证工作关注的焦点。

根据感染侵及的深度和组织对 SSI 分类如下:
- 表浅 SSI:仅包括皮肤和 / 或皮下组织;
- 深部切口 SSI:侵及筋膜和 / 或肌肉层;
- 器官腔隙 SSI:侵及上述部位以外的,术中曾显露或进行过操作的任一机体部位。

69.2　SSI 的危险因素

SSI 的危险因素主要有两类:内在因素(患者因素)和外在因素,内在因素又包括可纠正的和不可纠正的。下面所列的即是每个类别的具体分类。

69.2.1　内在可纠正的危险因素(许多因素可在一定程度上得到纠正,但取决于患者的依从性)

- 糖尿病(血糖控制和疾病状态);
- 呼吸困难;
- 肥胖;
- 酗酒;
- 吸烟(应在术前 4~6 周戒烟);
- 术前白蛋白 <35mg/L;
- 总胆红素 >10mg/L;
- 免疫抑制。

69.2.2　内在不可纠正的危险因素

- 高龄患者;
- 近期放疗;
- 皮肤及软组织感染史。

69.2.3　外在危险因素(操作相关且难以控制)

- 急诊手术;
- 复杂程度升高;
- 伤情分类较高。

设施相关的外在危险因素包括:
- 通风不足;
- 手术室内空气交换次数过少;
- 手术室内拥挤;
- 人员进出频繁;
- 环境表面污染;
- 手术室内清洁不足;
- 未灭菌的设备;
- 室内设备(即灯、监护仪及各类仪器等)未清洁或未消毒。

术中的外在危险因素包括:
- 手术时间过长;
- 输血;
- 违反无菌原则;
- 抗生素追加不当,尤其是无须使用抗生素的患者;
- 手套穿戴不当;
- 消毒擦洗不充分;
- 血糖控制差;
- 低体温。

在手术前可采取许多措施以减少 SSI。除了优化各项外科措施,患者自身也在 SSI 预防中发挥着重要作用。以下是医患双方可采取的能显著改善 SSI 发生率的干预措施。

69.3 SSI 的院前干预措施

包括沐浴、戒烟、血糖控制和耐甲氧西林金黄色葡萄球菌(methicillin-resistant Staphylococcus aureus,MRSA)筛查。

69.3.1 沐浴

- 术前沐浴(虽无明确证据表明术前沐浴可减少 SSI,但一般认为这是合理的。使用普通香皂可能与氯己定效果一样)。
- 用氯己定清洗可减少皮肤细菌计数(部分证据表明使用氯己定需干燥后才有效)。
- 沐浴可能对去除 MRSA 定植有一定作用,或可作为集束化预防措施的一部分。

69.3.2 戒烟

- 手术前戒烟 4~6 周可降低 SSI 风险。特别对于有植入物或假体的手术,吸烟可增加 SSI 的复杂性,故戒烟干预的优先级为:现时吸烟 > 既往吸烟 > 从未吸烟。电子烟与皮肤坏死(皮瓣手术)、皮肤血流减少和血管痉挛有关。
- 尚无吸食大麻与 SSI 相关性的文献。

69.3.3 糖尿病治疗

- 使用降糖药物和围手术期高血糖管理可大幅降低 SSI 风险。
- 糖尿病患者及非糖尿病患者发生高血糖均可增加 SSI 风险(HgA1c 似乎无法预测风险)。
- 非心脏手术患者血糖控制在 6.1~8.3mmol/L,心脏手术患者血糖控制在 <10mmol/L 时,可能是有益的。血糖控制在 6.1mmol/L 以下尚无明确获益的证据(反而可能出现更多的并发症)。CDC 推荐将血糖维持在 11.1mmol/L 以下。

69.3.4 MRSA 筛查

- 有 7% 的住院患者 MRSA 筛查阳性。
- 可有效减少 MRSA 及相关 SSI 的方法:MRSA 集束化预防措施、筛查、去除定植、接触隔离、手卫生和给予含万古霉素的抗生素等(对 MRSA 阴性的患者给予万古霉素可增加 SSI,故这类人群不推荐使用)。

69.4 SSI 的院内干预措施(包括患者和医护人员)

69.4.1 患者

- 血糖控制。
- 非心脏手术患者血糖控制在 6.1~8.3mmol/L,心脏手术患者血糖控制在 <10mmol/L。
- 去除毛发(根据疾控中心建议,应避免去除毛发。若必须去除,使用剪刀比剃刀更加合适,因剃刀可造成微小切口和擦伤,因此仅适用于外伤后阴囊和头皮部位的备皮)。
- 最近一项系统综述 /meta 分析提示:剃削、修剪、不去除毛发以及使用剃毛膏之间,SSI 发生情况没有差异。
- 应使用酒精、碘酒或氯己定进行皮肤准备。若未使用酒精,则应单独使用氯己定。

69.4.2 医护人员

- 采用氯己定或传统水冲洗的方法进行外科刷手都是有效的,支持两者存在效果差异的证据极为有限。酒精刷手确实比清水刷手能更有效地降低菌落,计数(colony-forming units,CFU),同样氯己定效果优于聚维酮碘,但无证据表明其可减少总体 SSI。此外,无水刷手剂同样有效。
- 手术着装多年来备受争议,联合委员会已不再支持各类传统做法(即家庭式洗涤法)。几乎无证据支持大多数的现行制度。CDC 之前也承认缺乏较好的对照研究评估家庭式洗涤法与医院洗涤法的差异。多项研究提示,两种洗涤方法均不会增加 SSI。医疗机构评审联合委员会(Joint Commission for the Accreditation of Healthcare Organizations,JACHO)和围手术期护士协会(Association of Perioperative Nurses,AORN)最早的推荐是基于一篇护士的个案报道,其称在她们的衣服上发现了支气管戈登菌,且来源为她们的洗衣机,然而并未直接培养出该细菌。
- 根据美国外科医师学会关于手术着装的相关协议,穿着洗手衣时不可超出医院范围;存在污染的台次之间即使未接触体液也应更换洗手衣和手术帽;洗手衣需每日更换,着洗手衣服出手术室时应穿外出服。
- 除了洗手衣,首饰、帽子和口罩也属于手术相关着装范畴。头部和 / 或颈部的任何耳环珠宝类首饰均应事先遮挡或摘除。在所有的有创操作中,口罩帽子应能遮住口、鼻、头发(头颅及面部)。不管在手术室内还是室外,口罩均应系紧。尽管存在争议,但尚未证实无边手术帽与蓬松型手术帽(头套)相比会增加 SSI。同样也无直接证据表明术者皮肤和头发暴露会增加 SSI。有项研究发现层流净化罩内检出的细菌负载可追溯至穿戴无边手术帽的术者所暴露的耳部皮肤。

鉴于来自其他学会和后续研究的巨大阻力,AORN 正修订其手术着装推荐(修改建议见表 69.1)。

69.5 外科监护治疗改良方案(Surgical Care Improvement Project,SCIP)相关措施

2002 年,美国医疗保险和医疗补助服务中心(Centers for Medicare & Medicaid Services,CMS)就外科感染预防(surgical infection prevention,SIP)项目与美国疾病预防控制中心(Centers for Disease Control and Prevention,CDC)开展合作,这是针对感染预防措施依从性不佳所采取的举

表 69.1 2019 年围手术期护士协会（AORN）关于 2015 指南的修改建议

要求	AORN 2015	AORN 2019
长袖服装要求	在限制或半限制区域内，所有未刷手人员均应着长袖洗手上衣或外套，将手臂完全覆盖	在对患者行术前皮肤消毒时操作者手臂应被覆盖
外科口罩要求	在实施或协助每一台手术前均应系戴新口罩。口罩一旦受湿、污染或被摘下，应当丢弃并更换新口罩	该要求删除
个人服装的穿着和洗涤要求	个人衣物不可穿着于洗手衣内，日常穿着后或污染后也不可在卫生机构认可的洗涤设施内清洗	对手术衣内穿着个人衣物未作推荐。当手术衣内的个人衣服被血液、体液或其他潜在感染物污染后，应在卫生机构认可的洗涤设施内清洗
头部覆盖要求	穿戴手术帽时应确保所有头发、双耳、头皮、鬓角及后颈部被完全遮挡。可重复使用的帽子、头巾等在日常使用后或污染后应在卫生机构认可的洗涤设施内清洗	进入限制区和半限制区后应遮挡头皮、头发、胡须。至于在上述区域内穿戴何种遮挡物，未作推荐
首饰配戴要求	暴露在手术衣外的耳环、项链、手镯、戒指等珠宝首饰不可穿戴至限制区或半限制区	该要求删除

措。自这些措施施行以来，遵从 SCIP 的医院 SSI 发生率有所下降。

69.6 预防性使用抗生素

关于切皮前 30~60min 预防性给予抗生素可减少 SSI 发生的相关文献较为杂乱。最主要论点是选择最合适预防性抗生素的给药时机。抗生素仅在有指征时方可使用，而不能作为普适惯例。药物的选择应基于手术类型和可能存在的微生物。抗生素应在切皮前 1h 内给予，若使用万古霉素或氟喹诺酮类药物应在 2h 以内。关于抗生素给药时机带来的获益还有待商榷——一般是切皮前 30min~1h，或上止血带前 15min。抗生素剂量要根据体重调整，根据半衰期进行追加，若出血量 >1 500ml 也应追加。万古霉素不可用于 MRSA 阴性的患者。在缝合时应停止给予抗生素（有植入物的乳房重建术、关节成形术、心脏手术除外，确切维持时间尚不清楚）。尚无证据支持切口缝合后继续使用抗生素可减少各类手术的 SSI，且继续使用可导致体内原本正常的胃肠道菌群发生紊乱，增加难辨梭菌感染风险。单次预防性给药即可满足隆乳术需求。很多手术 24h 后给药仍有争议，且有效性也未经证实。

69.6.1 术中体温正常

保持正常体温可减少 SSI，因此即使是短小手术，采取术前加温也可有效减少 SSI。对长达数小时以上的手术，建议在术前及术中采取加温措施。

69.6.2 手套

强烈建议戴双层手套。结直肠手术在关腹前应更换手套。

69.6.3 抗菌缝线

对清洁或清洁-污染的腹部手术，应使用三氯生抗菌缝线缝合切口。

69.6.4 器械

推荐在结直肠手术关腹时使用新的器械，防止肠道对皮肤造成交叉污染。

69.6.5 局部抗生素

总的来讲，尚无高质量的证据支持局部或外用抗生素可降低 SSI 风险。而最近的一项系统综述发现，局部使用抗生素对降低某些特殊手术 SSI 可能有益，例如脊柱手术（万古霉素）、全关节置换术、白内障手术、隆乳术和肥胖患者行腹部手术等。无充足证据推荐对所有患者使用抗生素。

69.6.6 供氧

关于术中及术后供氧的研究较为杂乱。一项 meta 分析显示，使用 80% 的氧浓度比使用 30% 氧浓度 SSI 发生率低。总而言之，对插管的全身麻醉患者在术中及术后短期内推荐使用 80% 的氧浓度。

69.6.7 手术后

与术后 48h 后淋浴相比，提前至术后 12h 淋浴并不增加 SSI。但需在外科医师权衡后决定。

69.7 结论

综上所述，SSI 对社会和经济的影响巨大。SSI 非常复杂且受众多因素影响，其中很多因素难以控制。减少 SSI 的实际措施是多模式的，且需多方参与。

SSI 仍是一个严重的医疗问题。通过一些简单措施即可显著降低 SSI 发生率。一些最容易实现的目标包括：有效的血糖控制、正确地预防性使用抗生素、保持患者正常体温，以及合理供氧等。目前，尚无令人信服的证据表明手术着装对 SSI 发生率具有显著影响。

（潘科 译，孟岩 校）

推荐阅读

Munoz-Price LS et al. Infection prevention in the operating room anesthesia work area. Infection Control and Hospital Engineering. 2019; 40: 1-17. (Society for Healthcare Epidemiology of America).

Allegranzi B et al. New WHO recommendations on preoperative measures for surgical site infection prevention: an evidence-based global perspective. Lancet. 2016; 16: e276-87.

Berrios-Torres SI et al. Centers for Disease Control and Prevention guidelines for the prevention of surgical site infection, 2017. JAMA Surg. 2017; 152(8): 784-791.

参考文献

Mangram AJ et al, Guideline for prevention of surgical site infection. Infection Control Hospital Epidemiology 1999; 20: 247-278.

Maiwald, M et al, the forgotten role of alcohol: a systematic review and meta-analysis of the clinical efficacy and perceived role of chlorhexidine in skin antisepsis. PLoS One; 2012: 7[9]: e44277.

Dumville, JC et al, Preoperative skin antiseptics for preventing surgical wound infections after clean surgery. Cochrane Database Systemic Review 2015; 4: CD003949.

Chen, CF et al, Effect of surgical site infections with waterless and traditional hand scrubbing protocols on bacterial growth. American Journal of Infection Control 2012; 40[4]: e15-e17.

Tanner, J. et al, Surgical antisepsis to reduce surgical site infection. Cochrane Database Systemic Review 2016; October: 47.

Belkin, NL et al, Home laundering of soiled surgical scrubs: surgical site infections and the home environment. American Journal Infection Control 2001; 29: 58-64.

Wright, SN et al, *Gordonia Bronchialis* sternal wound infection in 3 patients following open heart surgery: intraoperative transmission from a healthcare worker. Infection Control Hospital Epidemiology 2012; 33: 1238-1241.

Board of Regents of the American College of Surgeons. Statement on operating room attire. Bull American College of Surgeons 2016; October: 47.

Owers, KL et al, Source of bacterial shedding in laminar flow theaters. Journal of Hospital Infections 2004; 58: 230-232.

Berenguer, CM et al, Improving surgical site infections: using National Surgical Quality Improvement Program Data to institute Surgical Care Improvement Project protocols in improving surgical outcomes. Journal American College of Surgeons 2010; 210: 737-741, 741-743.

Khan UD et al, Breast augmentation, antibiotic prophylaxis and infection: comparative analysis of 1,628 primary augmentation mammoplasties assessing the role and efficacy of antibiotics prophylaxis duration. Anesthetic Plastic Surgery 2010; 34: 42-47.

Sessler, DI, Complications and treatment of mild hypothermia. Anesthesiology 2001; 95: 531-543.

Melling AC et al, The effects of intraoperative hypothermia on surgical site infection: an analysis of 524 trauma laparotomies. Annals of Surgery 2012; 2: 255: 789-795.

Wong, PF et al, Randomized clinical trial of perioperative systemic warming in major elective abdominal surgery. British Journal of Surgery 2007; 94: 421-426.

O'Neal, PB et al, Antimicrobial formation and delivery in the prevention of surgical site infection. Surgery Infection (Larchmt) 2016; 17: 275-285.

Bakhsheshian, J et al, The use of vancomycin powder in modern spine surgery: systemic review and meta-analysis of randomized clinical evidence. World Neurosurgery 2015; 83: 816-823.

McHugh, SM et al, The role of topical antibiotics used as prophylaxis in surgery site infection prevention. Journal Antimicrobial and Chemotherapy 2011; 66: 693-701.

Meyhoff, CS et al, Effect of high perioperative oxygen fraction on surgical site infection and pulmonary complications after abdominal surgery: the PROXI randomized clinical trial. JAMA 2009; 302: 1543-1550.

Belda FJ et al, Supplemental perioperative oxygen and the risk of surgical wound infection: a randomized controlled trial. JAMA 2005; 294: 2035-2042.

Qadan, M et al, Perioperative supplemental oxygen therapy and surgical site infection: a meta-analysis of randomized controlled trials. Arch Surgery 2009; 144: 359-366; discussion 366-367.

Toon CD et al, Early versus delayed post-operative bathing or showering to prevent wound complications. Cochrane Database Systemic Review 2015; 7: CD010075.

第70章

老年人的围手术期管理——预先指令、代码状态指定和决策能力判断

Allen N. Gustin, Rebecca A. Aslakson

70.1 人口统计学

2012—2015 年，美国老年人口数量预计翻一番，在 2015 年也将超过 8 000 万人。老年人经常需要手术，并且随着年龄的增长，老年人围手术期并发症和死亡率也随之增加。因此，老年患者需要麻醉科医师术中悉心照顾。有证据显示，许多美国人在临终时没有得到自己选择或喜欢的治疗措施。因此，为了防止患者生命结束时接受违背其意愿的治疗措施，个人可以完成预先指令。预先指令是指导一个人将来希望或不希望接受治疗的文件，并且意味着当个人失去决策能力时可以指导医疗决定。这些文件包括生前遗嘱和 / 或医疗代理授权表。同样，预先指令可帮助代理人更好地作出"即时"决策。最近数据表明，37% 的美国成年人有预先指令，65 岁以上的患者，或者患有神经系统疾病、肾脏疾病、癌症和 / 或心血管疾病的患者更可能有预先指令。因此，麻醉科医师也必须对有预先指令的老年人进行麻醉操作。

70.2 治疗限制——预先指令和代码状态的定义

65 岁以上的美国人中有一半是残疾人，并且患有严重的慢性疾病。随着美国人口老龄化，现在在联合委员会要求所有患者在进入医疗机构时都要收到治疗限制的信息。因此，治疗限制也越来越多地出现在接受麻醉操作的患者中。治疗限制旨在确保患者的价值观和医疗目标与所提供的医疗 / 手术相一致。治疗限制有助于确保无法从内外科治疗中获益的患者不会得到无意义的治疗，治疗限制包括预先指令，生命维持治疗医嘱（Physician/Medical Orders for Life Sustaining Therapy，POLST/MOLST）和代码状态。

预先指令（或称为生前遗嘱）是向家庭成员、代理人

和医疗机构发出的指令，这些指令明确了患者决策能力丧失的情况下提前作出的临床决定。当患者不再具有医疗决策能力时，就会触发预先指令。尽管对患者进行预先指令的教育，但其推广进度相当缓慢。研究发现，75% 急诊患者没有预先指令。有关预先指令的法律可能在各个州有所不同，但在所有州都具有法律效力，且永久有效。预先指令可以受到患者文化信仰、临床状态、特定目标的影响，并且是专门针对每个患者量身订制的。当患者的价值观和医疗目标发生变化时、每次重新入院时、病情发生重大变化时、当代理人或患者要求进行更改时，预先指令的内容可以进行相应更改。委托书可以指定一个医疗代理人，只有当患者不再具有决定权时，他才会为患者作出决定。委托人往往是患者十分信任的，当患者丧失决策能力时，委托人可以作出决定。POLST/MOLST 代表另一种形式的医疗指令，适用于患者和医师，但不同于预先指令。POLST/MOLST 是由患者和临床医师签署的医疗文书，签署即生效，且无论患者是否丧失决策能力以及无论在哪个医疗机构都有效。POLST 旨在让临床医师和患者共同参与决策。

代码状态（不复苏 / 不插管）是医疗决策的另一个治疗限制，它侧重于在心脏呼吸停止时患者希望得到的医疗干预。医师无法预测患者的代码状态，除非医师已经直接询问过患者或患者的代码状态具有明确文件证明。Hoffman 认为，超过 30% 患有慢性病的美国人不想要任何形式的复苏。如果代码状态没有文件证明，那么伦理上要求每个医师竭尽全力进行复苏，除非患者的代码状态明确规定医师不需要这样做。

70.3 如何处理围手术期治疗限制

在任何麻醉或手术等医疗操作之前，我们不鼓励自动暂停患者的预先指令或代码状态，这违背了医学协会

的实践指南。在没有与患者讨论的情况下自动暂停预先指令或代码状态，这种做法不尊重患者的自主性。相反，具有预先指令的患者应该与麻醉团队就患者的医疗目标、麻醉目标进行讨论，并对现有的预先指令进行必要的修改。美国医疗协会指南［包括美国麻醉科医师协会（American Society of Anesthesiologists，ASA），美国外科医师学会（American College of Surgeons，ACS），围手术期护士协会（AORN）］，都明确要求医疗工作者重新考虑患者的预先指令或代码状态（ACS 称之为"必要的重新考虑"）。这可能出现以下结果：①全力复苏；②根据医疗操作进行限制复苏；③根据患者的目标和价值观进行限制复苏。如果患者或代理人决定接受全力复苏，那么当前的预先指令会在麻醉期间或术后即刻暂停，但前提是患者和麻醉科医师在术前就代码状态改变的持续时间已经达成一致（如果患者离开手术室、麻醉苏醒室或医院时，其代码状态仍返回到先前的治疗限制状态）。如果患者或代理人接受限制复苏，则麻醉科医师和患者/代理人应在术前进行"强制重新考虑"的对话，并将其记录在案。通过该对话双方应明确限制治疗的哪些方面是需要或不需要的，以及麻醉后持续时间。例如，有"不插管/不复苏"指令的患者准备进行腹腔镜胆囊切除术，需要插管才能达到麻醉目的，因此，需要在术前与患者讨论插管的必要性。此外，也应该讨论是否在手术室执行"不复苏"指令。最后，如果患者/代理人选择针对患者的目标和价值进行限制复苏，则麻醉或手术团队必须具体确定患者希望和不希望接受的麻醉操作和手术操作。在这种情况下，患者赋予麻醉科医师或手术团队在手术过程中根据患者的最佳利益作出判断的能力（基于患者声明的价值和医疗目标）。患者的预先指令都是独一无二的，一次对话并不适用于每个患者。根据患者的文化、个人信仰以及意愿，每个人的情况都应该充分考虑。麻醉科医师应尽可能避免使用医学术语。

70.4　评估决策能力

虽然许多临床医师没有接受正式培训以评估决策能力，但除非另有证明，否则患者都视为具有医疗决策能力。因此，临床医师经常不能识别患者决策能力已受损。虽然关于医疗同意书的正式法律因州而异，但大多数法律都以普通法为基础，并且存在以下三个要素：①充分告知患者关于治疗的风险、益处、并发症以及不治疗的益处和后果；②非强制性；③患者具有医疗决策能力。

美国法律规定，评估个人的医疗决策能力主要根据以下四个方面：传达选择意愿（沟通能力），理解与治疗决定相关的信息（理解能力），了解病情和讨论所作决定的重要性（鉴定能力），权衡不同治疗选择的利弊（推理能力）。虽然任何有执照的医师都可以完成这项评估，但医师评估仍然被认为是确定患者决策能力的"金标准"。现在有多种评估工具，其中简易精神状态检查（mini-mental status examination，MMSE）可以帮助确定患者的医疗决策能力。

最近的系统综述强调了决策能力受损发生率因人群而有很大差异，健康老年人占比 2.8%，而住院接受药物治疗的老年人占比 26%。此外，42% 的病例发现无决策能力。MMSE 可以帮助确定患者决策能力，MMSE 评分 <20 表明患者很有可能丧失医疗决策能力。其他确定决策能力测试包括援助能力评估（Aid to Capacity Evaluation，ACE），霍普金斯能力评估测试（Hopkins Competency Assessment Test，HCAT）和理解治疗测试（Understanding Treatment Disclosure，UTD）。

总之，作为有执照的医师，麻醉科医师有能力且有权力完成能力测试。此外，鉴于住院老年人丧失决策能力的发生率较高，麻醉科医师应降低评估丧失医疗决策能力的门槛。这种评估需要在医疗文书中讨论并记录患者理解、鉴定和推理医疗决策的能力，以及传达选择决策的能力。如果某些患者人群需要辅助和筛查测试，麻醉科医师也可以考虑使用 MMSE、ACE、HCAT 和 UTD。值得注意的是，HCAT 和 UTD 测试时间比较长，可能需要至少30min。ACE 免费使用，简单迅速，并可根据患者医疗经历作出判断。

70.5　结论

对于麻醉科医师来说，给有预先指令的患者进行麻醉操作颇具挑战性。麻醉科医师应该愿意与每个患者分享决策过程。麻醉科医师应该评估患者的决策能力，讨论麻醉目标，权衡麻醉的好处和风险，与患者分享决策，并最终进行预先指令的"必要的重新考虑"。如果患者和麻醉医疗之间的目标不同，那么有些治疗限制可能不能实施。在每次进行"必要的重新考虑"对话时，也应该讨论和决定何时重新开始预先指令。

（林省委　译，熊源长　校）

参考文献

Ortman JM, V.V., An aging nation: the older population in the United States, E.a.S.A. U.S. Department of Commerce, Editor. May 2014.

Vincent GK, V.V., The Next Four Decades: the older population in the United States: 2010 to 2050. 2010, US Census Bureau. US Department of Commerce. Economics and Stastistics Administration: Washington, DC.

Hamel, M.B., et al., Surgical outcomes for patients aged 80 and older: morbidity and mortality from major noncardiac surgery. J Am Geriatr Soc, 2005. 53(3): p. 424-9.

Polanczyk, C.A., et al., Impact of age on perioperative complications and length of stay in patients undergoing noncardiac surgery. Ann Intern Med, 2001. 134(8): p. 637-43.

Goodman DC, E.A., Fisher ES, et al., Trends and variation in end-of-life care for Medicare beneficiaries with severe chronic illness. The Dartmouth Institute for Health Policy & Clinical Practice.

Fried, T.R., et al., Understanding the treatment preferences of seriously ill patients. N Engl J Med, 2002. 346(14): p. 1061-6.

Sudore, R.L. and T.R. Fried, Redefining the "planning" in advance care planning: preparing for end-of-life decision making. Ann Intern Med, 2010. 153(4): p. 256-61.

Yadav, K.N., et al., Approximately One In Three US Adults Completes Any Type Of Advance Directive For End- Of-Life Care. Health Aff (Millwood), 2017. 36(7): p. 1244-1251.

The Joint Commission, Accessed June 11, 2018: https: // www.jointcommission.org/assets/1/23/ Quick_Safety_Issue_ Fifteen_July_20151.PDF.

The Joint Commission, Accessed June 11, 2018: https: // www.jointcommission.org/ assets/1/6/2009_CLASRelated StandardsHAP.pdf.

Emanuel L L. Advanced directives: do they work? JACC 1995. 25(1): 35-38.

The Joint Commission, Accessed June 11, 2018: https: // manual.jointcommission.org/releases/ TJC2018A/ DataElem0613.html.

Ishihara KK, et al. Advance directives in the emergency department: too few, too late. Acad Emerg Med. 1996. 3(2): 50-3.

Meier, D; Beresford L (2009). "POLST Offers Next Stage in Honoring Patient Preferences". Journal of Palliative Medicine. 12(4): 291-295.

Hofmann JC, Wenger NS, Davis RB, et al. Patient preferences for communication with physicians about end-of-life decisions. SUPPORT Investigators. Study to understand prognoses and preference for outcomes and risks of treatment. Ann Intern Med 1997. 127(9): 1-12.

American Society of Anesthesiologists website, accessed June 11, 2018: https: //www.asahq.org/~/media/sites/ asahq/files/public/resources/standards-guidelines/ethical-guidelines-for-the-anesthesia- care-of-patients.pdf.

American College of Surgeons website, accessed June 11, 2018: https: //www.facs.org/about-acs/statements/19-advance-directives.

AORN website, accessed June 11, 2018 https: //www.aorn. org/-/media/aorn/guidelines/position-statements/ posstat-dnr-w.pdf.

Sessums, L.L., H. Zembrzuska, and J.L. Jackson, Does this patient have medical decision-making capacity? JAMA, 2011. 306(4): p. 420-7.

Barton, C.D., Jr., et al., Clinicians' judgement of capacity of nursing home patients to give informed consent. Psychiatr Serv, 1996. 47(9): p. 956-60.

Fazel, S., T. Hope, and R. Jacoby, Assessment of competence to complete advance directives: validation of a patient centred approach. BMJ, 1999. 318(7182): p. 493-7.

Fitten, L.J. and M.S. Waite, Impact of medical hospitalization on treatment decision-making capacity in the elderly. Arch Intern Med, 1990. 150(8): p. 1717-21.

Royall, D.R., J. Cordes, and M. Polk, Executive control and the comprehension of medical information by elderly retirees. Exp Aging Res, 1997. 23(4): p. 301-13.

Vellinga, A., et al., Competence to consent to treatment of geriatric patients: judgements of physicians, family members and the vignette method. Int J Geriatr Psychiatry, 2004. 19(7): p. 645-54.

Wong, J.G., et al., The capacity of people with a 'mental disability' to make a health care decision. Psychol Med, 2000. 30(2): p. 295-306.

Folstein, M.F., S.E. Folstein, and P.R. McHugh, "Mini-mental state". A practical method for grading the cognitive state of patients for the clinician. J Psychiatr Res, 1975. 12(3): p. 189-98.

Appelbaum, P.S. and T. Grisso, The MacArthur Treatment Competence Study. I: Mental illness and competence to consent to treatment. Law Hum Behav, 1995. 19(2): p. 105-26.

Roth, L.H., A. Meisel, and C.W. Lidz, Tests of competency to consent to treatment. Am J Psychiatry, 1977. 134(3): p. 279-84.

Appelbaum, P.S. and T. Grisso, Assessing patients' capacities to consent to treatment. N Engl J Med, 1988. 319(25): p. 1635-8.

Etchells, E., et al., Assessment of patient capacity to consent to treatment. J Gen Intern Med, 1999. 14(1): p. 27-34.

Janofsky, J.S., R.J. McCarthy, and M.F. Folstein, The Hopkins Competency Assessment Test: a brief method for evaluating patients' capacity to give informed consent. Hosp Community Psychiatry, 1992. 43(2): p. 132-6.

Pruchno, R.A., et al., Competence of long-term care residents to participate in decisions about their medical care: a brief, objective assessment. Gerontologist, 1995. 35(5): p. 622-9.

第 71 章

非心脏手术患者的围手术期脑卒中

Laurel E Moore

71.1 引言

临床上确诊的围手术期脑卒中（perioperative stroke，POS）的发生率较低，但其在生理和心理上都是一种严重的术后并发症，对围手术期死亡率和并发症有重要影响。围手术期脑卒中定义为手术后 30d 内发生的脑卒中，在这一时间窗内多种因素都可能导致其发生。本综述主要讨论非心脏手术患者的 POS，其发生的机制目前知之甚少。值得注意的是，由于 POS 发病率低、发病不可预测，且缺乏有效的生物标志物，很难对其进行前瞻性研究，因此关于该主题的大多数结论都来自大型回顾性观察性研究。

71.2 发病率

在非心脏、非神经外科手术患者人群中，临床上确诊的 POS 的发生率为 0.1%，但这种低发病率具有误导性。随着患者风险因素的增加，这一原本低风险人群的脑卒中发病率可能增加 10~20 倍。涉及心脏和大血管的手术时，POS 的发生率会增加。接受颈动脉内膜切除术的患者，POS 的发生率为 2.4%；而对于涉及心内直视手术（如瓣膜置换术）的患者，该风险增加至 10%。最近的研究发现，对中等风险手术人群（非心脏手术、年龄≥65 岁）进行磁共振成像结果显示，术后新发隐匿性（临床症状不明显）脑缺血的发生率高达 10%。对于非手术患者，隐匿性脑卒中较常见，且与痴呆和复发性卒中有关，但 POS 患者的预后影响尚未明确，相关的重要研究正在进行中。

71.3 发病时间和机制

值得注意的是，在麻醉期间发生脑卒中极为少见，尤其是在非心脏手术中。该发现支持了目前对 POS 机制的了解知之甚少，即对于非心脏和非血管手术，术中情况（如低血压）与 POS 发生率没有明确关系。既往将脑卒中的发生时间描述为"双峰"，这可能反映了在开放性心脑血管手术中早期脑卒中的发生率相对较高，随后接受非心脏和非神经外科手术的患者脑卒中的发生率逐渐增加。

71.4 风险因素——患者和手术

大多数公认的 POS 患者相关风险因素是不可改变的。框 71.1 总结了患者和手术相关风险因素。

框 71.1 患者和手术相关风险因素

围手术期脑卒中患者风险因素
年龄
脑卒中或短暂性脑缺血发作病史
肾脏疾病
女性
6 个月内发生心肌梗死
心房颤动
充血性心力衰竭
高血压
吸烟
与围手术期脑卒中发生相关的手术（发生率）
非心脏、非神经外科手术（0.1%）
非颈动脉血管手术（0.6%）
颈动脉内膜切除术（2.4%）
冠状动脉搭桥术（3.8%）
心脏瓣膜置换术（4.8%~9.7%）
经导管主动脉瓣置换术（2.9%~3.6%）

71.5 术前降低脑卒中险的策略

71.5.1 缺血性脑卒中后行择期手术的时机

既往建议在缺血性脑卒中后推迟 1~3 个月再行择

期手术,以防止继发性脑血管事件。但最近的数据表明,既往任何时间有缺血性脑卒中病史的患者再发脑卒中的风险增加 8 倍,且主要不良心血管事件(major adverse cardiovascular events,MACE)(包括心肌梗死、脑卒中和死亡)的风险增加 2.5 倍。发生缺血性脑卒中后 3 个月内行择期手术,再发卒中的风险增加 67 倍,尽管这一风险随着时间的推移而降低。新发缺血性脑卒中的患者在卒中发生后 9 个月内再发卒中和 MACE 的风险持续升高。这项大型回顾性研究显示,手术的复杂性并未影响脑卒中复发的高风险。考虑这些数据可能代表了所有缺血性脑卒中患者(包括非手术患者)的复发风险,故随后的分析显示,与同期非手术患者相比,手术患者脑卒中复发的风险明显增加。

有脑卒中病史的患者的围手术期风险较高。根据 Jørgensen 的研究,近期有缺血性脑卒中病史的患者,特别是在脑卒中后的前 3 个月,在行择期手术之前应进行风险与获益评估。对于非择期手术,在术前评估时,应与患者沟通脑卒中复发和其他 MACE 的重大风险。

71.5.2　抗血小板和抗凝治疗

围手术期决定是否继续抗血小板治疗或抗凝治疗需要权衡意外血栓形成的风险与手术后出血的风险。对于接受指南支持的抗血小板治疗或长期抗凝治疗(如心房颤动、机械性心脏瓣膜或其他原因)的患者,首要考虑的是该手术是否需要停止抗血小板或抗凝治疗。对于较小的手术(如植入起搏器、拔牙、白内障手术和皮肤科手术),应尽可能继续抗凝治疗。为了降低发生支架内血栓形成的风险,越来越多的近期行经皮冠状动脉介入治疗的患者在围手术期继续进行抗血小板治疗。许多研究认为,有缺血性脑卒中险的患者也应有同样的考量,但目前该类患者的证据较弱。

对于接受华法林治疗的心房颤动患者的桥接治疗,BRIDGE 研究表明,低分子肝素桥接不影响动脉血栓栓塞的风险,但确实降低了出血的风险。但这些结果在高危患者中的应用受到质疑,因为它排除了脑卒中后 3 个月内的高危患者,并且 CHADS$_2$ 评分≥5(充血性心力衰竭、高血压、年龄 >75 岁、糖尿病、脑卒中)的患者研究数量较少。

POISE 2 试验研究了围手术期抗血小板治疗对死亡率和非致死性心肌梗死发生率的影响。结果显示,抗血小板治疗对两者发生率没有影响,但增加了大出血的风险,且持续的抗血小板治疗不能预防 POS 的发生。与 BRIDGE 试验一样,这项研究也受到质疑,因为它排除了高危患者,且术前针对指南支持的适应证进行抗血小板治疗的患者比例较低,因此可能掩盖了持续抗血小板治疗对 POS 高危患者的潜在益处。

由于这些试验的局限性,目前缺乏明确的围手术期抗血小板和抗凝治疗的管理指南。术后出血危害极大的部分手术,例如颅内和髓内脊柱手术,可能需要停止抗血小板治疗。其他外科手术应进行风险 - 获益评估,以确定围手术期是否需要继续进行抗血小板或抗凝治疗。

71.5.3　围手术期 β 受体阻滞剂的使用

2008 年的一项 POISE 试验表明,术前紧急给予美托洛尔会增加脑卒中和死亡的风险。最近的观察性试验也证实了这一点,术前 β 受体阻滞剂治疗增加了非心脏手术人群 POS 的风险,而使用美托洛尔发生脑卒中的风险更高。目前提出的机制包括心排血量减少和 β$_2$ 介导的脑血管舒张反应减弱导致脑组织氧输送减少。

由于 β 受体阻滞剂急性停药存在风险,术前服用 β 受体阻滞剂的患者应在围手术期继续治疗。术前使用 β 受体阻滞剂以降低心血管疾病风险的益处尚不清楚,且这种做法可能会增加发生严重心血管不良事件的风险。仅在近期发生心肌梗死和充血性心力衰竭的患者中,围手术期使用 β 受体阻滞剂治疗带来的心血管益处可能超过公认的 POS 风险。

71.5.4　他汀类药物治疗

与抗血小板治疗和 β 受体阻滞剂治疗不同,对他汀类药物的治疗几乎没有异议:在可能的情况下,接受他汀类药物治疗的患者应在整个围手术期继续使用。最近一项包括 12 例 RCT 和 4 700 例患者的 meta 分析证实,围手术期他汀类药物有效降低了非心脏手术患者术后心肌梗死、死亡 / 心肌梗死 / 脑卒中以及新发心房颤动的发生率。在这项试验中,他汀类药物并未降低 POS 的发生率,考虑到围手术期继续服用他汀类药物的风险和益处,因此,围手术期继续使用他汀类药物是合理的。

71.6　术中降低脑卒中险的策略

71.6.1　血压

尽管通常认为低血压是 POS 的主要原因,但难以找到令人信服的数据来支持这一假设。在麻醉相关文献中没有关于低血压的标准化定义,因此根据不同的定义,低血压的发生率在 5%~99% 之间。低血压和脑卒中发生之间确切的时间关系也知之甚少。此外,麻醉期间低血压发生的特定阶段,特别是诱导至切皮期间,增加了将其确定为脑卒中的相关因素或直接原因的难度。然而,在查看既往发生脑卒中患者的记录时,确实都发现了低血压的存在。在已发表的文献中,低血压通常被定义为:①收缩压较基线下降 20%;②收缩压 <80mmHg;③绝对值和百分比的组合(例如 <100mmHg 或较基线下降 30%,以变化较大者为准)。脑皮质和深分水岭梗塞通常被认为是由血流动力学导致的,但它们是非常罕见的术中并发症。但这也存在争议,因为有一些证据表明皮质分水岭梗塞具有明显的微栓塞成分。同样,在接受颈动脉内膜切除术的患者中,即有颅外和颈动脉狭窄的患者,血流动力学引起的脑卒中也相对少见,约为 10%。

大多数围手术期脑卒中均被认为起源于栓塞。低血压有可能通过加重栓塞损伤而成为该类患者的继发性影响因素。从普通人群的急性脑卒中研究得知,收缩

压 <140mmHg 会显著增加并发症和死亡率,收缩压在 140~180mmHg 时预后最佳。术中或术后很少积极地将血压维持在这一水平,因此发生栓塞卒中的患者可能会因相对较低的血压而进一步加重损伤。

毫无疑问,严重低血压或长时间的临界血压可能导致脑卒中。然而,除非在回顾性研究中,否则很难确定个体患者的低血压阈值。通常建议将患者血压控制在基线水平的约 20% 以内,对于有脑卒中险因素的患者则应谨慎进行。

71.6.2　麻醉方法

在非心脏、非颈动脉手术患者中,几乎没有证据支持一种麻醉方法优于另一种可作为降低卒中险的策略。其中的特例是髋关节置换手术。有一些数据表明,与全身麻醉相比,接受脊髓麻醉的患者 POS 发生率较低。没有证据表明全身麻醉对非心脏、非颈动脉手术患者的 POS 有神经保护作用。

71.6.3　氧化亚氮

ENIGMA-II 试验支持先前的大型研究,结果表明氧化亚氮的使用与发生脑卒中的风险之间没有长期关联。

71.6.4　术中使用 β 受体阻滞剂

β 受体阻滞剂在 POS 中的作用经常与低血压是 POS 病因的讨论相混淆。因为 β 受体阻滞剂通常用于降低血压,且在术中可能导致低血压。大剂量美托洛尔的大型 POISE 试验极大地促进了对 β 受体阻滞剂、低血压和脑卒中之间关联的理解。对使用 β 受体阻滞剂和 POS 进行的两项回顾性研究均得出结论,服用美托洛尔的患者脑卒中发生率高于其他 β 受体阻滞剂,如阿替洛尔、比索洛尔。美托洛尔比其他类似药物更易穿透血脑屏障,因此可能通过颅内机制而非仅引起低血压从而导致更高的显性卒中发生率。但在临床实践中这些与美托洛尔相关的结果应谨慎应用,因为尚未在前瞻性试验中得到证实。长期服用美托洛尔的患者应在围手术期继续进行治疗,但术中选择合适的心脏选择性 β 受体阻滞剂(如艾司洛尔、比索洛尔)可能是谨慎的做法。

71.6.5　围手术期输血治疗

Ashes 等进行的一项包括 48 000 例患者的单中心研究试验中证明,服用非心脏选择性 β 受体阻滞剂(美托洛尔和阿替洛尔)的非心脏手术患者发生 POS 时的贫血程度低于服用心脏选择性 β 受体阻滞剂(比索洛尔)的患者,且当血红蛋白低于 90g/L 时,服用 β 受体阻滞剂的所有患者脑卒中的发生率都增加。这一结果表明对于围手术期使用 β 受体阻滞剂的患者可以考虑更高的输血指征临界值,尤其是存在 POS 的其他风险因素时。

在接受颈动脉内膜剥除术(carotid endarterectomy, CEA)的倾向匹配的患者中,进行术中输血的患者卒中风险增加了 5 倍。术中输血可能代表 POS 的多种风险,包括手术复杂性和患者合并症,但研究认为,术中输血可能会对凝血炎症级联反应产生负面影响,增加 POS 的风险。

由于出血经常伴有低血压,使贫血和输血的作用被进一步混淆,因此从回顾性研究中几乎不可能分离出两者的相对影响。

71.7　围手术期脑卒中的识别

术后患者难以识别神经功能损伤。患者正从麻醉中恢复,接受镇痛药物治疗,而且经常睡眠不足。术后谵妄和认知功能障碍在老年人中很常见,进一步掩盖了对细微神经功能变化的认识。除非存在手术的影响,否则麻醉后的单侧体征应被视为异常。整体神经功能减退的评估更加困难,但对有脑卒中险的患者应保持高度怀疑。简单的快速筛查测试,如面部、手臂及语言测试(Face, Arm, Speech test, FAST),以及最近的面部、手臂、麻醉药物残余及语言测试(Face, Arm, Anesthesia, Speech test, FAAST),护士可以常规使用,且与美国国立卫生研究院(National Institutes of Health, NIH)卒中量表高度一致。此类筛查工具构成了实施“卒中规程”方案的基础,护士可以通过该方案快速启动血管神经科会诊。

有证据表明,与出现脑卒中症状返回急诊室的术后患者相比,在医院发生术后脑卒中的患者预后更差,因此,需提高对术后患者脑卒中的认识。

71.8　治疗

一项新试验(DAWN, Defuse3)支持扩大脑卒中的血管内介入治疗的时间窗,可能会显著影响术后脑卒中患者的治疗,既往由于发病时间未知且时间窗有限、很大程度上不符合血管内介入治疗资格的部分术后卒中患者也被重新纳入治疗。此外,术后患者通常被认为不适合全身溶栓治疗(静脉 tPA),但可以进行机械性血栓取出术而不必担心手术部位大出血。最近的证据证明,与配对的接受机械血栓取出术的非手术对照组患者相比,术后患者中接受机械性血栓取出术后结局仍显著较差。

71.9　结论

围手术期脑卒中仍然是非心脏和非神经外科手术的严重并发症,对围手术期死亡率和并发症有显著影响。POS 的总体发病率低、具有不可预测性以及术后患者难以识别等因素,限制了评估 POS 机制的研究。最近一项对 POS 患者的研究延长了机械性介入血栓取出术的时间窗。为了提供有效的治疗,我们面临的挑战仍然是对外科手术患者脑卒中的识别。

(金培培　译,孟岩　校)

参考文献

Mashour GA, Shanks AM, Kheterpal S. Perioperative stroke and associated mortality after noncardiac, nonneurologic surgery. *Anesthesiology*. 2011; 114(6): 1289-1296.

Axelrod DA, Stanley JC, Upchurch GR, Jr., et al. Risk for stroke after elective noncarotid vascular surgery. *Journal of vascular surgery*. 2004; 39(1): 67-72.

Sharifpour M, Moore LE, Shanks AM, Didier TJ, Kheterpal S, Mashour GA. Incidence, predictors, and outcomes of perioperative stroke in noncarotid major vascular surgery. *Anesthesia and analgesia*. 2013; 116(2): 424-434.

Lee J, You JH, Oh SH, et al. Outcomes of Stenting versus Endarterectomy for Symptomatic Extracranial Carotid Stenosis: A Retrospective Multicenter Study in Korea. *Annals of vascular surgery*. 2018.

Bucerius J, Gummert JF, Borger MA, et al. Stroke after cardiac surgery: a risk factor analysis of 16,184 consecutive adult patients. *The Annals of thoracic surgery*. 2003; 75(2): 472-478.

Mrkobrada M, Hill MD, Chan MT, et al. Covert stroke after non-cardiac surgery: a prospective cohort study. *British journal of anaesthesia*. 2016; 117(2): 191-197.

Kaffashian S, Soumare A, Zhu YC, Mazoyer B, Debette S, Tzourio C. Long-Term Clinical Impact of Vascular Brain Lesions on Magnetic Resonance Imaging in Older Adults in the Population. *Stroke*. 2016; 47(11): 2865-2869.

Mrkobrada M, Chan MTV, Cowan D, et al. Rationale and design for the detection and neurological impact of cerebrovascular events in non-cardiac surgery patients cohort evaluation (NeuroVISION) study: a prospective international cohort study. *BMJ Open*. 2018; 8(7): e021521.

Vlisides PE, Mashour GA, Didier TJ, et al. Recognition and Management of Perioperative Stroke in Hospitalized Patients. *A & A case reports*. 2016; 7(3): 55-56.

Premat K, Clovet O, Frasca Polara G, et al. Mechanical Thrombectomy in Perioperative Strokes: A Case- Control Study. *Stroke*. 2017; 48(11): 3149-3151.

Bijker JB, Gelb AW. Review article: the role of hypotension in perioperative stroke. *Can J Anaesth*. 2013; 60(2): 159-167.

Bijker JB, Persoon S, Peelen LM, et al. Intraoperative hypotension and perioperative ischemic stroke after general surgery: a nested case-control study. *Anesthesiology*. 2012; 116(3): 658-664.

Hsieh JK, Dalton JE, Yang D, Farag ES, Sessler DI, Kurz AM. The Association Between Mild Intraoperative Hypotension and Stroke in General Surgery Patients. *Anesthesia and analgesia*. 2016; 123(4): 933-939.

Selim M. Perioperative stroke. *The New England journal of medicine*. 2007; 356(7): 706-713.

Bateman BT, Schumacher HC, Wang S, Shaefi S, Berman MF. Perioperative acute ischemic stroke in noncardiac and nonvascular surgery: incidence, risk factors, and outcomes. *Anesthesiology*. 2009; 110(2): 231-238.

Khatri PJ, Webb JG, Rodes-Cabau J, et al. Adverse effects associated with transcatheter aortic valve implantation: a meta-analysis of contemporary studies. *Annals of internal medicine*. 2013; 158(1): 35-46.

Mashour GA, Moore LE, Lele AV, Robicsek SA, Gelb AW. Perioperative care of patients at high risk for stroke during or after non-cardiac, non-neurologic surgery: consensus statement from the Society for Neuroscience in Anesthesiology and Critical Care*. *Journal of neurosurgical anesthesiology*. 2014; 26(4): 273-285.

Jorgensen ME, Torp-Pedersen C, Gislason GH, et al. Time elapsed after ischemic stroke and risk of adverse cardiovascular events and mortality following elective noncardiac surgery. *JAMA : the journal of the American Medical Association*. 2014; 312(3): 269-277.

Jorgensen ME, Gislason GH, Andersson C. Time since stroke and risk of adverse outcomes after surgery-- reply. *JAMA : the journal of the American Medical Association*. 2014; 312(18): 1930-1931.

Tafur A, Douketis J. Perioperative management of anticoagulant and antiplatelet therapy. *Heart (British Cardiac Society)*. 2017.

Douketis JD, Spyropoulos AC, Kaatz S, et al. Perioperative Bridging Anticoagulation in Patients with Atrial Fibrillation. *The New England journal of medicine*. 2015; 373(9): 823-833.

Devereaux PJ, Mrkobrada M, Sessler DI, et al. Aspirin in patients undergoing noncardiac surgery. *The New England journal of medicine*. 2014; 370(16): 1494-1503.

Gerstein NS, Charlton GA. Questions linger over POISE-2 and perioperative aspirin management. *Evidence-based medicine*. 2014; 19(6): 224-225.

Devereaux PJ, Yang H, Yusuf S, et al. Effects of extended-release metoprolol succinate in patients undergoing non-cardiac surgery (POISE trial): a randomised controlled trial. *Lancet*. 2008; 371(9627): 1839- 1847.

Mashour GA, Sharifpour M, Freundlich RE, et al. Perioperative Metoprolol and Risk of Stroke after Noncardiac Surgery. *Anesthesiology*. 2013; 22: 22.

Ashes C, Judelman S, Wijeysundera DN, et al. Selective beta1-Antagonism with Bisoprolol Is Associated with Fewer Postoperative Strokes than Atenolol or Metoprolol: A Single-center Cohort Study of 44,092 Consecutive Patients. *Anesthesiology*. 2013; 1: 1.

Wijeysundera DN, Duncan D, Nkonde-Price C, et al. Perioperative beta blockade in noncardiac surgery: a systematic review for the 2014 ACC/AHA guideline on perioperative cardiovascular evaluation and management of patients undergoing noncardiac surgery: a report of the American College of Cardiology/American Heart Association Task Force on Practice Guidelines. *Circulation*. 2014; 130(24): 2246-2264.

Andersson C, Merie C, Jorgensen M, et al. Association of beta-blocker therapy with risks of adverse cardiovascular events and deaths in patients with ischemic heart disease undergoing noncardiac surgery: a Danish nationwide cohort study. *JAMA internal medicine*. 2014; 174(3): 336-344.

Ma B, Sun J, Diao S, Zheng B, Li H. Effects of perioperative statins on patient outcomes after noncardiac surgery: a meta-analysis. *Annals of medicine*. 2018: 1-20.

Bijker JB, van Klei WA, Kappen TH, van Wolfswinkel L, Moons KG, Kalkman CJ. Incidence of intraoperative hypotension as a function of the chosen definition: literature definitions applied to a retrospective cohort using automated data collection. *Anesthesiology*. 2007; 107(2): 213-220.

Ng JL, Chan MT, Gelb AW. Perioperative stroke in noncardiac, nonneurosurgical surgery. *Anesthesiology*. 2011; 115(4): 879-890.

Leonardi-Bee J, Bath PM, Phillips SJ, Sandercock PA, Group ISTC. Blood pressure and clinical outcomes in the International Stroke Trial. *Stroke*. 2002; 33(5): 1315-1320.

Basques BA, Toy JO, Bohl DD, Golinvaux NS, Grauer JN. General compared with spinal anesthesia for total hip arthroplasty. *The Journal of bone and joint surgery American volume*. 2015; 97(6): 455-461.

Leslie K, Myles PS, Kasza J, et al. Nitrous Oxide and Serious Long-term Morbidity and Mortality in the Evaluation of Nitrous Oxide in the Gas Mixture for Anaesthesia (ENIGMA)-II Trial. *Anesthesiology*. 2015; 123(6): 1267-1280.

Leslie K, Myles P, Devereaux PJ, et al. Nitrous oxide and serious morbidity and mortality in the POISE trial. *Anesthesia and analgesia*. 2013; 116(5): 1034-1040.

Leslie K, Myles PS, Chan MT, et al. Nitrous oxide and long-term morbidity and mortality in the ENIGMA trial. *Anesthesia and analgesia*. 2011; 112(2): 387-393.

Ashes C, Judelman S, Wijeysundera DN, et al. Selective beta1-antagonism with bisoprolol is associated with fewer postoperative strokes than atenolol or metoprolol: a single-center cohort study of 44,092 consecutive patients. *Anesthesiology*. 2013; 119(4): 777-787.

Rubinstein C, Davenport DL, Dunnagan R, Saha SP, Ferraris VA, Xenos ES. Intraoperative blood transfusion of one or two units of packed red blood cells is associated with a fivefold risk of stroke in patients undergoing elective carotid endarterectomy. *Journal of vascular surgery*. 2013; 57(2 Suppl): 059.

Sun Z, Yue Y, Leung CC, Chan MT, Gelb AW, Study Group for Perioperative Stroke In C. Clinical diagnostic tools for screening of perioperative stroke in general surgery: a systematic review. *British journal of anaesthesia*. 2016; 116(3): 328-338.

Nogueira RG, Jadhav AP, Haussen DC, et al. Thrombectomy 6 to 24 Hours after Stroke with a Mismatch between Deficit and Infarct. *The New England journal of medicine*. 2018; 378(1): 11-21.

Albers GW, Marks MP, Kemp S, et al. Thrombectomy for Stroke at 6 to 16 Hours with Selection by Perfusion Imaging. *The New England journal of medicine*. 2018; 378(8): 708-718.

第72章

麻醉学和围手术期医学的领导力变革

Berend Mets

72.1 本章要点

- 了解有关变革管理的领导力概念。
- 认识成功的变革方案的关键内容。
- 阐述在围手术期医学中如何实施变革方案。

72.2 营造合适的环境

领导力的作用是为临床医师营造合适的环境,使他们能够在个人和集体的事业中取得成功。当医疗保健正变得比医疗服务更商业化时,麻醉科医师/医师领导者的角色似乎被削弱了,而实际上其应该被加强。本章的主题旨在赋予麻醉科医师必要的领导力和变革管理原则,从而有效地实施变革方案。

72.3 确保最佳的团队运行

随着围手术期治疗变得越来越复杂,领导力面临的挑战是发展跨学科的团队合作,我们要认识到团队是"具有互补技能的一组人,他们致力于一个共同的目标,绩效目标和工作方法,为此他们必须互相负责。"

72.4 应对变化

在当今围手术期医疗环境中,唯一不变的就是变化。当个人和集体作为一个围手术期治疗团队,为了继续取得成功,个人和麻醉学团队必须有能力去变革。这是因为外部环境在不断地变化。

在下文中,我们根据当代商业文献概述领导力和管理的概念,然后描述领导力适用的框架。

最后我们以领导力和管理原则如何应用于围手术期医学来结束。

72.5 领导力的定义

- "领导力是通过指导助手实现目标的能力。"
- "领导者的首要职责是实事求是。最后是感谢。在这两者之间,领导者必须是一名仆人和债务人。"
- 领导力也被定义为贯穿在整个组织中的力量。
- "领导力规划了未来的愿景,使人们为了这个愿景团结起来,并激励他们克服困难去实现它。"

72.6 领导力与管理的关系

领导力和管理相互依赖,两者对于有效运作都必不可少。它们互补,但不一样。俗话说,"管理者正确地做事,领导者做正确的事情。"事实上,管理者通过规划和制订预算、组织结构、人员配置、控制和解决问题来营造秩序、可预测性和稳定性。而领导力则是关于应对和提出建设性的变革,在这个过程中,领导者是通过探索、挑战和查找更好的方式去做事的"首席变革师"。

72.7 成功领导者的特征

Kouzes 和 Posner 确认了下属认为他们的领导应具有的关键特征。在他们工作期间,这些调查人员在 11 年多的时间里对六大洲的 75 000 多人进行了调查。"你对一个你愿意跟随的领导者有什么期望?"绝大多数受调查者一致认为领导者应具备四个特征,他们希望领导者是:诚实的(88%),有远见的(71%),有胜任力的(66%),能鼓舞人心的(65%)。

管理顾问 George Binney 说,有效的领导力非常普通。在商界最重要的三个领导素质是:明确的方向感和沟通能力,调动员工积极性的能力,适应能力评估。

在我们自己的专业领域,麻醉学术专业委员会的一项调查中,我们发现有 64% 的人认为,作为一个职业目标,他们希望在职业生涯早期担任部门的领导职位(当他们是专培医师或助理教授时)。此外,30% 的人曾担任主任,29% 曾担任副主任,28% 曾担任部门主管。这表明未来的学科带头人计划用他们的职业经验来准备领导麻醉学科。

72.7.1 情商(角色模型)

有人会说,情商是关键的领导能力。这是因为,领导者的"情感风格"或情绪实际上是相当有感染力的。这为工作环境和文化定下基调。因此,领导力的挑战是领导者要经常保持乐观和活力,以此通过他们所展现的行为,同事们能够同样感受和行动。更具体地说,Goleman 用六个领导风格定义了领导力,即有远见、有指导能力、亲和力、民主、带头行动和指挥能力。领导者在不同时期不同程度地使用这些风格。在对美国麻醉学专业委员会的调查中,委员会主席将有远见和有指导能力排在最前,而将指挥能力排在最后。

72.8 领导力框架

根据以上描述的适应模式,即可简单了解领导力产生的框架(图 72.1)。

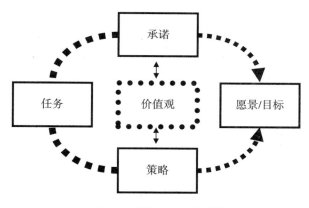

图 72.1　领导力产生的框架

我们在麻醉学科中的任务一般包括临床治疗、医疗质量、教育、科研和可能的社区外延服务。

共同价值观(如尊重、诚信、合作、同情、卓识等)是推动一个部门决策和策略的持久信念。

主要目标是在既定价值观基础上努力发展愿景。愿景不是什么"神秘的"东西,而是一个目标的实际体现,它既鼓舞人心,又指明方向。

策略是为实现既定愿景和目标而采取的行动。如在一个学术部门中,策略不仅是决定将要做的事情,更重要的是决定哪些不应该做。因此,一个具有力争第一愿景的部门在美国国立卫生研究院(National Institutes of Health,NIH)基金项目中不会投资不太可能获得 NIH 资助申请的研究工作。

承诺是人们带给部门以确保成功的能量和创造力。

领导者不能强制承诺,而应该激发承诺。承诺是通过识别个人的热情并通过分配义务和责任来建立的。

72.9 团队合作

团队合作的特点既是个人和相互之间共同的责任与义务,也是对一个目标的共同承诺。在一项共同研发了一种新型心脏手术方案及 Heartport 系统的 16 个心脏外科团队的研究中,由外科医师、麻醉科医师、护士和灌注师组成的团队突显了团队合作的成功。这个复杂的手术涉及使用经食管超声心动图(transesophageal echocardiography,TEE)监测腔内血管阻断位置,尽可能缩小手术切口,比起传统的心脏外科手术,需要更多临床医师之间的相互合作和沟通。一个重要的经验是,最成功的团队(被认为是手术持续平均时间缩短)拥有对团队积极管理的领导。

然而最初的手术时间比平常多 3~4 倍,团队之间的改进速度显著不同。作者确定了提高团队成功的因素。决定因素是选择能力相当,愿意与他人合作的团队成员,愿意接受不确定的因素,并与上级成员沟通交流。另外,制定组织结构(而不是技术,参见下文)也是非常重要的。最后,创造一个心理安全的环境,并允许"在实践中学习"以加快团队发展。

72.10 变革管理

变革是困难的。这通常是因为我们过去的工作是舒适的,改变的需要并不明显;从而导致了经常被人们听到的一种说法:"如果它没有被破坏,就不要修复。"这阻断了改变的过程。创新领导力中心对导致管理者失败的 10 个缺陷进行了分析。最常被提及的原因是没有改变的能力,而在北美最常被提及的成功因素是发展或适应的能力。

72.10.1 理解技术与适应性改变的对比

从本质而言,将必需改变的挑战定义为技术性或适应性挑战很重要。为了更好地理解这个概念,想象一个刚刚被诊断出患有冠状动脉疾病(coronary artery disease,CAD)的人。解决这个问题的技术方案是安排他进行冠状动脉搭桥术(coronary artery bypass grafting,CABG)。然而,适应性挑战要求个人改变自己的行为来改善 CAD 可能导致的后果,可以通过改变饮食和吸烟习惯,通过开始运动项目来弥补以前静坐式生活方式带来的危害。

72.10.2 领导角色

在变革方案中,领导角色是复杂的。重要的是,领导者不仅要了解表面上的问题,我们将它比喻成"剧院舞台",同时也能够不断地将他们自己移动到"包厢阳台"来观察大局。领导者需要控制不可避免的,具有足够压力的困难,以使人们感到变革的必要,同时避免同事们被困难压垮。要做到这一点,领导者需要关注以下三个方面。第一,必须建立一个"支持环境",并讨论和形成其议题、标准、价值观,同时传达给组织机构。领导者需要确定优先事项和重点(不是所有事情都很重要),并且要对事件进行调整和排序。第二,领导者必须有保护能力,正确定位,提供标准和重建价值观。第三,领导者应该保持风度和自信,并且应该具有承受分歧、挫折和痛苦的能力。他会被同事们观察,是否具有坚韧的精神,坚定的毅力解决未来的任务。

72.10.3　变革方案的剖析

人们对变革的恐惧往往是由于变革的利益没有明确地建立或实现,而变革引起的损失却会立即被人们感觉到。此外,还会有许多人坚持"旧"的做事方式,很少有人支持创新精神,因为其结果可能无法确定。领导力的挑战在于确定一个激励人心的愿景,在改变势在必行时营造一种紧迫感(而不是焦虑),建立一个指导联盟,沟通,解决障碍,庆祝并记录短期取得的胜利。在加州大学旧金山分校(UCSF)的课程改革方案中、在笔者单位的"转向手术期医学的全球起点"中均有这种通用方法的改编版的描述。框 72.1 改编自后者的工作。

框 72.1　成功变革方案的要素

> 建立信任
> 　信息共享
> 　共同的价值观
> 　角色模型改变
> 设定激励人心的愿景
> 营造紧迫感
> 指导联盟
> 沟通交流
> 短期胜利:监控进展
> 不要过早宣布胜利

72.11　工业与围手术期医学的相似之处

由于几乎没有关于领导原则如何应用于围手术期医学的文献,我们可以借鉴航空工业的成功案例。航空工业(类似于围手术期医学)在一个时间紧张、充满压力和高度调控的环境中运作,在安全和质量上投入了高额费用。西南航空公司是这个行业中众所周知的典范。当许多公司都申请了破产或合并,西南航空公司却多年来一直保持盈利,被认为是十大最安全的航空公司之一。《财富》杂志将西南航空公司列为美国十大最受欢迎的公司中的第 5 位,该航空公司被商业周刊誉为"客户服务冠军",同时被评为最适合求职的 50 个最佳公司之一。

这家航空公司的领导和管理方法与其创始人首席执行官 Herb Kelleher 的领导风格息息相关。Herb 创建了一种"承诺文化",作为一名服务型领导者,具有非常明确的以顾客为中心的理念,无论是对外的(乘客)还是对内的每一位雇员。西南航空公司有一个清晰的愿景/目标——"将热情、友好、个人自豪感和公司精神传递给客户,提供

最高质量的服务";具有强大的核心价值观,"坚持原则,同时改变实践"以及竞争策略;通过聚焦到点服务,使用单一的机型(波音 737)来提高效益。

72.12　围手术期医学的原则应用

必须明确,由于每个机构不同,所以一个烹饪书的食谱并不能适用于围手术期医学的领导力。然而,关注具有意义的重点领域和领导原则可能会具有益处。

72.13　创建环境

创造一个友好、尊重、公平、安全(对于患者和执业医师)、适应性强和目标明确的工作环境,是领导者关心的首要问题。为了创造和维持这种环境,领导者要为所有参与者、志愿者考虑,并且应做到:
- 创建可见的和角色模型既定的价值观;
- 通过透明度和自己的行动建立信任和信用;
- 要时刻留心他们的情感风格为环境定下基调;
- 目标明确;
- 准备好及时、果断地处理问题;
- 利用自有的一切媒体进行交流、沟通。

72.14　各级领导力共享

高层领导一个人的决策不足以应对当今复杂的围手术期环境。领导力关乎人际关系。因此,领导力是共同创造的。为了有效运作,领导力需要存在于各个层面。领导力是可以互换的,"现在你领导,现在我领导"("now you lead, now I lead")取决于具体情况和特殊技能需要。

领导者能够且应当做到:
- 在适当层面培养领导力;
- 分担责任(和义务)使领导力得以发展。

72.15　构建跨学科团队

16 个心脏外科手术团队的案例研究说明了跨学科团队发展相比较"命令与控制的方式"更有效。

领导者能够且应当做到:
- 决定哪些地方可以使过程从团队发展中受益;
- 创造一个心理安全的环境,允许"在实践中学习"的团队发展。

72.16　变革管理

领导力是关于建设性的变革的管理。正如 Mahatma Gandhi 所说,领导者应该"做你所希望看到的变革"。领导者能够且应当做到:
- 确定并清晰地阐明变革的必要性和未来的优势;
- 确定必需的适应性变革和价值观,以达到效果;
- 承认变革是"损失";

- 设置优先级,重申价值观,保护并支持;
- 调节压力的同时保持紧迫性;
- 识别短期胜利;
- 不要过早宣布胜利。

72.17 结论

领导力的概念是通用的,可以有效地应用于围手术期医学。

"领导者在领导过程中,在面对障碍时学习得最好。因为气候塑造山脉,问题塑造领导者。"

——Warren Bennis

(成天华 译,张丽君 校)

参考文献

Schwartz R, Souba W. Equiping Physicians to Lead: Principles for Innovation. Am J Surg 2000; 180: 185-6.

Katzenbach J, Smith D. Team Basics The Wisdom of Teams New York: Harper Collins, 2003: 43-64.

Moses H, Thier S, Matheson D. Why Have Academic Medical Centers Survived? JAMA 2005; 293: 1495- 500.

Mets B. Leadership Challenges in Academic Anesthesiology. Journal of Education in Perioperative Medicine 2005; 7: 1-14.

Souba W. The Job of leadership. J Surg Research 1998; 80: 1-8.

Prentice W. Understanding Leadership. Harvard Business Review 2004: 102-9.

DePree M. Leadership is an art New York: Dell Publishing, 1989.

Kotter J. Leading Change Boston: Harvard Business School Press, 1996.

Bennis W. On becoming a leader Cambridge, Massachusetts: Perseus Books, 1989.

Buckingham M, Coffman C. First Break All the Rules New York: Simon and Schuster Inc, 1999.

Kotter J. What leaders really do. Harvard Business Review 2001; December: 85-97.

Harari O. The Leadership Secrets of Colin Powell: The Powell Way New York: McGraw-Hill, 2002.

Kouzes J, Posner B. The Leadership Challenge. 3rd ed. San Francisco: Jossey Bass, 2003.

Editor. A Survey of Corporate Leadership Economist, 2003: 7-11.

Mets B, Galford J, Purichia H. Leadership of United States Academic Anesthesiology Programs 2006: Chairperson Charactheristics and Accomplishments. *Anesthesia & Analgesia.* 2007; 105(5): 1335-1345.

Goleman D, Boyatzis R, Mckee A. Primal Leadership. The hidden driver of great performance. Harvard Business Review 2001; December: 42-51.

Souba W. Leadership and Strategic Alignment-Getting people on board and engaged. J Surg Research 2001; 96: 144-51.

Lencioni. Make your values mean something. Harvard Business Review 2002; July: 113-7.

Souba W. The new leader: New demands in a changing, environment. Journal of the American College of Surgeons 2003; 197: 1-9.

Bennis W, Nanus B. Leaders. New York: Harper Collins, 2003.

Porter M. What is Strategy. Harvard Business Review 1996; November-December: 61-78.

Pitman B. Leading for value. Harvard Business Review 2003: 41-6.

Galford R, Drapeau A. The Enemies of trust. Harvard Business Review 2003: 89-95.

Edmondson A, Bohmer R, Pisano G. Speeding up team learning. Harvard Business Review 2001; 79: 125- 32.

Metha N, Goswami S, Argenziano M et al. Anesthesia for Robotic Repair of the Mitral Valve: A Report of two cases. Anesthesia and Analgesia 2003; 96: 7-10.

Bader P, Calaraco A. The CCL guide to Leadership in Action. San Francisco: : Jossey-Bass, 2004.

Heifetz R, Laurie D. The work of leadership. Harvard Business Review 2001; December: 131-40.

Heifetz R, Linsky M. A survival Guide for Leaders. Harvard Business Review 2002; June: 65-74.

Loeser H, O'Sullivan P, Irby D. Leadership lessons from curricular change at the university of California, San Francisco, School of Medicine. Acad Med 2007; 82: 324-30.

Donahue K, Mets B. A move to universal start-times: A case study of leading change in an Academic Anesthesia Department. The Physician Excecutive January, 2008.

SWA Wikipedia https: //en.wikipedia.org/wiki/Southwest_Airlines.

South West Airlines Fact Sheet. http: //www.southwest.com/about_swa/press/factsheet.html 2007.

Kelleher H. A culture of commitment. Leader to Leader 1997; No 4, Spring 1997: 20-4.

Mets B, Galford J. Leadership and Management of United States Anesthesiology Departments. *Journal of Clinical Anesthesia.* 2009 Mar; 21(2): 81-93.

Mets B, Leadership in Academic Anesthesiology: Theories and Practice. *International Anesthesiology Clinics.* 2016 54(3)66-82.

第73章

与患者沟通——从终审索赔案例中汲取的教训

Karen B. Domino

73.1 引言

本章重点讨论以患者和家属为中心的医疗保健的最佳沟通策略,包括同情性沟通、共同决策以及非预期不良事件后的沟通和解决。我们还为大家提供了从视频和麻醉诉讼结案项目中所发现的能说明问题的案例。

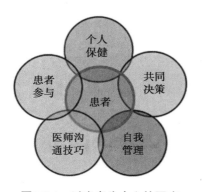

图 73.1 以患者为中心的医疗

73.2 以患者为中心的医疗

提倡以患者为中心的医疗,可以减少医疗沟通失败、医疗中断和患者对当今复杂的团队式医疗环境的不满。以患者为中心的医疗也是一项卫生政策战略,旨在以更低的费用改善患者的就医体验。以患者为中心的医疗是指对患者个人偏好、需求和价值观提供尊重并响应的医疗服务,确保患者价值观指导所有临床决策。以患者为中心医疗的八项原则是:尊重患者的价值观、偏好和表达的需求;医疗工作的协调和整合;信息和宣教;身体上的抚慰;情感支持和减轻恐惧和焦虑;家人和朋友的参与;连续性和过渡性;医疗的可获得性。是患者而不是医师或卫生保健系统处于卫生保健中心(图 73.1)。这种方法强调患者/家庭被赋予更多的参与、自我管理、个人保健

和共同决策的权利。这种从家长式的"医师所知道的最佳治疗方式"的改变需要医师改变沟通技巧。在以患者为中心的医疗中,医师则扮演"教练"的角色。

医师的沟通技巧对患者满意度有着强烈影响。花费足够的时间来解释诊断和治疗性操作与患者满意度相关。医师的治疗技能,包括态度友好和尊重患者感受,也与患者的满意度相关。

73.3 以患者为中心的医师沟通技巧

以患者为中心的医疗需要医师具备新的、不同的沟通技巧。以患者为中心的医疗中的沟通重点是患者,而不是疾病。针对患者的问题应该是开放式的。同时医师的倾听能力也需要加强。为增强医师同情心,特别需要对医师进行沟通技巧的特殊培训,包括对患者情绪反应、共同决策、不良事件披露和文化能力的识别和响应等的培训。同情性沟通需要医师有自我意识、慎重选择措辞以及识别和关注患者情绪。同情性沟通涉及探究患者的担忧之处,而不仅仅是提供数据、事实和作出解释。同情性沟通最重要的是倾听患者及其家人的意见。此外,应避免推进医师驱动的议程。患者应该是每一项选择的中心。支持和安慰也是同情性沟通的关键组成部分。有害沟通的示例见框 73.1,同情性沟通示例见框 73.2。

框 73.1 有害沟通

> 不注意语言的影响
>
> "你很难相处。"
>
> "她已经死路一条了。"
>
> 不能处理情绪
>
> "至少你还没死。"
>
> 贬义的评论
>
> "这么胖的患者啊。"
>
> "我可不希望因这个患者感染艾滋病。"

责备患者

　　"你的肾脏不配合工作。"

　　"你是想死在我们手上。"

不信任患者

　　"你确定你在家中没有吃更多的止痛药么？"

不能倾听患者

　　"你只是太焦虑了。"

框 73.2　同情性沟通

"我知道你很担心，但我可以有所帮助。"

"这必须是考虑的重中之重。我想让你明白：我将与你同在。"

"请你告诉我更多你的态度。"

"你在担心什么？"

"你能告诉我你将如何向你的家人告知我向你解释的事吗？"

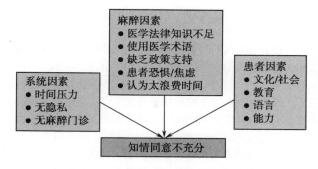

图 73.2　导致知情同意不充分的因素

发生率太低以至于没有必要和健康的患者探讨。然而，绝大多数患者并不会因为讨论麻醉风险而过度地惊恐。

73.4.1　共同决策

　　共同决策是一种与患者沟通并鼓励患者积极参与选择循证治疗的正规策略。当医学上不存在"最好"的选择时，共同决策是合理的方式，因为最好的选择取决于患者的喜好，包括风险、利益和替代方案的个体化的权衡。共同决策的要素如框 73.3 所示。辅以患者宣教工具的共享决策可以帮助患者作出选择，称为决策辅助。决策辅助的内容包括对选择的诠释，风险和获益，以及治疗结局的发生概率和不确定性的循证医学描述，还包括辅助患者评估对其作出决策最重要的事情的信息。共同决策对医师来说可能是具有挑战性的，因为他们需要清晰简洁的沟通，提供公正的信息，提出没有价值判断的建议，并促使患者积极参与以结合他们的喜好并作出决定。

73.4　知情同意和共同决策

　　在术前讨论知情同意的期间是麻醉科医师与患者进行沟通最重要的时机之一。知情同意是医学实践中的伦理义务，也是法定要求。知情同意讨论需要医师和患者之间进行深思熟虑的对话，患者应被告知足够的信息以使其能作出关于治疗的专业决定。在美国，各州在披露风险和利益方面的法律要求存在分歧。一些州坚持"合理的患者标准"（即，在处理与知情决策相关事项时，一个理智的患者会考虑做什么），而其他的州坚持"合理的医师标准"（即，在相同环境的社区中的另一个医师会披露的事件）。这种地区差异非常重要，与施行"合理的医师标准"的州相比（17%），在施行"合理的患者标准"的州，陪审团明显更频繁地同意原告的裁决。多因素分析表明，在施行"合理患者标准"的州，陪审团裁决同意原告的比率比其他地区高 2 倍（比值比 2.15，95%CI 1.32~3.50）。

　　一般来说，知情同意要求讨论风险、获益和替代治疗方法。患者常见并发症和明显的"实质性"风险都应该被讨论到。知情同意讨论应针对患者的医疗状况和具体手术的具体风险并在病历中作出记录。然而，医师往往不会分享患者所需要作知情决定的一些信息。实际上，知情同意讨论往往只讨论医疗计划和通常认为较小的风险，尤其是麻醉知情同意。有多种致使麻醉科医师仅在知情同意中讨论有限的风险相关内容的原因：工作指标的压力和其他系统性因素、麻醉因素和患者因素（图 73.2）。多数麻醉科医师仅仅是在外科手术前而非在术前评估门诊获得知情同意，而此时患者已经作出同意手术的决策。实际的挑战包括：工作指标的压力、提供的信息量、医患交流障碍，以及语言／文化障碍。麻醉科医师不能讨论实质性风险的一个主要原因是因为讨论这些罕见事件会过度地增加患者焦虑。一些麻醉科医师认为，这些风险的

框 73.3　共同决策的要素

性质：我们要解决的健康问题是什么？

备选方案：有哪些治疗方案？

利弊：每种治疗方案的相对风险和益处是什么？

不确定性：治疗计划失败的可能性有多大？

角色：患者希望在决策过程中扮演什么角色？

背景：该决定将如何影响患者的术后治疗和康复？

了解：患者有什么问题？

输入：在作出最终决定之前，患者是否还要和其他人交流？

偏好：患者的价值观和偏好是什么？哪个选择最合适？

反馈：患者能否确实对医疗计划表示理解？

　　共同决策可增加患者知识，提高患者满意度和参与度。与标准的知情同意相比，参与共同决策的患者对风险具有准确判断能力的比例更高。共同决策也会减少特定医疗条件下不必要的干预，导致手术操作的地理性变异更小，提高健康质量并且降低了医疗卫生支出。

　　共同决策在晚期疾病和高龄患者的患者决策中尤为重要。共同决策对于高危患者的手术决策和规划是较为理想的。伴有较大的功能残疾、较差的生活质量和较低的自评预期寿命的老年患者，则不太可能接受治疗。老

年患者会对治疗结局和达到所预期治疗结局的治疗负担以及功能或认知损害的风险进行权衡。

患者有关风险和替代治疗方案、病情严重程度、性质和治疗的不确定性的投诉（所有知情同意相关投诉）较为常见，属于资源密集型的风险管理，并可能导致法律诉讼。通过共同决策来提高知情同意度可能会避免知情同意相关的投诉。共同决策的制订也能在合理治疗造成不良结局时提供法律保护。Barry 等研究了模拟陪审员对于一个假想患者前列腺特异性抗原（PSA）检测的利弊几种情况的知情同意的判断。这名患者在与其医师讨论后决定不去做 PSA 检测，但几年后进展为侵袭性前列腺癌。如果知情同意讨论未记录在病历中，则只有 17% 的陪审员认为医师的医疗合理，而如果知情同意在病历中有记录，则有 65% 的人认为医疗合理。如果显示有关于 PSA 检测的视频决策辅助工具，则 96% 的模拟陪审员判断医疗行为合乎治疗的标准。在华盛顿州，在进行知情同意讨论时，如通过使用患者决策辅助工具让患者参与共同决策，则会得到立法机构认可的医疗法律保护。

73.4.2 麻醉共同决策辅助工具

ASA 职业责任委员会和患者安全委员会开发了区域麻醉的共同决策辅助工具（椎管内阻滞和周围神经阻滞，图 73.3）。这些决策辅助工具收录了相关区域阻滞风险和获益的相关证据。这些决策辅助工具在一个麻醉前门诊的患者中进行了相关测试。它们可增加患者对区域麻醉的相关知识，但不会引起患者的焦虑，患者接受度较好。与未使用决策辅助工具的患者相比，患者在门诊前若使用了决策辅助工具，可以提高他们的参与度，更多地参与讨论麻醉的选择。决策辅助工具可从 ASA 官网上获取（www.asahq.org/resources/resoucesfrom-asa-committees#Patient_Safety）。其他用于麻醉监护治疗（MAC）、全身麻醉、临终关怀等决策辅助工具正处于不同的开发阶段。

73.5 不良事件或医疗差错后的沟通

73.5.1 不良结局发生后导致医疗事故诉讼的各种因素

即使发生了医疗差错，仅有一小部分不良事件会导致医疗事故诉讼。Brennan 等发现不达治疗标准所致的 8 件不良事件中，只有 1 件能导致医疗事故诉讼。其他一些研究发现医疗疏忽和医疗事故诉讼之间的相关性较差。患者残疾的严重程度，而不是医疗差错或治疗标准不达标的发生率，预测了支付给原告的费用。这些数据表明，当发生未预期的不良结局后，除了标准化治疗外，还有诸多因素导致了医疗事故的发生。

与医疗事故有明确关系的一个重要因素是医患之间的沟通失败。Avery 等发现患者起诉的排名前三的理由分别是沟通问题（80%），医师的傲慢态度（35%）和沟通失败（35%）。相比起治疗结局，患者更可能是因为他们与医师不愉快的人际关系而起诉。如果患者察觉到一个初级保健医师沟通能力强、友善、诚实、有风度、有幽默感且在必要时会道歉时，他们会感到非常满意，而不太可能去起诉该医师。但相反的是，这些个性特征并不能预测外科医师会不会被起诉。作者认为，医患沟通的关键时期是在获得知情同意的过程中，包括对手术预后不良的讨论。患者申请诉讼的常见原因是他们需要一些他们觉得被刻意隐藏起来的解释或信息。患者／家属的预期赔偿费用和律师的应急安排费用也会促进医疗事故诉讼的发生。

某些医师被起诉的频率远超其他医师。在多个专业中有 2%~5% 的医师为高风险群体，包括麻醉和外科，占佛罗里达州医疗事故诉讼的 50% 以上。具有医疗事故高风险的产科医师与患者及其家属的沟通技巧不足，而不

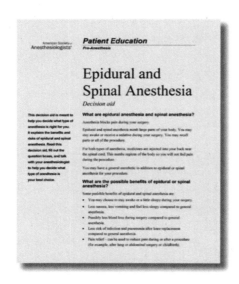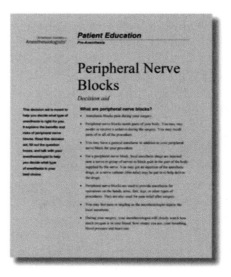

图 73.3 区域麻醉的共同决策辅助工具

是因为其医疗差错或不达标准的治疗较多。此外,频繁出现医疗事故诉讼的医师通常花费较短的时间与患者相处,其沟通往往出现问题且缺少人情味。那些很少陷入医疗事故诉讼的医师与患者讨论的内容并无区别,但他们更多地使用通俗易懂的语言,更多地使用定向性的陈述来介绍情况,面带微笑且具幽默感,随访时间更长。那些经常被起诉的外科医师更通常是那些未起诉患者投诉的焦点。有关医院治疗的患者投诉也不都完全相同,其中有一大部分对于医院病房治疗的投诉都直指医务人员的沟通问题。

73.5.2　发生不良结局后的沟通

在发生未预期的不良结局后,与患者/家属的沟通具有特殊的重要意义。由于缺乏预先存在的医患关系,因而在沟通时,麻醉科医师面临着独有的挑战。多数情况下,麻醉科医师在实施麻醉前的较短时间内与患者见面,甚至在某些情况下,他们或许不能见到患者的任何家庭成员。

麻醉科医师作为手术小组的成员之一,与患者家属的讨论时机和与手术小组中其他成员的协作带来了挑战。在外科医师可能已经与患者家属进行过最初的讨论时,麻醉科医师可能已经参与了治疗,但麻醉科医师并不知道外科医师是如何对患者家属进行描述的。未预期的不良结局发生后,应在安静的房间(呼机和电话关闭)进行沟通。麻醉科医师应陪同外科医师与患者家属进行讨论。关于如何最好地处理这种情况的建议包括:①提供一个富有感情的"警告"如:我很抱歉,但是我有个坏消息要告诉你;②非语言沟通是关键;③身体前倾,保持眼神接触;④不要表现出不耐烦或不感兴趣;⑤注意到细微的暗示;⑥解答家属在讨论中的提问并且给家属提问的时间;⑦对发生的不良结局表达出同情或者遗憾。

在发生严重的未预期的不良事件或者医疗事故时,美国的医疗机构通常会发布一份正式的披露协议书,必要时其内容中会包括一份正式的道歉书。若披露协议中涉及麻醉科医师,特别是在事件发生后不久,专业风险管理人员通常会牵头与患者及其家属进行讨论。不良事件后的书面文字回应包括:一份对患者家属的快速回应;一份最初的正式报告以及与患者家属正在进行的坦诚的沟通(通常情况下由同一个人负责);事件的调查,包括根本原因分析;与患者/家属后续的沟通;流程和性能的改善;必要时还应有一份正式的道歉书(图73.4)。由国家质量论坛确定的向患者披露的关键内容包括:有关该事件的事实,以及错误及系统故障。制度要求包括:信息披露、患者安全和风险管理活动的整合;信息披露系统的开发,包括信息披露培训;全天候信息披露指导和医护人员、患者及其家属的情感支持;使用性能改进工具来追踪和促进披露效果。

有几个州(内华达州、佛罗里达州、新泽西州、宾夕法尼亚州、俄勒冈州、佛蒙特州和加利福尼亚州)已强制要求机构对患者/家属披露严重的未预期的结局。至少有

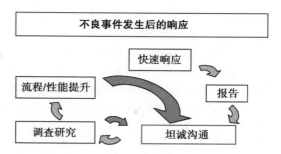

图73.4　不良事件后的书面文字回应建议

34个州通过了保护包含在披露文件中的特殊信息的"道歉"法,通常使用抱歉书或者其他表示遗憾的方式。2/3的州只保护道歉书或遗憾的表达,而不是与因果关系有关的信息("我们的医疗对你造成了伤害")或过失("这并不应该发生")。律师也挑选和选择他们想要继续办理的诉讼,信息披露可能对他们有所帮助。因此,尽管道歉法是对披露政策有效的支持,但它们在大多数州不大可能影响披露行为。

不良事件发生之后的披露已被证实可以在许多场合中降低诉讼成本,包括阿灵顿高地(Village of Arlington Heights, VAH),密歇根大学,芝加哥伊利诺伊大学以及科罗拉多州COPIC保险项目。披露并不能防止诉讼,尤其是在发生医疗事故或不达治疗标准的情况下。由于披露过后通常会对不良结局进行补偿,这一过程可以在发生医疗事故或达不到治疗标准的情况下降低诉讼成本。早期的处理能降低成本,包括专家证人审核、专家和与涉事人员的证词,以及多余的律师调查的成本。披露也被认为在医疗行为合理时可以减少不必要的诉讼,因为没有必要对医疗事故提出诉讼来找出未预期的结局的原因。

73.6　结论

总之,现代的患者医疗要求医师学习与患者和家属沟通的新类型和风格,以有效地进行以患者为中心的医疗。这些工具包括采用同情性沟通模式,开发方法以促进患者对其健康和医疗决策负责,对于偏好敏感性的医疗决策使用共同决策的方式,并在发生未预期的不良事件或医疗差错后开展最有效的沟通。

(项前　译,卞金俊　校)

参考文献

Institute of Medicine: Crossing the Quality Chasm: A New Health System for the 21st Century. National Academie Press, Washington DC, 2001.

Bardes CL: Defining "patient-centered medicine". N Engl J Med 2012; 366: 782-3.

Gerteis M, Edgman-Levitan S, Daley J, Delbanco T: Through the patient's eyes. Jossey-Bass, San Francisco,

1993.

Studdert DM, et al.: Geographic variation in informed consent law: Two standards for disclosure of treatment risks. J Empir Legal Stud 2007; 4: 103-24.

Brull R, et al.: Disclosure of risks associated with regional anesthesia: A survey of academic regional anesthesiologists. Reg Anesth Pain Med 2007; 32: 7-11.

Braun AR, et al.: Informed consent for anesthesia in Australia and New Zealand. Anaesth Intensive Care 2010; 38: 809-22.

Waisel DB, et al.: Anesthesiology trainees face ethical, practical, and relational challenges in obtaining informed consent. Anesthesiology 2009; 110: 480-6.

Tait AR, et al.: Informed consent for anesthesia: a review of practice and strategies for optimizing the consent process. Can J Anaesth 2014; 61: 832-42.

Grady C: Enduring and emerging challenges of informed consent. N Engl J Med 2015; 372: 855-62.

Burkle CM, et al.: Patient perspectives on informed consent for anaesthesia and surgery: American attitudes. Acta Anaesthesiol Scand 2013; 37; 342-9.

Spatz ES, et al: Prime time for shared decision making. JAMA 2017; 317: 1309-10.

Kunneman M, Montori VM: When patient-centered care is worth doing well: informed consent or shared decision making. BMJ Qual Saf 2017: 26: 522-4.

Barry MJ, Edgman-Levitan S: Shared decision making-The pinnacle of patient-centered care. N Eng J Med 2012; 366: 780-1.

Stacey D, et al.: Decision aids for people facing health treatment or screening decisions. Cochrane Database Sys Rev 2014; 1: CD001431.

Shay LA, Lafata JE: What is the evidence? A systematic review of shared decision making and patient outcomes. Med Decis Making 2015; 35: 114-31.

Glance LG, et al.: Redesigning surgical decision making for high-risk patients. N Engl J Med 2014; 370: 1379-81.

Fried TR, et al.: Changes in preferences for life-sustaining treatment among older persons with advanced illness. Soc Int Med 2007; 22: 495-50.

Posner KL, et al.: The role of informed consent in patient complaints. J Health Risk Manag 2015; 35: 38-45.

Barry JM, et al.: Reactions of potential jurors to a hypo-thetical malpractice suit. J Law Med Ethics 2008; 396-402.

Washington State RCW 7.70.060 http: //app.leg.wa.gov/rew/.

Domino KB, et al. Introducing pre-anesthesia decision aids. ASA Monitor 2017; 81: 10-4.

Posner KL, et al.: Regional anesthesia decision aids in the pre-anesthesia clinic improve patient engagement and knowledge. ASA Abstract 2015; A2211.

Brennan TA, et al. Incidence of adverse events and negligence in hospitalized patients. N Engl J Med 1991; 324: 370-6.

Localio AR, et al.: Relation between malpractice claims and adverse events due to negligence. N Engl J Med 1991; 325: 245-51.

Studdert DM, et al.: Negligent care and malpractice claiming behavior in Utah and Colorado. Med Care 2000; 38: 250-60.

Brennan TA, et al.: Relation between negligent adverse events and the outcomes of medical-malpractice litigation. N Engl J Med 1996; 335: 1963-7.

Avery JK: Lawyers tell what turns some patients litiginous. Med Malpractice Rev 1985; 2: 35-7.

Hickson GB, et al.: Factors that prompted families to file malpractice claims following perinatal injuries. JAMA 1992; 267: 1359-63.

Levinson W, et al.: Physician-patient communication: The relationship with malpractice claims among primary care physicians and surgeons. JAMA 1997; 277: 553-9.

Sloan FA, et al.: Medical malpractice experience of physicians. JAMA 1989; 262: 3291-7.

Entman SS, et al.: The relationship between malpractice claims history and subsequent obstetric care. JAMA 1994: 272: 1588-91.

Hickson GB, et al.: Obstetricians' prior malpractice experience and patients' satisfaction with care. JAMA 1994; 272: 1583-7.

Pichert JW, et al.: Identifying medical center units with disproportionate shares of patient complaints. Joint Commission J Qual Improv 1999; 25: 288-99.

Souter KJ, Gallagher TH: The disclosure of unanticipated outcomes of care and medical errors. What does this mean for anesthesiologists. Anesth Analg 2012; 114: 615-21.

Gallagher TH, et al.: Disclosing harmful medical errors to patients. N Engl J Med 2007; 336: 2713-9.

McDonald TB, et al.: Responding to patient safety incidents: the "seven pillars". Qual Saf Health Care 2010; 19: e11. Doi 10.1136/qsh.2008.031633.

McDonnell W, Guenther E: Do state laws make it easier to say "I'm sorry?" Ann Intern Med 2008; 149: 811-5.

第74章

围手术期医学中的人工智能——从大数据到智能数据的转变

Maxime Cannesson, Eran Halperin, Samir Kendale

74.1 引言

虽然美国医疗体系已采用电子病历健康记录（electronic health record，EHR）系统，但是这些系统间的互通尚未解决，这导致数据整合成了难题。在手术室中，除了 EHR 临床数据外，基因组数据和生理波形也是一大信息来源。值得强调的是，临床医师利用监护仪分析生理波形显示的信息制订决策，但是现代科学必须在不增加无用警报的前提下将这些监护仪转变成预警系统和预测设备。尽管麻醉科医师可以通过各种监测来治疗不稳定的患者，从而降低心搏骤停和死亡的发生率，但手术中更需要的是，麻醉科医师能够在各种不稳定情况发生之前进行识别，这将对患者的预后产生决定性影响。然而，要实现此目标，需要工业、学术界和医疗卫生机构之间的密切合作，加快知识更新，创造新的效力高的监控设备，并降低 EHR 和监护数据的碎片化程度，使研究者更易获取。目前，ICU 中已更新，致使重症监护多参数智能监控（Multiparameter Intelligent Monitoring in Intensive Care，MIMIC）数据库得到发展。该数据库是公共数据库，已用于开发和验证一些新的监护设备和预测性分析解决方案，并提高我们对 ICU 患者生理指标的认识。同样，虽然 Physionet 项目提供了大量生理信号和相关开放源码软件的访问权限，但无一是专门基于手术环境的。对于围手术期，多中心围手术期结局小组（multicenter perioperative outcome group，MPOG）和国家手术质量改进计划（National Surgical Quality Improvement Program，NSQIP）提供了高质量的围手术期流程和结局指标，但并未整合 EHR 和高保真生理波形或基因组数据，致使我们无法开发新型的预测性生理学工具。这里存在一个巨大的问题，每年美国有超过 5 000 万患者接受手术，且有 570 万患者被送入ICU，术后并发症的发生率依旧很高，这对社会造成了沉重负担。如今，许多新的临床理念被提出以试图改善手术患者的预后，如"加速康复外科"等的提出更新了美国外科临床医疗的模式：更以患者为中心、多学科合作、减少碎片化、专注于价值而非数量。然而，仅医疗模式的改善并不能解决所有与手术预后相关的问题，我们必须针对每一位患者制订个性化的医疗计划。在手术室，个性化医疗依赖于实时使用 EHR、基因组数据库和生理监护提供的数据。

74.2 利用机器学习算法合并多个数据源

近期研究表明，EHR 包含的某些数据模式可以帮助预测手术预后。例如，前期研究认为，EHR 中记录的信息（如年龄、性别和种族）对临床定义实验室结果正常值十分重要，并且使用这些更准确的参考范围可以提高诊断水平。这促使近期的许多研究利用了多种机器学习算法来挖掘 EHR 数据，例如使用深度神经网络来预测患者术后死亡率，这将比临床医师在手术结束时使用的 EHR 数据准确率更高。尽管这些方法优于传统途径，但在分析样本量、数据特征或类型以及临床的结局系统上仍存在局限性。总之，利用机器学习算法可以综合分析患者各种数据模式，将大大提高手术预后预测的准确性。

术后风险受多种因素的影响，其中一些因素取决于手术本身，而其他因素则与患者的医疗状况和人口统计学有关，这也促使各种数据模式的整合，从而改善预测结果以及这些数据模式在医院环境中的实用性。因此，重要的是专注于将 EHR 与其他特定数据模式（如基因组数据和生理波形）整合在一起。

过去，特别是在药物基因组学研究的背景下，已有人提出将基因组学，尤其是遗传学与 EHR 整合的建议。然而，当存在外科手术并发症时，此类数据尚未与 EHR 整合。手术并发症包括对内脏器官的各种影响，其中一些可能是由合并症和患者的总体健康状况导致的。通过患者的遗传背景可以很好地追踪此类合并症和易患疾病。例如，具有特定遗传变异的患者，其患肾脏疾病或心脏病的风险增加，且术后肾功能降低等并发症的风险较高。而且，先前的研究已证实，血统（可从遗传数据中准确推断）也可能影响术后结果。此外，动态基因组测量（例如DNA甲基化）可以高效地推断出合并症和人口统计学信息。已有研究证实，使用甲基化数据可以精确地获取年龄、血统、是否吸烟以及细胞类型组成。同样，某些情况也与DNA甲基化高度相关。

电子病历、基因组学和波形的整合为提高手术预后不良预测率奠定了基础。为实现这一目标，开发得以有效整合这些多模式数据并用于预测手术预后的计算方法至关重要。

74.3　前方的道路

实现这些目标需要克服两个主要挑战：首先，学术界需要访问涵盖这些模式的全面而准确的数据集；其次，尽管将机器学习应用于多模式数据需要做大量工作，但是这些方法或多或少地都对数据进行了假设。当不符合这些假设条件时，该方法通常不是最佳的。因此，设计适合每种模式的方法至关重要。在每种数据模式方法的开发和应用中，研究团队必须纳入广泛的专业知识。有些团队已经开发了大量的软件用于机器学习和基因组数据的统计。特别是有人已经开发出几种广泛使用的方法来分析少数民族人口的遗传研究，例如拉丁裔。这些方法可以通过基因组中每个基因座高精度地预测个体的血统，并且已被全球成千上万的实验室下载，并已用于鉴定与数十种疾病（如哮喘、乳腺癌、前列腺癌及急性淋巴细胞白血病）相关的基因。最近，也有人开发了许多机器学习方法，用于从甲基化数据中提取混杂因素，例如细胞类型组成和血统，然后用于查找特定甲基化位点与不同疾病之间的关联，包括怀孕期间孕妇吸烟的影响、类风湿关节炎、狼疮性肾炎等。寻找一个专业的团队，其拥有建立EHR数据库和提取要素的经验，并能将学习算法应用于EHR中提取的要素，并使团队与专业知识相结合，将是围手术期利用此类信息的第一步。最后，通过高保真生理波形与EHR数据整合构建出的大型数据集与机器学习导出的可行的整合参数均将增加这些数据集的潜能。

74.4　结论

随着大量多模式患者特定数据的生成，利用机器学习功能将这些数据整合以产生个性化的预测将具有巨大的前景。然而，要在统一架构中对各种各样的数据模式进行建模以在临床中作出精确预测尚需努力。

（刘洪君　译，吉栋　校）

参考文献

Lee J, Scott DJ, Villarroel M, et al. Open-Access MIMIC-II Database for Intensive Care Research. *Ieee Eng Med Bio* 2011: 8315-18.

Saeed M, Villarroel M, Reisner AT, et al. Multiparameter intelligent monitoring in intensive care II (MIMIC-II): A public-access ICU database. . *Crit Care Med* 2001; 39: 952-60.

Shelley K, Cannesson M. "Off-label" use of clinical monitors: what happens when new physiologic understanding meets state-of-the-art technology. *Anesth Analg* 2014; 119(6): 1241-2. doi: 10.1213/ANE.0000000000000479.

Bickler PE, Cannesson M, Shelley KH. Trends and Challenges in Clinical Monitoring: Papers From the 2015 IAMPOV Symposium. *Anesth Analg* 2017; 124(1): 2-3. doi: 10.1213/ANE.0000000000001495.

Pinsky MR, Dubrawski A. Gleaning knowledge from data in the intensive care unit. *Am J Respir Crit Care Med* 2014; 190(6): 606-10. doi: 10.1164/rccm.201404-0716CP.

Winters BD, Pham JC, Hunt EA, et al. Rapid response systems: a systematic review. *Crit Care Med* 2007; 35(5): 1238-43. doi: 10.1097/01.CCM.0000262388.85669.68.

Chan PS, Khalid A, Longmore LS, et al. Hospital-wide code rates and mortality before and after implementation of a rapid response team. *JAMA* 2008; 300(21): 2506-13. doi: 10.1001/jama.2008.715.

Goodrich C. Endpoints of resuscitation: what should we be monitoring? *AACN Adv Crit Care* 2006; 17(3): 306-16.

Pronovost PJ, Powers J, Jin W. Technology Development in Health Care Is Broken. *Am J Med Qual* 2017; 32(2): 215-17. doi: 10.1177/1062860616666165.

Celi LA, Marshall JD, Lai Y, et al. Disrupting Electronic Health Records Systems: The Next Generation. *JMIR Med Inform* 2015; 3(4): e34. doi: 10.2196/medinform.4192.

Scott DJ, Lee J, Silva I, et al. Accessing the public MIMIC-II intensive care relational database for clinical research. *Bmc Med Inform Decis* 2013; 13 doi: Artn 9.1186/1472-6947-13-9.

Ghassemi MM, Richter SE, Eche IM, et al. A data-driven approach to optimized medication dosing: a focus on heparin. *Intensive Care Med* 2014; 40(9): 1332-9. doi: 10.1007/s00134-014-3406-5.

Badawi O, Brennan T, Celi LA, et al. Making big data useful for health care: a summary of the inaugural mit critical data conference. *JMIR Med Inform* 2014; 2(2): e22. doi: 10.2196/medinform.3447.

Ghassemi M, Marshall J, Singh N, et al. Leveraging a critical care database: selective serotonin reuptake inhibitor use prior to ICU admission is associated with increased hospital mortality. *Chest* 2014; 145(4): 745-52. doi: 10.1378/chest.13-1722.

Pirracchio R, Petersen ML, Carone M, et al. Mortality prediction in intensive care units with the Super ICU Learner Algorithm (SICULA): a population-based study. *Lancet Respir Med* 2015; 3(1): 42-52. doi: 10.1016/S2213-2600(14)70239-5.

Henry KE, Hager DN, Pronovost PJ, et al. A targeted real-time early warning score (TREWScore) for septic shock. *Sci Transl Med* 2015; 7(299): 299ra122. doi: 10.1126/scitranslmed.aab3719.

Costa M, Moody GB, Henry I, et al. PhysioNet: an NIH research resource for complex signals. *J Electrocardiol* 2003; 36 Suppl: 139-44.

Goldberger AL, Amaral LA, Glass L, et al. PhysioBank, PhysioToolkit, and PhysioNet: components of a new research resource for complex physiologic signals. *Circulation* 2000; 101(23): E215-20.

Moody GB, Mark RG, Goldberger AL. PhysioNet: a research resource for studies of complex physiologic and biomedical signals. *Comput Cardiol* 2000; 27: 179-82.

Moody GB, Mark RG, Goldberger AL. PhysioNet: a Web-based resource for the study of physiologic signals. *IEEE Eng Med Biol Mag* 2001; 20(3): 70-5.

Kheterpal S. Clinical research using an information system: the multicenter perioperative outcomes group. *Anesthesiol Clin* 2011; 29(3): 377-88. doi: 10.1016/j.anclin.2011.06.002.

Khuri SF, Daley J, Henderson W, et al. The Department of Veterans Affairs' NSQIP: the first national, validated, outcome-based, risk-adjusted, and peer-controlled program for the measurement and enhancement of the quality of surgical care. National VA Surgical Quality Improvement Program. *Ann Surg* 1998; 228(4): 491-507.

Berian JR, Zhou L, Hornor MA, et al. Optimizing Surgical Quality Datasets to Care for Older Adults: Lessons from the American College of Surgeons NSQIP Geriatric Surgery Pilot. *J Am Coll Surg* 2017; 225(6): 702-12 e1. doi: 10.1016/j.jamcollsurg.2017.08.012.

Birkmeyer JD, Gust C, Dimick JB, et al. Hospital quality and the cost of inpatient surgery in the United States. *Ann Surg* 2012; 255(1): 1-5. doi: 10.1097/SLA.0b013e3182402c17.

Khan NA, Quan H, Bugar JM, et al. Association of postoperative complications with hospital costs and length of stay in a tertiary care center. *J Gen Intern Med* 2006; 21(2): 177-80. doi: 10.1111/j.1525-1497.2006.00319.x.

Pradarelli JC, Healy MA, Osborne NH, et al. Variation in Medicare Expenditures for Treating Perioperative Complications: The Cost of Rescue. *JAMA Surg* 2016; 151(12): e163340. doi: 10.1001/jamasurg.2016.3340.

International Surgical Outcomes Study g. Global patient outcomes after elective surgery: prospective cohort study in 27 low-, middle- and high-income countries. *Br J Anaesth* 2016; 117(5): 601-09. doi: 10.1093/bja/aew316.

Whitlock EL, Feiner JR, Chen LL. Perioperative Mortality, 2010 to 2014: A Retrospective Cohort Study Using the National Anesthesia Clinical Outcomes Registry. *Anesthesiology* 2015; 123: 1312-21.

Brandal D, Keller MS, Lee C, et al. Impact of Enhanced Recovery After Surgery and Opioid-Free Anesthesia on Opioid Prescriptions at Discharge From the Hospital: A Historical-Prospective Study. *Anesth Analg* 2017; 125(5): 1784-92. doi: 10.1213/ANE.0000000000002510.

Alem N, Rinehart J, Lee B, et al. A case management report: a collaborative perioperative surgical home paradigm and the reduction of total joint arthroplasty readmissions. *Perioper Med (Lond)* 2016; 5: 27. doi: 10.1186/s13741-016-0051-2.

Cyriac J, Garson L, Schwarzkopf R, et al. Total Joint Replacement Perioperative Surgical Home Program: 2-Year Follow-Up. *Anesth Analg* 2016; 123(1): 51-62. doi: 10.1213/ANE.0000000000001308.

Qiu C, Cannesson M, Morkos A, et al. Practice and Outcomes of the Perioperative Surgical Home in a California Integrated Delivery System. *Anesth Analg* 2016; 123(3): 597-606. doi: 10.1213/ANE.0000000000001370.

Qiu C, Rinehart J, Nguyen VT, et al. An Ambulatory Surgery Perioperative Surgical Home in Kaiser Permanente Settings: Practice and Outcomes. *Anesth Analg* 2017; 124(3): 768-74. doi: 10.1213/ANE.0000000000001717.

Raphael DR, Cannesson M, Rinehart J, et al. Health Care Costs and the Perioperative Surgical Home: A Survey Study. *Anesth Analg* 2015; 121(5): 1344-9. doi: 10.1213/ANE.0000000000000876.

Cannesson M, Kain Z. Enhanced recovery after surgery versus perioperative surgical home: is it all in the name? *Anesth Analg* 2014; 118(5): 901-2. doi: 10.1213/ANE.0000000000000177.

Kamdar NV, Hoftman N, Rahman S, et al. Opioid-Free Analgesia in the Era of Enhanced Recovery After Surgery and the Surgical Home: Implications for Postoperative Outcomes and Population Health. *Anesth Analg* 2017; 125(4): 1089-91. doi: 10.1213/ANE.0000000000002122.

Thiele RH, Raghunathan K, Brudney CS, et al. American Society for Enhanced Recovery (ASER) and Perioperative Quality Initiative (POQI) joint consensus statement on perioperative fluid management within an enhanced recovery pathway for colorectal surgery. *Perioper Med (Lond)* 2016; 5: 24. doi: 10.1186/s13741-016-0049-9.

Criscitelli T. Improving Efficiency and Patient Experiences: The Perioperative Surgical Home Model. *AORN J* 2017; 106(3): 249-53. doi: 10.1016/j.aorn.2017.07.009.

Ilfeld BM, Meunier MJ, Macario A. Ambulatory Continuous Peripheral Nerve Blocks and the Perioperative Surgical Home. *Anesthesiology* 2015; 123(6): 1224-6. doi: 10.1097/ALN.0000000000000912.

Kim E, Lee B, Cucchiaro G. Perioperative Surgical Home: Evaluation of a New Protocol Focused on a Multidisciplinary Approach to Manage Children Undergoing Posterior Spinal Fusion Operation. *Anesth Analg* 2017; 125(3): 812-19. doi: 10.1213/ANE.0000000000002030.

King AB, Alvis BD, McEvoy MD. Enhanced recovery after surgery, perioperative medicine, and the perioperative surgical home: current state and future implications for education and training. *Curr Opin Anaesthesiol* 2016; 29(6): 727-32. doi: 10.1097/ACO.0000000000000394.

Mariano ER, Vetter TR, Kain ZN. The Perioperative Surgical Home Is Not Just a Name. *Anesth Analg* 2017; 125(5): 1443-45. doi: 10.1213/ANE.0000000000002470.

Nicolescu TO. Perioperative Surgical Home. Meeting tomorrow's challenges. *Rom J Anaesth Intensive Care* 2016; 23(2): 141-47. doi: 10.21454/rjaic.7518/232.sho.

Paiste J, Simmons JW, Vetter TR. Enhanced Recovery After Surgery in the Setting of the Perioperative Surgical Home. *Int Anesthesiol Clin* 2017; 55(4): 135-47. doi: 10.1097/AIA.0000000000000160.

Powell AC, Thearle MS, Cusick M, et al. Early results of a surgeon-led, perioperative surgical home. *J Surg Res* 2017; 211: 154-62. doi: 10.1016/j.jss.2016.12.011.

Wanderer JP, Rathmell JP. A Brief History of the Perioperative Surgical Home. *Anesthesiology* 2015; 123(1): A23. doi: 10.1097/01.anes.0000465828.63302.dd.

Cannesson M, Schwid H, Rinehart J, et al. Technology, Social Engineering, and Clinical Anesthesiology: Present and Future. *Anesth Analg* 2015; 121(3): 591-3. doi: 10.1213/ANE.0000000000000668.

Iravani M, Lee LK, Cannesson M. Standardized Care Versus Precision Medicine in the Perioperative Setting: Can Point-of-Care Testing Help Bridge the Gap? *Anesth Analg* 2017; 124(4): 1347-53. doi: 10.1213/ANE.0000000000001663.

Gabel E, Hofer I, Cannesson M. Advancing Perioperative Medicine and Anesthesia Practices into the Era of Digital Quality Improvement. *Anesth Analg* 2016; 122(6): 1740-1. doi: 10.1213/ANE.0000000000001307.

Pronovost PJ, Bo-Linn GW, Sapirstein A. From heroism to safe design: leveraging technology. *Anesthesiology* 2014; 120(3): 526-9. doi: 10.1097/ALN.0000000000000127.

Lee CK, Hofer I, Gabel E, et al. Development and Validation of a Deep Neural Network Model for Prediction of Postoperative In-hospital Mortality. *Anesthesiology* 2018; 129: 649-62. doi: 10.1097/ALN.0000000000002186.

第75章

围手术期眼部损伤

Howard D. Palte

75.1 引言

围手术期角膜上皮损伤是完全可以预防的。然而，角膜擦伤的发生率为 0.013%~0.15%，仍然是非眼科手术全身麻醉（general anesthesia，GA）后最常见的眼部损伤。新实践指南和规程的实施大大降低了围手术期角膜损伤的发生率。1992 年 ASA 终审索赔案例眼部损伤分析显示，角膜擦伤占 GA 相关眼部损伤的 35%。其中，16% 导致永久性的眼部损伤！角膜擦伤并不限于手术室，也可能是 ICU 的一种重要并发症，因为没有常规用胶带闭合患者眼部。有文献报道了 ICU 环境中角膜擦伤发生率的广泛差异（8.6%~60%）。

75.2 角膜

角膜是一种由特异性细胞和蛋白质排列而成的高度组织化的器官，旨在维持三种功能：屏障保护、过滤阳光中的紫外线波长、折射。为了有效地折射光线，角膜必须是透明的，因此没有血管。它依赖于眼泪、环境中氧气和房水作为营养。从解剖学的角度来看，角膜中心厚1.5mm，周边厚 1mm。在结构上，它由五层组成，即上皮层、Bowman 层（前弹力层）、基质层、Descemet 膜（后弹力层）和内皮层（图 75.1）。中央部分从溶解在泪膜中的大气氧中间接获得滋养，而外周部分通过前睫状血管接受氧供。重要的是，角膜对缺氧非常敏感。在缺氧条件下，角膜中的氧分压可在 22s 内从 18.2kPa 下降到 5.3kPa。

75.3 全身麻醉的影响

全身麻醉抑制眼睑活动、泪腺分泌和保护性眼部反射（框 75.1）。

（1）不完全眼睑闭合——在正常睡眠中，眼睑闭合是通过眼轮匝肌的紧张性收缩来维持的。诱导时，镇静剂和神经肌肉阻滞剂抑制眼轮匝肌的收缩，导致眼睑闭合

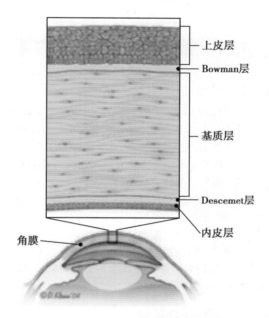

上皮层
Bowman层
基质层
Descemet层
内皮层
角膜

图 75.1　角膜的解剖

不全（兔眼）和角膜上皮层脱落。

在一项临床研究中，Batra 和 Bali 对 200 例接受全身麻醉的患者的眼睛染色后进行裂隙灯检查。在 59 例眼睑闭合不全的患者中，44% 的患者角膜损伤染色呈阳性。相比之下，其余 141 例受到正确保护的患者中没有一例发生角膜炎。值得注意的是，角膜擦伤的高峰期出现在麻醉后的 90~150min 之间。此外，眼球突出或 Graves 病继发的眼球突出患者最有可能出现不完全的眼睑闭合和角膜干燥。

大多数角膜擦伤发生在围手术期，因为眼睑闭合不全导致角膜暴露和干燥。发生角膜擦伤风险最大的患者是需要在俯卧位进行手术的患者，以及接受持续时间超过 90min 的头颈部手术的患者。

（2）Bell 现象（一种正常的保护机制，眼球在睡眠期间向上转动）消失。

（3）眨眼反射（一个持续不断地再生泪膜的过程）消失。

（4）泪液分泌减少——全身麻醉抑制泪腺的自主神经支配，导致泪液分泌减少。

Krupin 观察到在麻醉诱导后的 10min，30min 和 60min，基础泪液产生显著减少并且角膜干燥。此外，某些药物如 β 受体阻滞剂和氢氯噻嗪可抑制泪液产生。

框 75.1 全身麻醉对眼的影响

> 保护性眼睑反射消除
> 眼睑闭合不全
> 泪液生成减少
> 眨眼反射消失，缺乏泪膜补充
> 无痛觉
> Bell 现象消失

75.4 全身麻醉下的损伤机制

75.4.1 机械损伤

在插管期间，由于麻醉科医师的设备或个人物品（如听诊器、身份卡、手表或喉镜）对未受保护的眼睛的直接损伤可能会导致角膜擦伤。此外，放置手术无菌巾、应用麻醉面罩、患者重新摆放体位或手术器械造成的直接创伤也可能会破坏角膜的完整性（表 75.1）。

此外，化学性伤害可能由以下原因引起：

- 消毒过程中消毒液的溢出；
- 与残留在麻醉面罩上的清洁液接触；
- 眼部对吸入麻醉剂敏感。

含有洗涤剂的消毒液被认为是引起角膜水肿、上皮脱落、浑浊甚至失明的诱因。

75.4.2 角膜表面干燥

表面上皮细胞敏感，易因长时间暴露于空气中而受损害。

表 75.1 角膜擦伤——损伤的来源

诱导期间	切皮前	手术中	复苏期间
姓名牌	消毒	器械	氧气面罩
听诊器	无菌巾	眼球受压	患者手指
面罩		眼睑未充分贴合	脉搏血氧计探头
手表		眼罩	

75.5 危险因素

Cucchiara 发现，在头部转向一侧的俯卧位进行腰椎椎板切除术的受试者中，角膜上皮损伤的发生率较高。类似研究有 Grover 等人证明，角膜擦伤在侧卧位的患者

支撑侧的眼（下方眼）中最常见。麻醉科医师应特别注意无意中对眼球施加的压力。外部眼球压迫减少了流向周边角膜的脉络膜血流量，导致角膜缺氧、水肿和上皮细胞丢失。在术后，眼部损伤可能是由于脉搏血氧仪探头、床单或氧气面罩摩擦眼睛而引起的直接创伤。因此，建议在非优势侧肢体上放置脉搏血氧仪探头和 TOF 监测仪。

在对角膜损伤的回顾性分析中，Martin 等证实针对麻醉人员的操作改变在减少围手术期角膜损伤方面产生了有益的结果。在另一项研究中，Deljou 等人使用自动数据提取技术来找出滴注丙胺卡因滴眼液的患者，这被视为角膜损伤的替代标志。他们发现围手术期角膜擦伤的患病率（1.5/1 000）高于先前报道的情况，表明该情况的报告不足。此外，他们的数据表明，麻醉持续时间、非仰卧位和角膜损伤之间存在显著的相关性（$P<0.01$）。在这项研究中，其他相关因素包括术中缺氧、呼吸暂停和 ICU 躁动。框 75.2 中列出了角膜损伤的危险因素。

框 75.2 角膜损伤——危险因素

> 俯卧位
> 手术时长
> 侧卧位
> 眼球突出
> 头低脚高位
> 高龄
> 眼球表面异常——干眼

75.6 诊断

近期眼外伤和急性疼痛的病史提示角膜擦伤。角膜擦伤引起的疼痛通常很严重，因为角膜是全身神经最密集的组织。事实上，这种不适可能超过外科手术引起的不适。其他症状包括畏光、伴眼外肌运动的疼痛、过度流泪、眼睑痉挛、异物感、视力模糊和头痛。通过观察注射荧光素后钴蓝滤过光下的角膜来确认诊断。角膜上皮的急性缺损通常可以经过完全再生而无瘢痕形成。一种简单的床边诊断性测试法是在不适的眼中滴入一滴局麻药溶液，如不适立即缓解，则确定存在角膜擦伤的病理改变。

75.7 治疗

治疗角膜擦伤的处理原则是尽量缓解疼痛和预防感染。

75.7.1 疼痛

在最初 24h，当神经纤维暴露在伤口基底部时，疼痛最严重。采用口服止痛药如对乙酰氨基酚或非甾体类抗炎药（nonsteroidal anti-inflammatory drug，NSAID）治疗就足够。最好避免使用 NSAID 局部滴眼，因其可能延迟伤口愈合并导致上皮破裂。同理，配戴隐形眼镜者也禁用

这类药物。

75.7.2　眼罩

大多数有关成人的研究得出结论,眼罩不能加速愈合或减轻疼痛,事实上还可能会增加不适,因此没有必要使用。在 37 例年龄在 2~18 岁的儿童中,Michael 等人比较了使用或不使用眼罩治疗角膜擦伤时的愈合率、舒适度和并发症。结论是眼罩对愈合率或舒适度没有影响。

75.7.3　局部抗生素

预防性抗生素通常是为了防止继发性感染和溃疡。但几乎没有证据支持抗生素使用的必要性。然而,配戴隐形眼镜者经常有革兰氏阴性菌定植,因此推荐使用具有抗假单胞菌活性的抗生素。含有类固醇的制剂是禁忌的,因其延迟愈合并增加感染的风险。

75.8　结局,随访和转诊

幸运的是,大多数角膜擦伤是自限的无害性损伤,在48h 内可愈合。然而,少数人可能会受到感染,导致威胁视力的微生物角膜炎和永久性瘢痕。并发症包括感染性溃疡、持续性上皮缺损或复发性角膜擦伤。大多数患者应在 24h 内重新评估。如果损伤在 24h 内没有愈合,则需要在 3~4d 后进行进一步评估。值得注意的是,配戴隐形眼镜者需要进行二次评估,以确认愈合并排除微生物角膜炎。对于深部眼球损伤、存在无法取出的异物的患者,建议转诊眼科医师。

75.9　全身麻醉期间的角膜保护

75.9.1　被动眼睑闭合

Grover 等人进行了一项涉及 150 例患者(300 只眼)的贴眼比较研究。在没有贴眼的组中,角膜损伤的发生率较高(27%)。不应将被动闭合眼睑作为适当的保护措施,因为没有保护的眼睛需要麻醉科医师的持续关注,这在许多外科手术中都是不切实际的考虑。

75.9.2　贴眼

用胶粘剂或透明胶带贴眼是最常用的方法,用来防止眼睑闭合不全和化学性损伤。水平贴眼是首选,因其通过促进上眼睑和下眼睑的完全和适当的重叠来确保充分闭合。相反,垂直贴眼是没有帮助的,因为眼睑可能会在胶带下张开。在睫毛反射消失后和气管插管之前立即用胶带粘合眼睑,以减少机械性角膜损伤的可能,这是十分重要的。例外的是在快速顺序插管期间,气道安全是首要关注的问题。贴眼并不是没有危险的,因为眼球表面接触黏合剂或摩擦胶带的边缘会磨损角膜表面。建议在术中定期检查眼睑的闭合。在苏醒期间,如果患者在胶带未取下时过早地睁开眼睛,可能会发生眼部损伤。

75.9.3　眼部润滑剂

眼部润滑剂种类繁多,包括脂溶性和水溶性的。脂溶性的润滑剂是首选,因其与眼表面保持接触的时间更长。蜡膏、甲基纤维素和生理盐水的半衰期分别为32min,12min 和 6min。然而眼部润滑剂并非普遍推荐。在例如面部烧伤或面部骨骼损伤等不应使用眼贴的情况下,提倡使用眼部润滑剂。

几个比较性 RCT 未能证明使用眼贴加润滑剂与仅使用眼贴相比,角膜擦伤能显著减少。此外,使用脂溶性软膏或水溶性液体(如甲基纤维素)相比,角膜擦伤的发生率没有显著差异。

石蜡基软膏可能有轻微的眼部并发症,如视力模糊、过敏反应、畏光和异物感。此外,石油基软膏具有易燃性且在面部手术中是禁忌的。相反,水溶性甲基纤维素溶液通过延长泪膜破裂时间、减少蒸发从而稳定泪膜,并提供了一定程度免受创伤和异物伤害的机械保护。

75.10　辅助眼部保护措施

① 对于解剖上突眼或眼球突出的患者,较少进行眼睑闭合(缝合睑缘)。

② 护目镜提供防止眼外伤的机械性保护,但不能有效防止角膜干燥。

③ 角膜绷带镜与闭合胶带和药膏具有同等的保护作用。其可维持长时间麻醉期间的泪膜稳定性,但置入和移除会带来直接角膜损伤的风险。

④ 生物封闭透明敷料值得提倡,因其可保持眼睑闭合,并通过减少泪液蒸发提供潮湿环境。在使用这种眼睛保护模式的 40 000 多例头颈部手术中,Anderson 发现眼部损伤发生率为 0.03%,这一比例可与眼贴相媲美。

75.11　术后视力丧失(postoperative visual loss,POVL)

POVL 的病因主要是视网膜血管阻塞(retinal vascular occlusion,RVO)和缺血性视神经病变(ischemic optic neuropathy,ION)(表 75.2)。其他不常见的病因包括急性闭角型青光眼、经尿道前列腺电切术中的甘氨酸毒性、皮质盲以及术中使用氧化亚氮引起的玻璃体切除术中六氟化硫气泡的扩大。据估计,POVL 在 0.2% 的脊柱和 4.5% 的心脏手术后发生。然而,这可能不能反映当前的比率,因为俯卧脊柱手术后围手术期缺血性神经病变(perioperative ischemic neuropathy,PION)的发生率在1998—2012 年间下降了。

75.12　围手术期缺血性神经病变(PION)

PION 是由视神经缺血性损伤引起的。临床综合征可分为前部(anterior-ION,AION)和后部(posterior-ION,

PtION）缺血性视神经病变,诊断取决于视神经受损的部位。视神经的前部和后部有不同的血液供应。来自眼动脉的软脑膜血管供应视神经的后部。这些血管不能进行自主调节控制,因而该神经区域特别容易受到灌注损伤和贫血的影响。

PION 是一种罕见的现象,发病率为 1/60 000~1/250 000。这种难以预料,但具有毁灭性的并发症最常见于脊柱、心脏和双侧头颈部手术。此外,少见于鼻和副鼻窦手术。在这种并发症中起作用的术中变量包括俯卧位手术患者的低血压、贫血和高眼压(intraocular pressure, IOP)。此外,冠心病、糖尿病和高血压是 PION 患者常见的合并症。

相比之下,PtION 在脊柱手术后较常见且累及双眼,而 AION 在心脏手术后较常见。在 PtION 中,有时只有在 24~48h 才能检测到无痛性视觉损失。此外,没有光感知和传入性瞳孔缺陷。另一个不同之处是在 AION 中有视盘水肿,而在 PtION 中尽管视力丧失,但视盘形态正常。

75.13 因素

该病的发病机制尚不清楚。影响因素可能包括俯卧位、冗长的脊柱手术、失血、贫血、血液稀释、异常的视神经血流自主调节和低杯盘比。全身性疾病,如高血压、糖尿病、高脂血症、吸烟、阻塞性睡眠呼吸暂停和高凝状态可能是促成因素之一。

我们对 PION 的理解受限于缺乏对照研究、缺乏动物模型以及病理定义不清。目前,我们的大部分了解来自 1999 年成立的 ASA 术后视觉损失登记处的个人病例报告和数据。2006 年发表了 93 例与脊柱手术相关的 POVL 的中期报告,记录了 83 例 ION 和 10 例视网膜中央动脉堵塞(central retinal artery occlusion, CRAO)。在 83 例视神经病变中,67% 为 PtION,23% 为 AION,10% 为未明确的缺血性视神经病变。在接受脊柱手术的组中,82% 的患者估计失血量超过 1 100ml,94% 的患者接受了超过 6h 的麻醉。在独立分析中,Ho 等人发现 ION 与持续时间较长(>450min)的腰椎融合手术最为相关。

通常认为视神经附近的静脉充血损害视神经灌注。静脉充血也被认为是双侧颈部手术和机器人前列腺切除术后头低脚高体位的 PION 的致病因素。然而,视神经的氧供减少是多因素的,也可能受到动脉血压和血红蛋白携氧能力降低的影响。

2019 年,ASA 发布了一份最新的脊柱手术预防 ION 建议。简而言之,适当的围手术期干预建议包括:

(1) 术前评估——高危患者的眼科评估
- 告知患者 POVL 风险
- 确定可接受的血压

(2) 术中
- 持续监测血压
- 持续监测水化
- 液体替代限制
- 胶体 vs. 晶体
- 定期监测血红蛋白 / 血细胞比容

(3) 患者体位——避免直接压迫眼睛
- 头部或高于心脏的位置
- 保持面部中立向前位置

(4) 手术方式——预计手术时间 >6h,采取分期手术

(5) 术后——评估视觉状态判断损失
- 机构治疗
- 提高血压 / 血红蛋白
  ○ 补充氧供
  ○ 抗血小板药物

重要的是,麻醉科医师在脊柱或心脏手术的患者术前会诊期间,要围绕视力丧失强调一些问题。几乎所有的 PION 患者在手术后意识恢复时都有视力丧失,那些延迟发病的患者可能代表着认知或言语方面的延迟。然而,有明确视力丧失几乎总是 AION,特别是在冠状动脉搭桥术(coronary artery bypass grafting, CABG)之后。

75.14 视网膜中央血管闭塞(CRVO)

视网膜中央动脉阻塞(central retinal artery occlusion, CRVO)和视网膜分支动脉阻塞(branch retinal arterial occlusion, BRAO)是不同的临床类型。在 CRAO 中,整个视网膜的血液供应减少,而 BRAO 只影响视网膜的一部分。

CRAO 最常见的原因是患者体位不当和眼球受到外部压迫。此外,在开胸心脏手术中,它可能继发于视网膜微栓子。Kumar 等人回顾脊柱手术后 CRAO 病例,发现存在单侧视力丧失、无光感、眶周眼睑水肿和传入瞳孔缺损的症状。CT 可显示眼球突出和眼外肌肿胀,眼底镜检显示典型的"樱桃红"斑点。

相反,BRAO 主要是由于栓子或血管痉挛,通常导致永久性部分视野缺失。

CRAO 预后较差。治疗选择包括乙酰唑胺、含 5%CO_2 的氧气促进血管扩张和通过眼动脉在 6~8h 内进行纤溶。

75.14.1 预防

脊柱手术后的 CRAO 是罕见的。然而,它更常与面部创伤或眼球所受压力相关。CRAO 可以通过正确使用头部定位装置来避免,例如方形或圆形泡沫头枕,有眼部开孔,从而消除眼球压迫。在手术前,重要的是麻醉科医师确认头部位置正确,没有眼球压迫。此后进行间断性检查以观察无意中的眼球压迫。视力丧失通常是单侧的。

鼻和副鼻窦手术视力丧失的风险最小。据报道,鼻窦手术后失明是由于视神经的直接损伤。

75.15 预后和治疗

几乎没有证据表明有特定的治疗模式可以改善预后。一些报道提示可从提高血红蛋白或动脉血压以及使用高压氧中获益。乙酰唑胺的作用是降低眼压,从而改善视网膜和视神经的血流。在持续失血的情况下,胶体

和晶体相结合的复苏可能是有益的,应考虑早期输血。另一种有用的策略是分期进行复杂的脊柱手术。

表 75.2　术后视力丧失

	AION	PION	CRAO
缺血	前视神经	后视神经	视网膜
视觉缺失	双侧	单侧 / 双侧	单侧
开始时间	48h~1 周	60%:苏醒时 40%:24h	苏醒时
疼痛	0	0	0
男性:女性	4:1	7:3	
视盘	水肿	正常→萎缩	浅视网膜樱桃红斑
瞳孔反射	减弱	减弱	减弱
相关性	心脏手术	脊柱手术	眼球外部压迫俯卧位

75.16　皮质性盲

皮质性盲被定义为眼科检查眼睛结构正常和瞳孔反应正常的视觉障碍。由于损伤影响了双侧枕叶的膝状体距状束视通路,导致视觉功能完全丧失,包括对光和暗的感知。卒中是最常见的病因,这种情况在心脏手术和脑血管造影后已有记录。易感因素包括低灌注性缺氧、脑出血和血、脂肪或空气栓塞。

（王云鹏　译,包睿　校）

参考文献

Yu HD, Chou AH, Yang MW et al. An analysis of perioperative eye injuries after non-ocular eye surgery. Acta Anaesthesiol Taiwan 2010; 48: 122-9.

Gild WM, Posner KL, Caplan RA, Cheney FW. Eye injuries associated with anesthesia. A closed claims analysis. Anesthesiology 1992; 76: 204-8.

Imanaka H, Taenaka N, Nakamura J et al. Ocular surface disorders in the critically ill. Anesth Analg 1997; 85: 343-6.

Germano EM, Mell MJ, Sena DR et al. Incidence and risk factors of corneal epithelial defects in mechanically ventilated children. Crit Care Med 2009; 37: 1097-1100.

Benjamin W, Montague Rubin C. Human corneal oxygen demands at superior, central and inferior sites. Journal of the American Optometric Association 1995; 66: 423-8.

Batra YK, Bali IM. Corneal abrasions during general anesthesia. Anesth Analg 1977; 56: 363-5.

Krupin T, Cross DA, Becker B. Decreased basal tear production associated with general anesthesia. Arch Ophthalmol 1977; 95: 107-8.

Snow JC, Kripke BJ, Norton ML et al. Corneal injuries during general anesthesia. Anesth Analg 1975; 54: 465-7.

White E, David DB. Care of the eye during anesthesia and intensive care. Anesthesia Intensive Care Med 2010; 11: 418-22.

Tabor E, Bostwick DC, Evans CC. Corneal damage due to eye contact with chlorhexidine gluconate. JAMA 1989; 261: 55708.

MacRae SM, Brown B, Edelhauser HF. The corneal toxicity of presurgical skin antiseptics. Am J Ophthalmol 1984; 97: 221-32.

Cucchiara RF, Black S. Corneal abrasion during anesthesia and surgery. Anesthesiology 1987; 66: 569-70.

Grover VK, Kumar KV, Sharma S et al. Comparison of methods of eye protection under general anesthesia. Can J Anesth 1998; 45: 575-7.

White E, Cross MM. The aetiology and prevention of perioperative corneal abrasions. Anaesthesia 1998; 53: 157-61.

Martin DP, Weingarten TN, Gunn PW et al. Performance improvement system and postoperative corneal injuries: incidence and risk factors. Anesthesiology 2009; 111: 320-6.

Deljou A, Weingarten TN, Mahr MA, Spring J, Martin DP. Postoperative corneal injuries: Incidence and risk factors. Anesth Analg 2018; August: Epub ahead of print.

Michael JG, Hug D, Dowd MD. Management of corneal abrasion in children: A randomized clinical trial. Annals of Emergency Medicine 2002; 40: 67-72.

Hardberger R, Hanna C, Boyd CM. Effect of drug vehicles on ocular contact time. Arch Ophthalmol 1975; 93: 42-5.

Orlin SE, Kurata FK, Krupin T et al. Ocular lubricants and corneal injury during anesthesia. Anesth Analg 1989; 69: 384-5.

Siffirng PA, Poulton TJ. Prevention of ophthalmic complications during general anesthesia. Anesthesiology 1987; 66: 569-70.

Anderson DA, Braun TW, Herlich A. Eye injury during general anesthesia for oral and maxillofacial surgery: etiology and prevention. J Oral Maxillofac Surg 1995; 53: 321-4.

Stevens WR, Glazer PA, Kelly SD et al. Ophthalmic complications after spinal surgery. Spine 1997; 22: 1319-24.

Shaw PJ, Bates D, Cartlidge NE, Heavside D et al. Neuro-ophthalmological complications of coronary artery bypass graft surgery. Acta Neurol Scand 1987; 76: 1-7.

Rubin DS, Parakati I, Lee LA et al. Perioperative visual loss in spine fusion surgery: Ischemic optic neuropathy in the United States from 1998 to 2012 in the National Inpatient Sample. Anesthesiology 2016; 125: 457-64.

Warner ME, Warner MA, Garrity JA, MacKenzie RA et al. The frequency of perioperative vision loss. Anesth Analg 2001; 93: 1417-21.

Lee LA, Roth S, Posner KL et al. The American Society of Anesthesiologists Postoperative Visual Loss Registry: analysis of 93 spine surgery cases with postoperative visual loss. Anesthesiology 2006; 105: 652- 9.

Ho VTG, Newman NJ, Song S et al. Ischemic optic neuropathy following spine surgery. J Neurosurg Anesthesiol 2005; 17: 38-44.

Practice advisory for perioperative visual loss associated with spine surgery 2019: An updated report by the American Society of Anesthesiologists task force on perioperative visual loss, the North American Neuro- Ophthalmology Society, and the Society for Neuroscience in Anesthesiology and Critical Care. Anesthesiology 2019; 130: 12-30.

Kumar N, Jivan S, Topping N, Morrell AJ. Blindness and rectus muscle damage following spine surgery. Am J Ophthalmol 2004; 138: 889-91.

Stankiewicz JA. Complications of endoscopic sinus surgery. Otolaryngol Clin North Am 1989; 22: 749-58.

Buono LM, Foroozan R. Perioperative posterior ischemic optic neuropathy: review of the literature. Surv Ophthalmol 2005; 50: 15-26.

第 76 章

麻醉科医师在价值导向的围手术期监护和医疗改革中的作用

Aman Mahajan

卫生保健正处于历史性的重新调整之中,麻醉科医师需要在价值导向的框架内重新关注最佳策略。麻醉科医师有着特殊的机会来证明重新设计监护以改善结果和效率意味着什么,因为他们的主要关注点在于以医院为基础的间断性监护。麻醉科医师通常在固定位置工作,但是他们可以通过改善监护来使他们的行动切实与节约成本相关。例如,随着捆绑式监护的扩展和目前对外科捆绑式监护的关注,麻醉科医师可以成为该团队为这些患者开发最佳监护路径的关键角色。

麻醉科医师的目标必须集中在减少并发症、最大程度地减少创伤和心理痛苦以及加快患者康复上,并需要有效地做到这一点。因此,患者和付款人有可能通过降低并发症的成本而受益于改善的结果,而医院管理人员也会对提高的效率以及医疗协作加以赞赏。

76.1 术前监护

术前评估为麻醉科医师提供了一个评估围手术期风险的机会,以确保患者处于相对于手术以及手术恢复这些挑战的最佳医疗状态,且接受了适当的诊断性试验,以防止意外的发生。麻醉术前评估门诊的发展使这一评估系统化,但各机构在如何顺利、有效、高效地运行这一过程上存在着巨大的差异。

高价值术前监护的关键特征并不神秘。从患者的角度来看,它应该是方便和有效的。麻醉科医师和其他临床医师也应该提高他们的医疗效率,并应实施减少过度检查的策略,即省去不太可能改变患者实际处置的检查。

除了为患者提供流畅高效的体验外,术前评估还必须适应评估过程中经常出现的复杂问题。例如,如果某个环节的适用性有问题,也许是因为该环节可能会给预期寿命非常有限的患者带来较多的并发症,那么是否术前评估应该忽略这个问题而继续?我们认为,如果麻醉科医师对某一环节是否合适有疑问,他有责任发表意见,

并与外科医师或操作专家合作,为患者及其家属提供适当的建议,以做出最有利于患者的方案。美国心脏病学会及美国心脏协会最新的关于接受非心脏手术患者围手术期心血管监护的指南强调,有必要考虑将保守治疗作为与术前诊断性检查的价值相关的选择之一。

成功实施围手术期监护的关键在于以团队为基础的方法,注重从结果分析中不断学习。例如,由外科医师和麻醉科医师组成的合作团队开发了"加速康复外科"(ERAS)医疗方案。该医疗方案包括多种术前、术中和术后干预措施,以减少患者住院时间和术后并发症。英国的许多麻醉科医师都接受过心肺运动试验的培训,以判断患者运动能力的强弱,并将其作为麻醉风险分级和可能采取的干预措施的一部分。显然,确实存在可以影响手术短期和长期结果的干预措施,实施这些干预措施将需要麻醉科医师、外科医师、其他内科医师和医院做好角色和职责转换。

76.2 监护地点

术前评估也可用于将患者分流到适当的监护位置。手术可以在许多具有不同临床和经济影响的地点进行。例如,通常独立的门诊手术中心成本最低,但用于治疗急性并发症的资源最少。同样,并非所有医院的技术和人员在紧急情况下都有相同的资源。对于卫生系统而言,实现最大价值就必须确保适当的患者在监护地点以最低的成本获得最好的治疗。

76.3 术后监护

麻醉科医师是全能型的医师,他们可能受益于外科危重监护的额外培训。重症监护资源昂贵,因此实用性也可能受到限制,这就导致在不太理想的环境下监护重症患者的必要性,如收治在病房或非手术患者使用的重

症监护治疗病房。重症监护医师应重点将最合适的危重监护资源分配给患者,麻醉科医师应利用术前评估过程和术中监护作为实现这一目标的手段。

76.4　疼痛和痛苦

麻醉科医师是疼痛医学方面的专家,他们的专业知识应该在住院和门诊环境中充分被利用——实际上,应该无关何时何地。疼痛治疗不充分会增加术后并发症的风险并延缓康复,这是造成痛苦的主要原因。人们担心对患者疼痛控制评分的过度关注可能会导致阿片类药物的过度使用,但对这一问题的反应不应忽略疼痛管理或治疗不足的重要性。

急性术后疼痛通常能够在那些有麻醉疼痛管理服务(anesthesia pain management service,APS)的机构得到很好的控制。增加多模式镇痛和免费附加的局部麻醉已经改变了围手术期监护。重要的是,即使在具有 APS 的机构中,疼痛在普通医疗病房中通常也难以得到很好的控制,因为该服务通常着重于硬膜外镇痛和周围神经导管的管理。改进所有住院患者的疼痛评估和治疗过程,为麻醉科医师提供了改善患者预后和降低医疗总成本从而提高自身价值的重要机会。

（陆梁梁　译,包睿　校）

参考文献

Fleisher LA, Lee TH: Anesthesiology and anesthesiologists in the era of value-driven health care. Healthc (Amst) 2015; 3: 63-6.

Committee on S, Practice P, Apfelbaum JL, Connis RT, Nickinovich DG, American Society of Anesthesiologists Task Force on Preanesthesia E, Pasternak LR, Arens JF, Caplan RA, Connis RT, Fleisher LA, Flowerdew R, Gold BS, Mayhew JF, Nickinovich DG, Rice LJ, Roizen MF, Twersky RS: Practice advisory for preanesthesia evaluation: an updated report by the American Society of Anesthesiologists Task Force on Preanesthesia Evaluation. Anesthesiology 2012; 116: 522-38.

Fleisher LA, Fleischmann KE, Auerbach AD, Barnason SA, Beckman JA, Bozkurt B, Davila-Roman VG, Gerhard-Herman MD, Holly TA, Kane GC, Marine JE, Nelson MT, Spencer CC, Thompson A, Ting HH, Uretsky BF, Wijeysundera DN: 2014 ACC/AHA Guideline on Perioperative Cardiovascular Evaluation and Management of Patients Undergoing Noncardiac Surgery: A Report of the American College of Cardiology/American Heart Association Task Force on Practice Guidelines. J Am Coll Cardiol 2014.

Knott A, Pathak S, McGrath JS, Kennedy R, Horgan A, Mythen M, Carter F, Francis NK: Consensus views on implementation and measurement of enhanced recovery after surgery in England: Delphi study. BMJ Open 2012; 2.

Grant SW, Hickey GL, Wisely NA, Carlson ED, Hartley RA, Pichel AC, Atkinson D, McCollum CN: Cardiopulmonary exercise testing and survival after elective abdominal aortic aneurysm repairdagger. Br J Anaesth 2014.

Lott JP, Iwashyna TJ, Christie JD, Asch DA, Kramer AA, Kahn JM: Critical illness outcomes in specialty versus general intensive care units. Am J Respir Crit Care Med 2009; 179: 676-83.

第 77 章

《医疗保险入险和儿童健康保险计划再授权法案》对于以医师为中心的可替代支付模式的选择：一项 2019 多专业合作前景——我们是否正在进步

Asa C. Lockhart

77.1 引言

《医疗保险入险和儿童健康保险计划再授权法案》（Medicare Access and Chip Reauthorization Act，MACRA）取代了可持续增长率（sustainable growth rate，SGR），该法案通过持续修订已更新多次。《医疗保险入险和儿童健康保险计划再授权法案》具有两种支付模式。第一种模式是基于绩效激励性支付系统（merit-based incentive payment system，MIPS），在于强化现行的医疗服务质量和临床实践的改进，无须考虑经济风险；另一种模式是可替代支付模式（alternative payment model，APM），其中之一是针对医师为主的变化模式（physician focused -APM，PF-APM），医师要保证一定程度的医疗质量和负责共担经济风险。应该注意到还有一个变化模式是以医院为主的可替代支付模式（hospital focused-APM，HF-APM），但本章主要描述是在以医师为主的替代支付模式（PF-APM）基础上，重点强调麻醉医学实践和应用得以参与的替代支付模式的医疗团队。所以，本章的重点是内含多专业医疗合作团队的替代支付模式，在这个医疗团队里也包含了麻醉医学医疗服务。本章的目的是要在这些麻醉医疗服务占有至关重要作用的医疗团队里，增加对所出现而又易忽略的发展机会的关注。虽然医师们可能对绩效激励性支付系统原理有着广泛程度的理解和经验，大部分人（至少）还掌握了基本的概念和基础。然而，在另一面，很少有医师知道APM 是如何应用于实践中。在美国，尽管以患者为中心的医疗之家（Patient Centered Medical Home，PCMH）已采用了某些 APM 方案一段时间了，但在其他许多地方还没有普及到市场，特别是小型医院，因缺乏基础设施或要直接面对过大的经营压力而无暇顾及。

我们现行的支付体系是以干预为导向的，往往侧重于以往经验和可行性，而现在表述的模式则强调预防和以证据或效果为基础。两种模式都不想对患者的利益造成损害，只是对如何达到目的有不同的理念。20 世纪 90年代的美国健康维持组织运行模式被视为仅关注财务状况（只说："不！"），现在讨论的模式强调了结果、成本和患者满意度之间的平衡和优化。在我们可能对慢性疾病的诊断、处理和治疗方面做了大量工作的同时，同样还是不能完全地对慢性疾病的发展实现抑制和对它们的并发症做出预防和处理，准确地辨识各种治疗手段的确切效果。这是有多种原因的，现行的体系关注点只强调了医师或专业可能发挥的作用。然而，消费者（患者）和生产者（不仅限于医师）之间可能缺乏有效沟通，费用问题和诊疗效果通常不被问及。例如检查需要做吗？关于多长时间达到预期效果、相关医疗费用、手术和术后风险。这些问题都未被现行体系作为评价条目。此外，患者有积极的态度来完善个人健康也作为首要条件。最终，体系本身成了一个障碍。

77.2 障碍

APM 背后的驱动理念始于认识到现行模式并没有解决所面对的障碍，从而去重新设计可提供更高品质的医疗服务。在新模式建立之前，必须要有一定的缓冲期去再分配宝贵而有限的资源和体系的过渡。两种通常提及的障碍是对许多高质量的服务不支付报酬或报酬不足和对提供不相符的服务配置以降低社会成本的经济处罚。

可供选择的模式中有许多服务可以让患者从中受益，要么通过增加私人服务时间，要么可自由选择能达到改善或维持效果的低成本选项。我们并没有花时间去讨论患者的生活习惯和设计相关选项，因为设计是耗时或者需要相关数据库的。鉴于昂贵的建立费用，这些数据库并不存在。医师是最具优势去评估替代支付系统、优化成本支付设置以及服务与供者组合效果的，但这需要时间，需要目前还无法获得资源（人力和财力）支持以及对结果、效用和协作为关注点的联合激励机制，只是可能而已。

在现行的模式向新兴模式过渡中，新兴模式应保持开放的态度，这是一个值得赞扬的目标，尽管未受到美国联合劝募会支持！但如果通过提供较低成本的服务导致过渡模式的运营收益减少，那么就需要采用一个过渡期策略来弥补操作中的损失，因为成本和收益不可能按比例发生变化，损失可能在暂时存在的双模式管理下反而更高。

这里有一些关于美国国家老年医疗保险制度和私人健康计划对于高质量服务的无报酬或报酬不足的实例，它们成为这些服务将有利于患者避免不必要支出的障碍。例如，解答患者关于所出现的症状或所遇问题的电话可能会帮助患者避免更昂贵的急诊就诊费用。同样，我们也要认识到协调初级保健医师和专家之间关系或获取权限来协调医疗和时间成本以避免重复检查和开出冲突药物的价值。医疗团队协助急诊部门医师保证患者安全离院而无须住院治疗的就医计划在当时是没有报酬奖励的。一些高危患者接受提前的电话随访，都将优化预防性医疗服务并减少合并症的发生。尤其是病情恶化的患者和许多普通患者都将从康复治疗中受益，而且无须进一步的干预治疗。例如：戒烟减少呼吸系统并发症的发生和住院时间，同样改善了伤口愈合。现行的模式未认识到这些好处，而精心设计的替代支付模式将会涵盖这些优点。

对于提供不相符服务配置的经济处罚有几种方式，这些处罚可能对医师构成支付模式过渡期风险。随着患者健康状况的改善，他们所需健康服务会减少和疾病发生率下降，可以预计并发症或所需干预的合并症的发生率将会降低。尽管可能只有较少或几乎没有了昂贵的医疗服务计划，但服务的运营成本通常不会降低，租金和公用事业成本不与保健质量或资源运用挂钩。由于APM资金池的大部分不是来自医师的薪酬。我们应该认识到

APM没有财务指标，它隐含对过度医疗行为的惩罚，但也只是表达一种态度。新兴支付模式下，对于较健康的患者，医师医疗服务活动只会获得较少的收入。这可能是与我们现在的按服务付费模式（FFS）产生巨大的冲突，如果我们要让APM得到发展，同时取得实质性进展，那么这个实质问题就必须得到回答。

面对这些障碍，要想成功创造新模式的先决条件是什么？医疗质量与改革中心定义了三个促成变革的特征：

（1）灵活性保健：为了克服以上讨论的障碍，替代支付模式必须具备足够的创新灵活性——以患者为中心——提供合理的服务配置（今天的支付方法中没有涵盖）便于提供一个高效通道。

足够的支付经费和支付预估能力：当我们思考即将到来的变化时，坚信会有财政资源来支持启动这个模式和收到投资回报（return on investment，ROI）。"舞蹈结束时的恐惧是只有我们独自留在那里。"如果成功了，我们也担心政客们会把我们的胜利奖励给其政治亲信。因此，必须提供足够和可预见的资源去参与规则，以允许医师构建选择框架去确定高质量的服务条款，其成本包括医师的新模式启动和过渡期财务风险。必须认识到风险调控后再投资是在小型商业和医疗实践活动可接受财务风险范围内。

（2）医师对成本和质量负责：方案设计的框架必须确保非供养者和利益相关者（患者和付款人）的利益，假定质量仅维持在最低水平且不加以改进，对其将控制和缩减支出费用。然而，"以医师为中心的支付模式"的优点在于仅有个体医师处在支出与质量方面的风险，这些风险是他们能完全控制或影响的。这类似于"基于行为的会计"，必须对行为进行控制，这是其价值中心。

77.3　潜在模式

在由美国医学会和医疗健康质量与支付改革中心编写的《以医师为主的可替代支付模式指南》一文中，确定了七个潜在模式（图77.1）。这是一个新生概念，没有其他

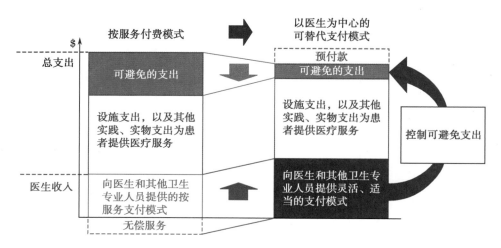

图 77.1　基本模式

综合资料和出版物可参考，我仅能依靠来自这篇文章本身的如下概念帮助您对"哪一种模式有益于您的实践活动或团队"作出评价：

可替代支付模式 1：按服务支付薪酬，医师们因为提供合理的服务而得到相应薪酬，而这些服务目前还不能计费，以避免患者接受更多和更高价的服务。医师针对付出的资源和投入时间开出账单和收受薪酬，需要依据恰当的使用标准以及与患者共同决策来确定接受最适合的诊断检查，与典型的共享医疗基金计划对比，一个个体医师接受的薪酬并不能与支付者节约多少钱产生准确联系。相反，医师可接受满意的薪酬用以提供合适的服务，并且患者也因此避免了过度医疗而节省开支（与参与所有检查的患者相比）。这样的计划能否成为早期围术期手术之家（Perioperative Surgical Home，PSH）的一部分（如术前检查方案、康复训练、戒烟治疗）？

可替代支付模式 2：按疾病支付薪酬，在不降低业务薪酬的条件下，医师可以灵活地根据疾病状况使用最合适的诊断或治疗方法来应对患者的病情，这些服务包括有效的诊所随访、电话、电子邮件、医师以外人员的协助等。这里由每月支付针对慢性病的费用取代 E&M 代码的限制。这也可能为与受保对象接触的初级保健医师直接过渡到 PSH 医师提供了机会，因其实现的戒烟计划，履行了 PSH 医师加强对慢阻肺患者的管理职责。

可替代支付模式 3：多位医师捆绑支付模式，是提供多位医师为同一个患者服务的灵活模式，根据病情和支出调整服务，通过合作模式和灵活利用资源，从而达到提高质量，降低诊断和治疗成本的目的。患者得益于所提供的医疗服务来自多位医师的合作，医师们利用捆绑支付模式中给予的额外资源和 / 或弹性操作提供不同类型或组合式的服务，现行模式无法提供这样的服务。薪酬支付机构将受益，因为新的支付模式将使医师更有效地提供医疗服务，减少了耗材与服务项目成本和 / 或降低患者并发症的发生率。依靠此相互协作模式，医师的实践活动也将得益于利用资源和弹性优势去提供最佳服务给患者，而不会关注个人实践在服务中带来的更多收入。这种模式具有很高的发展潜力和麻醉科医师参与可能性较高，因为它提供了大量的优点和激励措施，使所有的利益相关人通过分享回报和分担风险来协同合作医疗服务。这种模式将允许接受职业服务中的风险，特别是在医疗机构合伙人不能或不愿参与的情况下。

可替代支付模式 4：医师 - 医疗机构捆绑支付模式，是让医师有更多的决策权去选择最合适的医院或相关机构来提供一个特定医疗服务计划，并与相关医疗机构合作来提高工作效率和服务质量的捆绑支付模式。患者将得以支付最低医疗机构费用接受高质量的医疗服务和来自医师与机构医疗团队的协作、高效的服务。支付机构也将受益，因为该捆绑模式支出费用低于现行模式管理下医师与机构分别支出费用的相加总额。医师的医疗实践活动也得益于使用的捆绑支付模式，该模式包含了现行模式中那些不可计费和不能得到相关补偿费用的医疗服务项目，由于医疗服务补偿费用的变化实现了相关医疗机构的服务

成本的降低。这种模式具有很高的发展潜力，麻醉科医师参与可能性较高，因为它具有大量的优点和激励措施对于所有的利益相关人，尤其在外科和产科的服务管理中。可以注意到医院收费的显著变化将是一个重要的驱动因素，也是一个吸引许多社区患者的机会。由于麻醉科医师专业知识涉及多个专业领域和对内部操作有一定的了解，他们可能具有独特的优势对于帮助患者选择最有效或最先进的医疗机构（如：一家具有良好的支付政策、完善的服务计划和稳定运营策略的医疗机构相比较一家高收费与不具执行能力和不完善支付政策的机构）。

可替代支付模式 5：授权医师支付模式，给予医师足够的报酬和弹性权利来重新设计医疗服务的模式，以降低并发症发生率和减少所需的治疗费用。该模式与并发症发生时的经济处罚（减少支付）不同，授权方给予医师的医疗服务提供了更多的前期资源（费用），因此可以制订新的医疗服务计划，从而防止并发症的发生。另外，虽然当并发症发生时，尽管没有获得额外的支付，但治疗并发症的成本已被加入授权方保证的支付金额中，所以当出现少量并发症时，医师的收入不会受到经济处罚影响，但如果医师的实践活动解决了大部分或全部的并发症，反而可以获得相应的奖励。这可能是针对 PSH 的货币策略上的潜在革新模式。

可替代支付模式 6：按治疗事件支付薪酬模式，是给予医师们和其他供方一定权利，在患者接受特定医疗服务程序和治疗过程中或以后以合作、有效的方式为患者提供了全程的医疗服务。例如：全部费用包括住院期间所进行的髋关节或膝关节手术、术后康复服务和术后并发症的治疗费用。对于合并症和术后功能受限的患者，支付额度会更高，这将需要更多的住院时间或急性治疗后期的医疗服务。支付金额也将根据患者的恢复状况和预期效果进行调整，实质上是模式 4 和模式 5 相融合，并增加了出院后医疗服务和再入院风险支付部分。而与模式 4 和模式 5 相比，最佳选择可能是这个更成熟的模式。在市场和官方的驱动力下，它可能成为最初的选择。目前的全面服务关节置换（comprehensive care joint replacement，CJR）已有这个 APM 的服务理念，但目前仅限于医院。这也是可以再次进行修改，由医师负责治疗事件的全程管理。但是，在拟写这个草案的时候，根据拟议的规则，它并不在 APM 提议的名单中！

可替代支付模式 7：按病情支付薪酬模式，目的在于医师和其他供者为急性或慢性病患者病情提供医疗服务，提供服务者具有相应服务应变和财务权利，根据患者的病情，以协调、高效、高质量的方式为患者提供最恰当的治疗服务。例如：脊柱外科住院治疗后的急诊后续医疗服务的按病情支付薪酬模式。这种模式可能仅对一个独立个体的医疗服务支付，也许它是由不同的提供服务人员组成的医疗组，可以是独立人或独立医疗团队，它是模式 3 或模式 4 的一部分，但也是模式 6 的一个重要部分。在某些情况下，PSH 患者出院后管理可能是一个独立的医疗服务支付模式。在此领域，不久的将来，我预判它将与其他的某一支付模式快速融合。

77.4　前景展望

与往年一样,2020 年的大部分支付模式还将继续沿用激励性支付系统,但还是有一些领域采用可替代支付模式。当我们在起草这个提案的时候并不知道今年夏天会带来什么惊喜,下面列出了是对去年惊喜的回顾。本节将更新至年会临近时。较早的要求是医疗保险业务要承受"一定风险"的货币损失,允许在它的 2 年延长期的第 2 年低于医保总收益的 8% 或总支出的 3%。曾有过将这一比例提高到 15% 的讨论,这是一个好建议,但目前我没发现当前提议出现任何改进。2018 年 6 月 13 日,美国健康与社会服务部部长阿扎尔宣布,向职业和技术咨询委员会(Professional and Technical Advisory Committee, PTAC)提出的 12 项可替代支付模式都不会实施。PTAC 的建议提供给秘书长审议和批准,只是这一程序的第一步。因此这一宣布令许多人失望,并使这些计划陷入停滞。到 2019 年为止,尚未取得实质性的进展。

ACS-Brandeis 先进替代支付模式由美国外科医师学会提交,并于 2017 年 5 月接受了有限规模的测试,非常适用于麻醉科医师。可以链接到一个详尽介绍的网站(https://ripe.hhs.gov/system/files/pdf/253406/The ACSBrandeis Advanced APM-ACS.pdf)。目前,该模式的应用前景与麻醉医学的潜在相关性最高。PTAC 批准的四项规定之一是,"事件成员是模型的关键,它的运筹和构成应该公开;我们应该建立一种机制来持续更新,使其与医疗保健的进步保持同步。"据我所知,他们正在努力创建一个面向所有人的公共事业模式。

2018 年 5 月,一名著名的州外科质量合作者会见了CMMI,提出以促进基于 PSH 和加强康复外科(enhanced recovery after surgery,ERAS)原则下的多州试点。据报道,会议进展顺利,目前仍在评估之中。希望在会议的现场交流中,我会发现最新进展。

2018 年夏季的两个"惊喜"可能影响或预测可替代支付模式的发展趋势。2018 年 7 月 26 日,CMS 提出"中性现场支付"模式,从 2019 年开始,住院费和门诊医师的就诊费用将按照医师收费标准(Physician Fee Schedule, PFS)支付。2018 年年底开始,最终规则在 2019 年实施了一半,将另一半推迟到 2020 年。这种由医疗保险支付的最常见模式,将导致医院的住院和门诊量削减 2/3,也将破坏需要利用医疗机构的医疗实践。一位同情医院的咨询巨头评论说,这可能是喜忧参半的,因为这将迫使医师来谈判,抵制责任医疗组织和捆绑支付计划,以稳定系统。此外,医药收入可能会减少 3 400 亿,而对 E&M 代码薪酬改革可能产生的影响也在重新评估之中。这些发展项目总额超过 10 亿美元,将对医疗机构造成极大的财政压力,从而突出并对服务协议的补偿造成压力,因为这些机构试图在很短的时间内重新平衡其服务组合,在局限的条件下实现预算稳定。

2018 年 8 月 9 日,CMS 管理员 Seema Verma 宣布了另一项改变规则的举措,即医疗保险共享储蓄计划(Medicare Shared Savings Program,MSSP),责任医疗组织的"成功之路"。她指出,现在是该让这个项目发展的时候了。将把数量从目前的四个合并为两个:一个"基本的",一个"加强的"。"基本的"路径的结构是前 2 年共同承担上升风险,随后 3 年逐渐增加双边风险。第 5 年进入基本轨道达到作为高级替代支付模式的标准。目前在多个 3 年周期内只存在上行风险的单轨道期权已经不复存在。关键因素是,82% 的 MSSP 参与者只接受单轨道期权,并在 2018 年2 月写信给管理者 Verma,表示他们还没有准备好承担风险,尽管他们中的许多人已经度过了第 6 年(第二个周期)。这将给许多人带来问题,并可能加速破坏风险产品和现有责任医疗组织成熟化,因为他们将希望获得"高级"可替代支付模式的资格。这两个发展无疑将成为颠覆性创新!但是,现在是时候采用上述七个模型之一并评估未来的选择——成为领导者,为他们的危机提供建设性的解决方案和通往成功的道路。

77.5　结论

由于这份文件是在 2019 年 6 月份更新的,我们现在还处于规则制定阶段,美国标准协会和美国医药协会下属单位也正在努力研究选案,以保留选案供将来调阅。在这份草案和我们 10 月份的会议之间,很可能还会有其他惊喜。这里有多种选案供选择,有的是支付者设计的,有的是医疗机构设计的,或有医师设计的。闭上眼睛思考:在这三种选择中,哪一种选案是最有可能设计出一项以最公平的方式适用我们的同道和患者的最佳方案?上述选案也很可能会随着规则的最终制定和制度的改动而发生变化。希望 ACS-Brandeis 模式是在规范化领域上开发的多种支付模式中的第一个被采纳选项,而 SSQC 将成为第二个。我希望能在 10 月份的时候和你们分享这两个模式的新消息。阿扎尔部长的行动正在减缓这一进程,并造成模棱两可的现象,但今年夏天的"惊喜"预示着潜在的升级和替代途径。尽管我对许多麻醉实践是否从中获益持怀疑态度,但是请注意,如果您的医疗费用少于90 000 美元,或者参加常规医疗保险的患者不到 200 人,则建议对规则提供排除中性评分(0%)的更新,联邦医疗保险优良计划不包含在此审议中。当然,只要您符合资格,我很高兴您能评估一下上面的选案。市场和您的前途正朝着这个方向发展!

我要感谢美国医药协会与医疗保健质量与支付改革中心联合出版的"以医师为中心的替代支付模式指南"中的简报资料,为本章的撰写提供了丰富的摘要、方向和资料。特别感谢 Sandra Marks(AMA)和 Harold Miller (CHQPR)的版权许可,特别是允许使用丰富的摘要和内容。为了更深入地了解如何掌控自己的未来,建议读者访问这一优秀资源(http://www.chqpr.org/downloads/Physician-FocusedAlternativePaymentModels.pdf)。

(方亚　译,张丽君　校)

第78章

患者血液管理:围手术期管理方案

Daryl J. Kor

78.1 引言

已证实术前贫血与心脏和非心脏外科手术患者出现围手术期不良事件密切相关。历史上,输注红细胞(red blood cell,RBC)被视为贫血管理的一种有效而可接受的安全干预手段。同样,血小板和血浆治疗被认为是治疗血小板减少和凝血参数改变的一种安全而必要的干预措施。然而,最近输血受到更加严格的监管。新的"担忧"涉及以下三个主要方面:①成分输血的有效性(包括红细胞、血浆、血小板);②被低估的输血风险,包括危及生命的呼吸系统并发症,如输血相关性急性肺损伤(transfusion-related acute lung injury,TRALI)与输血相关性循环超负荷(transfusion-associated circulatory overload,TACO);③相关医疗费用的增加(在美国,估计仅 RBC 输血就超过 100 亿美元)。总的来说,这些问题引起了人们对优化患者血液健康和输血措施的兴趣。提倡患者血液管理(patient blood management,PBM)作为首选,现已发布了具体的共识。

本章将概述血液成分使用和患者 PBM 的当前现状,特别强调在围手术期的特定环境下;将进一步确定目前了解的有关输血治疗风险和益处,倡导 PBM 作为优化未来的输血实践的基础;将提供一些 PBM 方法的具体实例,这些方法在输血实践中带来了有意义的改变,并对治疗质量产生了重大影响。

78.2 围手术期贫血

78.2.1 背景与流行病学

贫血的定义是红细胞数量的减少,循环血红蛋白的减少,或循环血红细胞质量的降低,导致了一种病态的状态,即血液的携氧能力不足以满足生理需求。世界卫生组织将无孕成年妇女的血红蛋白水平低于 12.0g/dl、怀孕成年妇女低于 11.0g/dl、成年男性低于 13.0g/dl 定义为

贫血。

术前患者贫血是常见的现象,患病率 5%~76%,取决于患者的年龄、目前状况和拟行的手术。一些大样本观察性研究表明,术前贫血与围手术期并发症增加的风险和术后 30d 死亡率有关。进一步的证据表明,输注红细胞治疗贫血会进一步增加围手术期并发症的发生率和死亡率。与药物干预(如促红细胞生成素 - 刺激剂)相比,红细胞输注治疗贫血的费用也增加。尽管院内获得性贫血越来越普遍,但未得到重视。

78.2.2 术前贫血的管理

ASA 在围手术期血液管理工作中推荐使用含或不含铁的促红细胞生成素,作为减少患者接触异体红细胞的有效措施(A1-B 类证据)。相比之下,工作组没有足够的证据来评价红细胞生成素与铁剂治疗的效果。此外,在比较术前补铁或安慰剂与同种异体红细胞输血时围手术期血红蛋白水平,也发现了模棱两可的结果(A2-E 类证据)。缺铁性贫血是最常见的病因。在此类患者中,建议补充铁剂,静脉补铁表现出高耐受性且效果显著。值得注意的是,近期相关研究表明,短期术前贫血治疗可能对围手术期的输血量产生影响。

78.3 输注红细胞

78.3.1 背景与流行病学

近几年来,每年红细胞(RBC)输注量有所减少,2015 年美国约为 1 135 万单位。尽管越来越多的临床试验和证据为基础的指导方针支持限制红细胞输注,但是红细胞自由输注仍然很普遍。此外,对于心脏和非心脏外科手术,红细胞输注仍有巨大变化。

从生理角度看,输注红细胞是为了改善终末器官氧耗。有趣的是,大部分的生理基础研究都未能显示,红细胞输注后改善氧耗或乳酸清除率等生理参数。

78.3.2　红细胞输注指南

越来越多评价输注红细胞疗效的临床试验完成，并公布了结果。尽管最近的一项临床试验表明，心脏手术患者使用自由输注疗法病情可能会有所改善，但绝大多数的试验都支持限制红细胞输注的安全性。在各种外科和医疗人群中都有类似的结果，包括那些接受矫形手术和心脏手术患者，以及那些创伤性脑损伤、脓毒症和更多类型的严重疾病患者，这些结果看起来很安全。总之，试验数据（观察和试验）都支持在血流动力学稳定的非出血患者中限制输注红细胞。

目前的指南建议在血流动力学稳定、无出血的患者输注红细胞的血红蛋白阈值为7g/dl。在冠状动脉疾病或有症状性贫血的患者（如活性缺血、直立性低血压、晕厥或心动过速对液体治疗无效及充血性心力衰竭）通常推荐较高的临床阈值8g/dl。最新的指南还建议对接受矫形外科或心脏手术的患者以及已有心脏疾病的患者的阈值为8g/dl。然而，指南进一步提出，限制性输血阈值为7g/dl与8g/dl相当。但建议使用8g/dl的原因是因为大多数临床试验都使用了较高的阈值来作为限制组（而不是使用7g/dl）。对于严重出血的患者而言，输注红细胞应该考虑整体临床病情，而不是严格遵守特定的血红蛋白阈值。

78.4　血浆

78.4.1　背景与流行病学

2015年美国国家血液收集和利用调查的数据表明，2015年美国输注了约270万单位血浆。在围手术期中，特别是在心脏手术中，大量输注血浆。尽管加强血浆输注的管理，严格把握适应证，并限制不适当的输注，但自由输注血浆仍然很普遍。事实上，已经有报道提出，多达50%的血浆输注超出了输注指南范围，最常见输注血浆的原因是改善异常凝血指标。更重要的是，迄今为止所进行的大量研究未能显示经皮手术患者的出血并发症与轻度至中度凝血异常之间的一致性［国际标准化比（international normalized ratio，INR）<2］。另外，输注血浆并不能使轻度至中度升高的INR正常。由于研究未能证明INR轻度至中度升高和增加出血之间存在明显的关系，输注血浆改善INR来预防出血并发症只是停留在理论基础上。事实上，现有文献并不支持这种情况下进行预防性输注血浆。

78.4.2　输血指南

美国麻醉学协会最近发表了围手术期血浆输注指南，并对围手术期输注和辅助治疗进行了研究。围手术期的血浆输注指征包括活动性出血和凝血因子缺乏，固定比例输注（如RBC：血浆：血小板=1：1：1）复苏是指南的一部分。值得注意的是，最近的证据表明，基于比率的输血实践已被转化为许多非创伤性环境，重要的是要注意缺乏支持这种实践的证据。事实上，许多此类患者使用这种基于比率的方法但效果不佳，术中血浆输注量越高，围手术期预后越差。另外，可能需要进行血浆替代治疗的其他临床指征包括：有活动性出血或需要紧急手术需要逆转华法林抗凝作用甚微的患者（没有凝血酶原复合物）或INR>2且存在大量微血管渗血的患者。当为特定的临床适应证（如血栓性血小板减少性紫癜）提供血浆置换术时，也建议使用血浆替代液体。综上所述，当临床无明显出血时，不建议在INR<2时进行血浆输注治疗。

78.5　血小板

78.5.1　背景与流行病学

据估计，2015年美国血小板输注大约有200万单位。大约20%~25%的血小板输注发生在心脏手术围手术期。最近，Glance等对接受非心脏手术患者进行评估的观察研究中发现，在术前血小板测试没有异常的14例患者中，有1例出现血小板减少。与术前血小板计数正常相比，血小板减少患者更易发生输注血小板，且30d的死亡率较高。不确定的是围手术期血小板输注对降低相关风险的影响。最近在一项关于非心脏手术的大样本观察研究中，比较术前输注血小板和未输注血小板患者，也未发现出血并发症的减少和临床结果的改善。近期，在经皮穿刺中也观察到类似的结果。

78.5.2　血小板输注指南

尽管许多临床试验已经评估了接受化疗或干细胞移植的患者输注血小板的阈值，但令人惊讶的是，很少有研究评估血小板输注对围手术期出血并发症的影响。对于那些有血液疾病的患者，建议输注10×10^9/L的血小板（肝素化或明显有血小板破坏患者输注20×10^9/L的血小板）。尽管在围手术期没有进行类似的试验，但大多数指南建议在这种情况下，血小板输注的阈值为血小板计数50×10^9/L（密闭手术空间操作时，输注阈值为血小板计数100×10^9/L）。建议接受穿刺的患者，血小板计数低于20×10^9/L（如果静脉穿刺部位可压迫，则可以接受较低的血小板计数阈值）预防性输注血小板，比如超声引导下行颈内静脉、股静脉穿刺。值得注意的是，支持输注血小板治疗来逆转抗血小板药物效果的证据非常有限，而且这种做法的利弊还存在很大的不确定性。

78.6　输血风险

同所有的医疗措施一样，输血也存在风险。历史上，人们一直关注传染病的垂直传播。虽然在降低输血相关感染并发症的风险方面已取得重大进展，但又出现了更多其他的风险。输血相关的急性肺损伤（TRALI）仍然是美国输血相关死亡的主要原因，紧随其后的输血相关并发症是输血相关循环超负荷（TACO）。虽然TRALI发病率低（<1%），但这一并发症死亡率高，大约15%~20%。

TACO 是一种更为常见的并发症，发病率约 4%。虽然 TACO 的死亡率没有明确定义，但值得关注的是 TACO 增加了呼吸支持使用时间、重症监护室停留和住院时间。重要的是，越来越多的文献已经关注到 TRALI 和 TACO 的诊断不足和报道不足。

其他的输血相关并发症包括发热性输血反应（最常见的血小板输注相关并发症达 30%）、过敏反应、低血压、输血反应及溶血性输血反应（急性和迟发性）。其他罕见的输血并发症包括输血相关性脓毒症和移植物抗宿主病，输血后紫癜。

78.7 输血费用

获取血液成分有关的费用（获取成本）只占与输血有关总费用的一小部分。额外的输血相关费用包括劳动力、加工和储存有关的费用，以及用于储存、检测和管理血液成分用品相关的费用。"基本成本"或"直接变量"的费用量化应用于红细胞和血浆输注。这些分析结果表明，输血费用超过单纯获取血液成分的费用，最高可达 4.8 倍。值得注意的是，这些仍未考虑到与输血相关的不良事件发生产生的相关费用。然而，一个单位红细胞的费用约 761 美元（基本成本），而输注红细胞的支出仅在美国就高达 105 亿美元。之前有观察性研究发现，围手术期输血行为也会产生显著的额外围手术期费用。同样，调整潜在的混杂变量后，对于急性住院患者的输血管理期间住院费用是平均住院费用的 1.83 倍。虽然 PBM 对整体经济体系的影响还难以确定，但很明显的是，其影响是重大的。

78.8 血液教育

围手术期培训计划在将 PBM 教育纳入医学课程方面做得还很不足。据报道，不到 20% 的麻醉科医师接受了 PBM 的正规培训。在使用 PBM 项目的机构中，正规培训的比例稍有改善，估计也不足 30%。外科同事也报告了类似的数据。显然，卫生保健服务者有关最佳输血实践的理论知识和 PBM 项目基本要素方面的教育仍然欠缺。

78.9 优化血液输注的患者血液管理

78.9.1 定义

AABB：患者血液管理是一种以循证医学为基础、多学科联合来优化需要输血患者的治疗。PBM 涵盖了输血决策过程患者评估和临床管理的所有方面，包括适应证的适当应用，以及尽量减少血液丢失和优化患者红细胞质量。

血液管理促进协会（Society for the Advancement of Blood Management，SABM）：PBM 是及时应用循证医学为基础的医疗和外科理念，维持血红蛋白含量，优化止血，血液丢失最小化，改善患者预后。

世界卫生组织：PBM 是一种以患者为中心、循证和系统的方法，旨在优化患者血液制品输注管理，以实现优质并且有效的治疗。通过安全合理地利用血制品，最大程度地减少不必要的血液制品输注从而改善患者的预后。

78.9.2 患者血液管理的循证医学

围手术期的 PBM 往往侧重于手术患者治疗的三个方面：血液疾病的检测和治疗（如贫血、血小板减少或凝血障碍）；减少围手术期血液丢失；利用和优化贫血、血小板减少和凝血障碍患者特有的病理生理储备（包括限制性输血触发和使用血液学辅助药物如凝血酶原复合物）。

78.9.3 梅奥诊所患者输血管理

临床领导者和机构认为，在所有医疗保健管理改进措施中，一个关键因素是确定一个能够领导这项工作的临床指导者。PBM 的推广作为解决问题的方法时，临床领导者将在 PBM 过程中发挥关键作用，因此他们必须扮演说服机构领导的重要角色。应重视起始阶段的工作，在起始阶段需要获得 PBM 项目成功所需的资源。临床领导者也将监督与临床实践的互动。称职的领导者必须精通许多领域，包括：商业头脑（愿景、战略规划、人力资源管理），变更管理（项目管理、问题解决、决策制订），人际技能（沟通、团队建设、谈判），以及卫生保健领导能力（卓越运营、卫生保健政策、卫生保健质量）。

组织结构：PBM 的实现必须考虑到关键的利益相关者。一个健全的 PBM 团队包括代表临床服务的成员，这些临床服务受到 PBM 相关的影响。主要利益相关者包括：急诊医学、内科/家庭诊疗、外科手术（如心胸外科、创伤、矫形外科）、麻醉学、危重症医学、血液学/肿瘤学、移植学、输血医学、儿科学和护理学。其他利益相关者还包括行政伙伴和信息技术人员。这些参与者对他们所代表领域的"文化"有独特和基本的见解。当权威人士提出相关理论时，医务工作者通常可以更好地接受临床工作流程的改变。这些关键的利益相关者也可以最大限度地推动最佳实践指南、性能指标和质量问题的传播。

了解输血实践的理论实践：卫生保健工作者通常对他们的临床实践持有自己的观点。但是，循证医学的依据常常与这些临床观点相矛盾。与许多其他卫生保健领域一样，循证医学对于输血管理可能会产生影响。此外，影响特定 PBM 干预措施的一些数据可以为 PBM 程序提供重要的价值。最近，Crohn 及其同事已经提供了一些改善 PBM 方法的数据，可以显著降低不恰当输血和总输血事件的比例。在可能的情况下，对于输血的详细数据、最佳实践指导方案以及不良事件的发生，这些数据应该可以帮助指导 PBM 计划。

最佳措施的定义和传播：开发和提供必要的基础设施来支持 PBM（如人员、程序、技术），早期关键的 PBM 协会促进最佳措施指南的形成，这些指南可以用于临床实践中。除了术前评估/优化和使用血液成分疗法的最佳措施指南外,还应考虑可使围手术期失血最小化并降低接触异体血液制品风险的策略。以循证医学为基础的术中干预措施包括:治疗点检测和药物干预(如抗纤溶疗法、凝血酶复合物、局部止血药),以及其他策略,如急性等容性血液稀释,术中自体红细胞回输。这些策略应该特别考虑到患者出血的高风险(如大心脏、矫形外科、胸外科或肝脏手术),也应该广泛宣传与输血风险有关的信息以及自由输血措施的经济影响。

优化临床决策支持和实施创新的信息学方法:评估PBM 项目的各个组成部分时,已经证明良好的电子决策支持(clinical decision support,CDS)工具的应用能有效地影响输血行为。CDS 的应用可以帮助引导临床医师采取适当的输血行为,或者接受输血者不太可能受益时引导医师远离血液成分管理。即使很简单的干预措施也可能对整个输血实践有非常重要的影响,比如输注一个单位的红细胞,而不是多个单位。最近有系统综述强调了CDS 对输血实践的影响。虽然梅奥诊所的输血实践已经注意到,CDS 在整个血液成分输注过程中有着显著的影响,但是已发表的文献报道,输注非红细胞成分的血液并不比输注有红细胞成分的血液更有利。

运作化绩效指标和质量指标:一般来说,临床医师是具有竞争力的个体,需要不断地努力超越。这种竞争性的本质可以用于支持输血实践中有意义的变化。为此,近期已对一系列旨在优化输血实践的行为修正干预措施进行了评估。事实上,如何优化输血实践方面,多项研究已经强调了提供数据的重要性。正如上面概述的CDS 方法一样,将有意义的输血性能指标或质量指标交付给临床实践部门,似乎是优化输血实践非常关键的一个因素。

干预与患者重要结局相结合:最终,卫生保健人员努力使病患者获得最好预后。因此,PBM 一个重要的最终组成部分是策略的改进,将输血措施的变化与患者重要结局紧密联系起来。虽然看似简单,但将 PBM 措施与临床相关结局联系起来,在大多数 PBM 项目中都是具有挑战性的,而且仍然不成熟。取得进步的关键步骤包括确定评估的相关结局指标以及相应的测量方法。其他相关结局指标包括死亡率、发病率、治疗水平和时间以及资源利用。值得注意的是,多个团队目前正在努力进一步确定评估的关键结局指标。令人鼓舞的是,最近的研究表明,PBM 不仅降低了血液制品的利用率,节约成本,而且也确定与患者预后改善有关。

(徐业好 译,周懿 校)

参考文献

Baron DM, Hochrieser H, Posch M, et al. Br J Anaesth 2014; 113: 416-423.

Kor DJ, Gajic O. Curr Opin Crit Care 2010; 16: 309-316.

Marwaha N, Sharma RR. Transfus Apher Sci 2009; 41: 127-133.

Napolitano LM, Kurek S, Luchette FA, et al. Crit Care Med 2009; 37: 3124-3157.

Holst LB, Petersen MW, Haase N, Perner A, Wetterslev J. BMJ 2015; 350: h1354.

Kumar A, Mhaskar R, Grossman BJ, et al. Transfusion 2015; 55: 1116-1127.

Yang L, Stanworth S, Hopewell S, Doree C, Murphy M. Transfusion 2012; 52: 1673-1686.

Clifford L, Jia Q, Yadav H, et al. Anesthesiology 2015; 122: 21-28.

Clifford L, Jia Q, Subramanian A, et al. Anesthesiology 2015; 122: 12-20.

Fatalities Reported to FDA Following Blood Collection and Transfusion. Annual Summary for Fiscal Year 2016. U.S. Food and Drug Administration, 2016. https://www.fda/gov/media/111226/download Accessed: 6/6/2019.

Jia Q, Brown MJ, Clifford L, et al. Lancet Haematol 2016; 3: e139-e148.

Abraham I, Sun D. Transfusion 2012; 52: 1983-1988.

Shander A, Ozawa, S, Hofmann A. Vox Sang 2016; 111: 55-61.

Mueller MM, Van Remoortel H, Meybohm P, et al. JAMA 2019; 321: 983-997.

Sadana D, Pratzer A, Scher L J, et al. JAMA Intern Med 2018; 178: 116-122.

Ng O, Keeler BD, Mishra A, et al. Cochrane Database Syst Rev 2015; 12: CD011588.

Shander A, Knight K, Thurer R, Adamson J, Spence R. Am J Med 2004; 116 Suppl: 58S-69S.

Krishnasivam D, Trentino KM, Burrows S, et al. Transfusion 2018; 58: 2522-2528.

Practice Guidelines for Perioperative Blood Management. Anesthesiology 2015; 122: 241-275.

Camaschella C. N Engl J Med 2015; 372: 1832-1843.

Spahn DR, Schoenrath F, Spahn GH, et al. The Lancet 2019; 6736: 1-12.

Ellingson KD, Sapiano MRP, Haass KA, et al. Transfusion 2017; 57(Suppl 2): 1588-1598.

Whitaker BI, Henry RA. The 2011 National Blood Collection and Utilization Survey Report. US Department of Health and Human Services, pp 87.

Bennett-Guerrero E, Zhao Y, O'Brien SM, et al. JAMA 2010; 304: 1568-1575.

Qian F, Osler TM, Eaton MP, et al. Ann Surg 2013; 257: 266-278.

Marik PE, Corwin HL. Crit Care Med 2008; 36: 2667-2674.

Murphy GJ, Pike K, Rogers CA, et al. N Engl J Med 2015; 372: 997-1008.

Mirski MA, Frank SM, Kor DJ, Vincent J-L, Holmes DR. Crit Care 2015; 19: 202.

Carson JL, Terrin ML, Noveck H, et al. N Engl J Med 2011; 365: 2453-2462.

Hébert PC, Wells G, Blajchman MA, et al. N Engl J Med 1999; 340: 409-417.

Hajjar LA, Vincent JL, Galas FR, et al. JAMA 2010; 304: 1559-1567.

Robertson CS, Hannay HJ, Yamal JM, et al. JAMA 2014; 312: 36-47.

Villanueva C, Colomo A, Bosch A, et al. N Engl J Med 2013; 368: 11-21.

Holst LB, Haase N, Wetterslev J, et al. N Engl J Med 2014; 371: 1381-1391.

Mazer CD, Whitlock RP, Fergusson DA, et al. N Engl J Med 2017; 377: 2133-2144.

Carson JL, Grossman BJ, Kleinman S, et al. Ann Int Med 2012; 157: 59-65.

Carson JL, Guyatt G, Heddle NM, et al. JAMA 2016; 316: 2025-2035.

Holland LL, Foster TM, Marlar RA, Brooks JP. Transfusion 2005; 45: 1234-1235.

Lauzier F, Cook D, Griffith L, Upton J, Crowther M. Crit Care Med 2007; 35: 1655-1659.

Abdel-Wahab OI, Healy B, Dzik WH. Transfusion 2006; 46: 1279-1285.

Dzik WH. Curr Hematol Rep 2004; 3: 324-330.

Warner MA, Woodrum DA, Hanson AC, et al. Transfusion 2017; 57: 890-898.

Warner MA, Hanson AC, Weister TJ, et al. Anesth Analg 2018; 127: 349-357.

Mesar T, Larentzakis A, Dzik W, et al. JAMA Surg 2017; 152: 574-580.

Warner MA, Frank RD, Weister TJ, et al. Transfusion 2019; 59: 112-124.

Glance LG, Blumberg N, Eaton MP, et al. Anesthesiology 2014; 120: 62-75.

Warner MA, Jia Q, Clifford L, et al. Transfusion 2016; 56: 682-690.

Warner MA, Woodrum D, Hanson A, et al. Transfusion 2017; 57: 890-898.

Schmidt AE, Henrichs KF, Kirkley SA, Refaai MA, Blumberg N. Am J Clin Pathol 2017; 149: 87-94.

Baharoglu MI, Cordonnier C, Salman RAS, et al. Lancet 2016; 387: 2605-2613.

Looney MR, Roubinian N, Gajic O, et al. Crit Care Med 2014; 42: 1676-1687.

Clifford L, Singh A, Wilson GA, et al. Transfusion 2013; 53: 1205-1206.

Shander A, Hofmann A, Ozawa S, et al. Transfusion 2010; 50: 753-765.

Ejaz A, Frank SM, Spolverato G, Kim Y, Pawlik TM. JAMA Surg 2015; 150: 625-630.

Trentino KM, Farmer SL, Swain SG, et al. Transfusion 2015; 55: 1082-1089.

Manzini PM, Dall'Omo AM, D'Antico S, et al. Vox Sang 2018; 113: 60-71.

Sherliker L, Pendry K, Hockley, B. Transfus Med 2018; 28: 92-97.

Karafin MS, Bryant BJ. Transfusion 2014; 54: 1208-1211.

AABB. Patient blood management. url: http: //www.aabb. org/pbm/Pages/default.aspx Accessed: 6/6/2019.

Society for the Advancement of Blood Management. url: https: //www.sabm.org/mission. Accessed 6/6/2019.

World Health Organization. WHO Global Forum for Blood Safety: patient blood management. https: //www.who.int/ bloodsafety/events/gfbs_01_pbm/en/ Published March 2011. Accessed 6/6/2019.

Clevenger B, Mallett SV, Klein AA, Richards T. Br J Surg 2015; 102: 1325-1337.

Leahy MF, Hofmann A, Towler S, et al. Transfusion 2017; 57: 1347-1358.

Meybohm P, Richards T, Isbister J, et al. Transfus Med Rev 2017; 31: 62-71.

Satiani B. Physician Leadersh J 2016; 3: 58-61.

Frank SM, Resar LM, Rothschild JA, et al. Transfusion 2013; 53: 3052-3059.

Wintermeyer TL, Liu J, Lee KHK, et al. Transfusion 2016; 56: 1480-1481.

Cohn CS, Welbig J, Bowman R, et al. Transfusion 2014; 54: 316-322.

Connor JP, Raife T, Medow JE, Ehlenfeldt BD, Sipsma K. Transfusion 2018; 58: 1689-1696.

Goodnough LT, Shieh L, Hadhazy E, et al. Transfusion 2014; 54: 1358-1365.

Warner MA, Schaefer KK, Madde N, et al. https: //www. ncbi.nlm.nih.gov/pubmed/31002192 Transfusion 2019; 19: doi: 10.1111/trf.15316 (Epub ahead of print).

Bowman Z, Fei N, Ahn J, et al. Eur J Haematol 2019; 102: 383-388.

Hibbs SP, Nielsen ND, Brunskill S, et al. Transfus Med Rev 2015; 29: 14-23.

Dunbar NM, Szczepiorkowski ZM. Curr Opin Hematol 2014; 21: 515-520.

Soril LJJ, Noseworthy TW, Dowsett LE, et al. BMJ Open 2018; 8: e019912.

Gross I, Shander A, Sweeney J. Best Pract Res Clin Anaesthesiol 2013; 27: 161-172.

Goodnough LT, Maggio P, Hadhazy E, et al. Transfusion 2014; 54: 2753-2759.

Gupta PB, DeMario VM, Amin RM, et al. Anesthesiology 2018; 129: 1082-1091.

第十二部分

职业相关知识

meta 分析的真相

Sharon Einav

79.1 meta 分析是什么时候出现的

在 20 世纪中叶的某个时候,研究领域各家争鸣、百花齐放,研究人员开始寻求多种方法来综合结果。定量分析是在 1940 年时心理学家综合近 50 年的关于超感官感知话题的争议而提出的。最早使用数据分析方法研究临床试验结果的统计学家是 Karl Pearson 和 Ronald Fisher。两者都认为汇集多个试验结果能够更好地进行比较和效果评价。1976 年,Gene Glass 首次创造了"meta 分析"一词,在他担任美国教育研究协会主席期间在旧金山的一次演讲中,他表示 meta 分析是"一种为了整合研究结论而对来自大量独立研究的结果进行统计分析"的研究方法。但是,对 Medline 的快速检索显示,meta 分析在 10 年之前就已经出现在医学文献。

79.2 什么情况下运用系统评价和 meta 分析

每年有超过 16 000 项 meta 分析发表,且有关 meta 分析的文章发表还在呈指数增长。这种增长源于多种原因。第一,系统评价和 meta 分析位于"证据等级"的金字塔顶端。这使读者认为这类文章极具吸引力,因此作者和出版商也非常感兴趣。第二,随着关于两者的出版物数量的不断增加和交流方式的改进,世界各地的研究人员更愿意去研究和学习相关的问题,这就造成了快速积累多样化信息的需求。第三,进行 meta 分析比大多数其他研究更便宜。最后不得不提的一点是,在保证质量的基础上,与进行研究相比,系统评价似乎需要的工作更少。在创建 meta 分析的过程中,最后一个需要深入探讨的问题是:并不是所有闪闪发光的都是金子。

系统评价倾向于总结现有的差别较小的文献。而 meta 分析并不是要合成少量数据,而是要解析大量系统评价中发现有冲突的数据。随着时间的流逝,研究方法

不断变化的过程把使用它们的最初意图扭曲了。这种变化的最好例子就出现在 Elwood 和 Cochrane 身上。1974 年,Elwood,Cochrane 及其同事将一部分急性心肌缺血的患者随机分为阿司匹林组和安慰剂组,用来研究阿司匹林是否降能低心肌梗死的复发,其研究结果并不特别令人信服。然而作者坚持认为,他们的临床观察结果在某种程度上没有引起人们的注意。随着与该试验相关的其他试验的发布,他们将采集到的数据与他们的数据整合到一起,使用 meta 分析的方法对其进行分析。久而久之,有更多有关于这个试验的文章发布出来,meta 分析的数据显示出阿司匹林确实能减少心肌梗死的复发。在 Peto(著名的英国统计学家)撰写的社论中,他强调采用 meta 分析的方法,最终证明累积的数据得出的结论可能与原始研究中得出的结论完全相反,这一发现十分新颖。然而,在多数情况下,其他案例表明,统计研究结果的整合分析仅增强了一些微小作用的重要性。

79.3 经鼻高流量吸氧与 meta 分析

经鼻高流量吸氧是于 2001 年首次运用于临床。Sreenan 等证明通过合适的鼻导管向早产儿输入 1~2.5L/min 的加热、加湿的氧气从而产生一个正向的肺扩张压力,在治疗早产儿呼吸暂停的效果时与持续气道正压(continuous positive airway pressure,CPAP)相似。自此以后,大约 350 篇关于该技术的文章陆续发表。其中大约有 120 个临床研究和约 30 个随机对照试验。这些研究规模较小,都少于 100 或甚至有的试验对象只有 50 例患者。然而,这些文章的研究结果大相径庭,以至于一系列的 meta 分析很快地发布出来。回顾这些研究提出了重要的方法论问题,随着阐明过程的每个阶段,相关问题逐渐变得清晰。

79.4 关于人群、干预、对照及结局（population，intervention，comparator，outcome，PICO）的问题

一份合格系统评价（可以将其数据结果整合并用于 meta 分析）首先需要确立合理的研究问题（人群、干预、对照及结局）。这里就是异质性开始的地方。由于作者定义的"急性呼吸衰竭"没有说明是根据实验室标准还是按照"术后"发生的时间窗，这项 meta 分析的研究对象会有差别。如果没有标准化干预措施同样也会影响分析结果。许多关于经鼻高流量吸氧的研究由于没有描述设备升级或撤机的方式而影响试验结果。缺乏标准化的试验是没有比较的意义的，这也意味着他们的研究发现是无法被参考的，关于这一点我们同样可以回想到那个阿司匹林对心肌梗死作用发生"改变"的经典案例。森林图可以让我们更直观地了解随着时间的变化治疗效果是否是随机分布的，但治疗效果上的一些变化会更难被发现。因此，比起运用 Peto 的保守方法去估算各试验影响因素的平均加权值，在 meta 分析的过程中许多研究人员更倾向于选择随机效应模型，关于经鼻高流量吸氧的许多 meta 分析的文章在对象的选择（如严重程度）和干预措施都非常模糊不规范，因此这些 meta 分析结果出现冲突并不意外。

那么关于对照组的问题呢？在进行经鼻高流量吸氧的试验，它的对照组通常选择的是传统的氧疗。但是，关于替代无创通气方法的详细描述极少。同样重要的是，各试验的治疗时间也可能有差别。

结果的度量往往可以是"硬"或"软"。"硬"结果（如死亡率、插管率）是比较好度量的，但不经常发生。因此脆性指数（"负面事件"发生的数量减少而足够改变试验结果）在包括 meta 分析的许多研究中是较小的，这使得 meta 分析的结果缺少稳定性。在不同的时间进行评估（如 ICU 死亡率、医院内死亡率、30d 或 90d 的死亡率）使得一些"硬"结果也不能相比较。目前针对这些患者的结果报告没有明确的标准，"软"结果（如不适程度、呼吸困难）通常取决于文化差异和个人对其的容忍度，"软"结果经常通过不同的工具来进行评估，这样能排除不同研究之间的差异性。结果的度量也可以是生理指标，比如 PaO_2 或者通气指数。这些结果是可以度量的但不一定有用处，患者的临床病程是由个人生理健康程度决定的而不是特定的生理阈值。

79.5 检索缺陷

一旦确定了 PICO 的问题，下一步就是图书馆检索。检索策略必须经过由专业人员和检索专家组成的团队一致同意后确定，这样能使检索的内容和精确程度都能达到一个平衡，检索限制过于少会造成专家们研究多余的出版物而导致不必要的延迟。相反，过多没必要的检索限制可能导致许多重要资源的丢失。有研究发现，语言的严谨可以减少近一半的随机对照试验（randomized controlled trial，RCT），而使用简单的检索式识别的 RCT 只能减少 1/3。从这以后，人工检索多数由系统评价的作者进行。未出版的资料（灰色文献）此时更具争议性。有人认为研究未发布的数据可以发现延迟公布的负面结果及高估的干预措施。以药物为例，未发布数据的添加会导致多数 meta 分析中药物作用出现显著的变化。另一方面，"灰色文献"没有像已发布文章一样经过发表机构的严格的审查。关于高流量吸氧的许多研究没有包括学术记录或者摘要，仅仅是以摘要形式发表。

79.6 提出建议

如果要根据数据总结出建议，在进行 meta 分析时需要给论文的偏倚风险进行分析，评估是由较强学术背景的学者进行的，因此人们可能认为偏倚风险的分配会是相同的。然而事实证明，在同一出版物的不同 meta 分析中偏倚风险评估的参数都有不同。由于建议受研究证据水平的影响，因此这是大多数 meta 分析设计中潜在的一个关键缺陷，关于高流量经鼻导管（high flow nasal cannula，HFNC）的 meta 分析研究也不例外，同一个研究，由于偏倚风险评估的不一致会产生不一样的 meta 分析结果。

79.7 结论

不管是否位于统计学金字塔的顶端，系统评价和 meta 分析像其他统计方法一样有它们的固有缺陷，其结果容易受到研究的质量、研究的方法还有选择分析方法的影响。这些局限性使得一些杰出的方法论学家建议阅读这类文章时需更加严谨。没有哪一种研究方法是完美的，这个建议适合用在阅读所有的出版物时。我们只有熟悉了每一个新的研究方法，才能知道它的不足与缺陷。

（卢凌宇　译，蒋政宇　校）

参考文献

Glass GV. Primary, secondary and meta-analysis of research. Educ Researcher 1976; 10: 3-8.

Elwood PC, Cochrane AL et al. BMJ1974; 1: 436-40.

Elwood P. The James Lind Library2004: http: //www. jameslindlibrary.org/.

Anonymous. Aspirin after myocardial infarction.Lancet1980; 1: 1172-3.

Sreenan C et al. Pediatrics 2001; 107: 1081.

Huang HW J Intensive Care Med. 2017: 885066617705118.

Ou X CMAJ. 2017 ; 189: E260.

Monro - Somerville T Crit Care Med. 2017; 45: e449.

Zhu Y J Crit Care. 2017; 38: 123-128.

Zhu Y BMC Pulm. Med.2017; 17: 201.

Corley A Cochrane Database Syst Rev. 2017 ; (5): CD010172.

Zhao H Crit Care. 2017 ; 21: 184.

Ni Yn BMC Pulm. Med. 2017; 17: 142.

Ni Yn Am J Emerg Med. 2018; 36: 226.

Ni Yn Chest. 2017; 151: 764.

Nedel WL Respir Care 2017; 62: 123.

Hopewell S et al. Cochrane Database Syst Rev. 2007; (2): MR000001.

Hopewell S et al. Cochrane Database Syst Rev. 2009; (1): MR000006.

DerSimonian R, Laird N. Control Clin Trial1986; 7: 177.

Hart B et al. BMJ 2011; 344: d7202.

Møller MH, et al. Intensive Care Med. 2018; 44: 518.

第 80 章

麻醉治疗经济学的相关传言

Amr Abouleish

"治疗是一门艺术,医学是一门科学,医疗是一门生意。"

80.1 本章要点

阅读完本章,你将可以得到以下几个要点:

(1) 确定所讨论的传言是真实的还是错误的,还是"兼而有之";

(2) 讨论增加手术量的不同策略;

(3) 解释麻醉操作如何进行收费和支付,手术时间如何影响医疗费用;

(4) 说明简单比较不同麻醉操作者年薪会如何导致医疗成本方面的错误结论;

(5) 说明为什么通过"每名操作者"测算会导致临床工作效率基准化的错误。

80.2 麻醉治疗经济学的相关传言

就本人而言,当我知道一个声明或事件时(特别是通过社交媒体或电子邮件),为确定其真实性我会登录Snopes.com 网站。Snopes.com 网站会根据研究结果将事件评为"真实""错误"或"兼而有之"。本章中,我将以类似的方式论证四个麻醉治疗经济学的传言,并确定传言是否真实。将要讨论的内容如下:

- 关注麻醉周转时间将增加手术量;
- 麻醉收费包括麻醉时间,因此麻醉科医师更喜欢时间长的手术;
- 从只配备医师转变成配备医疗指导人员将降低人力成本;
- 通过"每名操作者"测算能够使工作效率基准化。

80.3 关注麻醉周转时间将增加手术量

常听到外科医师抱怨:"如果麻醉周转效率更高,我们将可以开展更多手术。"我对此的反应是"无稽之谈!"因为有研究已经证实,进一步合理减少周转时间并不增加手术量。例如,在非门诊手术外科中心的手术室中,两台手术之间的周转时间控制在 35min 以内比较合理。将周转时间减少 20% 可节省大约 7min。如果每个手术室 1d 开展 3 台手术,将节约 14min。和医院的平均手术时间相比,周转时间减少 20% 不足以让外科医师再做一台手术。显然,当更多手术在某一手术室内完成时(如 7~10台白内障或小儿耳鼻喉手术),每次手术周转时间减少7min,则可能增加手术量。但是这些手术的周转时间已经比其他手术的周转时间要短得多(如 15~20min),因此进一步减少周转时间的可能性较低。

相反,关注减少周转的延迟——定义为周转时间大于最大合理周转时间——将会节省大量时间。例如,如果某个手术的周转时间为 90min,而最大合理周转时间为35min,那么会出现 55min 的延迟。关注这类延迟的原因,则每次可以节省 55min。

最后,麻醉科医师指出他们不应该为周转时间买单,因此也有兴趣减少周转时间。虽然手术周转时间减少不会增加麻醉科医师每天的收入(因为前面提到的不能多开展手术)。但是可能会让麻醉科医师更早下班,这能减少加班费。

传统上认为,提高手术周转率的目的是提高工作效率。目前已经重新设计并实施了跨学科工作评估流程。值得注意的是,这需要包括外科医师在内的所有人共同努力。此外,根据以往经验,只要大家共同努力,这些举措就会奏效。当"大家都不关注"之后,那么旧习惯将重新出现。因此,必须让每个人都参与,并且必须每 3 个月将此方案公布 1 次,以引起人们的重视。

此外,传统方法的改进潜力有限。另一方面,三项尝试重新设计非手术时间的研究发表于 *Anesthesiology* 杂志(2005 年 8 月)。每项研究都探讨了把非手术的工作从按顺序处理变成同时处理——将原来需要在手术室进行的手术前准备相关工作转移到另一个手术室,而原手术室仍然进行上一台手术。虽然手术周转时间的工作并未减少,但是这些工作是在其他的时间段完成的。这三项研究都表明改进措施需要更多医务人员(麻醉和非麻醉),但是此方法并不新颖。在过去,有手术室配备两批医务人员以加快手术——即为一个外科医师配备两个完整的手术团队。目前,这种情况并不常见,但是随着术前区域麻醉"准备室"的出现,在一些手术室中已经开展并行处理工作。如果并行处理增加的收入能抵消增加的成本(这取决于患方支付的医疗费用和医务人员成本以及减少的加班支出),那么并行处理具有一定的经济意义。

2008 年 7 月,Smith 等在 *Anesthesiology* 杂志上介绍了通过并行处理和区域麻醉的方法成功地在几年内增加了手术量。正如所附社论指出,促成以上进步的几个重要因素包括:①增加医疗工作人员(包括麻醉科医师和护士,特别是额外增加一名外科医师);②增加设备(不新建手术室,但在实际进行手术的地方之外能提供进行全膝关节置换工具装配的场地);③患者选择(不是所有患者都适合)。

综上所述,来自梅奥诊所的 Cima 等人介绍了他们在提高效率和手术量方面的经验。我强烈建议任何想在自己医院开展相关工作的组织和团队预先阅读这篇文章,并且在查看文章的表 1 后再开始讨论。该表包含了五个工作流程重点:

(1) 非择期手术量的变化;

(2) 简化术前流程;

(3) 减少非手术时间;

(4) 减少冗余信息的收集;

(5) 员工敬业程度。

传言:真假兼而有之。它确实可以提高手术量,但必须像 Cima 等人所描述的那样关注整个围手术期的各个事件。如果仅看工作时间,那么这个传言是错误的。

80.4　麻醉收费包括麻醉时间,因此,麻醉科医师更喜欢时间长的手术

麻醉收费不同于其他医疗专科收费,其收费直接受时间影响。例如,外科医师对胆囊切除的收费使用的是相对价值单位(relative value units,RVU),与手术时间无关。而麻醉收费使用美国麻醉科医师协会(American Society of Anesthesiologists,ASA)单位,其中包括时间。因此,手术时间长的麻醉收费更高。

乍一看,对麻醉科医师而言,麻醉时间更长似乎更符

合他们的经济利益,因为这样可以向每位患者收费更多。但是进一步的分析会发现,手术时间长对麻醉科医师在经济上没有好处。实际上,麻醉科医师对许多短小手术的收费比一些长时间手术的收费更高。与其统计每名患者的麻醉收费,还不如统计每小时的麻醉收费(定义为按小时计费的总 ASA 单位 =tASA/h)。通过将总基本收费与总时间收费的总和除以总麻醉时间来计算(对于一个 15min 的手术,麻醉时间将等于单位时间除以 4)。例如,假设为 2 名外科医师提供 8h 工作的麻醉团队,那么,tASA/h 的差异仅取决于基本计费单位。这 8h 的基本收费与手术量和每个手术的基本收费相关。因此,对于相似的手术,可以在 8h 内完成更多手术将收费更多。换而言之,每名患者手术时间越短,对麻醉科医师越有利。因此,这实际上能促进工作效率的提高!

希望手术时间更短的另一个理由是,对大多数麻醉科而言,手术时间增加带来的收入不足以支付手术期间的人工费用。特别是由于人工费用较高,在正常工作时间以外的麻醉都会给麻醉科带来净损失。在下午 5 点或 6 点完成相同手术量的情况下,如果手术发生延误,那么显而易见地会带来经济损失,因为任何延误都不会额外收费,收费不变,但是麻醉科医师下班时间会推迟。另一方面,我们可以探讨此种情况:额外增加的时间是归类于术中时间的,因此又增加了时间计费单位的费用。因此,收入会有所不同,变化的仅是麻醉时间的收费量,因为手术量没有变化,因此基本计费没有变化。因此,收入的差额可以通过乘以转换因子 4 来计算(假设时间单位为 15min)。如表 80.1 所示,根据付款组合计算加权平均值,范围从 80 美元(付款组合不佳)至 176 美元(付款组合好)不等。

下一步需要探讨的是这种方式增加的收益是否值得。也就是说,如果收益超过员工成本,那么答案就是"加班一个小时是值得的"。另一方面,如果人员成本超过收益,那么是"多工作一个小时在经济上毫无意义"。

我们最初使用的是 2001 年的薪酬数据。从那以后,麻醉科医师和护士的薪酬都发生了变化,我将通过人力成本估算。需要注意的是,由于是"下班后"的时间,因此需要增加成本。有研究发现,这一成本需要乘以 1.75 的系数以支付直接成本(实际支出)和间接成本(人性化成本和招募新成员的支出)。以每年工作 44 周(2 周节日,4 周假期,2 周会议时间),每周平均工作 50h 估数,麻醉科医师平均每年工作 2 200h。表 80.2 列出每小时和每加班 1h 的人力成本。

表 80.1　单位时间内的收入

	商业保险	医疗补助	医疗保险	无保险	平均转换因子	每小时收入(转换因子 ×4)
转换因子	$55.00	$15.50	$18.50	$0.00		
良好	71%	2%	24%	3%	$44	$176
平均?	44%	20%	32%	4%	$33	$132
较差	15%	35%	32%	18%	$20	$80

表 80.2　人力成本估算

年薪	时薪	加班时薪（×1.75）
$400 000	$182	$318
$300 000	$136	$239
$250 000	$114	$199
$160 000	$73	$127

将额外时间的预期收入（见表 80.1）与人力费用进行比较（见表 80.2），很容易理解为什么对大多数团队而言，手术室额外的工作时间并不划算，特别是那些工作时间超过正常的情况。简单地说，从麻醉的角度来看，麻醉科医师宁愿早点回家也不愿加班（也就是下午 5 点而不是 6 点回家）。

因此，我们有动力提高工作效率，也有兴趣提高外科医师工作效率！

传言：错误。麻醉收费方式可以提高工作效率并减少非计费时间（周转或延误）。

80.5　从只配备医师转变成配备医疗指导人员将降低人力成本

有关讨论细节，请参阅 Abouleish，Stead 和 Cohen 2010 年 12 月的 ASA 通讯文章，题为《传言还是实情？麻醉护士的费用比麻醉科医师低》。可以访问 ASA 网站 www.asahq.org。

可以通过"成本效益"或"成本最小化"的方式分析比较支出。成本效益分析的基本原则是对开展不同的工作或获得不同收益的两个项目进行比较。因此，成本更高的项目可能由于能得到更高的收益，反而是更好的选择。成本最小化分析的基本原则是对具有相同功能或带来相同收益的两个项目进行比较。因此，最好的选择是成本最低的项目。

对于人员配置模型，正确的分析方法应该是成本效益分析，因为与注册麻醉护士（certified registered nurse anesthetist，CRNA）相比，医师（麻醉科医师）可以开展更多工作和提供更多专业知识，包括医疗咨询、独立提供医疗救助和专业知识、电话求助和夜间值班、额外的培训、急慢性疼痛管理的专业知识、术后患者管理和开展医务人员委员会成员的工作。此外，在所有的州，医师均可独立执业，这使得远程环境下的人员配置更加高效。最后，医师还可以为居民提供临床医疗保健知识。完整的分析讨论超出了此汇报允许的时间。

另一方面，如果从只配备医师转变成配备医疗指导人员产生的成本高于成本最小化分析所显示的成本，那么，在任何情况下首先要做的是成本最小化分析。然而，这种做法常常是错误的。简单地通过年薪比较人力成本，得到的结论将不准确。麻醉科医师平均每周工作 55h，高级执业护士平均每周工作 40h。此外，医师额外的 15h 工作时间是在正常工作以外完成的（傍晚、晚上和周末），相比于常规时间，这些时间的价值更高。

自 2010 年的时事通讯文章以来，我们更新了模型：一旦手术室内有 4~6 名高级执业护士，那么就需要减少护士数量。因为这会造成医疗指导模式的成本增加。此外，这篇文章讨论的模式仅限于下午 3 点之前提供医疗服务。如果下午 3 点以后开展的医疗活动超过 20%，那么医疗指导模式的成本将增加更多。

传言：错误。简单地转向医疗指导人员模式并不一定意味减少人力成本。

80.6　使用"每名操作者"测算可以使临床工作效率基准化

对于全面讨论和回顾如何测量和比较麻醉团队的临床工作效率可参见我们发表的综述（Anesthesiology，2019，130：336-348）。此文章还讨论了影响"每名操作者"测算的因素。

发表此言论的医院管理人员或医学院院长错误地将门诊管理理念应用于麻醉科医师。例如，管理人员可能以每天接诊 30 例患者作为基准来评价一名儿科医师应该接诊多少患者。因此，如果每天需要接诊 300 例患者，那么每天需要 10 名儿科医师。

然而，正如麻醉科医师所熟知，这种方法并不能确定手术室的人员需求。

麻醉科医师数量的主要决定因素是：临床科室或手术室的数量、人员比例（即并行性）、随时待命的人数。没有标准能直接决定麻醉科医师的配备情况。简而言之，如果管理人员想麻醉科开放 20 个手术室，那么无论手术是在中午还是下午 3 点结束，麻醉科都需要配备相同的人员。

另外，管理人员在这种情况下使用的方法是通过测算"每位麻醉科医师"（即每一个全职等效人数）的结果来比较麻醉团队的工作效率。然而，使用"每名操作者"测算值比较不同的麻醉团队得出的结论并不准确。比较仅配备医师的团队模型和使用麻醉团队的模型的范例（医疗指导组），请参阅参考资料中的示例。比较"每名操作者"的 tASA 时，医疗指导小组的工作效率更高。但是，对"每个手术室"进行比较时，我们发现仅配备医师的小组与医疗指导小组的效率相同（表 80.3）。管理人员可以通过使用 tASA/h 和"每个手术室"能更有意义地比较各小组（或他们所工作的医院）的麻醉工作情况。

表 80.3　组间工作效率的比较

		仅配备医师组	医疗指导组
举例	每名操作者	907	1 653
	每个手术室	933	915
tASA	每名操作者	8 769	16 647
	每个手术室	9 157	9 323

tASA= 每名麻醉科医师的总 ASA 单位，来自 2011 年 MGMA 麻醉组成本调查

传言：错误。如果人员配置模型／比率存在差异，则使用"每名操作者"测算会导致结论具有误导性。

（王昌理 译，王恒跃、范晓华 校）

参考文献

Dexter F, Macario A. Decrease in case duration required to complete an additional case during regularly scheduled hours in an operating room suite: a computer simulation study. Anesth Analg 1999; 88: 72-76.

Dexter F, Abouleish AE, Epstein RH, et al. Use of operating room information system data to predict the impact of reducing turnover times on staffing costs. Anesth Analg 2003; 97: 1119-1126.

Overdyk FJ, Harvey SC, Fishman RL, Shippey F. Successful strategies for improving operating room efficiency at academic institutions. Anesth Analg 1998; 86; 896-906.

Cedan JC, Good M. Interdisciplinary work flow assessment and redesign decreases operating room turnover time and allows for additiona caseload. Arch Surg 2006; 141: 65-69.

Sandberg WS, Daily B, Egan M, Stahl JE, et al. Deliberate perioperative systems design improves operating room throughput. Anesthesiology 2005; 103: 406-418.

Hanns R, Buttgereit B, Tonner PH, Bein et al.. Overlapping induction of anesthesia: An analysis of costs and benefits. Anesthesiology 2003; 103: 391-400.

Torkki PM, Marjamaa RA, Torkki MI, et al.. Use of anesthesia induction rooms can increase the number of urgent orthopedic cases completed within 7 hours. Anesthesiology 2005; 103: 401-405.

Smith MP, Sandberg WS, Foss J, et al.. High-throughput Operating Room System for Joint Arthroplasties Durably Outperform Routine Processes. Anesthesiology 2008; 109-25-35.

Abouleish AE. Increasing Operating Room Throughput: Just Buzzwords for This Decade? Anesthesiology 2008; 109: 3-4.

Cima RR, Brown MJ, Hebl J et al. Use of lean and six sigma methodology to improve operating room efficiency in a high volume tertiary care academic medical center. J Am Coll Surg 2011; 213: 83-94.

Abouleish AE, Prough DS, Zornow MH, et al.. The impact of longer-than-average anesthesia times on the billing of academic anesthesiology departments. Anesth Analg 2001; 93: 1537-43.

Abouleish AE, Prough DS, Barker SJ, et al.. Organizational factors affect comparisons of clinical productivity of academic anesthesiology departments. Anesth Analg 2003; 96: 802-812.

Abouleish AE, Prough DS, Whitten CW, Zornow MH. The effects of surgical case duration and type of surgery on hourly clinical productivity of anesthesiologists. Anesth Analg 2003; 97: 833-838.

Abouleish AE, Dexter F, Whitten CW, et al. Quantifying net staffing costs due to longer-than-average surgical case durations. Anesthesiology 2004; 100: 403-412.

A.Abouleish, S.Stead, and N.Cohen. Myth or Fact? Nurse Anesthetists cost less than anesthesiologists. ASA Newsletter 2010 (December); 74: 30-32.

Abouleish AE, Zornow MH. Estimating How Many Anesthesia Providers Do Our Group Needs? American Society of Anesthesiologists Newsletter 2001; 65: 14-16.

Medical Group Management Association. Cost Survey of Anesthesia Practices (2011 Report Based on 2010 Data). Engelwood, CO.

Abouleish AE, Prough DS, Whitten CW, et al. Comparing clinical productivity of anesthesiology groups. Anesthesiology 2002; 97: 608-615.

Abouleish AE, Prough DS, Zornow MH, et al. Designing meaningful industry metrics for clinical productivity for anesthesiology departments. Anesth Analg 2001; 93: 309-312.

Abouleish AE, Hudson ME, Whitten CW. Measuring clinical productivity of anesthesiology groups: Surgical anesthesia at the facility level. Anesthesiology 2019; 130: 336-48.

第81章

医务人员和麻醉科医师的自杀

Michael G. Fitzsimons

81.1 引言

任何个体的死亡都是家庭和社会的损失。自杀死亡有特别的影响，因为我们相信，在大多数情况下，自杀不是单一的冲动行为，而是长期痛苦的终结。这种悲剧存在于任何一个群体。本章将会讨论目前在医疗保健行业中自杀的发生率，呈现一些医务人员处于危险状态的迹象，讨论我们不愿意为同事和我们自己寻求治疗的原因，并探索某些机构已经做了什么来减少与产生抑郁、倦怠以及自杀倾向相关的因素。

自杀是美国第十大死亡原因，每年有超过 47 000 人死于自杀。男性的自杀率高于女性，10 例自杀患者中有7 例是男性。不幸的是，这个比率还在上升。高比率自杀倾向（suicidal ideation，SI）在患有创伤后应激障碍（post-traumatic stress disorder，PTSD）和抑郁症的退伍军人中也可见到。同性恋和变性人群体的自杀倾向很高。尽管医师们能够获得健康保健，通常也有经济保障和社会地位，但他们也不能幸免于这一结果，事实上，他们面临的风险比一般人群要高。

81.2 自杀倾向和自杀在不同医务人群中的发生率

医学生的自杀倾向、抑郁和自杀已经是多项研究的主题。Simon 等回顾了 1968 年医学生的死亡原因。自杀是仅次于意外的第二大死亡原因。随后的研究表明，自杀倾向的发生率随着上学的早期到后期从 5.7% 增加到11.2%。Coentra 等报道医学生自述有自杀企图的比率在0~6.4% 之间。

很少有住院医师自杀的报道。Yaghmour 回顾了2000~2014 年参加美国毕业后医学教育认证委员会规范化培训项目的住院医师的死亡原因，发现自杀是所有学员的第二大死因，但却是男性学员的首要死因。总体而

言，除了年龄较大的学员外，住院医师自杀率低于一般人群。

Schernhammer 等人发现，无论男性或女性，医师的死亡率都明显高于普通人群。人们还注意到，与受过教育的其他专业人士相比，医师的自杀率更高。Aasland 研究了 1960—1990 年医师的死亡数据，发现除自杀外，医师其他原因的死亡率均较低。

有人对麻醉科医师的自杀进行了一些研究。两项研究表明，麻醉科医师自杀死亡率高于包括处于同等社会经济地位群体在内的其他群体的自杀死亡率。对麻醉科医师特殊死因死亡率最全面的研究是由 Alexander 等人完成，并于 2000 年发表报告。该研究比较了麻醉科医师和内科医师 1979—1995 年间的情况。两组人群的癌症和心脏病死亡率无差异，但麻醉科医师的自杀死亡率更高。

81.3 危险因素

很难确定哪个人可能会自杀。许多国家的多项研究评估了与医师自杀风险增加相关的因素。涉及的因素包括工作中的冲突或烦恼、女性性别、年龄的增长、早先就存在的精神问题、婚姻状况（已婚者除外）。

美国医学协会在 2003 年发表了一份共识声明，讨论医师的抑郁和自杀问题。年龄较大的未婚男女，有精神病史或药物使用障碍，在工作中经历过负面事件或工作压力大，接触毒品或枪支等渠道的医师的自杀风险较高。

所有的医师在他们的职业生涯中都承受着巨大的压力。常见的职业压力源包括考试、强调效率、诉讼威胁、医学或医学院系社会地位下降。麻醉工作这种情况更多，包括参与紧急抢救、不可预测的情况、临床负荷重，是否受到尊重使我们应对这些问题时的压力更大。当导致自杀的药物方便获取时，除非我们提高自身应对或接受的能力，否则结果可能就是自杀。

81.4 发现谁有自杀的危险,并采取有效的干预措施

理想情况是,当人们认为他们所处的环境可能导致自杀时,他们会寻求帮助。我们也相信,当看到某个同事处于挣扎中时,我们所有人都会介入并进行干预。不幸的是,很少有人自己寻求正式的治疗,我们通常不愿意解决这些问题。

我们必须克服三个障碍,才能创造一个充满关爱的环境,使那些遭受精神和情感痛苦的人愿意寻求指导来解决他们的困难。这三个障碍是:害怕名声受损和负面影响,厌恶专业的介入,缺乏自我评估和治疗体系。

医学生们担心,因为个人的精神问题寻求治疗会留下污点使他们的职业生涯受阻。Dyrbe 等人报道,只有33.9% 产生职业倦怠的学生会寻求帮助。这些人指出,他们之所以不愿意这么做,一方面是因为他们担心情况暴露带来的恐惧,另一方面是因为他们观察了其他人暴露自己的心理健康问题后产生的影响。这些恐惧来自这样一种印象,即情感疾病是一种能力不足的表现,会导致他们在往后的教育中失去机会。他们认为情感问题会对住院医师实习机会产生负面影响。他们担心患者不希望他们成为医务人员。Schwenk 向 Dyrbe 报告了类似的发现。可能患有中度到重度抑郁症的人认为,如果他们的病情被人知道,他们的观点将会受到较少的尊重,教员也会认为他们履行职责的能力更差。执业医师也不愿透露他们的情感和医疗问题。Gold 等对 2 016 例女性内科医师进行了调查。在这些医师中,689 例(33%)从医学院毕业后曾接受过心理健康诊断,959 例(46%)曾接受过心理健康治疗。在 1 009 例确有精神病史的人中,只有 6% 的患者向他们所在的州医疗委员会报告了这一问题。从业人员的担心可能并非完全没有根据。Schroeder 等审查了来自州医疗委员会的医疗许可申请。几乎所有的许可申请(49/51,96%)有关于身体或精神健康的问题,其中 34 人(69%)根据《美国残疾人法》被认为"可能不允许"或"不允许"。

我们希望每个人都能为他们认为处于危险中的同事寻求帮助。DesRoches 等发现,只有 64% 的医师会报告能力受损或不称职的同事。他们认为这不是自己的责任,害怕受到报应或过度惩罚。另一个原因就是缺乏如何报告的意识。

自杀死亡在社会许多人群中发生率很高,各个领域的领导都在努力减少这些问题。

美国空军(United States Air Force,USAF)对 20 世纪90 年代初第一次海湾战争后不久其服役军人自杀数量增加的现象作出了回应。领导阶层相信自杀不是一个孤立的、瞬间的反应,而是"个人痛苦之路"的终点,在此之前有一段时间可以进行干预,以避免一个有希望的生命的终结。美国空军在 1996 年发起了一项提议,以提高人们对与自杀相关的风险因素的认识,并减少寻求帮助带来的差耻感。在研究的前 6 年里,自杀的相对风险降低了

33%。杀人、意外死亡、中度和重度的家庭暴力也有所减少。关于这项工作影响的后续报告共研究了 16 年,其中包括这项工作实施后的 11 年,除 1 年以外,每年的自杀率都显著降低。这一项目之所以取得成功,主要是由于各单位、军事社区、教育机构的领导的承诺和参与,注重保密,以及在高风险的敏感时期(恐怖主义袭击、严重事故、自杀事件)制订了有计划的应对措施。

南佛罗里达大学(University of South Florida,USF)认识到,在学习期间,住院医师承受着巨大的压力和混乱,包括专业方面和个人两方面。该机构在 1997 年制订了住院医师援助计划(residency assistance program,RAP)来治疗受训者。该计划的主要组成部分包括保密评估、简要咨询和转诊服务,这些服务不仅针对接受培训的医师,还包括他们的家属。在项目的前 8 年,平均每年有 24 例(4.7%)住院医师参加。大多数接受此类服务的是受训者个人(80%),尽管有住院医师和家庭成员一起(8%),也有家庭成员(7%)是独自接受的。

夏威夷大学 John A. Burns 医学院在 2002 年实施了一个项目,重点是降低三年级医学生的抑郁症状和自杀倾向的发生率。该项目包括增加有效咨询、教师教育和由讲座和指南手册组成的专门课程。干预后抑郁症发生率由 59.1% 降至 24.1%,自杀倾向的发生率由 30.2% 降至 3%。

2009 年,加州大学圣地亚哥分校针对一名教职工自杀事件,发起了一项旨在减少医学生、住院医师和教职工自杀死亡的倡议。这个项目有两个主要部分,筛选、评估和教育。医师福利委员会以及部门代表和受训者制订了指导目标。在项目的第 1 年,2 860 例被邀请的人中有374 例(13%)完成了在线筛选。确定其中 27% 的参加者符合抑郁症或自杀的高风险标准。该项目还提供了 29个关于自杀的巡回演讲。该项目随后扩展到护士,在项目开始的前 6 个月,7% 的护士参加了该项目。

加州大学戴维斯分校卫生系统实施了一项以美国自杀预防基金会在线压力和抑郁评估为基础的项目。所有的教员、住院医师、研究员和工作人员都被邀请参加调查,158 例(8%)给予了回复。大多数参与调查者被确定为有中度或高度抑郁或自杀风险。17 例转而接受治疗。尽管只有小部分人同意跟进随访,但发现每 6 例中有 5例得到了改善,表明该项目应该继续实施。

81.5 如何在监管层面解决健康和自杀问题

健康问题终于在最高级别的监管中得到了解决。联合委员会和研究生医学教育认证委员会(Accreditation Council for Graduate Medical Education,ACGME)已提出要求,要求各机构建立机制,以解决培训中的工作人员和住院医师的心理、情感和生理健康问题。

联合委员会要求医院对员工进行疾病和残障识别教育,为有困难的同事建立机制,秘密处理问题,根据有关医务人员的投诉,建立评价和报告系统。当临床医师提

供不安全的治疗时,也要求工作人员报告。这些途径应与纪律处分不同。

81.6　个人建议

鼓励 ASA 和地方领导学习美国空军、圣地亚哥大学以及美国医学协会的建议的其他项目,并鼓励成员开展预防自杀等工作:

(1) 领导层应认识到麻醉团队所有成员的自杀风险;

(2) 地方领导应该对所有医务人员的健康负责;

(3) 鼓励开展健康和预防自杀的教育计划。教育计划应该做推广,并对家庭成员开放。

(4) 领导层必须认识到健康在提供高质量医疗保健方面的关键作用,必须努力满足学员和教员的健康需求。这些需要包括常规和紧急医疗护理、预防疲劳和提供精神健康服务。工作场所应当为残疾人员提供适当的住宿;

(5) 机密的在线筛选程序应该提供给所有部门成员,以及提供获取帮助的去处;

(6) 鼓励部门主席、项目主任和其他领导在部门成员出现问题时制订正式的干预计划。员工协助和精神治疗的参与对其有很大帮助;

(7) 鼓励安全小组建立正式的紧急事件相应团队,在围术期的敏感时期(患者死亡、不良事件、出现错误时)进行部署。这类团队应该关注医务人员的健康。

如果我们把这种流行趋势放在我们对健康新发现的关注上,那么麻醉科医师和医务人员自杀的悲剧可能减少。我们应该采纳美国医学会的建议,努力在个人、机构和科学层面上创造变革。

(陈玉荻　译,卜岚　校)

参考文献

https://afsp.org (accessed June 5, 2019).

Kaplan MS, Huguet N, McFasrland BH, Newsom JT. Suicide among male veterans: a prospective population-based study. J Epidemiol Community Health 2007; 61: 619-624.

Haas AP, Eliason M, Mays VM, Mathy RM, Cochran SD, et al. Suicide and Suicide Risk in Lesbian, Gay, Bisexual, and Transgender Populations: Review and Recommendations. J Homosexuality 2010; 58: 10-51.

Schernhammer ES, Colditz GA. Suicide rates among physicians: a quantitative and gender assessment (meta-analysis). Am J Psychiatry 2004; 161: 2295-302.

Simon HJ. Mortality among medical students, 1947-1967. J Med Educ 1968; 43: 1175-1182.

Dyrbe LN, Thomas MR, Massie S, Power DV, Eacker A, Harper W, et al. Burnout and Suicidal Ideation among U.S. Medical Students. Ann Intern Med 2008; 149: 334-341.

Goebert D, Thompson D, Takeshits J, Beach C, Bryson P, Ephgrave K, Kent A, Kunkel M, Schechter J, Tate J. Depressive Symptoms in Medical Students and Residents: A Multischool Study. Acad Med 2009; 84: 236-241.

Schwenk TL, Davis L, Wimsatt LA. Depression, Stigma, and Suicidal Ideation in Medical Students. JAMA 2010; 304: 1181-1190.

Coentre RM, Figueira ML. Depression and Suicidal behavior in medical students: a systematic review. Curr Psychiatry Rev 2015; 11: 86-101.

Yaghmour NA, Brigham TP, Richter T, Miller RS, Philibert I, Baldwin DC, Nasca TJ. Cause of Death of Residents in ACGME-Accredited Programs 2000-2014: Implications for the eLearning Environment. Acad Med 2017; 92: 976-983.

Lindeman S, Laara E, Hirvonen J, Lonnqvist J. Suicide mortality among medical doctors on Finland: are females more prone to suicide than their male colleagues? Psychol Med 1997; 27: 1219-22.

Kolves K, De Leo D. Suicide in medical doctors and nurses: an analysis of the Queensland Suicide Register J Nerv Ment Dis 2013; 201: 987-90.

Aasland OG, Hem E, Haldorsen T, Ekeberg O. Mortality among Norwegian doctors 1960-2000. BMC Public Health 2011; 11: 173.

Bruce DL, Eide KA, Linde HW, Eckenhoff JE. Causes of Death among Anesthesiologists: A 20-Year Survey. Anesthesiology 1968; 29: 565-569.

Bruce D, Eide K, Smith N, Seltzer F, Dykes M. A Prospective Survey of Anesthesiologist Mortality, 1967-1971. Anesthesiology 1974; 41: 71-74.

Lew EA. Mortality experience among anesthesiologists, 1954-1976. Anesthesiology 1979; 51: 195-199.

Linde HW, Mesnick PS, Smith NJ. Causes of death among anesthesiologist: 1930-1946. Anesth Analg 1981; 60: 1-7.

Birmingham PK, Ward RJ. A high-risk group: the anesthesiologist involved in litigation. Am J Psych 1985; 142: 1225-1226.

Neil HA, Fairer JG, Coleman MP, Thurston A, Vessey MP. Mortality among male anaesthetists in the United Kingdom 1957-1983. Br Med J 1987; 295: 360-362.

Alexander BH, Checkoway H, Nagahama SI, Domino KB. Cause-specific Mortality Risks of Anesthesiologists. Anesthesiology 2000; 93: 922-930.

Lindfors PM, Meretoja OA, Luukkonen RA, Elovainio MJ, Leino TJ. Suicidality among Finish anaesthesiologists. Acta Anaesthesiol Scand 2009; 53: 1027-1035.

Wang Y, Liu L. Alarm bells ring: suicide among Chinese physicians Medicine (Baltimore) 2017; 96: e7790(PMID 28796079).

Palhares-Alves HN, Palhares DM, Laranjeira R, Noguiera-Martins LA, Sanchez ZM. Suicide among physicians in the state of Sao Paulo, Brazil, across one decade. Braz J

Psychiatry 2015; 37: 146-7.

Gold KJ, Sen A, Schwenk TL. Details on suicide among US physicians: Data from the National Violent Death Reporting System. Gen Hosp Psychiatry 2013; 35: 45-49.

Hawton K, Clements A, Sakarovich C, Simkin S, Deeks JJ. Suicide in doctors: a study of risk according to gender, seniority and specialty in medical practitioners in England and Wales, 1979-1995. J Epidemiol Community Health 2001; 55: 296-300.

Pan YJ, Lee MB, Lin CS. Physician Suicide in Taiwan, 2000-2008: Preliminary Findings. J Formosan Med Assoc 2009; 108: 328-332.

Hem E, Haldorsen T, Aasland OG, Tyssen R, Vaglum P, Ekeberg O. Suicide rates according to education with a particular focus on physicians in Norway 1060-2000. Psychol Med 2005; 35: 873-80.

Hikiji W, Fukunaga T. Suicide of physicians in the special wards of Tokyo Metropolitan area. J Forensic Legal Med 2014; 22: 37-40.

Center C, David M, Detre T, Ford DE, Hansbrough W, Hendin H, et al. Confronting Depression and Suicide in Physicians. A Consensus Statement. JAMA 2003; 280: 3161-3166.

Dyrbye LN, Eacker A, Durning SJ, Brazeau C, Moutier C, Massie FS, Satele D, Sloan JA, Shanafelt TD. The Impact of Stigma and Personal Experiences on the Help-Seeking Behaviors of Medical Students with Burnout. Acad Med 2015; 90: 961-9.

Gold KJ, Andrew LB, Goldman EB, Schwenk TL. "I would never want to have a mental health diagnosis on my record". A survey of female physicians on mental health diagnosis, treatment, and reporting. Gen Hosp Psychiatry 2016.

Schroeder R, Brazeau CM, Zackin F, Rovi S, Dickey J, Johnson MS, Keller SE. DO State Medical Board Applications Violate the Americans with Disabilities Act?

Acad Med 2009; 84: 776-781.

DesRoches CM, Rao SR, Fromson JA, Iezzoni L, Vogeli C, Campbell EG. Physicians' Perceptions, Preparedness for Reporting Impaired and Incompetent Colleagues. JAMA 2010; 304: 187-193.

Knox KL, Litts DA, Talcott GW, Feig JC, Caine ED. Risk of suicide and related outcomes after exposure to a suicide prevention programme in the US Air Force: cohort study. BMJ 2003; 327: 1-5.

Knox KL, Pflanz S, Talcott GW, Campise RL, Lavigne JE, Bjorska A, Tu X, Caine ED. The US Air Force Suicide Prevention Program: Implications for Public Health Policy. Am J Public Health 2010; 100: 2457-2463.

Dabrow S, Russel S, Ackley K, Anderson E, Fabri PJ. Combating the stress of residency: one school's approach. Acad Med 2006; 81: 436-9.

Thompson D, Goebert D, Takeshita J. A Program for Reducing Depressive Symptoms and Suicidal Ideation in Medical Students. Acad Med 2010; 85: 1635-1639.

Moutier C, Norcross W, Jong P, Normal M, Kirby B, McGuire T, Zisook S. The Suicide Prevention and Depression Awareness Program at the University of California, San Diego School of Medicine. Acad Med 2010; 87: 320-326.

Davidson J, Zisook S, Kirby B, DeMichele G, Norcross W. Suicide Prevention: A Healer Education and Referral Program for Nurses. JONA 2018; 48: 85.92.

Haskins J, Carson JG, Chang CH, Kirshnit C, Link DP, Navarra L, Scher LM, Sciolla AF, Uppington J, Yellowlees P. The Suicide Prevention, Depression Awareness, and Clinical Engagement Program for Faculty and Residents at the University of California, David Health System. Acad Psychiatry 2016; 40: 23-29.

https://www.acgme.org.

https://www.jointcommission.org.

第 82 章

劳累风险管理——确保夜班轮转更安全

Keith J. Ruskin

82.1 引言

长时间的工作(白天或晚上)对每个人的警惕性、精神运动机敏性和警觉性都会产生显著影响,医师也不例外,他们诊治患者的能力也会受到影响。麻醉科医师需要花费大量的时间观察患者的生命体征、与外科医师沟通,并且预防那些可能在围手术期间发生的突发事件。因此,他们必须集中注意力,及时发现不良事件并作出诊断,然后运用专业技能解决问题。为了防止失眠、昼夜颠倒和睡眠习惯问题所带来的有害影响,就需要了解工作安排、身体劳累程度和工作绩效之间的关系。本章会对引起疲劳的生理因素以及疲劳是如何影响我们诊治患者的能力作出解释。本章还将讨论其他行业中常用应对措施的科学依据,并说明医务工作者如何使用这些干预措施来减轻医院环境中的疲劳影响。

82.2 睡眠生理

人类有生理上的睡眠需求。尽管睡眠的具体功能仍存在争议,但缺乏睡眠不仅会影响当前的工作绩效,而且会损害长期健康。许多研究表明,轮班制工作和睡眠不足会加重认知障碍和心脏代谢压力。并且已证实睡眠不足会减少大鼠脑细胞的增殖。针对人的研究表明,长期睡眠不足的人群中,认知功能障碍、肥胖、糖尿病以及心血管疾病等的发病率高于其他人。"断裂式睡眠"(睡眠易醒)最近被认为与老年人的脑动脉硬化和皮层下梗死有关。人类个体对疲劳表现出不同的敏感性,并受昼夜节律、觉醒时间、清醒持续时间和累积睡眠不足等因素的影响。最近的一项研究得出结论,酒精和睡眠不足造成的认知障碍是由腺苷 A_1 受体介导的,这表明遗传变异可能是造成疲劳敏感性差异的原因。清醒时的神经元活动可能是睡眠平衡的部分原因。清醒时大脑最活跃的区域在随后的睡眠期间会产生更多的慢波活动,已有的睡眠障碍、睡眠不足和断裂式睡眠会加重疲劳引起的损害。

82.3 疲劳及其危害

疲劳可以导致认知减慢、短期记忆下降、警惕性降低以及睡眠不足。一项研究发现每 3d 进行 30h 轮转的住院医师,相对于白天或晚上最多工作 16h 的住院医师而言,夜晚注意力下降 2 倍,白天注意力下降 1.5 倍。随着清醒时间和每 3 晚 30h 轮班工作时间的延长,住院医师在精神运动警觉性任务(psychomotor vigilance task,PVT)上的表现明显变差。在另一项研究中,住院医师超期轮班工作后,犯下的严重医疗错误增加了 36%,无法拦截的严重错误增加了 57%,其中包括 21% 的严重用药错误。疲劳的影响不仅限于医院,昏昏欲睡地驾驶是在下夜班后发生机动车事故的公认原因,它与微睡眠发作和保持正确车道的能力下降有关。在值班 28h 后,驾驶机动车发生事故的概率显著增加。

连续数天的长时间轮班可引起睡眠持续时间的缩短,以及超期工作后恢复休整时间的不足。进而出现慢性睡眠不足开始累积、认知能力开始下降。在一项关于慢性睡眠限制和急性睡眠剥夺的研究中,健康成年人被随机分配至 4 组,分别为连续 14d 每晚睡眠 4h,6h 和 8h,以及 3 晚不睡觉。通过脑电图、主观嗜睡评分和心理运动警觉性测试来测量效果。如预期的那样,受试者最初的报告表明慢性睡眠受限之后嗜睡增加。但是,随着睡眠限制的持续,受试者主观上的嗜睡只会稍微增加。限制睡眠 14d 后,受试者心理运动能力客观测试的表现最差(与数个晚上的睡眠剥夺相当),但受试者报告只感觉有轻微的困倦。这表明大多数人不知道睡眠不足对行为表现的影响程度。而且,一段时间的慢性睡眠不足后,一夜充足睡眠只能使行为表现暂时恢复到基线水平,这表明需要数天时间的睡眠才可恢复。连续上夜班会导致睡眠受限。从事夜班工作的医护人员说,经过夜班结束之后的第 1 晚睡眠,昏昏欲睡的状态有所减轻,但客观的行为测试表明他们的机体受到了损害。

为了应对已知的疲劳有害影响,美国研究生医学教育认证委员会（Accreditation Council for Graduate Medical Education，ACGME）实施了一些准则，其中包括每周工作时间不超过80h，平均4周以上以及每次轮班持续时间少于24h。该准则进一步建议负责人避免安排最长持续时间的工作计划。新准则的设计更加灵活，因为住院医师可以选择在夜班后留下来，或者在休息时间结束之前返回医院上课学习或者看护重症患者。该准则还要求住院医师和上级医师参加关于疲劳的培训，包括认识疲劳迹象和学习减轻疲劳的方法。

82.4　疲劳的对抗策略

尽管不可能完全消除疲劳带来的影响，但是当麻醉科医师必须通宵工作甚或连轴转时，咖啡因、策略性小睡、碎片化休息和亮光等干预措施有助于减轻疲劳的影响。

咖啡因是一种常用的兴奋剂，可以暂时提高睡眠不足人群的工作效率和机敏性。它通常存在于多种食品和饮料中（如咖啡、茶、薄荷糖和口香糖），有效且易于使用。在健康个体中，咖啡因的半衰期为5~6h。研究表明每小时摄入少量咖啡因（0.3mg/kg，相当于1杯淡咖啡）可以在睡眠不足时和昼夜节律紊乱期间保持良好的表现。每6h摄入200mg的剂量，可以改善夜班医师的精神状态，而且这种方式对于在手术室工作不能经常接触到咖啡因的人来说可能更方便。早晨摄入大剂量的咖啡因（200mg，相当于一大杯浓咖啡）可以减轻困倦，改善夜间睡眠不足后的驾驶表现，但也可能抑制恢复睡眠。

有策略的小睡可以暂时缓解因长时间轮班期间睡眠不足造成的疲劳。上夜班时小睡20min可以提高机敏性、精神运动警觉性和工作效率，即使在休息期间只睡了很短的时间。另一项研究发现，在开始犯困之前小睡一下，可以提高后续30h的警觉性和效率。影响值班时小睡恢复效果的因素包括对随时被叫的担忧和不良的睡眠安排（如嘈杂的环境或频繁地被呼叫）。通常，小睡时间越长，精神状态越好，但前提是必须消除睡眠惯性的影响。

睡眠惯性是指一段醒来后立即发生的功能受损时期，大约持续15~60min。损伤的持续时间是可变的，并且从深睡眠和昼夜节律最低点醒来后更明显。睡眠不足也会加剧睡眠惯性引起的损害。因此，在可能的情况下，应在小睡后留出足够的时间，以消除睡眠惯性。这将最大程度地减少睡眠惯性对认知表现和决策的负面影响。咖啡因可用于减轻睡眠惯性的影响，而且在小睡前服用最有效。在小睡前摄入200mg咖啡因可以最大限度地减少由于睡眠惯性而导致的效率下降。醒来后立即暴露在亮光下也是有效的，就像用冷水洗脸一样。

暴露在蓝光下可以提高警觉性和神经认知能力，这与剂量有关。光照可抑制褪黑素的释放，改善主观警觉性，并产生与警觉性增加一致的脑电图变化。研究表明，暴露在充满蓝光的环境中，可以提高夜间工作人员的警觉性，减少主观睡意。这表明，光线是一种很有前途的非药物方式，可以提高夜班人员的效率。暴露于200lux的

蓝光（波长469nm）范围内能提升工作记忆，缩短反应时间，并减轻注意力缺失。该光线应限制在短时间内以提高机敏性，而又不引起昼夜节律的明显改变。

由于某些手术（如腹腔镜或内窥镜手术）需要较暗的房间环境，因此明亮的光线在手术室中可能不现实。改善现有的手术室照明包括蓝光也可能不切实际。目前市售的光源可以为麻醉工作站提供蓝色光或白色光，又不影响手术室内的照明。这些设备以200lux的强度提供469nm波长的蓝光，可以用来暂时提高麻醉人员夜间工作的警觉性。然而，如果使用时间过长，蓝光源会引起机体昼夜节律改变，这可能会影响麻醉科医师适应白天的时间。

82.5　总结

通宵工作的麻醉科医师会出现急性和慢性睡眠不足、睡眠惯性和昼夜节律失调，所有这些都会影响工作效率。有策略的小睡、摄入咖啡因和可控的亮光刺激是切实可行的对策，可以增加机敏性，并在长时间的清醒状态和夜间工作时提高效率。这些策略中的每一种都被成功地作为疲劳风险管理策略的一部分应用于其他职业（如飞行员、军事人员），并提高了工作人员的警觉性和效率。

（尹天泽　译，李晓菲　校）

参考文献

Tung A, Takase L, Fornal C, Jacobs B. Effects of sleep deprivation and recovery sleep upon cell proliferation in adult rat dentate gyrus. Neuroscience 2005; 134: 721-3.

Gutierrez-Repiso C, Soriguer F, Rubio-Martin E, et al. Night-time sleep duration and the incidence of obesity and type 2 diabetes. Findings from the prospective Pizarra study. Sleep Med 2014; 15: 1398-404.

Grandner MA, Sands-Lincoln MR, Pak VM, Garland SN. Sleep duration, cardiovascular disease, and proinflammatory biomarkers. Nat Sci Sleep 2013; 5: 93-107.

Lim AS, Yu L, Schneider JA, Bennett DA, Buchman AS. Sleep Fragmentation, Cerebral Arteriolosclerosis, and Brain Infarct Pathology in Community-Dwelling Older People. Stroke 2016; 47: 516-8.

Elmenhorst EM, Elmenhorst D, Benderoth S, Kroll T, Bauer A, Aeschbach D. Cognitive impairments by alcohol and sleep deprivation indicate trait characteristics and a potential role for adenosine A1 receptors. Proc Natl Acad Sci U S A 2018; 115: 8009-14.

Wong LR, Flynn-Evans E, Ruskin KJ. Fatigue Risk Management: The Impact of Anesthesiology Residents' Work Schedules on Job Performance and a Review of Potential Countermeasures. Anesth Analg 2018; 126: 1340-8.

Lockley SW, Cronin JW, Evans EE, et al. Effect of reducing interns' weekly work hours on sleep and attentional failures.

N Engl J Med 2004; 351: 1829-37.

Anderson C, Sullivan JP, Flynn-Evans EE, Cade BE, Czeisler CA, Lockley SW. Deterioration of neurobehavioral performance in resident physicians during repeated exposure to extended duration work shifts. Sleep 2012; 35: 1137-46.

Liang Y, Horrey WJ, Howard ME, et al. Prediction of drowsiness events in night shift workers during morning driving. Accident; analysis and prevention 2017.

Barger LK, Cade BE, Ayas NT, et al. Extended work shifts and the risk of motor vehicle crashes among interns. N Engl J Med 2005; 352: 125-34.

Van Dongen HP, Maislin G, Mullington JM, Dinges DF. The cumulative cost of additional wakefulness: dose-response effects on neurobehavioral functions and sleep physiology from chronic sleep restriction and total sleep deprivation. Sleep 2003; 26: 117-26.

Cohen DA, Wang W, Wyatt JK, et al. Uncovering residual effects of chronic sleep loss on human performance. Sci Transl Med 2010; 2: 14ra3.

Ganesan S, Magee M, Stone JE, et al. The Impact of Shift Work on Sleep, Alertness and Performance in Healthcare Workers. Sci Rep 2019; 9: 4635.

Van Dongen HP, Price NJ, Mullington JM, Szuba MP, Kapoor SC, Dinges DF. Caffeine eliminates psychomotor vigilance deficits from sleep inertia. Sleep 2001; 24: 813-9.

Wright KP, Jr., Badia P, Myers BL, Plenzler SC. Combination of bright light and caffeine as a countermeasure for impaired alertness and performance during extended sleep deprivation. J Sleep Res 1997; 6: 26-35.

Reyner LA, Horne JA. Early morning driver sleepiness: effectiveness of 200 mg caffeine. Psychophysiology 2000; 37: 251-6.

Purnell MT, Feyer AM, Herbison GP. The impact of a nap opportunity during the night shift on the performance and alertness of 12-h shift workers. J Sleep Res 2002; 11: 219-27.

Bonnet MH. The effect of varying prophylactic naps on performance, alertness and mood throughout a 52-hour continuous operation. Sleep 1991; 14: 307-15.

Ferguson SA, Paterson JL, Hall SJ, Jay SM, Aisbett B. On-call work: To sleep or not to sleep? It depends. Chronobiol Int 2016; 33: 678-84.

Hilditch CJ, Dorrian J, Banks S. Time to wake up: reactive countermeasures to sleep inertia. Ind Health 2016; 54: 528-41.

Hayashi M, Masuda A, Hori T. The alerting effects of caffeine, bright light and face washing after a short daytime nap. Clin Neurophysiol 2003; 114: 2268-78.

Cajochen C, Munch M, Kobialka S, et al. High sensitivity of human melatonin, alertness, thermoregulation, and heart rate to short wavelength light. J Clin Endocrinol Metab 2005; 90: 1311-6.

Sletten TL, Ftouni S, Nicholas CL, et al. Randomised controlled trial of the efficacy of a blue-enriched light intervention to improve alertness and performance in night shift workers. Occup Environ Med 2017; 74: 792-801.

Alkozei A, Smith R, Pisner DA, et al. Exposure to Blue Light Increases Subsequent Functional Activation of the Prefrontal Cortex During Performance of a Working Memory Task. Sleep 2016; 39: 1671-80.

Rahman SA, Flynn-Evans EE, Aeschbach D, Brainard GC, Czeisler CA, Lockley SW. Diurnal spectral sensitivity of the acute alerting effects of light. Sleep 2014; 37: 271-81.

Cajochen C, Zeitzer JM, Czeisler CA, Dijk DJ. Dose-response relationship for light intensity and ocular and electroencephalographic correlates of human alertness. Behav Brain Res 2000; 115: 75-83.

Lowden A, Akerstedt T, Wibom R. Suppression of sleepiness and melatonin by bright light exposure during breaks in night work. J Sleep Res 2004; 13: 37-43.

第 83 章

医疗行业和领导层中的女性——"玻璃天花板""黏地板"困境

Maya Jalbout Hastie

美国医学院学会(Association of American Medical Colleges, AAMC)最近的一份研究报告指出,在医学领域,女性担任院长、主席等高级领导职务的比例偏低。尽管在过去的 10 年里,这方面有了一些进步,但女性的职业发展仍然落后于男性同行。女性在全职教授中所占比例为 21%,在医学院院长中所占比例为 16%,在学术系主任中的比例则为 15%。在男性占主导地位的专业,如外科和放射学,性别差距更为明显。同样,女性在医药和商业领域的不同部门担任领导职务的人数也不足。人们曾用几个比喻来描述女性的职业道路:"玻璃天花板"——暗指工作场所对女性职业发展的阻碍;"黏地板"则反映了女性职业发展的缓慢性,通常女性在较低的学术职位上花费的时间多于男性;当女性处于职位晋升的过渡阶段时,被称为沿着"玻璃悬崖"行走;其他如"掌门"以及学习"在领导的迷宫中巡航"也描述了女性在医学领域面临的共同挑战。

83.1 领导力挑战

人们最初认为,担任高级领导职务的女性人数不足与从医学院毕业的女性人数较少有关。然而,在过去的几十年里,美国近一半的医学院学生为女性。于是,人们认识到,与男性相比,女性在职业生涯中仍然面临着"不成比例的更大挑战"。这些挑战包括获得指导、学习谈判技巧、平衡工作和家庭生活的需要,以及工作场所存在的性别歧视。

这些所有的挑战可分为四大类,即环境、结构、情境和动机因素。这四大类因素曾经用来描述女性政治活动家面临的挑战。

环境条件描述的是工作环境对女性担任领导职务的认可和支持程度,包括存在的性别偏见。结构因素是指实现高级领导职务所需的基础资源,如可获得的指导、培训和讲习班,以及其他资源。情境因素涉及平衡家庭和

事业的需求,以及存在的社会和家庭关系网的支持。最后,动机因素可以解释为女性是否有兴趣在医学领域谋求或取得领导地位。这些因素很可能会影响女性的职业道路。

在上述所有因素中,最普遍和报道最多的挑战仍然是工作中存在的性别偏见。在过去 25 年内,发表的调查和访谈证实了女性在医学领域的共同发展经历。有报道女性在其职业发展中存在性别偏见,如晋升标准存在偏见,职业发展机会较少。即使是处于领导地位的女性也不能幸免基于性别的挑战。一项关于女性主席的抽样调查发现,性别偏见是女性担任领导职务人数不足的一个原因,而这又进一步阻碍了女性的职业发展。当存在偏见时,个人倾向于形成判断,并将任意权重分配给投诉的不同人员。一组从事医学学术领域的 27 名女性在一系列深入访谈中分享了她们的经验,她们描述了工作场所存在的基于性别处理投诉的倾向。当女性对男性同事的性别歧视行为或言论表示担忧时,其领导人的反应则是从"谨慎地承认"到"公然地解雇"。极端情况下,对于那些站出来提意见的人来说,则可能经"掌门"导致性别偏见进一步加剧。"掌门理论"由 Kurt Lewin 在 20 世纪 40 年代中期提出,最初应用于市场营销和传播。广义而言,"掌门"指的是一小群人控制信息流动、获取和管理资源以及制定标准的能力。医学界的掌门者是那些掌权者、有影响力的人。因为他们的职位,掌门人对职业道路的影响最大。掌门者往往是和自己身边有共同特征的人为伍,这使得少数族裔和妇女处于不利地位。

情境因素中,如照护责任,与男性比较更可能影响女性的职业生涯,该责任造成女性远离全职工作,从而也减少了女性晋升和担任领导职务的机会。从文化和社会的角度来看,人们都期望女性成为孩子或年迈父母的主要照顾者。

缺乏指导是女性在医学界寻求职业发展面临的一个突出结构性挑战。导师可以指导、建议和激励他们的学生。事实证明,男性是女性的有效导师,也是女性学生的

有力支持者。然而,最近出现了一种毫无根据的担忧,认为男性会拒绝这些有价值的合作,这是由"#MeToo"运动连锁引发的一种错误反应。

在所有描述的因素中,很少有人知道,女性对医学学术领导职位的兴趣,以及她们对这些职位的代表和要求的看法。报告显示,女性的抱负和对领导力的兴趣似乎很容易被对成功的担忧所取代。这在一定程度上可能与缺乏肯定和对性别的期望有关。然而,我们需要进一步探讨女性医师对领导和个人动机(或缺乏)的看法。

83.2　需求改变

人们认识到,在领导层中增加女性是"正确的做法",更重要的是在"做一件明智的事"。女性在高级领导职务岗位的稀缺意味着,可担任榜样或导师的女性更少了。如果没有适当的导师,女性可能就更少有机会发展潜力,探索新的机会,或者投资于她们的"社会资本"或者满意地管理他们的职业和个人生活。除了公认的增加女性在高管层任职人数可以带来经济优势外,女性还可能倾向于采用不同的领导风格,注重"软"技能,而这种技能能够促进协作和潜在的环境变革。另外,不同性别组成的团队比同性别团队能更有效地解决问题。

虽然多样性是值得称赞的,但包容性更为重要。领导职位可以为女性提供一个有影响力的平台,让她们表达自己的意见并庆祝自己所做的贡献。

（夏博洋　译,韩文军　校）

参考文献

Lautenberger DM, Dandar, V.M., Raezer, C.L., Sloane, R.A.: The State of Women in Academic Medicine: The Pipeline and Pathways to Leadership. Edited by Colleges AoAM, 2014.

Bickel J: How men can excel as mentors of women. Acad Med 2014; 89: 1100-2.

Fried LP, Francomano CA, MacDonald SM, Wagner EM, Stokes EJ, Carbone KM, Bias WB, Newman MM, Stobo JD: Career development for women in academic medicine: Multiple interventions in a department of medicine. JAMA 1996; 276: 898-905.

Hymowitz C, Schellhardt T: The glass ceiling: Why women can't seem to break the invisible barrier that blocks them from the top jobs. The Wall Street journal. Eastern edition 1986; 24: 1.

Tesch BJ, Wood HM, Helwig AL, Nattinger AB: Promotion of women physicians in academic medicine. Glass ceiling or sticky floor? JAMA 1995; 273: 1022-5.

Bruckmuller S, Ryan MK, Rink F, Haslam SA: Beyond the Glass Ceiling: The Glass Cliff and Its Lessons for Organizational Policy. Social Issues and Policy Review 2014; 8: 202-232.

Costantini E: Political Women and Political Ambition - Closing the Gender-Gap. American Journal of Political Science 1990; 34: 741-770.

Eagly AH, Carli LL: Women and the labyrinth of leadership. Harv Bus Rev 2007; 85: 62-71, 146.

Nickerson KG, Bennett NM, Estes D, Shea S: The status of women at one academic medical center. Breaking through the glass ceiling. JAMA 1990; 264: 1813-7.

Bennett NM, Nickerson KG: Women in academic medicine: perceived obstacles to advancement. J Am Med Womens Assoc 1992; 47: 115-8.

Bickel J, Wara D, Atkinson BF, Cohen LS, Dunn M, Hostler S, Johnson TR, Morahan P, Rubenstein AH, Sheldon GF, Stokes E, Association of American Medical Colleges Project Implementation C: Increasing women's leadership in academic medicine: report of the AAMC Project Implementation Committee. Acad Med 2002; 77: 1043-61.

Lewin K: Field theory in social science; selected theoretical papers, 1st edition. New York, Harper, 1951.

Addis E, Brouns M: Gender and Excellence in the Making. Office for Official Publications of the European Commission, Luxembourg 2004.

Stafsudd A: People are strange when you're a stranger: senior executives select similar successors. European Management Review 2006; 3: 177-189.

Soklaridis S, Zahn C, Kuper A, Gillis D, Taylor VH, Whitehead C: Men's Fear of Mentoring in the #MeToo Era- What's at Stake for Academic Medicine? N Engl J Med 2018.

Coffman J, Neuenfeldt B: Everyday moments of truth: Frontline managers are key to women's career aspirations, 2014.

Dominici F, Fried LP, Zeger SL: So Few Women Leaders. Academe 2009; 95: 25-27.

Fels A: Do women lack ambition? Harv Bus Rev 2004; 82: 50-6, 58-60, 139.

Ely RJ, Ibarra H, Kolb DM: Taking Gender Into Account: Theory and Design for Women's Leadership Development Programs. Academy of Management Learning & Education 2011; 10: 474-493.

Machado-Taylor MdL, White K: Women in Academic Leadership, Gender Transformation in the Academy, 2014, pp 375-393.

第84章

21 世纪 HIV 感染对麻醉科医师的启示

Antonio T. Hernandez Conte

84.1　背景

现今已广为人知的获得性免疫缺陷综合征（acquired immune deficiency syndrome，AIDS），最早于 1981 年发现，最初被称为同性恋相关免疫障碍（gay-related immune disorder，GRID），因其最先在加利福尼亚州洛杉矶的一群男性同性恋中被发现。其病因机制在当时尚不清楚，但既往健康的个体出现严重的免疫功能障碍、较罕见的恶性肿瘤和机会性感染的临床表现。1984 年，艾滋病的病因被证实为一种逆转录病毒，被命名为人类免疫缺陷病毒（human immunodeficiency virus，HIV）1 型和 2 型。

进入 21 世纪，HIV 感染和相关的艾滋病大流行继续对全球健康构成重大威胁，尽管许多人认为 HIV 感染已经被"治愈"。据估计，全世界有超过 3 500 万人（约占世界人口的 0.6%）感染 HIV；在过去 30 年里，艾滋病在全世界造成 2 600 万多人死亡。美国大约有 110 万人感染 HIV 和 / 或患上艾滋病。HIV 感染还在继续蔓延，以非洲南部和中部以及东南亚的增长速度最快。在全世界，HIV 主要传播方式是与男女性传播（men who have sex with women，MSW），其中妇女占新感染者很大比例。但在美国，感染 HIV 人数最多的是男男性接触者（men who have sex with men，MSM）。在世界范围内，HIV 传播机制仍然多变，还可能包括通过异性性行为、静脉注射药物、由孕妇向儿童的垂直传播和输血等途径。尽管抗逆转录病毒疗法减慢了艾滋病的进展速度，但目前尚无有治愈方法。自艾滋病流行以来，美国已有近 60 万人死于艾滋病，开发预防 HIV 感染的疫苗研究还在继续。

被称为高活性抗逆转录病毒疗法（highly active antiretroviral therapy，HAART）的治疗在阻止 HIV 复制、延缓 HIV 感染向艾滋病的转变或延缓艾滋病本身进展上是有效的。越来越多的手术患者是 HIV 血清学阳性或可能在过去有过艾滋病诊断，麻醉科医师应熟悉这种传染病和综合征及其对麻醉管理的影响。了解 HIV 发病机制、与 HIV 和 AIDS 有关的多器官和系统功能变化、HIV 治疗中可能发生的药物相互作用、HAART 相关不良反应以及相关机会性感染，有助于更好地指导术前评估和麻醉管理。

84.2　症状和体征

急性血清转换在 HIV 感染后约 2~3 周发生。急性病毒期的典型特征是一种流感样症状，相关症状由发烧、疲劳、头痛、盗汗、咽炎、肌痛和关节痛。因此，最初感染后的症状和体征可能与任何常见的流感样疾病相似。在感染 HIV 后 1~2 周内，病毒开始快速复制。几个月后，病毒血症逐渐减轻（图 84.1）。随着免疫系统的反应，病毒复制减速，在宿主免疫防御和病毒复制之间形成平衡。最终的病毒水平可被描述为一种稳态，即病毒产生速度等于病毒被破坏和抑制的速度。全身性淋巴结病是 HIV 感染的标志，可能持续到 HAART 开始。除非达到艾滋病定义的诊断标准，否则 HIV 呈阳性的个体不被视为患有艾滋病。

84.3　诊断

随着 HAART 的出现，HIV 感染者的预后得到显著改善。因此，必须消除与 HIV 感染有关的污名，使高危人群可自在地接受检测和随后的治疗。诊断 HIV 感染的标准试验是酶联免疫吸附试验（enzyme-linked immune sorbent assay，ELISA），当存在 HIV 抗体时，其结果变为阳性，这通常发生在感染后 4~8 周。该测试并非病毒载量的测量，只是表明存在抗 HIV 抗体。在感染初期，会出现明显的病毒血症，患者具有高度传染性，但可能不存在抗体。因此，可能会出现假阴性检测结果。通过免疫印迹分析或直接测量血液 HIV 病毒载量来确认感染，才能确诊为阳性。HIV 病毒载量通过聚合酶链反应核糖核酸（ribonucleic acid，RNA）分析测定。如果患者在最初感染后的很短时间内接受检测，则 ELISA 检测结果可能为阴性或不确定。HIV 的 RNA 核酸检测是 HIV 最特异、最敏感的检测方法。

HIV 具有嗜淋巴细胞特性，对 CD4$^+$ T 细胞有特殊的

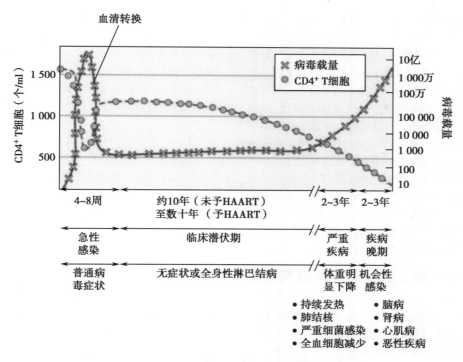

图 84.1　HIV 感染后病毒载量与 CD4⁺ T 细胞变化曲线

亲和力,因此对这些细胞的测量有助于评估 HIV 进展程度。在急性感染期,CD4⁺T 细胞数量急剧下降,然后再次上升。在 8~12 年进程中,淋巴结逐渐退化,伴随着 CD4⁺ T 细胞计数缓慢下降和病毒载量增加,艾滋病不可避免地发病(见图 84.1)。

确诊 HIV 感染后,患者将接受进一步检测,以确定病毒的基因型和表型。此外,HIV 敏感性和对现有 HAART 试剂的抗性以及共同受体的作用将被确定。由于 HAART 试剂的选择是针对每个患者量身订制的,因此这些新的检测方法在 HAART 启动时能极为有效地减少抗性。为了进行疾病监测和疾病严重程度的评估和管理,HIV 阳性患者仅当有至少一种艾滋病定义诊断成立时才被归类为患有艾滋病。若可能,在确认 HIV 阳性后应立即开始 HAART。

84.4　人类免疫缺陷病毒感染临床连续过程

HIV 阳性的患者通常无症状,不会有任何临床免疫抑制的外部证据。然而,HIV 感染包含一系列临床症状,从急性感染到临床潜伏期,再到临床进展,最终发展为伴随机会性感染和死亡的艾滋病。然而,从 HIV 感染到 AIDS 的临床连续过程可以被 HAART 中断、延迟或摧毁。机会性感染是由没有内在毒力的病原体引起,在免疫系统受损或有缺陷的条件下才能增殖。HIV 感染的一个特征是具有亚临床表现以及临床涉及多器官和系统,麻醉科医师应该善于提取病史和进行系统检查来检测可能存在的众多共存疾病,同时进行一次彻底的体格检查以检测相关的疾病状况。

84.4.1　心脏表现

在 HIV 感染过程中常见心脏受累,但其通常是亚临床的。高达 50% 的 HIV 阳性患者在患病期间的某个时间点有异常的超声心动图表现。HIV 是一种对心肌具有高度亲和力的病毒,有证据表明 HIV 存在于心肌细胞中,并可能导致左心室扩张和心功能不全。此外,约 1%HIV 感染者或艾滋病患者存在肺动脉高压。HAART 可能会加重心脏病,尤其当使用蛋白酶抑制剂时。蛋白酶抑制剂可能造成早发的动脉粥样硬化和舒张功能障碍,导致心力衰竭。有报道称,年轻 HIV 感染者甚至也会发生心肌梗死。心肌炎在晚期疾病中较为常见,可能由弓形虫病、播散性隐球菌病、柯萨奇病毒 B 感染、巨细胞病毒感染、淋巴瘤、曲霉菌病和 HIV 感染本身引起。此外,HIV 嗜血管,并与成人和儿童多发性腹主动脉瘤、成人主动脉弓动脉瘤和主动脉夹层的发生有关。HAART 每使用 1 年,心肌梗死的发生率就增加 26%。

84.4.2　肺部表现

HIV 阳性患者的肺部表现通常是由 HIV 感染未经治疗或 CD4⁺T 细胞耗竭时的机会性感染引起。晚期并发症包括呼吸衰竭、气胸和慢性肺病。空洞性肺病可由化脓性细菌性肺脓肿、肺结核、真菌感染和诺卡氏菌感染引起。卡波西肉瘤和淋巴瘤也会影响肺部情况。腺体疾病可导致气管支气管阻塞或大血管压迫。支气管内卡波西肉瘤则可引起大咯血。当 HIV 直接影响肺部时,则可能导致类似肺气肿的破坏性肺综合征。

肺孢子虫肺炎(pneumocytis jiroveci pneumonia,PCP),以前被称为卡氏肺孢子虫肺炎,通常在 CD4⁺ 细胞计数低于 200 个 /mm³ 时才会发生。不过,随着 HAART 的使用,这种肺炎已变得不常见。对于 PCP 这种能确定为艾滋病的疾病,患者胸片可以正常,但双侧肺野通常会显示磨玻璃样混浊。气胸可能较明显,并可伴有数个肺大疱。即使胸片表现正常,高分辨率 CT 扫描下则可能显示磨玻璃样外观。肺功能测试显示肺容积减少,顺应性降低,弥散能力减弱。而在运动情况下,测量氧饱和度可能比肺功能测试更有帮助。如果怀疑 PCP,应进行纤维支气管镜检查和支气管肺泡灌洗进行确诊。早期诊断的优点弥补了易发生阴性检查结果的缺陷。播散性肺结核是导致严重呼吸衰竭的潜在原因,对有肺部浸润影的 HIV/AIDS 患者,应常规检查呼吸分泌物中是否存在抗酸杆菌。此外,细菌性肺炎也可能是严重急性呼吸衰竭的原因,在痰标本或支气管冲洗液中可检测到细菌。

84.4.3 中枢神经系统和周围神经系统的表现

目前并不常见,但伴随着 HAART 的合理启用和持续治疗,如果 HIV 感染进展为 AIDS,可能会发生包括 AIDS 痴呆、感染性和肿瘤性神经系统疾病。HIV 在感染早期过程中进入中枢神经系统,中枢神经系统被认为是 HIV 的储存地。以下三种疾病占艾滋病合并的局灶性脑疾病的大多数,包括脑弓形虫病、原发性中枢神经系统淋巴瘤和进行性多灶性白质脑病。新生隐球菌、HIV 和结核杆菌都可引起脑膜炎。全身侵袭性的脑血管病可能作为 HAART 的并发症发生。随着 HIV 的感染,伴随产生的颅内压升高可能与颅内肿块或机会性感染有关。周围神经病变是 HIV 阳性患者最常见的神经并发症,约 35% 的艾滋病患者有临床证据表明出现多发性神经病或肌病。不管是否涉及中枢神经系统,自主神经功能障碍也可能出现。此外,进行 HAART 的 HIV 阳性患者发生脑血管意外的概率也有所增加。

84.4.4 内分泌表现

在 HIV 感染晚期,应考虑到可能发生的肾上腺功能不全。皮质醇水平的随机测定和肾上腺刺激试验可检测到绝对或相对肾上腺功能不全,这是 HIV 阳性患者最严重的内分泌并发症。在接受蛋白酶抑制剂治疗的 HIV 阳性患者中,葡萄糖不耐受、脂代谢紊乱和脂肪重新分布是常见的异常类型。

84.4.5 肾脏表现

HIV 阳性患者可能发展为继发于 HIV 感染、病毒性肝炎、相关药物使用或 HAART 的肾脏疾病。蛋白酶抑制剂治疗与毒性急性肾小管坏死和肾结石有特异性关联。此外,肾病综合征可能由 HIV 相关肾病引起。在非裔美国男性中,HIV 相关肾病尤其常见,且通常导致他们罹患终末期肾病。

84.5 治疗

HAART 作用于 HIV 复制周期中的各个环节(图 84.2)。

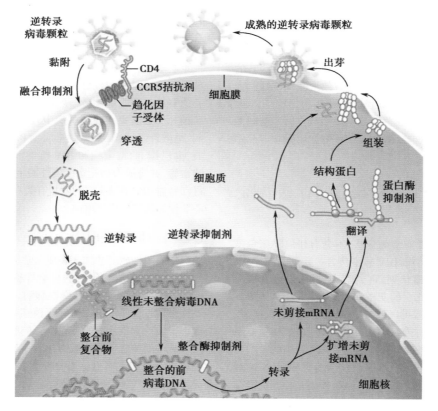

图 84.2 HIV 的完整周期及治疗靶点

目前有六大类抗逆转录病毒药物正在使用,并且有两组药物正在进行临床研究。人们孜孜不倦地继续开发安全性更高、不良反应或并发症发生率更低、给药更容易的治疗方案。用于治疗 HIV 感染的抗逆转录病毒药物通常至少是三种药物的组合,对常用 HAART 方案产生耐药性或有晚期艾滋病的患者可能需要四种药物,甚至还需要额外的增强药物,以增加药物的生物利用度。

是否启动 HAART 基于多种因素,一旦开始治疗,就需要终身坚持。由于各种原因导致的不遵守医疗方案是产生病毒耐药性和治疗失败的主要原因之一。HAART 的启动并不一定是个良性过程,HAART 的实施可能会导致无数的药物相关并发症。一些处于 HIV 感染早期的患者可能会和他们的医师共同决定不立即实施治疗,而只选择接受病情监测,在确认 HIV 阳性和基因型 / 表型检测后,患者才立即开始 HAART。早期 HAART 治疗的开展与更高的远期生存率和更低的发病率密切相关。

如上所述,典型的抗逆转录病毒方案至少包括三种药物,药物选择基于病毒的敏感性、耐药模式、共受体亚型和毒力亚型情况。在某些情况下,需要使用四种或四种以上药物的组合,例如当患者正在经历快速临床衰退期时,产生明显的耐药现象。对于初始治疗的患者,在经过 24 周治疗后,实现患者体内病毒载量的无法检测,并延长生命,改善生活质量。许多不良反应和药物间的相互作用会使这些方案复杂化,降低了患者的依从性。其中,患者可能会产生众多的药物不良反应,有些可能是致命的。

开始 HAART 的患者也可能会出现免疫重建炎症综合征(immune reconstitution inflammatory syndrome,IRIS)。IRIS 的发生是由于 HAART 恢复了基本的免疫能力以及免疫系统的逐渐改善和增强。在改善 CD4$^+$T 细胞计数和减少病毒载量的情况下,IRIS 却导致整体临床表现的反常恶化。IRIS 的特征是以前无临床症状疾病的出现和 / 或恶化,如甲型肝炎、乙型肝炎、丙型肝炎、PCP、肺结核,以及任何其他的休眠状态的机会性感染。

对麻醉科医师来说特别重要的是,接受 HAART 治疗的患者会出现长期的代谢并发症,包括血脂代谢异常和葡萄糖不耐受,可能导致糖尿病、冠心病和脑血管病的发展。HAART 也参与了脂肪向颈部、项部和腹部的重新分布,这种现象可能使气道管理更加困难或增加腹内压。

蛋白酶抑制剂,特别是利托那韦和沙奎那韦,作为细胞色素 P450 的抑制剂来发挥功效。相反,奈韦拉平等药物则是肝微粒体酶的诱导剂。这些药物对肝酶动力学的可变影响使 HAART 药物和其他进行肝代谢的药物(包括麻醉药和镇痛药)的给药变得更加复杂。因此,在使用可能通过这些途径代谢的药物时必须保持谨慎,因为药物的持续作用时间和预期效果可能具有高度可变性。

84.6　预后

1995 年以前,HIV 感染的治疗前景一片黯淡,HIV 感染确诊后的死亡似乎不可避免。直到 20 世纪 90 年代末,由于下述独立因素的影响,这一情况发生扭转性变化:①对 HIV 感染发病机制认识的提高;②能够获得表明免疫功能和血浆病毒载量的替代标记物,特别是 CD4$^+$T 细胞 HIV 病毒载量的量化,用以确定 HAART 是否有效;③研究人员使用 CD4$^+$T 细胞计数和病毒载量测定来确定 HAART 的最低有效浓度,从而改善其风险 / 效益分析;④发展了病毒基因型表型分析、共受体亚型、敏感性和抗性模式分析,从而实现最佳特定 HAART 治疗方案的选择;⑤新型有效药物的继续开发;⑥完成数项大型临床终点指标试验,这些试验最终证明抗逆转录病毒联合治疗可显著延缓 HIV 疾病的进展并提高长期生存率。

84.7　麻醉管理

84.7.1　术前

感染 HIV 和 / 或艾滋病的患者通常由一名内科医师、初级保健医师或传染病专家管理。尽管在手术前由其中一位医师即刻进行内科评估并非强制性,但如果患者无法描述与 HIV 感染和 / 或艾滋病关键相关的病史和治疗管理,那么咨询这些医师可能大有帮助。初级保健医师和传染病专家提供的其他信息可能特别适用于艾滋病晚期患者。当前的 HAART 治疗策略通常在诊断和确认基因型 / 表型后立即开始抗病毒治疗。

尽管目前的研究表明病毒载量无法检测的 HIV 阳性患者不能通过性传播途径传播 HIV(无法检测 = 无法传播),不管患者是否正在接受 HAART 治疗或病毒载量无法检测,HIV 感染者 /AIDS 患者应始终被视为潜在的疾病传播源。在未接受 HAART 的患者中,在术前即刻开始 HAART 以减少病毒载量以改善整体临床状况的方法尚无适应证。研究表明,HAART 在降低围术期风险方面没有保护作用,在手术后 6 个月内开始 HAART 实际上增加了 HIV 感染患者的总体发病率和死亡率。此外,HAART 后免疫重建炎症综合征的出现可能会使患者的整体病情恶化,并进一步延迟手术进行。

由于 HIV 感染、AIDS 和 HAART 可能对多个器官系统产生潜在影响,因此建议进行全血计数,包括肾功能检测、肝功能检测在内的基础代谢检测和凝血功能检测。胸片和心电图在术前也是有用的,无论患者年龄大小或者并不存在相关疾病。如果 HIV 感染者或 AIDS 患者有任何心功能不全体征或症状,则有必要请心脏科医师会诊,且可能有指征进行超声心动图检查或压力测试。

HIV 阳性患者麻醉和手术的总体风险,目前尚无具体信息。ASA 评分为大家提供了一个全球化的风险评估方法。HIV 阳性患者无任何免疫损害或急性恶化的临床证据,这些患者可能接受或不接受 HAART,其 ASA 分级通常为 2。AIDS 患者则可被归类为 ASA3 级或 4 级,这取决于与 HIV 感染相关或不相关共存疾病的严重程度。这些信息与 HIV 感染阶段、临床上患者的免疫抑制程度、机会性感染或肿瘤的存在以及严重程度相结合,可能是 HIV 阳性患者围术期风险的最佳预测指标。

术前对 CD4⁺ T 细胞计数和病毒载量测定的特异性效用尚未得到证实。各种研究表明，那些 HIV 阳性或者 AIDS 患者与实施相同手术、合并症和 ASA 状态下无 HIV/AIDS 患者的预后相比，他们的 CD4⁺ T 细胞计数 >50 个 /mm³。病毒载量水平也不是围术期预后的预测因素，除非病毒载量超过 30 000 拷贝数 /ml。由于 HAART 的整体疗效提高，CD4⁺ T 细胞计数和病毒载量通常每 6 个月监测 1 次。HAART 不能提供任何真正的保护作用，也不能降低与手术和麻醉相关的总体发病率和死亡率。然而，HIV 感染者和 AIDS 患者在术后 1 年的总死亡率确实高于没有 HIV/AIDS 的同类人群，这是由于 HIV 感染和 / 或艾滋病本身造成的，而非所进行的手术或使用的麻醉药物。

由于 HIV 感染者或 AIDS 患者可以与种类广泛的疾病共存，每一位患者都应该进行彻底的病史记录、系统检查和体格检查，尤其关注与 HIV 或 AIDS 有关的心、肺、神经、肾和肝脏疾病的亚临床或临床表现。关于麻醉方法的选择，任何麻醉方法都是可以接受的，除非对区域麻醉有特定的禁忌证。围术期使用药物时，应考虑解决潜在的 HAART 药物相互作用。

总的来说，HIV 感染和艾滋病不会增加患者术后并发症风险，包括术后 30d 内死亡率。因此，手术干预不应因为 HIV 感染状况和随后并发症而受到限制。然而，在麻醉过程中，HIV 阳性患者心动过速更为常见，而在术后，高热、贫血和心动过速的发生概率也更高。

84.7.2　术中

选择一种特殊的麻醉技术应同时考虑到与 HIV/AIDS 相关的合并症以及其他任何临床问题。总的来说，尚无一种特殊的麻醉技术在 HIV 感染或艾滋病患者中显示出优势或劣势。特别是在艾滋病患者中，局灶性神经损害可能增加颅内压力，从而排除椎管内麻醉。脊髓受累、周围神经病变和肌病可能与巨细胞病毒或艾滋病毒感染本身有关，因此，琥珀胆碱在这种情况下可能是危险的。HIV 感染与自主神经病变有关，围术期表现为麻醉期间或 ICU 内血流动力学不稳，有创性血流动力学监测可能有助于严重自主神经功能障碍患者的监护。补充类固醇可以减少血流动力学不稳定，应考虑在不明原因的持续低血压时使用。

一些研究表明，全身麻醉和阿片类药物可能对免疫功能有负面影响。尽管这种免疫抑制作用在健康人中可能并无临床意义，但对 HIV 阳性患者的影响尚不清楚。全身麻醉引起的免疫抑制在诱导后 15min 内出现，可持续 3~11d。麻醉和手术的生理和心理压力也可能导致一定程度的全身免疫抑制。然而，还没有研究明确全身麻醉对 HIV 阳性患者的特异性作用。除了 CD4⁺ T 细胞计数和病毒载量外，该患者群体中没有特异性的免疫状态标记。

在育龄妇女中，HIV 感染和艾滋病正在增加，研究者们对这一人群进行了大量研究。研究表明，在妊娠期更多选择联合治疗，已有可接受的多种药物方案可以使用。数据表明，剖宫产降低了 HIV 母婴垂直传播的发生率。联合抗逆转录病毒治疗和择期剖宫产可将垂直传播率降至 2%。然而，剖宫产术是一种有众多并发症报道的外科手术。过去，许多医师不建议坚持抗逆转录病毒治疗方案，且 HIV 载量无法检测的 HIV 感染妇女选择剖宫产。然而，研究表明剖宫产可安全进行。虽然对 CD4⁺ T 细胞计数低的 HIV 阳性妇女而言，其婴儿最有可能从剖宫产中获益，但不幸的是，她们也最有可能出现围术期并发症。

接受区域麻醉的 HIV 阳性产妇并没有麻醉或产科操作相关的神经性或感染性并发症。在产后早期，免疫功能状态基本保持不变，正如先前就存在的 HIV 的严重程度一样。有人担心，在 HIV 阳性患者中，硬膜外和腰麻可能使病毒进入中枢神经系统。然而，HIV 感染的自然史是包括临床早期中枢神经系统受累的。众所周知，中枢神经系统是 HIV 储存库。硬膜外血补片治疗硬膜外穿刺后头痛的安全性在 HIV 阳性患者中已有报道。担心 HIV 从血液传播到中枢神经系统是不成立的。

84.7.3　术后

数量有限的回顾性研究评估了 HIV 阳性和 AIDS 患者接受麻醉和手术的长期结局，但与在 HAART 出现前进行的许多研究产生了矛盾的结果。最新的研究正在明确接受 HAART 的 HIV 阳性患者手术和麻醉相关的发病率和死亡率。因此，了解 HAART 对 HIV 阳性人群整体健康水平的影响非常重要。

与非 HIV 阳性感染者的同类人群相比，HIV 感染和 AIDS 患者围术期并发症没有任何统计学上的显著增加。在伤口愈合、手术部位感染率、伤口裂开、并发症数量、住院时间、随访次数或需要进一步行手术治疗的并发症方面，发现了具有显著统计学差异的相互矛盾的结果，尤其在矫形外科手术人群中。然而，HIV 阳性和 / 或有艾滋病的患者的 1 年死亡率总体较高，这被假设是由 HIV 感染本身所致。CD4⁺ T 细胞计数 <50 个 /mm³ 和病毒载量 >30 000 拷贝数 /ml 的患者，术后死亡率最高。HIV 感染者术后肺炎的发生率可能高于非 HIV 阳性感染者。正确的诊断和治疗通常会使肺部感染妥善解决且不留后遗症。

不管 HIV 感染处于何种临床阶段，HAART 的启动都改善了总体结局。然而，在手术和麻醉期间，HAART 并没有提供任何保护作用。如前所述，术后 6 个月内开始 HAART 的患者围术期并发症的发生率较高，可能是免疫重建炎症综合征所致。

（王贤冬　译，薄禄龙　校）

第 85 章

非心脏专科麻醉科医师如何掌握经胸超声心动图

Megan Kostibas, Yuriy Bronshteyn

85.1 基础知识:经胸超声心动图图像采集与判读

85.1.1 引言

本章涵盖了由非心脏专科的麻醉科医师来评估不稳定患者时需要用到的床旁经胸超声心动图的基础知识。这是一个复杂的话题,仅通过一章内容显然不可能掌握,但是初学者能通过这样一个基本的介绍作为学习床边超声的起点。本章包括获取基本二维图像所需的技术,每个切面的解剖结构,以及在不稳定患者中可能识别的阳性发现。有兴趣了解更多的读者可以参看最新发表的综述回顾。

85.1.2 基本概念:影像获取、解剖和评估

85.1.2.1 胸骨旁长轴

胸骨旁长轴切面是通过将超声探头置于胸骨左缘第3~5肋间,定位标记指向患者的右肩。该切面(图85.1)显示了一部分的右心室(right ventricle,RV),主动脉瓣,升主动脉(ascending aorta,Ao)近端,左心房(left atrium,LA),二尖瓣(mitral valve,MV)和左心室(left ventricle,LV),这一切面可应用于评估心室大小、整个左心室的收缩功能、主动脉瓣和二尖瓣的功能。

85.1.2.2 胸骨旁左心室短轴

胸骨旁短轴切面由长轴方向旋转90°而成,定位标记指向患者的左肩。该切面(图85.2)显示了乳头肌水平左、右心室的中间部分。该切面显示了左心室的6个分段,涵盖了3条冠状动脉的分布。该切面可以用来评估左心室整体及局部的收缩功能和左心室充盈的程度。

85.1.2.3 心尖四腔切面

移动探头到 LV 顶点即可得到心尖四腔切面,可以通过触摸心尖搏动来确认。当从上方观察时,定位标记大约指向 5 点钟方向。该切面(图85.3)显示左、右心室,二尖瓣,三尖瓣以及左、右心房。这个切面可以用来评估左、右心室收缩功能和充盈程度,心腔大小和二、三尖瓣的功能。

85.1.2.4 剑突下四腔切面

将探头放置在剑突下方或略微朝向患者右侧(几乎

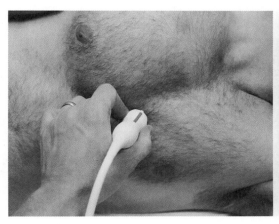
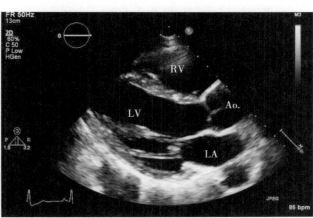

图 85.1 胸骨旁长轴切面

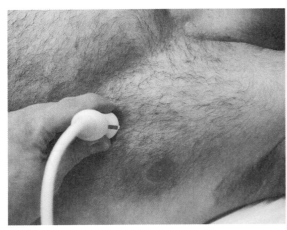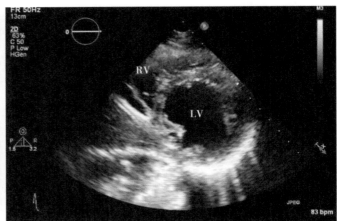

图 85.2　胸骨旁左心室短轴切面

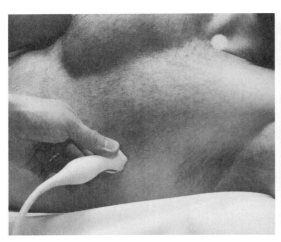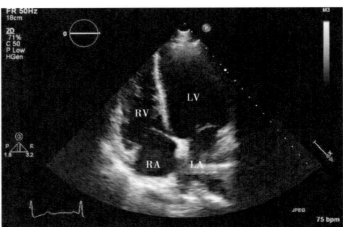

图 85.3　心尖四腔切面

垂直于皮肤），然后稍微向下倾斜，朝向患者的左侧。该切面（图 85.4）可显示左、右心室，二尖瓣，三尖瓣以及左、右心房，可以评估左、右心室收缩功能以及心包积液的程度。

85.1.2.5　剑突下下腔静脉（inferior vena cava，IVC）长轴

在剑突下四腔切面的基础上，保持右心房位于视野内，顺时针缓慢旋转探头，直到下腔静脉进入右心房。这

个切面（图 85.5）显示了下腔静脉随着通气其直径的变化，可反映右心房的压力和容量状态。

85.1.2.6　肺窗

每一侧肺应在至少 6 个部位进行扫查，包括锁骨中线、腋中线和尽量靠背部的上下两个位置。探头应垂直放置在皮肤上，定位标记指向头部（图 85.6）。非重力依赖区肺野应评估肺滑动征（肺滑动征存在可以排除气胸），后

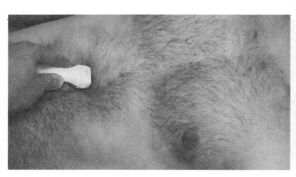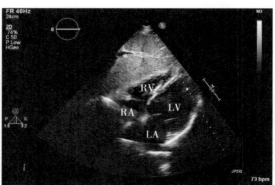

图 85.4　剑突下四腔切面

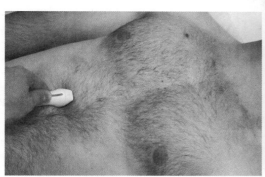
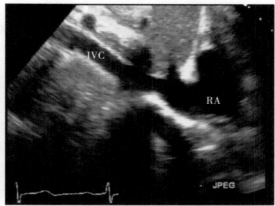

图 85.5　剑突下下腔静脉长轴切面

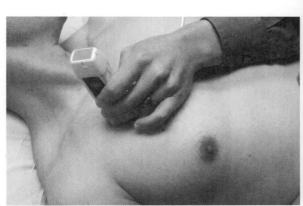
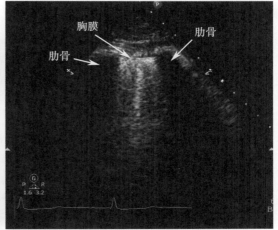

图 85.6　肺窗切面

部肺野应探查有无胸腔积液的表现,所有肺野都应评估是否存在 3 条或更多的 B 线(肺火箭征、彗尾征),这些表现提示肺水增加。

85.2　现在我们如何应用?——急诊及危重症患者术前风险分层

本章将介绍床旁即时超声诊断在围手术期的数个特殊应用。床旁即时超声诊断泛指那些在床旁操作的、可以解决紧迫临床问题的超声检查。经过超声专业培训的人员均可以实施床旁即时超声检查。本章将重点介绍床旁即时超声检查的以下两个分支:床旁心脏超声和床旁肺部超声。尤其值得注意的是,床旁心脏超声检查与常规的超声心动图是有区别的。床旁心脏超声检查是使用较为简单的设备对心脏功能进行定性评估,该检查通常可以由只经过简单经胸心脏超声及病理学基本培训的医师完成。相反,超声心动图是使用更高级的设备对心脏功能进行定量评估,通常由对心脏超声图像及病理学知识有更全面和深入理解的医师来进行检查

和判读。

在临床研究中把围术期患者随机分成床旁即时超声检查组和对照组从来都不符合伦理要求,因为其他临床研究来源的证据已经证明了床旁即时超声检查在急性器官衰竭患者管理中的价值。此外,缺乏足够的数据表明有任何一种诊断工具(包括脉搏氧饱和度仪)能改善患者的预后。因此,就目前来看,支持术前使用床旁即时超声检查的证据不足主要有以下两方面原因:病例数有限;床旁即时超声检查主要由急诊医学、危重症医学等其他专科主导研究。

床旁即时超声检查潜在的围术期评估价值主要体现在以下两大方面:制订术前计划;术中或术后突发事件管理。术前,床旁心脏超声检查可用于筛查麻醉相关的心脏功能状态,尤其是常规体格检查中误诊和/或漏诊的。术前床旁心脏超声检查也可以用于以下任意一种情况:①严重左心室功能障碍;②严重右心室功能障碍和/或扩大;③严重低血容量;④心包积液;⑤严重瓣膜疾病。就瓣膜疾病而言,操作者只需简单地培训就可以鉴别严重主动脉瓣狭窄和正常开合的瓣膜。对于床旁心脏超声检查中一些模棱两可的发现,则可将患者转诊至接受过更

专业训练的专科医师(如超声心动图专科医师和心脏专科麻醉科医师)。

在术中及术后,床旁即时超声检查在危机事件管理上尤其有用。当患者发生休克、严重低血压和/或呼吸衰竭时,床旁即时超声检查有助于缩小鉴别诊断的范围及快速进行有效的治疗。床旁心脏超声检查也能帮助鉴别前面提到的术前评估中列出的五种病理变化与左室流出道动态梗阻。此外,加做肺部超声可帮助筛查以下三种其他情况:①气管插管误入支气管;②气胸;③肺水肿。当超声检查发现肺滑动征消失时都应高度怀疑气管插管误入支气管或气胸。在这种情况下,发现"肺点"有助于鉴别诊断:据报道,"肺点"在气胸诊断中具有100%的特异性。从胸膜发出振铃伪影(B线)则是肺水肿的特异性表现。

值得注意的是,ASA现在正在建立机构帮助麻醉科医师学习床旁即时超声检查并获取技术操作资格证书。

此举将大大增加有床旁即时超声检查资质的麻醉科医师数量,以此来提高患者管理水平。

(赵晗燚 译,陈元杰 校)

参考文献

Coker BJ, Zimmerman JM. Why Anesthesiologists Must Incorporate Focused Cardiac Ultrasound Into Daily Practice. Anesth Analg. 2017 Mar; 124(3): 761-765.

Spencer KT, Kimura BJ, Korcarz CE, Pellikka PA, Rahko PS, Siegel RJ. Focused cardiac ultrasound: recommendations from the American Society of Echocardiography. J Am Soc Echocardiogr. 2013 Jun; 26(6): 567-81.

Zimmerman JM, Coker BJ. The Nuts and Bolts of Performing Focused Cardiovascular Ultrasound (FoCUS). *Anesth Analg.* 2017; 124(3): 753-760.

第86章

麻醉科医师面临的职业感染风险

Keith Candiotti

86.1 引言

医护人员的主要目标是为患者和伤员提供帮助。在照料患者时,医护人员可能会面临许多风险。更危险的是,他们对感染的风险认识不足,且不知道如何降低相关风险。本章将主要讨论一些对医护人员——尤其是麻醉科医师——造成威胁的感染性疾病。重点是新兴的呼吸道传染病以及通过接触和血行传播的疾病。

医护人员接触患者后感染的风险增加,尤其是那些在疾病暴发初期未能被识别的新兴疾病。已有许多关于医护人员在照顾患者时被感染的报告,例如结核病(tuberculosis,TB),严重急性呼吸系统综合征(severe acute respiratory virus,SARS),中东呼吸系统综合征(Middle East respiratory syndrome,MERS)。尽管医护人员熟悉感染控制的措施,但即使是在有潜在危险的环境中工作,他们的依从性也常常较低。此外,我们已经注意到,医护人员在紧张的工作环境中对采取保护措施的依从性更低,如长时间工作后。

每种疾病的暴发都有其特征,且暴发的严重程度和医护人员在每种情况下感染疾病的风险大小都不同,通常取决于病原体的特性及其传播方式。病原体的传播方式可能会有所不同,有些特定的疾病通常会通过多种途径传播。传播方式大致可分为两类:直接传播和间接传播。当病原体直接来自传染源(带菌体)时,如患者或其体液(即飞沫传播),称为直接传播。当病原体通过媒介传播时称为间接传播,如门把手、医疗器械,甚至空气。飞沫传播与空气传播的区别主要在于传播的范围和时机。飞沫传播是指通过打喷嚏、咳嗽甚至说话而产生的颗粒相对较大的短程气溶胶。飞沫传播应被视为直接传播形式,因为在其落地前,距患者1米内均可被接触到,如百日咳和脑膜炎球菌。

病原体的间接传播是指通过包括空气悬浮颗粒、无生命载体(媒介物)、有生命载体(带菌者)等在内的多种途径从传染源转移至宿主。当病原体被悬浮在空气中的飞沫核或灰尘携带时,则发生空气传播。空气尘埃是指沉积在物品表面因气流作用而悬浮在空气中的含有病原体的颗粒,亦可能是从土壤中被风吹起的病原体颗粒。飞沫核是直径 <5μm 的蒸发残渣。与会落到地面的飞沫相比,飞沫核可以在空气中悬浮更久,因此可能被吹得更远。例如,麻疹病毒可以在空中停留数小时,进入医师办公室内的儿童可能被数小时前曾进入过此间办公室的麻疹患儿感染。

86.2 病原体

86.2.1 结核杆菌(结核病)

结核病是世界上一种主要的致死性传染病。全球约1/4 的人患有潜伏性结核感染(latent tuberculosis,LTB),这意味着这些人曾接触并感染了结核杆菌,但目前尚未发病且不会传播。但是,结核病可能在以后的时间激活。2017 年,全球有 1 000 万人患有结核病,160 万人死于该病。95% 以上的死亡病例发生在中低收入国家。20 世纪80 年代中期,美国结核病的暴发再度引起了人们对结核病的关注。2017 年,美国一共报告了 9 105 例结核病例(2.8/100 000),较 2016 年的水平略有下降。

与普通人群相比,医护人员感染结核病的风险要高3 倍。据报道,美国和加拿大等结核低发国家,医护人员患 LTB 的年度风险约为 2.9%。其中 49% 是在工作场所发生的。估计在医护人员中年度平均结核病发病风险是67/100 000。

多药耐药性结核(multidrug-resistant TB,MDR-TB)对异烟肼和利福平具有耐药性,已成为世界性难题。2014年在全球估计有 457 560 人患上了 MDR-TB,这意味着,这些患者可能需要长达 2 年的二线药物(second line drug,SLD)治疗,病死率约为 8%~21%。广泛耐药性结核病(extensively drug-resistant,XDR-TB)是多药耐药性结核的一种,可用药物甚至更少,包括最有效的二线抗结核药物。XDR-TB 对异烟肼、利福平、喹诺酮类药物和三种可注射用二线药物（即卡那霉素、卡普霉素或阿米卡星）中的至少一种具有抗药性。据估计，约 9.7% 的 MDR-TB 病例为 XDR-TB。在东欧、亚洲和南非，MDR-TB 和 XDR-TB 的发病率均有所上升。在美国，1993—2011 年间一共报告了 63 例 XDR-TB 病例。一些结核控制研究项目显示，XDR-TB 患者有 30%~50% 有望治愈，而目前对 MDR-TB、XDR-TB 尚无可靠的预防性治疗手段。不幸的是，罹患 MDR-TB 的医护人员的死亡率高达 33%。最后，如果这些因素还不够危险的话，那么需要了解的是，目前已经分离出了没有任何有效治疗方法的结核菌株，被命名为完全性耐药性结核（totally drug-resistant tuberculosis, TDR-TB）。

暴露后治疗：如果医护人员接触了活动性结核患者，即使已接种过卡介苗（bacille Calmette-Guerin, BCG），也应接受检测。结核菌素试验（接种过 BCG 的人群可能会遗漏该检查）或 γ 干扰素释放试验（interferon gamma release assay, IGRA），无论哪一种，均应检测其基础水准（接触后早期），并于暴露后 8~12 周复查。一些专家建议要拍摄接触后早期的基线期 X 线胸片。如果结核菌素皮肤试验 ≥5mm 或 IGRA 阳性，则疾病预防控制中心（Centers for Disease Control and Prevention, CDC）建议行每周 1 次的异烟肼和利福喷丁联合短疗程治疗，共 12 周（3HP），以治疗 LTB 感染。

86.2.2 严重急性呼吸系统综合征冠状病毒（SARS-CoV）

SARS 在 2002 年由中国广东省首次报道，是一种新型冠状病毒引起的传染病。该病发展迅速，传播至许多国家并在 8 个国家发生广泛传播。2002 年 11 月—2003 年 12 月，共有 8 096 例感染，774 例死亡，病死率（case fatality rate, CFR）为 9.6%。SARS 暴发期间感染的医护人员很多，约有 20% 的病例为医护人员。该病具有很强的传染性，通过呼吸道飞沫和其他分泌物传播，被认为是"千禧年"以来的第一个全球性职业病。最后 1 例已知的 SARS 病例发生在 2004 年。疫情结束时，世界卫生组织（World Health Organization, WHO）一共接到了 1 706 例医护人员感染的报告。感染的风险主要与进行了气道和呼吸道相关操作、个人防护设备不足或使用不当、重复使用 N95 防护口罩、疲劳、缺乏感染控制培训有关。在中国香港，戴着 N95 防护口罩或医用口罩的医护人员患 SARS 感染率较低。SARS 从患者传染到医护人员的最强预测因素是在插管前和插管过程中的雾化分泌物。医护人员感染的另一个危险因素是一些"超级传播者"的出现。这些患者会将 SARS 传染给大量接触者，并有较高致病率。2 例被诊断为充血性心力衰竭的 SARS 患者，仅 12 小时未被隔离，就导致 100 例接触者中 10 例确诊感染（其中包括 5 名医护人员）。SARS 传染给医护人员的途径包括：无创正压通气（non-invasive positive pressure ventilation, NPPV），心肺复苏术（cardiac pulmonary resuscitation, CPR），面罩通气，支气管镜检查，吸引和插管（最重要的危险因素）。据估计，任何高风险的操作都会使医护人员感染的风险增

加 3 倍，医护人员暴露于严重感染患者或者环境后应密切观察 14d。

暴露后治疗：尚无已知的疫苗或特异性抗病毒药物可用，主要依靠支持治疗。

86.2.3 中东呼吸综合征冠状病毒（MERS-CoV）

中东呼吸综合征冠状病毒是一种新型的乙型冠状病毒，可引起呼吸窘迫乃至死亡等一系列症状。2012 年 9 月，该病毒首次从一名患致死性肺炎的沙特阿拉伯患者体内被分离出。最早的人类感染病例是 2012 年 3 月约旦的一组重症的医护人员。自 2012 年 9 月以来，WHO 已接到 2 428 例实验室 MERS-CoV 确诊感染病例和 838 例死亡病例（CFR35%）的报告。蝙蝠和骆驼可能是天然的宿主。至少有 4 起医护人员暴发 MERS-CoV 感染的报道，均发生在约旦。感染的医护人员 50% 以上是护士。

根据疫情的不同，诊断为 MERS-CoV 感染的医护人员中 1%~27% 为院内获得性感染。一般认为，感染率较高的原因是感染控制措施不当。中东地区最先报告感染后，全球范围内均有感染病例的报告。在医院环境内，MERS-CoV 仍然能在物品表面上存活长达 48h。粪 - 口传播和呼吸道传播是可能的传播途径。在痰液和粪便中，病毒可存活 16d，在尿液中可存活 13d。暴露于 MERS-CoV 病毒后的医护人员应观察症状 14d。

暴露后治疗：尚无已知的疫苗。最近有关暴露后使用利巴韦林或洛必那韦 / 利托那韦的研究显示，感染风险降低了 40%。

86.2.4 流感病毒

历史上每个世纪都会出现数次流感大流行。1918 年的流感大流行的流行严重指数（pandemic severity index, PSI）为 5，CFR 为 2%，全球共 5 亿人被感染（世界人口的 1/3），有 5 000 万 ~1 亿人死亡。2009 年，仅美国 H1N1 感染人数就达到 5 700 万，住院 25.7 万人，死亡 11 700 人（CFR 为 0.02%）。在季节性流感中，高龄和婴幼儿最容易受到感染。在 1918 年和 2009 年的大流行中，患者主要是儿童和青壮年。季节性流感的院内获得性感染率可高达 11%~59%。

86.2.4.1 2009 年的流感病毒（H1N1）

2009 年 4 月在美国首次检测到 H1N1 流感病毒。首发病例是加利福尼亚州 1 例 10 岁的儿童。这是一种从未见过的新病原体，对抗病毒药物金刚烷胺和金刚乙胺有耐药性，但对抗病毒药物奥司他韦和扎那米韦敏感。一项研究表明，急诊室工作人员感染率为 65%，手术室工作人员的感染率为 35%，而人群总体感染率为 13%。H1N1 在人群中通过更小的粒子传播。流行结束时约有 4 300 万~8 900 万人被感染，死亡人数为 8 870~18 300 例。

86.2.4.2 禽流感病毒

禽流感是由正粘病毒科中的 RNA 病毒引起的，在家

禽中很常见。1997 年中国香港首次暴发了甲型禽流感（H5N1）。这种病毒的致病性很强，对当地家禽造成了严重损害。截至 2019 年 4 月，在 16 个国家 / 地区共有 900 例人类感染报告，共造成 450 例死亡（CFR50%）。2013 年 3 月，中国又报道了另一种新型禽流感（H7N9）。从 2013 年至今，有 4 个国家 / 地区报告了 1 600 例 H7N9 感染病例，CFR 为 39%。在人类感染 H5N1 和 H7N9 流感的病例中，多数是通过直接接触禽类或暴露于禽类市场而感染的。在没有使用预防措施的家庭中，通过亲密接触发生了罕见的人 - 人直接传播，偶尔接触和社交接触并未造成传播。目前还没有关于医务人员感染禽流感的报道。一项研究证实，泰国一家三级医院中接触过 1 例 H5N1 感染患者的 25 例医护人员并未出现感染。

禽流感是家禽中的全球性传染病。考虑到病毒发生基因重组和全球性流行的风险，CDC 和 WHO 进行监测。最值得警惕的是其感染后的高死亡率（>50%）。防止其传播和大流行的关键在于及早发现人与人之间的接触，坚持并严格遵守感染控制措施（接触 / 飞沫传播的预防保护措施）。

暴露后治疗：2013 年 11 月，美国食品药品管理局（Food and Drug Administration，FDA）批准了用于预防 H5N1 禽流感的单价佐剂疫苗。目前尚没有 H7N9 疫苗。迄今为止，试验已证明 H7N9 病毒对神经氨酸酶抑制剂（奥司他韦和扎那米韦）中的抗流感药物敏感，但对金刚烷类（金刚烷胺和金刚乙胺）耐药。目前来自中国的报道提示，在病程早期使用奥司他韦治疗 H7N9 有一定的疗效，可减轻疾病严重程度和降低死亡风险。医务人员暴露后应停止工作，密切监测 7d（H5N1）和 10d（H7N9）。

86.2.5　其他新兴病毒

86.2.5.1　埃博拉病毒

1976 年，埃博拉病毒首次暴发于苏丹的 Nzara 和刚果（扎伊尔）的 Yambuku。2013 年 12 月，扎伊尔型病毒株出现在西非几内亚的一个小村庄，但直到 2014 年 3 月才被确定。疫情迅速蔓延，2013~2016 年，几内亚、利比里亚和塞拉利昂共报告了 28 616 例埃博拉病毒感染病例，其中有 11 310 例死亡，住院病死率为 31%~66%。向 WHO 报告的医护人员感染为 852 例（护士 35%，内科医师 15%），其中 492 例死亡（44%~73%）。埃博拉病毒通过体液传播，潜伏期为 8~10d（范围为 2~21d）。

在尼日利亚的 Lagos，首发病例是一名有症状的航空旅客，其姐姐死于埃博拉病毒。该患者前往医院治疗并称其患有疟疾。由于没有采取任何保护措施，导致 9 例医护人员被感染，并有 4 例死亡。而在美国发生了 4 例感染病例，首发病例来自利比里亚，该患者前往达拉斯的一家医院就诊，被拟诊鼻窦炎后出院。患者随后因病情加重而返院并死亡。两名负责看护的护士对埃博拉病毒呈阳性反应。

呼吸系统保护：当怀疑有任何危险的新型病原体存在的情况下，防护装备是必不可少（通常应当是更早期就应考虑的问题）。在有气溶胶生成的操作过程中，应强制使用高防护口罩（N95、N100 或 PAPR），护目镜，隔离衣，鞋套和手套等装备。确诊或疑似病例应安置于空气隔离室（每小时换气 6~12 次），尤其是需要进行操作的患者。为减少暴露，操作室病房里的医护人员应尽可能地少。距离患者 <1.8~3.0m 的范围内被认为是密切接触区。当极具传染性或致死性的疾病暴发时，应考虑使用隔离病房。隔离病房的优势在于具有单独的出入口。为了防止在脱下护具（感染风险最大）或设备穿戴不正确时造成自我污染，应在这些区域的出入口设置观察人员。

86.2.6　血行感染病原体

美国每年医护人员被锐器损伤的事件达到 60 万 ~ 80 万例。

86.2.6.1　乙型肝炎病毒

一项针对几个国家的 2 400 例未接种乙型肝炎疫苗的麻醉科医师进行的调查显示，乙型肝炎病毒（Hepatitis B，HBV）血清标志物阳性率平均为 17.8%（3.2%~48.6%）。在无免疫力的医护人员中，皮损引起的 HBV 感染风险率为 1%~30%。所有医护人员均应接种乙型肝炎疫苗。HBV 暴露后预防（prevention after exposure，PEP）措施应在需要时立即启动（7d 内，最好 24h 以内）。

86.2.6.1.1　暴露后治疗

86.2.6.1.1.1　HBsAg 阳性暴露

已经完成乙型肝炎疫苗系列接种而未进行接种后检测的人群应当再接种单一强化剂量的疫苗。正在接种而未完成乙型肝炎疫苗系列接种者，应接受一剂乙型肝炎免疫球蛋白（hepatitis B immune globulin，HBIG），且必须完成全部疫苗接种。未接种疫苗者应尽快接种乙型肝炎系列疫苗与 HBIG（最好在 24h 内）。乙型肝炎疫苗可在不同的部位与 HBIG 同时注射给药。乙型肝炎系列疫苗应根据年龄，按适当剂量与时间完成接种（表 86.1）。

86.2.6.1.1.2　HBsAg 未知的暴露

已有完整乙型肝炎系列疫苗接种记录的人在接触 HBV 后不需要进一步治疗。未完成疫苗接种的应完成所有疫苗系列接种。未接种疫苗者应尽早接种第 1 剂乙型肝炎疫苗，同时应完成整个疫苗系列接种。

86.2.6.2　丙型肝炎病毒

全球受丙型肝炎病毒（Hepatitis C，HCV）影响的约有 1.85 亿人，其中美国约 400 万。每年 HCV 感染死亡人数要高于 HIV。尽管麻醉科医师感染 HCV 已有报道，但其感染率与普通人群大致相当，说明其传播风险相对较低。在一项对 1 361 例经皮（65%）或黏膜（33.7%）暴露感染的医护人员的病例研究中，HCV 在经皮损伤中的转化率为 0.1%（n=2），低于先前的报道。

86.2.6.2.1　暴露后治疗

目前尚无推荐的 HCV 暴露后预防措施。在 HCV Ab 发生血清转化前的 6 周，应对 HCV RNA 进行病毒检测，以便尽早鉴定是否感染，并进行早期评估与治疗。约 25% 的健康人可自发清除 HCV 感染。早期诊断与治疗可将 HCV 清除率提高到 90% 或更高。HCV Ab 检测应在首次检测后 4~6 月再次进行，以排除感染（表 86.2）。

表 86.1　HBV 职业性暴露后的预防措施

医护人员状态	未接种疫苗者	曾接种疫苗者		
		有反应 [1]	无反应 [2]	未知抗体反应
HBsAg 阳性暴露	HBIG×1 并接种 HBV 系列疫苗 *	无须处理	1. 立即 HBIG，暴露后 12h 内最佳。4 周时重复 HBIG [++] 2. 再次接种乙型肝炎系列疫苗 + 不同部位使用 HBIG 3. 继续乙型肝炎系列疫苗接种	抗 HBsAg 抗体检测： 1. 有反应 = 无须处理 2. 无反应 =HBI+ 疫苗强 3. 考虑检测 HBsAg
HBsAg 阴性暴露	HBV 系列疫苗 *	无须处理	1. 无须立即处理 2. 考虑重新接种疫苗	无须处理
未知暴露	HBV 系列疫苗 *	无须处理	高风险来源而无条件检测抗 HBs 时，按 HBsAg 阳性处理	检测抗 HBs

* 3 个剂量的 HBV 疫苗
[1] 有反应：抗 HBs 血清浓度 >10m IU/ml
[2] 无反应：抗 HBs 血清浓度 <10m IU/ml
[++] 对未完成第 2,3 剂量 HBV 疫苗而无反应者，考虑该方案。如果全部疫苗完成而无反应，最好采用 2 个剂量的 HBIG

表 86.2　HCV 职业性暴露后系列测试与随访

感染源血液状态	HCV Ab 阳性	HCV Ab 阴性	未知或不可知
实验室检查	暴露后：HCV Ab，HCV RNA，ALT 无推荐的 HCV 暴露后预防措施 HCV 暴露后应接受适当的咨询、系列检测与随访	HCV Ab	HCV Ab
随访与系列检测	4~6 周：重复 HCV RNA 6 个月：重复 HCV Ab，HCV RNA，ALT 如果 HCV 血清学转化出现升高，提示患者需要进行急性抗感染治疗		随访 +HCV Ab 系列检测

86.2.6.3　人类免疫缺陷病毒（HIV）

截至 2013 年，美国一共有 58 例医护人员确诊为职业性检验结果转变（检测阳性前有明确记录此前的检验结果为阴性）。此外，有 150 例可能的医护人员检验结果转变病例（测试阳性前未有明确记录为阴性）。与确认检验结果转变（58 例）有关的行为包括：皮肤刺伤或割伤（49 例）、皮肤黏膜损伤（5 例）、表皮与黏膜皮肤同时损伤（2 例）及其他未知（2 例）。

职业风险从大到小排列依次为：护士，实验室技术人员，内科医师（非手术科室），卫生员和外科技师。自 1999 年以来，只有 1 例医护人员确认发生了检验结果转变——2008 年，1 名实验室技术人员在处理 HIV 活性培养标本时用针头伤到了自己。匹兹堡大学最近发表的一项研究显示，266 例有艾滋病病毒暴露（经皮损伤暴露占 52.6%，经黏膜暴露占 43.2%）的医护人员的转化率为 0，只有 21.2% 的人采用了接触后预防措施。皮肤不完整时的传播风险未知，但似乎低于黏膜损伤暴露。Greene 等早期一项针对麻醉科医师的研究发现，HIV 经皮损伤的检验

结果转变率为 0.05%。

使转变风险增加的因素有：大量病原体、长时间暴露、接触携带大量病毒或晚期患者、深部皮肤损伤、锐器刺入静脉或动脉中、带有空腔的伤口、充满血液的针头、暴露后预防措施不足和不及时。

86.2.6.3.1　暴露后治疗

暴露后预防（PEP）应尽快开始，将初始治疗药物放置在随时可取用的地方是个好的做法，如手术配药室。尽管尚没有准确的时间框架，但普遍认为 PEP 效果随时间的推迟而下降。HIV 的 PEP 应持续 28d。如果病毒来源的状况不明确，应立即启动 PEP 并在稍后重新评估。推荐的方案为雷特格韦 400mg（每日 2 次）+ 替诺福韦 300mg+ 替曲他滨 200mg（特鲁瓦达含固定剂量的恩曲他滨），该方案具有良好的耐受性，药物相互作用最小，也可用于孕妇（基于有限数据的推荐意见）。如果来源证明为 HIV 阴性，则可停止 PEP。在存在耐药的情况下，建议向专家咨询，但也应立即开始采取标准的预防措施（表 86.3）。

表 86.3　HIV 职业性暴露后预防方案

首选方案	替代方案 下方表格左栏中的 1 种或 1 对药物复合右栏中的 1 对核苷 / 核苷酸逆转录抑制剂组合用药		替代的逆转录病毒药物 仅在专家建议下作为 PEP 使用	抗逆转录病毒药物不推荐用作 PEP	严禁作为 PEP 的抗逆转病毒录药物
雷特格韦 400mg PO BID+ 特鲁瓦达 [1] 1 片 PO BID	雷特格韦 地瑞拉韦 利托那韦 依曲韦林 利匹韦林	特鲁瓦达 （替诺福韦 + 恩曲他滨） 或 可比韦 [2] （齐多夫定 + 拉米夫定）	阿巴卡韦 依法韦伦 恩夫韦肽 福沙那韦 马拉维诺 沙奎那韦 司他夫定	地达诺新 那非那韦 替拉那韦	那非那韦
	Stribild 完整的固定剂量方案。不需要抗逆转录药物 （埃替格韦，可比西他，替诺福韦酯，恩曲他滨）				

[1] 特鲁瓦达 = 单片含替诺福韦酯 300mg+ 恩曲他滨 200mg
[2] 可比韦 = 单片含齐多夫定 300mg+ 拉米夫定 150mg

86.2.7　一般的暴露后预防（PEP）

锐器或针头刺伤皮肤后，应使用肥皂与清水清洁伤口。没有证据表明使用抗菌剂或消毒剂有助于预防感染，但应避免使用漂白剂。当黏膜暴露于血液或体液后，应使用清水或生理盐水冲洗暴露部位。通常情况下，如果能迅速进行 PEP，效果最好。对某些疾病来说，即使长时间暴露后再给予 PEP 也有很好的效果，如狂犬病和破伤风。活体疫苗不能用于孕妇或免疫力低下者，这类人群应首选免疫球蛋白。医护人员在暴露于感染性病原体后，应在基础水平与暴露后适时进行感染风险的检测。如果接触了血液，应同时检测 HIV，HBV 与 HCV。

86.2.8　保护措施

86.2.8.1　个人防护装备（personal protective equipment，PPE）

PPE 是最后一道防线。理想情况下，应提前发现患病和感染的患者并进行隔离。虽然穿着防护装置能明显降低暴露风险，但脱去防护装备时同样存在其自身的问题。一项模拟感染暴露的研究中，46% 的受试者在脱去 PPE 时受到了污染。脱去手套比脱去隔离衣时的污染率更高（52.9% vs. 37.8%，$P=0.002$）。监督有助于减少污染机会（70.3% vs. 30%，$P<0.01$）。推荐事先进行培训，这能够将自身污染率降低至 18.9% 左右。

86.2.8.2　手套

FDA 已经要求将医用检查手套与外科手术手套可接受的缺陷率分别降低至 2.5% 与 1.5%（生物胶手套的破洞率为 0.65%）。大约 50min，HBV 和 HIV 等病毒就能穿透发热出汗的医护人员手上戴着的乳胶手套。建议每 30min 更换 1 次乳胶手套。因此，在 8h 制的一个工作班次中，至少要使用 32 只手套。在 2.5% 的缺陷率的标准下，从统计学上来说将有 1 副手套存在缺陷。

与腈橡胶和乳胶相比，乙烯是最便宜的材料，但它更容易出现渗漏和微生物穿透。乳胶与乙烯的耐穿孔性比腈橡胶差，但腈橡胶一旦发生穿孔，孔洞会扩大得更快。尽管许多医护人员清楚地知道存在风险，且 CDC 已经推行了"标准预防措施"，但他们依然只是偶尔使用手套。手套可减少损伤时的血液暴露量，特别是在被空针刺伤时。使用手套本身已被证明可以显著降低损伤的风险，而双层手套则可进一步减轻损伤。

86.2.8.3　双层手套

CDC、美国手术室护士协会（Association of Operating Room Nurses，AORN）、美国职业安全与健康管理局（Occupational Safety and Health Administration，OSHA）及其他官方部门认为，佩戴双层手套可在外层手套刺破或损坏时提供额外的保护。有色的内层手套使任何损伤立即可见。双层手套可能会降低操作时的灵敏度与灵活性，所以手套的厚度和质地起到重要的作用。具有光滑或润滑内表面的手套更易于戴在内层手术套上，因而更适于作为外层手套使用。

86.2.8.4　手卫生和眼睛防护

甲型流感病毒可在手上存在超过 1h，且数量降低得很少。使用以肥皂和清水或含酒精的清洁剂可将其清除。已经证明，保持手卫生和使用口罩可减少 35%~51% 的流感传播。经眼途径可能是呼吸道病原体传播的重要途径，流感很容易经这一途径传播。使用面部保护罩可以减少防护口罩的污染，同时能够保护医护人员的眼睛。

86.2.8.5　口罩、防护口罩与气道保护

指定防护系数（assigned protection factor，APF）是 OSHA 和美国国家职业安全卫生研究所（National Institute of Occupational Safety and Health，NIOSH）为各类防护口罩设置的防护等级标准。其数值代表防护口罩能够降低环境空气中污染、感染物质的倍数。该数值由呼出浓度 / 吸入浓度（concentration out/in，CO/CI）除以 25 得出，值为 10~10 000。数值表示使用防护口罩能够减少暴露污染的最小倍数（越高越好），N95 代表佩戴者不会接触超过 1/10 的有害微粒。电动空气净化防护面罩（powered air-purifying respirator，PAPR）的 APF 要求为 1 000 以上（图 86.1）。

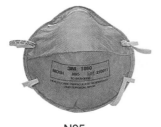
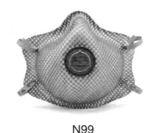
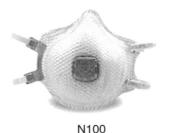

N95   N99   N100

图 86.1 更高防护等级的口罩：N95，N99 和 N100

出于多种原因，在高风险情况下，通常优选 N95 型。如果医护人员遇到风险极高的致命感染，则应考虑使用 PAPR

医用口罩与防护口罩这两种防护装备最常用来防止空气传染物质的传播。口罩旨在防止飞沫与佩戴者的面部和黏膜接触，其并不能完全贴合，而且也无法过滤微小的空气传染物质。防护口罩是一种用于保护佩戴者免于气溶胶空气传播感染的医疗设备，通过过滤空气中的微粒（空气净化防护口罩）或直接供应清洁空气（空气供应防护口罩）来工作。

空气防护口罩进一步根据颗粒清除率（95%，99% 和 100%）分为：不耐油（N）、耐油（R）和抗油级（P）。100 型的效率达 99.97%，价格约为 10~50 美元。99 型的效率为 99%，价格约为 10 美元。95 型的效率为 95%，价格约为 0.60~2 美元。在流感或其他大流行时佩戴 N95 防护口罩是否有益还存在争议（患流感的护士中，使用 N95 口罩和医用口罩的均约为 23%）。许多模拟研究支持使用 N95 口罩，但成本仍是一个问题。

加拿大生物安全标准和指南指出，"使用错误的防护口罩或错误地使用防护口罩和不使用防护口罩一样危险。"医护人员在进行有飞沫产生的操作、处理结核与 SARS 患者以及高风险流感大流行时，均应佩戴 N95 防护口罩。一些人支持在进行高风险操作（插管与支气管镜检查）时使用更强效的呼吸保护措施，如使用 PAPR。在低风险季节性流感时，建议使用医用口罩减少传播。在一项在飞机上进行的研究显示，佩戴医用口罩可以显著减少病毒的传播（试验组 0 vs. 对照组 50%）。

N95 口罩存在许多问题。呼吸阻力过大可能引起不适，先前进行的贴合度检查并不能保证其后常规使用时的密封性良好。常规使用者的密封性可能更好。尽管并不建议，但在供应量有限的情况下，可以允许重复使用 N95 口罩（未被污染、折叠、损坏或受潮的情况下）。致病颗粒通常不会从 N95 口罩中再次被雾化，但口罩表面自身可以成为一种污染源。手术中应使用防水的 N95 口罩。如果需要重复使用防护口罩，应将其存放在纸袋而不是塑料袋中以避免出现冷凝。

最后，在实验室内 N95 口罩似乎能比医用口罩提供更多的保护，但仍远低于 PAPR。真实场景中的保护作用目前尚不清楚。N95 口罩与面部和眼部保护的组合应用是避免病毒传播的最佳措施之一。两项大型随机对照试验表明，N95 防护口罩可以降低医护人员呼吸道感染率。一项关于菌群定植的研究表明，使用 N95 防护口罩的医护人员发生率为 2.8%，使用普通医用口罩者为 5.3%，而对照组为 7.5%，同时细菌与病毒共同感染也减少了。

普通医用口罩实际上可能增加呼吸道合并感染的风险（无统计学意义，但存在趋势）。另一项关于高危呼吸病房的研究发现，医护人员在值班时，与持续使用防护口罩相比，仅在自我判别存在风险后才佩戴防护口罩者更容易被感染，这表明医护人员并不能准确预测他们何时真正处于感染风险中。

86.2.8.6 PAPR

PAPR 比 N95 口罩的防护等级更高，可以提供最大程度的保护而无须考虑脸型贴合或漏气问题（图 86.2）。PAPR 可用于佩戴眼镜或任何佩戴简单防护口罩而不贴合的人。PAPR 通过高效空气微粒过滤（high efficiency particulate air，HEPA），效率高达 99.97%，空气流量 >170L/min。每个 PAPR 价格约为 1 000 美元，且并非一次性使用的，需要进行适当的维护与清洁。PAPR 有可能影响操作和插管，并且皱褶处容易被污染。在重大风险情况下，其可以提供最大程度的防护。

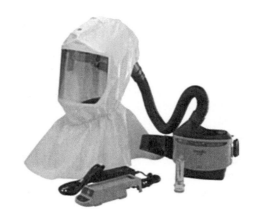

图 86.2 在处理经空气传播的感染性病原体时 PAPR 能提供最高等级的防护水平

86.3 结论

预防疾病对医护人员的传播需要采取多方面的措施。对新型疾病或疾病早期阶段的监测往往是缺失的。行政部门有责任保证感染控制措施与设备到位，并且医院的结构应当适于对潜在感染者进行医治。与此同时，需要保持有效而经常性的环境清洁工作。此外，医护人员可通过几个步骤来帮助实现自我防护，包括：在可能的情况下接种疫苗，在正确的时机、正确地使用个人防护装备，遵循感染控制的流程。最后，尽管我们多年来一直在强调手卫生的重要性，但仍常常被忽视。洗手这一简单的工作不仅可以挽救患者生命，还可能挽救医护人员的生命。

（叶偲敏　译，倪文　校）

参考文献

Branch-Elliman W et al. Infect Control Hosp Epid. 2015; 36(3): 336-345.

Borisov AS et al. MMWR *Weekly* / June 29, 2018 / 67(25); 723-726.

Parmeggiani C et al. BMC Infect. Dis 2010; 10: 35.

Gershon R et al. Amer Jour Infect Control. 1995; 23: 225-236.

Suwantarat N et al. Curr Opin Infect Dis. 2015; 28(4): 349-36.

http://www.cdc.gov/ophss/csels/dsepd/SS1978/Lesson1/Section10.html (all sites accessed May 2016).

Remington PL et al. JAMA 1985; 253: 1575-7.

http://www.cdc.gov/tb/statistics/ (accessed June 2019).

Baussano I et al. Emerg Infect Dis 2011; 17(3): 488-494.

Andrews JR et al. J Infect Dis. (2007) 196 (Supplement 3): S482-S490.

http://www.cdc.gov/tb/publications/factsheets/drtb/xdrtb.htm.

von Delft A et al. CID 2016; 62(Suppl 3): S275-S280.

O'Donnell MR et al. Ann Intern Med 2010; 153: 516-22.

Velayti, A et. Al. Clin Exp Med 2013; 6(4): 307-309.

WHO. Global Alert and Response (GAR) Summary of probable SARS cases with onset of illness.

http://www.who.int/csr/sars/country/table2004_04_21/en/.

Low JG et al. Ann Acad Med Singapore 2005; 34: 105-110.

Raboud J et al. PLoS One 2010; 5: e10717.

Seto WH et al. Lancet 2003; 361: 1519-1520.

CDC Severe acute respiratory syndrome Singapore. 2003. MMWR 2003: 52: 405-411.

Shen Z et al. Emerg Infect Dis 2004; 10: 256-260.

Tran K et al. PLoS ONE 2012; 7: e34797.

Hijawi B et al. East Mediterr Health J 2013; S19-S18.

Memish ZA et al. Saudi Arabi Emerg Infect Dis 2013; 19: 1819-1823.

Briese T et al. Mbio 2014; 5: e01146-e1214.

Maltezou HC et al. Amer Jour Infect Control. 2014; 42: 1261-5.

WHO. https://www.who.int/emergencies/mers-cov/en/ (accessed June 2019).

Goh GK et al. PLoS Curr 2013; 5.

Park SY et al. Jour Hosp Inf. 2019; 101(1): 42-46.

Crosby AW. America's forgotten pandemic: the influenza of 1918. New York: Cambridge University Press; 2003.

http://www.cdc.gov/h1n1flu/cdcresponse.htm.

https://www.who.int/influenza/human_animal_interface/HAI_Risk_Assessment/en/ (accessed June 2019).

http://www.who.int/mediacentre/factsheets/avian_influenza/en/.

http://www.who.int/influenza/human_animal_interface/EN_GIP_20160404cumulativenumberH5N1cases.pdf?ua=1.

Wicker S et al. Duetsches Arzteblatt Int. 2009; 106: 567-572.

Apisarnthanarak A et al. Clin Infect Dis 2005; 40: e16-e18.

http://www.who.int/influenza/human_animal_interface/20140131_background_and_summary_H7N9_v1.pdf?ua=1

WHO. Global Alert and Response (GAR). One year into the Ebola epidemic: a deadly, tenacious and unforgiving virus. http://www.who.int/csr/disease/ebola.

CDC. Guidance on PPE for HCW while managing Ebola patients. http://www.cdc.gov/vhf/ebola/healthcareus/hospitals/infection-control.html.

Boal WL et al. Am J Ind Med 2008; 51(3): 213-22.

Kinlin LM et al. Inf Control Hosp Epid 2010; 31(9): 908-916.

Malhotra SK et al. Anaeth Pain Int Care 2008; 12(1): 30-36.

http://www.cdc.gov/mmwr/preview/mmwrhtml/rr5516a3.htm?s_cid=rr5516a3_e.

Egro FM et al. Amer J Inf Control 2017; 45: 1001-5.

http://nccc.ucsf.edu/clinical-resources/pep-resources/pep-quick-guide/.

Nwaiwu CA et al. Am J Infect Control. 2017; 45(8): 896-900.

http://www.cdc.gov/mmwr/preview/mmwrhtml/mm6353a4.htm.

http://www.mpaetc.org/MPAETC/media/MPAETC/Product%20Downloads/pep_steps.pdf.

Society for Healthcare Epidemiology of America. 2013. Inf Control and Hosp Epid, 34(9): 875-892.

USPH guidelines for management of occupational exposures to HBC, HCV and HIV and PEP. MMWR Recomm. Rep. 2005; 54(RR-11): 1-52.

Bader MS et al. Amer Fam Phys. 2013; 88(1): 25-32.

Tomas, ME et al. JAMA Intern Med. 2015; 175(12): 1904-10.

Davis DL. Labmedicine 2008; 39(9).

Mast ST et al. J Infect Dis. 1993; 168: 1589-1592.

Tanner J et al. Conchrane Database Syst Rev 2006; (3): CD003087.

Grayson ML et al. Clin Infect Dis 2009; 48: 285-291.

Aielo AE et al. Am J Public Health 2008; 98: 1372-1381.

Bischoff WE et al. J Infect Dis. 2011; 204: 193-199.

Assigned Protection Factors for the Revised Respiratory Protection Standard OSHA 3351-02 2009.

http://www.osha.gov/Publications/3352 APF-respirators.

html.

Coia JE et al. J Hosp Infect. 2013; 85(3): 170-82.

Loeb M et al. JAMA 2009; 302(17): 1865-71.

Personal protective equipment. 1st ed. In: Canadian biosafety standards and guidelines (CGSG). Ottawa overnment of Canada; 2013. Chapter 9.

Guidance on H1N1 protection. http: //www.cdc.gov/h1n1flu/guidelines_infection_control.htm.

www.cadth.ca CADTH Rapid Response Service: Respiratory Precautions for Protection for Bioaerosols or Infectious Agents: A Review of the Clinical Effectiveness and Guidelines. 2014.

Zhang L et al. Emerg Infect Dis 2009; 15: 233-241.

http: //www.health.state.mn.us/divs/idepc/dtopics/infection-control/ppe/ppepapr.html.

3M Technical Data Bulletin #178. http: //www.3M.com/occsafety.

Interim Domestic Guidance on Respirator Use SARS. http: //www.cdc.gov/ncidod/sars/respirators.html.

IOM 2006 Reusability of Facemasks During Influenza Pandemic. http: //books.nap.edu/openbood.php?record_id=11637&page=R1.

Smith JD et al. CMAJ. 2016; 188(8): 567-574.

MacIntyre CR et al. Influenza and Other Respiratory Viruses 2011; 5: 170-179.

MacIntyre CR et al. Amer Jour Resp Crit Care Med 2013; 187: 960-966.

MacIntyre CR et al. Preventive Medicine 2014; 62: 1-7.

Tomkins BM et al. Anesth Analg 2010; 111(4): 933-945.

Candiotti KA et al. Amer Jour Disaster Med 2012; 7(4): 313-9.

第87章

麻醉实践中的决策、情境感知识、危机管理和患者安全

Amanda Burden

87.1　麻醉是一个复杂且动态变化的学科

手术室是一个复杂且动态变化的环境,危机事件能毫无预警地发生。当这些事件发生时,麻醉科医师必须在领导一个具备各种培训水准的跨专业团队的同时,救治危重患者。在任何时候,患者合并症、手术或设备问题等一个或多个因素可能会威胁患者健康或生命。麻醉科医师必须带领团队迅速识别、理解和处理急剧变化的患者病情和处境。

危机资源管理(crisis resource management,CRM),首先是用于旨在提高航空安全的一个词语,后来 Gaba 等将其引用到麻醉学中,以作为帮助麻醉科医师及其团队管理危急情境的方法。CRM 的目的在于通过帮助他们相互交流减少不良事件的原因和提高他们对事件的反应,将个人和整个团队的注意力集中于可改善患者安全的因素。虽然医师的医学知识和专业技术能力是救治危急患者医疗过程中必不可少的因素,但是非专业技术能力,如领导能力、沟通能力和情境意识对患者医疗安全同样重要。

为了有效地管理危机,麻醉科医师必须处理所有的情境。Gaba 描述了有效实施 CRM 的一系列准则和行动(表 87.1)。情境感知(situational awareness,SA)是 CRM 的基本要素。

表 87.1　CRM 要点

动态决策	团队管理
了解周围环境	及早呼救
预测和计划	确定团队领导
使用所有可用信息	明确各自岗位

续表

动态决策	团队管理
集中注意力	分配具体工作
调用资源	有效沟通
使用认知辅助工具	建立情境意识和共享心理模型

87.2　麻醉中的不良事件与"人为因素"有关

人为因素(human fctors,HF)是一门学科,涉及人的行为、能力、局限性,以及他们与工作环境之间的关系。HF 将这些方面的因素应用于设计与评估更安全、更有效的工具、机器、系统、任务、工作和环境。这些因素可以是实物因素、组织架构或甚是文化因素。HF 旨在优化人为与环境因素,以提高安全性。

SA 是 HF 的一个重要组成部分,所有的决策和行动都来自这个意识。情境意识涉及麻醉科医师对其环境出现的动态信息进行感知和理解,它也是一个将环境相关信息整合转换成一幅简洁图画的过程。情境意识包括具有团队整体意识,并意识到这个团队的其他成员正在做什么。这是一个麻醉科医师必须完成的过程,他能够迅速发现、整合和解读从该环境中以及已有知识或情境意识收集到的信息。

87.3　情境意识缺陷对患者安全的可能影响

能很好地评估现场以及具有"良好的情境意识"具有什么好处呢?怎样建立和维持适当的情境意识呢?不完整甚至错误现场评估和情境意识的相关风险是什么?为了能够确保危机情况下足够的情境意识,我们能做什么

呢？是否可能避免情境意识不当的相关误区？情境意识每天都出现，我们在日常事务（如驾车）中也在应用情境意识。情境意识也是更加复杂和危险情况的一部分（如医师评估可能的脓毒症患者或者飞行员在最后的降落时评估起落架的可能问题）。情境意识包括一些认知功能如感知、理解、推理和思考，所有这些都能影响到决策和行动。

87.4 医疗服务中情境意识的重要性

情境意识最早出现在航空航天领域。20世纪90年代中期，Gaba等认为，情境意识在复杂的、动态的、有风险的麻醉学领域同样重要。目前认为情境意识是实现安全的麻醉实践最重要的非技术性技能之一。因此，在医疗机构中需要医师对情境意识有更好的理解，并且需要建立学习和获得情境意识的新方法。世界卫生组织最近援引情境意识为所有医疗服务领域的关键所在。从航空心理学著作论述情境意识以来，目前认为情境意识是高危区域与领域实施安全有效决策与绩效的核心。情景和环境条件能与不稳定性、时间紧迫性、高风险性，并且涉及多个团队成员的任务相结合。这种动态性和复杂性能改变人们的判断，并能影响个人与团队的决策。人们认识到情境与环境在决策过程中起着重要作用，因此强调根据情境与环境进行决策的重要性。因此，任何情境意识的降低或丧失通常被称为与环境或情境条件相关，除了更明显的人为（个人和团队）和绩效问题。

情境意识的理论常用于解释决策者如何能将来自环境的信息进行整合，让人们"知道他们周围接下来会发生什么"，并作出重要决策。Jones与Endsley认为，明智的决策需要了解环境中所有相关的因素。同样重要的是决策者应了解这些因素如何相互作用，并随着时间如何影响情境。Endsley认为情境意识能划分为三个层次：感知、理解和预知。这三个层次整合的最好定义是："感知在一定时间与空间环境中的因素，理解其含义，并预测其在不久将来的状态。"

重要的是在实践中理解情境意识是什么，并且知道如何获得情境意识，关键是指导如何获得这方面的知识，并评估情境。这种评估需要熟悉环境与任务、团队成员的能力和局限性以及这些因素可能如何影响行为和绩效。其中许多因素可能最终会影响团队中个别队员甚至整个团队的绩效。当我们分析许多因素影响绩效的一种情境时，首先开始分析情境的基本因素：实物环境与人为环境。实物环境包括情境发生地的物理空间、设备和其他条件如照明、噪声、温度等方面。人为环境包括任何其他医疗服务人员，还包括组织构架方面，如轮班工作和交接班、人员配备、管理和授权分级、政策和协议以及住院医师的培训与监督。除了环境，还必须考虑个人或团队的能力和局限性。所有的这些问题以相互依赖影响的方式共同起作用，结果可能产生干扰、中断、疲劳，这些均可增加工作负荷和压力。

87.5 防止情境意识缺陷、改善患者安全的策略

CRM的原则旨在帮助麻醉科医师防止情境意识缺陷。理想情况下，在情境展开前就早期开始重视情境。在初步筹备阶段，应该进行如简报和规划等活动。在建立充分的情境意识时，应考虑将准备阶段作为第一关键步骤。在该阶段，尽可能多地识别出情境因素：

- 患者是谁？
- 我们知道这例患者什么？
- 我们将在何处治疗该患者？
- 有什么设备和工具可利用？
- 谁将与我一起工作？
- 我们将要做的医疗服务是什么？
- 我们何时开始？
- 患者处于这种状态多久了？

提前确定这些要点，并在开始医疗服务前向团队简述患者情况和医疗服务计划能有助于团队着手准备管理该患者。

随着情境展开，关键是建立和维持情境意识，以确保患者安全。建立情境意识需要不断观测医疗服务的房间和患者，以识别正在发生什么，理解任何变化，且要提前思考，这使得麻醉科医师能预测和计划将要发生的事件。这个过程呈周期性，并要求麻醉科医师不断地获得最新信息并最终付之于实施，必要时可修改决策与行动。该过程还包括不断地调研情境，以寻找建立和维持情境意识的任何障碍。一旦情境得以确定，人们可以反省并询问发生了什么。利用危机资源管理原则不断地维护患者的意识的过程是麻醉学实践中的一个重要方面，同时也是保障患者安全的原则。

（夏珺 译，吴倩 校）

参考文献

Gaba DM, Fish KJ, Howard SK. Crisis Management in Anesthesiology. New York, NY: Churchill Livingstone; 1994.

Gaba DM, Fish KJ, Howard SK, Burden AR. Crisis Management in Anesthesiology Second Edition. Phila Elsevier; 2014.

Gaba D, Evans D, Patel V: Dynamic decision-making in anesthesiology: cognitive models and training approaches, Advanced Models of Cognition for Medical Training and Practice. Berlin, Springer-Verlag, 1992, pp 122.

Gaba DM, Howard SK, Fish K, et al. Simulation-based training in anesthesia crisis resource management (ACRM): a decade of experience. Simulation Gaming 2001; 32: 175-93.

Howard SK, Gaba DM, Fish KJ, et al. Anesthesia Crisis Resource Management Training: teaching anesthesiologists to handle critical incidents. Aviat Space Environ Med 1992; 63: 763-70.

Cooper GE, White MD, Lauber JK: Resource Management on the Flightdeck: Proceedings of a NASA/Industry Workshop. NASA CP-2120 1980: Moffett Field, CA: NASA-Ames Research Center.

Gaba DM, Howard SK, Small SD. Situation awareness in anesthesiology. *Human Factors: The Journal of the Human Factors and Ergonomics Society* 1995; *37*(1), 20-31.

Wickens CD, Lee J, Liu YD, Gordon-Becker S. *An Introduction to Human Factors Engineering* (2nd ed.) Pearson/Prentice Hall Publishing 2004.

Tenney Y, Adams M, Pew R, Huggins A, Rogers W. A principal approach to the measurement of situation awareness in commercial aviation (NASA Contractor Report 4451) Washington, DC: National Aeronautics and Space Administration 1992.

Gosbee J. Human factors engineering and patient safety. Qual Saf Health Care. 2002; 11, 352-354.

Helmreich, RL, Davies, JM. Human factors in the operating room: Interpersonal determinants of safety, efficiency, and morale. In: Aitkenhead AA, (Ed). Balliere's Clinical Anaesthesiology. (pp. 277-296) London: BalEere Tindall 1999.

Karsh BT, Holden RJ, Alper SJ, Or CK. A human factors engineering paradigm for patient safety: designing to support the performance of the healthcare professional. Qual Saf Health Care 2006; 15, 159-165.

Gaba DM, Howard SK, Small SD. Situation awareness in anesthesiology. *Human Factors: The Journal of the Human Factors and Ergonomics Society* 1995; *37*(1), 20-31.

Campbell PC, Eng P, Des M, Frank JR. *Situational Awareness and Patient Safety*. Royal College of Physicians and Surgeons of Canada 2011.

Flin R, Winter J, Sarac C, Raduma M. Human Factors in Patient Safety: Review of Topics and Tools.WHO/IER/PSP/2009.05. Geneva: World Health Organization.

Kobus D, Proctor S, Holste S. Effects of experience and uncertainty during dynamic decision making. International Journal of Industrial Ergonomics 2001; 28, 275-290.

Reason J. Human error. Cambridge: Cambridge University Press 1990.

Endsley MR, Garland DG. Situation awareness analysis and measurement. Mahwah, NJ: Lawrence Erlbaum Associates 2000.

Jones DG, Endsley MR. Use of real-time probes for measuring situation awareness. *The International Journal of Aviation Psychology*, 2004; *14*(4), 343-367.

Endsley MR. Proceedings of the National Aerospace and Electronics Conference (NAECON): Situation awareness global assessment technique (SAGAT), 1988; 789-795. New York: IEEE.

Prince C, Salas E. Training and research for teamwork in the military aircrew. In Wiener EL, Kanki BG, Helmreich RL (Eds.), Cockpit Resource Management, (pp. 337-366). Orlando: Academic Press 1993.

Chisholm CD, Collison EK, Nelson DR, Cordell WH. Emergency Department Workplace Interruptions: Are Emergency Physicians "Interrupt-driven" and "Multitasking"?. Academic Emergency Medicine, 2000; 7(11), 1239-1243.

Jeanmonod R, Boyd Molly, Loewenthal M, Triner W. The nature of emergency department interruptions nd their impact on patient satisfaction. Emergency Medicine Journal, 2010; 27(5), 376-379.

Rivera-Rodriguez AJ, Karsh B-T. Interruptions and distractions in healthcare: review and reappraisal. Quality and Safety in Health Care, 2010; (19)4, 304-312.

第88章

当你无法逃离时——在手术室或 ICU 面对枪手或恶意入侵者的策略

Charles E. Cowles

88.1　引言

激进的枪击事件正频繁地占据国内和国际的新闻头条,且发生在学校、公共聚集地、教堂和医疗机构。与所列出的其他被攻击地点不同,在医疗机构中,完全不同的环境要求需要通过不同的策略来妥善处理这种情况。即使在医疗机构内部,不同的地点会有不同的挑战。也许没有一个地方像手术室(operating room,OR)或重症监护治疗病房(intensive care unit,ICU)一样复杂,高度集中的工作人员、住院患者和依赖生命支持设备的患者都混杂在一起。本章概述了当前枪击事件的应对计划,并阐述了如何将这些计划在 OR 和 ICU 中进行实施。此外,我们还将回顾遭遇激进枪击事件时的一些漏洞和组织管理问题。

88.2　术语

作为任何专题,错误的定义或术语可能会令人们困惑和误解。下面的定义和术语是专家关于激进枪击事件和应对计划达成的共识。

激进的攻击者:指在人口稠密的地区,采用除火器之外的武器正在无特殊目标、随机地实施伤害、杀戮或试图杀死人的一个或多个个体。

激进的枪手:指在人口稠密地区,采用火器正在无特殊目标、随机地实施伤害、杀戮或试图杀死人的一个或多个个体。

伤员:在事件中受伤或丧命的人,包括应对事件时而受伤或死亡的人。

伤员集散地(casualty collection point,CCP):用于聚集、分类、医疗急救和随后疏散附近伤员的临时区域。车辆通行可能受到限制,通常出现在温区(见下文)。

清场:是执法部门使用的术语,指执法人员进行了一次初步的清扫,但未发现明显的威胁。执法部门可能会也可能不会在清场的区域。受害者可能在也可能不在此区域。

隐体:用于防止被观察。能够阻止威胁者直接观察到的任何事物,不确定是否能提供保护。

掩护:指保护免受火器或其他武器的伤害。

电子楼宇安保系统:指一个系统或复合系统的一部分,由部件和电路组成,用于监视或控制在受保护场所内活动或控制入口。

恶意入侵者:指在人口稠密地区,实施伤害恐吓或杀戮的一个或多个个体。

救援任务组(rescue task force,RTF):由消防和 / 或急救人员和提供武装保护的执法部队组成。RTF 承担以下任务:基于威胁的管理、分流以及筛选受害者并转移至伤员集散地或其他指定目的地。RTF 还可以有其他战略目标,如突破、公用设施控制、管理建筑系统和火力控制。

安保区:执法部门使用的术语,指该地区处于执法部门的控制之下,并且一直维持控制。该区域可能被清场,也可能没有被清场,可能会有受害者或嫌疑犯。

战略:指总体行动计划。

战术:指达到特定目标的手段。

区域

- 热区:指存在已知危险或直接和即刻威胁生命的区域。
- 温区:指对生命有潜在威胁或间接威胁的区域。
- 冷区:指由于与威胁区域地理位置较远而几乎没有危险的区域,或者已由执法部门控制的区域。

88.3　常规机构防范措施 / 培训

国土安全部(Department of Homeland Security,DHS)

- 跑
- 躲藏
- 战斗

436

ALICE 训练所
- 警报
- 封锁
- 通知
- 统计
- 撤离

新英格兰医学杂志(The New England Journal of Medicine, *NEJM*)(Inaba 等人)
- 安保区
- 留守
- 战斗

高级执法部门快速响应培训(ALERRT)
- 回避
- 拒绝靠近
- 保卫

生命之窗(避风港)
- 第一,你要对自己负责,并确保自身安全。
- 第二,帮助那些在你视线范围内的人。
- 第三,提醒你周围的人。
- 第四,通报公共安全。

4A 计划
- 接受(accept)正在发生的紧急情况。
- 评估(assess)下一步你能做什么可以避免死亡。
- 行动(act):封锁 / 撤离 / 战斗。
- 警报(alert)执法部门。

88.4 监管部门指导

美国消防协会(National Fire Protection Association, NFPA)

激进枪击 / 恶意事件反应(active shooter/ hostile event response, ASHER)程序的 NFPA 3000 标准——一种整合了应对激进枪击恶意事件的计划、反应和恢复的社区发展计划框架。

美国卫生与公众服务部 / 防范和反应分部(Health and Human Services / Assistant Secretary of Preparedness and Response, HHS/ASPR)

将激进枪击事件纳入卫生保健设施紧急行动计划——主要目的是鼓励医疗机构方面如何更好地为激进枪击事件做好准备。该文件为紧急计划人员、灾难委员会、执行领导以及参与紧急行动计划的其他人员提供了医疗机构相关特有问题的细节讨论。

88.5 手术室 / 重症监护室常规准备培训的不足

"跑 - 躲藏 - 战斗"是最早的应对枪击事件的策略之一,可能也是最著名和最广泛使用的策略。该名称很顺口,易于训练和记忆。但是,许多专家坚信激进枪击事件背后的科学演变早已超出该策略。首先,"跑"并不一定总是最好的第一步,逃跑者必须知道跑向何处,而不仅仅

只是简单的"跑"。同样,医院出口通常不是为快速离开而设计,并且可能会发生拥堵。其次,在枪击事件的场景中,"躲藏"并不是一个很好的战术,无论是哥伦拜恩还是弗吉尼亚校园枪击事件中,躲在桌子下面的受害者都被射杀。在新西兰克赖斯特彻奇清真寺的枪击事件中,射手返回到主要房间,有条不紊地杀死了在伤员中"装死"的所有人。最后,"战斗"不是一个非常具有策略意义的术语。

ALICE 计划是另一种策略,但也有一些步骤对于 OR/ICU 来说是有问题的,它把重点放在撤离上,这可能不是 OR/ICU 人员的选择。ALICE 是一种很好的策略,但是大多数人没有意识到 ALICE 没有设定特别的顺序,而是随机的,目的是提高激进枪击中的生存率。

"安全区 - 留守 - 战斗"特别适用于患者治疗的区域,但缺乏非医疗人员的指导。要优化"安全区 - 留守 - 战斗"策略,就必须将另一个防范计划与之配对,这可能会变得非常复杂,有时还会出现冲突。此外,外来人员和家属也有可能在如何准确地执行问题上有些"困惑"。

"回避 - 拒绝靠近 - 保卫"是一种更成熟的策略,但除执法人员以外的人并不熟悉。它确实提供了更好的指导和思路。"回避"是比"跑"更好的动作,因为它表示方向,而不是随机动作。"拒绝靠近"是对当前任务的很好解释。最后,"保卫"是有目标的,不只是战斗,而且还要有目的地去战斗。

与"回避 - 拒绝靠近 - 保卫"策略一样,"生命之窗"也同样不为人熟悉。但是该方案是唯一持有逻辑顺序并促进自我保护的策略。尽管对于公共聚会、剧院和学校而言,这是一种非常好的策略,但它并不能轻松地适用于患者治疗的环境。

最后,4A 计划是一项非常宽泛的计划,它并没有在基本生存常识的方法上增加太多新的方法,但是很容易适应,并且没有包含特别的战术。理想中,应该将所有这些原则结合在一起,并且综合制订出一个适合具体情况的计划。但是,激进枪手或恶意入侵者呈高度激进状态,为了减少伤亡,需考虑到任何所有可选的计划。

88.6 为 OR/ICU 需要的特别反应制订战略和战术

通常,工作场所和医疗机构的枪击是由机构的雇员或与机构或特别员工有关联的人员实施。鉴于此,控制激进射手的首选策略之一是阻止射击。预防措施包括识别可能在不稳定的个人身上观察到的警告信号,甚至鼓励使用雇员援助计划。请注意那些被视为"目标"的患者,例如暴力犯罪受害者、家庭虐待或涉及帮派相关事件的患者。

下一步,计划如何让救援人员定位到你所在的单元、病区或区域。最好的策略之一是在固定的地点为救援人员提供地图,如火灾报警接入面板或电梯控制室,这些区域大多数位于商业建筑中,通常会配置有地图类信息。另一个计划要点是如何能够允许救援人员的移动。如果

需要钥匙或钥匙卡,救援人员将如何取得这些钥匙或联系持有钥匙的人员。由于执法部门无法进入或不熟悉位置,几起工作场所暴力事件的反应速度较慢。

如果有危重症患者,在"回避 - 拒绝靠近 - 保卫"策略的基础上,首先意识到自己成为受害者是没有好处的,因此,当你可以确定枪击是从附近发动的,或能够听到恶意入侵者的声音,如果你可以安全地避开肇事者,请尽一切可能努力离开该区域。请使用掩护物和隐蔽处,关闭房间灯和手机铃声可以提供一定程度的隐蔽性,并且至少可以为自己争取一点儿时间。依靠安全门和入口,可以拒绝对方进入你所在的位置。理想情况下,执法部门能有办法很快进入重症患者所在区域,并可以建立一个安全范围,以便确保继续对危重症患者进行治疗。但是,要实现该情况,必须在实际事件发生之前进行规划。最后,如果出现这样的情况时,请始终记得评估如何保护自己。请记住,这是为你的生命和生存而战。计划一下!

在回顾激进枪击事件时,大多数人都是像演练时一样逃跑或隐藏。多数伤员只使用了策略的一部分,而幸存者通常综合使用了躲避威胁的逃跑、掩护,还有一些人使用了反抗的策略。

88.7 如何进行一次激进枪击事件演习

为应对激进枪手或恶意入侵者作准备的最好方法之一是让员工和雇员主动参与演习。对犯罪活动的任何模拟都应谨慎行事,最好与有经验的协调员和执法部门一起进行。首先要避免一些策略,决不要在没有执法人员协调的情况下使用枪支或模拟枪支进行培训。许多积极的教育者建议在激进射击或恶意入侵者演习时,使用"坏蛋"演员来制造骚动。这种方法有很多危害,没有太多好处。从一开始,这种整体方法就存在缺陷,在执法培训中,角色扮演的使用频率很高,但是场景设置却大不相同。首先,在角色扮演者用于执法培训之前,要对参与者进行枪支和刀具搜索,任何真实武器都不能带入演习中。在真实情境的模拟中,许多受过训练的人会本能的进行反击,并可能跳出自身角色甚至向角色扮演者开枪射击。此外,执法人群也同样正在接受他们的培训。如果你没有接受过任何培训,那么角色扮演者试图吓唬参与者将不会有效,因为你没有培训过该如何应对。最后,有人可能拨打911,救援人员不会意识到演习,会认为发生了真实事件并抵达现场。

因此,让我们看看如何进行演练。确定日期,然后选择合适的场所。最好该区域可以与非参与者和公众"隔离"。接下来,请联系行政部门和执法部门,并安排计划和组织会议。这通常需要多次会议。选择地点和时间后,对于活动当天要进行一些考虑。应该为所有入口创建标牌,说明正在进行紧急事件演习,并为有疑问的人员提供联系电话(如果演习涉及模拟枪声和武器,请也在标牌上注明)。应该设置四个区域,一个区域用于角色扮演者,一个区域用于参与者,一个区域用于救援人员,一个区域用于协调员 / 评估者。在入场前,应对所有参与人员进行安全检查,然后将大家聚集在一个公共房间。在公共房间,应该宣布一些基本规则,应建立一些规则以明确演习中谁还在"角色中",什么情况下是"出局",规则还应包括如何识别和处理实际情况,例如受伤甚至是真正的犯罪、需要上洗手间时怎么办、需要喝水时怎么办、使用武力、达到何种预期,以及其他。接下来,让学习者坐下来学习如何应对激进枪击事件的培训课程,在此期间,角色扮演者和救援人员可以作好准备。培训会议结束后,宣布正式开始进行演习。进行练习,然后正式声明演习结束,最后将每个人重新集合在一起进行总结。参与者、救援人员、评估者和角色扮演者都可以提出自己的观点和建议,以寻求改进。此后,再次实施该演习,希望所有参与者都能从中获益。如果需要,可以更改演习方案,但仍要尽量保持与基本主题一致。医院公关和媒体可能会受到邀请,但应让执法人员知晓他们的存在。许多演习选择禁止员工在演习中使用手机,不希望有人打电话进来,听到背景中的枪声,而且执法特别小组通常可能由卧底工作人员组成。

88.8 其他建议

麻醉科医师应参与并启动"制止流血"项目。"制止流血"是一项全国性的宣传运动和号召性用语。"制止流血"旨在培训大众,鼓励旁观者变成训练有素、熟悉装备、有能力在专业救援队到来之前为紧急出血事件提供帮助的人。该课程大约需要 1h 完成,完成后可以在 www.bleedingcontrol.org 注册并成为一名教练。这是一项救生技能,通过教导他人,提高自身技能,并且对于你的团队、部门或医院来说,也是一次很棒的公关活动。

应该考虑到,大型校园和医疗机构以整个机构显示相同的街道地址,甚至多层建筑物也是如此。应该考虑按要求为医疗机构创建注明准确街道地址和房间号的标牌和标语牌。医疗机构是否使用内部电话系统?紧急求助电话号码是 9-1-1 或 9-9-1-1 还是其他号码?医疗机构中哪些位置的手机信号差甚至没有信号?在这些区域是否有简单的解决方法,例如通过 WiFi 的手机蜂窝网络。

有8起激进枪击事件使用了简易爆炸装置(improvised explosive devices,IED)。IED 可以定义为以简易方式放置或制造的,具有破坏性、致命性、有害性、烟火性或燃烧性的化学装置,旨在破坏、致残、骚扰或分散注意力。它可以是军用的,但通常是由非军事部门设计。不幸的是,恐怖分子和极端主义者使用的一种策略是在另一个公共场所发生袭击时在医疗设施中部署简易爆炸装置,因为他们知道受害者将被送往医院。即使是在医院放置"假炸弹",也可能在关键时刻大大降低手术速度。如果在任何时候发现可疑的袋子或包裹,不要忽视它,也不要认为其他人会举报。同样,你自己的人身安全很重要,因此请与可疑物品保持安全距离,同时也让其他人远离。

(杨晴 译,刘征、卞金俊、范晓华 校)

参考文献

International Association of Emergency Medical Service Chiefs. Learn how to survive a shooting event in a healthcare setting. (2017 3rd ed.) Available from http: //www.nwcemss. org/assets/1/emergency_preparedness_files/2017_Active_ Shooter_ Planning_and_Response_in_a_Healthcare_Setting. pdf (Accessed May 1, 2019).

NFPA 3000, Standard for an Active Shooter/Hostile Event Response (ASHER) Program. (National Fire Protection Association 2018) Chapter 3.2.

DHS/Interagency Security Committee. Planning and Response to an Active Shooter: An Interagency Security Committee Policy and Best Practices. (2015) Available from https: //www.dhs.gov/sites/default/files/publications/ isc-planning-response-active-shooter-guide-non-fouo-nov-2015-508.pdf (Accessed May 1, 2019).

ALICE Training Institute. (2019) https: //www.alicetraining. com/ (Accessed May 2, 2019).

Inaba K, Eastman AL, Jacobs LM, Mattox KL. Active-Shooter Response at a Health Care Facility. *N Engl J Med.* 2018; 379: 6, 583-6.

Texas State University. Advanced Law Enforcement Rapid Response Training. (2019) https: //alerrt.org/ (Accessed May 2, 2019).

Dorn, Michael Stephen, et al. *Staying Alive: How to Act Fast and Survive Deadly Encounters.* Safe Havens International, a Non-Profit Campus Safety Organization, 2014.

Healthcare & Public Health Sector Coordinating Councils Critical Infrastructure Protection. Active Shooter Planning and Response in a Healthcare Setting. (2014) Available from https: //www.fbi.gov/filerepository/active_shooter_planning_ and_response_in_a_healthca re_setting.pdf (Accessed May 2, 2019).

Health and Human Services / Assistant Secretary of Preparedness and Response. Incorporating Active Shooter Incident Planning into Health Care Facility Emergency Operations Plans (2014). USGPO.

Jacobs LM, Burns KJ. The Hartford consensus: survey of the public and healthcare professionals on active shooter events in hospitals. J Am Coll Surg 2017 July 15. [Epub ahead of print].

Krouse WJ and Richardson DJ. Mass Murder with Firearms: Incidents and Victims, 1999-2013. Report for Congressional Research Service. (2015).

Jacobs LM. The Hartford Consensus III: Implementation of Bleeding Control. *Bul. Amer Col Surg.* (2015).